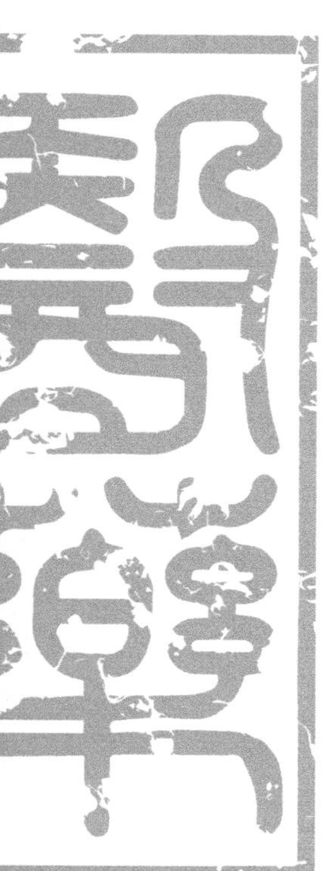

中国近现代中医药期刊续编

第一辑

卫生报（一）

王咪咪◎主编

2019年度北京市古籍整理出版资助项目

北京科学技术出版社

图书在版编目（CIP）数据

卫生报：全5册 / 王咪咪主编. —北京：北京科学技术出版社，2020.4
（中国近现代中医药期刊续编．第一辑）
ISBN 978 – 7 – 5714 – 0667 – 7

Ⅰ. ①卫… Ⅱ. ①王… Ⅲ. ①中国医药学—医学期刊—汇编—中国—近现代 Ⅳ. ①R2-55

中国版本图书馆 CIP 数据核字（2019）第300109号

中国近现代中医药期刊续编·第一辑　卫生报（全5册）

主　　编：王咪咪
策划编辑：侍　伟　白世敬
责任编辑：侍　伟　白世敬　陶　清　刘　佳　王治华
责任印制：李　茗
责任校对：贾　荣
出 版 人：曾庆宇
出版发行：北京科学技术出版社
社　　址：北京西直门南大街16号
邮政编码：100035
电话传真：0086-10-66135495（总编室）
0086-10-66113227（发行部）　0086-10-66161952（发行部传真）
电子信箱：bjkj@bjkjpress.com
网　　址：www.bkydw.cn
经　　销：新华书店
印　　刷：北京捷迅佳彩印刷有限公司
开　　本：787mm × 1092mm　1/16
字　　数：932千字
印　　张：146.5
版　　次：2020年4月第1版
印　　次：2020年4月第1次印刷
ISBN 978 – 7 – 5714 – 0667 – 7/R · 2721

定　　价：3480.00元（全5册）

《中国近现代中医药期刊续编·第一辑》编委会名单

主　编　王咪咪

副主编　侯酉娟　解博文

编　委　（按姓氏笔画排序）

王咪咪　刘思鸿　李　兵　李　敏
李　斌　李莎莎　邱润苓　张媛媛
郎　朗　段　青　侯酉娟　徐丽丽
董　燕　覃　晋　解博文

序

2012年上海段逸山先生的《中国近代中医药期刊汇编》（下文简称"《汇编》"）出版，这是中医界的一件大事，是研究、整理、继承、发展中医药的一项大工程，是研究近代中医药发展必不可少的历史资料。在这一工程的感召和激励下，时隔七年，我所的王咪咪研究员决定效仿段先生的体例、思路，尽可能地将《汇编》所未收载的新中国成立前的中医期刊进行搜集、整理，并将之命名为《中国近现代中医药期刊续编》（下文简称"《续编》"）进行影印出版。

《续编》所选期刊数量虽与《汇编》相似，均近50种，但总页数只及《汇编》的1/4，约25000页，其内容绝大部分为中医期刊，以及一些纪念刊、专题刊、会议刊；除此之外，还收录了《中华医学杂志》1915—1949年所发行的35卷近300期中与中医发展、学术讨论等相关的200余篇学术文章，其中包括6期《医史专刊》的全部内容。值得强调的是，《续编》将1951—1955年、1957年、1958年出版的《医史杂志》进行收载，这虽然与整理新中国成立前期刊的初衷不符，但是段先生已将1947年、1948年（1949年、1950年《医史杂志》停刊）的《医史杂志》收入《汇编》中，咪咪等编者认为把20世纪50年代这7年的《医史杂志》全部收入《续编》，将使《医史杂志》初期的各种学术成果得到更好的保存和利用。我以为这将是对段先生《汇编》的一次富有学术价值的补充与完善，对中医近现代的中医学术研究，对中医整理、继承、发展都是有益的。医学史的研究范围不只是中国医学史，还包括世界医学史，医学各个方面的发展史、疾病史，以及从史学角度谈医学与其关系等。《续编》中收载的文章虽有的出自西医学家，但提出来的问题，对中医发展有极大的推进作用。陈邦贤先生在

《中国医学史》的自序中有“世界医学昌明之国，莫不有医学史、疾病史、医学经验史……岂区区传记遽足以存掌故资考证乎哉！”陈先生将其所研究内容分为三大类：一为关于医学地位之历史，二为医学知识之历史，三为疾病之历史。医学史的开创性研究具有连续性，正如新中国成立初期的《医史杂志》所登载的文章，无论是陈邦贤先生对医学史料的连续性收集，还是李涛先生对医学史的断代研究，他们对医学研究的贡献都是开创性的和历史性的；范行准先生的《中国预防医学思想史》《中国古代军事医学史的初步研究》《中华医学史》等，也都是一直未曾被超越或再研究的。况且那个时期的学术研究距今已近百年，能保存下来的文献十分稀少。今天能有机会把这样一部分珍贵文献用影印的方式保存下来，将是对这一研究领域最大的贡献。同时，扩展收载1951—1958年期间的《医史杂志》，完整保留医学史学科在20世纪50年代的研究成果，可以很好地保持学术研究的连续性，故而主编的这一做法我是支持的。

以段逸山先生的《汇编》为范本，《续编》使新中国成立前的中医及相关期刊保存得更加完整，愿中医人利用这丰富的历史资料更深入地研究中医近现代的学术发展、临床进步、中西医汇通的实践、中医教育的改革等，以更好地继承、挖掘中医药伟大宝库。

李经纬 九十老人

2019年11月于中国中医科学院

前　言

《汇编》主编段逸山先生曾总结道，中医相关期刊文献凭藉时效性强、涉及内容广泛、对热门话题反映快且真实的特点，如实地记录了中医发展的每一步，记录了中医人每一次为中医生存而进行的艰难抗争，故而是中医近现代发展的真实资料，更是我们今天进行历史总结的最好见证。因此，中医药期刊不但具有历史资料的文献价值，还对当今中医药发展具有很强的借鉴意义。

本次出版的《续编》有五六十册之规模，所收集的中医药期刊范围，以段逸山先生主编的《汇编》未收载的新中国成立前50年中医相关期刊为主，以期为广大读者进一步研究和利用中医近现代期刊提供更多宝贵资料。

《续编》收载期刊的主要时间定位在1900—1949年，之所以不以1911年作为断代，是因为《绍兴医药学报》《中西医学报》等一批在社会上很有影响力的中医药期刊是1900年之后便陆续问世的，从这些期刊开始，中医的改革、发展等相关话题便已被触及并讨论。

在历史的长河中，50年时间很短，但20世纪上半叶的50年却是中医曲折发展并影响深远的50年。中国近代，随着西医东渐，中医在社会上逐步失去了主流医学的地位，并逐步在学术传承上出现了危机，以至于连中医是否能名正言顺地保存下来都变得不可预料。因此，能够反映这50年中医发展状况的期刊，就成为承载那段艰难岁月的重要载体。

据不完全统计，这批文献有1500万～2000万字，包括3万多篇涉及中医不同内容的学术文章。这50年间所发生的事件都已成为历史，但当时中医人所提出的问题、争论的焦点、未做完的课题一直在延续，也促使我们今天的中医人要不断地回头看，思考什么才是这些问题的答案！

中医到底科学不科学？中医应怎样改革才能适应社会需要并有益于中医的发展？120年前，这个问题就已经在社会上被广泛讨论，在现存的近现代中医药期刊中，这一类主题的文章有不下3000篇。

中医基础理论的学术争论还在继续，阴阳五行、五运六气、气化的理论要怎样传承？怎样体现中国古代的哲学精神？中医两千余年有文字记载的历史，应怎样继承？怎样整理？关于这些问题，这50年间涌现出不少相关文章，其中有些还是大师之作，对延续至今的这场争论具有重要的参考价值。

像章太炎这样知名的近代民主革命家，也曾对中医的发展有过重要论述，并发表了近百篇的学术文章，他又是怎样看待中医的？此类问题，在这些期刊中可以找到答案。

最初的中西医汇通、结合、引用，对今天的中西医结合有什么现实意义？中医在科学技术如此发达的现代社会中如何建立起自己完备的预防、诊断、治疗系统？这些文章可以给我们以启示。

适应社会发展的中医院校应该怎么办？教材应该是什么样的？根据我们在收集期刊时的初步统计，仅百余种的期刊中就有五十余位中医前辈所发表的二十余类、八十余种中医教材。以中医经典的教材为例，有秦伯未、时逸人、余无言等大家在不同时期从不同角度撰写的《黄帝内经》《伤寒论》《金匮要略》等教材二十余种，其学术性、实用性在今天也不失为典范。可由于当时的条件所限，只能在期刊上登载，无法正式出版，很难保存下来。看到秦伯未先生所著《内经生理学》《内经病理学》《内经解剖学》《内经诊断学》中深入浅出、引人入胜的精彩章节，联想到现在的中医学生在读了五年大学后，仍不能深知《黄帝内经》所言为何，一种使命感便油然而生，我们真心希望这批文献能尽可能地被保存下来，为当今的中医教育、中医发展尽一份力。

新中国成立前这50年也是针灸发展的一个重要阶段，在理论和实践上都有很多优秀论文值得被保存，除承淡安主办的《针灸杂志》专刊外，其他期刊上也有许多针灸方面的内容，同样是研究这一时期针灸发展状况的重要文献。

在中医的在研课题中，有些同志在做日本汉方医学与中医学的交流及互相影响的研究，这一时期的期刊中保存了不少当时中医对日本汉方医学的研究之作，而这些最原始、最有影响的重要信息载体却面临散失的危险，保护好这些文献就可以为相关研究提供强有力的学术支撑。

在这50年中，以期刊为载体，一门新的学科——中国医学史诞生了。中国医学史首次以独立的学科展现在世人面前，为研究中医、整理中医、总结中医、发展中医，把中医推向世界，再把世界的医学展现于中医人面前，做出了重大贡献。创建中国医学史学科的是一批忠实于中医的专家和一批虽出身西医却热爱中医的专家，他们潜心研究中医医史，并将其成果传播出去，对中医发展起到了举足轻重的作用。《古代中西医药之关系》《中国医学史》《中华医学史》《中国预防思想史》《传染病之源流》等学术成果均首载于期刊中，作为对中医学术和临床的提炼与总结，这种研究将中医推向了世界，也为中医的发展坚定了信心。史学类文章大都较长，在期刊上大多采用连载的形式发表，随着研究的深入也需旁引很多资料，为使大家对医学史初期的发展有一个更全面、连贯的认识，我们把《医史杂志》的收集延至1959年，为的是使人们可以全面了解这一学科的研究成果对中医发展的重要作用。《医史杂志》创刊于1947年，在此之前一些研究医学史的专家利用西医刊物《中华医学杂志》发表文章，从1936年起《中华医学杂志》不定期出版《医史专刊》。（《中华医学杂志》是西医刊物，我们已把相关的医学史文章及1936年后的《医史专刊》收录于《续编》之中。）这些医学史文章的学术性很强，但其中大部分只保存在期刊上，期刊一旦散失，这些宝贵的资料也将不复存在，如果我们不抢救性地加以保护，可能将永远看不到它们了。

上述的一些课题至今仍在被讨论和研究，这些文献不只是资料，更是前辈们一次次的发言。能保存到今天的期刊，不只是文物，更是一篇篇发言记录，我们应该尽最大的努力，把这批文献保存下来。这50年的中医期刊、纪念刊、专题刊、会议刊，每一本都给我们提供了一段回忆、一个见证、一种警示、一份宝贵的经验。这批1500万～2000万字的珍贵中医文献已到了迫在眉睫需要保护、研究和继承的关键时刻，它们大多距今已有百年，那时的纸张又是初期的化学纸，脆弱易老化，在百年的颠沛流离中能保留至今已属万分不易，若不做抢救性保护，就会散落于历史的尘埃中。

段逸山、王有朋等一批学术先行者们以高度的专业责任感，克服困难领衔影印出版了《汇编》，以最完整的方式保留了这批期刊的原貌，最大限度地保存了这段历史。段逸山老师所收载的48种医刊，其遴选标准为现存新中国成立前保留时间较长、发表时间较早、内容较完备的期刊，其体量是现存新中国成立前期刊的三分之二以上，但仍留有近三分之一的期刊未能收载出版。正如前面所述，每多保留一篇文献都是在保留一份历史痕迹，故对《汇编》未收载的期刊进行整理出版有着重要意义。北京科学技术出版社秉持传承、发展中医的责任感与使命感，积极组织协调本书的出版事宜。同时，在出版社的大力支持下，本书入选北京市古籍整理出版资助项目，为本书的出版提供了可靠的经费保障。这些都让我们十分感动。希望在大家的共同努力下，我们能尽最大可能保存好这批期刊文献。

近现代中医可以说是对旧中医的告别，也是更适应社会发展的新中医的开始，从形式上到实践上都发生了巨大的改变。这50年中医的起起伏伏，学术的争鸣，教育的改变，理论与临床的悄然变革，都值得现在的中医人反思回顾，而这50年的文献也因此变得更具现实研究意义。

《续编》即将付梓之际，恰逢全国、全球新冠肺炎疫情暴发，在此非常时期能如期出版实属难得；也借此机会向曾给予此课题大量帮助和指导的李经纬、余瀛鳌、郑金生等教授表示最诚挚的感谢。

王咪咪

2020年2月

目　录

中国近现代中医药期刊续编·第一辑

卫 生 报

提要　王咪咪

内容提要

【期刊名称】卫生报。

【创　　刊】1927年12月。

【主　　编】丁济万。

【发　　行】上海卫生报馆周刊。

【办刊宗旨】宣传世界医学大同，切实指导卫生方法，说明医学原理，解答一切疑难病症。

【刊物性质】医药卫生刊物。

【主要栏目】中医诊断、临床疾病、中西医评述、药物方剂研究、史学研究、传记、时事评论、应时讨论等。

【现有期刊】第1卷1～100期，第2卷1～40期；1931年专刊1～8期。

【主要撰稿人】蔡元培、章太炎、张山雷、张锡纯、费泽尧、丁济万、宋大仁、朱振声、张文蔚、叶劲秋、李健颐、秦伯未、程门雪、丁仲英、余无言、张赞臣、丁甘仁、许半龙、王一仁、陆渊雷、沈仲圭、宋爱人、高思潜等。

【备　　注】1930年12月停刊，1931年4月改月刊副刊，1931年11月停刊。

该报涉及卫生、内科、外科、妇科、儿科多方面内容，有理论，有实际案例，无论对于专业医者，还是普通读者而言，都是很好的医学读物。该报为研究医学报刊史、医学史、社会生活史提供了丰富的史料，对于今天的医学界和史学界而言，都有重要的参考价值。

该报主要专题内容如下。

卫生专题。该专题的文章有叶劲秋的《卫生谈》、宋大仁的《卫生运动》、程门雪的《中医卫生学》、丁济万的《我所望于卫生运动》，以及《谈谈古人的卫生》《春之卫生》《请注意社会卫生》《孔子之卫生》等。该报对青年人的性卫生也予以关注，相关文章有《西历纪元前之花柳治法》《隐病为爱情之障碍》《色欲之害》《女子纵欲之害》《青年男子与性的卫生》《手淫之警告》等。卫生专题内容满足了那个时代的读者对卫生知识的需求。

诊断专题。该专题的文章有许半龙的《五诊大纲》、恽铁樵的《谈谈脉学》、丁济万的《中医解表当分六经》《视面法》等。

临床疾病专题。该报中每期都有关于内科常见病、疑难病症的名医解析或医案的文章，如连载的程门雪的《对于夹阴伤寒之辨证》《宿食病之研究》《痰饮病之研究》，丁济万的《吐血治法》《不寐之治法》《肝胃气痛》《湿温论治》《阴结治验谈》等，朱振声的《阳明证之治法》《哕吐论治》等。该报的编辑为了使读者充分了解中医基本理论对临床的指导意义，特意将一些病证表现进行对比展示，如关于咳嗽有心咳、肝咳、脾咳、肺咳、肾咳、肺痨咳、产后咳等不同病因、不同表现的咳嗽的文章。在外科方面有连载的《外科经验谈》《伤科浅说》，也有许半龙的《诸疮之诊断及治疗》《疔疮疗法》，丁济万的《痔疮之原因与治疗》等学术文章。该报也载有很多关于妇女卫生及妇科疾病证治的文章。在妇女卫生方面，有《妇女健康法》《月经的卫生》《妊娠之卫生》《生产时候的卫生》等文章；在月经、带下病方面，有《妇女病概要》《月经问题》《调经之研究》《妇女带下之证治》《带下新论》等文章；在妊娠方面，有《妊娠预知法》《保胎要言》《判断胎孕法》《受孕养胎之原理》《妊娠用药不宜偏执》等文章；在产后病方面，有《产后血虚生热论》《产后郁冒非血晕辨》等文章。关于五官科疾病证治的文章，有丁甘仁的《喉痧概论》、朱振声的《喉痧与白喉之治法》、章太炎的《猩红热》、杨燧熙的《眼科论》等文章。在该报的各期中除有关于内科、外科、妇科、五官科的学术文章外，还有一些论述传染病的文章，包括肺痨、赤白痢疾、霍乱、疟疾、猩红热、癫狗咬伤等常见且危害很大的传染病，这些文章内容包括传染病的预防、症状、诊断、治疗及饮食疗养等。该栏目内容丰富，文章涉及多方面疾病，在该报中占据了大部分版面。

中西医评述专题。该类专题的文章有许半龙的《我来介绍几个西医学理上的弱点》、王一仁的《中西药物之片面治疗观》、吴鹤令的《中西医学之关系》、陆渊雷的《中西医平议》《旧交替中西医学进步之比较》。此时也出现了一些以中西医汇通理论来解释生理问题的文章，如丁甘仁的《论心与脑之关系》、张山雷的《心与脑之知觉运动》、丁济万的《形迹与气化》等。

药物、方剂研究专题。该专题的文章有朱振声的《实用简明药物学》、叶劲秋的《动、植、矿药物本质的差别》《研究中国药物之步骤》《中国药物之分类》《药物学上药物用法》《药质与药性》《我国药物之范围》《老少用药不同之标准》等，这些文章对药物的学习具有较高的参考价值。

相关史学及新学科建设专题。该专题有《世界发明各种传染病菌之历史》《痰病之古今观》《古医发明考》这类篇幅较短的文章，也有像高思潜的《中医地理病学》这样篇幅较长的文章，还有《中国古代化学之一般》《科学哲学与中医》《病家与医生诚实相告，医生于病家应详细之调查》《倡行善堂医药给药不施医之我见》《医药两界对全国教育会议应有之贡献》这样连载的建设性文章。

应时讨论专题。该专题主要讨论如何建设中医，代表文章有秦伯未的《怎样去改变吾国卫生事业》、许半龙的《国民革命与中医》《新中医运动之先驱》、宋大仁的《请中医界团结起来》。这些名医的号召力是相当强的，他们的文章对团结中医界、继承中医学发挥了重要作用。

该报还有一个重要特点，就是满足社会、读者的需要。该报登载了一些关于健康保健、养生食疗等内容的文章，如《家庭医药常识》《病家医药常识》《长寿与卫生》《谈谈古人的康寿》《医家之学识与经验》《谈谈旅行晕船之知识》等，这些文章为读者介绍一些医学常识。该报不断创办一些新栏目，急读者所急，给读者所需，为中医的普及、继承、发展作出了贡献。

最后说一下该报1931年的六个专题特刊，这六个专题包括：①脑病、性病特刊；②花柳病特刊；③传染病特刊，分上、中、下三期，包括常见麻疹、风疹、水痘、流行性脑膜炎、鼠疫、霍乱、疟疾、伤寒、白喉、猩红热、破伤风等；④胃肠病、腹膜病特刊；⑤气管病、肺病特刊；⑥眼耳鼻喉病特刊，包括眼、耳、鼻、咽喉、口齿病。每个专题集中于一类或几类病，由一批专家分别从病因、症状、特点、治疗等方面谈自己的一些体会，对全面了解一种疾病的相关知识是非常有好处的。

王咪咪
中国中医科学院中国医史文献研究所

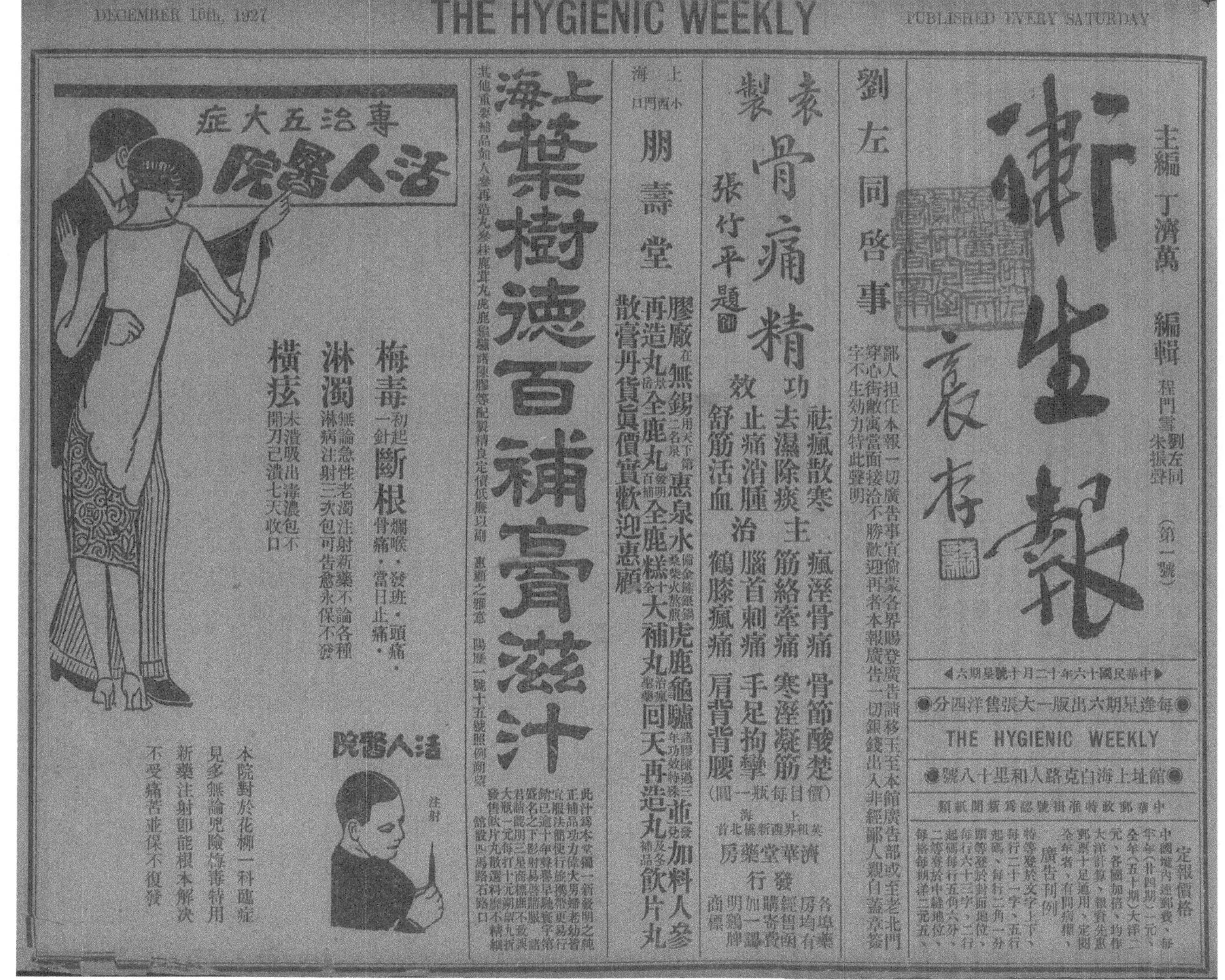

DECEMBER 16th, 1927　THE HYGIENIC WEEKLY　PUBLISHED EVERY SATURDAY

衛生報

袁存

主編　丁濟萬

編輯　程門雪　朱振聲　劉左同

（第一號）

中華民國十六年十二月十號星期六

每逢星期六出版一大張售洋四分

THE HYGIENIC WEEKLY

館址上海白克路人和里十八號

中華郵政特准掛號認爲新聞紙類

定報價格　中國境內連郵費，每半年（廿四期）一元，全年（五十期）大洋二元，各國加倍，均作大洋計算，報資先惠，郵票十足通用，定閱全年者，有問病權。

廣告刊例　特等登於文字上下，每行二十一字，五行起碼，每行二角一分；頭等登於封面地位，每行六十三字，二行起碼，每行五角六分；二等登於中縫地位，每格每期洋二元五。

劉左同啓事

鄙人担任本報一切廣告事宜，倘蒙各界賜登廣告，請移玉至本館廣告部或至老北門穿心街敝寓當面接洽，不勝歡迎，再者本報廣告一切銀錢出入非經鄙人親自蓋章簽字不生効力，特此聲明

袁製　骨痛精　張竹平題

功　祛瘋散寒　去濕除痰　止痛消腫　舒筋活血

主　瘋溼骨痛　筋絡牽痛

治　腦首刺痛　鶴膝瘋痛

骨節酸楚　寒溼凝筋　手足拘攣　肩背背腰

（價目每瓶一圓）

上海英租界西新橋北首　濟華堂藥房　發行

各埠藥房均有經售　函購寄費加一　認明鷄牌商標

上海小西門口　朋壽堂

膠廠在無錫　惠泉水　虎鹿龜驢　再造丸　全鹿丸　全鹿糕　十全大補丸　回天再造丸　加料人參　飲片丸　散膏丹貨眞價實歡迎惠顧

上海　葉樹德百補膏滋汁

其他重要補品如人參再造丸、參茸鹿茸丸、虎鹿龜驢諸膠等，配製精良，定價低廉，以副惠顧之雅意。陽曆一號十五號照例廉賣

專治五大症　活人醫院

梅毒　斷根　淋濁　横痃

本院對於花柳一科臨症見多，無論兜險梅毒，特用新藥注射，即能根本解決，不受痛苦，並保不復發

活人醫院

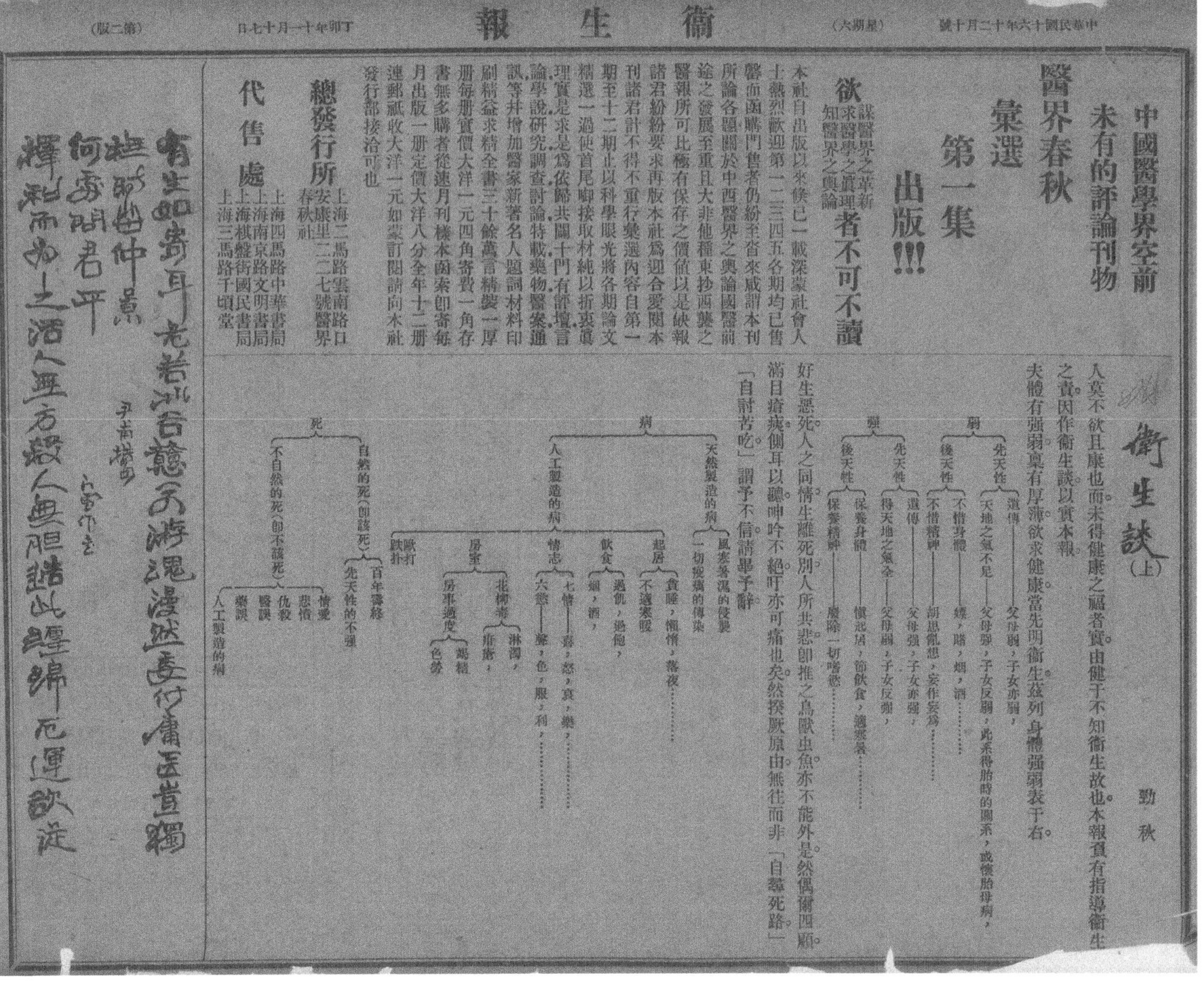

中華民國十六年十二月十號（星期六） 衛生報 丁卯年十一月十七日（第二版）

衛生談（上）

勁秋

人莫不欲且康也。而未得健康之福者。實由健于不知衛生故也。本報負有指導衛生之責。因作衛生談。以實本報。

夫體有強弱。稟有厚薄。欲求健康。當先明衛生。茲列身體強弱表于右。

- 弱
  - 先天性
    - 遺傳——父母弱，子女亦弱，
    - 天地之氣不足——父母強，子女反弱，此系得胎時的關系，或懷胎母病，
  - 後天性
    - 不惜身體——嫖，賭，烟，酒……
    - 不惜精神——胡思亂想，妄作妄爲……
- 強
  - 先天性
    - 遺傳——父母強，子女亦強，
    - 得天地之氣全——父母弱，子女反強，
  - 後天性
    - 保養身體——慎起居，節飲食，適寒暑……
    - 保養精神——屏除一切嗜慾……

好生惡死。人之同情。生離死別。人所共悲。即推之鳥獸虫魚。亦不能外。是然偶爾四顧。滿目瘡痍。側耳以聽。呻吟不絕。吁亦可痛也。究然撲厥原由。無往而非「自尋死路」「自討苦吃」。謂予不信。請舉予辭。

- 病
  - 天然製造的病
    - 風寒暑濕的侵襲
    - 一切疫癘的傳染
  - 人工製造的病
    - 起居
      - 貪睡，懶惰，熬夜……
      - 不適寒暖
    - 飲食
      - 過飢，過飽，
      - 烟，酒，
    - 情志
      - 七情——喜，怒，哀，樂，……
      - 六慾——聲，色，服，利，……
    - 房室
      - 花柳病
        - 淋濁，
        - 痳瘡，
      - 房事過度
        - 竭精
        - 色勞
    - 跌打
- 死
  - 自然的死（即該死）
    - 百年壽終
    - 先天性的不強
  - 不自然的死（即不該死）
    - 情愛
    - 悲憤
    - 仇殺
    - 醫誤
    - 藥誤
    - 人工製造的病

中華民國十六年十二月十號（星期六） 衛生報 丁卯年十一月十七日（第三版）

打破小兒科驚風之謬說

門雪

小兒科有一惡習慣，無論何病，輒以驚風之名稱冠之。又從而分析之曰：此急驚風，此慢驚風。朝發夕死，夕發夜死。危言恐之，毒藥攻之。小兒嬌嫩之臟腑，豈能勝其荼毒。果也死如其期。病家胡知，不知其謬，且以其言之如鼓應桴也，反從而神其技，曰此眞慢驚風也，此眞急驚風也，某先生予之死期，期果驗矣。或者邀天之幸，幸而不死，則又從而神其技曰：此眞急驚風也，此眞慢驚風也，今得某先生之治，而竟起死回生矣。死者以其言之驗而信之，生者以其病之危、藥之靈而益信之。於是乎驚風驚風之聲，不絕於耳。家有小兒女，一聞驚風之名，無不相駭變色，如遇鬼魅，如逢虎狼。而小兒科之生涯乃大盛，其死其生，漫不之顧。小兒何辜，逢此荼毒。間有一二名達之士，能知其謬，言未出口，而羣相嗤之，以爲豈有不識驚風而能名爲醫生者乎。狂逐不狂，癲逐不癲，習慣中人之深，一至於此。而吾國民衆醫學常識之不發達，亦可概見矣。予因本前賢之贍論，作小兒之迷津，而闢之曰：驚風俗名也。其名不正，則言不順。驚風之名既不通，又何有於急慢哉。盍嘗考之醫籍，稽之羣書，始知世俗之所謂驚風者，卽古之痙病也。經云：太陽所至爲痙。又云：諸痙項強，皆屬於濕。金匱有剛痙柔痙之分，婦人產後之大症，痙居其一。其病狀也，背反張，卒口噤，咬牙齘齒，手足搐搦，全與世俗所謂驚風者同。乃知俗謂驚風者，卽痙病耳。六淫皆能病痙，六經皆有痙病，而痙病以血虛筋燥、內火化風者居多數。小兒純陽之體，熱病最多，故其病痙也，亦以燥火爲多數。卽有外感六淫之邪而病痙，如傷寒金匱所云者，亦以內燥血熱、筋失榮養爲根據。觀金匱所出葛根桂枝加瓜蔞根二方之意，可見矣。至於陽虛之痙，乃因素體脾陽不足，或因寒涼過服，傷其陽氣而成，必肢冷便溏，面色青白，目閉手開，虛寒之象畢露者，此屬例外，亦小兒常有之症。觀此，則小兒之痙病可分三種：（一）屬六淫之邪侵犯六經者，外有六經之見症，當依六經之定法而縮下一步治之。例如太陽傷寒無汗，當用麻黃湯；剛痙無汗，縮一步則用葛根湯，以葛根湯內亦有麻黃，而較之麻黃湯則力薄矣。太陽中風有汗，當用桂枝湯；柔痙有汗，則縮一步而用桂枝加括蔞根湯，較之桂枝又更輕矣。且二湯中葛根括蔞根，均具有清熱潤燥之功能，故謂六淫之痙，雖有表邪，亦以內熱筋燥爲根據也。（二）屬於實熱之痙，宜以清熱熄風化痰爲法加減，以內風化火，內熱生風，熱不去則風不熄，風不熄則痰不除也。（三）屬於陽虛之痙，宜溫腎燠脾，土溫肝疏，木榮。更有虛寒之極，非大劑參附不能挽回者，與實熱六淫之痙，相差天地，不可不慎。小兒痙病之病因、病能，以及治療方法，大要不能出此範圍。爲世俗庸醫以驚風之名欺人，病家以驚風之治強醫，硝黃亂投，金石妄用，甚至用全蠍蜈蚣蚯蚓大毒大熱大涼之品，以治臟腑薄弱之小兒，其不死者，幸矣。更有一種挑驚老嫗，江湖遊士，毫無醫學智識，妄造三十六種七十八種驚名，刀針丼施，丸散混治，其禍尤烈。而社會羣衆趨之如鶩，是尤當局所宜注意，醫界所當排闢，而民衆所當急宜猛省者。奈何醫者不知，病家不知，而一任其橫行無忌，毒遍天下耶。是不可以不闢。

餘興欄

辨報的主義

伯未

無論辦那一件事情。終當有一種主義。吾們孫總理能夠完成他的革命。左右不過抱定一部三民主義。辦報也是這樣。而尤其是辦醫學報。不可不有精當的主義。但是我曾經聽到滬上一位頗頗有名的醫生說。你們辦何種醫報。包可出風頭。賺銅鈿。說時面現着洋洋得意之色。可是我要問辦報的主義。是不是靠在出風頭賺銅鈿上面。換一句說。是不是因爲要出風頭賺銅鈿而辦報的唉。我曉得他賺的銅鈿中。正不知雜有多少死者的冤魂。同時他出的風頭中。正不知雜着多少病者的愁聲。不幸在醫界中發現這種現象。而自己還能說出這種鄙論。實使我不知如何。惟有向他含淚的微笑而已。那末辦報的主義。究竟在什麼地方。曰。從切實一方面做去。不爲風頭銅鈿所勾引。而移轉本來的主張就是了。我是提倡中醫學術革命的一個人。既深恨中醫界處于今日環境之下。對于本身問題。不能自起解決。還是死要出風頭伸手要銅鈿。所以對于本報的發生。實在抱着一種無限熱烈而誠懇的希望。會索稿。郎書以付之。也可算作一篇祝頌文字呢。

琴雪芳記

門雪

琴雪芳名女優也。丁濟萬名醫士也。吾與濟萬友。而私淑其醫學。吾觀雪芳戲。而心佩其藝術。藝者雪芳嫺歌於大劇場。名未彰也。吾與濟萬數數願之。而喜許其必有待而鳴。一鳴而驚也。惟時名伶千百中未嘗有雪芳。惟時名醫千百中未嘗有濟萬。玉未出璞。大匠過而棄之。況衆人哉。乃者雪芳自北以南。其名大振。文人學士。競爲詩歌張之。人於是乎知有雪芳。丁師云殁。濟萬繼其後。手起千百人。稍稍信之。猶未著也。會愈雪芳病。人以重雪芳故。兼及濟萬。報章簡尾。時見蹤跡。人於是乎知有濟萬。方雪芳病之半也。濟萬以事他適。囑予代之。顧雪芳已先約其門人張君治。病良已。已而驟劇。濟萬歸。爲之調治。乃痊。雪芳感其誼。贈以濟世稿及其小影數幀。蔚爲寒雲家『見下期』爾。健婀娜上品也。影則精眞秀麗。容光煥發。并親書簪花小楷於其上。『如左圖』字跡娟秀。乃如其人。致足寶貴。顧念雪芳名成矣。今日之下。人固無不譽雪芳者。又妥知其潦倒歌場。不爲人重時。已有賞於牝牡驪黃之外者乎。吾於是乎有感。雪芳之藝。不自今日佳也。無名則藝不彰。濟萬之醫。不自今日佳也。無名則道不行。從來婦人女子。最易得名。文人學士。抱一世之奇才。懷振奇之絕藝。每多沒沒無聞。反以與女子婦人之殢屑細故。而得流傳不朽者。如錢牧齋之於柳如是。李香君之於侯朝宗。王百穀之與馬湘蘭。水繪園主之與董小宛。比比皆然。濟萬爲醫。日治數十。其奇難症治。勝於雪芳者。不知凡幾。而人不知。必待雪芳故而人知之。不亦大可感哉。昔袁枚謂某公曰。今日公爲政。人莫不知有公。而蔣蘇小。恐千載之下。人但知有蘇小。不復知有公矣。名醫能與名伶并傳。其猶幸乎。殘骨醫車。英雄落魄。其不幸而淹沒。忽忽者衆矣。

秉臣先生大人惠存

琴雪芳敬贈

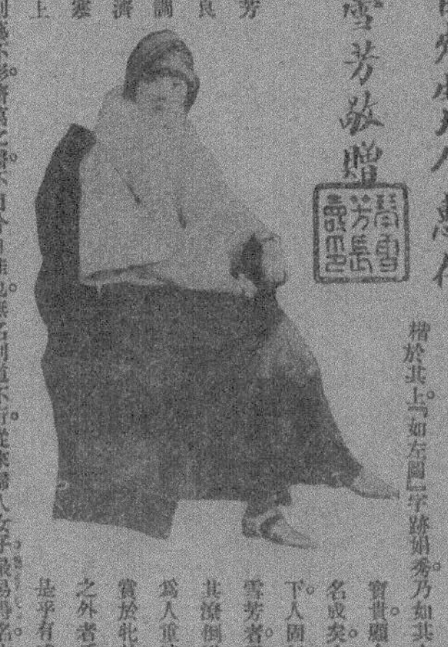

醫林外史(一)

門雪

楔子

讀破靈樞一種書。杖頭從此挂葫蘆。不知被放年年去。消得文園渴也無。 不須擩艸勸春耕。何必蒔芝採鶴齡。願得紅紗雙眼豁。人間何處覓空青。

話說這兩首絕句。是乾嘉間一位詩家舒鐵雲先生贈給他的好友王曇的。曇字仲瞿。一名良士。吳郡由拳杉青人氏。私覺中秘。空洛陽市肆之書。學射十年。盡寇詢淇園之竹。文才武事。件件皆精。歌賦詩詞。無一不曉。雖不及三代以下全才的蘇東坡。却也算得一時無雙的何水部。可惜文章憎命。磨蝎臨宮。八試八中。仍然不第。功名無分。山水有緣。却好精通醫學。便託一位世交當軸河間公。寫了幾封書信。薦給東南各督撫。想學陸宣公不爲良相。當爲良醫的話頭。以醫名世。鐵雲這詩。便是那時贈他的了。誰識人情紙薄。俗眼金多。仲瞿空抱了一身絕藝。別說是文章不中試官。連得醫道也不投俗好。鬱鬱不能得志。幸喜繼妻金氏。禮嵐工書善畫。名重一時。尺素兼金。却了不愁衣食。文字夫妻。十分好合。那時天下承平。萬民樂業。仲瞿夫婦。移居西湖花市。買山偕隱。猶記得他所住的種秋堂外。仲瞿親自撰了一幅門聯。上聯是室中有碧水丹山。妻太聰明夫太怪。下聯是門外盡青燐白骨。人何寥落鬼何多。放蕩不羈。可以想見。這也不在話下。光陰似水。歲月如流。忽忽的又過了百十個年頭。老蕭流風。漸漸消磨淨盡。那時歐風東漸。萬事維新。另是一番氣象。却出了一個振奇拔俗遺世獨立的青年。姓游名敬字立三。祖籍新安。寄居杭郡。聰明絕俗。學識過人。

(未完)

想思病治驗談

濟萬

夫學說與經驗。固爲醫生治病之要素。然於二者之外。尤當隨時隨地。考察病家之狀況。以及病者之情形。病由七情而得者。必當遂其心願。方能收效于來日。有金姓少年者。年十八。體胖而善飯。忽於去年六月。遺泄一次。遺泄之明日。即患胸脅痞悶。食饌減而萎黃。從此五六日必遺一次。延醫診治。已更歷八九人。大率皆云濕熱阻滯。脾失健運。以及先天不足所致。所投皆利濕之藥。非惟無益。又加劇焉。一日延余診治。造其門。知病者居樓上。當予始入門。見有少女在樓下踏鐵車爲縫紉事。不似奴婢。又不似其家閨女。病者之父聞予至。喚伊上樓。病者乃下。既診脈。病者上樓。隨喚此女下樓。一似牽牛織女。遙隔天河者。予曰得之矣。蓋予診其脈弦而數。即疑爲少陽相火用事。且舌苔不膩。原非由濕熱可知。予因私詢病者之父云。此女係君家何人。答曰。此爲童養媳。乃病者未婚妻也。予因勸其從速完姻。方免後悔。其父欲究其故。予笑曰。此所謂有女十三郎十五。朝朝相見各低頭也。夫少年未婚夫婦。晨夕相見而不通款曲。則愛慕之心生。愛慕不得而牽制于禮法。則怫鬱之心又生。不見可欲。使心不亂。老子之言可信也。少陽爲病。木鬱善泄。所謂有動乎中。必搖其精也。加以所欲不遂。中懷怏悒。自必肝木鬱塞。此爲胸脅痞悶所由來。木邪侮土。故食亦爲之饌減。前醫不究原委。妄投利濕之劑。宜其欲益反損耳。其父曰。此子肄業中學。二年後方能畢業。早爲完姻。恐其學業無成奈何。余曰。事當論其緩急。若待二年之後。病必不起。不可拘執。諺不云心病還將心藥醫乎。其父然之。即時定議。病愈完姻。病者聞之。喜可知也。予即書逍遙散原方與之。一劑而遺止。三劑而善飯如故。予在此案。非敢自矜一得。亦爲醫家入病者之門。所當隨地用心也。

DECEMBER 17th, 1927 THE HYGIENIC WEEKLY PUBLISHED EVERY SATURDAY

時病報告

——丁濟萬——

今秋天氣亢燥。入冬依然。陰虛體質者。每多伏熱。早蘊。偶遇暴寒暴熱。內外合邪。勢必釀成爛喉丹痧。近日予診治所見。已有數起。病象甚爲兇險。若不及早預防。定必蔓延無已。遥溯光緒年間。滬上喉痧盛行。死者無間千百。惟先祖對於此證。深有心得。當時經其手治而愈者。日近數十。因慨滬醫對於喉痧治法之不明。爰出其心得之祕。曾著喉痧概論一篇。（濟萬拳拳服膺）遵法治之。每多應效。不敢自私。謹爲海上人士介紹。祈注意焉。

喉痧概論

丁甘仁遺著

時疫喉痧。由來久矣。壬寅春起。寒暖無常。天時不正。屢見盛行。僕臨診二十餘年。於此症略有心得。爰述其大概。與同志一商榷之。凡痧痲種類甚多。有正痧。有風痧。紅痧。惟時疫喉痧爲最重。傳染迅速。沿門闔境。竟有朝發而夕斃。夕發而朝亡者。暴厲夭札。殊深浩歎。業是科者。當謹愼而細察。悉心而辨治焉。如幼時初次出痧。謂之正痧。因胎中有伏熱。感時氣而發。寒熱咳嗽。煩悶泛噁。咽喉或痛或不痛。即有咽痛。亦不腐爛。此正痧之病形也。夏秋時之紅痧風痧。初起時寒熱骨痛。胸悶嘔噁。舌苔白膩。外熱極重。而裏熱不盛。咽喉不痛。或咳嗽。或不咳嗽。此紅痧風痧之病情也。其病源良由夏受暑濕。秋感涼邪。鬱於太陰陽明。太陰者肺也。陽明者胃也。肺主皮毛。胃主肌肉。邪留皮毛肌肉之間。則發爲紅痧風痧。凡痧子初發時。必有寒熱咳嗽。胸悶泛噁。骨痛等證。揆厥病因。蓋外邪鬱於腠理。遏於陽明。肺氣不得宣通。胃氣不得泄越也。必用疎散之劑。疎表解鬱。得汗則痧痲透。而諸症俱解。此治正痧風痧紅痧之大略也。獨稱時疫爛喉丹痧者何也。因此症發於夏秋者少。冬春者多。乃冬不藏陽。冬應寒而反溫。春猶寒禁。春應溫而反冷。經所謂非其時而有其氣。釀成疫癘之邪也。邪從口鼻入於肺胃。咽喉爲肺胃之門戶。暴寒束於外。疫毒鬱於內。蒸騰肺胃兩經。厥少之火。乘勢上亢。於是發爲爛喉丹痧。丹與痧略有分別。丹則成片。痧則成顆。其治法與白喉逈然不同。白喉忌表一書。立滋陰清肺湯。原宗仲聖猪膚湯之遺意。由少陰伏熱升騰。吸受疫癘之氣。與內蘊伏熱相應爲患。若至音啞氣喘。肺炎葉腐。危在旦夕間矣。滋陰清肺。尚恐不及。宜加珠黃金汁。或救十中一二。苟與表散。引動伏火。增其炎焰之勢。多致夭枉。此時疫喉痧當與白喉分別清楚。不容稍混也。白喉固宜忌表。而時疫喉痧初起。則不可不速表。故先用汗法。次用清法。或用下法。須分初中末三層。在氣在營。或氣分多。或營分多。脈象無定。辨之宜確。一有不愼。毫厘千里。初則寒熱。煩躁嘔噁。咽喉腫痛腐爛。舌苔或白如積粉。或薄膩而黃。脈或浮數。或鬱數。甚則脈沉似伏。此時邪鬱於氣分。速當表散。輕則荊防敗毒。清咽利膈湯。去硝黃。重則麻杏石甘湯。如壯熱口渴煩躁。咽喉腫痛腐爛。舌邊尖紅絳。中有黃苔。丹痧密布。甚則神昏譫語。此時疫邪化火。漸由氣入營。即當生津清營解毒。佐使疎透。仍望邪從氣分而解。輕則用黑膏湯。鮮石斛。豆豉之類。重則犀豉湯。犀角地黃湯。必待舌色光紅或焦糙。痧子布齊。氣分之邪已透。當用大劑清營涼解。不可再行表散。此治時疫喉痧用藥之次第也。

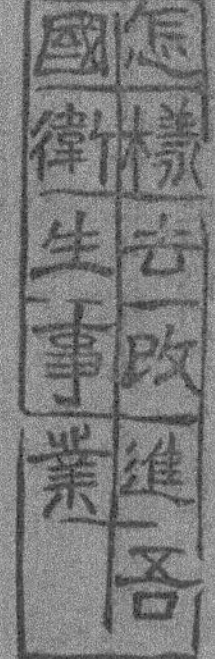

伯未

某西醫在某校演說開首便是打倒中醫其最大的理由是中醫沒有衛生方法。吾覺得吾國的衛生事業。果然很幼稚在中醫界不能竭力扶助自當受人家指摘。可是

中醫眞的不知衛生麽

中醫眞的沒有衛生方法麽

這却成了個問題吾恨爲診務教務所羈。限於精力和時間。不能去讀遍中醫的書籍。但記得內經上面有篇四氣調神論對於衛生的方法說得很詳盡且隨春夏秋冬氣候的不同而變換消息尤其活潑可愛其他像熱病垂愈說食肉則復多食則遺。一切病後說穀肉果蔬食盡養之眞可說是無微不至某西醫既欲打倒中醫對于中醫的書籍一定很有研究却怎的棄置而不道呢進一步說

中醫果眞打倒以後西醫所具的衛生方法是否適用于吾國。

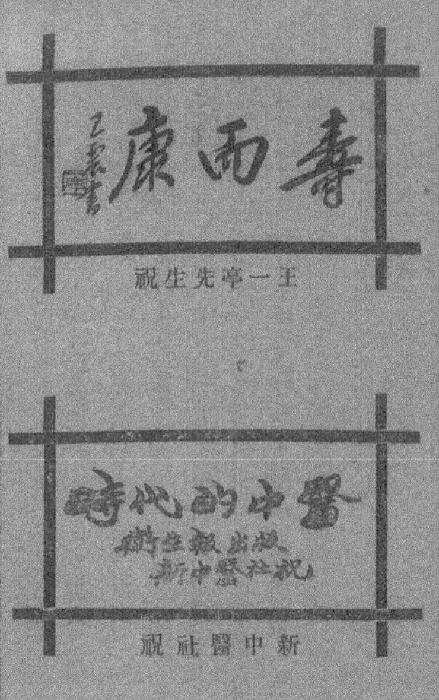

吾恐怕一國有一國的特殊情形決不是單拿別國所實施的成法。可以通通來實施到吾國。現在且介紹中央防疫處黃子方君的主張。來代我的申述罷。黃君說。吾人采用之衛生方法。宜注意于實際不落虛名與形式。對于現代世界各國關于公共衛生事業之措施及方法。應先一一洞悉無遺。並須了解其原理。不可一味摹仿。以致不合實際。徒勞無功。因現時各國其所施行之衛生行政。固多由于經驗及智識進化之結果而來者。但其中亦難免有因傳統之沿襲。或爲特別情形所拘束。或爲當時主持人之淺見而行諸實際者。若一既採取而施諸吾國。未免貽削足適履之譏。近時亦有一二國家其國內所采衛生政策。一以摹仿國進各先之成法爲能事。不問其有無科學的根據。而盡數採納應用。此實辦理事務者之最大錯誤。黃君的主張完了。我因此敢說一句。作爲結束。

西生的衛生。表面上似較吾國爲長。但吾們采取的時候。對于本國的人情社會的狀況和現時的經濟。不可不有切實的考慮。

同時希望西醫的回想。中醫的努力。

DECEMBER 17th, 1927　THE HYGIENIC WEEKLY　PUBLISHED EVERY SATURDAY

婦女釀成乾血癆之原因

振聲

癆病之因不一。其原總不出於七情所謂七情不損。五癆不成。詢至言也。然癆病雖由七情而成。亦有感冒外邪及本原羸弱者。如肺癆之肺結核則由黴菌組織而成。腎癆之骨蒸則由房事過度而成。童子癆則由先天不足。骨癆則由年老陽衰。惟乾血癆一症則純出于幽思鬱結而成。素問云。二陽之病發心脾。有不得隱曲。女子不月。其傳爲風消。再傳爲息賁者。死不治。蓋二陽者胃也。胃爲飲食之機。氣血之來源也。動靜臟皆繫於此。苟心有隱曲不伸。脾爲思慮所困。則鬱火內燔。血液暗耗。不思飲食。肌肉日削。月事不行。神倦意懶。且肝爲藏血之臟。血無所藏。則肝木橫行無制。勢必至煩躁奔迫而死。可不懼哉。雖然乾血癆一症。大抵生于婦人女子。而其來源則又迥然不同。如新婚夫婦。綢繆閨帷。鳴隨未幾。忽失所天。轉輾興嗟。如鵑啼于午夜。煢煢獨立。似孤雁之唳聲。羅帷寂寂。誰與爲歡。思前想後。亦不知如何是好。以致[illegible]骨支離。飲食日減。此乾血癆之最重者也。其或良人遠出。久年不歸。秋月春花。等閒虛度。已涼天氣。不免東西勞燕之思。對鏡徘徊。總有紅粉飄零之感。俗謂之思想病。亦乾血癆之一也。其或蘭閨少女。情竇初開。晴窗無事。即以言情說部爲命。顛之倒之。幾如身入其境。書中之嬌兒即意中之情郎。瞑目幽思。彷彿伊人宛在。以致如痴如呆。寒暖不知。亦乾血癆之一也。他如孀婦尼師。不慣獨宿。古井有重波之念。死灰興復燃之心。然而限于禮義。畏于人言。每致慾火中燒。勢難抑制。俗謂三十易過。四十難當。豈虛語哉。迨至抑鬱日久。面色痿黃。經停潮熱。飲食不思。亦乾血癆之一也。嗟乎。藥有治病之力。却無移病之能。良以飲食男女。人之大欲存焉。奈何爲人之父母者。皆不知體由人情。顧憐子女。強孀婦之守節。留少婦于空閨。女及笄而不嫁。既不得優游歲月。其何以舒鬱結之心。雖不致玉折蘭摧。每易成乾血癆症。其來也緩。其去也難。欲求藥石之補救。不如心願之得償。諺云。心病還須心藥醫。旨哉斯言。

壽愷哀樂室談話

左同

題。必有意外之發現。吾人處此世界。事無大小。終日周旋其間。欲免喜怒哀樂之四字。其誰信乎。然喜怒哀樂非衛生之道也。中庸云。喜怒哀樂之未發謂之中。發而皆中節謂之和。能保其中節。何病之有。用以題吾室。誰曰不宜。我國自中外通商以來。歐風東漸。庸碌耽耽之西醫。大有喧賓奪主之勢。西醫雖有佳處。亦有忠不諧者。中醫偶有短處。確有至理在焉。西醫主形質。中醫尚氣化。形質易知。氣化難明。所以習醫之士。取易而捨難。世界豈有易事。亦無難事。是在人之精求與否耳。西醫之解剖注射。藥物成精。固較勝於中醫。然中醫之一汗而熱退。一劑而腫消。豈西醫之所能及乎。取長補短。溶中西於一爐。成爲新中醫。何患不能勝於全球哉。豈知每有無識之士。道西醫之所長。詬中醫之所短。甚至千方百計。謀殘中醫。必欲使中醫在社會無立足地方滿其慾。誠爲識者所不取。智者所不道。是非社會自有定論。無庸喋喋也。僕見之嗟嘆良久。而喜怒哀樂油然以生。中醫之受此劇烈。傳能發奮圖進。然中醫之猶有麻木不仁也。甚至中醫之前途可危矣。中醫之挽回有望如發行醫報。宣傳中醫之精義。喚醒醫界痛改學供獻於社會。一掃保守如珍之惡習。使在青天白日旗下一放光明也。始由丁仲英君創辦之康健報。繼有丁濟萬君編刊衛生報。抱互助之精神。切磋醫法。至善也。邀余助理編輯。僕不揣無術。豈堪當此重任。因辭不獲。勉隨於後。借手寫來。爰佔篇幅。尚希諸君子有以言教焉。

病家醫藥常識

振羣

人不幸而患病。因病而求醫。因醫而服藥。無非欲其病之速痊而已。然而醫生有優劣。藥性有緩急。調養有失宜。病家非具有醫藥常識。焉能別之。既不能別。豈能收事半功倍之效。故病家于醫藥常識。不可不略知一二。茲將管見所及。擇其要者而陳之。

(一)擇醫法

救沉痾於旦夕。起死人而肉白骨者。藥石之力也。然藥石配合之適宜。全賴醫生學識之優劣。蓋人體有強弱。病情有緩急。時令有不同。攻補溫涼。隨症施治。出死入生。繫在于此。故醫生之優劣。實與病人有莫大之關係。此擇醫法之不可不究也。然每見富貴之家。醫未嘗不擇。藥未嘗不服。中西名醫。往來如織。而病仍不起者。非醫之不良。藥之不靈。乃病家無專一心。而醫生無責任心也。況人多則意雜。愈之不見功。死之不見咎。于是溫涼雜進。攻補並施。不死于病。亦死于藥。故病家之擇醫也。必具鑒別之眼光。存信仰之心理。不問年齡老幼。但求醫學之精深。不計懸壺暫久。務須用藥之適宜。中西不並請。藥石不亂投。庶能收良好之效果。而不爲庸醫所誤也。

(二)煎藥法

擇醫之要。既如上述。而煎藥之法。亦不可廢。蓋煎藥不得其法。則雖有良醫良藥。亦無濟于事。猶烹飪之法。失其調度。味既不美。且能傷人。況藥本治病。其可忽乎。雖然煎藥之法。不可勝數。而約其大要。不外三端。凡發散之藥。及芳香之品。不宜多煎。取其生而疏蕩。補益之劑。礦石之質。則時宜久。取其熟而停蓄。草木之花。丸散之物。宜用包煎。取其清而不膩。否則藥雖中病。亦難奏效。良以草木之劑。不耐久煎。久則氣散力薄。失其效用。礦石之質。非久不可。暫則藥力未出。效等于零。他如花葉之品。不包則致爛。丸散之類。不包則滋膩。非特無益。反致有害。是則煎藥法之不可不講也明矣。

(三)服藥法

藥既中病。煎亦得法。宜乎病當愈矣。然而服之不得其法。亦難圖效。蓋病情有不同。服法亦因之而互異。如宜飢宜飽。宜熱宜溫。各隨所用之藥而變通之。如通利之劑。欲其化積滯而下達也。宜于空腹。如宣肺之藥。欲其開上焦而通竅也。宜于飯後。發散之劑。欲其祛風寒而外解也。必趁熱服。他如吐血宜乎涼服。補益宜乎濃盞。久服宜乎丸散。種種服法。均有至理。奈今之病家。皆置之不顧。亦無怪其病之難愈也。

(四)調養法

調養之法。甚乎適當。每有病後初愈。調養失宜。以致復發者。比比然也。古之所謂勞復食復者。皆由于此。故調養之法。不可不注意也。起居之適宜。空氣之新鮮。飲食之清潔。皆爲調養法中之最重要者。滋膩之品。生冷之物。以及一切不易消化之食物。宜均禁忌。良以病後脾胃薄弱。消化之力。偶一不慎。最易停食。因之而病又復發。更有大病之後。餘邪未楚。而病家不察。以爲病久體虛。驟進補品。每致膩悶納少。邪反內伏而不解。可不慎乎。

問答欄

本欄解答一切醫藥上疑難問題凡定閱本報者人人可以提出問題開明問者姓名寄本館本館當代爲披露並求全國人士答復答案當擇要登載惟來函不註明本報定單號碼者概不代爲披露

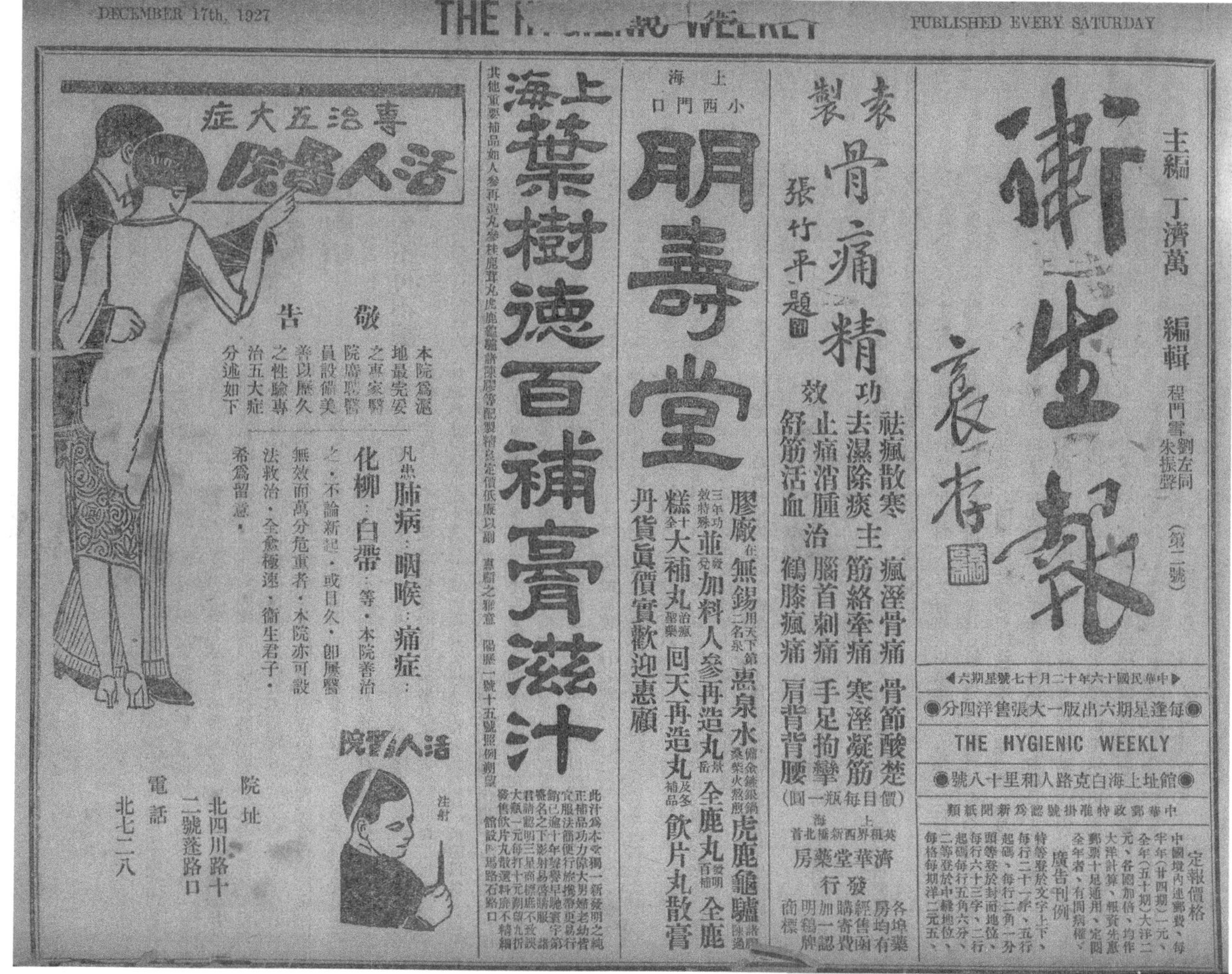

DECEMBER 17th, 1927　THE HYGIENIC WEEKLY　PUBLISHED EVERY SATURDAY

衛生報

主編 丁濟萬

編輯 程門雪 劉左同 朱振聲

（第二號）

中華民國十六年十二月十七號星期六

每逢星期六出版一大張售洋四分

THE HYGIENIC WEEKLY

館址上海白克路人和里十八號

中華郵政特准掛號認為新聞紙類

定報價格 中國境內連郵費，每半年（廿四期）一元，全年（五十期）大洋二元，各國加倍，均作大洋計算，報資先惠，郵票十足通用，定閱全年者，有問病權。

廣告刊例 特等登於文字上下，每行二十一字，五行起碼，每行二角一分；頭等登於封面地位，每行六十三字，二行起碼，每行五角六分；二等登於中縫地位，每期洋二元五角。

袁製 骨痛精 張竹平題

功效 祛瘋散寒 去濕除痰 止痛消腫 舒筋活血

主治 瘋溼骨痛 筋絡牽痛 腦首刺痛 鶴膝瘋痛 骨節酸楚 寒溼凝筋 手足拘攣 肩背背腰

價目每瓶一圓

發行 上海英租界西新橋北首 濟華堂藥房

各埠藥房均有經售 函購加寄費 認明一鶴牌商標

上海小西門口 明壽堂

膠廠在無錫用天下第二名泉惠泉水煎熬虎鹿龜驢諸膠

三年功效特殊韮菜加料人參再造丸 全鹿丸 全鹿糕

十全大補丸 回天再造丸 飲片丸散膏丹 貨真價實 歡迎惠顧

上海葉樹德百補膏滋汁

其他重要補品如人參再造丸參桂鹿茸丸虎鹿龜驢諸膠等配製精良定價低廉以副惠顧之雅意 陽歷一號十五號照例削價

專治五大症 活人醫院

敬告

本院為滬地最完妥之專家醫院，聘請醫員設備美善，以歷久之經驗專治五大症，分述如下：

凡患肺病、咽喉、痛症、化柳、白帶等，本院善治之，不論新起或日久，卽屬醫無效而萬分危重者，本院亦可設法救治，全愈極速，衛生君子，希為留意。

活人醫院 注射

院址 北四川路十二號蓬路口

電話 北七二八

中華民國十六年十二月十七號　（星期六）　衛生報　丁卯年十一月二十四日　（第二版）

衛生談（中）

勁秋

風寒暑濕雖能侵襲人體而爲病。亦只能害不衛生者。而不能害衛生者。以體內各有抵抗機能四處防範嚴密不容外邪侵入譬如委火於地火卽熄滅委火於薪火始發然所以體有助邪生長蔓延之可能外邪始有生長蔓延之機會例如肺臟虛弱風寒之邪卽直犯肺臟而生咳嗽之病脾臟虛弱卽直犯脾臟而生泄瀉之病邪之於體亦猶水之於江最下處卽是容積之所是以調養有素攝衞有方者風寒又何能害我哉

睡眠於人身與飲食有同一之需要以日間作事在在消耗精神疲勞精神睡眠卽所以休養與恢復專供下日之使用諺謂「一夜勿睏十夜勿醒」以夜間旣是補充精神之時或有阻其補充之工作而反益其疲勞者則其虧負且倍蓰矣所謂十夜勿醒者乃形容其恢復之難能也年少者生活機能盛富較年老者多睡幾時以助其發育大概八小時至九小時最爲適宜或睡眠不足則有精神昏迷或吐血之反應或貪眠超過八九時以上亦不能得其益而反有害以人各得天賦動作之機能以供人使用人在睡眠時應有幾部分停止動作不能全行「新陳代謝」之作用不行代謝作用卽體中老廢物阻礙排泄是以多睡與少睡其弊相等又如落夜于健康上亦頗多妨碍以「夙興夜寐」乃自然之法則天地間一切動物要皆如此晨早空氣淸新夜來則惡濁况人身氣血流行本有一定常度入夜自然疲倦黎明自然淸醒揆之生理睡與食有同一之緊要所以不落夜方能回復一日之疲勞

寒熱乃天地自然之變化我人當先調節體溫毋使過寒過熱以免激刺氣血避其侵害衣服卽所以保護體溫冬以禦寒夏以卻暑

麻布　遂出體溫最甚爲熱之良導物故適宜于夏但有皮膚急感寒冷之弊不宜於襯衫現在夏布衫內往往襯汗衫卽此意也

絹　放散體溫雖比麻布較微弱然亦爲熱之良導物但亦有急感皮膚寒冷之弊亦不適爲襯衫

棉布　緩于導熱能保體溫所以爲冬衣尤宜在夏日也稍能淸涼遇寒暑激變能保護身體故冬夏皆適用

再衣服不宜窄小致礙血液流行亦不宜過大旣不便作事且風寒易于直襲皮膚房屋祗須光線透明空氣流通足矣

凡能動作皆有需用養料之必要有如火車汽輪一定有煤水之供給草木虫魚一定有肥料的給養才可以活動可以生長且須一定度量不可太多又不可太少否則皆爲失宜失其效用人莫不飲食也亦如機器草木然一舉一動一言之一語在在需用精神且時刻泄廢物于體外故必須攝取食料以補其缺若數日不食則滋養分盡必致於死所以過飢不可過飽亦不可食後又不可勉强勞動至少須有半小時之休息以食入後體內諸器官皆各司消化作用平時勞動腦經或肌肉血液往往集合於勞動之一部分故食物之後宜暫時休息以待血液循環之調整每日之間至少須間五六小時食物又不可雜食但年壯者其生活作用活潑不能與老弱者比然於眠食之前一二小時亦不宜雜食烟酒有非如飲食之必要對於人身其害如下。

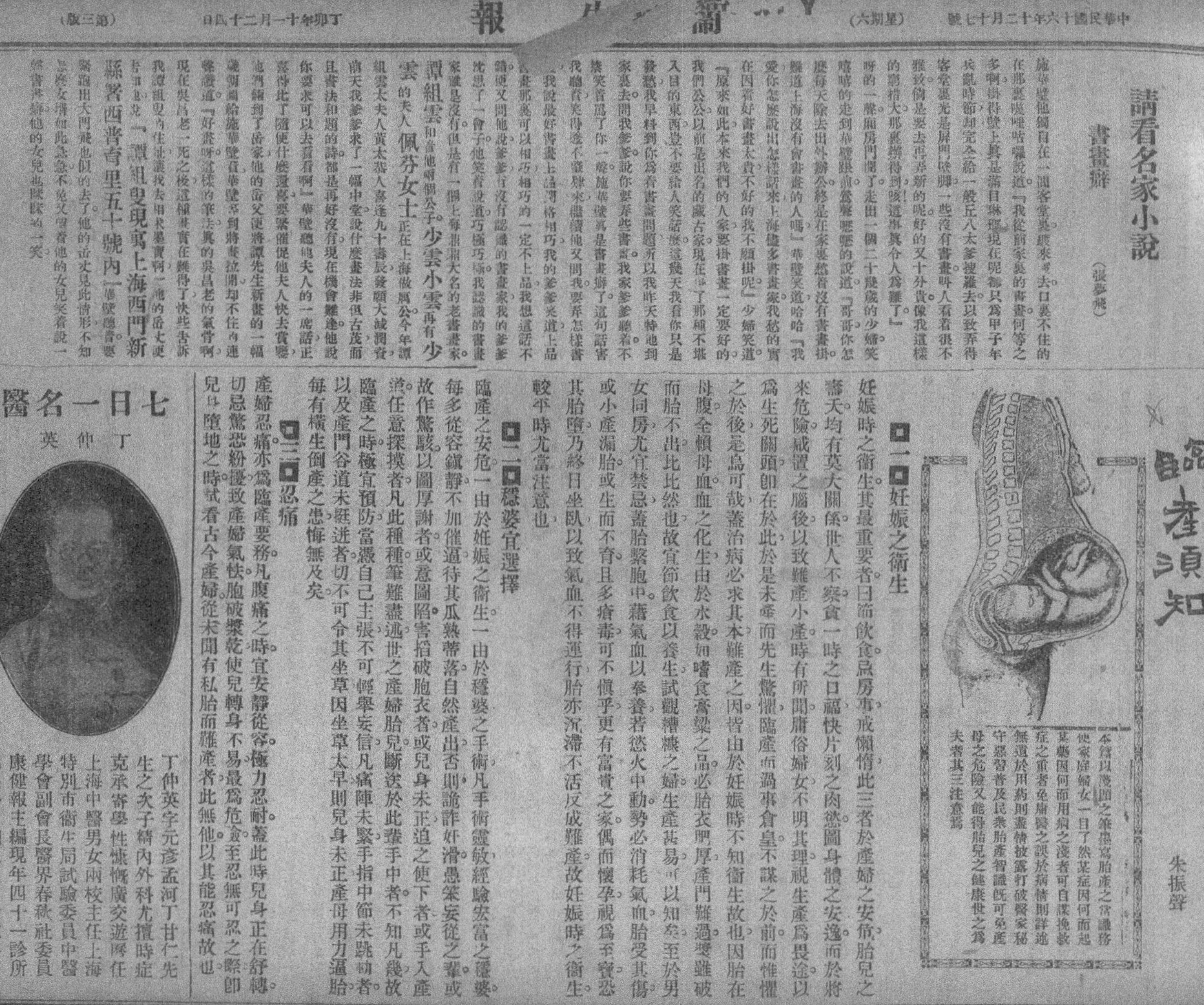

中華民國十六年十二月七號（星期六）　報　丁卯年十一月十四日（第三版）

請看名家小說

書畫癖

（張夢飛）

施華璧他獨自在一間客堂裏踱來踱去。口裏不住的在那裏嗳哩咕囉說道。『我從前家裏的書畫何等之多啊。掛得壁上真是滿目琳瑯。現在呢。都只爲甲子年兵亂時節。却完全給一般丘八太爺搜羅去。以致弄得客堂裏光是屏門壁脚。一些沒有書畫。叫人看着很不雅致。倘是要去再弄新的呢。好的又十分貴。像我這樣的窮措大。那裏辦得到。唉。這事真令人爲難了。』

呀的一聲。廂房門開了。走出一個二十幾歲的少婦。笑嘻嘻的走到華璧跟前。鶯聲嚦嚦的說道。『哥哥你怎麼每天除去出外辦公。終是在家裏愁着沒有書畫掛。難道上海沒有會書畫的人嗎。』華璧笑道。哈哈。『我愛你怎麼說出怎樣話來。上海儘多書畫家。我愁的實在因着好書畫太貴。不好的我不願掛呢。』少婦笑道。『原來如此。本來我們的人家要掛書畫。一定要好的。我們公公以前是出名的藏古家。現在也了那種不堪入目的東西。豈不要給人笑話麼。這幾天我看你只是發愁。我早料到你爲着書畫問題。所以我昨天特地到家裏去。問我爹爹。說你要弄些書畫。我家爹爹聽着。不禁笑着罵了你一聲。施華璧真是書畫癖了。這句話害我聽着笑得透不過氣來。繼續他又問我。要弄怎樣書畫。我說最好書畫上品。價格相巧。我的爹爹笑道。上品書畫那裏可以相巧。相巧的一定不上品。我想這話不錯。便又問他。說爹爹有沒有認識的書畫家。我的爹爹沈思了一會子。他笑着說道。巧極巧極。我認識的書畫家誰是沒有。但是有一個上海鼎鼎大名的老書畫家。**譚組雲**和他兩個公子。**少雲小雲**。再有**少雲**的夫人**佩芬女士**。正在上海做壽。今年譚組雲太夫人黃太恭人。喜逢九十壽辰。發願大減潤資。前天我爹爹求了一幅中堂。說什麼畫法。非但古茂。而且書法和題的詩。都是再好沒有。現在機會難逢。他說你要求可以去看看啊。』華璧聽他夫人的一席話。正喜得甚麼了。隨便什麼還要緊催促他夫人快去實驗。

他們倆到了岳家。他的岳父便將譚先生新畫的一幅歲朝圖給施華璧看。華璧拿到手。將畫拉開。却不住的連聲讚道。『好畫呀。這樣的筆法。與吳昌老的氣骨啊。現在吳昌老一死之後。這種畫實在難得了。快些告訴我譚組雲現在住址。讓我去用求墨寶啊。』他的岳丈便告訴他說。『**譚組雲現寓上海西門新縣署西首奇里五十號內**。』華璧聽着。要緊跑出大門。飛也似的去了。他的岳丈見此情形。不知是疼女婿如此急急。不免又望着他的女兒笑着說。一般書畫癖。他的女兒也跟着嘻的一笑。

產婦須知

朱振聲

本圖以淺顯之筆墨寫胎產之常識務使家庭婦女一目了然某症因何而起某藥因何而用俾之讀者可自謀挽救症之重者免庸醫之誤於病情則詳述無遺於用藥則盡情披露打破醫家秘守惡習者及民衆胎產智識既可免產母之危險又能得胎兒之健康此之爲夫者其三注意焉

一 妊娠之衛生

妊娠時之衛生。其最重要者曰節飲食及房事。戒懶惰。此三者於產婦之安危。胎兒之壽夭。均有莫大關係。非人不察。貪一時之口福。快片刻之肉慾。圖身體之安逸。而於將來危險。緘置之腦後。以致難產小產。時有所聞。誰俗婦女不明其理。視生產爲畏途。以爲生死關頭。即在於此。於是未產而先生驚懼。臨產而過事倉皇。不謀之於前。而惟懼之於後。是烏可哉。蓋治病必求其本。難產之因。皆由於妊娠時不知衛生故也。因胎在母腹。全賴母血之化生。血之化生。由於水穀。如嗜食膏粱之品。必胎衣肥厚。產門難通。雖破而胎不出。此其然也。故宜節飲食以養生。試觀藜藿之婦。生產甚易。可以知矣。至於男女同房。尤宜禁忌。蓋胎繫胞中。藉氣血以奉養。若慾火中動。勢必消耗氣血。胎受其傷。或小產漏胎。或生而不育。且多瘡毒。可不慎乎。更有富貴之家。偶而懷孕。視爲至寶。恐其胎墮。乃終日坐臥。以致氣血不得運行。胎亦沉滯不活。反成難產。故妊娠時之衛生。較平時尤當注意也。

二 穩婆宜選擇

臨產之安危。一由於妊娠之衛生。一由於穩婆之手術。凡手術靈敏經驗宏富之穩婆。每多從容鎮靜。不加催逼。待其瓜熟蒂落。自然產出。否則詭詐奸猾。愚笨妄從之輩。或故作驚駭。以圖厚謝者。或意圖陷害。搯破胞衣者。或兒身未正。迫之使下者。或手入產道。任意探摸者。凡此種種。筆難盡述。世之產婦胎兒。斷送於此輩手中者。不知凡幾。故臨產之時。務宜預防。當懸自己主張。不可輕舉妄信。凡穩婆未經手指中節未跳動者。以及產門令道未經進者。切不可令其坐草。因坐草太早。則兒身未正。產母用力逼胎。每有橫生倒產之患。悔無及矣。

三 忍痛

產婦忍痛。亦爲臨產要務。凡腹痛之時。宜安靜從容。極力忍耐。蓋此時兒身正在轉側。切忌驚恐紛擾。致產婦氣怯。胞破漿乾。使兒轉身不易。最爲危險。至忍無可忍之際。即兒身臨地之時。試看古今產婦。從未聞有私胎而難產者。此無他。以其能忍痛故也。

七日一名醫

丁仲英

丁仲英字元彥。孟河丁甘仁先生之次子。精內外科。尤擅時症。克承家學。性誠懇。廣交遊。現任上海中醫男女兩校主任。上海特別市衛生局試驗委員。中醫學會副會長。醫界春秋社委員。康健報主編。現年四十一。診所四馬路中和里。（記者）

中華民國十六年十二月十七號（星期六）　衛生報　丁卯年十一月二十四日（第四版）

餘興欄

吳昌碩先生中風研究談

陸蓀

吳昌碩先生。藝林高尚士也。今年三月後。指甲忽脫落重生。社會人士。羨不絕爲美談。以爲至人之壽。度百歲乃去。向聞其語。今見其人矣。不謂言猶在耳。而昌老忽已奄化。論者惜之。初昌老素有肝陽病。發則頭目昏眩。逾數分鐘始甦。心甚苦之。乃延滬上某名醫治。施以平肝潛陽法。經治月餘。亦不得效。昌老怯。遂持不服藥爲中醫之說。余嘗見其詠病詩。有「頭痛左牲蝸。不寐藤夜夜」之句。其嫉醫之心。已可概見矣。江陰曹尹甫先生。與昌老時相過從。見昌老之病心甚憫之。乃謂昌老曰。人年過四十。則陰氣自半。今君年已八十餘。陰氣不幾殆乎。陰不抱陽。則孤陽獨亢。王太僕早有壯水以制陽光之法。曷不以此法試之。昌老曰。先生之言甚善。但此等滋膩藥。恐礙脾胃耳。余病肝陽。既習以爲常。亦不覺其苦矣。由此觀之。則昌老之中風。由於陰虧不能養肝。以致肝陽上亢。可以片言決耳。內經云。陰平陽祕。精神乃治。陰陽離決。精氣乃絕。仲景仲內經厥陽獨行之旨。曰有陽無陰。故稱厥陽。要而言之。人之知覺運動。莫不含藏於腦。精髓充足。則腦氣清湛。火炎髓耗。則腦膜昏瞶。今昌老之年已八十有四。其精髓之不足。可以想見。一旦無根之陽。上衝腦膜。焉有不昏厥者。若能於第一厥之後。急施以大劑救陰戀陽介類潛降之法。或者有救。　者不知以爲驟得之中風。有主爲痰厥者。有主爲腦沖血者。不揣其本而齊其末。以致於死。亦可哀矣。雖然。人未有終不死者。千年之木。不火自焚。惟以未得其治。終有不慊於心耳。故作此篇記之。

關於中醫界的辭源訂誤一則

余擇明

△誤王鴻緒及王洪緒爲一人

商務印書館出版之辭源一書。開我國辭書未有之先例。博大浩瀚。新舊一鑪。有功於世。誠非淺鮮。以故士林重之。然其中錯誤之點。亦不一而足。茲僅就關於醫家的一則。以訂正之。甚望該館於今後再版時。一採蒭蕘而改正焉。（原文如下）

（午集）【王鴻緒】、清華亭人。字季友。號橫雲。康熙進士。官至戶部尚書。著有明史稿。張廷玉等修明史。即據此書增損之。又長於醫。有王鴻緒外科行世。

上之錯誤。實誤以王鴻緒及王洪緒爲一人。而實則一爲華亭人。一爲林屋人。一爲宦者。一爲布衣。一名王鴻緒。一字王洪緒。況鴻字與洪字音同。字形相似。係兩人何容牽混。茲訂正之如下。

【王鴻緒】、清華亭人。字季友。號橫雲。康熙進士。官至戶部尚書。著有明史稿。張廷玉等修明史。即據其稿增損之。

【王維德】、清林屋人。字洪緒。王者香之曾孫。先是治瘍證者。多用外科正宗之法。濫用刀鍼。且謂見七惡之證者即死。著者獨謂癰疽無一死症。且治當分別陰陽。以消爲貴。以托爲畏。除治疔用刺外。概不輕用刀鍼。維德宗其遺法。施治數十年。活人無算。及乾隆五年時。維德年已七十有二。乃筆之於書。名曰外科證治全生集。現行世者有兩種。一爲維德原本。一爲清武進馬文植評本。附有馬氏試驗秘方一卷。

我的胖病經過談

潘雪艷

我在去年冬天的時候。身體忽然不知不覺的發胖起來。起初不覺得。後來胖得越發利害了。舊有的衣服幾乎包不上身。勉强包上了身。走不上幾步。不是帶兒鬆了。就是鈕子脫了。上台後一不留心。就要弄出笑話來。急得不知何如是好。問問小姊妹。有的說少吃油。少吃肉。少吃飯。自會得瘦。照計而行。害得我餓了一個多月。果然瘦了好些。不過精神疲倦得不得了。到底忍不住大嚼一頓。如此幾日。反而比從前胖起來。覺得餓罪難當。再也不敢嘗試了。後來請教一位做西醫的朋友。他給我十粒丸藥。叫我每天服一粒。我想一天一粒。功效太輕了。倘是加重一點。不更瘦得快點麼。狠一狠。第一天便喫了四粒。誰知不喫還好。一喫之後。好似黃河決口。頓時大瀉起來。一連瀉了十幾陣。瀉得頭暈眼花。支持不住。幾乎連性命都送掉。餘下的六粒丸藥也不敢喫。只好聽天由命。今年夏天。林牧師如松。介紹一位丁先生來給我診治。開了一張方子。我因爲給西醫的丸藥瀉怕了。開口便問。這方子可是瀉藥麼。若是瀉藥。我寧願胖得惠山大阿福一樣。再也不敢吃他。丁先生笑道。不是的。病有病的原因。我照你病的原因治去。沒有不效。決不用那獨道的法子。果然服了幾帖。飲食照常。肚子也未瀉。我就定了一半心。後來又教我用鹼水沐浴的法子。外治內服。兩個月內。便回復我一年以前的原狀。我感激得要不了的。沒有法子來報謝丁先生。聽說丁先生出了一份報。便送了一張照片。並親自做了這一篇東西。請他登在報上。與那同病相憐的姊妹們。做一個介紹。

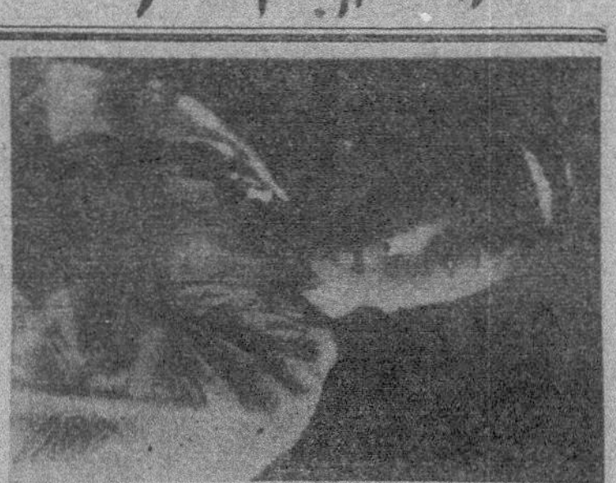

醫林外史（二）

門雪

却有一樁毛病。癖古厭新。人家講白話。他偏講文言。人家講新詩。他偏講律古。人家提倡新思潮。他偏考究舊禮教。人家贊成新西醫。他偏要學舊醫學。總而言之。滿肚皮不合時宜。無一樣與俗同科。所以落落寡交。并無知己。他也抱著友今人不如友古人的念頭。終日對著書本。落得耳根清淨。他在近代文人中最心折的就是王仲瞿和趙悲庵。收羅了不少的遺書墨跡。終日焚香靜坐。讀畫看書。有時跑到花馬塍臺畔。荒烟孤墳如斗。憑弔憑弔。種秋棠和秋紅。埋香埋玉的遺塚。捧淚澆花。仲愁種柳。不勝俯古懷今。大有此人恨我不同時之概。一日暮春天氣。湖山如醉。花氣薰人。游敬在湖上散步。不覺困倦起來。便揀了一片如茵芳艸。枕石而眠。暫時做一個羲皇上人。眼纔合上。只見二個青衣小童。手持封帖。如飛前來。走到面前。說道游先生。家主有請。游敬接過帖子一看。上面端端正正寫著秀水王曇四個大字。喜出望外。便隨小童前往。走了半日。到了萬山之中。丹峯翠巘。秀木奇花。絕非人境。精神爲之一爽。又曲曲轉過幾個山灣。折折登過了幾條側嶺。山重水複。柳暗花明。別開一層天地。忽見一座洞門。依崖而闢。青蘿纏掛。如纓如絡。洞門上橫刻四個大篆。是蘭陵秘苑。正在觀賞不盡。只見洞門開處。早走出一位鬚眉古拙。神采飛揚的人物來。童子指著說道。那邊家主來相迎了。游敬一聽。知是仲瞿。心中肅然起敬。趕上一步。必恭必敬的作了一揖。接著說道。昔讀佳作。起我遐思。只恨生不同時。未聆磬欬。今日世外相逢。足償平生宿願。仲瞿也謙讓道。我輩相知貴相知心。冒昧相邀。已經唐突。再作客套。愈覺汗顏。說著。便携手來至裏面。舉目一望。依山構閣。就石安欞。金碧輝煌。十分壯麗。（未完）

DECEMBER 24th, 1927　THE HYGIENIC [illegible]LY　PUBLISHED EVERY SATURDAY

冬令補品不宜濫服

丁濟萬

補益之品。汗牛充棟。然性味不同。功效各異。有合于陰虧者。有合于陽虛者。病家不知。互相購服。若陰虛之質。誤服剛燥。陽虛之體。反服滋膩。非特無益。且能致害。然則冬令補品。究以何者爲合宜。曰。人體之虛弱有不同。藥餌之配合亦[illegible]之而異。豈可以一定之補品。以投變化莫測之病體乎。[illegible]以同一補品。甲服之而見效。乙服之而見害。欲求適合于個人體質。非經醫生之診斷不可。損其有餘。補其不足。庶無妄從之患。而收補益之功。際此冬令萬物收藏。虛損之體。正宜培補。然亦當擇其適合于個人之體質者。庶不致犯實實虛虛之戒也。

對于夾陰傷寒之辨正

康健集載張君亮生夾陰傷寒一篇。力駁世俗醫士妄以夾陰恐人之謬。並以陸九芝之論作証。持之有故。言之成理。可爲世俗作一針砭。惟九芝之論一筆抹殺。竟謂夾陰傷寒爲子虛烏有。未免過甚。且篇中所載病理治法。或有未盡善者。故特爲文正之。非好辨也。不得已耳。

夾陰之名。見於醫通。意以房室不謹之後。感冒風寒。恣意乘涼。觸犯風露。太陽少陰同時受病。內外夾雜之症也。有傷寒夾陰。溫熱夾陰之不同。傷寒夾陰。表裏皆寒。其症雖險。然有太少兩感之麻黃附子溫經發汗成法可遵。尚非死症。溫熱夾陰。外極亢熱。內極虛寒。溫經則血溢而死。清裏則呃噦而死。最爲棘手。雖長沙復生。難以措置。是醫通之論夾陰。有傷寒溫熱之不同。而房室之後。精室虛寒則一。其夾同。其所夾者不同也。此論當否。另一問題。惟夾陰爲一大症。則吾人所當承認。其後醫家不辨症候。投時所好。輒以夾陰之名恐人。於是乎無病不夾陰。而又不明夾陰之治療。種種方法。意以爲既名夾陰。總是陰寒之症。大施溫補。殺人無算。其荒謬不學。誠有如張君所云者。於是醫界有識之士。又爭起闢之。以爲夾陰之說。方書所無。不典之論。豈能治病。矯枉過正。遂至謂世上無夾陰之病。是說一行。其害與妄言夾陰者等。而夾陰之眞正治法。反淹沒無聞矣。闢夾陰之說者。以陸九芝爲最力。亦最荒謬。其大意有三。一爲夾陰名稱之不通。二爲夾陰病理之不通。三爲夾陰治法之謬悞。今試就其原意辨正之。一曰辨名。夾陰者。一假定之病名耳。陰指房事而言。夾者明其病因之有二也。一病二因。則名爲夾。病本外感。故曰傷寒。傷寒者外感之總名也。外感而夾內症。而其所夾之內症。又不出房事一途。故曰夾陰。其言陰也。非指陰經。非指陰症。『夾陰亦有陽症』。非指男女。蓋獨指房事而言。且其所指之房事。並非平常房勞過度之房事。而專指病時之房室。或房事後卽病之房事也。平時房事過度。或至成爲勞損。而不必定爲夾陰。以其爲慢性衰弱。純虛無夾邪也。病時房事。房事卽病。亦不必盡爲夾陰。以其人體有強弱。邪有淺深也。故知夾陰一症。不常有。不必盡有。而其有也。則爲大症無疑。吾人治病。當從病理以合病名。不當從病名以求病理。譬如陰暑之名。固不通順。若以其名之不通順。而遂謂世上無陰暑之病。舉凡夏月大順冷香縮脾等法。一一付之高閣。倘遇陰寒霍亂吐瀉之疾。豈能聽其自殞耶。不能以陰暑之名不通。遂謂無陰暑之病。亦猶不能以夾陰之名不通。遂謂世上無夾陰之症。而況夾陰之名。並非不通耶。九芝悞以夾陰之陰爲陰經。爲陰症。故曰『陰而曰夾。通乎不通』。若以陰指房事而言。則夾字斷不可少。不夾則純陰症矣。則平時房勞色慾。均可謂之夾陰矣。必曰夾者。明其有外邪。明其房室而夾外邪。然後始成夾陰也。

中西淋濁治療之同

田鼎

見病尋原者。醫之良也。見病治病者。醫之庸也。夫一病之中。自有數端之因。有數端之因。自有數端治法。今我國醫界。類皆至此。正因見病治病之醫多也。然欲明致病之端。當先明氣化之理。以人身血脈之流動。飲食之運化。全賴此氣耳。故氣在則人存。氣脫則人亡。氣乖則人病。彼西醫昧於氣化。泥於形跡。亦我中醫之見病治病者也。今以淋症論。淋之為病。小便點滴。溺管澀痛。其因不一。故古人有五淋之別。膀胱有熱。溺液頻熬而結白砂。阻塞溺孔者。名為石淋。氣虛下陷。勞動即發者。名為勞淋。氣結不達。臍內脹滿。小腹疼痛者。名為氣淋。肝氣下鬱。血滲膀胱者。名為血淋。腎熱濫溢。腎陰不固。精隨溺孔。如膏淋者。名為膏淋。命有下焦虛冷。氣化不達。而致小便點滴者。名為冷淋。此數端即致淋原因也。膀胱有熱者清而利之。氣虛下陷者補而升之。鬱結不達者宣而通之。肝氣下鬱者升而舉之。腎陰不固者滋而斂之。下焦虛冷者溫而補之。則淋症何患不愈哉。無如世之治淋者。不辨症而施治。概以苦寒通利為主。不知通利太過。則氣愈下陷而愈虛。苦寒太過。則鬱結不達而症結是何。寧乎醫耶。且西醫謂淋病能傳染。傳染之因。乃男女交媾。染毒而成。斯症外國比中國尤甚。蓋外國男女不擇自行野合。故慾火熾盛。染毒者多。據日本醫士土肥慶藏所著淋病與家庭。載德國患花柳病者。一日平均約十萬人。二十歲至三十歲之青年。每年千人中。有一百人罹淋病。（蓋二十至三十腎氣隆盛。性多淫慾故易染毒）由此觀之。則外國之所謂淋病。係男女慾毒病之一端。斷不得與氣淋勞淋膏淋冷淋並論。今西醫不能分辨。見小便短濇。溺管刺痛。小腹疼痛。盡謂慾毒類之淋症。概治以手術。或通淋水。或割解溺管。未毒自外發。尿管破爛而成膿。故能以外治取效。若淋症由內中氣化不調而發。豈亦得以外治效乎。雖血淋石淋二者。溺管中有物阻滯。可以見效目前。然其留禍於後來。正自不淺也。噫以治外染慾毒之手段。而治內中氣化之淋病。一表一裏。混而不辨。則較我中醫之庸者為何如耶。此我所以謂西醫之上者。正我中醫之下者耳。何今人喜新厭舊。而不細察之甚耶。

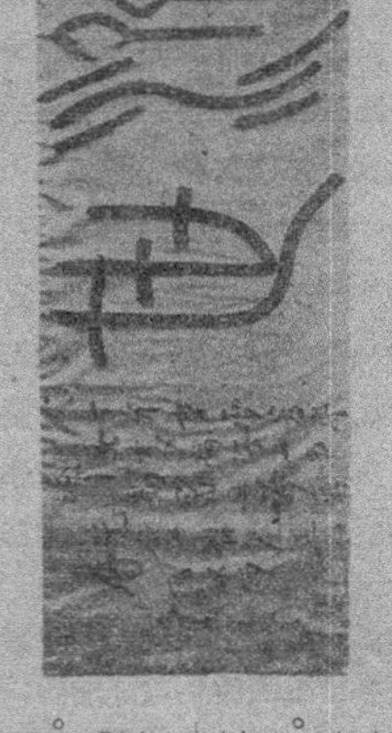

痧子之原因與治療

贊臣

痧子之名不一。北方名麻。浙杭名瘄。西醫則為猩紅熱。其名雖異。其實則一也。蓋其原因。皆由於風濕疫癘之邪。侵入人體。潛伏肌腠。偶一病發。肺胃二經首當其衝。故初起則發熱咳嗽。兩顴紅赤。有似溫熱之候。惟目赤而眶有水光狀者。是為發痧子之特徵。其發現也。多與發熱而起。始則紅點發於面頸胸部之間。旋則散佈遍體。累累皆然。若痧點密若晨星。而按之紅色即退者。其症較順。投以疏散清透之劑。則愈矣。其甚者勢必滿佈全身。色紫成塊。按之則色亦不退。如此三四日後。或色暗不鮮。或陷下不透。遂成

DECEMBER 24th, 1927　THE HYGIENIC WEEKLY　PUBLISHED EVERY SATURDAY

鼻煽氣逆昏厥等惡象。此風溫疫癘之邪。蘊伏於肺胃之間。[illegible]不宣。既不能外達於肌表。而反致內陷于臟府。症至於斯危殆[illegible]。[illegible]速宜辛散開泄以達邪。甚至鼻煽神昏。急與涼開之劑以透之。大抵痧子初期見點而輕者。用荊芥薄荷牛蒡蟬衣桔梗前胡廣橘絡等。若至第二時期痧佈全身紅點密佈成雲片者。用前方加入玉蝴蝶京赤芍粉丹皮等。至第三時期鼻煽氣急神昏煩燥脈數苔黃口渴欲厥者。用前二方加減再增以黃芩知母石斛天竺黃紫雪丹天將殼等辛涼以開之。又有痧鬱不透。往往結于喉間而爲喉痧者。甚爲危險。更有痧回之後咳嗽不止成爲痧癆者。[illegible]多不治。慎之慎之。

外科經驗談

左同

余從事於外科已十年矣。此十年中。所治疑難大症。雖不能有治必愈。然亦輒多奇驗。謬承病者贊奇。實亦情理之常。醫生之責任耳。余之初治外症也。師每訓曰。不嫌穢。不畏難。不施恐嚇。不從虛談。先察其病源。次告以病理。然後再選精良之治法。何法可以使病者速愈。何法可以使病者免痛。病者之受苦。如自己之受苦。善言安慰。體貼入微。倘遇久年痼症。必潛心靜氣。推考細究。已往諸醫治法。何以治之不愈。當從諸法中。別尋途徑。至尋無可尋而後止。庶幾病者受益。而於己心亦安矣。宗此治病。何患病之不愈耶。余以之作銘座右。獲益良多。間有余治而不愈。經他醫治愈者。余必悉心考究。務使明瞭而後已。此亦增進學識經驗之緊要關鍵也。外症一科。人皆云西勝於中。余曰不然。言其一二之特長可也。言其能總攬全科不可也。西醫之器械雖精。而其治法極呆。如瘰癧一症。是由內而發於外者也。或外感風邪。或內傷七情。皆足以致生此症。中醫之治法。內服有消瘰丸雪羹湯。（驗方甚多。因症而施。僕他日有暇。當另立一門而專論之。所有驗方治法。詳例無遺。刊載本報。以供獻於閱者。）外治有陽和膏消瘰散。以及神燈照火針之類。皆治瘰驗方。百無一失之法也。西醫治法則不同。專恃利刀以割之。此割彼竄。彼割此起。甚至不堪收拾。斯症被割受創。而經余用綏法治愈者。不知凡幾。

前者豫督胡景翼。患紅絲疔。經刀一割。病即不起。不知此症初起。當用銀針在兩頭刺之。出血爲度。使毒不致漫延。再按以拔疔膏。紅線縮短。毒盡即愈。倘來勢凶猛。漫腫疼痛。且有寒熱。須用銀針刺孔。插入立馬回疔丹一條。（此藥中國各大藥店均有之）得膿便鬆。內服救急法。先用芭蕉根搗汁服之。再用護心敗毒之劑。亦可收功。此症在中醫治之。不治者僅矣。最忌銅鐵。犯之立危。西醫不知此忌。動輒刀割。以致毒散攻心。每致不救。此皆顯而易知者。往往有被誤於不知不覺間。不勝枚舉。今夏余治一發背。翁某浙江湖州縣人也。業絲商。年六十三歲。初至滬上某著名之西醫院診治。西醫即施以麻醉。用刀割之。病人醒後。精神異常疲乏。根盤較前更大。次日再如法割之。如是半月。豈知愈割而根盤愈大。瘡口由古錢之形。起放大至覆盆之狀。此背部之肌肉。已去其三分之一。脊肋畢露。慘不忍睹。神識昏迷。脈象弦大而空。重按即無。敗象已見。難以挽回矣。邀余診治。余即辭以難治。堅懇再三。情不可卻。勉與大劑溫補。以冀萬一。服後五小時。神識較清。稍思飲食。外按陽和膏黑虎丹。（此藥各大中藥鋪皆有之）越三日。病人漸能轉側。再與前法。綏四日。能談論家常。內服用十全大補合托裏透膿湯。外按陽和膏九黃丹海浮散。（此藥須自己配合。容後余當錄之。刊於本報）十日後。腐肉漸脫。新肌溢然。瘡口已收去五分之一。如此宜其可以圖功矣。豈知事有出於意料之外者。舊恙未愈。新疾又增。上吐下瀉。脈伏肢冷。緣天氣炎熱。過食瓜果。致胃氣大敗。發爲霍亂。斯時滬上時疫盛行。人皆曰救急西醫特長。即延某西醫診治。注射鹽水針樟腦針。片刻即亡。嗚呼。其誰致此。孰令爲之。余誠爲之嘆惜不置也。

喉痧概論

丁甘仁遺著

假使早用寒涼。則邪遏在內。必至內陷神昏。或泄瀉等症。致成不救。如表散太過。則火炎愈熾。傷津刼液。引動肝風。發爲痙厥等險象。仍當大劑清營涼解。或可挽回。先哲云。疹痧有汗則生。無汗則死。金鍼度人。二語盡之矣。故此症當表則表之。當清則清之。或用釜底抽薪法。亦急下存陰之意。諺云。救病如救火。走馬看咽喉。用藥貴乎迅速。萬不可誤時失機。此症有不治難治數條。開列於左。

脈伏者不治。　泄瀉不止者不治。　會厭腐去。聲啞氣急者不治。　始終無汗者。難治。　疹痧遍體。雖見而頭面不顯者。難治。此皆時疫喉痧危險之症。其餘用藥得宜。雖重亦可挽回。此不過言其大[illegible]。[illegible]多非數言可盡詳。諸君指教。匡我不逮。則幸甚矣。

中醫的衛生學

門雪

中醫果眞沒有衛生麼。果眞不懂得衛生的方法麼。這一個問題。的確是有研究的價值。而且是狠重要的問題。衛生是醫學最初之基礎。沒有衛生。那高深的學理。斷斷不能在虛無縹緲沒有基礎的地方建築起來。欲談醫學。先講衛生。衛生在醫學所佔位置的重要。無論何人都應當承認的。爲什麼中醫單獨沒有衛生方法呢。打倒中醫。打倒沒有衛生的中醫。某西醫的演講。某西醫的論文。洋洋灑灑。炎炎大言。眞是中醫界的奇恥大辱。中醫的同志們。難道都默然無聞。闃然無聲麼。欲求中醫在世界醫學上佔一重要位置。非先整理或建築或發揚。爲醫學基礎的衛生學不可。凡屬血氣。均當深具解決此問題的觀念與決心。尤其是中醫。尤其是吾輩青年的中醫。現在機會到了。我們已經找到了不少的材料證據和相當的學理經驗。來解決這個惟一的重要問題。但是因爲學問與時間的關系。說不定有多少不完備不確當的地方。還望同志們加以指導或贊助。總好中醫果眞沒有衛生麼。我敢大聲疾呼道。中醫是有衛生的。是有正當的良好的衛生方法的。讀者不信。請看下文。這便算我一篇揺作的楔子。

目錄

(一)中醫衛生學說的緣起及其變遷
(二)中醫衛生學兩大要素
(三)民衆衛生與個人修養深淺的不同
(四)側重自然的衛生法
(五)中國民衆衛生不普及的原因
(六)中西衛生學說功用的比較

第一章　中醫衛生學說的緣起及其變遷

上古的人類。渾渾噩噩。穴居巢處。茹毛飲血。文字尙未發明。居處尙無一定。那有什麼衛生可講。可是因爲不得不然的原故。便發明出許多衛生的方法。來保護他生命上之安全。這種可謂之自然的衛生。『例如作衣服保護肌膚。立宮室安居身體。樹五穀和養臟腑。造石器防禦猛獸之類皆是。』等到神農嘗百草。以定本經。黃帝造方藥。以療疾病。便算是醫學衛生學的鼻祖了。昔人說三代之事。無可考查。不過照古書上所常見的。做一個大概的解釋。在史學上信而有徵者。當以周代爲起點。周禮天官有醫師醫士上士下士之分。又有疾醫瘍醫食醫之別。疾醫治內。瘍醫治外。食醫掌王之飲食四時寒熱。五味酸鹹。均有精密的考查。恰當的制度。飲食衛生大有進步。不過是貴族的。是私人的。平常的民族。却無從享此特權罷了。

丁甘仁醫案預約

中裝四冊　定價三元　仿古精印　預約半價

孟河名醫丁甘仁先生。心懷濟世。術具活人。生平診治。日近百數。經先生治愈者。不知凡幾。其處方之精。用藥之巧。妙絕一時。惜爲診務所羈。無暇著述。祇有家藏醫案數冊。均系先生歷年所治愈之奇難雜症。而親手筆錄者也。今由長孫濟萬會同及門諸子。重行編輯。分門別類。各症咸備。凡已經先生診治而欽佩其用藥者。及未經先生診治而欲知其處方者。皆宜手置一篇。現已付印。特先預約。

預約期　陰歷十月初一日起至十一月卅日截止

預約地點　上海白克路人和里　丁濟萬醫室

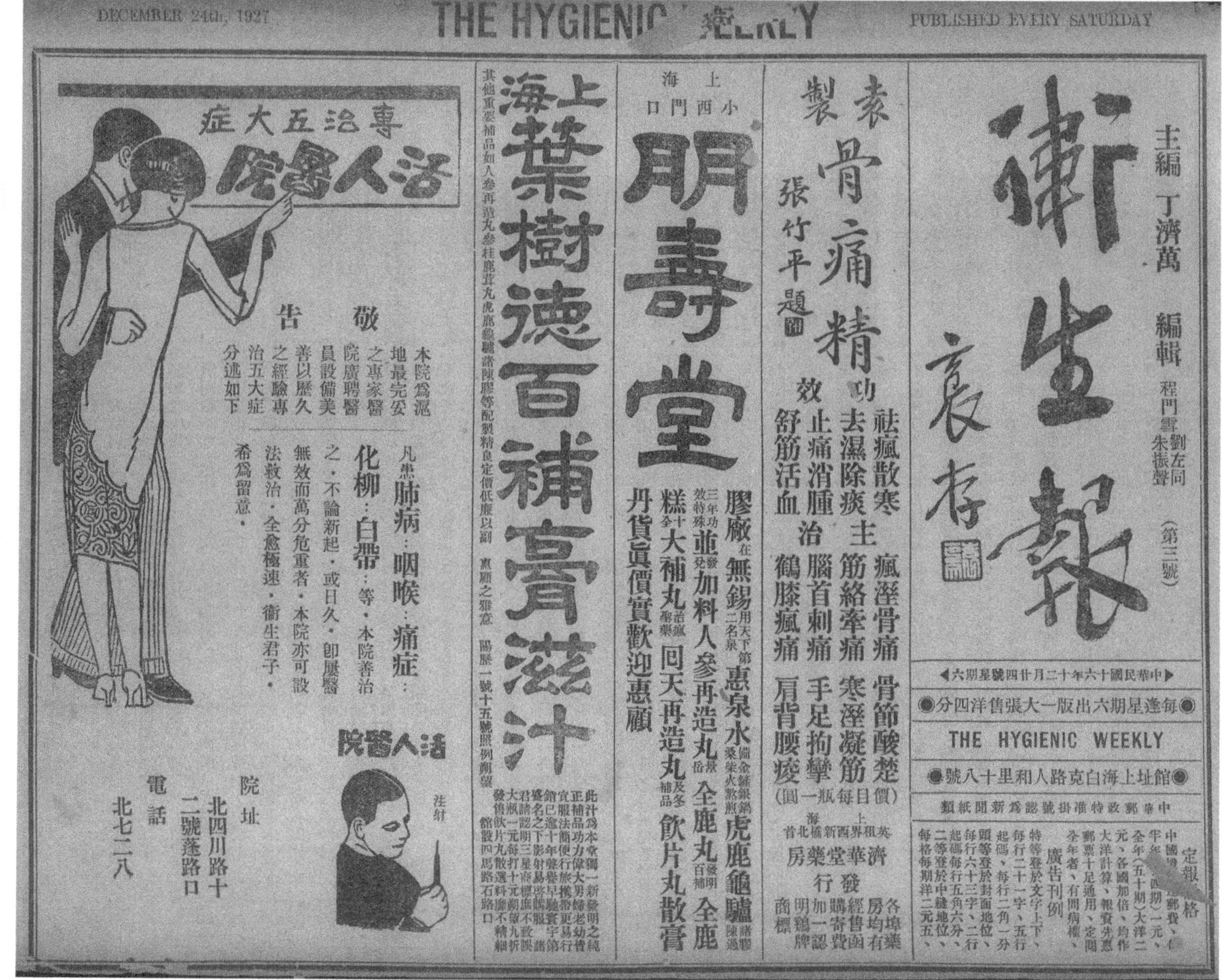

DECEMBER 24th, 1927　THE HYGIENIC WEEKLY　PUBLISHED EVERY SATURDAY

衛生報

袁希濤

主編　丁濟萬

編輯　程門雪　劉左同　朱振聲

（第三號）

◀中華民國十六年十二月廿四號星期六▶

◉每逢星期六出版一大張售洋四分◉

THE HYGIENIC WEEKLY

◉館址上海白克路人和里十八號◉

中華郵政特准掛號認為新聞紙類

定報價格

中國境內郵費、半年（廿四期）一元、全年（五十期）大洋二元、各國加倍、均作大洋計算、報費先惠、郵票十足通用、定閱全年者、有問病權、

廣告刊例

特等登於文字上下、每行二十一字、五行起碼、每行二角一分、頭等登於封面地位、每行六十三字、二行起碼、每行五角六分、二等登於中縫地位、每格每期洋二元五、

袁製　骨痛精　張竹平題

功效　祛瘋散寒　去濕除痰　止痛消腫　舒筋活血

主治　瘋溼骨痛　筋絡牽痛　腦首刺痛　鶴膝瘋痛　骨節酸楚　寒溼凝筋　手足拘攣　肩背腰痠

（價目每瓶一圓）

上海英租界西新橋北首　濟華堂藥房　發行

各埠藥房均有經售函購寄費加一認明鷄牌商標

上海小西門口　明壽堂

膠廠在無錫　惠泉水備金鑪銀鍋桑柴火熬煎　虎鹿龜驢諸膠陳遇

三年功效特殊　韮菜發兒　加料人參再造丸　全鹿丸　全鹿

十全大補丸　同天再造丸　飲片丸散膏

丹貨眞價實歡迎惠顧

上海葉樹德百補膏滋汁

其他重要補品如人參再造丸參桂鹿茸丸虎鹿龜驢諸陳膠等配製精良定價低廉以副惠顧之雅意　陽曆一號十五號照例剪髮

此汁為本堂獨一新發明之純正補品功力偉大男婦老幼皆宜服法簡便行旅攜帶更易行銷已逾十年聲譽早馳賓宇諸君請認明三星商標庶不致誤大瓶一元每打十元剪單九折發售飲片丸散選料不精細館設四馬路石路口

專治五大症　活人醫院

敬告

本院為滬地最完安之專家醫院廣聘醫員設備美善以歷久之經驗專治五大症分述如下

凡患肺病：咽喉：痛症：化柳：白帶：等・本院善治之・不論新起・或日久・即屢醫無效而萬分危重者・本院亦可設法救治・全愈極速・衛生君子・希為留意・

活人醫院　注射

院址　北四川路十二號蓬路口

電話　北七二一八

中國醫學界空前未有的評論刊物

醫界春秋彙選第一集出版!!!

欲謀醫界之革新 求醫學之眞理 知醫界之輿論 者不可不讀

本社自出版以來倏已一載深蒙社會人士熱烈歡迎第一二三四五各期均已售罄而函購門售者仍紛至沓來咸謂本刊所論各題關於中西醫界之輿論國醫前途之發展至重且大非他種東抄西襲之醫報所可比極有保存之價值以是缺報諸君紛紛要求再版本社爲迎合愛閱本刊諸君計不得不重行彙選內容自第一期至十二期止以科學眼光將各期論文精選一過使首尾啣接取材純以折衷眞理實是求是爲依歸共闢十門有評壇.言論.學說.研究.調查.討論.特載.藥物.醫案.通訊.等并[illegible]加醫家新著名人題詞材料印刷精益求精全書三十餘萬言精裝一厚冊每冊實價大洋一元四角寄費一角存書無多購者從速月刊樣本函索即寄每月出版一冊定價大洋八分全年十二冊連郵祇收大洋一元如蒙訂閱請向本社發行部接洽可也

總發行所 上海二馬路雲南路口安康里二二七號醫界春秋社

代售處 上海四馬路中華書局 上海南京路文明書局 上海棋盤街國民書局 上海三馬路千頃堂

對於夾陰傷寒之辨正(中)

雪門

一曰夾陰病理之不通其所引爲佐證者大要有二一吳又可二徐靈胎又可謂房事得病。病至行房。到底終是陽症。即四逆亦爲陽逆。徐靈胎謂陰症無發熱之理。用藥無補寒之法。此二說也皆爲臨症有得之言。字字金科玉律。可爲世俗妄說夾陰。及妄用溫補治夾陰者作當頭之棒喝。惟九芝引以正俗醫之悞則可。引以闢夾陰本病病理之謬誤則不可。九芝之意蓋認夾陰二字。爲陰經爲陰症。故引又可之辨夾陰非陰症。靈胎之辨陰症無發熱者。以杜衆議者之口。不知張氏傷寒緒義。早有傷寒夾陰溫熱夾陰之分。傷寒夾陰與太少兩感同例。太陽有在表之寒。邪少陰有內伏之寒邪。表裏皆寒。固爲陰寒之症。則其四逆亦當爲陰逆無疑。若又可之論乃爲溫熱夾陰說法耳。或謂張氏之論溫熱夾陰外極亢熱內極虛寒。清熱則寒死。溫寒則熱死。是溫熱夾陰亦是陰寒之症。不過內寒而外熱。寒熱夾雜。與傷寒夾陰之內外皆寒者。標不同而本同。其所指夾陰之陰字。仍作寒看。與又可之論陽症陽逆者。純然不同。豈能作爲引證耶。余答之曰。皆有之。皆有其病理證治。蓋其所發明者。各有不同耳。房事同也。外邪溫熱夾房室同也。由房事而所受之病邪則不同。故其病之劇變則各呈異狀。而其論理治法當有不同矣。房室之後。精室空虛。觸犯風露。形寒飲冷。少陰腎臟受非常之寒邪。腎陽散失。復有外夾溫熱之證。內外病證因各不同。則爲外熱內寒之溫熱夾陰。則張氏之論是也。溫熱之邪。不耗腎陰。必傷胃液。溫邪化火。腎陰受其煎爍。水虧火旺。本有不能配陽之勢。益以房事之後。再耗腎液。腎液重傷。精舍空虛。溫邪乘虛而陷。夾火而動。內外瀰漫。三焦皆熾。則爲內外皆熱之溫熱夾陰。則又可之論陽逆者是也。有表裏皆寒之夾陰。有表裏皆熱之夾陰。尤有表熱裏寒之夾陰。舉一反三。則表寒裏熱之夾陰。又不待智者而後知之矣。九芝食古不化。認定醫家之談夾陰者。均指陰症而言。故引又可之言陽症者折之。不知夾陰本有陽症。俗醫不知夾陰有陽症。而妄用溫寒者固誤。若九芝之論。則以夾陰純爲陽症。陽逆矯枉過[illegible]掛一漏萬。又何嘗不誤耶。俗醫之誤人。皆知之。若九芝固自命大醫也。而立論之偏[illegible]如此。則其害人較俗醫尤甚矣。至於靈胎所謂陰症不發熱發熱非陰症者。係指完全陰症而言。若夾陰一症。本有外邪。一病二因。絕非純陰之症可比。純陰之症。固不發熱。既夾外邪。則斷無不發熱之理。不發熱則非外邪。若無外邪。則縱由房事而成陰症。亦斷不能名爲夾陰。一病一因。夾於何有。故知靈胎所謂陰症不發熱者。只能爲純陰之症而言。九芝據此以闢夾陰症發熱病理之謬者。實爲誤會題目。要知夾陰之熱。是外邪發熱。非陰症發熱。陰症發熱。自無其理。外邪發熱。理所必然。傷寒少陰病反發熱者。用附子必用麻黃。少陰無用麻黃之理。用麻黃者。正以其反發熱。反發熱則有太陽之表邪。是爲兩感陰症無發熱之理。反發熱則夾外邪。故曰夾陰是靈胎之論。固與夾陰之病理相符合者也。靈胎不悞九芝之引爲證佐者誤耳。而況夾陰一病。本有陽症。陰症不發熱。陽症亦豈不發熱耶。總之九芝誤認陰爲陰經爲陰寒。故其所論所引。均有隔靴搔痒之弊。吾故曰之二說也。引以正俗醫之誤則可。引以闢夾陰本病病理之謬誤則不可矣。

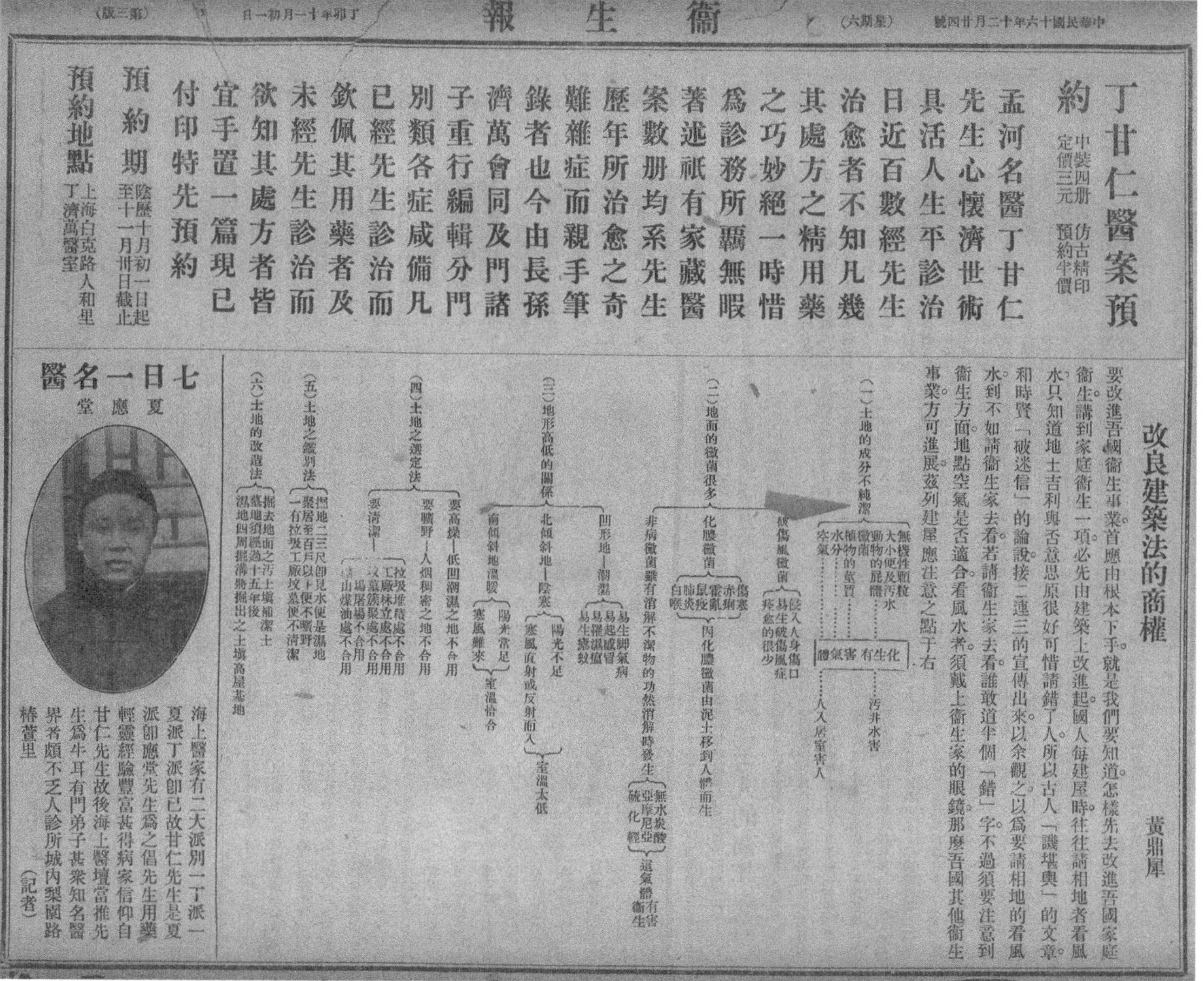

中華民國十六年十二月廿四號 （星期六） 衞生報 丁卯年十一月初一日 （第三版）

丁甘仁醫案預約

中裝四册 定價三元　仿古精印 預約半價

孟河名醫丁甘仁先生心懷濟世術具活人生平診治日近百數經先生治愈者不知凡幾其處方之精用藥之巧妙絕一時惜爲診務所羈無暇著述祇有家藏醫案數册均系先生歷年所治愈之奇難雜症而親手筆錄者也今由長孫濟萬會同及門諸子重行編輯分門別類各症咸備凡已經先生診治而欽佩其用藥者及未經先生診治而欲知其處方者皆宜手置一篇現已付印特先預約

預約期　陰歷十月初一日起至十一月廿日截止

預約地點　上海白克路人和里丁濟萬醫室

改良建築法的商榷

黃鼎犀

要改進吾國衞生事業。首應由根本下手。就是我們要知道。怎樣先去改進吾國家庭衞生。講到家庭衞生一項。必先由建築上改進起。國人每建屋時。往往請相地者看風水。只知道地土吉利與否。意思原很好。可惜請錯了人。所以古人「讖堪輿」的文章。和時賢「破迷信」的論說。接二連三的宣傳出來。以余觀之。以爲要請相地的看風水。倒不如請衞生家去看。若請衞生家去看。誰敢道半個「錯」字。不過須要注意到衞生方面。地點空氣是否適合。看風水者。須戴上衞生家的眼鏡。那麼吾國其他衞生事業。方可進展。茲列建屋應注意之點于右

（一）土地的成分不純潔
- 無機性顆粒
- 大小便及汚水
- 動物的屍體
- 植物的黴菌
- 水分
- 空氣
- 化生有害氣體
- 汚井水害
- 人入居室害人

（二）地面的黴菌很多
- 破傷風黴菌——從入人身傷口 易生破傷風症 痊愈的很少
- 化膿黴菌——傷寒 赤痢 霍亂 鼠疫 肺炎 白喉——因化膿黴菌由泥土移到人體而生
- 非病黴菌——雖有消解不潔物的功 然消解時發生 無水炭酸 亞摩尼亞 硫化輕——這氣體有害衞生

（三）地形高低的關係
- 凹形地—潮濕——易生腳氣病 易起感冒 易罹濕瘟 易生瘧疾
- 北傾斜地—陰寒——陽光不足 寒風直射或反射而入——室溫太低
- 南傾斜地溫暖——陽光常足 寒風難來——室溫恰合

（四）土地之選定法
- 要高燥—低凹潮濕之地不合用
- 要曠野—人烟稠密之地不合用
- 要清潔——拉圾堆積處不合用 工廠林立處不合用 坟墓叢聚處不合用 [illegible]場屠場不合用 [illegible]山煤油處不合用

（五）土地之鑑別法
- 掘地二三尺即見水便是濕地
- 聚居至百戶以上便不曠野
- 一有拉圾工廠坟墓便不清潔

（六）土地的改造法
- 掘去地面之汚土壞土
- 墳墓地須經過十五年後
- 濕地四周掘溝
- 掘出之土填高屋基地

七日一名醫

夏應堂

海上醫家有二大派。別一丁派一夏派。丁派卽已故甘仁先生。是夏派卽應堂先生。爲之倡。先生用藥輕靈。經驗豐富。甚得病家信仰。自甘仁先生故後。海上醫壇。當推先生爲牛耳。有門弟子甚衆。知名醫界者頗不乏人。診所城內梨園路棒萱里。（記者）

中華民國十六年十二月廿四號 丁卯 (星期六) 衛生報 丁卯年十二月初一日 (第四版)

餘興欄

兩個外國醫生的幾句話

舜臣

我前天看見東方雜誌上逄初先生有一篇「飲食怎麼樣衛生」。他對於飲食衛生方面說的非常透切。非常詳細。使人人容易明瞭。他又引了兩個外國醫生的話。換在裏面非常的扼要。我十二分的敬服。今天我所拿兩個外國醫生的話介紹給我愛讀衛生報的諸位罷。

倫敦著名的外科醫生 Barker 他勸告病人說。不要吃製造過的食物。在他的意思。以為這種食物裏面原來含有的維他命。已經經過製造的手續而消失了。在我們中醫說起來。就是食物經過製造。他裏面就含了一種毒質了。（譬如棧肉類的東西。經過製造就有火毒）人多吃了。一定會發生癰疽腫毒的。就是內經所說的膏粱之變。足生大疔罷了。照這樣說。製造過食物。不但病人不要吃。就是好人也少吃為妙。

希臘的著名外科醫生 Hippocrates 他說。你要把食物當作你的唯一的藥。藥要當作你唯一的食物。這兩句話。極有價值。我希望對於飲食方面不少缺乏衛生常識的中國人們。應當牢牢的記着的。

上面兩個外國醫生的話說完。我又連帶的拿逄初先生的兩句話再告訴讀者。他說——用銳利的牙齒造成他們的墳墓。——這幾句話。多麼的深刻。多麼警醒。一班對於飲食不衛生的朋友。細細的想想這兩句話。趕快的悔悟罷。

醫林外史（三）

門雪

四壁就石鐘空。滿架書籍。縹緗萬卷。玉軸牙籤。一一標著書名。略略一看。多半是世上未經聞見的孤本。不勝羨慕。中間安著天然几桌。桌上滿堆著酒蔬瓜菓之類。已有數人坐地高談雄辯。一座生春。看見仲翟和游敬進來。都起身讓坐。仲翟指著衆人。一一介紹道。這是葛先生。這是趙先生。這是王先生。這是薛先生。其餘各人也都見過。游敬著實欽仰一回。接著仲翟也將游敬姓氏向衆人介紹。重新一齊就坐。童子篩上酒來。仲翟笑道。今日一會。今人古人。真是開千古未有之奇觀。百世難逢之盛事。游先生理應多飲兩杯。只是野蔬山肴。盤無兼味。比不得小說上的話頭。鳳髓龍肝。瓊漿玉液。有多許珍味。游敬呷了一口酒。只覺涼沁心脾。用了些菜蔬。只覺芳生齒頰。不由羨道。果然仙家丹竈。毫無人間煙火氣。接著又問道。諸先生異代名流。理應修文天上。為什麼在此荒山古洞之中。作此冷淡生活。想來此處。一定是天上的石渠天祿了。仲翟嘆道。不然不然。我輩雕辭琢句。刻畫無鹽。現在新文化盛行。那堆牀疊架的臭文章。非惟不見重於人間。抑也不歡迎於天上。早已過時背晦的了。現在天上的修文使者。都是簇嶄新的新文化聖人。那有我輩的立足地呢。此間非別。乃上古三皇別殿。內藏著列聖真言秘旨。以及歷代醫林秘史。名家著述。無一不備。歷代名醫。如扁鵲倉公張機葛洪王叔和等。都做過此間的總裁。近來因為前代名醫都已轉生人世。後來的名醫。多半是徒負虛名。不通文串。以致疏釋淆亂。所以派了我輩來此整理舊籍。發揚新理。好咲我讀了一輩子書儒受盡了世人白眼。早就想身前不得志。身後總要學石曼卿。弄一個芙蓉城主玩玩。豈知事不從心。只好收一個窮山無人的園陵洞主。過過癮罷。說畢大笑。滿座也全笑了。

（未完）

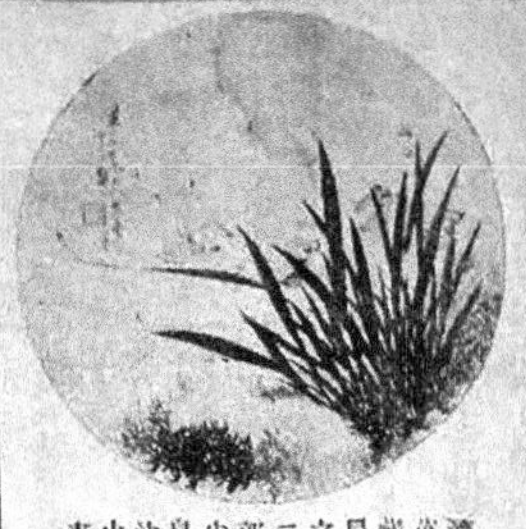

濟萬紈扇之二 郭少泉 沙山青

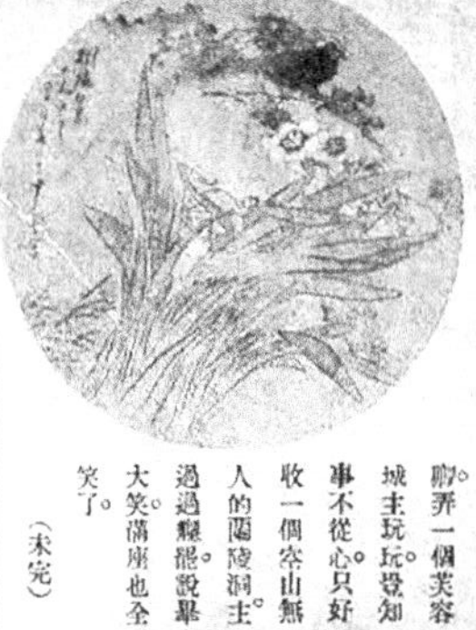

脂粉與美容

朱秀娟女士

△脂粉是美容的大勁敵

愛美之心。人皆有之。這句話一些不錯。世間的男子。果然歡喜美麗女子。而在女子方面。亦何嘗不想自己的容貌美麗。奈何天公不備美。不能夠把世上一切女子。都生得如花似玉。于是乎不得不去想一種人工的美容來補救天然的不足。那造成人工美容的唯一利器。就是「脂粉」。講到脂粉的功效。確能把一個豐料無鹽。在頃刻之間。變成一個絕世美人。所以一般女子。無論老的少的。村的俏的。甚而至於七尺男子。都拿脂粉當作寶貝一般。他們祇圖一時的美觀。却不知冥冥之中。已把那天然的美容。完全剝奪。你們不信。請看那班如花似玉的妓女。在朝上沒有裝束之前。誰不是面黃肌瘦呢。記得前年有一個女子。住在我們樓上。她是極考究美容術的。所以早上起身就要撲粉。隨時出門。尤其撲得利害。就是在公共場所。也時常要對鏡重裝。起碼要揩抹幾十張粉紙。真個是混身是粉。到處生香。自以為傾國傾城。天生麗質了。後來因為家庭變故。險却鉛華。不到半月。早已大非昔比。滿面痿黃。毫無華色。對鏡自覽。不勝駭異。方纔知道脂粉是從害美容的大勁敵。從此力改前非。後來居然回復了她的本來面目。所以我說脂粉是女子最有害的裝飾品。要知道粉的原分。大都含有鉛質。假使敷在面上。就要消耗血液。阻礙毛孔。因為血液消耗。面部的肌肉就不能豐潤。毛孔阻礙。空氣的排泄就不能通暢。所以天天撲粉的人。就要面目痿黃了。古人說女為悅己者容。我們二萬萬女同胞。要想增高女子的人格嗎。要想免去男子玩物的譏笑嗎。請你們立刻覺悟。打倒妨礙衛生的脂粉。保留我們自然的天生的美容。最近德國男子。已在禁止女子的撲粉了。希望我們男子同胞。大家繼續起來。共同努力。「打倒脂粉」「打倒妨礙衛生剝奪美容的脂粉」。

談談古人的衛生

田先平 郭榮生

我們中國同西洋文化接觸以後。纔有「衛生」這箇名詞。淺識的人們。以為中國最不曉得衛生的。其實這種常識。幾千年前早就發現。不過不叫「衛生」。而叫「養生」罷了。戰國秦漢之間。並且有人專門研究這種學問。叫做養生家。可惜他們的種種辦法。限於自己服食一方面。並未普及民衆。但是在這箇時代關於衛生的言論。散見各書的真是多得很。我備先抄錄諸子裏面有關于這一類的話。——衛生——為本報補白。其中難免有牽强附會的地方。深願有人加以糾正纔好。

老子

老子說「燥勝寒。靜勝熱」。燥勝寒的意思。就是天氣再是怎樣寒冷。只要身體動作。抵抗寒氣。也不覺冷了。靜勝熱的意思。就是天氣再是怎樣炎熱。只要自己的心放定。不要燥急。自然就不覺得熱了。就是同現在「心定自然涼」的俗話一樣。並且這一句很有些心理學的意味。

（未完）

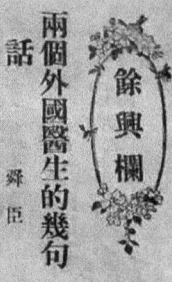

DECEMBER 31st 1927　THE HYGIENIC WEEKLY　PUBLISHED EVERY SATURDAY

笑出衛生

丁仲英

熊頸鴟顧。伸拳灑足。此肢體之衛生也。呼吸精氣。獨立守神。此內藏之衛生也。我國自改革以來。講衛生學者。大有一日千里之勢。繁盛都市。則有衛生局之宣傳，鄉村僻野。亦有衛生會之自治。由此以觀。今世人士。宜皆身體强盛。精神活潑。而壽命增加。永無夭枉之事矣。然考今人之壽命。大概言之。其高者亦不過五六十歲。七八十歲者寡矣。與古人之壽八九十歲。甚至於度百歲者。有不可同日語。其故何哉。以余言之。蓋世界物質愈文明。則社會生活程度愈高。日我國之社會。又不可與他國比。他國之社會。妻女亦有自活之能力。我國不能也。一手之所入。而有十手之所出。奈之何不受經濟之困迫也哉。於是生出種種幽思。如何即能使經濟豐餘。如何即能使家庭快樂。以致腦力過度。精神消耗。即使經濟豐餘。而又有百憂感其心。萬事勞其形。日日處於愁城苦海之中。焉有不減短其壽命乎。仲英不敏。以為天既賦人以百歲壽命。必設法以保障之。保障之法奈何。即精神衛生是也。夫人之精神。貴乎活潑。精神活潑。則血脈調和。胃納增强。排泄無阻礙。精神不舒。則血脈受鬱。胃納不强。加之鬱火內燔。消爍津液。貧血腎虧。相繼而起。然則精神之衛生奈何。即笑是也。雖然伸拳灑足。引項呼吸。人可得而學之。笑不可學而為也。引聲而笑矣。則流入於强笑。强笑者。皮笑肉不笑也。微微而笑。則似為冷笑。冷笑。則招人忌。然則何如而可也。

一常存安樂心。　要知人生在世。猶如鏡花水月。不可為名利所羈。嗜慾所困。即呂氏春秋所謂精神安乎形。而壽命得長者是也。

二常存和悅心。　昔文路公致仕歸洛。入對時年已八十餘。神宗見其年力康强。問卿有攝生之道乎。對曰臣無他術。但能隨意自適。故人生但要隨意自適。將環境困苦。力謀以驅除之。消滅之。平心而靜氣。和情而安志。即荀子所謂美意延年者是也。

人苟能如此。則萬事皆有可樂。苟有可樂。皆有可笑。杜工部云。人世難逢開口笑。白樂天亦云。不開笑口是癡人。蓋極言笑之可貴也。然笑之種類甚多。有莞爾而笑。哄堂而笑。掩口而笑。棒腹而笑。其笑之大小雖不同。所以活潑精神則一也。

虛不受補

——萬濟丁——

虛者補之。實者攻之。此一定之治法也。然亦有虛不受補。實不可攻者。良以標本同病。虛中夾實。滋膩之品。不足以養正。而適足以助邪。攻伐之劑。不足以祛邪。而適足以傷正。更有餘邪未楚。亦不宜驟進補劑。恐其邪戀而不去也。故虛不受補者。必先調理脾胃。清理餘邪。然後再服補劑。方無流弊。豈可不辨虛實。而妄投攻補哉。

臨產須知

振聲

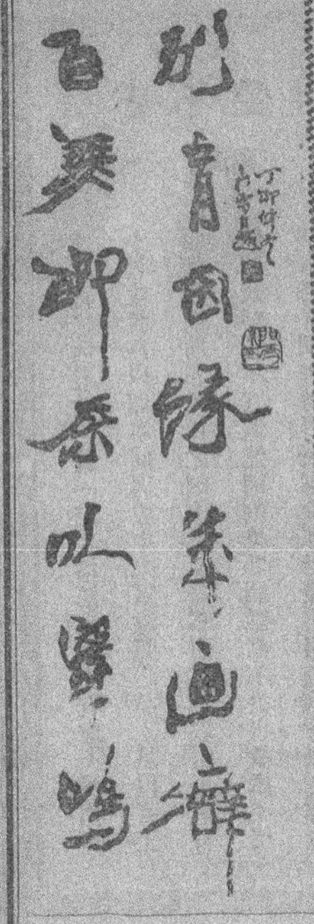

本篇以淺顯之筆墨寫胎產之常識務使家庭婦女一目了然某症因何而起某藥因何而用病之淺者可自謀挽救症之重者免庸醫之誤於病情則詳述無遺於用藥則盡情披露打破醫家秘守惡習普及民衆胎產智識既可免產母之危險又能得胎兒之健康世之爲夫者其三注意焉

■三■忍痛（續前）

昔曾見一婦臨產畏痛曲身坐臥。致胎元轉動不順。當兒頭正轉至產門。欲向外達而產母因痛之故曲身遮閉致產門不開。兒不得出。少頃再轉而母又曲身。如此再三。子已無力。遂致難產。惟當時胎雖不動。子尚未死。倘能心安氣和。勉強飲食。俟兒稍停氣復。再轉至產門。依然可以產下。切不可妄用手術。濫施刀圭。否則一舉手間生死立判。輕則胎兒受害。甚則母子雙亡。故忍痛二字。實爲臨產時之第一要義。

■四■弄胎與試月

弄胎與試月均非正產之時。然其現像亦有腹痛胎動等症。惟與正產之痛略有不同。因其胎雖動腹雖痛而胎不墮也。驟不痛也。或痛而不甚。或時痛時止。凡此數者。皆名之曰弄胎。又有一月前忽然腹痛。狀如卽產。却又不產者。名爲試月。二者皆試痛也。非正產也。不可令其坐草。若誤認正產而妄於用力。每致變生不測。是又不可不知。

■五■正產之先兆

月暈而風。礎潤而雨。此氣候之預兆也。故孕婦於正產之前。亦必有種種先兆預露於外。吾人卽可執此現像知其是否正產而爲之預防。一切是猶見月暈而知風之將至。見礎潤而悉雨之將降也。然則正產之先兆以何者爲最顯。曰胎腹下垂。小便頻數。手中指跳躍。肛門迸急。以及腰腹陣痛。愈痛愈緊者。皆正產時之先兆也。

■六■臨盆時期

當正產之先兆既見。卽產婦臨盆之時也。其第一徵象。卽爲痛陣。子宮全部肌肉受痛陣之刺激。均能極力收縮。壓胎外出。漿水因之流出。產門因之放大。當斯之時。每一痛陣來時。兒頭卽向前推出。痛愈緊則漿愈多。胎兒乘漿水之勢。轉身外出。產婦腹部肌肉更努力以助之。故此時交骨開放。達于極點。肛門亦因之突出。如產婦初次臨盆。或兒頭太大。每致產門破裂。故胞漿之後。每有血液流出。卽此故也。迨乎兒頭產出。難關已過。再一痛陣。卽胎兒之全身亦隨之俱下。爲穩婆者。卽可接受胎兒。而望其胞衣之下降矣。

秦伯未醫士監製
婦女白帶丸

諺云十女九帶。甚矣婦女帶病之夥。不可不有良藥以服制之也。攷帶下一症。無非帶脈爲病。帶脈起於季脅。總束諸脈。不使妄行。如束帶然。爲一身之樞紐。上而心脾抑鬱。氣不運行。下而肝腎虛敗。眞陰不足。必致停濕蘊熱。下注而流白物。傅青主以濕熱立治法。自是破的之談。其完帶湯加減逍遙散易黃湯利火湯。方藥俱佳。然但就初起時而言耳。若久病之人。亦以清利濕熱爲主。五臟精液。勢必愈利愈虧。蓋久病宜益氣固精。補血存液爲要。再佐以升提諸味。則庶幾無誤方鍼。凡病分初中末三期。帶下亦何獨不然哉。伯未治婦女帶下症。無慮百數。本經驗之所得。學理之所獲。成婦女白帶丸方。治婦女白帶。腰腿痠痛。頭暈眼花。精神不振。面萎無光等症。不論久暫。莫不見效。且方中面面俱顧。不留遺陷。補不妨利。利不礙補。故服後永不復發。更無遺患。茲應親好之求。製成丸藥以利病家。由上海鄭福蘭堂主人。特往廣東請名藥劑師選料科泡製。尤覺功效顯著。特綴數言。聊示伯未對於婦女白帶治療之徵見。幷感親好痌瘝在抱之熱忱云。秦伯未識誌。

服法　每瓶分三服。每日一次。空腹開水吞下。

奏效　症淺日暫者。一瓶卽見效。症深日久者。連服三瓶。

特長　元氣不受傷。愈後不復發。

售價　心在濟世。不敢牟利。照成本每瓶實售大洋七角。批發九折。

總發行處　上海小西門口存心堂老藥號

寄售處　上海西門內石皮弄中醫專門學校
上海老北門內穿心街東一五三號永茂泰紙號
上海虹口兆豐路麥倫書院女校正面吉祥里口五三七號陳氏醫室

DECEMBER 31st 1927　THE HYGIENIC WEEKLY　PUBLISHED EVERY SATURDAY

凍瘡之原因與治療

贊臣

▲原因　時屆冬令。天氣嚴寒。北風凜烈。人身凍瘡應時蠭起。北方氣候極寒。有影響全身而發生全身凍瘡。呈重篤之症狀。甚者全身凍結。遂至生活之機能斷絕而死。此於北地雪中旅行者。每有所見。南方地氣溫和。全身凍瘡雖罕見。而局部之凍瘡。則屢見不鮮。其原因多由於溫度之劇變。如從高溫之暖室中。突至寒冷之處。或寒冷工作後。卽用火爐取暖。或從大風雨雪之中而歸。卽用熱水洗滌等等。每致發生。又如童幼高年。營養不給。抵抗力弱者。均易發生局部之凍瘡。惟運動者比安靜者少。寬服者較緊服者少。此則因血液運行而影響於凍瘡之形成也。

▲病理　吾人身體。一遇寒冷。皮膚血管遂爲之收縮。局部因之而爲蒼白。寒冷之作用終。血管卽行擴張。發生反應。皮膚於是呈爲著明紅色。若寒冷作用持續不散。則局部發生腫脹。並起搔痒之感。有時發生劇痛。或卒至組織浮潰。蓋凍傷組織之變化。尤以血管爲最著。血液凝泣。血行因之障礙。內外膜及肌膚亦因之損傷。於是凍瘡遂成矣。

▲部位　凍瘡之原因與病理。已如上述。其易發部位。恒多於身體之四末。如指趾及手足之背。耳邊鼻尖頰部等處。起則由紅斑而爲硬塊性。由硬塊性而爲水泡狀。循序漸進。有破碎化膿而爲潰瘍者。荏苒不愈。每積時日。甚有過冬春至夏間而未愈者。此種潰瘍凍瘡。治療殊感困難。

▲症候　凍瘡起於局部者。先爲潮熱微腫。膚熱微痛。搔痒等等。是也。大約可分爲初中末三期。第一期之凍瘡爲紅斑形。先由一部分遇冷後。血液因之凝泣。皮膚卽呈蒼白。後變爲紅紫、浮腫。搔痒。灼熱等。如凍傷部受熱過甚。或晚間被窩中受暖。則痒燒灼之感更甚。第二期之凍瘡爲水泡形性。因第一期無適當之療法。致生爲水泡形。膚呈褐赤色。內含橙色或汚血之液。若水泡破裂。則表皮剝離。有時自剝離處變成潰瘍。陷於壞症。第三期之凍瘡名爲壞症。患處色青。週圍色紅。遇冷則痛。遇熱則痒。瘡口深淺不一。有乾有濕。或腐化或滋水淋漓。而爲壞症。如是者宜就外科醫生診治之。

▲經過　本症之經過。乃視病勢及氣候而定。倘氣候溫暖。不數日而愈。至於第二期水泡性潰瘍及第三期壞症。則爲時愈久。病勢經過亦因之瀰漫。

▲預防　當寒冷之時。必用手套暖鞋。以保手足局部之體溫。而防患於未形。再摒去火爐。辟去寒冷之刺戟。或過熱操作。若經輕度凍傷。日以溫湯洗滌數次。或以溫布摩擦患部。並注意運動。使血液運行。而無停流。則凍瘡之疾可免。

▲治療　（1）民間療法　凍瘡初起。以茄子（一名落蘇）數株。去根實而取其枝葉。和水煎沸之後。盛以面盆。當沸氣飛騰時。將手按盆上。離盆中水四五寸許。以手探盆中之水熱度如何。倘溫度適宜則將患部浸入水中。待其稍冷爲度。（對四肢言）如是者每日早晚行之。經一二日後。則灼熱、腫脹、搔痒、完全消滅。（按倘無茄子之時、以鹽水代之亦可。租子產生乃在夏、秋二季、如苦患凍瘡者。須囑農夫先期貯藏、以備冬日醫治之用）又有於秋後取紅辣茄一枝。浸入高粱酒中。待其變色。乃用此酒洗擦患處。則至冬令。不致再發。或在伏日取芝蔴花擦之。亦效。更有一種凍瘡。冬發春潰。極受其累。只須每日天明時。取瓦屋上濃霜塗擦於患部。如是日行一星期後。明春可得不潰而自愈。倘有用麻雀一頭取腦。敷於患處。亦見奇效。（2）藥物療法　凍瘡至表皮破裂。變爲潰瘍者。宜用煅石膏五錢。海螵蛸錢半。靑黛八分。大梅片五分。共研細末。麻油調敷。若潰瘍期已過。用煅石膏五錢。炒廣丹錢半。冰片四分。（研末）以凡士林少許調成膏。塗之自愈。或用藥粉乾摻。外貼太乙膏。日日更換之。至結痂爲度。

▲結論　余之所述。因鑒於每年冬季。患凍瘡者甚多。得之者纏綿不愈。不勝其苦。爰特概述數端於右。以備社會人士之參考云爾。

衛生談（下）

勁秋

烟酒之害：
- 減少胃的消化力，
- 消耗津液——吸烟後，口必乾，舌必粗。
- 擾亂心臟作用，
- 紊亂神經，妨礙味覺嗅覺，
- 妨礙腦的功能，使耳發鳴，
- 妨礙發育，
- 發生諸疾病，

食各物後。胃即泌出消化液。行其消化作用。提出滋養分。依血液循環。輸送於身體之各部。酒乃完全無營養分。入胃後。各臟府皆出而抵抗。知遇毒物。然務使排泄盡淨而後已。胃即湧出胃液以稀薄之。心即迅速其循環作用。欲從汗腺中排泄之。腎亦泌出腎液。欲從小便中排出之。故酒後尿量必多。酒後身體忽感溫煖。即內部抵抗後之餘熱。並非新溫熱之增加。酒醒後。常有寒冷之反應。是明徵也。

烟酒於神經上。有三時期之不同。分述如下。

（一）興奮期　認烟酒為興奮料者。是前人之悞。其實烟酒。不過使神經麻痺。近代學者。稱入麻痺藥中。最為的當。因先刺激腦髓。似有興奮的現象。隨即精神錯亂。經過衰弱期。即呈痲痺狀態。

（二）衰弱期　興奮期已過。就呈衰弱現象。體溫隨即下降。身體為之寒冷。步履不能穩健。亦有不能步履者。言語動靜。皆異常度。暴露卑劣性情。不顧廉恥道德。

（三）無感覺期　達于極度。不辯人事。神經完全失去感覺能力。呈痲痺狀態。放棄其官能。惟心肺兩臟。不易侵害。故諸器官。皆放棄其官能。而呼吸血液流行。尚未停止。倖免于死。然有再過其度者。亦不免於死。

今人往往借烟酒為提神消遣之用。而不知其誤譬。是何異於飲鴆。

七情六慾。雖亦天賦。而不能免。然又不可胡思亂想。妄作妄為。其有縱慾於聲色貨利之間。直以嗜慾為重。反以生命為輕。色慾雖為天然之要求。以遂繁殖之目的。但夫婦外。不當再有獸性之行為。邪淫者不但有花柳病之傳染。淋濁梅毒之痛苦。竭精賍腸之危險。按於病理。尚有流毒於子孫。絕嗣之慘痛也。

既有其生。必有其死。死固人所難免。亦非草木藥石所能挽回。惟稟賦有厚薄。斯年壽有修短。今人不明衛生之原則。反長生果不老丹之是求。何其愚也。所以於未病之時。應注重衛生。尤當研求醫藥之常識。以補救於既病之後。否則衰病侵尋。而始問醫求藥。是何異乎「渴而掘井」「鬥而鑄兵」乎。其有當於病也幾希矣。

外科經驗談

左同

▲凍瘡原因治療及預防法

時屆冬令。天氣乍冷乍熱。人身之血液循環。易受阻力。每多發生凍瘡。凍瘡一症。初起紅腫痒痛。切不可用指抓之。抓則易潰。潰則一時難以收口。須待天氣溫和。方可圖功。忌用熱水洗滌。因受熱而易於腫潰也。余每見有在外受冷。歸後用熱水溫之。或取煖於火爐。致成凍瘡。斯時人身之血液。受外界寒氣之刺激。循環之力較緩。倘驟加熱度太過。則血液發生變化。此雖成凍瘡之一大原因也。當初起時。急宜向中國藥舖購金黃散。冷茶露調敷。乾後再敷。輕者一日可愈。重者三日全愈。若內已成膿者無效。須請外科醫生療治。因須用手術也。否則結延成患。年必一發。亦一惱事。倘潰後。用白布一方。浸以麻油。先用消毒法。以蒼朮三錢白芷三錢煎水洗滌瘡口。然後滲以海浮散。（製乳香製沒藥不拘多少研極細末即是）以上二藥中國各大藥舖均有之。再將布蓋上。按以綿花。用紗布扎好。每日兩次。可以止痛收功。此症預防法。須每日晨起。作戶外運動。臨臥時用手向皮膚揉擦。使血液流通。無凝結之虞。倘出外受冷。歸後用法行之。亦可免患此症。試觀苦力車夫。薄衣未足。終日在外奔波。感受冷度較常人為甚。此症發生絕少。明乎此。則凍瘡發生之原因。瞭如指掌矣。

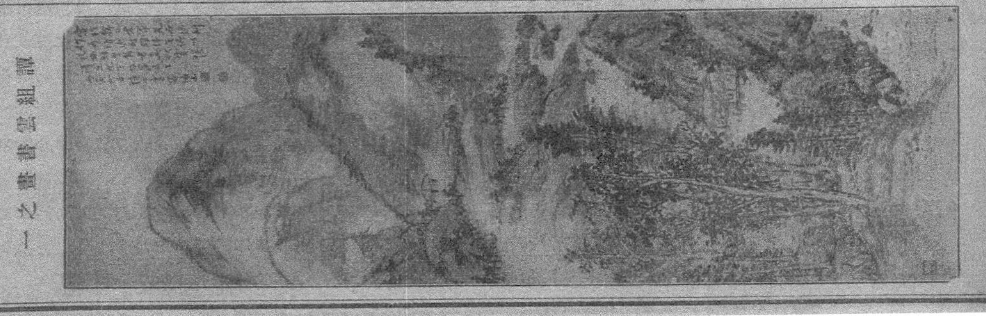

譚組雲畫之一

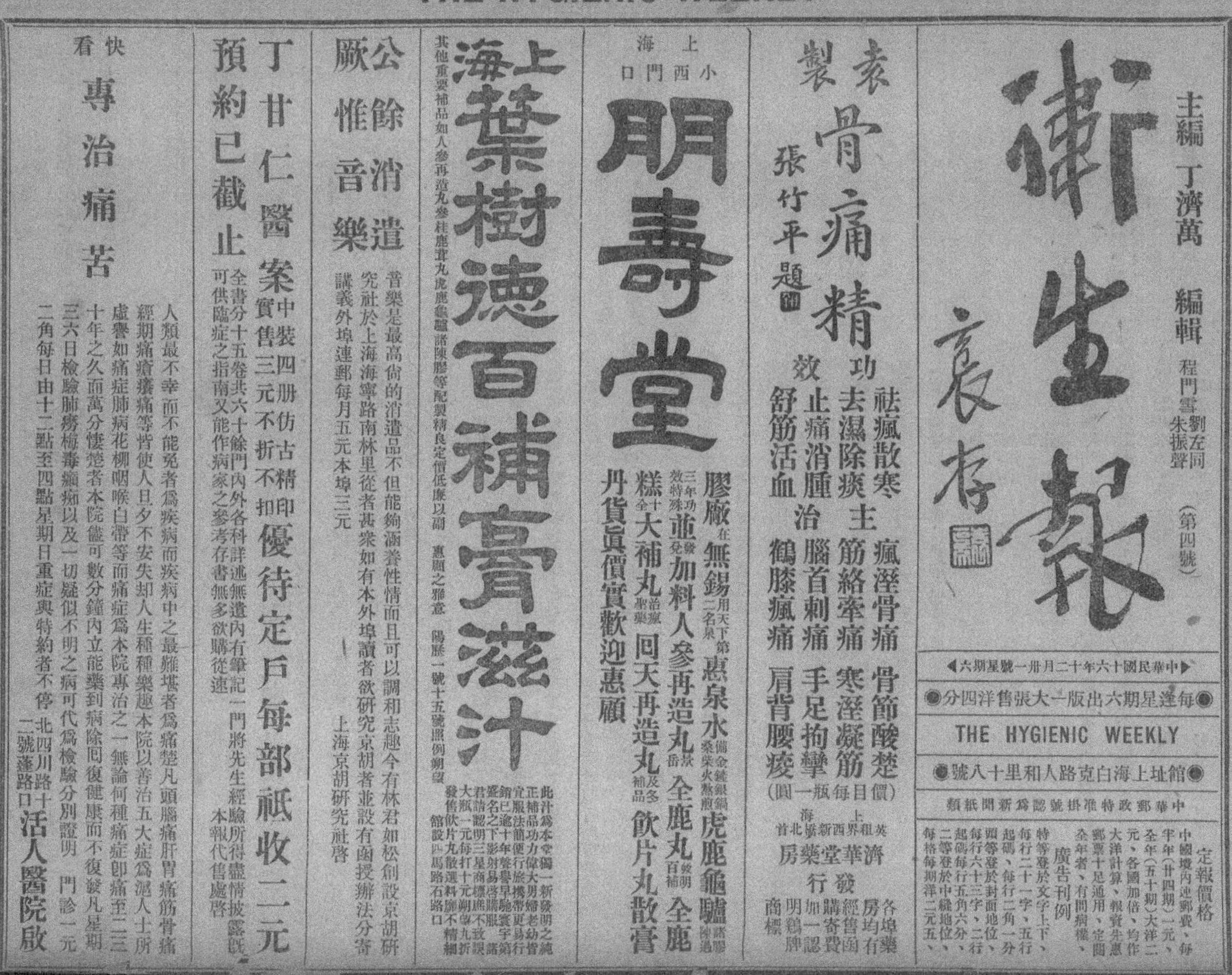

DECEMBER 31st, 1927　　THE HYGIENIC WEEKLY　　PUBLISHED EVERY SATURDAY

衛生報

主編 丁濟萬
編輯 程門雪 劉左同 朱振聲
（第四號）

中華民國十六年十二月卅一號星期六
每逢星期六出版一大張售洋四分
THE HYGIENIC WEEKLY
館址上海白克路人和里十八號
中華郵政特准掛號認爲新聞紙類

定報價格
中國境內連郵費，每半年（廿四期）一元，全年（五十期）大洋二元，各國加倍，均作大洋計算，郵票十足通用，報費先惠。

廣告刊例

對于夾陰傷寒之辨正（下）

門雪

三曰夾陰治法之謬誤。大旨謂俗醫既以夾陰二字恐人。更出溫補二字媚人。傷寒無補邪之方。既云夾陰。則有藉口。遂得濫用溫補之法。殺人而死者無怨。更有一般自稱傷寒大方脉者。治夾陰號專家。用桂枝爲秘法。衆盲從盲。炎言無忌。害人損世。而衆不知。大聲疾呼。以告病者。形容俗醫盜名欺世。歛財損人之伎倆。可謂一針見血。吾儕於此等處。不得不心折九芝。洞悉世故。極盡燃犀照胆之能事。惟極言流俗治法之謬誤。而未出一詳明合度之治法。以救其弊。是其說亦等於無用。殊不能使人滿意。蓋九芝既極言其病名病理之不通。似乎夾陰本無其病。所以不便出一治法。不知無論何病。因其以前治法之不合。斥之可也。因其以前治法之不合。遂謂并其病而無之。則大謬不然矣。今特爲正之曰。夾陰之病。有虛有實。有寒有熱。而其最須留意者。則爲所夾之外邪。『夾陰亦有能用溫補者、惟俗醫用溫補法者必死、蓋則只知溫補、不知𥥆顧表邪之害、以致邪壅而死』傷寒夾陰。虛也寒也。宜溫經以散邪。溫熱夾陰。虛也熱也。宜育陰而清解。其或夾熱而裏寒者。以熱藥溫其下。凉藥清其上。而爲寒熱一方合用法。或者濃煎熱藥、冷服先服。煖其下焦之虛寒。輕煎凉藥。熱服後服。清其膈上之煩熱。雖不能必其起死回生。然依法救之。或有挽回之望。其眞不能挽回者。亦可於我心無愧矣。更有夾陰實証。在昔賢方論。所不多見。而今人病此者甚多。以余所見。幾十而六。是尤吾人所不可不知。蓋平常夾陰之証。乃房事精泄之後。精舍虛空。賊邪乘隙而入。虛而受邪。是謂虛邪。雖有溫清表散之不同。當顧其虛則一。如溫經散邪之必助以壯元陽。清裏解肌之必兼以救陰液是也。倘其房事之時。或以特殊情形。或以劇烈震動驚恐之餘。因而中止。拂其自然之性。腎精欲泄而未泄。慾火正熾而强熄。慾火鬱於內。挾瘀精爲搏結。以外感六淫之邪。內外相合。楙然暴發。如火燎原。不可制止。身熱如炙。少腹大痛。痛不可按。甚者神識昏糊。不可終日。此時若不詳其因證。昧然施治。投以清裏救陰。亦死。救以溫經發汗。鼓其慾火。則死更速。惟有急用大劑去瘀攻濁之品。泄其有形。有形去則無形之慾火。自易解散。更佐以辛凉疏解之品。祛其所夾之表邪。上者上之。下者下之。使其相分而衰。不使其相合而熾。依此施治。十全八九。此種症候。實多實多。若不細爲剖解。禍不旋踵。古方有猳鼠矢治勞復及陰陽易之法。則其嚆矢。惜讀者不留意耳。『此候與女子熱入血室。大致相同。蓋精則是血。血則是精。若男子敗精失道。則爲血淋。必用去瘀之品。則係此故。此證愚意卽可名之爲熱入精室。陽精適至。與婦人熱入血室。經水適來者。作一正比例。似覺合法。不識海內賢哲以爲然否。吾言至此。對於九芝所闢夾陰謬誤之點。均已詳爲辨正。至於吾論中所辨正者之是否確當、不能以吾個人之主觀眼光定之。或有待乎辨正之辨正者在耳。

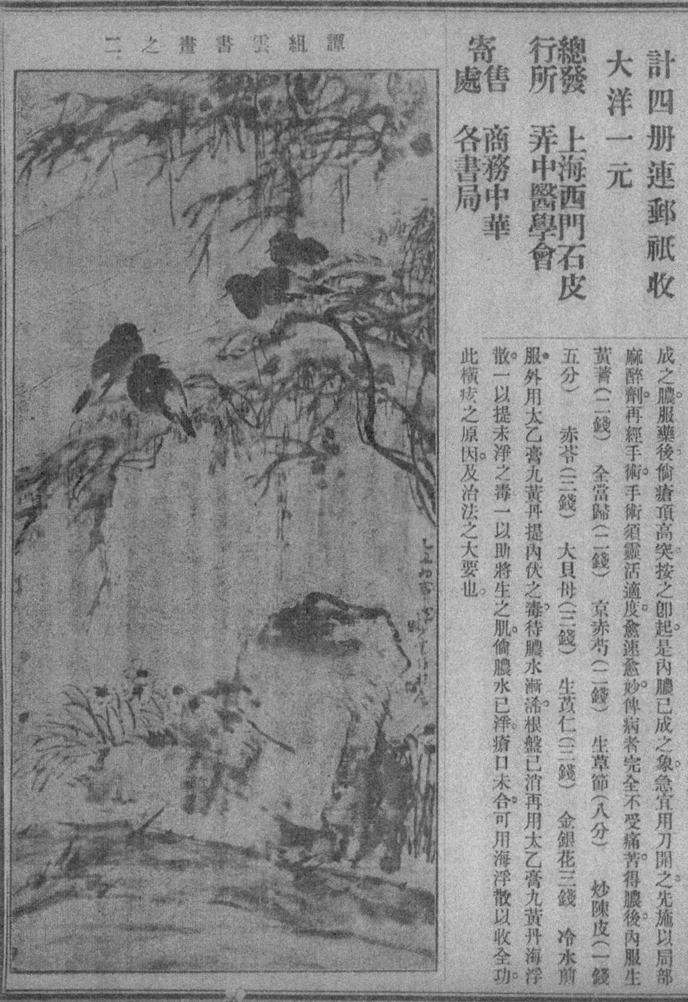

中華民國十六年十二月卅一號　（星期六）　衛生報　丁卯年十一月初八日　（第三版）

中醫雜誌五八彙選出版

本彙選內容較一四彙選更爲進步取材純以眞理實事爲依歸可推全國中醫界出版物之巨擘允無愧色矣書分上下兩厚册實價大洋一元五角寄費一角季刊現出至第二十四期訂閱全年共計四册連郵祇收大洋一元

總發行所　上海西門石皮弄中醫學會

寄售處　商務中華各書局

外科經驗談

左同

▲橫痃之原因及治療法

橫痃一症。約分二種。一種是屬於急性。一種是屬於慢性。急性易潰易歛。多生於下疳之初期。慢性難潰難歛。多生於下疳之末期。此症皆由與不潔之婦人交媾而發生。或久交忍精。或精泄陽戀不出。此時最易受毒。毒火與瘀精相搏。輕爲白濁。重爲下疳。若疎忽不治。毒必漫延至小腹下兩大骱之間。初起如豌豆核一個或兩個。斯時是橫痃發生之初步。急宜用消散法。內服方用柴胡（五分）　炒川楝子（一錢）　赤芍（一錢五分）　炒枳實（八分）　炒青皮（八分）　大貝母（三錢）　廣木香（五分）　通草（八分）　山枝（一錢五分）　猪苓（三錢）　金銀花（三錢）　杜紅花（八分）　桃紅泥（一錢五分）　冷水煎服。再用西黃醒消丸（一錢）　開水送下。外治法用六神丸（十粒）　研末。紫金錠（四分）　醋磨調敷。倘此時以不痛之故不速療治。則毒火發炎。必致根盤散大。寒熱頭痛。是橫痃第二期之現象。急宜用當歸尾（三錢）　京赤芍（二錢）　杜紅花（八分）　桃仁泥（一錢五分）　赤苓（三錢）　猪苓（三錢）　炒陳皮（一錢五分）　炒山枝（一錢五分）　炙甲片（一錢五分）　皂角針（一錢五分）　大貝母（三錢）　金銀花（三錢）　連翹（三錢）　天花粉（三錢）　冷水煎服。外用金黃散金箍散陳醋白蜜調敷。此消托兼施之法也。消未成之毒。托已成之膿。服藥後倘瘡頂高突。按之即起。是內膿已成之象。急宜用刀開之。先施以局部痲醉劑。再經手術。手術須靈活適度。愈速愈妙。俾病者完全不受痛苦。得膿後。內服生黃耆（二錢）　全當歸（二錢）　京赤芍（二錢）　生草節（八分）　炒陳皮（一錢五分）　赤苓（三錢）　大貝母（三錢）　生苡仁（三錢）　金銀花三錢　冷水煎服。外用太乙膏九黃丹提內伏之毒。待膿水漸涤根盤已消。再用太乙膏九黃丹海浮散。一以提未淨之毒。一以助將生之肌。倘膿水已淨。瘡口未合。可用海浮散以收全功。此橫痃之原因及治法之大要也。

譚組雲書畫之二

餘興欄

東胸害

舜臣

黃蘭芬是個最聰明最伶俐的女子。同維新是同鄉。幼小的時候。同維新在鄉裏一個小學校裏讀書。如同一對小鳥似的。非常要好。到高等畢業了。維新的父親。拿他送到上海某中學裏讀書。蘭芬也考進了上海某女子中學。他們倆更加的親熱。逢到星期。總要約個地方會面談談。光陰真快。不覺得維新同蘭芬都在高中畢業了。維新因爲朋友的介紹。就在南市兩個高小學校裏當教授。維新就向蘭芬當面求婚。蘭芬就一口應允。所以今年八月裏就在大東旅館結婚了。維新不忍同他的夫人分離。所以就在學校相近租了一樓一底居住。以維新的所入。足夠兩人的開銷。所以吳維新朝出晚歸。覺得非常的快活。維新看他的夫人學問又好。品貌又好。志同道合。言聽計從。使得維新滿足和愉快。俗語說得好。人無千日好。花無百日紅。黃蘭芬這樣好法。也有一點足使他的丈夫十分灰心十分失望呢。要問是那一點呢。就是黃蘭芬女士拿個胸頭兩乳束得像綁犯人一般的死緊不放。吳維新非常的反對。常常用教授小學生的口吻來勸告他的夫人。說什麼不衛生呀。……誤解羞恥呀。……然而他的夫人都以俗尚和美觀的關係。置之不理。最近他的夫人又有了兩個月的胎。胸部越發膨脹起來。而他的夫人更加束得利害了。維新忍無可忍。又進一步的忠告他的夫人。仍置之不理。可憐吳維新氣得什麼似的。又不能打她。又不能罵他。只好放在心裏納悶。所以兩方面的愛情也就冷淡。不像從前的那樣親熱了。

今天是元旦了。室中充滿着和暖的氣象。几上的花瓶滿插着新鮮而美麗的花。棹上高脚盆子裏。滿放着水菓和食品。維新從床上爬起來。洗過了臉。同他的夫人吃了水菓和食品。又進了早餐。維新忽然同他的夫人說道。我愛。今天是元旦。我們飯後出去玩玩好嗎。他夫人答道。好呀。

午飯吃好了。維新穿好了大衣。他的夫人圍好了貂皮。叫了車子。拉到半淞園。進了園門。看見三二個人跑來跑去。同春天夏天遊客比起來。真有天壤之別了。到了湖心亭。雖則寒風淅淅的。然而強烈的日光照着。也不覺冷了。黃蘭芬看見園裏的一花一木。都現了一種枯萎凋謝的狀態。她就對她的丈夫吳維新說。你看這許多花木。到了春天生了。夏天長了。秋天冬天就枯萎凋謝了。這樣循環式似的同人生一樣。大概天地含着一種自然作用吧。維新聽他夫人說出自然兩個字。觸動他無限的憂悶了。他就對他的夫人說道。你還曉得自然嗎。自然是主宰社會一切的。社會上一切的事物。都逃不了自然界的公理。就是人生也要依從自然。萬不能違反自然的。譬如餓要吃。倦要睡覺。妳讀書也不少的年數了。怎樣自然兩個字都不懂呢。像妳的束胸。就是違反自然。婦女的胸部隆起。原爲女性的特徵。換句話說。就是婦女的胸部隆起。是人生自然的現象。旣然是自然的現象。爲什麼要束縛起來。強壓使其平坦呢。這就是妳違反自然了。談到美。要胸部束起來纔算是美。不束起來就不算美。這又大錯了。美也要出於自然的趨勢。依賴人工的製造。便成功怪僻新奇了。還稱什麼美呢。所以從前稱贊的美人說。什麼雞頭肉。塞上酥。也沒有聽說束得緊緊的就稱贊他美的。妳要曉得妳的束胸。不但是違反自然。還能發生兩件極大的問題。(一)胸部裏面是肺藏。肺藏是專管呼吸的。是呼吸人生最要緊的事。胸部束縛。肺部呼吸就不利了。肺部的呼吸不利。各部臟腑的動作也就遲緩了。所以女子的肺癆病。大概與束胸也有點關係的。(二)小兒的生活。完全仗着乳汁的維持。婦女到性衝動的時候。正是乳線中分泌乳汁旺盛的時候。如若胸乳束縛起來。就阻礙他乳線中分泌乳汁的旺盛。由此乳中乳汁自然缺乏。乳汁缺乏。小兒就不能得着充分的供養乳汁。生存的小兒。旣缺乏充分乳汁的供養。小兒將來一定不能夠強健。於種族方面。不是有極大的關係麼。這兩點不過是關於束胸最大的問題。至於生乳癰呀。要開刀受痛苦呀。還是小事。不去說他了。你是最聰明最伶俐的人。也讀了不少的書了。難道這點普通的醫學知識都沒有嗎。我一再的說妳。妳始終的不改。今天妳再拿這兩點細細的想看。束胸還是利。還是害呢。他的夫人猛然間聽見了丈夫這一篇大議論。方纔回悔。看看天色將要晚了。便促着她的丈夫說。不早了。我們回去了。她丈夫說了一聲好。出了園門。叫了車子回家。到了家中。他的夫人不做別事。拿先箱子裏的四件棉緊身。衣櫥裏的三件單馬夾。通通一齊扯破。拿上面的鈕扣剪下來。足足有八十四粒。她丈夫吳維新對面坐着看見緊身馬夾扯完以後。他心裏的一點隱憂。由心坎裏跑出來。飛上了屋頂。由屋頂不曉得飄飄蕩蕩的到什麼地方去了。

愛神惹病記（上）

伯未

愛神能使人病乎。此當爲閱者所懷疑莫釋者也。要知余之所謂愛神惹病。愛神自非動之發病。乃因愛神而釀成幾許苦厄。就余經驗之所獲。可分三點述之。一爲因愛情破產而病。一爲因愛情甜蜜而病。一爲因愛情爲惡魔所歷劫而病。

夫愛神之在吾身。無幾不欲與人以愉快之境界。而安慰其魂夢。然安知此境界之背景。即爲疾病之苗圃乎。滬南張家弄李氏子。病三月不差。精神疲憊。盜汗怔忡。骨蒸身熱。少氣微喘。欬嗆無痰。按其脈數而無力。余忖少年人烏來此虛疾。檢前醫處方。則僉指爲溫熱病。以時適當春夏也。因詢年幾何。曰十九。結婚未。曰去春。余笑謂病家曰。此房勞陰虛之候也。少年體質未充。慾火易動。益以情難自禁。腎精暗虧。腎虧則肝失所養。而一陽之氣。擾動于中。際此勞怯之門在望。非大劑甘潤益精難以挽救。因與六味丸左歸飲加減。服六劑。得小效。援仿河車大造丸法。加燕窩阿膠龜鱉二膠烏骨雞等。熬成膏。每日沖服三次。歷一月餘始恢復如常。戲語病者曰。愛情本純潔物。顧本斯言。勿使玷污。則不特子之病可免。而行見愛神之雙羽。永掩于爾夫婦之側也。

（未完）

醫林外史

門雪

接著薛先生說道。我在人世時。遍讀古今醫籍。自問醫學一道。無所不窺。及至到了此間。方知所讀的書籍。錯誤連篇。荒唐滿紙。說得好聽。全無實用。不讀書的醫家。不必說了。那自命能讀古書的醫家。開口傷寒。閉口金匱。打起儒醫經方大方脈的旗號。目空一切。簡直在那裏做夢。要使他到了此處。真要做河伯觀海。渺然自失呢。王先生點點頭道。真是經驗之談。不過卻也難怪他們。吾國習俗。素來重儒輕醫。能讀幾句書。做幾句詩的。都要功名向上。誰來幹此營生。只有一班讀書不成。行商不就的人。借此混身糊口。他們只要有錢賺。有飯吃。就好了。還講什麼研究學問。將這高深奧妙。出入死生的事業。付託那班混帳東西。醫學的前途。還可問麼。中醫的不振。就是這個原因。游敬聽了。不勝慨惜。也說道。重儒不重醫。誠如先生所云。近時俞曲園。不還唱著廢醫的高調麼。我不懂俞先生這樣一個人。會發出這種荒謬絕倫的論調來。眞是匪夷所思。王先生道。重儒二字。也是表面文章罷。更說到骨子裏。大人先生們。不識字的多著咧。要說重儒。只怕是重那不識字的儒。仲聖正呷著酒。聽了。放下杯子。長嘆一聲。擊案高吟道。『而翁三歲識萬字。臣朔年年飢欲死。但願我兒不識字。無災無禍作公卿』吟畢。又滿引了一大杯。衆人唉道。狂奴故態。依然如舊。眞個是江山容易改。本性最難移呢。大家喝了一回。又用了幾色菜蔬。都有點酒意。漸漸又高談闊論起來。趙先生說道。方纔你們說起曲園。我到想起曲園的笑話來了。浙江一省人望最推崇的。就是曲園。曲園說東。他們不敢西。曲園說南。他們不敢北。眞個比老子娘還來得敬重。自從他提倡廢醫之說以後。趨時附勢的朋友。便齊聲附和起來。父病子不爲治。兄病弟不爲治。夫病妻不爲治。

聖人治未病

——丁濟萬——

物必先腐而後蟲生。國必先亂而後人侮。體必先虛而後邪湊。推其物之所以腐。國之所以亂。體之所以虛者。皆由于不知預防故也。我人於未病之前。當思病時之痛苦。自然愛惜其身。毋勞神。毋搖精。封藏而慎守之。則病魔遠遁。安能侵害哉。經云。聖人治未病。即此意也。惜乎世之男女。臨渴而掘井者多。未雨而綢繆者少。是亦何怪乎近日病人之多也。

冬令首宜節慾

丁濟萬

天有四時。應生長肅殺之令。當冬日嚴寒。萬物枯槁。水之流者爲冰。地之堅者爲坼。人居天地之中。六淫侵其外。七情動于中。際此朔風凜冽之時。首宜節慾以養腎。腎者先天之本也。五行賴以相生。臟腑賴以調和。內則賴以腐化水穀。鼓運神機。外則賴以溫肌壯表。流通營衛。經云。陽氣者若天與日。失其所則折壽而不彰。是真陽之不可須臾離也明矣。蓋以人生自髫乳哺以後。始而孩。繼而長。及其壯。日勝一日。乃至半百以後。飲食雖奉養如昔。而日見就衰。何則。嗜慾戕之也。勞動賊之也。思慮擾之也。比之於薪。薪盡則星火不傳。方之於燈。燈盡則洪水不治。夫冬令閉藏。其用爲藏。水冰地坼者。陽氣潛伏於內。陰氣凜冽於外。陰盛陽衰。君子固密。必也絕嗜慾。戒勞動。屏思慮。早臥晚起。以待日光。避其寒。就其溫。精無妄傷。神無妄動。元氣內守。真陽潛藏。邪不能犯。病安從生乎。故藏于精者。春不病溫。苟日逐逐其心。萬事勞其形。有動乎中。必搖其精。思其力之所不及。憂其智之所不能。以致腎陽內動。精氣外洩。寒邪乘虛入于少陰。至春令宣發。卒以病溫。蓋水本無聲。風蕩之鳴。冬不藏精。春必病溫。精脫者氣虛。氣即是陽。古聖人所以諄諄囑戒後世。謂水冰地坼之時。無擾乎陽也。況當少壯之年。血氣未定。長發生養。全持冬令調攝得宜。自能益其壽命而強。又焉可逞一時之欲。而自伐其身哉。

七日一名醫

朱少坡

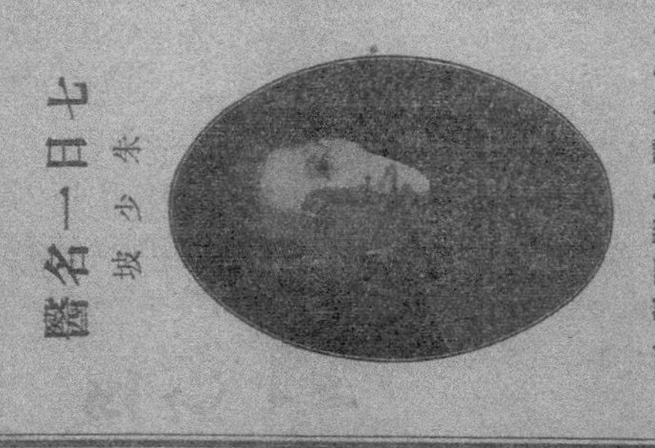

朱豪字少坡。江蘇吳江縣人。精歧黃。尤擅兒科。懸壺海上近二十年。現任神州醫藥總會正會長。去年曾創辦中醫大學。後以時局關係。以致停頓。爲人和藹可親。不爲利所誘。不爲名所奪。中醫界中之難得者。診所濱水路朱衣里。（記者）

五診大綱

牛龍

治療學上惟一之根據，厥惟診斷。而診斷僅憑醫者肉體之直覺，看護者目之觀測，縱有專門之藝能，容有未盡。證憑器械之輔助，或不能無誤。於是本積年之嘗試，以中國之四診，合西法之三測及檢驗之方式，斟酌損益，定為五診，略述如下：

（一）望診——分（1）察舌，（2）辨苔，（3）遇必要時，用X光，以望其內臟。

（二）問診——分（1）已往病歷，（2）現在症候，（3）特殊病情——如女性之經帶，小兒之痘疹。

（三）聞診——分（1）聽聲——除審察其語勢、音色、呼吸、鼾聲，再以相當之器械，聽測其心肺及患部。（2）聞氣——利用嗅覺，以審其矢氣、膿、痰、嘔吐、及分泌、排泄等物氣味之放散。

（四）切診——分（1）切脈——辨脈波之變態，測血流及心臟之工作。如浮、沈，為心臟一分時內之收縮次數；遲、數，為一次心搏之快慢；滑、弦，為心臟收縮力之強弱；細、弱，為表示心室一次逆出之血量。此為西法三測所不及知者。（2）按胸——以溫暖之手，按病者之胸，并就時辰表以測其呼吸之回數，而明肺臟之強弱。（3）攫腹——攫摩腹部，以診肝臟之是否腫大？及藏器之大小形況，或腎臟之外部？

（五）驗診——凡病症之必需利用器械檢查，或化學分析者屬之。「如用體溫計」以測熱度，「烤勞爺」Caiorie 以計熱量，或用種種方法，以檢查病人之糞、溺、血液、分泌物、膽汁等，皆是也。

以上五診，雖不能盡診斷之能事，而定標準之要件，蓋粗具於此。故苟分經辨絡，膽大心細，參之以診勘，詗其環境，探其遺傳，審其體質，量其病情，而後運用心靈，決定治療中心，擬具相當方藥，授以看護要訣，加以精神安慰，則病無遁情，藥不虛發。不然，證若繭絲，法同射覆，當則濟世之航，不當則殃民之刃，豈可不加之意哉？

十六年十二月一日發表於上海

草此篇竟，偶覽新聞報載：「衛生局對於此次審查合格之醫生，中醫不得用西法西藥，西醫不得用中藥。倘有中西法混用，或攙雜兩可者，當處以罰金及取銷其執照。」然則五診之內容，殆為西法歟？不知就原有之四診外，所增者，僅為驗診而已。蓋衛生局既有化驗部之設施，為醫生者自當為公眾之利益，冀防傳染，將糞溺痰吐分泌等物，一律檢送核辦，以重防疫要政。萬不能顧一己之處罰，懼而不行。藉斯成見，更不能含驗藥不用，諉人而選西藥之嫌。去年九月，牛龍對於衛生局醫士條例未公布之前，曾有所貢獻，當於同月廿三日，得胡局長鴻基復函云：「中西醫理本同一貫，當棄彼非善，何有抑此揚彼。」誠哉斯言！雖然，時局之革新，要不能影響於學術之應用。即不能指中醫之切脈，謂為襲用西法之三測；用阿斯匹靈、奎寧、熱金雞納治瘧疾，指為用西藥；又不能指西醫之用甘草末 Pulv Liquir、樟腦 Campner、蘆薈 Aloe、人參膏 Fumenol、黑胡椒 Piper nigrunn、硼砂 Bordx、大黃末等為用中藥。譬然互相告訐，或謂「企堅中西門戶之爭」。不知衛生局於取締醫生營業資格時，彼略知西法西藥，質然懸壺者，每借醫師登記費之昂貴，又益之以公會之會費，所耗既巨，恐不能取償於將來，遂抄錄舊方，捏稱為某某專門人，混入中醫各會，其弊端之狀，已屬可哂，而可以人命託之乎？是所望於中醫會諸君，其注意及之，毋使為害群之馬也可？

JANUARY 7th, 1928 THE HYGIENIC WEEKLY PUBLISHED EVERY SATURDAY

臨產須知

振聲

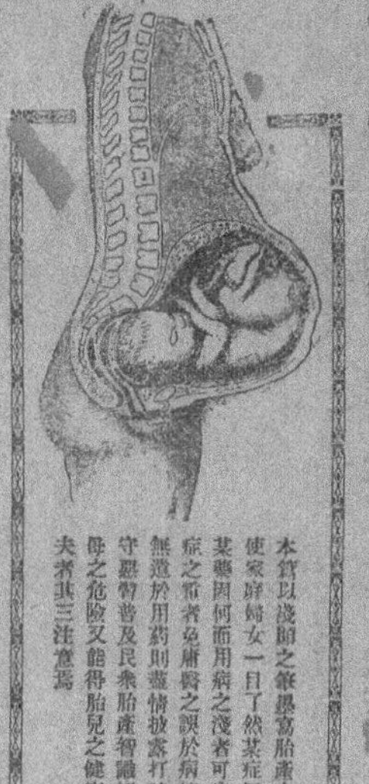

本篇以淺顯之筆墨寫胎產之常識務使家庭婦女一目了然某症因何而起某藥因何而用病之淺者可自謀挽救症之篤者免庸醫之誤於病情則詳述無遺於用藥則盡情披露打破醫家秘守懸壺普及民衆胎產智識既可免產母之危險又能得胎兒之健康世之爲夫者其三注意焉

■七■胞衣不下

胎兒既出產門。卽自能呼吸。與產婦已脫離關係。故臍帶脈息。亦漸次停止。約二三分鐘之後。若胎衣仍不下降者。可將臍帶離兒臍二寸許。用刀剪斷。當未剪時。須將兩頭扎緊。既免風寒侵入兒臍。又防臍帶縮入產門。如臍已剪斷。一方自去料理嬰兒。一方則聽其胎衣自下。通常約經二三十分鐘。卽復起痛陣。惡露傾瀉而下。胎衣亦隨之而出。然亦有遲至三四時者。切勿用力強拉。致生種種危險。攷中醫書上說。胞衣不下。是因爲下血過多。產路乾澀所致。或者是初次臨產。勢乏太過。並且有上攻心胸。脹滿喘急等險。爲害甚大。惟世俗逢此。每以本婦頭髮攪入喉中。使之作嘔。則氣升血散。胞亦自下。蓋上焦不宣。則下焦不通。開其上而下自通。譬之洗竹管于水中。一指遏其上竅。則滴水不墜。去其指則水自降。卽此意也。

■八■產後惡露

人身自然之設辦。頗爲周密。如頭髮之保護腦殼。鼻毛之抵禦灰塵。耳膣之傳達聲音。均配置適當。故產後淸潔產道。亦有天然之流質。不必人力助之也。西醫於產科治療。動輒以洗滌消毒爲主。不知人體生理上。自有其消毒之法。卽惡露是也。故產後惡露。以暢行爲要。不可使其停滯。否則卽成產褥熱。及少腹脹痛等症。惟暢行惡露之法。世俗每強迫產婦堅坐終日。亦非所宜。蓋產婦分娩之後。脫力已甚。豈可不再使休養乎。然則其道維何。曰產後須將腹部束緊。及子宮早日復原爲要務。一則防其上冲。一則逼之使下。皆欲其惡露之暢行也。惟普通惡露。在分娩後第一日。皆不免夾血。第二三四日。不過如肉計之淡紅水。自此以後。完全爲涎液之狀。不夾絲毫血色。如數日後忽然來紅者。多係產道瘡口。因震動而破裂。宜速卽延醫診治。以免危險。

■九■產門不閉

產婦分娩之後。產門不閉者。其原因有二。一爲氣血不足所致。一爲初產受傷而起。惟受傷者必腫而痛也。若不早爲治療。必致風寒內襲。子宮受傷。氣血凝滯。不得下達。治之之法。隨症而異。其由氣血不足者。宜用補益之劑。使其氣血充足。則產門自閉。其因傷而腫痛者。則以甘草湯煎膿洗之。其腫自愈。

■十■異產

孕婦於常產之外。更有所謂異產者。如「橫生」「倒產」「坐臀產」「礙產」「偏產」「脹產」「盤腸產」「浪臍產」「悶臍生」等名。皆由孕婦氣血虧虛。或坐草探水用力太早所致。如遇此等異產。須令產母仰臥。勿得驚惶。選擇有經驗之穩婆。料理至于各產治法。列之於後。

傷科淺說

季愛人

傷科分外傷內傷二種。世之業此者。以賣膏藥居多。能調理內外傷損居少。而外傷又分刀傷打傷跌傷咬傷四種。刀傷分割、砍、刺、三項。割傷無論瘡口長短。所傷皮肉、治得其宜。最易奏效。但利刀輕於鈍刀耳。砍則用力必猛。治療多時。俟肉芽生出。方可漸漸平復。若刺則危險極矣。蓋瘡口甚小。所入甚深。尤能及血脈臟腑。是以難愈也。至受傷部位。更當細究。傷於頂心。偏左。偏右。顖門。額顱。額角。太陽。耳竅。咽喉。胸膛。二乳。心坎。肚腹、兩脅臍肚。腎囊。婦人產門、女子陰戶。腦後耳根脊膂。後脅腰眼。等處。致命者多。如兩眉。眉叢。眼胞、眼睛。腮頰。兩耳。耳輪耳垂。鼻梁。鼻竅。人中。上唇。下唇。上齒。下齒。口舌、頷頦。食氣嗓。兩血盆兩肩甲。兩腋肷兩胳膊。兩臑肷。兩手腕。兩手心。兩手。十指。十指肚。十指甲縫。兩肋。胯。莖物。兩腿、兩膝。兩臁肕、兩脚腕。十趾。十趾甲縫。髮際、頸項。兩臂膊、兩肱肘。兩手腕。兩手背。十指甲。兩後肋。兩臀。穀道。兩腿、兩腿肷。兩腿肚。兩脚踝。兩脚橫。兩脚心。十趾。趾肚。十趾甲縫。皆不致命。然血盆。肩甲。腋肷。莖物。有時致命。有時不致命。要之重傷者。雖不致命處。亦易死。輕傷者。雖致命處。尚可生也。夫刀傷。俗名金瘡者。蓋木乃春之權。金乃秋之令。春則萬物始生。故春屬震乃東方甲木之氣也。秋則萬物凋零。故金屬兌、乃西方庚金之氣也。金瘡之色。最喜淡紅。故多吉。最惡者。紫黑。故多凶。但金屬肺患。刀傷者。則忌咳嗽嘔噦。亟宜避風為妥。夫風屬甲木。肝之氣也。瘡屬庚金。肺之候也。如瘡口被風邪所客。則木旺生火。反尅肺金。而成破傷風也。致瘡口浮腫。潰爛流膿、變生諸症、甚則憎寒壯熱、口噤目斜。身體強直。角弓反張。危在旦夕。救之不及者。死。其看法。須辨瘡口之淺深。脈象之虛實。年歲之老小、稟賦之厚薄。若胃氣益旺。飲食如常。此為最善。蓋脾胃屬土。土生萬物、為陽氣之元、陽氣旺則陰氣易生。尤須戒怒絕慾。怒則瘡口迸裂。慾則瘡口變生腐肉、腐爛。易損新肌。所賴隨經而治。轉危為安也。凡刀傷初治。其僅傷一線。內無污穢者。宜用止血絮。固封傷口。急止其血。如無所犯。待其結痂自愈。或用茅花和紫草膏。蘸愛人刀敵封之。重者筋斷血飛。宜用愛人刀敵或如聖金刀散以止血絮蓋之。布條紮之。若血出不止。其色紫者。尚無大妨。其色鮮紅者。必傷脈管。而非血管。法當循所傷脈管上之流動處。以手按之。如下臂受傷。以手重按其上臂動脈。如大小腿脈管受傷。重按其股陰動脈。血即立止。但此僅暫時救急之法。手力不能多歷時刻。恐手一放。血仍漂出。宜用布條或長手巾捆紮。另用或竹或木一條。貫插絞令極緊。一面用銅鈎將已斷脈管之口。用鉗攝住。隨用細線緊紮、斷管兩端。血流即停。外仍用止血絮及愛人刀敵紮之。約十餘日。瘡口復好。倘瘡口流血過多。或血管隱藏不見。須循其上流動脈易見處。割開外內皮肉。用堅細絲線。長約尺許。穿入血囊針眼。針托管下。將線左右結束。則其血自停。蓋受傷之管。上流結住。血不能直下。必由左右小管分為數路。以助其流。致本管漸束漸細廢而不用。結脈管之線。有餘剩者。一端剪去。一端留繫口外。俟其自脫。瘡口短者。用止血絮封口。以布條紮之。倘瘡口過長。或傷在轉折活動處。須先用彎針穿細線縫結。每隔寸許一結。兩結中用止血絮及愛人刀敵或用黃臘膏藥護貼。若經三四日後。不連合。須交剪剪斷。一取即脫。但此手術非易。一時恐不能施。即用艾絨或絲棉燒灰。取白礬或膽礬一塊。按傷處以止其血。外用軟布多層。由小至大。或三角形。作墊。再護以棉花。更取長布條。用力纏裹。不可遲鬆。致令血漂出也。凡初傷宜服愛人黃傷敵。愛人紫傷敵。愛人黑傷敵。若腫痛服黎洞丸。甚者。獨參湯先固本根。

疔瘡療法

牛龍

疔瘡多發於面部。初起如粟。堅硬如釘。按之麻木作癢。腫勢散漫。脈來洪數。惡寒煩熱。頭疼眩暈。噁心口苦。作渴倦食。等症迭見。治療稍緩。必致攻心。發為昏憒譫語狂躁。眼白青黑。妄見火光。是為走黃不救。內服初宜甘菊八味飲。(蒼耳子地丁草池甘菊金銀花連翹亮川黃柏生甘草白芨(甚加川黃連鮮石斛鮮生地烏犀角。羚羊角疔腳甫粟加天花粉炒丹皮綠豆衣川石斛等。大便秘結加大黃枳實。忌用發散藥。如羌活獨活荆芥防風薄荷柴胡紫蘇浮萍天麻前胡白前藁本麻黃升麻等。又忌攻毒藥。如穿山甲皂角刺淡全虫蜈蚣等。如不守忌。俱不治。又有紅絲疔。毒發於手足。初起小皰紅絲。上攻至胸腹者多死。宜鍼斷其絲出毒血。內服外敷。都有得生者。

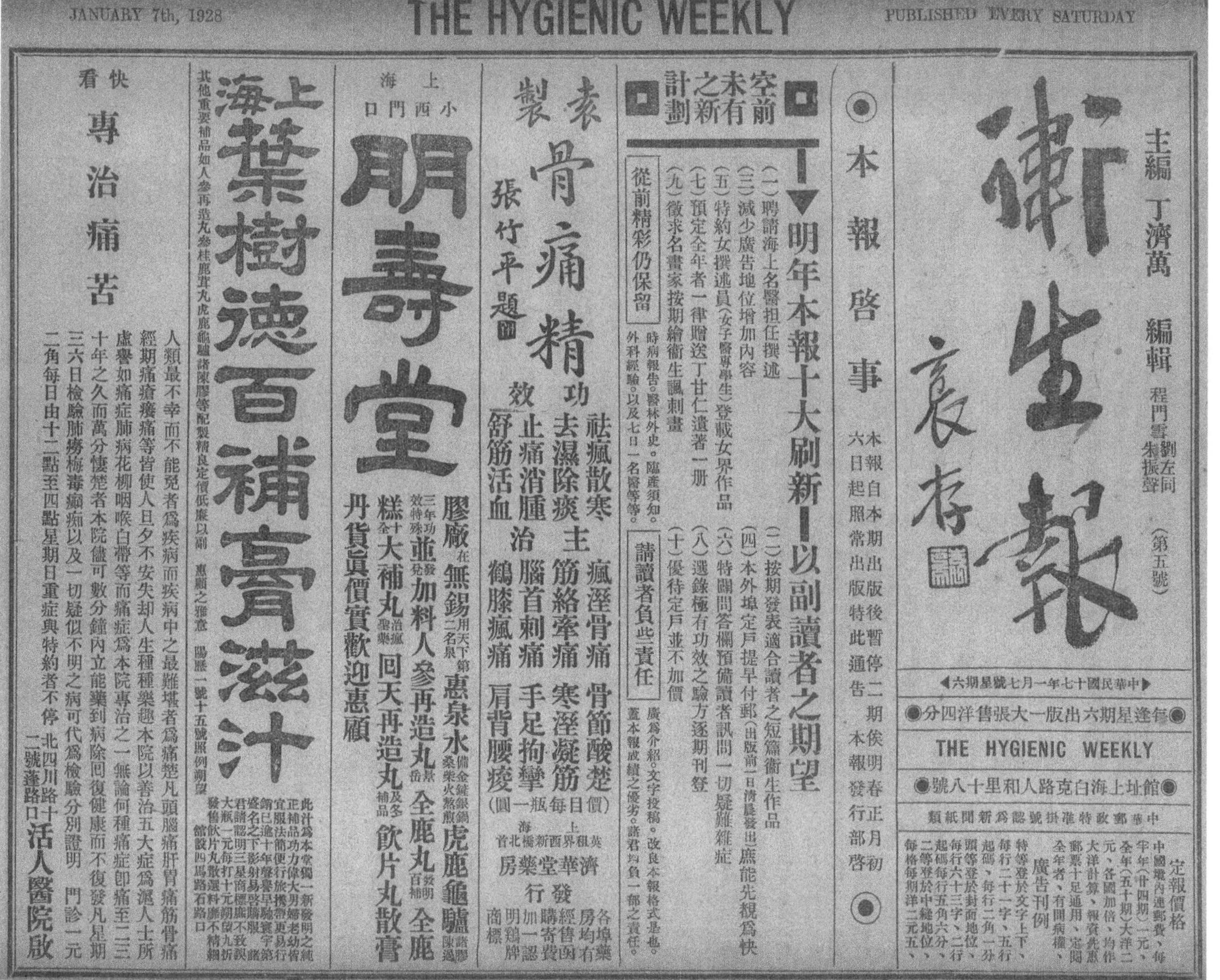

JANUARY 7th, 1928　THE HYGIENIC WEEKLY　PUBLISHED EVERY SATURDAY

衛生報

主編 丁濟萬　編輯 程門雪 劉左同 朱振聲　（第五號）

中華民國十七年一月七號星期六

每逢星期六出版一大張售洋四分

THE HYGIENIC WEEKLY

館址上海白克路人和里十八號

中華郵政特准掛號認爲新聞紙類

定報價格　中國境內連郵費，每半年（廿四期）一元，全年（五十期）大洋二元，各國加倍，均作大洋計算，報資先惠，郵票十足通用，定閱全年者，有贈品權。

廣告刊例

本報啓事

本報自本期出版後，暫停二期，俟明春正月初六日起照常出版，特此通告。本報發行部啓

空前未有之新計劃

明年本報十大刷新以副讀者之期望

（一）聘請海上名醫担任撰述

（二）按期發表適合讀者之短篇衛生作品

（三）減少廣告地位增加內容

（四）本外埠定戶提早付郵（出版前一日清晨發出）庶能先覩爲快

（五）特約女撰述員（女子醫專學生）登載女界作品

（六）特闢問答欄預備讀者訊問一切疑難雜症

（七）預定全年者一律贈送丁甘仁遺著一冊

（八）選錄極有功效之驗方逐期刊登

（九）徵求名畫家按期繪衛生諷刺畫

（十）優待定戶並不加價

從前精彩仍保留　時病報告。醫林外史。臨產須知。外科經驗。以及七日一名醫等等。

請讀者負些責任　廣爲介紹。文字投稿。改良本報格式是也。蓋本報成績之優劣。諸君均負一部之責任。

石水解

門雪

金匱五水。惟石水語焉不詳。其論散見篇中。爲後人誤解殆遍。是令人終不知石水之治矣。聖學危絕。我心憂之。作石水解。

『石水者其脉自沈。外証腹滿不喘』。此石水之提綱也。金匱五水先綱後目。錯綜無遺。獨石水之有明文者。僅此一條耳。神龍一角。可望難親。不使後之學者望洋興嘆耶然金匱玉函。固與靈樞素問相終始者也。讀金匱之所無者。曷求之靈素。以靈素之緒餘。合金匱之論而參伍之。其義自明矣。今特條論如下。

石水者水之凝結於腎。如石之堅也。腎氣實脹。故腹滿。水實在裏。故脉沈。其不喘者。蓋別於正水之喘耳。正水者肺腎同病。石水者肝腎自病也。經云「肝腎幷沈爲石水」水沈結於下極。不犯上焦。故不作喘。與正水之「腎本肺標。標本俱病。肺爲喘呼。腎爲水腫。肺逆不得臥」者有間。故腹大脉同乎正水。而喘與不喘。實此証之眼目也。金匱之言石水如斯而已。其金匱所無者。若之何。曰曷求之內經。按靈樞水脹篇。以水與膚脹、鼓脹、腸覃、石瘕、石水。幷言。惜出其言而無其論。靈素之所無。其不束手待斃耶。無已。就其無文字處求之。則石瘕與石水。最有密切之關係。其言曰「石瘕容於胞中。寒氣容於子門。子門閉塞。氣不得通。惡血當瀉不瀉。衃以留止。日以益大。狀如懷子。月事不以時下。皆生於女子。可導而下」。此一段經文。人但知其詳述石瘕之病因証治。不知其對面即寫石水之証治。是即經之無石水論者。因舉隅挈要之筆歟。蓋胞中者膀胱之後。一大夾室也。名曰玉房。男子以藏精。女子以繫胞。女子以血爲主。惡血積於胞中。則衃留日以漸大。男子以氣爲主。水氣積於小腹。則胞內堅滿。如石瘕屬血。血凝則月事不以時下。水屬氣。氣凝則小便不通。石瘕皆生於女子。則石水自當病於男子矣。惡血當瀉。故石瘕可導而下。蓄水亦當瀉。石水豈不可導而瀉耶。因同証同治。同所不同者。氣與血耳。氣即水也。得此一解。再反而求之金匱。則知金匱之論石水者。固不僅此一條。惜爲編註者散置各節。讀者無從發明耳。如『病水腹大。小便不利。其脉沈絕者。可下之。』一條。豈非石水之唯一証治耶。其文意固與靈樞石瘕之論相對舉也。腹大由於病水。是大由水積。石水其脉自沈。沈絕者沈之極則也。脉見沈絕。是水積成堅癖矣。水積成堅。則小便不利。與女子石瘕之月事不行同。可下之。是導下其水也。與石水之不導而下。又暗暗相合耶。從內經之石瘕。對面悟出石水之證治。又從金匱原文。得此強有力之佐証。以証吾解之不謬。豈非快事哉。再進而搜求之。即本篇氣分血分數條。亦從石水上面發揮推而廣之。即是討論石水石瘕之分別與內經同也。其氣分一條文辭奧晦。或有闕衍。不可牽讀。然斷章取義。要亦有所發明。其云『寸口遲濇。趺陽微遲』。遲爲寒。微爲陽虛。濇爲陰結。內經云陰陽結邪。陽少陰多爲石水。又曰三陰結謂之水。合之此語。非陽微陰結之大徵乎。其曰『陰氣不通。陽氣不通』。非陰結則拒陽。陽微則結陰之意乎。故曰『陰陽相得。其氣乃行。大氣一轉。其氣乃散』。蓋謂陽少陰多。則陰陽不相得。則爲石水。欲求其陰陽相得。非破陰行陽不爲功。大氣者眞陽之氣也。眞陽煥照。陰霾四散。是又能補靈素之不足。而另出手眼爲石水闢一溫陽破陰之法也。綜此而論。則石水一症之原因。不外陽微陰結四字。而治標治本。治實治虛。各有不同。得二法矣。一曰驅濁陰以導水邪。體實者宜之。即『水氣脉沈絕可下之』之意也。一曰通陽氣以破濁陰。體虛者宜之。即『陰陽相得。其氣乃行。大氣一轉。其氣乃散』之意也。『實則矢氣』。導下之劑。多走大腸。『虛則遺溺』。通陽之劑。多利其膀。是仲景先自明言矣。何勞後人之紛紛聚訟耶。至其論血分者。則已明與內經雷同。如『少陰脉沈而滑。沈爲在裏。滑則爲實。沈滑相搏。血結胞門。其瘕不瀉。經絡不通。名曰血分』一條。明言其瘕不瀉。經絡不通。非論石瘕而何。若『少陽脉卑。少陰脉細』。爲腎氣之弱。爲相火之衰。濁陰凝結。『男子則小便不利。女子則經水不通』。是又石水與石瘕對舉兩股之文。不待智者而後知矣。草率成篇。候有發明。再當改削。

中華民國十七年一月七號 (星期六) 衛生報 丁卯年十二月十五日 (第三版)

醫家之道德問題(上)

牛龍

凡鞏固民族之基礎。對內應先恢復固有道德之仁愛信義和平。吾儕既爲中國病人而治中國的醫學。對於中國社會之貢獻。對於中國政府之建設。尤當繼續的努力。於仁愛信義和平之固有道德。而鞏固吾民族之基礎。因就診務之暇。先述中西醫家之宣誓。次及中醫之五弊【(一)不辨病情(二)辨證不確(三)執拗固窒(四)性急貪功(五)妄自爲能】西醫之三化【(一)亡國化(二)騙子化(三)湊運化】以供醫家革新之參攷。并以此爲自儆焉

●(甲)中醫之宣誓

(1)遇急病者有請卽行。(2)不因酬薄遲滯其往。(3)不因祈寒暑雨憚於遠赴。(4)不因飲酒讌樂託辭不往。(5)可以步行不必舟輿。(6)宣傳效驗良方。(7)平時預合靈丹。(8)遇貧病者施診捐藥。(9)不待藥賚然後發藥。(10)不因貴藥輙減分量。(11)不因錯認病症下藥委曲回護。(12)不因循用藥遲其痊愈。(13)不用霸道刦劑求其速效。(14)不賣假藥誤人病。(15)不用墮胎藥。(16)不輕忽臨危病人。(17)不厭惡穢惡病人。(18)不乘人重病險猜措勒厚謝。(19)不妄謗病家。(20)不與同道水火誤及病人(節鈔友漁齋醫話第二種十八頁)

●中醫家五戒(見外科正宗第十二卷一八頁)

(一)戒凡病家大小貧富人等請視者便可往之。勿得遲延厭棄。(中略)藥金無論輕重有無當盡力一例施與。

(二)戒凡視婦女及孀婦尼僧人等必候侍者在旁。然後入房診視。倘旁無伴不可自看。假有不便之處更宜眞誠診視雖對內人不可談此。因閨閫故也。

(三)戒不得出脫病家珠珀珍貴等品送家合藥以虛存假換。如果該用令彼自製入之。倘服不效自無疑謗亦不得稱讚彼家物色之好。

(四)戒凡爲醫者不可行樂登山攜酒遊玩又不可片時離去店中•凡有抱病至者。必當親視用意發藥。又要依經寫出藥帖。必不可杜撰藥方。受人駁問。

(五)戒凡娼妓及私夥家請看亦當視如良家子女不可任意兒戲(中略)視畢便回。貧窘者。藥金可壁。病愈則可與藥。不可再去。

●(乙)西醫之宣誓

(一)自今伊始。余誓以至誠謹守醫師道德。永保醫師令譽。

(二)余於病者當悉心診治。不因貧富而歧視。並當盡瘁科學。隨其進化而深造。以期造福於人羣。

(三)有患時疫症者雖傳染堪虞。余必赴救。絕不畏難而退縮。

(四)余絕對嚴守醫事秘密。

(五)新馬爾薩節育謬說。余必盡力闢之。

(六)生命神聖。對于任何病人余必盡力保護之。不加毀傷。

(七)對于絕望之病人。余必婉辭相告。俾得及時爲物質上宗敎上之身後預備。

(八)余於任何病人。絕不需索力所不逮之診金。並願每日犧牲一部分時間爲貧苦病人免費之診治。(震旦大學醫科生畢業時之宣誓。宋國賓譯見十六•十一•十六新醫與社會六十九期)

(未完)

衛生報
中華民國十七年一月七號（星期六）　丁卯年十二月十五日（第四版）

餘興欄

從戀愛到結婚一件應注意的事

壽芝

戀愛。也許是少年青春期必經的階程。結婚也許是人生歷史上應有的一頁。從戀愛到結婚。固然是循有程序的。然而青年熱烈的時候。往往忽略了一件事。以致後來生出種種誤會新的悲劇。甚且爲舊禮教之所乘劾。爲社會之所不容。哀苦終身。自嘆命薄。而不知其咎。抑可悲矣。僕日覩此種狀況。若實繁有人。因作此篇。爲青年告應注意的一件事。何就是男女兩性戀愛到沸點以上。那末惟一的目的。便歸宿到結婚。但是在結婚以前。我主張應該同到醫生那裏。將兩性的身體檢查一下。倘使體質健全。發育完全。將來生殖的能力。當然是不弱的。請想古書孟夫子說。「不孝有三。無後爲大」。禮記古語言道。「女人得子爲貴」。這兩句話我敢斷定是有理由的。可是這什麼精神戀愛。假面具的朋友們。或者要反唇相稽了。（我有幾個好朋友一般人講肉體戀愛的朋友。結果他那精神所寄的夫人。肚皮偏偏大了。我並要名非妙。老實說。人人講精神。中國不要絕種嗎。這樣講精神。不是要世界要名要靈救苦也嫌晚。所以我最崇拜杭州鍾女士的保論。他說以精神的戀愛。而歸宿到肉體。由肉體的快感。而增加了愛情。這恐怕是人人心中的事。口中不肯言的話吧。附識于此。質諸君子言。）

不過從前的人。也想不大高明。祇知道有家族。並沒有國家。所以說出不孝的話。可是拿偉大的眼光觀察起來。他的話十二分正確。不錯。就是狹義點吧。倘若是廣義的。那末無論那一個國家。那一個民族。都要歡迎和承認。謂予不信。請看下面一段。

民族主義的一講的末了。「我們現在把世界人口的增加率。來比較一比較。近百年之內。在美國增加十倍。英國增加三倍。日本也是三倍。俄國是四倍。德國是兩倍半。法國是四分之一。這百年之內。他們人口增加的原故。是由科學昌明。醫學發達。衛生的設備一年比一年完全。所以減少死亡。增加生育。我國自乾隆到現在。雖及一百年。還是四萬萬人。百年之前。是四萬萬。百年之後。當然也是四萬萬。法國因爲人口太少。獎勵生育。如果一個人生三子的。便有獎。生四五子的。便有大獎。如果生雙胎的。便格外有獎」。看了總理的主義上如此說。可知中國人口是很危險的。外國生育是很發達的。並且很講究的。很提倡的。反之。假如女子不生育。社會上既不能重視他。政府也就不能獎勵他。那末上面的兩句老古話。豈不成立嗎。於是我就像小學生做文章的話。道無古今中外。其理一也。因此我毅然決然的說。人們結婚。一定要經過醫學的審查。庶不致誤。

喲！這不是謊話嗎。「吹縐一池春水。干卿底事」呢。不不。這是民族主義的一部份。質言之。即對于增加人口的一個研究。也就是維持男女兩性間的愛情始終如一的一個辦法。現在搜集幾個證據。作下面。

有一位姓薛的。家資數十萬。就是田地。也阡陌成塞。可以五六里路不走人家的圻地。房產又多。可算是豐衣足食。哥哥一世無出。他夫婦二人。一胖一瘦。年逾而立。膝下猶虛。他的高堂。抱孫心切。可是河東君著實厲害。不要說是納妾。就在外面宿一宵。也是不行的。女性方面。總是嫉妒心重。總是望子心切。所以求醫問卜。後來在上海某醫生的診察。說他子宮生偏了。所以不孕。施了手術。仍然是絕望。他幾番的想到寂寞凄涼的生活罷了。

又有一個W先生。在上海大學讀書。娶了多年不生育。經過多少中西醫生的診斷。他一概置之腦後。他先生哼了一句奇語不難。所以對于生育雙方的感情也因之激[illegible]常常使他想離異了。

更有一位甘君。嫌厭他的妻子不孕。離婚到人家去的然「綠竹成陰子滿枝」。可是他自己竟然依舊是有道無兒。

數了。然這三件。有因女性的。有因男性的。俱因生理上的不完全。而誤了許多聰明的好夢。平添了許多悲慘的資料。不過這還是特殊的病態呢。還有那年齡的不同。體質的不同。生理的不同。血液的不同。不能湊合的。皆足以減少生育。據此以歸納法說。是一家一族人口的減少。以演繹法說。是一省一國人口的減少。減少的原因。在于沒有經過醫學的審查。以草率始。以怨離終。這是青年男女將來的悲哀啊。還更是中國自行減少人口率。而厲行減種政策啊。唉。豈不可怕嗎。

說到這裏。已是很嚕囌了。此刻再寫一個可氣可笑的事實來做結束。有金姓的次子。生是天閹。讓前途難[illegible]姻。而又諱莫如深。年來某姓女。黛亦難。偕不久以抑鬱終。這就是犧牲于舊式結婚的成效。我感觸了這段現事情之後。更研究民族主義增加人口的問題。得了一個辦法。就是到醫生那裏去檢查體格。

★　★　★

醫林外史

門雪

也許燒香拜佛。求神問卜。朝暮也不求諸教醫生。有人話說。便把曲園的大文章。洗頭髮似的翻出來。不上幾時弄得那些有識衍道的醫生。一個個門可羅雀。很有些窮得地。却又奈何他不得。那時西湖上的佛寺道場却平添了不少生意。燒香的還願的。求香灰的。求簽符的。問仙方的。成日價川流不息。大師傅大法師。一個個全靠無量佛阿彌陀佛。多謝俞先生。講居証罪。香火情股。給我們許多的生意。本來神權就比醫學來得入人心理。經俞先生這們一來。愈加利害了。不信醫而信鬼神。也是俞先生始願所不及料。卻使他曉得了。再做出一篇廢神的文字來。却已來不及啊。此風一長。不知誤盡了多少蒼生。犧牲了幾何性命。可憐他老人家那裏曉得後來上帝知道。赫然震怒。便把曲園的誠非一律劃去。論曲園的資格。本當名列仙班。因此一下子便完全譴謫了。仿道可笑不可笑。既王先生笑道。論起這非退原論。始還是曾文正給他開的禍。常時曲園入幕。就是兆幕在仍在一聯。大得文正的賞識。曲園感恩知己。事事迎合文正的意思。文正患了一身瘡癬。百治不痊。偶然向曲園說起免不得罵幾聲醫生的本領不濟。曲園聽了。只當文正不贊成醫學。便拚命提倡廢醫。誰知却弄了一個身後沒趣。曲園的餘赫。是文正作成他的。曲園的身後沒趣。也是因爲巴結文正所致。正合著俗語說。『成也蕭何敗也蕭何』了。遊教聽得十分有趣。恐不住也接口道。曲園不過有廢之言。雖然過分。并非親手殺人。倘要知也算罪爲什麼世上那些庸醫。成日裏磨着快刀利斧。殺人妻子。殺人父母。殺人兄弟。一點也無有報應。反而生意興隆。門戶如市呢。未免太不平了。王先生道。這話又不是這樣講了。人是人。畜生是畜生。譬如人殺了人。便要抵命。畜生呢了人。只好算臨氣。人們氣。便是王道不道。畜生氣。倫算不了一回事。曲園是人。是有學問的人。物望所歸。一言九鼎。雖是一時有激之言。以算中不知誤了多少過惡。自然罪有應得。若說到那班專門殺人的庸醫。那裏好算醫生。那裏好算人。只好算畜生。前世是畜生。罷着生與人。自然不能相提并論。并且那班畜生。却也有點本鑑呢。聽我說來。他一個下酒的送畫吧。就着便自己滿引了一杯。大家也陪了一杯。路時用點酒菜。重新與他說道。當日上帝臨朝。查察人間過惡。只見四大部洲之中。惡氣如山。善氣一絲。十分震怒。有意派下水火刀兵。送惡宿。洗蕩凡塵。特除惡穢。只怕玉石俱焚。遂將了上帝好生之德。便派了許多牛鬼蛇神。投生人世。化作有名醫生。將那些惡不盡的遭劫的罪人。不知也不覺悔悟了哦。

本刊與新年

——萬濟丁——

歲月不居。十七年之元旦又至。祝頌之詞。洋洋盈耳。推其意無非祝人之幸福與健康而已。雖然。紛紛衆生。但知幸福健康之可愛。而不知幸福健康之要道。不求其本。但齊其末。不究其實。但務其虛。而欲其頌詞之驗也難矣。

本報以提倡衛生。普及醫學為主旨。願幾讀者諸君。知衛生之可貴。隨時隨地調養其身。雖無祝詞之盈耳。實寓健康之要道。不求幸福。而幸福自來。不求健康。而健康自至。斯猶疏其源而流自潔。培其根而木自茂也。質諸讀者。其亦以余言為然乎。

精神與形式

曾葵

夫衛生之法。通常分之約有兩端。一為精神上之衛生。一為形式上之衛生。凡講究衛生者。必互相合參。方能收完全衛生之益。如西人之擇擇地方。吸取空氣。運動筋骨。沐浴肌膚。精調飲食。檢查微生物諸說。皆形式上之衛生也。如孔孟之正心修身。誠意養氣。率性立命諸說。皆精神上之衛生也。孔孟重精神不重形式者。蓋孔孟之道。亦注意衛生。（按論語鄉黨篇於魚餒肉敗失飪不時之類。著有不食明文。褻裘衣短袂長身之屬。著有服御規則。是飲食衣服之衛生。古聖嘗講求之矣。小戴禮記有曰慎居處。有曰節飲食。有曰絕嗜慾。是居處飲食之衛生。昔賢亦研究之矣。推之鄉黨性未達不敢嘗。沽酒市脯不食。即西人慎重藥劑師注意屠獸場之意也。）特其所抱之宗旨。在提倡倫理學之大道。不在形式衛生之小道也。西人重形式不重精神者。蓋西人醫學。初具雛形。尚未完全成立。泥形迹而昧明理化也。充孔孟之說。亦有睟然見於面。盎於背。施於四體。四體不言而喻之狀態。充西人之說。不過身體強壯。風俗華美而已。仍未能免嗜慾之害。及虛邪賊風之侵。而盡登斯民於壽域也。吾嘗縱觀今古。橫參中外。而遍稽衛生學說。始知既講究精神衛生。復講究形式衛生者。惟內經上古天眞四氣調神等篇。暨仲景元化思邈子瞻西山諸先哲之書。有完全衛生之文。苟宗其法而講究之。自能形與神俱。而盡終其天年。惜此學說。未嘗普及於國人也。（老莊之言衛生。亦精神形式並重。惟主張去世離俗。過於高遠。非常人所可遵行。）今之講究衛生者。知形式上之末節。不明精神上之眞理。欲收完全衛生之益。豈可得哉。

七日一名醫

王仲奇

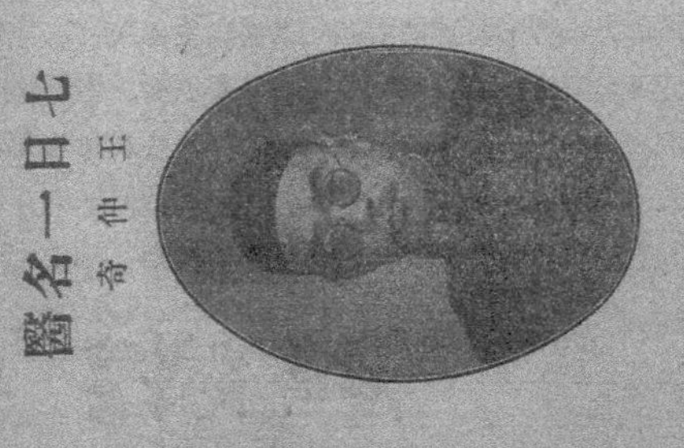

王仲奇安徽歙縣之名醫也。精脈學。擅調理。對於靈樞素問等書。滔滔如數家珍。是以病人往診者。無不應手而愈。較之海上自命為名醫者。有天壤之別。至於書法之挺秀。性情之和藹。又其餘事也。診所法租界蒲山路。（記者）

外科經驗談

左同

外症一科。視似容易。其實頗難。非博覽古今諸子百家之書。難以道只字。非有確實經驗沉毅果敢之能。無以應病者。誠以一病之起。必有一病之源。病源不明。焉能治病。治病探源。當首分六經。六經既明。再詳三因。三因者。內因外因不內外因是也。何謂內因。七情六慾。飲食不愼。內傷臟腑。而發於外者。何謂外因。六淫外侵。（風寒暑濕燥火是爲六淫）血脉相搏。壅塞不通。發爲癰腫。何謂不內外因。房室金刃。蟲獸所傷。三因既知。再辨虛實。虛實明瞭。則病之來源。有綫可尋矣。內外並參。細心玩索。隨症立方。循理用藥。如是療治。自能絲絲入扣。隨機應變。巧自生矣。是以外症一科。非明於內。斷不能精於外也。內科而不知外可也。外科而不知內不可也。試觀古今方書。皆內外並論。內經有癰疽篇。金匱有瘡瘍篇。千金要方。外臺祕要。無不參論外症。吳門之葉天士。孟河之馬培之。吳江之徐靈胎。青浦之陳學之。四賢皆搏究內科。復精於外科也。望重一時。名垂千古。豈偶然哉。近時瘍醫則不然。大多專持膏丹刀針。既不明六經。又不能立方。動輒以家傳一二祕方。療治病者。豈有以一二成方。而能普治千變萬化之病。余誠不敢贊同也。或遇病者。外科而兼內症也。外科不能立方。不知內症之源。延內科治之。內科專司方劑。不明外症之禁忌。用藥立方。每致內外分歧。當表者而反補之。當托者而反清之。內症未愈。外症之變象環生。甚至不堪收拾者。誠不勝浩嘆也。所以吾道日衰。大有江河日下之勢。非中國醫術之不良。實乏人研究耳。浙藉范某。年二十餘。患流痰十三處。已潰者膿水清稀。未潰者。腫硬不痛。面色恍白。脉象虛細。綿延一載餘。問治於余。余辭以難治。欲計全功。其惟仙手。病者不信。邀某西醫治之。醫謂病者曰。割治可好。毋憂也。數月後。病者之弟。患肝氣痛來治。詢其兄病如何。弟曰。毋論矣。離世已二月九日矣。前後被該醫騙去者四百餘金。開刀費手術費特別治療費。結果仍不免於一死。臨終時之慘狀。目不忍睹。現已訴諸有司。余阻之曰。病本不治。非誤死也。後乃罷訟。蓋此症雖屬不治。倘能治之得宜。尚可苟延歲月。妄用刀割。是促其壽命。速其死期。知外不知內之弊也。

醫門管見錄

陶可箴

丁卯仲冬。秉臣學兄與諸同門。有衛生報之發刊。以生花之筆。寫橘井之香。一紙風行。名重海內。辱承惠我二期。幷徵拙稿。心感之餘。勉成肺疫喉疫一文。壽天令不正。瘟癘甚多。有患肺疫而死者。有患喉疫而死者。其致病之由。治病之法。不可不言其要。特一得之愚。未敢云當。倘希海內賢哲。加以糾正。曷勝幸甚。疫者天地之癘氣也。如煙如霧。彌漫太空。染人也易。發病也速。有沿戶闔境。相繼接踵而死者。不可勝數。攷天氣通於鼻。地氣通于口。口爲胃之竅。鼻爲肺之竅。疫癘之邪。無不從口鼻而入。疫癘之症。無不在肺胃兩經。肺疫者。肺炎也。炎爲火。即疫氣所化。故欬嗽口乾。甚至咽痛失紅。急宜清肺泄熱。不致遂其炎上之性。如清燥救肺湯。千金葦莖湯。均可擇用。有肺有熱而外有寒。則欬嗽氣逆。咽痛口乾。俗名肺風痰喘。此症宜麻杏石甘散寒清熱。表裏兩解。即疫喉之症。初起亦有暴寒束于外。疫毒鬱

JANUARY 23rd, 1928　THE HYGIENIC WEEKLY　PUBLISHED EVERY SATURDAY

於內。施治亦可取法。若表邪雖解。疫毒內熾。蒸騰肺胃。津液受劫。以致咽喉腐爛。如霜甚至會厭腐去。此時急宜清溫泄熱。寒凉解毒。如犀角地黃。加金汁等藥。使其熱退毒化。則咽喉白腐方脫。若不及早圖治毒陷厥陰。有神昏譫語。痰湧氣喘之險。疫症之變。可不懼哉。又有身現痧瘀。病名喉痧。此症治法較爲複雜。然不過汗清下三法而已。在氣在榮。亦當分別。如表散輕以荊防敗毒。重則麻杏石甘。清氣分之熱。宜竹叶石膏湯。清營分之熱。宜犀角地黃湯。下宜硝黃之類。用藥次第。總以脉症爲判。不容稍紊。如當汗而不汗。早用寒凉。則邪鬱不達。內熖神昏。當清而不清。過投表散。則火炎更熾。津液受傷。致有痙厥之險。失之毫釐。謬以千里。心靈手敏。活法在人。大匠實不能與人以巧。俗語云。救病如救火。走馬看咽喉。疫症亦何獨不然。

求孕術

鎬蓀

人苟非別出於生理之外。如男子天宦。婦人石女。雌雄人。或交骨不開。與畢生無月經者。天下斷無不父之男。亦斷無不母之女。然亦有生理健全。亦無疾病障礙。而久年不育。或畢生無育。此其故何也。余曰生育之力。養於平時。結胎之功。在於一睽那間。其平時不能養其生育之力。而一睽那間。又不能合法。是以無子也。而世人皆不於生育原理中着想。以爲生男育女。是有天數。不能苟且即得。於是求神問鬼。拜佛燒香。種種痴舉。令人可憐。其稍有知識者。則以爲我之不能生育。在於精神之不健。身體之不充。於是廣服藥餌。以壯其陽。其富有之家。不能生育。則咎在婦人。於是廣求姬妾。以冀一育。如此之流。亦難悉數。總之彼等之所以作此舉動。以爲定能得子。不知求子之心愈切。而子愈不能得。天地之生萬物。無心而成化。不期然而然之事。非可以强求也。不問生育之原理。一味妄舉。謂之强求。余每見强求不得之人。往往釀成神經病。陰虧腎痨等症。可不悲哉。余不辭簡陋。爰錄中國胎生學。學則以作明徵焉。(一)靈素生理新論云。易曰男女媾精。萬物化生。以是知萬物之化生。罔無一而非此一點精氣爲之也。此一點精在植物中則爲果中之仁。在動物則爲精中之蟲。男子之精蟲。與女子之卵種。乘交合之機會。而互相凝合。停留子宮。漸次發育。遂成胚胎。(二)中國生理學補正云。不先不後。剛剛凑拍。男精之射未已。女氣之攝已固。精於是乎媾。胎於是乎結。

以上二說。一則曰精氣。一則曰不先不後。剛剛凑拍。反而言之。卽精氣不充者。不能生育。交不合法者。不能生育。可以明矣。何以言之。當男子於青春之期。苟不能保養精神。以至手淫過度。釀成遺精滑精種種虚弱之症。及至完婚以後。女雖能受。男實不施。蓋精力薄弱。卽不能遠射。不能遠射。安能與卵種凝合。內停子宮。而成胚胎哉。女子於青春期內。最易患者。厥惟白帶。久患不愈。則精神衰憊。氣血虧耗。月信不準。及至婚後。男雖能施。女實不受。蓋氣血虧耗。則卵種稀少。卵種稀少。則不能含受精虫。此精氣不充之謂也。夫所謂交不合法者。列如男女和悅。彼此情動。而後行事。則男施而女受。是以有子。若男情已至。而女心未動。則玉體纔交。瓊漿先吐。陽精雖施。而陰不受。若女情已至。而男志或巽。則挑浪徒翻。子門雖開。精無所入。陰陽乖離。遂成天地不交之否。是以無子也。故欲求孕者。首當養精。男子養精之道。首在節慾。女子養精之道。首在調治白帶。保養氣血。故養精二字。實爲求孕之第一要義。至於交合之法。若性情和合。身體壯健。身入其境者。是能臨會。亦不必余之多贅矣。

臨產須知

振壁

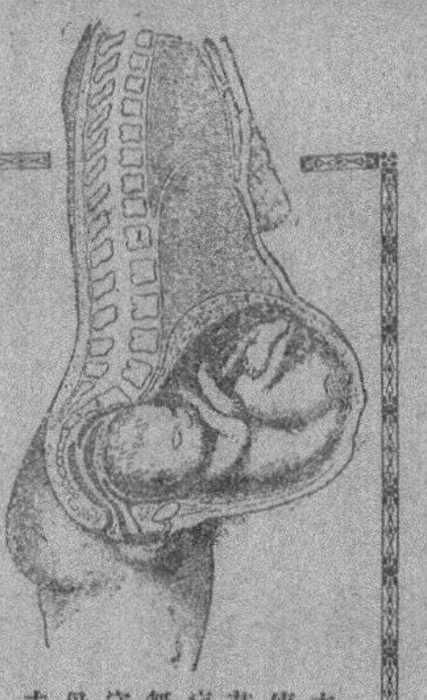

本篇以淺顯之筆墨寫胎產之常識務使家庭婦女一目了然某症因何而起某藥因何而用病之淺者可自謀挽救症之重者免庸醫之誤於病情則詳述無遺於用藥則盡情披露打破醫家秘守惡習普及民衆胎產常識既可免產母之危險又能得胎兒之健康此之爲夫著述之意焉

十一 橫生治法

橫生者。胎兒尚未轉正。方至手足。被產母用力逼出。或因產母氣血素虧。其子無力轉身。故必手先露出。即世俗所謂覓鹽生是也。產母胎兒。均極危險。若無急救之法。何以轉危爲安。治之之法。急令產母安心仰臥。取鹽一撮。塗兒手心。再以香油抹其所出之手。命穩婆輕輕以手送入。蓋兒手得鹽。肌肉離澀。必因之而收縮。待兒身轉正。則產母用力一努。兒即出矣。惟產母氣血素虧者。宜煎獨參湯服之。以助其力。則兒自有力轉身矣。其最要者。凡遇此症。兒之手足。不可任其久出於外露多時。則手足青硬。難以送入。而子必夭傷。

十二 倒產治法

倒產較橫產更險。橫產者雖未轉正。尚轉至一半。而倒產則絲毫未轉。故此種生產。均兩脚先露。相傳爲踏蓮花生者。即此症也。其急救治法。與橫生同。惟應效者不多耳。且世俗遇此。必先驚擾無主。而村夫愚婦。每有誤聽兇惡穩婆。用刀斷兒手足者。爲害甚大。蓋胎兒受痛。勢必在腹中亂擾。不特子傷。而母亦亡矣。傷心慘目。無過于斯。世之爲父母者。其毋爲若輩所惑。則產母胎兒。均蒙其惠矣。

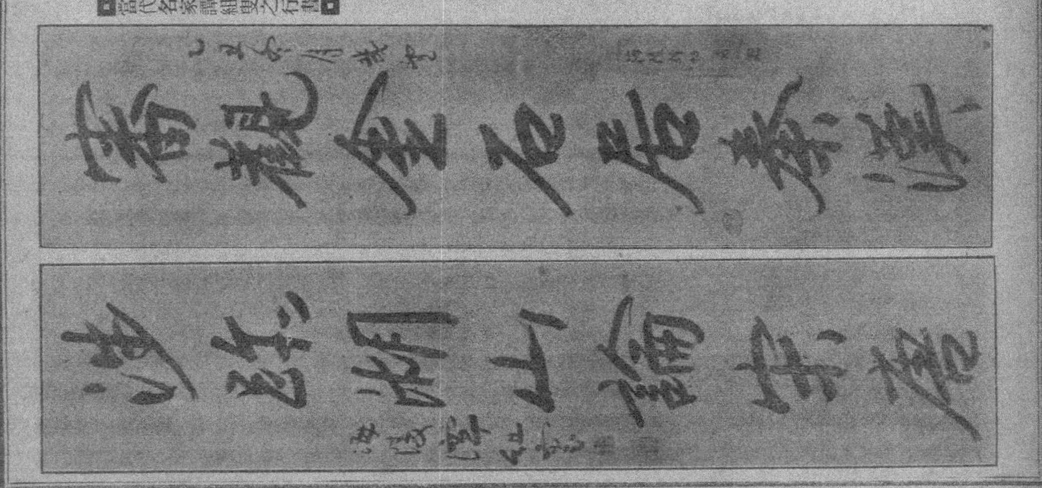

當代名家譚組庵之行書

傷科淺說（續前）

李愛人

且忌熱湯淋洗。恐冒濕炎之毒。若瘡口膿水淋漓。用甘蔥煎洗淨。再摻金瘡鐵扇散。收濕拔膿。外蓋紫草膏。止痛生肌。防護風邪。可無後患。如出血過多。面黃眼黑。不可攻瀉。宜服人參湯。凡服湯藥。必以和營養衞爲主。若有傷風。身熱體痛等象。視其脈浮無力。則病在太陽。宜羌活湯汗之。脈長有力。則病在陽明。宜承氣湯下之。脈緊而弦。則病在少陽。宜柴胡湯和解之。若傳入裏。則不治矣。夫金瘡變易。各有治法。或因於邊疆偶爲刀箭所傷。非得勝之藥安能治之乎。人爲兵器所傷。出血者必口渴。此不可妄與熱湯及熱粥。亦不宜多飲。多則血必沸出而不止矣。至受傷亦有所忌。一忌嗔怒。二忌喜笑。三忌高聲。四忌勞力。五忌妄動。六忌熱羹。七忌過酒。八忌酸鹹。犯此八者。鮮能生。縱曰血出不止。前赤後黑。或肌肉腐爛。寒熱堅實。其瘡難痊。有此四者。亦不可療。更按其脈之虛細沉小。和緩者生。浮數洪大急疾者死。如失血過多。而用人參補氣者。即經所謂陽生陰長之義耳。但係傷皮膚。醫治祇須合口膏可也。

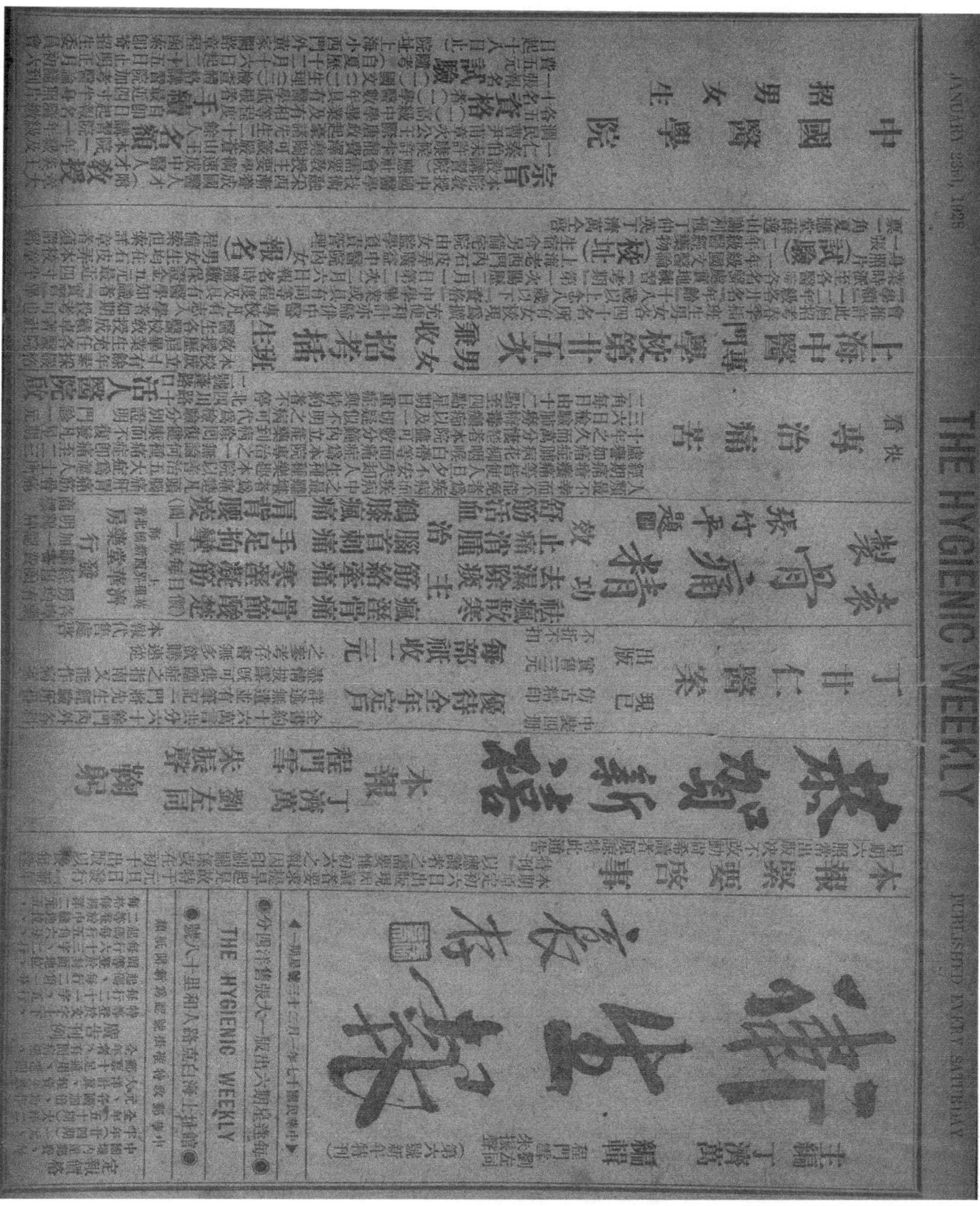

JANUARY 23rd, 1928　THE HYGIENIC WEEKLY　PUBLISHED EVERY SATURDAY

主編　丁濟萬　編輯　程門雪　劉左同　朱振聲　（第六號新年特刊）

衛生報

袁存

中華民國十七年一月二十三號星期一

每逢星期六出版一大張售洋四分

THE HYGIENIC WEEKLY

館址上海白克路人和里十八號

中華郵政特准掛號認為新聞紙類

本報緊要啓事

星期六照常出版決不改動尚希讀者原諒特此通告

本期原定初六日出版現以讀者要求提早起見故特于元旦日發行「新年特刊」以應讀者之需要惟初六之報因印刷關係改在初十出版以後仍照常

恭賀新禧

本報　丁濟萬　劉左同　程門雪　朱振聲　鞠躬

衛生報 （第二版）

春之衛生

春爲一歲之首。肝爲五臟之首。五臟之病。肝最多。故養肝之法爲最要。肝應其春相應斯。故春之衛生所當知。內經四時調神之法。首重於春。四氣調神論。「春三月。此謂發陳。天地俱生。萬物以榮。夜臥早起。廣步於庭。被髮緩形。以使志生。生而勿殺。予而勿奪。賞而勿罰。此春氣之應養生之道也。逆之則傷肝。」其精義。蓋以春爲生氣發動之時。萬物滋榮。人亦當體其意。以遂肝木春生之旨。故云以使志生。謂遂其生發之性也。春與肝應。苟不能順時攝理。遏其生氣。則傷肝臟。而肝病見矣。近世醫家。每云平肝伐肝。婦人科爲尤甚。病者惑之。醫家信之。其實大誤。繆仲淳氏。謂肝宜養不宜伐。伐則戕其生生之氣。其言實出於經旨。所謂養者。即養和生發之義也。脈訣云。肝平脈招招如揭長竿之末。竿本勁直。長竿之末。則勁直中而有緩和之意矣。肝本脈弦。弦而柔和。則曰肝平。元帝內經。謂春風爲柔風。柔風者和氣也。和風則長養萬物。若疾風動風。則是肅殺之象。非應春之和矣。故言春之衛生者。首重柔和。然柔和之義。與生發又有不同。而同爲養肝要者。蓋人之臟氣有強弱。故調養之法亦異。肝臟不及。木陷土中。資其生生之令者。宜遂其生發之性。經云木鬱達之。又云木曰曲直。曲則病作。直則病除。則發陳生志之意也此法實抑鬱證善用之。雖不必肝病盡爲不遂不直。惟世人用此法者少。每每誤藥。故言之詳詳也。肝臟太過。升而不降。橫而不斂。有一發不可收拾之狀。宜和之緩之。使復常度。脈法謂肝脈勁直。如弓新張。是爲肝病。和其勁直。使之柔緩。則不病矣。經云損其肝者緩其中。即柔和之義也。以言乎治。逆春氣則病在頭。頭爲諸陽之首。肝太過則陽升無降。而爲頭痛眩暈。宜用緩和之品以柔之。肝不及則陽發不升。而爲清空蒙蔽。頭重昏冒。身體倦重。宜用生發之品以升其清氣。清升則濁降矣。此肝病之小者。而其調治之法。亦不出生發與柔和二種則其大者。可概之矣。故知春氣應肝。則春時之衛生。亦當從生發緩和四字着想。大喜大怒。大悲大恐。過勞過逸。不時不節。均非柔和之道。生發之義。所當禁忌者也。至若早起廣步。以吸新鮮之空氣。被髮緩形。以合柔和之節氣。勤生賞。禁殺罰。以遂生發之春氣。則古人已先我言之詳矣。是人人所當知。春氣養生之道也。

驗病爲愛情之障礙

左同

周某業故衣。年二十二。妻不育。而殺妻。妻凡三。俱不育。家庭因此不睦。男嫌女。女怨男。互相抱怨。就余診之。按其脈。浮細如絲。察其色。神日黯淡。精神披弱。食慾不佳。隱蓄難舉。舉而易泄。此精氣神三者交虧。虛損之根株也。精藏於腎。而生於心。心藏神。神役氣。氣役精。合故其所。是爲不人。今以一人之精血。而週旋於四者之間。雖有河水之量。亦有竭涸之一日。遑論今之言曰。此病在腎。於茲愛何尤。聽余言。從余法。尚有一線之希望。否則病矣。須遵慈百日。與妻分居。三妻並良。以杜後患。晴欲不能勞其目。遊邪不能惑其心。晨起晚臥。均須靜坐一小時。並服十全大補丸三錢。開水送下。皆滋虛禁。貫氣從之。使其氣從之。病自去矣。周從余言。一月而食增。二月而陽舉。來問余。可否與妻同居乎。余笑曰。汝何亟亟爲耶。尚須忍耐。待明春三月。此其時矣。此乙丑二春間事也。今已子一女一。夫婦和好。天倫之樂。享盡人間矣。

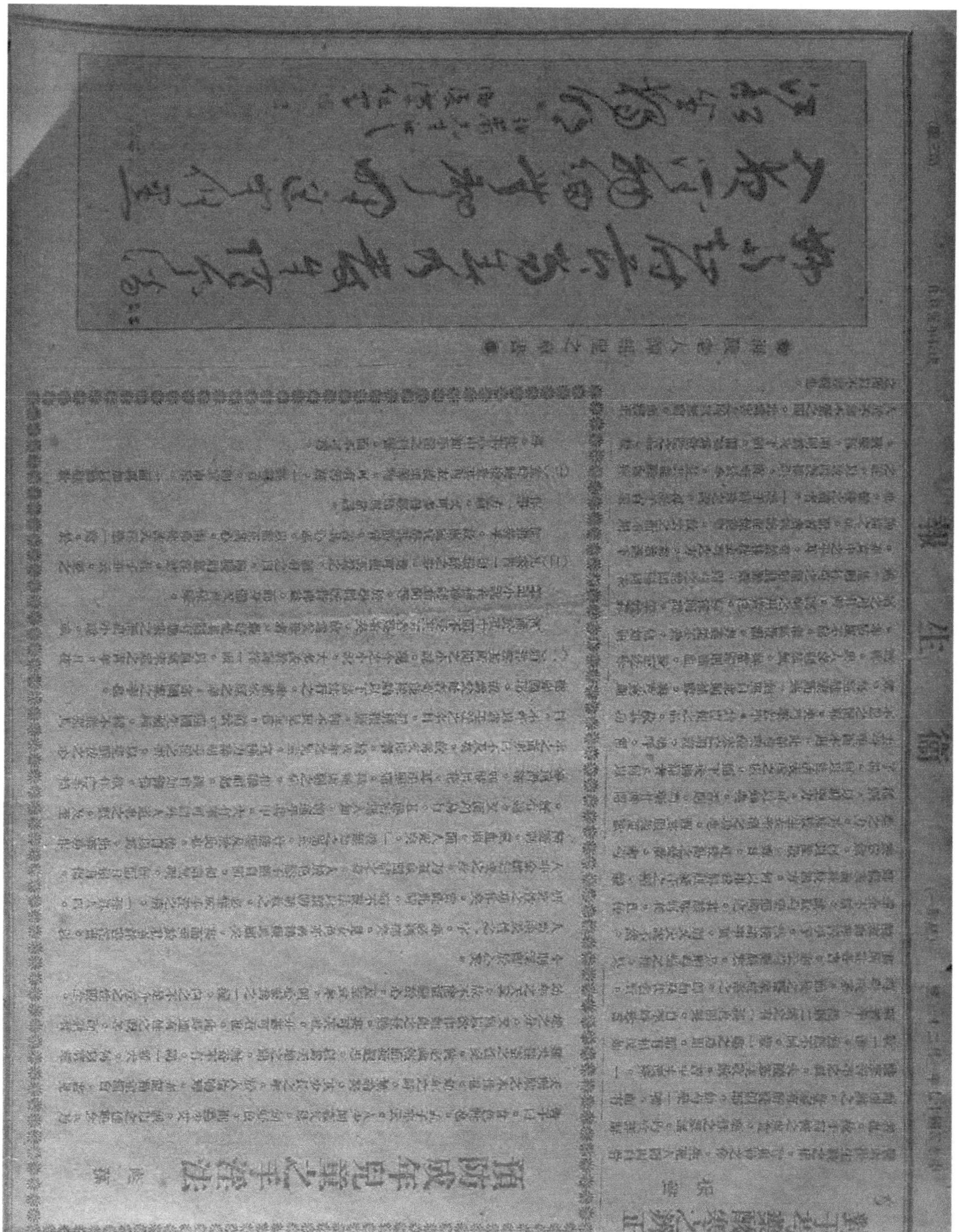

餘興欄

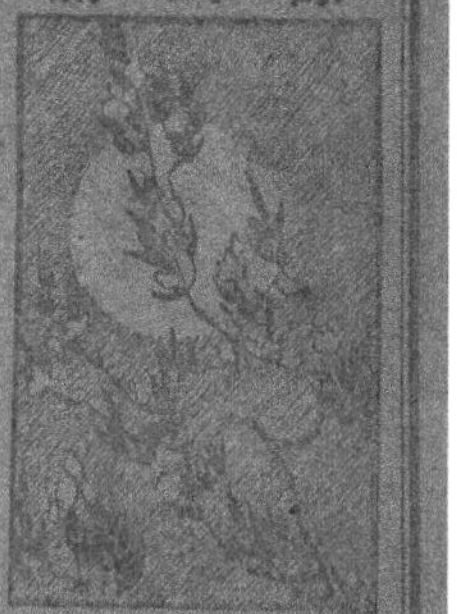

葉天士之醫話

繁 (?)

遜清名醫葉天士。精於醫理。凡經診者十之九均奏效。且慕名求醫者僉。病不治取。故名震一時。一日。診一客。天士熟視而言曰。奇哉。六脈調和。非仙即妖。日注客不稍瞬。客忽起立而揖其腕之手。曰被汝識破矣。言訖不見。而被握之腕。一傷痕不白。旋從乎為青白之色。天士亦引為奇異。客何人。傳聞為純陽呂仙。特往試其神技云。

愛神惹病記（中）

伯未

何謂愛情破產而病。卽愛神別離。使伉儷間頓失其愉快完美之情感也。愉快完美之情感失而歸諸平淡。亦尋常事。由平淡而航行于恨海之間。斯衰怨幽憤之氣生。而疾苦乃不能免焉。黃家涇黃姓婦。病痙厥。一日數發。胸悶耳鳴。其母姪薛某治之。診斷為肝風。用羚羊角細生地桑葉菊花鉤藤之屬。一劑而病轉劇。厥益久。終日昏昏。目不視人。闔家驚恐。計無所出。而黃姓婦忽囈語為我招秦某。非秦某不能知吾病也。因招余。余往按其脈。兩手寸關弦滑甚。舌苔白而中薄黃。病者合目。微有淚痕。余顧謂病家曰。得毋有憂恐乎。病家曰然。上月間屢呈驚恐。本月偶因夫婦失歡。遂罹此疾。余曰。然則此肝氣抑鬱。痰濁從而上阻之候也。乃為處方。用蔻殼香附木香枳殼半夏青陳皮象貝等理氣化痰之品。服後神志覺胸脘寬暢。頭暈而欬嗽亦稀。後調理三次。本前方加減而痊。病者因笑謂余曰。余以無病之身。而自造其病。深悔之。今幸先生治愈。更願天下人視本身如鏡花水月。勿效余之自擾。先生聽診時。其為余轉告病家可乎。余受囑之曰。衛生本在養心。不必定趨形式。孟雲峯曾言早歲多病。起居飲食。無不按照西法。而宿病難去。後均屏絕。專事養心。而病竟霍然。可以為證也。更曰。余甚工於養病。而今能終年不親藥餌者。無他。僅遇憂慮煩惱時。默念蓉忍莊敬天尊。圓通自在天尊（見三元寶懺）數遍。不覺風消雨歇實無待管究也

王九峯成聾之原因

涼月

□一聲恭喜 □二條性命

王九峯是前清最有名望的一位醫生。他能夠在三指之下。斷人的生死和病原。絲毫無誤。所以當時的人。都稱他王半仙。就是這個道理。至於他的聾聵。並不是天生的。也不是假裝的。是因為在出診的時候。受了驚嚇而起。（並不是綁票）現在將那件事情。寫在下面。不是一種極好的餘興材料嗎。

有一天。王到一家姓蕭的人家去看病。走到床前。那病人把一隻粉裝玉琢般的手兒。從帳子裏伸出來。請先生診脈。正在這個時候。那王的旁邊忽然來了一個年約五十歲的婦人。愁容滿面的說道。王先生他的病什麼樣。有沒有危險呢。一邊說。一邊將一只小指。向王一示。並把眼向帳內的人注視着。王受了這種暗示之後。真所謂莫明其妙。又不好問。自己猜想。莫非帳內的病人。就是主人的小老婆嗎。所以他拿小指向我一示。但是論他的脈。並不是病。確明明是個喜脈。莫非他嫉忌心重。教我不要說明嗎。王診了脈。剛書房裏去開方。那主人就問道。先生她的脈息什麼樣。王前起身說道。恭喜大人。主人聽了這四字。就斂容道。喜從何來。王曰。脈來弦滑搏指。左甚于右。決非病脈。定屬男胎。不久又將添生一位公郎了。這不是可喜的事嗎。那知不多時候。隱隱聽得樓上有哭泣聲和哀求聲。待至王的方紙寫好。只見一個僕人。手中托着一盤盤中放着一個血肉模糊的男胎。王見了大驚失色。從此以後。他的兩耳。也變了聾子了。

醫林外史

門雪

一

何等爽快。人們只知道他是婆心濟世的良醫。又誰知却是不出面的刀斧手。勾魂使者呢。不過這班東西本是畜生轉世。頭腦簡單。起初的時候。還曉得奉帝命。除暴安良。醫生不過是一個幌子罷了。後來漸漸迷失本真。居然以為我號名醫。真的擺起醫生的臭架子來了。門診四五塊錢一次。出診更不必說了。十塊廿塊。隨意亂敲。汽車馬車。風頭十足。起初殺的是惡人。是壞種。後來便無分良賤。一視同仁了。你想這些壞種。芸芸眾生。怎樣經得起這許多庸醫的殺戮呢。世上有許多人士。都抱着不信醫。不服藥為中醫的念頭。大半也只因為庸醫太多的原故。加之歐風東漸。外道邪魔。日高一日。中醫的前途。剛剛實可慮呢。說到此處。忽然見一陣紅光。盤天而下。大衆都吃一驚。停了杯箸。立起身來指望。仲鞭拍手笑道。好了好了。我們正在講醫運的衰頹。天可憐見。已經派了許多名醫領界。下凡去挽回醫運了。不出十年。中醫界裏。一定大有一番振動呢。游散正要問是何人。忽聽得一聲笑聲。好似山崩地裂一般。大吃一驚。渾身冷汗。微微睜眼看時。却是芳草迴流。遽然一夢。只見夕陽已沒。暮色昏糊。飛鳥投林。遠鐘徐動。立起身來。整整衣服。想着夢境。暗自沉吟了一回。也就慢慢地踱回家中去了。欲知後事如何。請看正文。便知分曉。

正是 小作開場聊與醫林添話

致云詭譎須知野史亦關心

產後行房之害

虞舜臣

余服務於河南廣益中醫院。一日有二年甫二十許之婦姊妹。驗袍華服。髮已耕去。成鶴尾形式。鬈毛垂於頸。狀若姊妹行。手持號票。挿於襟上。有頃。而伊之號至矣。余辨其色。但見滿面脂粉。診其脈。沉而細。余問曰。腹痛乎。曰然。曰幾日矣。曰三日矣。又曰。吾之病。起於……余聞其欲言又止。疑之。乃曰。病之起因當明言。不然。何由得知。彼又曰起於……余卽正色厲聲而促其言。彼乃命偕來之一妹。代為陳說。彼妹乃覥靦而言曰。伊（指病者）於十日前小產。方七日。其夫卽欲與之……初事之尤。其夫堅欲行之。無已。詎知行後。腹痛作矣。一小時後。卽覺大痛。以熱水袋熨之。復以手按之。痛治稍減。次晨腹中又痛。覺少腹旁有一物高起。痛不可按。或痛或止。如是三日矣。故今請先生診治。余知其為小產後。惡露未盡。而復行房。寒氣襲於胞中。與瘀血交併。厥氣失於疏泄。余用熟附片二錢。炮姜一錢半。肉桂心一錢。炒桃仁二錢。杜紅花一錢半。製香附三錢。台烏約一錢。兩頭尖一錢半。炙乳沒各一錢。當歸尾二錢。紫丹參二錢。降香一錢。服一貼。次晨來時。云腹痛大減。仍照原方而減輕其分量。又次日。卽不來。諒已全愈。噫。青年男女。往往祗求性慾之滿足。毫不講衛生。故特書而出之。為青年男女戒。

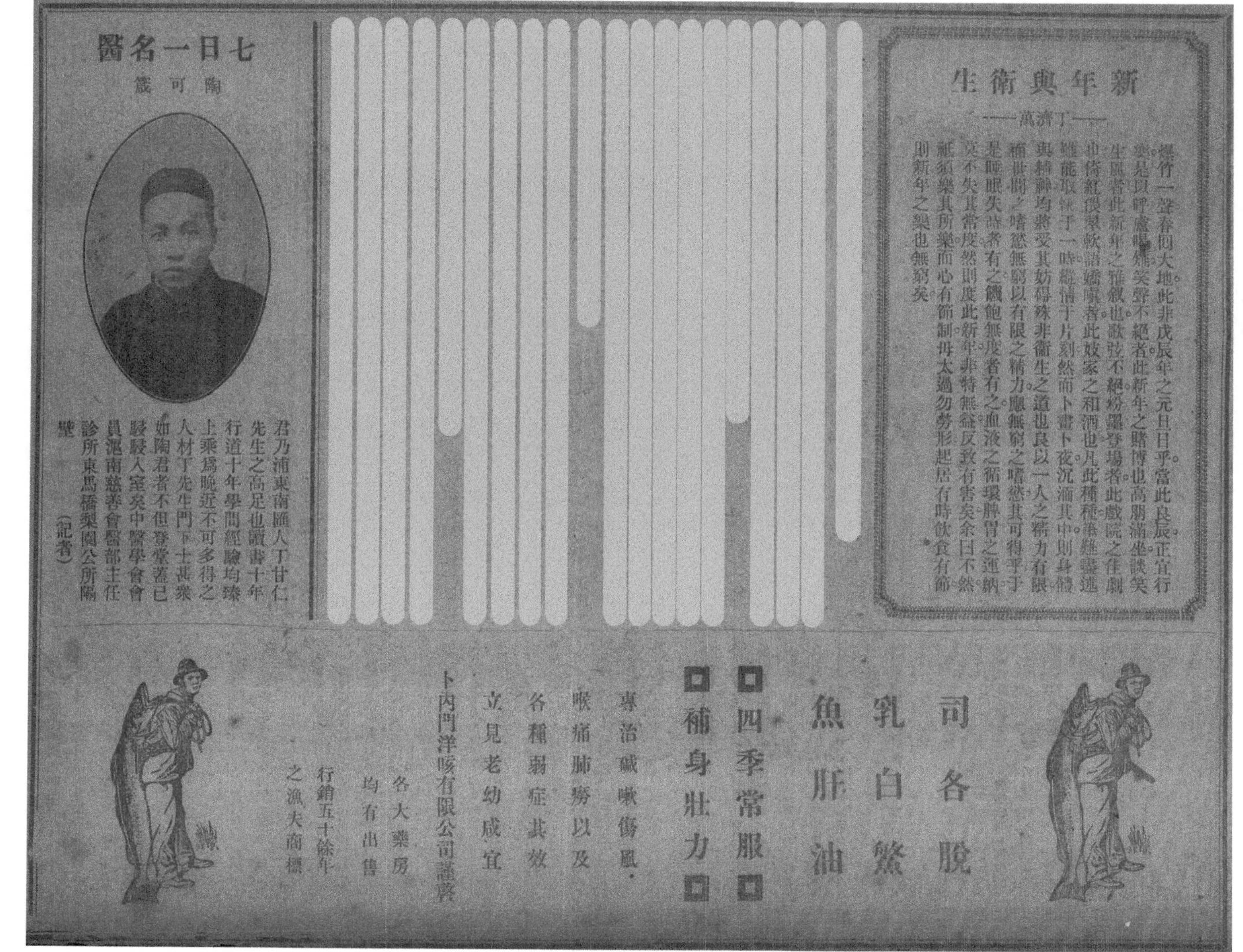

新年與衛生

——丁濟萬——

爆竹一聲春回大地。此非戊辰年之元旦日乎。當此良辰。正宜行樂。是以呼盧喝雉笑聲不絕者。此新年之賭博也。高朋滿坐談笑生風者。此新年之雅叙也。歌弦不絕紛紛登場者。此戲院之往劇也。倚紅偎翠軟語嬌嗔者。此妓家之和酒也。凡此種種。事雖靈速。雖能取快于一時。縱情于片刻。然而卜晝卜夜。沉湎其中。則身體與精神均將受其妨礙。殊非衛生之道也。良以一人之精力有限。而世間之嗜慾無窮。以有限之精力。應無窮之嗜慾。其可得乎。于是睡眠失時者有之。饑飽無度者有之。血液之循環。脾胃之運納。莫不失其常度。然則度此新年。非特無益。反致有害矣。余曰不然。祗須樂其所樂。而心有節制。毋太過勿勞形。起居有時。飲食有節。則新年之樂也無窮矣。

七日一名醫

陶可箴

君乃浦東南匯人丁甘仁先生之高足也。讀書十年。行道十年。學問經驗均臻上乘。爲晚近不可多得之人材。丁先生門下士甚衆。如陶君者不但登堂。蓋已駸駸入室矣。中醫學會會員。滬南慈善會醫部主任。診所東馬橋梁園公所隔壁。（記者）

小兒幾種身熱病不能服回春丹

耀堂

小兒病有回春丹。為治療小兒傷寒邪熱。痰涌神昏。驚癇急驚。積食類聚之要藥。現在社會中模以其能治百病。無論小兒有何不適。即以回春丹投之。有遇風溫挾痰熱者。服之或能奏可。若感受風寒。內停溼滯。服之反能增劇。是以回春丹並非能治療小兒一切疾病。要知病有虛實寒熱。藥有補瀉溫涼。豈一方能治百病乎。社會缺乏醫藥常識。可見一斑。予不敢緘默。爰將數種身熱。不能服回春丹。約略言之。為各界人士注意焉。

身熱病有感受風寒、暑溼、風溫、伏溫之不同。有陰虛而寒熱往來。及病後虛熱。慢脾驚陰盛隔陽之潮熱。疳積之瞞熱。有此種種。何能概藥亂投。而致危機四伏。如其症象之變幻萬端。吾人直隨症而詳察之。或詢問醫生。庶不以生命為試驗品。風寒外受。則發熱咳嗽鼻塞涕多。宜表散之。預防驚厥。若以回春丹投之。則風寒內錮。走竄心包絡。神昏內陷之危症。夏令暑溼內蘊。身熱有汗不解。納少口干不欲飲。溼為氤氳之邪。宜芳香化溼清熱滲淡。藿香佩蘭六一散通草。回春丹開竅潛墜之品。服之引賊入室。溼痰蒙蔽。神昏痙厥。在所不免。風溫者天時亢燥。感受之即病身熱咳嗽。口干舌少。苔薄黃。亦當辛涼清解。薄荷豆豉山梔。若未內傳心包未見神昏譫語。喉有痰聲。手足搐搦。回春丹尚未可服。服之邪傳心包絡而為昏沉症。伏溫亦感受外邪引動伏溫身熱咳嗽治同上法。陰虛寒熱者。陰分不足。營衛不能相衛。潮熱。宜養陰以退虛熱。石斛川貝銀柴胡青蒿之類。若以回春丹喻化。陰分更易耗爍。而成童損。慢脾驚脾不運化。泄瀉已久。或急驚瀉藥太過。則脾陽受損。胃陰虛弱。四肢厥冷。昏睡露睛。宜理中四逆輩。若泥於回春丹治驚風聖藥。投之。速其亡也。疳積多食生冷油膩。脾失化生。積久成疳。時時發熱。宜肥兒丸嬰功散等。總速脾土。若以回春丹化服。脾胃損傷。而致脾虛泄瀉。回春丹之功效固是神速。前已言之。並非回春丹如鴆毒砒霜之殺人利器。須視於發熱生危之際服之自無不效也。

醫家之道德問題（下）

半龍

●（丙）中醫之五弊

吾國中醫界。人品之複雜。學術之窳敗。未有甚於今日者也。約舉五弊。雖不能攝其全體。要不能必其無弊。或所舉者。為掛一漏萬。

（一）不辨病症——凡人之陰陽、氣血、表裏、虛實、寒熱。為醫家辨證之綱領。風、寒、熱、濕、燥、火、之外感。勞、倦、飲、食、七情之內傷。必先診斷的確。若對證斯須。頭痛治頭。腳痛醫腳。此粗工不足道也。

（二）辨證不真——即六淫之邪。知其為外感也。而所傷何氣。所中何經。又不分別清楚。或頭痛惡寒也。知為感冒。而伏邪發泄。不見表症。亦施汗散。諸如此類。不一而足。若不辨真。與不辨無異。

（三）執拗固窒——執偏知偏見以治病。固屬害事。即援引合節。而環境之各別。氣候之不同。稟賦素差。體質之互殊。但執成法以從事。雖必其無弊焉。或謂「執成方治今病。比之拆舊料。改造新屋。必經匠手。」此能用活潑之妙諦也。

（四）性急貪功——治療重大內症。必有一定步驟。如腫脹一症。有虛、實、寒、熱、氣、血、水、蟲、之分。而虛與寒之二症。最為難治。決不如內經所謂。「一劑知二劑已」又不如傷寒論所謂「一服愈。不必盡劑。」蓋藥非百數十劑不爲功也。識見不真者。往往性急貪功。恪補用峻。或下或疎以致不起。

（五）妄自稱能——昔孫思邈之治病。必詳問至數十語。必得其情而後已。奈後之人反不許病人說半句話。自詡其能。不知三部難形之脈其能。決無誤病之病乎。

●（丁）西醫之三化

歐西醫藥。完全由科學產生。其有功於世界人類。確有不可磨滅者在。而中國之業西醫者。優良者固多。不肖者。或不儘知下列之三化而已。

（一）亡國化——中國之習俗。原可厭棄也。中國之學術。原可不究也。奈何奔走於帝國主義之下而不知恥。寄生於買辦階級之中而不知辱。倚附軍閥。結合學霸。醫非列強所創不講。藥非列強所製不服。不惜効忠於列強之醫化侵略。而摧殘乎本國民族之生命。忠義云何哉。

（二）驕子化——西醫之診費。固屬有限。而向醫購藥之費。常大於診費之十倍。或數十倍者。知驗其藥價之昂。而不肯服。恐貽後日噬臍之悔。或初服。偶有小效。其計得售。甚或不服藥。則終日不舒。不打針。則片刻難安。一朝受騙。為累終身。若約期包治。至期加劇。及中途變病。反責其不顧衛生。此尤其小也者耳。信義云何哉。

（三）淩遲化——人生不幸而有疾病。已經困苦萬狀。不得已。低心下首以求醫。為醫者自信其診斷之真確。遇藥治無效之症。往往以解剖蛙蛇之手段。施諸病人。實施其淩遲式之研究。幸而獲痊。尚不失為權宜之計。否則。醫家直一淩遲的劊子手耳。平和云何哉。仁愛云何哉。

半龍亦醫家之一也。既非敢危詞以聳聽。又不敢揑事以誣蔑。尤願吾中國的醫家。有則改之。無則加勉。是則區區發表本篇之微意焉。

衛生格言

唐宗一錄

慎風寒。節飲食。是從吾身上卻病法。寡嗜慾。戒煩惱。是從吾心上卻病法。

少思慮以養心氣。寡色慾以養腎氣。勿妄動以養骨氣。戒嗔怒以養肝。氣薄滋味以養胃。氣省言語以養神氣。多讀書以養膽氣。順時令以養元氣。

憂愁則氣結。忿怒則氣逆。恐懼則氣陷。拘迫則氣鬱。急遽則氣耗。

行欲徐而穩。立欲定而恭。坐欲端而正。聲欲低而和。

心神欲靜。骨力欲動。胸懷欲開。筋骸欲硬。脊梁欲直。腸胃欲淨。舌端欲捲。腳跟欲定。耳目欲清。精魂欲正。

多靜坐以收心。寡酒色以清心。去嗜慾以養心。玩古訓以警心。悟至理以明心。

寵辱不驚。肝木自寧。動靜以敬。心火自定。食有節。脾胃不洩。調息寡言。肺金自全。恬淡寡慾。腎水自足。

（未完）

婦女衛生

LADIES' HEALTH

女子醫學研究會編輯

本會由秀娟佩芳樊影須欽郁文湘東靜芳文珩湘波詩香諸女士組織而成。專以灌輸衛生智識。保障婦女健康為宗旨。因與衛生報性質相同。特商得同闢一欄專載女子作品。倘蒙外界投稿。不勝歡迎。惟來稿不得過千字以外。至於攻擊他人及穢褻之稿件。一概不收

妊娠預知法

樊須欽

胎兒未孕之先。假父母精血以生之。既孕之後。藉母體血氣以養之。故凡懷妊之婦。經水必止。蓋以女子胞中之血。一月一瀉。及至有孕。則血養其胎。不能循其經常之道。以是診察胎孕之法。當以月經停止為斷。然經閉之證。往往有寒氣客於子門。風冷遊於衝任。腸覃石瘕之屬。居經避年之類。以及種種因素而經阻者。未可遽為妊娠之確證也。總者不察。有誤疾為孕。養癰貽患。或誤孕為疾。妄肆攻擊。小則傷身。大則傾命者。數見不鮮。差以千里。良堪嘆息者也。是故居常婦人。應知辨孕之法。俾無誤疾為孕。誤孕為疾之弊也。爰集辨孕之證候脈象。纏述於左。以便社會婦女之研究焉。

初孕一月之際。經雖停止。胚胎猶小。血氣流行尚暢。外無顯著之脈證。未可辨焉。惟間有素體纖旺。胎元充足者。或見脈象滑利。胸悶嘔吐等症。然亦不多者也。迨六十日之後。經血閉久。水谷於臟。臟氣不宣。血脈不行。胎中濁氣上逆。而病惡阻。心胸憒悶。不欲飲食。四肢倦懈。不欲操作。喜啖酸鹹。頭重眩暈。多臥少起。氣逆嘔吐。此即妊娠惡阻症也。斯時必小便頻數。大便秘結。腹部膨脹。以膀胱居胞宮之前。直腸處胞宮之後。胞胎漸大。前後受擠故也。再後之兩足浮腫。經脈不舒作痛。乳房隆大。乳頭乳暈呈紅色。或紫褐色。腹有妊娠紅紋。胎部微動者。叶孕之兆。可以確定矣。再辨孕之脈。內經云。陰搏陽別。是為孕脈。又云。少陰脈動甚者。姙子也。大抵初孕者。尺中必沉實有力。以胎脈繫於腎故也。三四月間。兩關必滑數流利。以兩關為肝脾之部。肝主藏血。脾主統血。血聚為胎。故脈象應之滑利也。總之不論其浮中沉三部。脈搏滑利和平。按之不絕。身雖有病。略無流伏弦勁之象者。此即胎孕無疑矣。參其脈以合其證。孕之是非。可無遺情。然亦有脈症不明者。或脈象不現者。則可用生川芎一錢為末。煎艾湯沖服。腹三四時腹中微動者孕也。不動者非也。此法簡便妥當。可以驗之。若再未能確定。則當求女科醫家診斷之。

編輯者言

朱秀娟

吾們一班嬌弱的女子。對於衛生方面。素少研究。未病之前。既不知預防。已病之後。又不懂調護。那柔嫩的肌膚。最易感受六淫。纏綿的心緒。又易釀生七情。至於月經崩帶。妊娠產乳。這種特殊的病痛。是男子所沒有的。那麼。吾們女子對于衛生方面。尤其要比男子來得注重。假使得了病。去請醫生治療。尤其要比男子說得詳細。但是我們二萬萬女姊妹中。能夠實行的。恐怕很少吧。有的因為心中羞恥。而不肯直說。有的因為性情執拗。而不願詳告。甚而致於諱疾試醫。信巫惡藥。把疾病當兒戲。視醫生如蛇蠍。所以古時的孫思邈說。寧治十男子。莫醫一婦人。這不是婦女病最難治的明證嗎。我們到了現在。若不再去極力的灌輸衛生智識。那麼能夠保障婦女的康健呢。所以我們聯絡十幾位女姊妹。借本報一席之地。以盡我們宣傳衛生的責任。但是我們的力量很薄弱。見識很幼稚。還希望本外埠的女子讀者。互相扶助。或者指正我們的謬處。這是很歡迎的。

爲什麼女子多肝氣

詩香

這個問題。到很有研究的價值。無論一種女子。十個裏頭到有九個有肝氣病。同樣是一個圓顱方趾的人類。難道一個女子的肝臟。格外比男子大了不成。中國社會上。有一句習俗的話。說女子的量氣。是天生小的。一有些不稱心。就要釀成肝氣病。這個話呢。差也是不差。但是終不能徹底解決肝氣病的來源。照我意思推想起來。女子的多肝氣病。有二種原因。一種是因於環境的關系。一種是因於生理的關系。中國的風氣。是重男而輕女的。所以有句俗話。叫做嫁雞則從雞。嫁犬則從犬。就是表明女子絕對無自由權。必定要曲伏於男子之下。譬如一個女子嫁給了人家。或者妯娌之間不和睦了。或者翁姑之間不和睦了。就要有各種閒話。或者譏刺諷笑。無論做什麼事對也要罵。不對也要罵。遇著有良心男子呢。當然能夠來勸勸她。安慰安慰她。假使遇著一個沒良心的男子。不但不來勸伊。安慰伊。他還要助他們罵伊。你想。一個好好的女子。怎禁得起。這般狂風暴雨來摧殘。天天受滿了這冤枉氣。腌臢氣。又不能告訴他人。這好暗自悲傷自嘆薄命罷了。照這樣看來沒有肝病。也要有了。但是呢。女子的肝氣病。也不是嫁了人。就要發。總之。受了氣。鬱在心裏。沒有地方發洩。就要發肝氣的。關於生理方面說起來。女子以肝為先天。肝臟是富有製造血液的功能。凡食物到了胃裏。經過幾度的變化。但是血液中還有不潔的成分必要經過肝臟的提鍊。以不潔的血液。輸送到胆囊。然後再以純潔的血液輸送到心臟。以榮養一身的肌肉筋骨。女子的月經。與肝臟最有關系。月經若然過多則血液必致虧耗。若不均勻。則血液中雜質又不能排泄。必定要和在純潔的血液中。以致肝臟發炎發腫。所以血液一有虧耗。就不能榮養筋絡。肝氣就要橫逆。或有胸悶脇痛。或者迎中攻擾。血液不清潔。也要有頭痛嘔吐等事。我的話也說完了。但是舛訛的地也正不少。還希望讀本報的姊妹們。指導指導。

齒與美

丁郁文

現在的女子。確乎比從前解放得多了。對于天然美三字。也慢慢的能夠發展了。什麼放足呀。寬胸呀。種種聲浪。眞所謂洋洋盈耳。但是有一件很重要的事。確不曾聞得有極力的研究與宣傳。這不是很可憾的嗎。我時常看見有些女子。生得果然是千般嬝娜。萬般旖旎。古人所謂「柳眉」「星眼」「櫻桃嘴」「瓊瑤鼻」。也不過如此。但是她的牙齒。假使生得黃且黑。那麼她的美觀。最少要打個對折。不但不雅觀。而且不衛生。一方面還要受他人的厭惡。要知道人的榮養力。全賴胃部消化。牙齒是咀嚼各種東西的利器。能夠扶助胃部消化。所以清潔牙齒。是很重要的。否則。食料的臟滓。就要嵌在牙縫裏。凝積沉澱。久而久之。成了一種粘質。拿外面的法瑯質。漸漸剝落。在表面上既失了天然美。在實際上又不便咀嚼。雖然閉了嘴。他人或者可以不見。但是自己問問自問。寧說便利嗎。並且還容易釀成牙痛、牙疼、牙齦等症。不是很痛苦的嗎。所以我要勸勸姊妹們。對于搽雪花粉。塗司丹康之外。留下一些光陰。去清潔你的牙齒。不要使他生垢。那麼嫣然一笑。可以十全十美了。古人說。「齒如瓠犀」「皓齒內鮮」等美名詞。也可稱之而無愧色了。

潔齒法

佩芳

（一）漱口　這個漱口。不是刷齒時的漱口。凡食了物品以後。就要含些水漱口。使得食品渣滓。不能留在牙齒的縫裏。但是水的溫度。不可太熱。也不可太涼。以溫宜為度。

（二）刷齒　刷齒是去垢的惟一妙法。然而刷得太利害。也容易損傷牙齒。最好在刷的時候。加些細鹽在牙粉或牙膏裏面。因為鹽的功能。可以殺菌去垢。但是不可太多。多了就要收縮牙齦的。

（三）喫棗　水棗的功用。能夠清胃熱。助消化。並且可以增加齒的光滑。使得胃熱不致上沖。牙齒就可以堅固了。所以不妨時常喫些水棗。

女科簡效方

蘇湘東

安胎奇方　老母雞一隻。墨魚四兩。同燉食之。可免小產。屢試屢驗。

通經良方　益母草一兩。煎紹酒服之。一日兩進。甚效。「王懷軒按。此方惟經閉而有瘀者宜之。若因體虛而經閉者。勿服。」

經漏不止方　陳蓮蓬殼。燒灰存性。研末。每服二錢。溫紹酒送下。即止。

血崩不止方　黑魚頭一個。煅成灰。研細末。和赤砂糖等分。陳紹酒燉溫沖服。屢試有效。

本報問答欄

簡章

（一）本欄除本報編輯自任答覆外。並聘請霽大兗君曹穎甫君王一仁君秦伯未君許半龍君担任爲顧問

（二）所問病症。須確有研究之價值。否則恕不答覆。

（三）非本報定戶。每題須納費一元。以示限制。

（四）問者須詳述病症之原因。及現在之狀態。經過之治療等等。

問爛喉痧治法

本埠威海衛路陳徵堂

（上略）舍弟年十二。患喉痧迄今八天。滿身雖佈。而鼻部及額上。均不顯明。身熱無汗。甚則神糊譫語。起坐如狂。咽喉腫痛。且有白點甚多。不能飲食。口乾。舌紅。無津。（下略）

答陳徵堂所問之爛喉痧

丁濟萬

喉痧八天。痧雖佈而鼻額不顯。此乃溫邪疫癘。蘊襲肺胃。漸漸化熱。由熱而化火。轉入營分。劫津灼液。津液漸耗。不能蒸發爲汗。猶釜中無水。釜蓋無氣。所以身灼熱而無汗也。疫邪不從外達。內傳心包。挾熱挾痰。正如煙霧薰蒸。神明爲之蒙蔽。而舉動不能自主。故甚則神糊譫語。起坐如狂也。咽喉爲肺胃之門戶。顯少陰陰津以上承。伏火內熾。津液無以輸潤于上。以致咽喉爛痛。白腐。妨于飲食。舌紅無津。邪熱之增劇。津液之將竭。顯然可見矣。細參症情。頗慮有痙厥之變。勉擬犀角地黃湯加減。清營分之熱毒。洄少陰之津液。以望轉機。然乎否乎。尚希明正。

犀角尖五分　天花粉三錢　金銀花八錢　京元參二錢

鮮石斛四錢　熟石膏五錢打　連喬殼四錢　川貝母三錢

鮮生地六錢　鮮石菖蒲六分　天竺黃一錢半　生甘艸八分

西牛黃二分研細末沖服　陳金汁一兩燉溫沖服　活蘆根二兩去節

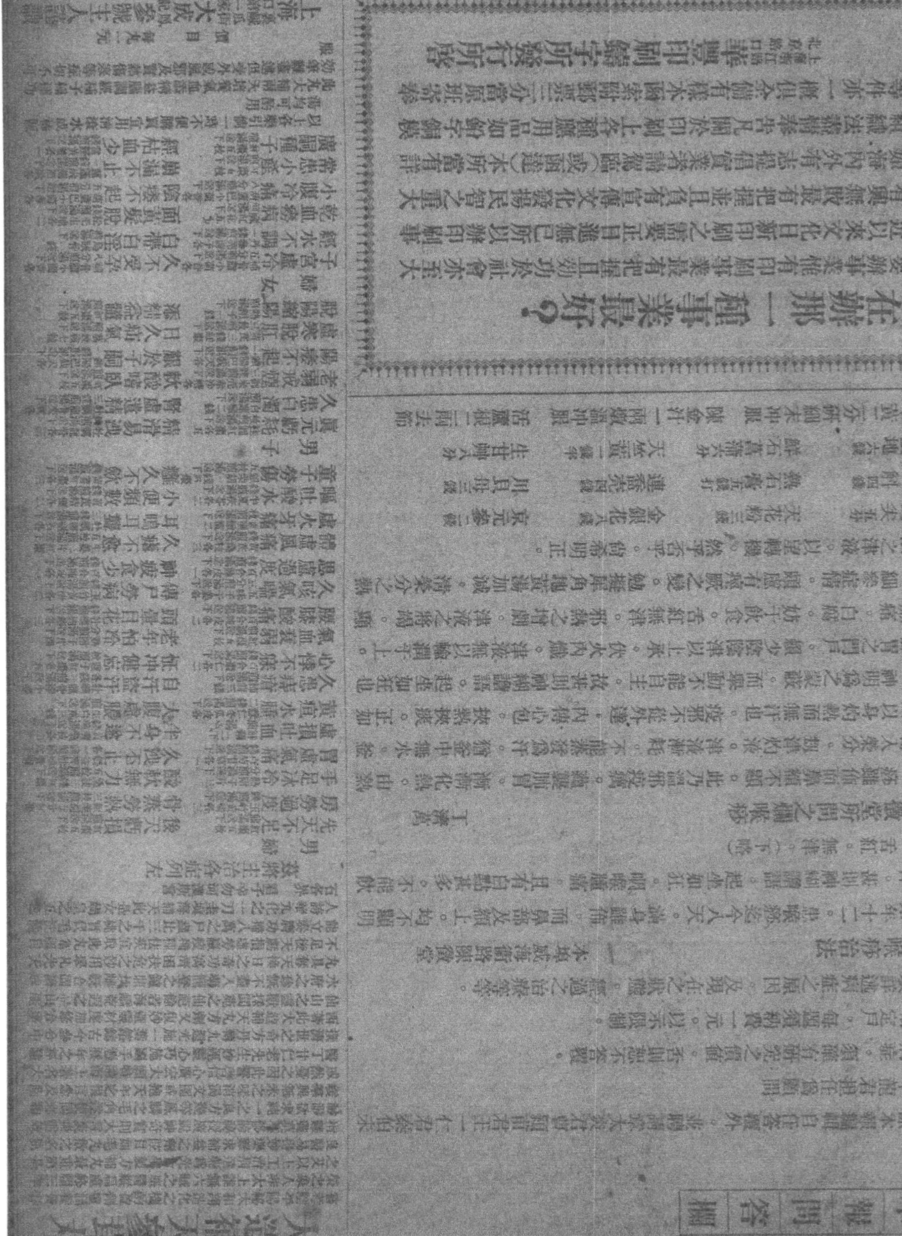

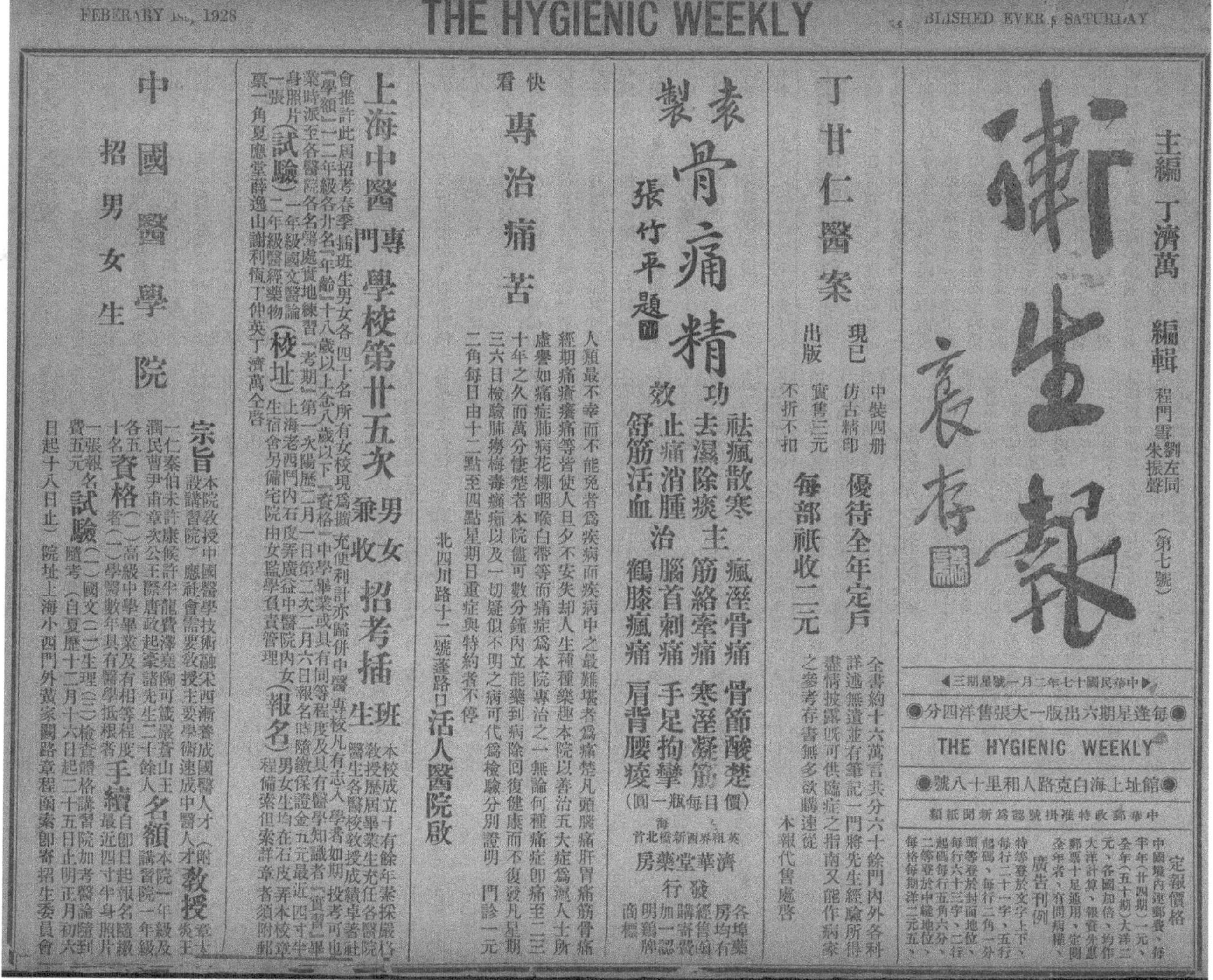

FEBERARY 1st, 1928　THE HYGIENIC WEEKLY　PUBLISHED EVERY SATURDAY

衛生報　袁存

主編　丁濟萬
編輯　程門雪　劉左同　朱振聲
（第七號）

中華民國十七年二月一號星期三

每逢星期六出版一大張售洋四分

THE HYGIENIC WEEKLY

館址上海白克路人和里十八號

中華郵政特准掛號認爲新聞紙類

丁甘仁醫案

現已出版　中裝四冊　仿古精印　實售三元　不折不扣

優待全年定戶　每部祇收二元

本報代售處啓

袁製　骨痛精　張竹平題

功效　祛瘋散寒　去濕除痰　止痛消腫　舒筋活血

主治　瘋溼骨痛　筋絡牽痛　腦首刺痛　鶴膝瘋痛　骨節酸楚　寒溼凝筋　手足拘攣　肩背腰痠

（價目每瓶一圓）

濟華堂藥房發行

快看　專治痛苦

北四川路十二號蓬路口　活人醫院啓

上海中醫專門學校第廿五次招考插班生　男女兼收

中國醫學院招男女生

宗旨　資格　試驗　手續　名額　教授

痴病之治法

丁福保

世言馬寶能治痴病。此法余知之已久。並見親戚中亦有人用過。而總未聞有治愈者。又聞人言謂痴病是有怨鬼相隨。怨鬼不去。卽終身不去。此等話。更屬無稽。余謂痴病之釀成。大都受着極力之刺激而成。夫人知覺運動。莫不含藏於腦。腦經清滋。則思想靈敏。記憶強盛。若受過極大刺激。則向之靈敏之思想。強盛之記憶。一切移於刺激之事矣。譬如老年人。只有一子。甚疼愛之。忽遭湮沒。以致悲哀過度。釀成痴病。則其言笑舉動。莫不因於其子而發。何則。其自己之生命事業。一切已忘。其所記憶者。只有其子之事也。常由此而推。因情場失敗而成痴病者。則其言笑舉動。總不離於彼之情人。因金錢而成痴病者。則其言笑舉動。總不離於金錢。因損人利己。由恐懼而成痴病者。則其言笑舉動。一若其所受害之人。日追隨於其後。此卽諺所謂心病也。心病必須以心藥治之。若以無情之藥石。日夜強其服而欲其愈。亦如緣木求魚耳。余今以一心藥治痴之法。書之於後。以饗讀者。想讀者亦樂聞歟。

杭城有李氏者。世業商。年已四十餘。生子女各一。於是年之下半年。忽得痴病。其發作時。每大呼有鬼疾走廳堂間。且逢人便罵。不避親疎。少頃。卽入室擁被而臥。喘汗淋漓。厥狀甚爲可怕。如是者。約有半年餘。其妻子等。惶恐無已。於各處問醫求藥。總屬無効。其親戚中有黃氏者。亦世居杭城。乃往告曰。此病恐是有怨鬼相隨。余聞城皇山有一聾人。能治痴病。盍不試之。其子曰。各種治痴之藥。皆用之無効。此種無意識之治療。亦必無効。何必費此一筆經費。其母曰。試之亦可。盡人事聽天命。捫心亦可告矣。乃往城皇山招此聾人來。施以法。抵晚。此聾人乃先以酒灌醉病人。抬至城皇山。閻王殿傍空屋中。反扃其門而出。於是此聾人。再往閻王殿。以木制之閻王鬼怪等。悉移之後殿。此聾人乃衣閻王之衣。用鬼怪之物。喬裝如眞。至一更餘。病人已醒。忽聽外面之呼殿聲。練索聲。驚木聲。病人大異。往門縫中窺之。則見雙燭暗然。一殿皆是鬼怪。李某睹之。大驚失色。私是思念。我其死乎。忽聞殿上呼曰。李某安在。衆和曰。已捽至。一言未已。衆鬼已蜂擁入屋。以李某橫拖直摔而出。李某至此時更驚駭。然腦膜忽清。思及家有妻子無人扶持。不禁又痛哭失聲。殿上問曰。汝知一身之罪孽乎。照直說來。不說卽要用刑。李某恐然曰。某年某月。與故友嚴某合辦棧號。未半年已盈餘千金。余一時利令智昏。乃給嚴某曰。此號將吃倒帳。嚴某聞是消息。痛恨不已。乃投河而死。此號余始得獨吞。余平生只作此一孽。殿上又曰。嚴某至本殿告汝已三次。陰間是有定律。凡損人利已之事。皆要上一等大刑。宜速上油釜。其一似判官者曰。此是前世事。前世嚴某亦曾害死李某。李某陽壽未絕。宜從寬。殿上曰。旣是前世事。速發還陽。但嚴某在陰間。亦甚苦。汝能念及友誼之情。每月焚銀錠一千。與嚴某。其傍一鬼。乃以悶藥按其鼻。李某又昏然無知。此聾人乃從新抬其還家。使其熟睡。不許閒雜人。進其臥室。明晨李某起身。速呼其家人焚銀錠。言笑舉動。一如常人。從此乃愈。

李某之所以能愈。完全出於心理治愈。彼是嚴某故後。心理上已悔恨不已。由悔恨而起恐懼。由恐懼而成痴病。一若嚴某日追隨其後者然。故聞術者之言。謂嚴某之死。是前世事。心理上始大受安慰。由安慰而平定其腦神經。神經平定。則思想記憶亦照常循環。故能愈也。世人不知。以爲怨鬼爲祟。只知此聾能治怨鬼。亦知其然而不知其所以然耳。

（傷寒溫熱）陽明證之治法

振聲

凡物聚則凝合而易攻。散則漫延而難除。物旣然。醫亦何獨不然。故傷寒陽明證一下卽已。仲景承氣諸方。多不過三劑而溫熱陽明證則適然不同。每有一再攻下而至十餘劑者。豈傷寒易而溫熱難乎。抑傷寒輕而溫熱重乎。蓋一則時屆秋冬。爲陽氣內斂之候。故邪熱蘊聚於中。而攻之卽去也。溫熱之症。每發於春夏之交。爲陽氣散達之令。故邪熱漫延於外。而攻之不易也。此凝聚之所以易攻。而漫散之所以難除也。且傷寒則從表入裏。而溫熱則自裏出表。故雖同爲陽明當下之證。亦有早下遲下之殊。傷寒之邪。必結至中下二焦方始可下。若表證未罷則雖有燥結不能攻下。恐有引邪內陷之慮。溫熱則不然。雖上焦有邪。亦可下之。蓋一在攻其燥結。一在下其鬱熱。故傷寒則下不厭遲。溫熱則下不厭早。此乃用藥遲早之分別。而亦二證治法之異同也。

肺癆病之預防談

許勤勛

自細菌學發明以來。據醫生之調查。每歲患肺癆病而致命者。實繁有徒。其爲禍之烈。非尋常傳染病之可比。而尤以上海爲最盛。良由人煙稠密。工廠林立。煤毒熏人。空氣混濁故也。今將肺癆病預防之法。詳述於後。想亦讀者所樂聞歟。

（一）倡設肺癆病院。如有患肺病之人。不許服務社會。勒令住院。

（二）唾液爲肺癆傳染之媒介。凡街衢會場暨公共地方。禁止隨意唾液。據云日本人到了公共地方。必備帶唾液袋。欲唾液之時。向袋中唾之。我人如欲杜絕肺癆。宜仿置之。

（三）人烟繁密之處。溝渠堵塞。每遇霪淫之時。或受日光蒸晒。致空氣齷齪異常。吸入口鼻。致肺藏發生障碍。宜時常開通之掃除之。

（四）對於上陳數切施行外。應責成衛生局逐日派人查勘。以免滋弊。如是則民衆可日躋於康健。而造福社會者無疆矣。我願醫界諸君。亟行提倡之也。

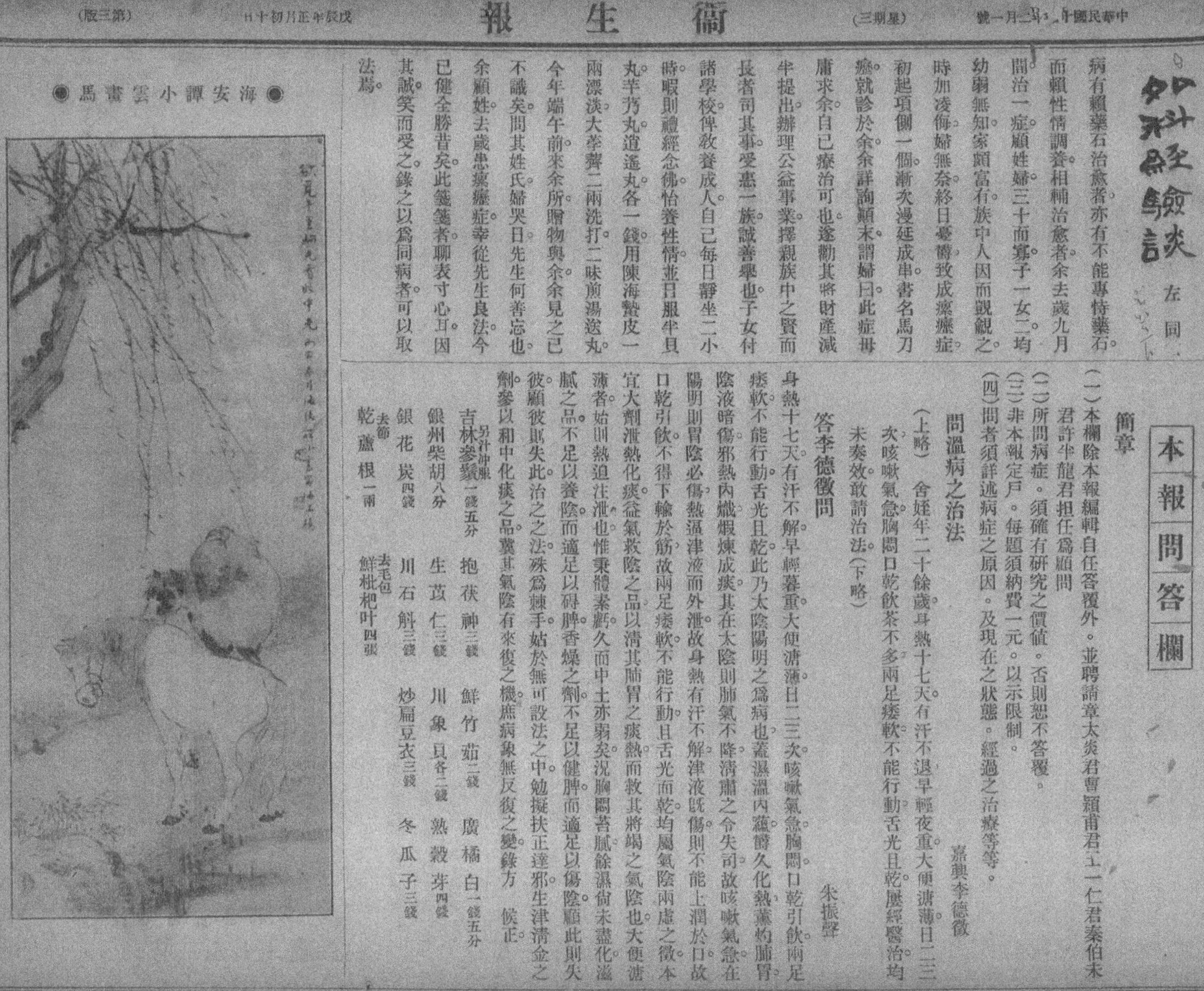

外科經驗談

左同

病有賴藥石治愈者。亦有不能專恃藥石。而賴性情調養。相輔治愈者。余去歲九月間。治一症。顧姓婦。三十而寡。子一女二。均幼弱無知。家頗富有。族中人因而覬覦之。時加凌侮。婦無奈。終日憂憤。致成瘰癧症。初起項側一個。漸次漫延成串。書名馬刀癧。就診於余。余詳詢顛末。謂婦曰。此症毋庸求余。自己療治可也。遂勸其將財產減半。提出。辦理公益事業。擇親族中之賢而長者。司其事。受惠一族。誠善舉也。子女付諸學校。俾教養成人。自己每日靜坐二小時。暇則禮經念佛。怡養性情。並日服半貝丸。半芎丸。逍遙丸。各一錢。用陳海蟄皮一兩。漂淡。大荸薺二兩。洗打。二味煎湯送丸。今年端午前。來余所。贈物與余。余見之。已不識矣。問其姓氏。婦哭曰。先生何善忘也。余顧姓。去歲患瘰癧症。幸從先生良法。今已健全勝昔矣。此籤籤者。聊表寸心耳。因其誠笑而受之。錄之以爲同病者可以取法焉。

本報問答欄

簡章

（一）本欄除本報編輯自任答覆外。並聘請章太炎君曹穎甫君王一仁君秦伯未君許半龍君担任爲顧問

（二）所問病症。須確有研究之價值。否則恕不答覆。

（三）非本報定戶。每題須納費一元。以示限制。

（四）問者須詳述病症之原因。及現在之狀態。經過之治療等等。

問溫病之治法

嘉興李德徵

（上略）舍姪年二十餘歲。身熱十七天。有汗不退。早輕夜重。大便溏薄。日二三次。咳嗽氣急。胸悶口乾。飲茶不多。兩足痿軟。不能行動。舌光且乾。屢經醫治。均未奏效。敢請治法。（下略）

答李德徵問

朱振聲

身熱十七天。有汗不解。早輕暮重。大便溏薄。日二三次。咳嗽氣急。胸悶。口乾引飲。兩足痿軟。不能行動。舌光且乾。此乃太陰陽明之爲病也。蓋濕溫內蘊。鬱久化熱。薰灼肺胃。陰液暗傷。邪熱內熾。煅煉成痰。其在太陰。則肺氣不降。清肅之令失司。故咳嗽氣急。在陽明。則胃陰必傷。熱逼津液而外泄。故身熱有汗不解。津液既傷。則不能上潤於口。故口乾引飲。不得下輸於筋。故兩足痿軟。不能行動。且舌光而乾。均屬氣陰兩虛之徵。本宜大劑泄熱化痰。益氣救陰之品。以清其肺胃之痰熱。而救其將竭之氣陰也。大便溏薄者。始則熱迫注泄也。惟稟體素虧。久而中土亦弱矣。況胸悶苔膩。餘濕尚未盡化。滋膩之品。不足以養陰。而適足以礙脾。香燥之劑。不足以健脾。而適足以傷陰。顧此則失彼。顧彼則失此。治之之法。殊爲棘手。姑於無可設法之中。勉擬扶正達邪。生津清金之劑。參以和中化痰之品。冀其氣陰有來復之機。庶病象無反復之變。錄方候正。

吉林參鬚一錢五分（另汁沖服）　抱茯神三錢　鮮竹茹二錢　廣橘白一錢五分

銀州柴胡八分　生苡仁三錢　川象貝各二錢　熟穀芽四錢

銀花炭四錢　川石斛三錢　炒扁豆衣三錢　冬瓜子三錢

乾蘆根一兩（去節）　鮮枇杷叶四張（去毛包）

◉海安譚小雲畫馬◉

中華民國十七年二月一號　（星期三）　衛生報　戊辰年正月初十日　（第四號）

餘興欄

一封藥名之情書　詩隱

洞白香芬芎藭。恰當歸妹之期。味熟枇杷。頓使君行之速。經常山之險阻。涉大海以汪洋。當茲花事萎蕤。音書續斷。自從半夏。將屆款冬。連翹首以臨風。遠張馬鞭之際。頻覆盆而望日。苦疑龍膽之誓。回憶雲母屏開。天仙樂奏。席鋪紫草。給囊金櫻。鼠麴安息之香。馥郁合歡之叢。而且鬱金堂上。安排百部笙簧、兼之淡竹亭邊。點綴數重花粉。五味之調羹俱美。杜仲偕歌子齊臨。四關之澤漆皆新。蓮白與薇黃爭色。菌陳錦補。酒泛玫瑰。妾以瞿麥村邊。板藍橋畔。質漸荊芥。居近梁蘆守見布之家風。數韶華而恰逢三七。牽絲於吉日。鋪地錦而惟用玄黃。天氣元明。堂參益母。精神光活。會集靈仙。夜明而燈結紅花。甘遂而構開紫菀。猶記眉描青黛。細訪楊柳風姿。唇染胭脂。笑說芙蓉露豔。量腰帶而徹聞蘇合。脫手釧而諧響兜鈴。歛其薔薇。含丁香而並蒂。響來荳蔻。結梔子以同心。嵌瓔珞於蛇牀。掩錦帳而紫蘇低襯。鐵金眼於鴛枕。垂藤鉤而紅浪翻翻。繡衾貪旋覆之勞。樂弱勸防風之進。東方陽起。促梳妝而蛤粉親調。商陸春游。理裙裾而麝香細搖。且也詩題滑石。酷斟琥珀之杯。有時蝶打浮萍。船泊薄荷之渚。栽芭蕉而學字。藁本同墓。燒橄欖以占花。須知競卜。阿膠比膩。益智尤多。況敎形影相隨。心懷厚朴。從此幸白頭之託。何敢辭烏臼之辛。方期蓂莢麥冬。磁石作引針之附。不意烏頭鬼角。射干誇挾策之遊。在君固王不留行。遠志切而名揚有願。而妾則醫員沒藥。相思成而骨碎堪傷。極目則海帶山橫。轉瞬則夏枯草盡。旱蓮開謝。又過甘菊之天。卷柏心思。徒益苦參之味。切盼蓬通草札。寄奴家而聊樹凌涼。何期緊悶荊蘆。知母在而竟忘骨肉。夢縈胡蝶。時切牽牛。梧桐淚滴滿空閨。僵如澤寫。白檀香焚從良夜。卜向天南。聲敎淺水蘆根。到處便思香附。鴛枲深秋艾葉。終朝自守女貞。最難搖獨活光陰。如困蒺藜而據石。好比是寄生蟲蛀。雞遺羽翼以凌霄。會當綠萼芬芳。宜爐地榆之炭。爲囑青箱檢點。應添扁豆之衣。百草霜中。大風正緊。急流水畔。浮石宜防。貴及車前。辭懸馬勃。勿耽紅麴。致損黃精。

愛神惹病記（下）　伯未

夫愛情之下人也。得之則喜。失之則悲。如是然亦有既得之而爲環境所壓迫。使其日處于悲愁之鄉者。即本文所謂愛情爲惡魔所懸叔而病者是也。莊姓女年方及笄。與其表兄暱愛。會其父許嫁于許姓子。抑鬱終日。背人彈淚。其父又嚴責之。遂成癩疾。又朱姓子與王姓女既訂婚矣。雁足傳書。愛情篤篤。不期年朱姓子以負笈歐洲。遠離鄉井。驪歌初唱。已愁閨女之魂。客地多悲。更奈牀前之月。相思長短。正不知化作淚痕深淺。越數載。朱子以歸期致書王女。當時兒女情懷。歡喜既各無量。乃安知朱子歸來之日。即入愁絲恨縷之城。蓋王女方於上月以霍亂卒矣。朱子得訊。即起胃病。漸至精神日頹。臥床不起。大抵氣鬱而肝失疏泄。不能輸送膽汁。輔佐脾胃之消化。于是津液不生。精氣消索。亦大可哀已。吾不知昔日之愛神。覩此尚能笑頰否耶。

凡此皆余所親歷者。聊記一二。以供同志參攷。亦所以爲青年男女之奔走于愛神之門者知所警惕也。

各種動物的衛生本能（秋）

貓　以捕鼠爲生的。身上捕捉老鼠的利爪鋒銳的牙齒。敏捷的身。都生得很完全。更有奇妙的鬍鬚。左右分着。正和他的身體一樣寬。牠追趕着鼠。撲到狹窄處所的時候。有這鬍鬚。就立刻知道自己的身體能否進得去了。

鼠　是靠偷竊食物爲生的。既要避去人的耳目。又要避免貓的捕捉。牠就生了靈捷的腿。敏銳的耳。都是很發達。容易逃進小洞。而且鼠的運動感覺的發達。勝貓十倍。這不是天生的衛生本能麼。

蛇　是沒有手的動物。要吃東西。怎麼取呢。但是蛇的口裏上顎下顎。都生着許多尖端向後的細齒。含在兩顎之間的東西。祇能往口裏滑進去。要想往口外退。就被齒掛住了。吃起來就便當許多了。

啄木鳥　牠的嘴有似錐子。直而且銳。最適于在樹幹上鑽孔。舌骨很長。尖端又是銳利的。上面還有些小的倒鉤。祇要用舌刺着孔底下的蟲。把舌往回一捲。蟲就到口裏來了。

至于說到人的衛生本能呢。有兩手兩足。可以運動。可以做事吃飯。有眼睛好看。有耳朵好聽。有口舌好嘗味咀嚼。而且還有一個心腦靈。可以辨別衛生的方法。是否適宜。但是衛生的本能。是要叫他發達起來。纔好。衛生報。是專說人的衛生方法。看了眞是得益不少啊。

本期醫林外史稿暫停一期

一個諱疾忌醫的家庭　高仲新

一輪皎潔的明月。好似銀盤般的高懸在天空中。正照着一座青灰高大的門牆。巍然獨存。已是夜闌人靜的時候。黑漆的大門。雙雙緊閉着。然而一陣一陣的欬嗽聲。呻吟聲。木魚聲。誦佛聲。聲聲達於戶外。徹風波盪似的送入耳際。遠遠聞着恰似劇場上演戲般的聲浪。巨宅的東廂。有一位老者賈愚庸。年華已屆古稀了。他自幼兒郎失了怙恃之勢。跟隨他外祖父學習販賣布疋的生涯。幼稚的身肩背負着沉重且大的布包。無論是冬寒夏暑風霜雨雪。如何的利害。逐日必須遊街式沿門闖戶。大街小巷的走着。練習那小販的經商功課。那年他外祖父謝了世。爲着終身生活之計。他即正式的承襲着外祖父營業了。光陰易逝。如流水棱的過去。轉瞬已過到數十年。賈愚庸高居帳席。持籌握算。刻下已做到一爿布莊的老板。何等的快樂呀。寒來暑往。日月如梭。在這秋深之時。那賈愚庸從小奔走辛苦勤勞。成績的勞傷病因。感到時令的氣候。老肺病發作了。他老人家雖達到家成業就的圓滿。無奈何的病魔糾纏住。將他的英氣消磨殆盡。有一天。他兒子賈克通。看見了父親這樣欬喘。上氣不接下氣。額角上汗珠兒涔涔的落下。似斷了線的珍珠一般。於是感動了孝思。喟稟他老父。想請一位名醫先生來診一診。賈愚庸還未喚過呼吸氣來的時候。聽見請醫生的話。越發着急。越發欬喘。好容易停了一刻。便囑咐他兒子賈克通。我的病是老病復發。伊不要這樣驚慌。每年一屆秋冬。總要慣例的發一回。請醫一層。到也不必自從小有病起。也未曾醫治過。何必行將就木的時候。來化費銀錢哩。（未完）

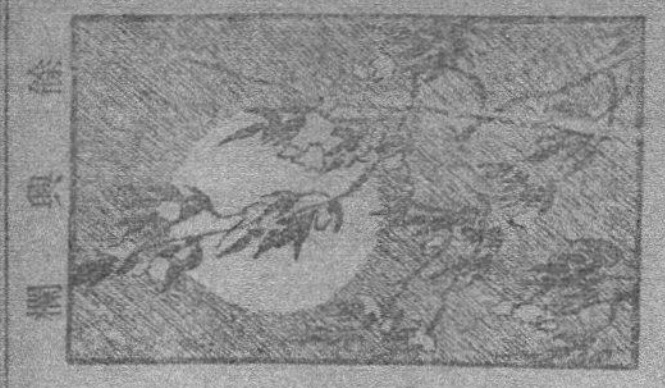

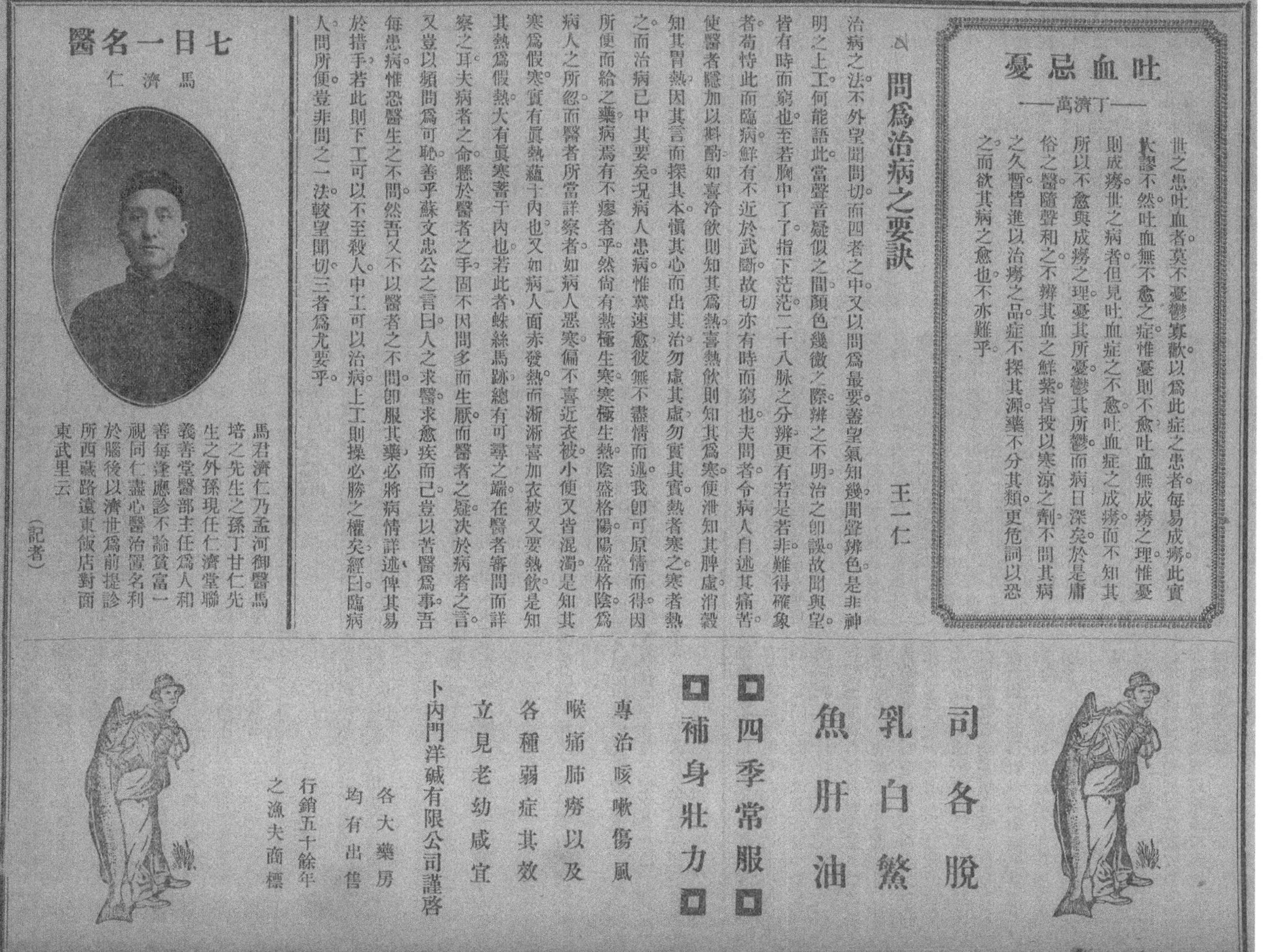

吐血忌憂

——丁濟萬——

世之患吐血者。莫不憂鬱寡歡。以爲此症之患者。每易成癆。此實狀謬不然。吐血無不愈之症。惟憂則不愈。吐血無成癆之理。惟憂則成癆。世之病者。但見吐血症之不愈。吐血症之成癆。而不知其所以不愈與成癆之理。憂其所憂。鬱其所鬱。而病日深矣。於是庸俗之醫。隨聲和之。不辨其血之鮮紫。皆投以寒涼之劑。不問其病之久暫。皆進以治癆之品。症不探其源。藥不分其類。更危詞以恐之。而欲其病之愈也。不亦難乎。

問爲治病之要訣

王一仁

治病之法。不外望聞問切。而四者之中。又以問爲最要。蓋望氣知幾。聞聲辨色。是非神明之上工。何能語此。當聲音疑似之間。顏色幾微之際。辨之不明。治之即謬。故聞與望。皆有時而窮也。至若胸中了了。指下茫茫。二十八脉之分辨。更有若是若非。難得確象者。苟恃此而臨病。鮮有不近於武斷。故切亦有時而窮也。夫問者。令病人自述其痛苦。使醫者隱加以斟酌。如喜冷飲則知其爲熱。喜熱飲則知其爲寒。便泄知其脾虛。消穀知其胃熱。因其言而探其本。慎其心而出其治。勿虛其虛。勿實其實。熱者寒之。寒者熱之。而治病已中其要矣。況病人患病。惟冀速愈。彼無不盡情而述。我即可原情而得。因所便而給之藥。病焉有不瘳者乎。然倘有熱極生寒。寒極生熱。陰盛格陽。陽盛格陰。爲病人之所忽。而醫者所當詳察者。如病人惡寒。偏不喜近衣被。小便又皆混濁。是知其寒爲假寒。實有真熱蘊于內也。又如病人面赤發熱。而淅淅喜加衣被。又要熱飲。是知其熱爲假熱。大有真寒蓄于內也。若此者。蛛絲馬跡。總有可尋之端。在醫者審問而詳察之耳。夫病者之命。懸於醫者之手。固不因問多而生厭。而醫者之疑。決於病者之言。又豈以頻問爲可恥。善乎蘇文忠公之言曰。人之求醫。求愈疾而已。豈以苦醫爲事。吾每患病。惟恐醫生之不問。然吾又不以醫者之不問。即服其藥。必將病情詳述。俾其易於措手。若此則下工可以不至殺人。中工可以治病。上工則操必勝之權矣。經曰。臨病人問所便。豈非問之一法。較望聞切三者爲尤要乎。

七日一名醫

馬濟仁

馬君濟仁乃孟河御醫馬培之先生之孫。丁甘仁先生之外孫。現任仁濟堂聯義善堂醫部主任。爲人和善。每逢應診。不論貧富。一視同仁。盡心醫治。置名利於腦後。以濟世爲前提。診所西藏路遠東飯店對面東武里云

（記者）

臨產須知

振聲

【十三】難產諸症治法

〔坐臂產之治法〕坐產 如臂先露者。名之曰坐臂生。如遇此症。急令產母仰臥。亦用前法。抹油送入。候兒頭轉正。然後用力送出。或於當高處。牢繫手巾一條。令產母以手攀之。輕輕屈足舒伸。以開生路。兒即順生。

〔礙產治法〕產婦門戶俱正。兒亦露頂。然而久久不下者。乃因臍帶絆住兒背之故。即世俗所謂背包生是也。此症最忌產婦用力亂併。須以手輕輕推兒向上。設法掖去臍帶。扶正兒身。方得一努而下。

〔偏產治法〕產婦門戶俱正。被產母用力一逼。致兒頭偏抵產戶而不下。是謂偏產。不知者。但見兒已露頂。以爲決非難產。其實非頂也。乃兒之額角也。治之之法。亦令產婦仰臥。輕輕推兒近上。以手正其頭。即可產下。

〔盤腸產之治法〕臨產有子腸先出者。莫不驚懼。然無妨礙。令產母安心仰臥。急將淨盆盛溫水。冬則稍熱。加入香油潤養。待兒並胞衣俱下。穩婆以香油塗手。徐徐送入。令產母兩足夾緊。穀道腸自收上。又有兒並胞衣下後。膀胱尿胞墜出產戶者。亦可用前法送入。凡此等症候。皆因產母氣虛之故。最宜于無孕之時。多服補氣養血之劑。以升提其元氣也。

〔悶臍生之治法〕凡兒生下即啼。方屬正理。如兒落地氣悶不啼。相傳謂寤生。將兒倒提。以手拍其背即啼。蓋此症大都因久產不下。悶住兒之肺部。以致氣機窒塞不通。拍背者。振動其肺部也。肺主一身之氣。肺氣宣則啼聲揚矣。

〔兒生即死治法〕小兒生下即死者。急視兒之口中。如上顎有泡者。速以手指摘破。用帛拭血令淨。若血入喉則死。去血則生。其泡中有白米如針嘴尖者。亦須刮去。不可令其入喉也。

衛生食譜

沈仲圭

昔隨園作食單。祇載烹調之方法。而功用未及。夢隱撰飲食譜。詳言食品之性質。而製法缺如。二者均非完書。仲圭不敏。擬選富於滋養之食物。分功用製法注意三項。以備衛生家之借鏡也。

▲海參

（功用）補腎陰。壯陽。凡產后病後。衰老尫孱。服之咸宜。

（製法）先將紅旗參浸透。剖開洗淨。入水煮爛。稍加冰糖。每晨量食一二隻。

（注意）惟此物消化甚難。不宜多食。

▲甲魚

（功用）此物含鐵質脂肪甚富。貧血諸病服之。功在鐵劑之上。蓋一爲有機體鐵質。一爲無機體鐵質。功效自不侔耳。

（製法）將甲魚剖洗潔淨。或蒸或煮。（均加火腿）用以佐膳。味殊鮮美。

（注意）三足者。赤色者。獨目者。頭足不縮者。腹有王字者。腹有蛇文者。在山上者。（旱鼈）皆有毒。不可食。亦不宜多食。多食滯脾。不宜久食。久食令人患發背。又忌與莧菜同食。

鬼迷症釋義

馬千里

一症有一症之名詞。乃古人所定。若病起倉猝。其證異乎情常。不可名狀。即惟以鬼責之。因是有鬼迷症之說。爲而巫卜之流。即從中取利。愚惑人心。無識之輩。皆受其欺。有病即求巫問卜。敬神祛鬼。不知延醫診治。終至耗費金錢。增劇疾病而已。世人傷命於此者。不知幾許矣。故予今略舉數言。以解其惑。

（甲）陽明證之誤爲（鬼迷症）

不論傷寒溫病。其邪傳入陽明。輕者譫語。重則發狂。傷寒論云。陽明病。其人如狂。獨語如見鬼狀。內經云。胃足陽明也。病至則惡人與火。聞木音則惕然而驚。心欲動。獨閉戶塞牖而處。甚則欲上高而歌。棄衣而走。蓋胃爲燥土。邪傳陽明。最易化熱。上薰心包。則君主失明。神昏氣亂。無以自主。故狂奔狂走。而言出無倫。常對空獨語。如見鬼狀。此固病也。未嘗有鬼。而婦女無識之輩。視此症象。以爲眞有鬼矣。遂棄藥而求神。至臨死猶不覺悟。而闔家之人。猶惴惴自懼。以爲鬼心未足。勢必波及他人。嗚呼冤哉。

（乙）痴病之誤爲（鬼迷症）

世之患痴病者。人皆以爲有鬼神伏於其身。殊不知乃痰火蒙被於心也。故痰迷之輕者。神機不靈。手足呆鈍。蓋心爲一身之主。經云。心者君主之官也。神明出焉。吾人若遇不得意之事。或暴喜暴怒之後。則肝氣鬱結。肝火橫逆。脾土受制。不能運轂輸津。津液被火煅煉而爲痰。由是痰火交并。上迷心竅。君主失明。無以自主。舉止失錯。或臥或起。言語無倫。不避親疏。而痴病成矣。實由痰迷。非有鬼神。然痴病皆由於七情而來。故治之不易見效。所謂心非難醫。須俟其自然而愈也。

（丙）暴厥與卒中之誤爲（鬼迷症）

道路之上。往往有人倒臥。不省人事。口中喃喃自語者。俗皆以爲鬼迷所致。實則暴厥卒中之類也。夫中有中惡中暑之別。厥有寒厥熱厥痰厥之分。總之卒中與暴厥。均爲氣閉之症也。故其症發時。先覺胸悶頭眩。繼則兩目昏黑。莫明東西。足軟無力。猝然倒地。輕者移時即醒。重者就此不起。蓋此症之來也疾。然不及醫治。是以世人皆莫明其妙。惟有云鬼迷而已。又如病人死後。遍體發青者。則云爲鬼杖所致。而信者益以爲然。殊不知死後氣血已瘀。或中瘟毒而死者。均易現青紫之色。金匱云。陰毒之爲病。面目青。身痛如被杖。陽毒之爲病。面赤斑斑如錦紋。此皆可作明證也。凡事當究其本。豈可妄言惑人哉。

（丁）結論

鬼迷之說。已盛行社會。害人非淺。夫鬼迷一症。豈眞有鬼迷。實爲巫卜所迷。而得以從中取利。殊不知性命攸關。故予作此編。非攻訐巫卜。實爲破除迷信。而救我人民同登康健之域。

婦女衛生
LADIES' HEALTH
女子醫學研究會編輯

女子學醫五大優點

——蒋志陳——

（一）女子之心。較男子精細。若能悉心學醫。必為良醫。
（二）女子學醫。即有自謀生活之能力。實為男女平權之基礎。
（三）女子學醫。即有職業。有職業即能生利。顧合民生主義。
（四）醫生為家居之自由職業。仍可操持家務。
（五）女子學醫。對於看護衛生之法。必能熟悉。將來撫育子女。必有良好結果。

痛經

瘦鵑

我們女子最重要的一件事。就是月經。不但有關生育。並且對於女子生理方面也有很大的關係。所以女子有了病。醫生先要問月事。我們做女子的。尤其是舊式女子。不知道其中情形。每以為醫生多問。其實確很有道理。並不是故意尋開心的。

我自從學醫之後。從前的舊同學。或者親戚中姊妹們。時常將她們的隱病來問我有什麼治法。而其中尤以問痛經的人最多。以前我曾經與一個同學開了一張袪瘀通經之方子。據她說吃了一帖就好了。她們對於這張方子。視同至寶。以謂人人可以吃的。後來她妹妹也病了。照方吃下。不但沒有減輕。而且痛得更利害。她們以為很奇怪。為什麼一個吃了好。一個吃了壞呢。咳。她們不知道那還有不同病情有兩樣的。這時候我適在北京。還沒有回來。有一個醫生與她開了一張溫通的方子。病就好了。

昨天我回到上海。她們都問我其中道理。我就一五一十的對她們說明其中奧妙。她們方纔明瞭。但是我想世間患這種痛苦的女子。一定不少。所以我就將這一段話寫在下面。想同病者一定很歡迎的。

我們要明瞭痛經的治法。先要知道為什麼經來的時候要痛呢。這問題解決了之後。方纔可以談治法。因為病情不知道。治的法子從那裏來呢。大凡這種病的來源。都因為貪食生冷。傷他的脾胃。或者是抑鬱忿悶。傷他的肝氣。更有瘀血阻在胞中。氣不能流通。或者胞宮受了冷。溫度不足。所以到了月經來的時候。就要發生疼痛了。痛經症的病源。既然各各不同。所以他的治法。也不能一律。最要的分別。就是經前痛、經來痛、經後痛三種。大概經前痛的都屬於實。當用理氣祛瘀的藥。如金鈴子、延胡索、桃仁、紅花、丹參、失笑散、當歸、赤芍、丹參、澤蘭、川芎、山楂、香附、砂仁之類。經來痛的都是瘀血凝滯。或者太寒。[illegible]當用溫經的藥。如紫石英、白芷、茯苓、桂心、吳萸、阿膠、艾絨、香附、烏藥之類。經後痛的都屬血虛。有虛寒。所以他的經水一定來得不多。而且顏色帶紫。仍當用當歸、川芎、赤芍、熟地等的藥。再加青橘葉、佛手相成者[illegible]散等疏肝理氣的藥。服他病家能夠痊癒。究竟是症用藥。那麼我們女子的痛經病。可以個個都沒有了。

眼病預防數則

周謙英

人生疾病。最苦痛者。莫若眼患。且罹病雖易。而治癒頗難。故非於平日預防之不可。下列數則。倘能遵守勿行。定無他虞矣。

（1）茶店酒舖內之手巾不可揩拭。
（2）免食一切刺激性之物品。
（3）不可以手拭抹目部。
（4）沐浴時頭部與下身宜分別洗滌。切勿混合一處。
（5）書樓北里為淋毒之巢窟。染目疾之門徑。慎毋涉足。
（6）患眼疾者。不可與之接觸。
（7）每日晨起。宜以百分之二硼酸水洗之。
（8）早起宜往曠野散步。不獨明目。且與身體健康上有莫大利益。

編輯餘瀋

秀娟

上期本報據發行部說共銷一萬幾千張。我們這一個婦女衛生也隨在醫界分乘各處與諸位讀者行一個相見禮。這是我們很榮幸的一件事情。

但是這一方園地。是我們拿精神和腦力來灌溉而成的。雖不見得十分好。然而我們總想盡力的培養使他慢慢的茂盛起來。

一方面還希望讀者互相幫助。使我們這一塊方塊上的花木。不致枯萎。一天一天的長大起來。成功一方青翠可愛的園圃。

近來幾天。蒙讀者不棄。寄來的信。竟達三十餘封。不是獎詞。就是勉勵我們的話。我們看了之後。一方面當然是不敢當的。一方面更加鼓勵我們的勇氣。向前謀最後之勝利。

家庭婦女之看護法（上）

宋文玠

醫藥之得失。與病人有直接之影響。此固人人而知之矣。然看護之良否。尤與病人有密切之關係。為世人之所不可不知也。蓋醫之於病。惟知診斷之確切。處方之精當。至若病者起居之安否。身心之苦樂。舉凡一切之非藥力所能為者。無形者。斷非醫之足以盡其能事。故必恃乎看護之注意也。任斯職之人。能條易親切而便於事者。莫如家人。尤其[illegible]婦女。故為婦女者於家庭看護之法。烏可不研究哉。茲就管見所及。略書數則於下。以與諸姑姊妹之有志於斯者。一討論之。

（一）選擇病室 病室為病人養病之所。故室之宜否。與病人有直接之影響。若過小則空氣不潔。過大則溫度難調。過高則燥。過卑則濕。務宜擇相當高卑。宜擇適中。而尤以空氣流通。光線充足。清潔幽靜為要點。

（二）注意寢具 寢褥宜柔軟而平坦。白色而清潔。使病人久臥。可免身體疼痛。髒污易見。便於洗濯。更換被褥。宜常以寒暖為標準。夏時被厚躁熱。不可有。冬時被薄輕。不可過。蓋防病體之保安與舒暢也。

（三）嚴守清潔 清潔能防止疾病之增進。制止黴菌之蔓延。故一切均以清潔為主。要病室宜每日灑掃。被褥宜時常洗曬。其他一切食用之物。均宜滾水洗滌。以期清潔。尤宜謹慎遵守。以防傳染。漱口盂等排泄諸器。每日洗滌之後。必曬之使乾。注入消毒藥水。方可再用。

（四）調節飲食 不欲食。毋強食。以損害胃氣。正氣弱之則病也。問欲食。毋多食。以損害胃氣。故生多之則傷也。當朝食毋顧食。食多少則[illegible]。此在看護者之善於調節耳。至於生冷油膩堅硬等物。尤為病人所禁忌。切勿妄食也。

傷科淺說

李愛人

跌打損傷。墜墮磕硼之症。男子上部易治者。以男氣上升故也。女子下部易治者。以女血下降故也。傷左者氣促面黃。傷右者氣濁面腫。以左陽而右陰也。春傷肝。夏傷心。秋傷肺。冬傷腎。皆屬凶症。而脾爲中土。土氣貫乎四時。若飲食如常。尚可挽回。若痰多眼白口臭糞黑者。脾氣尋傷。必死之症也。向上打爲順氣。平拳爲塞氣。倒插爲逆氣。各樣傷症。總怕倒插。蓋以血隨氣轉。氣逆者凝矣。凡人初受傷打。七日之內。血氣未曾積聚。只宜發散活血。十四日後有瘀血。或有定位。在胸者。其勢必歸入大腸。故肚腹作痛。須用愛人血敵。鎗炮打傷。或有血。或無血。或初傷時無血。其後血出甚多者。蓋脈管傷血必多。此定理也。然皮肉筋骨齊壞。脈管壅塞。亦有無血。仍須用前止血法。與刀傷同。但刀傷先破皮肉。重在止血連合其口。鎗炮傷則筋骨關節頃刻損壞。非合口膏藥所能奏連。此其不同者也。凡傷胸及臟腑大血脈管者。至危險。若不當此數處。雖彈丸在肉中。可以用法取出。醫治復原。但不能速耳。彈丸之質。有小如豆者。有大如瓜者。有鉛鎔者。有鐵鑄者。其形有圓滑者。有凸凹不平者。其來有迅速者。有緩遲者。論其傷人之力。大約小者輕於大者。鉛鎔者輕於鐵鑄者。圓滑者輕於凸凹不平者。迅速者輕於緩遲者。每見開放大炮。彈丸從人身旁擦過。其人遂死。剖視臟腑則已焦壞矣。至於醫治須細察其入路出路。凡入路皮向內而小。凡出路皮向外而大。若但有入路。必彈丸留於肉而未出也。又或彈丸觸於骨廉。有時分開爲二。一出一留者。更有自遠處打來。猛力已盡。不能穿過。而迴繞於皮肉之間。轉入別路。傷口在前。而彈丸停留於後。傷口在左。而彈丸停留於右。大約頭頸胸腹四肢。皆可迴繞而行。奇形怪狀。不可備述。欲知彈丸所在。須詳察傷口及彈丸經過之路。並細察所見之證。如傷腦必譫語。傷肺必喘嗽痰中有血。大概傷腦及心肝腸胃者死。惟傷肺重者死。輕者尚可救。彈丸在皮肉之內。可以手指探針摸索而知。確有定所者。應審丸之所在。割開皮肉。用彈鉗取出。若在深曲之處。手指探針無從索摸。只可緩待有時。自能由深出淺。皮肉外面有跡可尋。即可剖開取出。亦有爲包膜所裹。並無痛楚。經年不出者。但無膿血及熱痛紅腫等症。雖久亦不爲患。凡中鎗炮時。兩軍交戰。心神外馳。初傷多不甚痛。且有彈丸深入。並不自知。言語如常。立時殞命者。亦有頃刻昏倒者。若昏迷眩暈。驚顫冷汗。嘔逆面白脈細。後必身熱發燒。犬喝。凡肉死則化膿。故死肉多者。膿必多。鎗炮封門子。多用布或棉花包裹。有時連包裹之布與棉花。一並打入肉內。或將銅鈕銀錢及隨身佩帶之物。打入肉內。更有打穿一人。餘力再打一人。將先一人衣物。或皮肉打入第二人肉內者。如此之類。無不危險。若遇此等病者。須令其安臥靜室。切忌當街圍繞多人。閧鬧。又忌受傷多人叢聚一處。恐惡氣傳染也。身弱有鴉片癮者易死。傷大脈管者易死。若鎗炮傷累手足及臂腿骨斷肉壞。關係生死。須於傷處之上用力截斷。庶幾可救。傷者十分驚怕。醫者須好言安慰。若有外物打入肉內。須先去外物。方可施治。凡鎗炮傷。宜用布包麥糖餅、或粥渣按傷處。日換二次。俟死肉化盡。用軟布和浸胆礬水。蓋之助生肉芽。膿多用濃白礬水。外用黃臘膏藥護貼。若肉芽高凸。用胆礬一塊。輕輕抹之。病者無精無神。用補精神之藥。一二日後發熱脈浮。宜清涼之藥。如大黃、朴硝、玄明粉之類。大小便不通。宜泄利之藥。如利小便則車前、澤瀉、茯苓之類。利大便則大黃、麻仁、朴硝、元明粉之類。不思飲食。宜用開胃之藥。木香、砂仁、陳皮、白朮之類。咬傷分人獸蟲之類。人咬最輕。獸有狼虎馬狗之屬。蟲有咬蠍蛇蛭蜂彈斑蝥蜈蚣之屬。凡被咬者。傷處必有毒。宜用麻油搽擦。如傷手搽擦全手。不可僅搽擦傷處。乃能消腫敗毒。一面將傷處之上。用布條綁紮。不使毒上攻。約兩時許改去。內服好酒及補精神之藥。一切蟲類等。此法皆可通用。治病須知經絡。而經絡有血氣多少之分。血多氣少者易治。氣多血少者難痊。氣多之經。宜行其氣。血多之經宜破其血。大腸及胃氣血俱多。三焦胆腎心脾肺六經多氣少血。心包小腸膀胱與肝四經多血少氣。宜別之。(完)

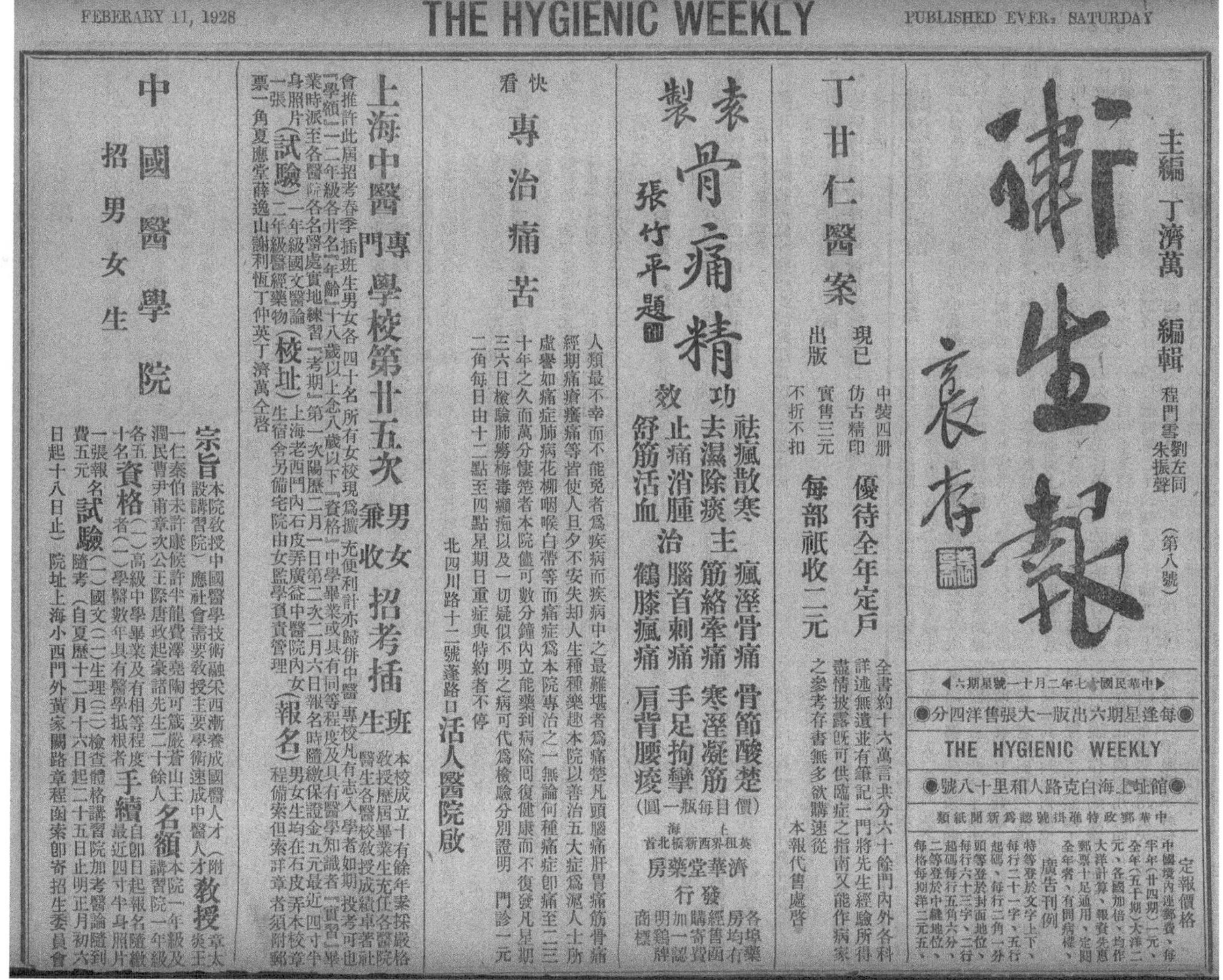

FEBERARY 11, 1928　THE HYGIENIC WEEKLY　PUBLISHED EVER, SATURDAY

衛生報

袁寄題

主編　丁濟萬
編輯　程門雪　劉左同　朱振聲
（第八號）

中華民國十七年二月十一號星期六
每逢星期六出版一大張售洋四分
THE HYGIENIC WEEKLY
館址上海白克路人和里十八號
中華郵政特准掛號認爲新聞紙類

定報價格

中國境內連郵費、每半年（廿四期）一元、全年（五十期）大洋二元、各國加倍、均作大洋計算、報費先惠、郵票十足通用、定閱全年者、有問病權、

廣告刊例

特等登於文字上下、每行二十一字、五行起碼、每行二角一分、頭等登於封面地位、每行六十三字、二行起碼、每行五角六分、二等登於中縫地位、每格每期洋二元五、

衛生食譜

沈仲圭

▲牛肉汁

（功用）牛肉之成分。為水。蛋白。脂肪。筋纖維等。就中水與蛋白含量尤豐。故滋養之力。罕與比倫。食之能強壯胃腸。並治婦人消渴。製汁易於消化。

（製法）先將牛肉一磅。切成小塊。置於悶氣小瓦鍋中。用紙封固。酒醬等可不用。然後再置於大瓦鍋中。隔湯煮之。下放炭圈七八個。上置以布巾。使火氣不散。如是約經三時。牛肉已變成汁矣。

▲羊肉粥

（功用）壯陽滋陰。開胃健脾。生肌強力。治虛勞骨蒸。瘵寒疝久瀉。

（製法）羊肉四兩。切小塊。山藥末一合。粳米三合。同煮為粥。加鹽少許。冬令常食。有轉弱為強之効。

（注意）瘡家癰疾。食羊肉有復發之虞。痼疾亦忌。又不可用銅器煮。

▲雞飯

（功用）補虛益胃。潤肺止嗽。產后虛羸。及患肺癆者。食之最能滋補。

（製法）黃雌雞一隻。去毛及腸肚。生百合擇肥白者一個。洗淨。白粳米飯一盞。將粳米飯百合入雞腹內。以線縫定。用五味汁煮雞令熟。開肚取百合粳米飯。與雞汁調和食之。食雞肉亦妙。

▲蘭藨粥

（功用）補脾開胃。滋腎生津。益氣血。充精髓。病后調理。尤稱佳品。

（製法）米一盌。火腿一塊。切如骰子大。煮之為粥。略加鹽食。

▲龍胞鳳胎

（功用）益氣補胃。活血調經。強筋骨。充肌肉。凡產虛久瀉。崩帶遺精諸症。食之良佳。

（製法）肥大雌雞一隻。斬之成塊。再將猪肚一個。用水洗淨。置雞於中。外加好醬油黃酒及火腿香蕈青筍等物。置瓦釜中。以文火煮之。歷數小時而後取食。其味異常鮮美。

（注意）雞肉多食生熱動風。凡痘疹後。瘡瘍後。瘧痢疳疸。肝氣目疾。喉症脚氣。皆忌之。

▲海參肉

（功成）猪肉富於水分脂肪。為亞於牛肉之佳餚。與海參同煮。有補肺止咳之效。

（製法）先將紅旗參浸透剖洗。乃購壯嫩花猪肉一斤。滌淨。切方塊。同紅旗參武火煮至極爛。以秋油蘸食。

（注意）凡霍亂痧氣黃疸疔癰喉痺脚氣脹滿諸病。並忌猪肉。

▲蒸肉

（功用）補腎液。充胃汁。潤肌膚。起尪羸。

（製法）整塊猪肉。洗淨。當塗糖屑。乾蒸極爛。以秋油（醬油之佳者）蘸食。

（注意）見前。

眼科之治法

王省舫

大抵眼熱之症。有虛熱、實熱、氣熱之不同。苟一概視之。而昧昧從事。則熱閉於中。精光因而失神。今分指其詳。大約虛則生寒。實則生熱。補瀉之法。宜按症參之。虛熱者乃新病後失保養。或房事勞傷。虛耗元精。札火炎上。薰蒸脾胃。以致兩目赤澀。羞明怕日。其目惟赤而不腫。故治法以血分為主。滋腎為佐。兼除胃熱。使邪火下降。此治虛症之法也。實熱者。其人稟氣厚。或飲酒過多。或怒氣上冲。或勞心火。心火既勞。火必上炎。以致兩目赤腫難開。故治法宜瀉心火。平肝氣。涼血為主。此治實熱之法也。氣熱者。是氣也。其疾多發於三伏秋後之際。人不謹慎。感天地邪熱之氣。以致暴發赤腫。如火刺疼。熱泪流溢。治法宜發散降[illegible]為主。先用柴胡白芍乾葛等類。次以養[illegible]之藥繼之。此治氣熱之法也。虛熱點白玉錠。元靈丹。方見秘決。實熱點黎汁膏。掃霧丹。洗用小囊。方見三卷。氣熱點賽寶丹。方見一卷。點賽空青。方見二卷。

世上眼科。遇人眼疾。不分靈實。輒用寒涼之藥。久而不愈。又用溫補之劑。以為腎水不足。火因上行。宜補腎水。殊不知腎乃肝之母。補腎生肝之氣。肝氣上冲。腦汁下墜。膜腎轉生。為病更甚。往往治目用滋腎明目丸。助火上升。正坐此弊。

闢返老還童術

丁蔭孫

古詩云。服藥求神仙。反為藥所誤。由此觀之。天下斷無不老不死之人類。可以明矣。且人之生存於世。始而少。始而長。始而老。以至於死。是皆天賦其循環之理。猶聚木而焚之。始而明。繼乃大明。總乃成灰也。試看四十已上之人。或勞心過度。或勞力過度。或沉湎於嗜慾之中。其身體亦不因之衰弱。心靈亦不因之鈍滯。四十已下之人。任爾如何保養。謂是思慮擾之也。則戒思慮。謂是嗜欲戕之也。則戒嗜欲。如此可以無老無死矣。不知蒼蒼之髮。存化而為白。堅固之齒。存然動搖。其老而耄。耄而死。則存如也。故愛惜其身[illegible]者。雖有從事攝生。保養元氣。使此身體不致夭折。以終其天年。如近時喧傳於滬上之返老還童術。社會人士受其害者。大不乏人。以余所知者。如康有為。鄭鷓鴣。鄭正秋。某大學教授等。三四年以前。海上某報增刊中。即有史且那哈學說之登載。滬上人士皆信以為真。不久有西人自美洲來。隨帶羊[illegible]若干。置於冰筒中。至某醫院開割之男女。種入羊腺。以極簡單之手術。騙去九千餘元。海上人士。皆受史且那哈學說之蒙閉。竟茫然不知。再隔一年。有德國醫生到上海私通我國西醫界之敗類。與市儈二三人。極力鼓吹。海上全受其騙者。更多為康有為。鄭鷓鴣。鄭正秋。施術者即此醫生也。余聞西醫某君云。此項手術。大半無效。即便有效。時期甚短。且有壯陽之力。試問以血氣既衰之老年。而使之壯陽。實行青年時代之性慾。其危險為何如耶。幸而康有為。鄭鷓鴣相繼湮沒。不然。海上之老年寓公大腹富商。誰不作返老還童之想也。且割斷青春腺在美國應用於犯法之男女。以絕其嗣。而今貿然應用於大中國之國民。其恥為何如。讀服藥求神仙。反為藥所誤之句。令不令人驚惕也。

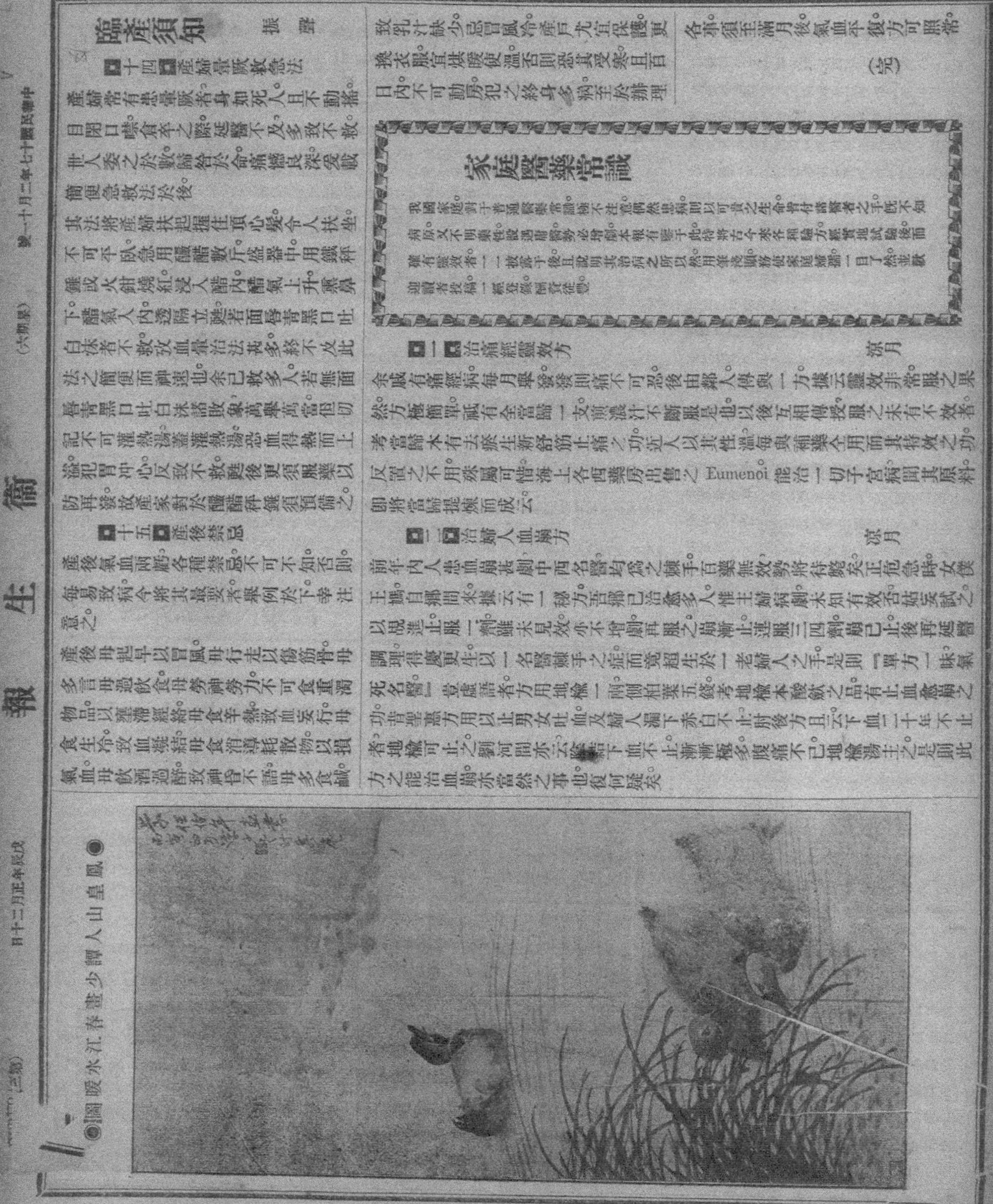

臨產須知

振聲

【十四】產婦暈厥救急法

產婦常有患暈厥者。身如死人。且不動搖。日閉口噤。倉卒之際。延醫不及。多致不救。世人委之於數。歸咎於命。痛憾良深。爰載簡便急救法於後。

其法將產婦扶起。握住頂心髮。令人扶坐。不可平臥。急用釅醋數斤。盛器中。用鐵秤鎚或火鉗燒紅。浸入醋內。醋氣上升。熏鼻下。醋氣入內。透隔立甦。若面唇青黑。口吐白沫者。不救。致血暈治法甚多。終不及此法之簡便而神速也。余已救多人。若無面唇青黑口吐白沫諸敗象。萬舉萬當。但切記不可灌熱湯。蓋灌熱湯。恐血得熱而上溢。犯胃沖心。反致不救。甦後更須服藥以防再發。故產家對於釅醋秤鎚。須預備之。

【十五】產後禁忌

產後氣血兩虧。各種禁忌。不可不知。否則每易致病。今將其最要者。舉例於下。幸注意之。

產後毋起早以冒風。毋行走以傷筋骨。毋多言毋過飲食。毋勞神勞力。不可食重濁物品。以壅滯經絡。毋食辛熱。致血妄行。毋食生冷。致血凝結。毋食消導耗散物。以損氣血。毋飲酒過醉。致神昏不語。毋多食鹹。致乳汁缺少。忌冒風冷。產月尤宜保護。更換衣服。宜烘暖使溫。否則恐其受寒。且百日內。不可動房。犯之終身多病。至於辦理各事。須至滿月後。氣血平復。方可照常。（完）

家庭醫藥常識

我國家庭。對于普通醫藥常識。殊不注意。偶然患病。則以可貴之生命。盡付諸醫者之手。既不知病原。又不明藥性。設遇庸醫。勢必增劇。本報有鑒于此。特將古今來各種驗方。經實地試驗後。而確有靈效者。一一披露于後。且說明其治病之所以然。用筆淺顯。俾使家庭婦孺。一目了然。並歡迎讀者投稿。一經登錄。酬資從豐。

【一】治痛經靈效方　涼月

余賤有痛經病。每月舉發。發則痛不可忍。後由鄰人。傳與一方。據云靈效非常。服之果然。方極簡單。祇有全當歸一支。煎濃汁不斷服是也。以後互相傳授。服之未有不效者。考當歸本有去瘀生新舒筋止痛之功。近人以其性溫。每與補藥仝用。而其特效之功。反置之不用。殊屬可惜。海上各西藥房出售之 Eumenoi 能治一切子宮病。聞其原料。即將當歸提煉而成云。

【二】治婦人血崩方　涼月

前年內人患血崩甚劇。中西名醫。均為之棘手。百藥無效。勢將待斃矣。正危急時。女僕王媽。自鄉間來。據云有一秘方。吾鄉已治愈多人。惟主婦病劇。未知有效否。姑妄試之。以覘進止。服一劑。雖未見效。亦不增劇。再服之。崩漸止。連服三四劑。崩已止。後再延醫調理。得慶更生。以一名醫棘手之症。而竟起生於一老婦人之手。是則『單方一味。氣死名醫』。豈虛語者。方用地榆一兩。側柏葉五錢。考地榆本酸斂之品。有止血愈崩之功。昔聖惠方用以止男女吐血及婦人漏下赤白不止。肘後方且云。下血二十年不止者。地榆可止之。劉河間亦云。[illegible]下血不止。漸漸極多。腹痛不已。地榆湯主之。是則此方之能治血崩。亦當然之事也。復何疑矣。

●鳳皇山人譚少甡春江水暖圖●

餘興欄

此何故耶？

余不平

海上某名醫發明一種新藥。曰、必孕膏。其仿單謂無論男女。凡不能生育者。用之者有效。一舉得子。反掌間事。並有許多謝函登諸新聞紙上。於是生涯日盛。戶限爲穿。出入先生之門者。非斑白之富翁。即嬌憨之貴婦。必孕膏果爲無效。何致轟動一時耶。然先生年三十餘矣。膝下猶虛。雖有齊人（一妻一妾）之樂。難免伯道（無兒）之嘆。此何故耶。

著名某中醫。皖人也。懸壺於滬。精內科。而尤專長於血症。所治切效。故其門前所懸之布招上有『血症專家某某某醫生』等字樣。余於天蟾舞台之彩幕上亦曾見之。乃先生於前年忽患吐血症。自醫自藥。始終鮮效。於是漸次失音矣。而耳聾矣。而變弱矣。而不起矣。而彌留矣。而嗚乎矣。醫人不自醫。治人不自治。此何故耶。

某博士苦心經營。創辦一醫學校。規模大備。男女兼收。故博士之妹亦在校。蓋博士深冀男女得到同等之學識。實行平等。其意甚善。不數月間。而其妹病矣。時發嘔吐。吞酸嘈雜。厭惡飲食。面目黃瘦。博士診之曰。病也。投以藥。若效若不效。又延數月。腹部漸便便矣。博士此時始大悟。急遣其妹回家休養。並另闢新校。爲女生修學之所。與男生隔離。嗚乎。博士心理前後判若兩人。出爾反爾。亦茅亦盾。此何故耶。

某博士常有注目之廣告登於新聞紙上。略云。『本醫生對於花柳一科。研究有素。用德國六零六注射手術。敏捷。毫無痛苦。凡患下疳、橫痃、淋病、白濁、楊梅結毒等症者。都來歸我。』一日余行經其門。見一少年自內出。以右手撫摩左臂。口中連呼曰。『促霉頭。促霉頭。注射一針。反多一痛苦。廣告害人不淺。』余聞之。莫名其妙。請問讀者。此何故耶。

歲月如流。醫師及醫士登記之創舉。又一年於茲矣。始之以審查。繼之以考試。斯舉者之愼重民命。可謂至矣。然而發表於報紙之已登記姓名中。仍有許多目不識丁之滑頭醫生。夾雜其中。此何故耶。

一個諱疾忌醫的家庭（續）

高仲新

趕快的把我枕邊上痰盂拉過來。好讓我自由的唾痰吧。克通隨即送到他老父手中。揩了一個斷。說是店中生意要緊吓。奔爽的狂跑避開着。生怕傳染到他肺裏的樣子。他那老妻向來是吃常齋的。也是佛門中一個老實信徒。有一天瞞住了賈愚庸。去到了尼庵中求了一帖仙方。配了藥煎好了湯。送到愚庸病床上。愚庸很懊悔老妻糟蹋錢。勉強的服了下去。第二天非特不減輕。反然加重了。如今喉間氣又急了。痰鳴的聲音。如同牛喘的一般。老妻見了這種情形。不覺的掬下血淚淋淋的直流下來。後來又請了看香頭的朋友。說前世的[illegible]孽。急得老妻實在無法子。着人將賈克通喚回家中。說道你父親的病。如今吃藥是無用的。不若由我到自己修進的佛堂。虔誠來誦誦經。求求佛法吧。老妻木魚的聲。誦佛聲。和賈愚庸欬喘聲呻吟聲。一上一下的時候。正是賈克通在他的朋輩宴會的場所。猜拳聲。與行令聲。兩方面很爲十分的接膝合拍。這樣諱疾忌醫的家庭。現在社會中還有種種的狀態麼。以不佞的眼光觀察起來。恐怕不見得是賈愚庸的一個家庭。

（完）

男女婚期之研究

戴仁

婚姻是人生一重要問題。我國社會最習慣早婚的。孔子說「不孝有三。無後爲大」世俗又以爲郭子儀有洪福。鄧伯道無陰德。是以爲老人家者。急欲抱孫。所以替兒子早婚。有時愛憐少子。也盼望未死之前。見少子成婚。以清首尾。知此理由。不値識者一笑。自從遲婚說入中國以來。號稱新學者。相率渾其婚嫁。甚至說愈遲愈好。陳長衛氏所著中國人口論中。述早婚之弊數端。可爲持遲婚說之代表者。茲錄之如下。

（一）有妨夫婦子女之體育。結婚太早。男女體質未充。氣血未壯。爲夫婦者。元氣早破。身體必萎。爲子女者。先天不強。後天難壯。父母兒女兩敗俱傷。個人羸弱。種族不強。其害一。

（二）有妨個人之生計。男女結婚既早。養育必多。爲夫婦者方謀生無術。復有養子之責。於是富豪之家。僅恃遺遺先人產業。兄弟既衆。子姪復多。一旦分產。轉瞬立盡。至於無祖宗遺業者。更無以自治矣。即欲出外營業經商。而家計累連妻子。留阻惟有苟且偷安。全家坐困。生財無術。家計日窮。其害二。

（三）有妨個人之學業。婚嫁既早。室家念重。不復有遠大之志。或丁口既繁。無資入學。皆爲學業之大梗。講學者寡。肄業者少。男女教育。難期普及。宜乎擁四萬萬之衆。而無術救國數貧也。其害三。

此說原未可厚非。若結婚過遲。實在與中國與世界與自身俱有害處。這害處在反對者。如馬君撈行說。比洪水猛獸還更烈。其理由亦充足。茲擇其要者述之。

（一）光陰與生理的關係。熱帶之人早熟。故早婚。不是因爲早婚纔早熟的。乃是因爲早熟纔早婚的。寒帶之人。遲遲長成。故遲婚。不是因爲遲婚纔遲熟的。溫帶的人。不早不遲的成熟。所以也是不早不遲的成婚。此都是因爲天時與地理的結果。不能不如此的。就生理而論。充滿於中。必溢於外。溢於外必招損。既無法令其不滿。又何能止其不損。且生殖之慾。不是有意志的。乃是被激迫的。因此種種緣故。既不能公然成婚。必有代替婚姻之動作。不可說的種種罪惡。從此充滿於世界。這是避婚姻之名。行人慾之實。耗生產之力。無育兒之效。卸家庭之責。傷天地之和。照社會學家的理論。都是守獨身主義的罪孽人啊。遲婚二字換言之。便是有始無終的獨身主義。他的上半生（指三四十以前）是守獨身的。下半生是有家的。生兒的責任。他担了一半。獨身的罪孽。他也曾作了一半。生產的能力。他已經耗了一半。殖民的時間。已經去了一半。寶貴的精血。他只餘了一小半。下代的人數。已少了一大半。到了將來。兒子纔要讀書成器。他已經奄奄一息了。如此。父母子女的情誼。又少了一半。更有老夫少妻。死別在邇。然後婺婦還臍孤兒弱女。在在須他人顧慮。社會的負担。至少他增一半。天生好好地一個全人。何苦自己反降成一個半人呢。天賦人以全副光陰。何苦反去學殘廢的樣兒。只用一半能力學短命鬼的樣兒。只用一半光陰呢。等到剩了一半敗子回頭。已經遲了。唐詩說得好。『勸君莫惜金縷衣。勸君惜取少年時。花開堪折直須折。莫待無花空折枝。』漢詩也說過。『與君爲新婚。菟絲附女蘿。菟蘭生有時。夫婦會有宜。千里遠結婚。悠悠隔山陂。思君令人老。軒車來何遲。傷彼蕙蘭花。含英揚光輝。過時而不採。將隨秋草萎。』這並不是吟風弄月的話呀。

醫藥趣話

冰心

砒石有毒。人所共識。然亦能治病。昔有奇僧某。懷解砒毒方。祕不告人。人以求之不得。嚼之。一日其戚某甲設筵款僧。酒杯中投以砒。比飲。乃謂之曰。爾服砒矣。方速告乎。僧知受紿。曰取白礬之鐵來可解。某甲如之果效。嗣後凡中砒毒者。皆以此方救之。飲水思源。亦某甲惡作劇之所賜也。

又有某甲患膨脹病。甚劇。時甫黎明。求診于某醫士。該醫尚爲義皇上人。其妻漫應之曰。可取砒霜三分服之。某甲急爲購服。居然大瀉數次。膨脹即消。往謝之。該醫喜出望外。因撰數語曰。家有不賢妻。砒霜當藥醫。乘我十年運。有病快來醫。蓋語其時運之佳也。

按前條白礬解砒毒。白礬即今所謂硫酸鐵。能作吐瀉以解砒毒之靈藥也。後條砒霜治病。亦以毒攻毒之法。在醫學上已有不可磨滅之價値。非幸致也。

參桂鹿茸丸。爲漢口葉開泰藥鋪惟一之出品。大補氣血。效驗非常。他鋪雖有製售。終不及其萬一。據藥界人謂。當葉開泰初創之時。有乞兒借宿。該鋪葉主人性慈善。款待留宿。乞兒不宿牀。但以製藥木板作榻焉。後在該板所製丸藥。靈效無比。因疑乞兒爲鐵拐李之化身云。夫丸藥之良否。完全關于原料製法問題。右說不免近於神話耳。

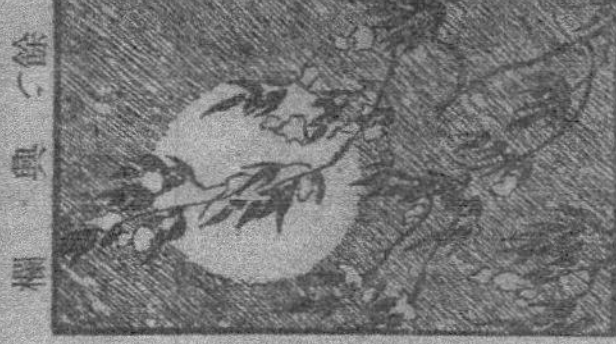

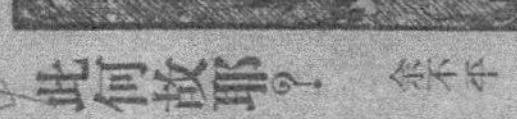

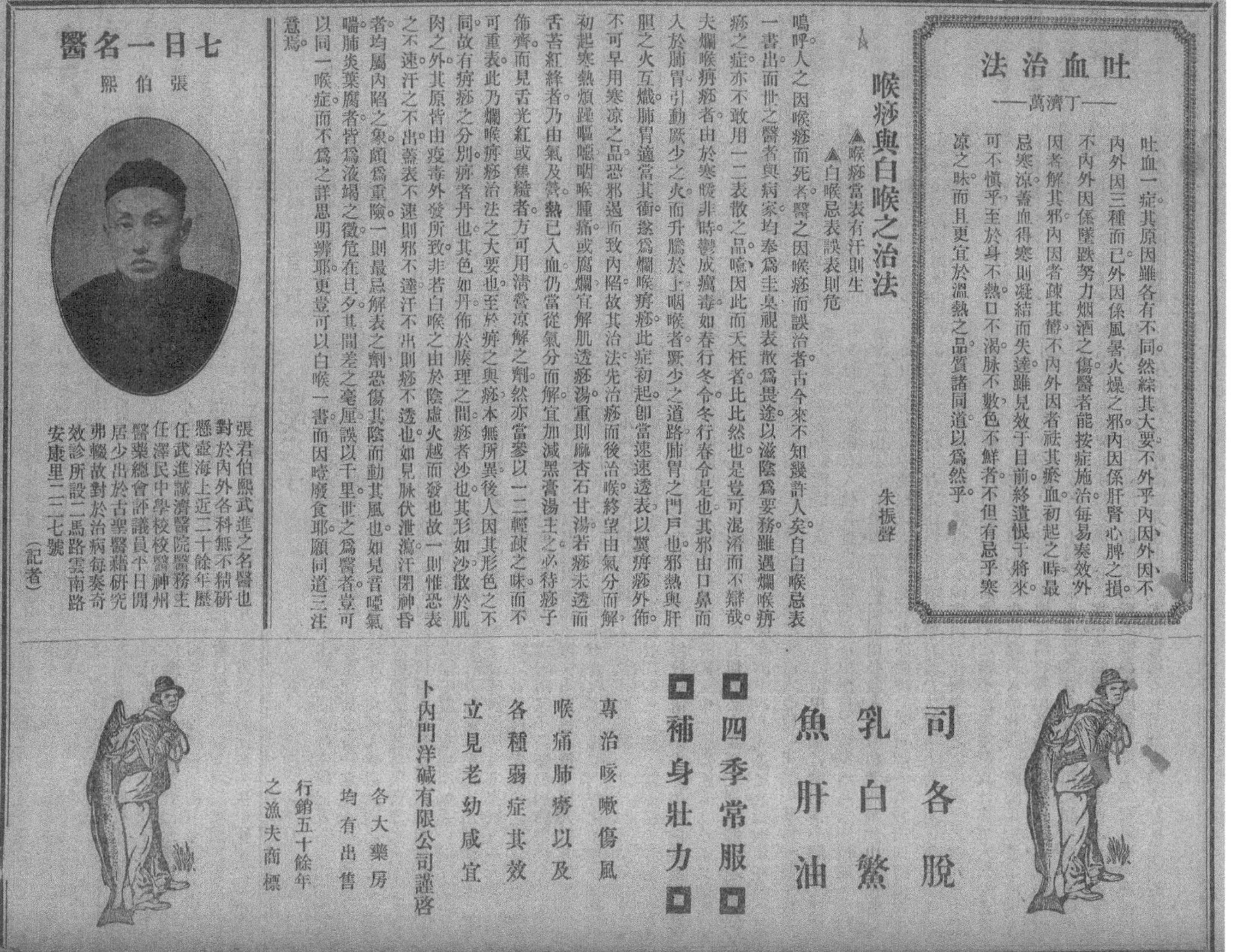

吐血治法

——萬濟丁——

吐血一症。其原因雖各有不同。然綜其大要不外乎內因外因不內外因三種而已。外因係風暑火燥之邪。內因係肝腎心脾之損。不內外因係墜跌努力烟酒之傷。醫者能按症施治。每易奏效。外因者解其邪。內因者疏其鬱。不內外因者祛其瘀。血初起之時最忌寒涼。蓋血得寒則凝結而失達。雖見效于目前。終遺恨于將來。可不慎乎。至於身不熱。口不渴。脈不數。色不鮮者。不但有忌乎寒涼之味。而且更宜於溫熱之品。質諸同道。以爲然乎。

喉痧與白喉之治法

朱振聲

▲喉痧當表有汗則生

▲白喉忌表誤表則危

嗚呼。人之因喉痧而死者。醫之因喉痧而誤治者。古今來不知幾許人矣。自白喉忌表一書出。而世之醫者與病家。均奉爲圭臬。視表散爲畏途。以滋陰爲要務。雖遇爛喉⿸疒丹痧之症。亦不敢用一二表散之品。噫。因此而夭枉者。比比然也。是豈可混淆而不辯哉。夫爛喉⿸疒丹痧者。由於寒暖非時。鬱成癘毒。如春行冬令。冬行春令是也。其邪由口鼻而入於肺胃。引動厥少之火而升騰於上。咽喉者。厥少之道路。肺胃之門戶也。邪熱與肝膽之火互熾。肺胃適當其衝。遂爲爛喉⿸疒丹痧。此症初起。卽當速速透表。以冀⿸疒丹痧外佈。初起寒熱煩躁嘔噁。咽喉腫痛。或腐爛。宜解肌透痧湯。重則麻杏石甘湯。若痧未透而不可早用寒涼之品。恐邪遏而致內陷。故其治法。先治痧而後治喉。終望由氣分而解。佈齊而見舌光紅或焦糙者。方可用清營涼解之劑。然亦當參以一二輕疏之味。而不舌苔紅絳者。乃由氣及營。熱已入血。仍當從氣分而解。宜加減黑膏湯主之。必待痧子可重表。此乃爛喉⿸疒丹痧治法之大要也。至於⿸疒丹之與痧本無所異。後人因其形色之不同。故有⿸疒丹痧之分別。⿸疒丹者丹也。其色如丹。佈於腠理之間。痧者沙也。其形如沙。散於肌肉之外。其原皆由疫毒外發所致。非若白喉之由於陰虛火越而發也。故一則惟恐表之不速。汗之不出。蓋表不速則邪不達。汗不出則痧不透也。如見脈伏泄瀉。汗閉神昏者。均屬內陷之象。頗爲重險。一則最忌解表之劑。恐傷其陰而動其風也。如見音啞氣喘。肺炎葉腐者。皆爲液竭之徵。危在旦夕。其間差之毫厘。誤以千里。世之爲醫者。豈可以同一喉症而不爲之詳思明辨耶。更豈可以白喉一書而因噎廢食耶。願同道三注意焉。

七日一名醫

張伯熙

張君伯熙武進之名醫也對於內外各科無不精研懸壺海上近二十餘年歷任武進誠濟醫院醫務主任澤民中學校校醫神州醫藥總會評議員平日閒居少出於古聖醫籍研究弗輟故對於治病每奏奇效診所設二馬路雲南路安康里二三七號

（記者）

外科經驗談

左同

去歲冬。余治一症。症象極危。幸賴藥石有靈。得告痊愈。殊出余意料之外。料其難以全功也。因錄之以質本報。聊與同志之研究耳。病者聶姓。滬城新北門內祥泰義絲線號主婦。年近五十。患乳岩瘰癧症。計九處。已潰者六。膿水清淅。未潰者三。堅硬如石。此初起之症象也。邀余療治。余告以病從七情中得來。非專賴藥石可以圖功。亦非一二十日卽能全愈。須怡養性情。藥石助之。庶幾病可見效。否則如石投水。恐難爲力耳。病者不信。改延他醫。有云半月可愈。有云危在頃刻。所用皆養陰平淡之劑。不效。繼聘某著名西醫。醫曰。須用愛克司光治療。及手術判割。病者從之。療治月餘。病症漸見危象。舉家慌恐。復邀余診治。見其面色恍白。兩目直視。汗多氣急。口內糜腐。呃逆噫嘔。湯水難下。脉伏肢冷。便下五色。瘡孔深陷。膿水臭穢。余審視再三。此症當先救急。急在湯飲難下。俗語云。飲食不進口。聖仙難下手。以人因胃氣爲本。有胃則生。無胃則死。此語明載在書。當先立一方。用頂上人參三錢。仙半夏三錢。煎濃汁。加入蜂蜜五兩。徐徐服之。先飲一匙。繼與一杯。隔二小時。嘔吐漸止。盡飲餘劑。當晚再開一方。用吉林參三錢。西洋參三錢。生熟黃耆各一兩。大生熟地各五錢。熟附片三錢。淡干姜五分。陳皮一錢。仙半夏三錢。雲苓三錢。炒於朮三錢。煅龍骨四錢。煅牡蠣八錢。鹿角膠二錢。陳酒燉化沖服。五味子一錢。砂仁八分。刀立子七粒。旋覆花錢半。代赭石四錢。紅棗四枚。服一劑。肢溫脉起。汗止氣平。連服五劑。便下五色已止。口內糜腐盡化。時思飲食。膿水漸厚。外用陽和膏。補天丹調治。近兩月。今已健全如常。瘡口盡合。硬塊全消。病者感之。堅欲登報。余力辭乃罷。此亦余生平快事之一也。

衛生格言（續第六期）

唐宗一

天地不可一日無和氣。人心不可一日無喜神。

毋以妄心戕眞心。勿以客氣傷元氣。

拂意處要遣得過。淸苦日要守得過。非理來要受得過。忿怒時要耐得過。嗜欲時要忍得過。

言語知節則愆尤少。舉動知節則悔吝少。愛慕知節則營求少。歡樂知節則禍敗少。飲食知節則疾病少。

人知言語足以彰吾德。而不知愼言語乃所以養吾德。人知飲食足以益吾身。而不知節飲食乃所以養吾身。

鬧時練心。靜時養心。坐時守心。行時驗心。言時省心。動時制心。

榮枯倚伏。寸田自開。惠逆何須歷問塞翁。修短參差。四體自造。彭殤似難專咎司命。

記笑矣乎

笑蕈一名笑矣乎。有大毒。食之令人大笑不休而死。閱微艸堂筆記。及右台山館隨筆。均載其事。據云凡食此蕈者。其人必乾笑不休。至死始已。有一家數人均食此蕈死者過半矣。羣衆徬徨無策。束手待斃而已。適有扶乩者。仙降。人或以此問之。乩令取鮮薜荔搗汁。灌之卽活。如其言。其一人果得更生。是薜荔之功。能解笑菌之毒可知矣。然嘗考諸方藥。幷無薜荔能解笑菌之說。不知其仙何所本也。惟既有效驗。自當廣爲傳佈。以救人性命於俄頃。不得以其出於乩傳而以怪誕置之也。或謂鮮荔一時不易得。窮鄉僻邑。尤難求訪。不如以糞清代之。糞清能解各毒。如河豚砒毒。均用糞清。有奇效。食笑菌者亦然。憶昔七八歲時。鄉居讀書村學。一日時屆清明。家家祭掃。有族人某。於山上携一筐歸。中盡野菌也。野菌有異味。鄉人嗜之。過魚肉。且素素食之。不爲異也。晚炊既上。以菌作羹。闔家食之飽。復以其餘遺一隣家。隣家子新娶婦。婦亦嗜此。見之大喜。以其冷也。置釜中重熱。偶取案上銀箸調之。箸作焦黑色。大驚。素聞人言凡物見銀器易色者。必有毒。因告其夫。夫正飯。吐餔而出。至其家。則雙扉緊閉。呼之不應。惟聞門內笑聲大作。老小均然。大駭。因呼衆破扉而入。百法灌救。笑終不止。一家七人。死者六。惟一婦因病食甚少。灌吐得生。一時鄉里傳爲異聞。觀者衆。據云殮時猶有笑容。一無痛苦之狀。亦可異也。且其灌救時。均用糞清。乃無效驗。惜其時未知鮮荔能解。然鄉間無此物。卽知之亦無用也。或又謂凡食笑菌死者。置土中一宿則活。未知確否。又謂菌本無毒。有毒蛇穴其下。菌得其毒氣。故殺人。至其何故必大笑而死。則不解其理。愚謂此物既曰笑菌。又曰笑矣乎。是其致死之由。必在菌中。決非蛇蟲之故。否則中蛇蟲之毒者甚多。何不聞有笑而致死者。大概此物之毒。直入心胞。心主笑。中其毒故笑不休。又荔甘寒。甘能解毒。寒能清心。故治之耳。照此推之。則中此毒者。急用清心解毒之法。或有挽回之望。按菌有人種有野生二種。現在市中所售之香蕈。均系人工種成者。味美無毒。惟種菌之山。不得有樟樹。一有樟樹。則菌必殺人。故種菌者。將於此山種菌時。必先將山上所有樟樹連根拔去。然後施種。此亦物理之不可解者。若野菌則隨處有之。生樹上者佳。生松上者尤佳。濕生地者。每每有毒。色大紅者有毒。上有毛。下無紋者有毒。鄉人嗜者多。每能道其詳也。考本艸笑菌名杜菌。毒蠱之氣所成。食之殺人。凡中其毒者。必笑不止。解之以白礬苦茗。勺新水咽之。無不活者。地漿糞汁亦可。未知驗否。直指方謂廣南人殺毒蛇。覆艸灑水。數日生菌。乾末入酒。飲者立斃。陳氏拾遺謂南夷人以胡蔓艸毒人至死。懸尸於樹。尸汁滴地生菌。收爲菌藥。毒人至烈。此二者又出常例之外。與笑菌自然而成者。又不同矣。張氏逢原言。昔人得一大菌。光潤可愛。置之瓶中。蠅蚋撲上卽死。究其所得之處。乃在古塚中。洵爲秽枋之毒無疑。蓋菌之一物。本天地氤氳之氣而生。其土氣佳者。則菌美無毒。若低濕之處。或煙瘴之鄉。毒氣凝聚。蘊蒸而生。未有不殺人者。野菌味尤佳。則殺人尤烈。食肉不食其肝。未爲不知味。是亦養生家所當禁也。豈獨笑菌一種而已哉。

婦女衛生
LADIES' HEALTH

女子醫學研究會編輯

投稿簡章

（一）穢褻之稿件。絕對拒絕。
（二）滿一千字以上之稿件不收。
（三）空泛及未完之稿件不收。
（四）來稿宜運用簡短明瞭之筆墨。而敘述普通醫學者爲合格。
（五）來稿內容。以適合女子者。尤爲歡迎。
（六）一經登錄。酬贄從豐。

崩漏

宋英齡

憶前與朱瘦蘭姊肄業醫專時。促膝談心。推襟送抱。談道輒於講壇。論岐黃於絳帳。切磋之益。良非淺鮮。迨畢業後。蘭姊揚鑣進京。驟失良友之砥礪。吾之學業。亦如逆流之舟。無力上進。直漂到荒蕪境界矣。今幸蘭姊重履滬濱。加入本會。並任編輯。既研學術。復聯舊雨。吾不禁雀躍三百。前期朱君撰痛經一篇。將痛經病因病理。治法治方。和盤托出。作同病姊妹們之南針。爲本報衛生家之參考。爰本斯意。作崩漏篇。

治病不難於用藥。而難於診斷。因既知何病何因。用藥迎刃而解。我國醫學。不用器械。如顯微鏡聽筒子宮鏡等等。單用望聞問切四法。雖然能盡此四者。推求病因。豈有遁情之理。但我輩女子。尤其是受舊禮教束縛之女子。每患子宮病。自己不肯詳詳細細說出。又怕醫生問之。如崩漏一症。王孟英曰。「經漏崩淋。並由精竅出。惟溺血從溺竅而下。婦女雖自知。然赧於細述。醫者不知分辨。往往誤治。」此眞閱歷之言。亦診斷之良法。但女子有醫學常識者甚少。又因習慣關係。倘醫者照王先生之問法。恐病者赧然不對。則醫者未免有失人情矣。然豈可因噎廢食。由生理言之。膀胱內有括約機。從溺竅出者。小溲可以自主。故溺血一症。必隨小溲而見。不小溲則無有也。由精竅出者。時時自下。不能爲主。醫者能以此辨之。病者雖不自述。亦可一問其溲便可知之。更以病症色脈合參。則可萬全矣。

崩漏之原因。大略分爲七種。茲分述其症治於左。

（一）火盛動血者。則一時血崩。兩目黑暗。昏暈在地。不省人事。然此是虛火爲患。不能驟用止濇之品。急用熟地、土炒白朮、黃芪、當歸、黑薑、吉林參之類。此是氣血雙補。引血歸經法。

（二）肝氣鬱結者。則口渴、舌乾、嘔吐、吞酸。而血下崩。因肝性主急。氣結則其急更甚。故血不藏而反下趨。宜用醋炒白芍、柴胡、土炒白朮、荊芥炭、丹皮炭、生地、當歸、三七末之類。此是平肝開鬱止血法。

（三）閃跌受傷。以致惡血下流者。以手按之。則疼痛拒按。久之則面色痿黃。形容枯槁。此非氣虛者可比。不可用補濇藥。必宿瘀先去。然後新血始生。宜用酒洗生地、大黃、赤芍、丹皮炭、當歸尾、炒枳殼、醋炙龜版、桃仁泥等品。此乃活血定痛去瘀止血法。

（四）血海太熱者。每逢行房。則經來如崩。因子宮大開。君相火動。翕然以鼓其精房。於是而血海泛濫。遂有不能止遏之勢。肝欲藏之而不能。脾欲攝之而不得。乃火之爲患。治宜滋陰降火法。如熟地、山藥、山萸肉、丹皮、五味子、麥冬、土炒白朮、酒炒白芍、龍骨、地骨皮、乾桑葉、元參、沙參、石斛之類。症屬纏綿。不易速效。宜以丸代煎。庶收潛移默奪之功。

（五）交感流紅者。因經正來時。精衝血管。血反縮入。不能受精而成胎。勢必集精而化血。後遇交感之際。相火發動。血亦因之而滲矣。治宜引精止血法。人參、土炒白朮、茯苓、熟地、山萸肉、黑薑、黃柏、荊芥炭、酒炒車前、等味。二者均須慎房幃。斯破者不至重傷。補者不至重損。否則有血枯經閉之憂。可不慎之哉。

（六）年老血崩者。則兩目昏花。腰酸背楚。甚至昏暈不省。或因體質之虛。或因天癸竭後。相火妄動。致血室大開而決矣。宜用全當歸、生黃芪、三七末、桑葉之類。

（七）小產血崩者。因不謹房幃。精洩氣動。血不固胎所致。宜用吉林參、土炒白朮、熟地、當歸、茯苓、杜仲、山萸、遠志、五味子、等類。此因氣兼補血法。

崩漏之因火者多。因寒者少。然即屬熱。亦是虛火。非實熱可比。清熱宜地榆、紫草、柏葉、丹皮之類。芩、連亦宜慎用。昔人云。暴崩宜補攝。久漏宜清通。可知不可恣用涼藥。而介類潛陽收攝橫逆。龍相之火。如龍、牡、決明、玳瑁之屬。亦爲要藥。俗子每謂一味兜澀。殊屬錯誤。不知介類有情。能納肝腎泛濫之陽。安其窟宅。正本清源。不治血而血自止。非強爲填塞之法可比也。大崩之後。腹痛。血既脫而氣愈亂。不比乍崩腹痛。血色紫瘀。成塊成片者。當用行滯消瘀之法。戴元禮曰。離經之血。欲出未出之際。停在腹中。即成紫血。其說甚是。不可執定紫爲瘀血。必投攻破。蓋所失既多。斷無不以固攝爲急之理。若復見痛即破。見紫即攻。虛者益虛。爲禍益烈。世之女子。幸三復斯言。

編輯餘瀋

秀娟

本期蒙宋英齡女士惠下宏著一篇。對于崩漏症詳述無遺。爲我女界生光不少。

本欄從下期起特闢七日一病。詳述病之所以然。務使讀者易于明瞭。

讀上期陳志蕃女士女子學醫有五大優點。余以爲女子學女科更有四大優點。（一）女子診女子。心理相同。易明其病源。（二）女子診女子。生理相同。易知其病所。（三）女子診女子。病狀均可直說。易辨其症候。（四）女子有經帶胎產之病。故其病較多。若自爲女科醫生。則諸病可以自治矣。由此觀之。則女科醫學。實爲女子必須學習之科學也。

家庭婦女之看護法（下）

宋文玲

（五）選擇良醫　醫之於病。關係至重。欲擇良醫。必須先知辨醫之法。吾謂醫之良否。約可分爲三種。曰良醫。曰妄醫。曰庸醫。凡能診斷確切。處方精當。守經達權。惻然以救人疾苦爲己任。而置勢利於度外者。此良醫也。忽於病情。輕於投劑。見富貴則謙恭有加。遇貧賤則傲慢自若。重財輕命者。妄醫也。不學無術。專尚趨奉。證輕重緩急於不顧。一味敷衍塞責者。此庸醫也。庸醫之禍。漸而隱。養癰貽患。延成不救。妄醫之禍。暴而顯。僥倖貪功。危在頃刻。故病家切宜審慎。且就醫務宜誠心。切勿人云亦云。朝更暮改。致方藥雜投。以自蹈危機也。

（六）注意煎藥　檢方煎藥。必須親手。以免遺誤。煎藥之火。不可太烈。以免灼乾。且治表之藥。宜少煎而取其氣厚。治裏之藥。宜多煎而取其味厚。藥中有宜先煎者。有宜後下者。有宜包煎者。有宜沖服者。均宜一一如法。不可誤也。

（七）遵守醫言　良醫之於治病。無不竭誠盡智。以減人痛苦爲懷。但病家欲蒙其惠。務宜遵守其言。如服藥之次數時刻。以及病中所宜禁忌者。均須遵守無違。然一方亦須以溫婉之言。勸戒病者。庶無傷其意。而致其信仰之忱。獲效自可較易也。

（八）戒人問疾　問疾者至。應而勿傳。以病者氣弱而心煩。最忌瀆聒。雖以來者之好意。然於病人。非徒無益。而反有害也。如病者欲其入而入之。則宜順病者之心爲是耳。

（九）言語宜慎　可悲可怒可思可厭之事。雖急勿告。若病人動怒。則宜默而順之。無辨是非。以病體孱弱。勿使七情過度。而增其病也。

（十）怡悅性情　病者欲樂。則用管弦歌拍。以悅其性。談古說今。以怡其情。但其聲宜輕。厭倦則已。良以病者心有所寄。則心安閑而火不起。所謂願而樂之。有不覺其疾之在體也。

綜上十則。特就理之至顯。法之至易者。約略而言之。俾家庭婦女易於效法耳。要之看護之法。不外注重衛生。處置醫藥。及體貼病人之心而已。女界不乏知能之人。若能由此進而研究之。則法外之法。猶無窮也。

本報問答欄

簡章

（一）本欄除本報編輯自任答覆外。並聘請章太炎君曹穎甫君丁甘仁君秦伯未君許半龍君担任為顧問。

（二）所問病症。須確有研究之價值。否則恕不答覆。

（三）非本報定戶。每題須納費一元。以示限制。

（四）問者須詳述病症之原因。及現在之狀態。經過之治療等等。

問胎前濕溫之治法

本埠民國路陸友仁

（上略）內人懷孕七月。寒熱間日輕重。重則面浮咳嗽。痰內帶紅。甚則氣急熱甚時汗出則減。大便時溏時硬。小溲熱赤。口渴而不多飲（下略）

答陸友仁問

朱振聲

懷孕七月。正值手太陰司胎之候。胎火挾邪熱上衝于肺。則為咳嗽。咳甚傷肺絡。血上溢。故痰內帶紅。夫肺主一身之氣。而其華在面。今肅降失司。此面浮氣急之所由來也。至于寒熱間日輕重者。乃伏邪濕熱逗留陽明。樞逆募原。入與榮爭則熱。出與衛搏則寒。惟其道遠而氣深。行遲而發緩。不能與正氣俱行。故間日而作也。且伏邪以出表為順。內陷為逆。其熱甚時汗出則減者。可以知矣。考肺與大腸相表裏。胃與大腸又一氣相生。太陰與陽明之濕熱互相下注。故大便時溏時硬。小便熱赤。口渴而不多飲。均屬濕熱之內盛。病情夾雜。慮其變端。姑擬疏邪清熱。肅肺化痰。冀望熱退氣平。庶無胎墮之虞。尚希　明政

粉葛根錢半　雲茯苓三錢　茜草根二錢　銀州柴胡八分

白茅花錢半包　酒炒芩黃錢半　天花粉三錢　冬瓜子三錢　川象貝各二錢

熟石羔三錢　炙兜鈴一錢　清炙枇杷葉三錢去毛包　苧麻根錢半　水炙桑葉皮各三錢

問經期淋漓之治法

本埠老西門亦仁里黨波平

盧姓婦人。年餘天癸未行。自失調後。時有腹內疼痛。痛處即在臍上。當天癸到時。濁血點點。或有不來之期。痛時脉象洪大而數（下略）

答黨波平問

劉左同

女子以血為主。上應太陰。下應海潮。月有盈虧。潮有朔夕。月水三旬一下。與之相符。故謂之月經。今年餘未行。腹內疼痛在臍上。其屬宿瘀留戀。肝脾氣滯顯然無疑。且榮血素虧。衝任有熱。所以天癸來時。點滴不清。兄脉象洪大而數。更屬血熱之明證。宜芩荊四物湯加味。然乎否乎。尚希　指正。

炒條芩錢半　生地炭三錢　蒲黃炭三錢包　炒荊芥錢半　茺蔚子三錢

側柏炭三錢　白歸身二錢　粉丹皮二錢　活貫仲炭三錢　大白芍二錢

金鈴子二錢　延胡索一錢　鮮藕一兩切片入煎　青橘葉錢半

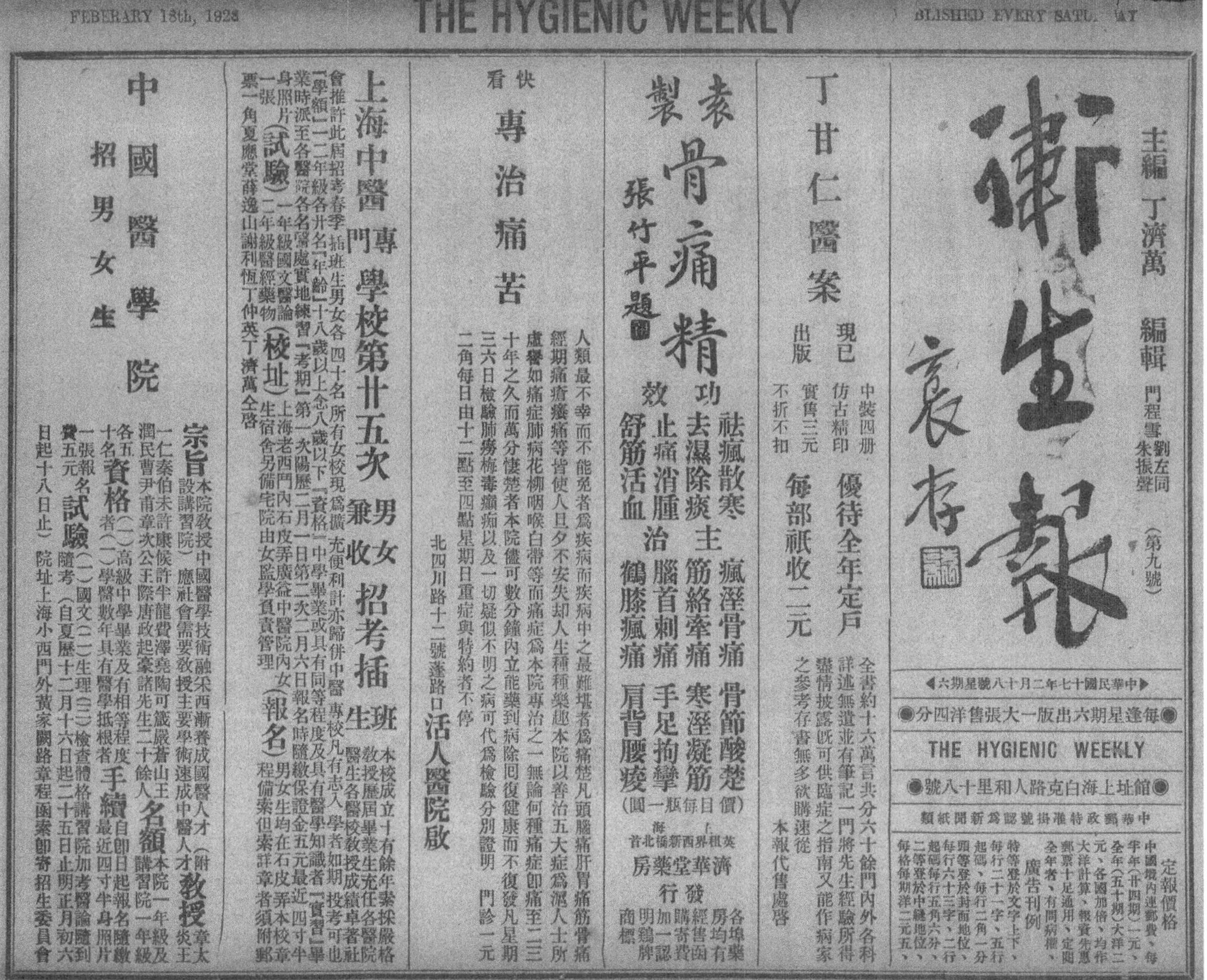

FEBERARY 18th, 1928 THE HYGIENIC WEEKLY [PU]BLISHED EVERY SATU[RD]AY

衛生報

褒存

主編 丁濟萬

編輯 程門雪 劉左同 朱振聲

（第九號）

中華民國十七年二月十八號星期六

每逢星期六出版一大張售洋四分

THE HYGIENIC WEEKLY

館址上海白克路人和里十八號

中華郵政特准掛號認為新聞紙類

定報價格 中國境內連郵費、每半年（廿四期）一元、全年（五十期）大洋二元、各國加倍、均作大洋計算、報資先惠、郵票十足通用、定閱全年者、有問病權、

廣告刊例 特等登於文字上下、每行二十一字、五行起碼、每行二角一分 頭等登於封面地位、每行六十三字、二行起碼、每行五角六分、二等登於中縫地位、每格每期洋二元五、

丁甘仁醫案

現已出版 中裝四冊 仿古精印 實售三元 不折不扣

優待全年定戶 每部祇收二元

全書約十六萬言共分六十餘門內外各科詳述無遺並有筆記一門將先生經驗所得盡情披露既可供臨症之指南又能作病家之參考存書無多欲購速從

本報代售處啓

袁製 骨痛精

張竹平題

功效 祛瘋散寒 去濕除痰 止痛消腫 舒筋活血

主治 瘋溼骨痛 筋絡牽痛 腦首刺痛 鶴膝瘋痛 骨節酸楚 寒溼凝筋 手足拘攣 肩背腰痠

（價目每瓶一圓）

上海英租界西新橋北首 濟華堂藥房 發行

各埠藥房均有經售函購寄費加一認明鷄牌商標

快看 專治痛苦

人類最不幸而不能免者為疾病而疾病中之最難堪者為痛楚凡頭腦痛肝胃痛筋骨痛經期痛瘡癤痛等皆使人旦夕不安失却人生種種樂趣本院以眷治五大症為滬人士所[illegible]譽如痛症肺病花柳咽喉白帶等而痛症為本院專治之一無論何種痛症卽痛至二三十年之久而萬分悽楚者本院僅可數分鐘內立能藥到病除回復健康而不復發凡星期三六日檢驗肺癆梅毒癲痫以及一切疑似不明之病可代為檢驗分別證明 門診一元二角每日由十二點至四點星期日重症與特約者不停

北四川路十二號蓬路口 活人醫院啟

上海中醫專門學校第廿五次 男女兼收 招考插班生

本校成立十有餘年素採嚴格教授歷屆畢業生充任各醫院醫生各醫校教授成績卓著社會推許此屆招考春季插班生男女各四十名所有女校現為擴充便利計亦歸併中醫專校凡有志入學者如期投考可也【學額】一二年級各廿名【年齡】十八歲以上念八歲以下【資格】中學畢業或具有同等程度及具有醫學知識者【實習】畢業時派至各醫院各名醫處實地練習【考期】第一次陽歷二月一日第二次二月六日報名時隨繳保證金五元最近四寸半身照片一張（試驗）一年級國文醫論二年級醫經藥物（校址）上海老西門內石皮弄廣益中醫院內女生宿舍另備宅院由女監學負責管理（報名）男女生均在石皮弄本校章程備索但索詳章者須附郵票一角

夏應堂 薛逸山 謝利恆 丁仲英 丁濟萬 全啓

中國醫學院 招男女生

宗旨 本院教授中國醫學技術融采西漸養成國醫人才（附設講習院）應社會需要教授主要學術速成中醫人才

教授 章太炎 王一仁 秦伯未 許半龍 費澤堯 陶可箴 嚴蒼山 王潤民 曹尹甫 章次公 王際唐 政起豪 諸先生二十餘人

名額 本院一年級及講習院一年級各五十名

資格 （一）高級中學畢業及有相等程度者（二）學醫數年具有醫學根柢者

手續 自即日起報名隨繳費五元最近四寸半身照片一張報名

試驗 （一）國文（二）生理（三）檢查體格 講習院加考醫論 隨到隨考（自夏歷十二月十六日起二十五日止明正月初六日起十八日止）

院址上海小西門外黃家闕路 章程函索即寄 招生委員會

衛生食譜

沈仲圭

【乙】植物

▲棗粥

(功用)滋脾健胃。固腸止瀉。養血脈。澤肌膚。瘦弱者服之能健。

(製法)先將黑棗蒸透。去皮核。粥將成時調入。大約每粥一盌。可和棗十枚。

(注意)忌與葱魚同食。南棗蜜棗皆無補性。且甜膩損齒。紅棗功用相同。惟略遜耳。

▲豆乳

(功用)本品含蛋白獨多。含水炭素及脂肪次之。滋補之力。不亞牛乳。性能潤腸。有便閉之恆習者。飲之尤宜。

(製法)取黃豆五六十粒(此係一人之量和水可得豆乳一盌)先一日以清水浸之。翌晨取出去皮。以盆杵捶爛。和以開水。用紗布濾之。入鍋煑沸(一透爲限二透即成豆腐)略加糖飲。服時以清晨及臨臥爲宜。如將雞卵打鬆。以此冲食。尤爲補益。

▲杏酪湯

(功用)補肺養胃。潤燥化痰。咳嗽者服之良。

(製法)巴旦杏仁四五十粒。開水泡透。去皮尖。取酪法與前同。

▲桑椹膏

(功用)滋肝腎。充血液。長精神。健步履。并治瘰癧水腫便祕等病。

(製法)采黑熟桑椹。擣研。以布濾汁。瓷器熬成稀膏。酌加白蜜熬稠。貯瓷器中。每用一羹匙。開水冲服。

▲栗粥

(功用)補腎氣。健腰腳。開胃活血。高年最宜。

(製法)米三合。栗十枚。同煑爲粥。一法先將栗蒸熟。擣成粉。俟粥將成時調入。

(注意)生食難消。熟食滯氣。不可多用。

▲七寶粉

(功用)健脾利溼。固本培元。四時常服。勝似其他補品。胃弱體瘦者尤宜。

(製法)山藥蓮子各四兩。白茯苓米仁芡實各二兩。糯米粳米各一升。均炒黃磨爲粉。食時稍加白糖。開水調服。味頗甘芳可口。

▲蓮芡粥

(功用)補健脾。濇精氣。厚腸胃。腹瀉遺精。服之甚驗。

(製法)米一盌。蓮子(去皮心)芡實共半盌。同煑爲粥。食時和以糖及百弗聖。蓋此二物消化甚緩耳。

▲珠玉二寶粥

(功用)此粥補肺陰。潤肺燥。凡胃納不旺。虛熱勞嗽。及一切陰虛之證。當點心食之。功效甚捷。因山藥與米仁合用。則補陰而不失膩滯。利溼而不致傷陰。可以久服。而無流弊。

(製法)生山藥二兩。生米仁二兩。柿霜餅八錢。先將山藥米仁擣爲粗末。煑至爛熟。再將柿霜餅切碎。調入融化。隨意服之。

▲桃棗圓

(功用)補脾胃。滋肝腎。治虛喘溲數。腰痛久瀉諸恙。老人小兒用代點心。亦覺佳妙。

(製法)黑棗胡桃等分。先將黑棗蒸極透。去皮核。乃置胡桃於擂缽中擂碎。入棗同捶爛。爲丸。仍如胡桃大。

(注意)助火生痰。非虛寒者勿多食。

(完)

喉症筆記

陸泉鴻

朱小勿。幸於宜興。其三公子患喉症。諸醫辨證不切。妄投藥餌。類多平淡之品。以冀塞責。優容飯久。日甚一日。乃邀無錫過玉書往診。過視患者。滿口白腐。碎爛不堪。脈象浮數而大。音啞氣促。白塊自落。拒納便閉已多日矣。按之方書。聲瘖爲肺絕。與白塊自落。皆爲不治之症。參以脈象。猶未至於絕地。過斷其風火鬱結。喉爲腐爛。鼻塞而肺氣不通。與金破不鳴有別。白塊爲腐肉浮積。與白喉塊落不同。先用稀涎散加杜牛膝根汁末。以去其痰。後刮後頸項并刺少商穴。以散其毒。喉外[illegible]功散。以提毒外去。方用六味治喉湯加細辛、蘇葉、草河車、玉樞丹(研冲)。以祛毒邪而開其閉。重用元參。以清肺氣。蓋以肺與大腸相表裏。肺氣肅則大腸自通。再加潤腸散以催之。(內有草藥。名潤腸草。能通大便不傷元氣)服藥後大便通而風痰亦少。再用藥日吹數十次。飲食雖能漸進而喉間白腐不退。隨用消腐散漱之。(是方爲過氏祕方。用蒼本、槐花、當歸、白芷、升麻、防風、生甘草、地骨皮、川芎、細辛、薄荷各一錢。水煎去渣。溫含口中。冷則吐之)白腐盡去。未及兩旬。病已痊矣。

中藥配製之衛生牙粉

黃萱孫

人生之幸福。在健康腸胃。保固齒牙。若齒牙不固。則食物難以咀嚼糜爛。雖勉强吞下。胃腸亦無力消化。且堅硬之塊。有刺激胃腸。妨害消化之虞。於是成營養不良。而使全體各機關及精神上大受影響。疾病亦隨之而來。由是觀之。咀嚼豈可忽乎。然咀嚼貴於齒固。今齒已不固。焉能咀嚼者。故須急謀固齒不爲功。牙粉一物。爲固齒之良藥也。然市上所出售者。都碳酸鈣養化鈣碳酸鎂所製成。僅能使齒白艷。毫無固齒之功。且多擦之。有損壞珐瑯質。凡稍知學理者。皆相戒勿用。或有以精鹽擦齒。但久行之。亦有害於上下兩顎之齒齦。而科發之固牙膏。價目昂貴。爲效甚鮮。非平民所能得。茲由友傳秘方。據云甚效。歸而試之。功效頗著。傳之二三親友。亦云甚驗。茲將方錄如下。以供衆覽。法以海螵蛸(漂淨晒乾)四兩。滑石粉(上等)一兩五錢。共和之。即成。日擦一次。頗有靈效。

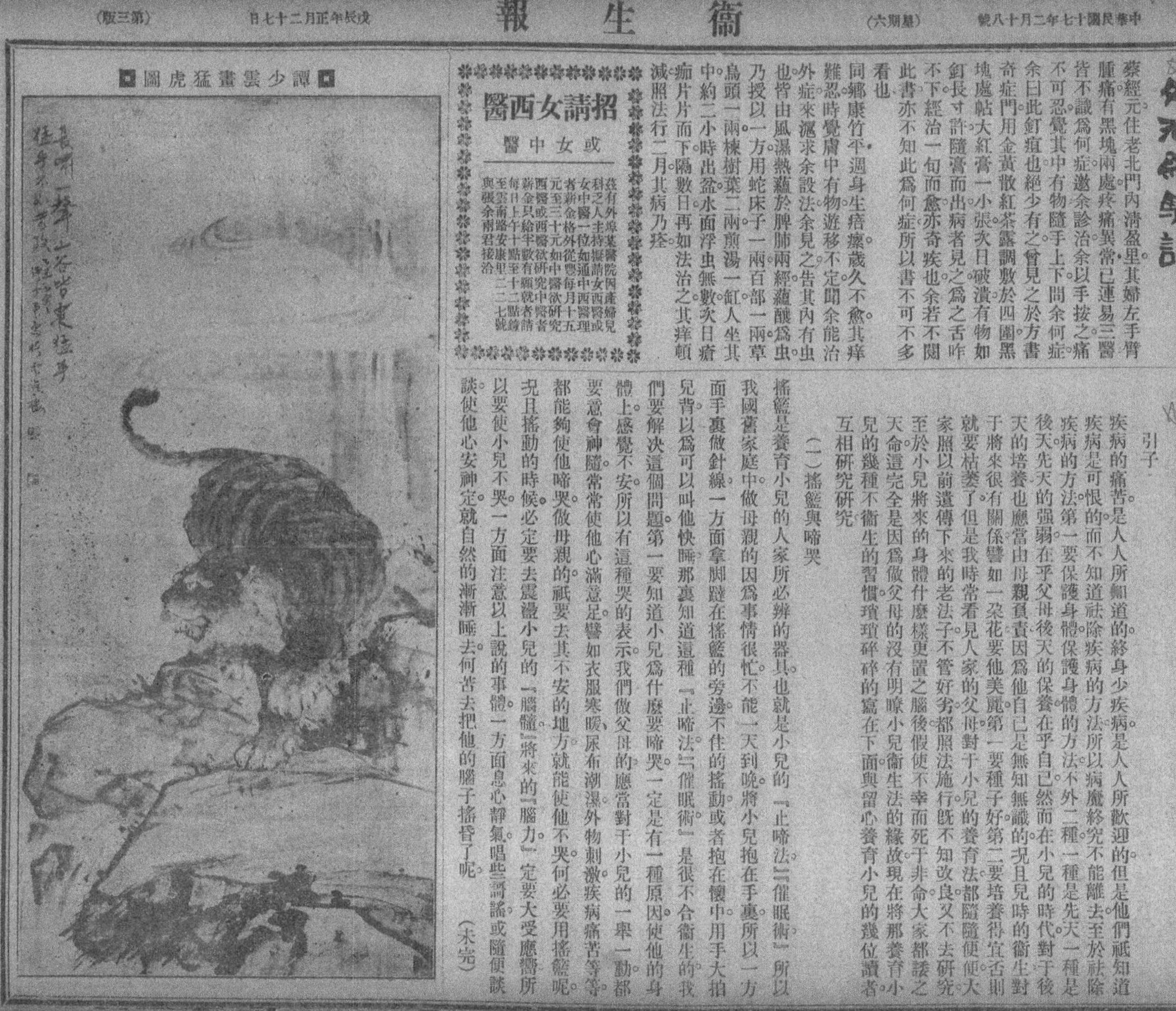

中華民國十七年二月十八號（星期六）　衞生報　戊辰年正月二十七日（第三版）

外科經驗談

左同

蔡經元。住老北門內清盈里。其婦左手臂腫痛。有黑塊兩處。疼痛異常。已連易三醫皆不識爲何症。邀余診治。余以手按之。痛不可忍。覺其中有物。隨手上下。問余何症。余曰此釘疽也。絕少有之。曾見之於方書奇症門。用金黃散紅茶露調敷於四圍。黑塊處帖大紅膏一小張。次日破潰。有物如釘。長寸許。隨膏而出。病者見之。爲之舌咋不下。經治一旬而愈。亦奇疾也。余若不閱此書。亦不知此爲何症。所以書不可不多看也。

同鄉康竹平。遍身生㾦瘰。歲久不愈。其痒難忍。時覺膚中有物遊移不定。聞余能治外症。來滬求余設法。余見之。告其內有虫也。皆由風濕熱蘊於脾肺兩經。蘊釀爲虫。乃授以一方。用蛇床子一兩。百部一兩。草烏頭一兩。楝樹葉二兩。煎湯一缸。人坐其中。約二小時。出盆。水面浮虫無數。次日㾦痂片片而下。隔數日再如法治之。其痒頓減。照法行二月。其病乃痊。

招請女西醫或女中醫

茲有外埠某醫院因產婦兒科之人主持擬請女西醫或女中醫一位如通中西醫理者薪金格外從豐每月十五元至三十元如中醫欲研究西醫或西醫欲研究中醫者薪金只給半數有願就者請每日上午十點至十二點鐘至雲南路安康里二二七號與張余兩君接洽

小兒衛生法

朱振聲

引子

疾病的痛苦。是人人所知道的。終身少疾病。是人人所歡迎的。但是他們祗知道疾病是可恨的。而不知道祛除疾病的方法。所以病魔終究不能離去。至於祛除疾病的方法。第一要保護身體。保護身體的方法。不外二種。一種是先天。一種是後天。先天的强弱。在乎父母。後天的保養。在乎自己。然而在小兒的時代。對于後天的培養。也應當由母親負責。因爲他自己是無知無識的。况且兒時的衛生。對于將來很有關係。譬如一朶花。要他美麗。第一要種子好。第二要培養得宜。否則就要枯萎了。但是我時常看見人家的父母。對于小兒的養育法。都隨隨便便。大家照以前遺傳下來的老法子。不管好劣。都照法施行。既不知改良。又不去研究。至於小兒將來的身體什麼樣。更置之腦後。假使不幸而死于非命。大家都諉之天命。這完全是因爲做父母的沒有明瞭小兒衛生法的緣故。現在將那養育小兒的幾種不衛生的習慣。瑣瑣碎碎的寫在下面。與留心養育小兒的幾位讀者。互相研究研究。

（一）搖籃與啼哭

搖籃是養育小兒的人家所必辨的器具。也就是小兒的『止啼法』『催眠術』所以我國舊家庭中。做母親的因爲事情很忙。不能一天到晚。將小兒抱在手裏。所以一方面手裏做針線。一方面拿脚蹬在搖籃的旁邊。不住的搖動。或者抱在懷中。用手大拍兒背。以爲可以叫他快睡。那裏知道這種『止啼法』『催眠術』是很不合衛生的。我們要解决這個問題。第一要知道小兒爲什麼要啼哭。一定是有一種原因。使他的身體上。感覺不安。所以有這種哭的表示。我們做父母的應當對于小兒的一舉一動。都要意會神隨。常常使他心滿意足。譬如衣服寒暖、尿布潮濕、外物刺激、疾病痛苦等等。都能夠使他啼哭。做母親的。祗要去其不安的地方。就能使他不哭。何必要用搖籃呢。况且搖動的時候。必定要去震盪小兒的『腦髓』。將來的『腦力』一定要大受影響。所以要使小兒不哭。一方面注意以上說的事體。一方面息心靜氣。唱些謌謠。或隨便談談。使他心安神定。就自然的漸漸睡去。何苦去把他的腦子搖昏了呢。

（未完）

譚少雲畫猛虎圖

中醫雜誌五八彙選出版

本彙選內容較一四彙選更為進步取材純以眞理實事為依歸可推全國中醫界出版物之巨擘允無愧色矣書分上下兩厚冊實價大洋一元五角寄費一角季刊現出至第二十五期訂閱全年共計四冊連郵祇收大洋一元

總發行所 上海西門石皮弄中醫學會

寄售處 商務中華各書局

劉左同醫士

內外咽喉科均用中國古法新式手術毫無痛苦寓老北門內穿心街潘家衖口八十號

門診時間 上午八時起下午三時止

出診時間 下午三時後

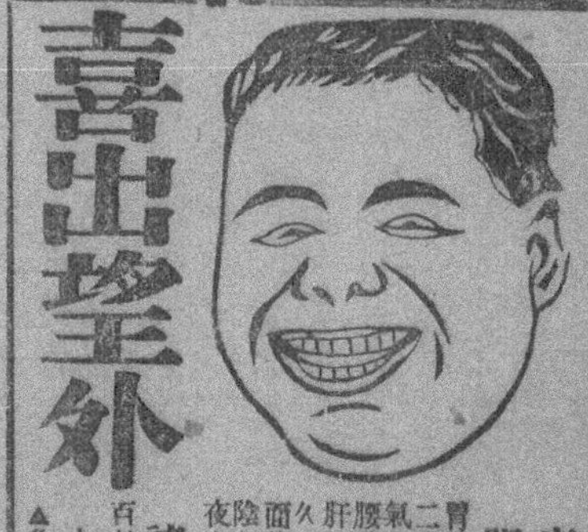

家庭醫藥常識

我國家庭。對于普通醫藥常識。極不注意。偶然患病。則以可貴之生命。皆付諸醫者之手。既不知病原。又不明藥性。設遇庸醫。勢必增劇。本報有鑒于此。特將古今來各種驗方。經實地試驗後。而確有靈效者。一一披露于後。且說明其治病之所以然。用筆淺顯。務使家庭婦孺。一目了然。且歡迎讀者投稿。一經登錄。酬資從豐。

（三）無痛苦之戒煙法

李壽芝

昏瞶無能的亡清。不曉得林文忠公政治上外交上的大眼光大策略。殺了他。賠了款。喪失了國權。陷害了同胞。間接的受了英帝國主義慢性的醉麻的毒劑。流毒到現在。這是多麼地痛心呵。但是沈淪黑籍中的人們。也有一朝覺悟。迷途知返的。於是吃什麼戒煙丸。以嗎啡作原料。拿來代替。豈知離掉鴉片。離不掉丸藥。橫豎是一樣的。要是進戒煙醫院。一有不察。又墮入欺騙術中。索費甚巨。以此叫人愈加墮落。難以振拔了。更有下等的。去打嗎啡針。飲鴆止渴。不久亡身。實是可憐。壽芝久想搜集戒煙方法。于國計民生上。不無小補。最近在西醫李君處。聽到一個珍祕良方。說是無試不驗。無痛苦戒煙。現在寫在下面

賣好了土。收好了漿。另外將熬成濃汁的甘草膏。滲在煙膏內。起初約在十分之二。以後十分之四。之六。之八。逐漸的增加。等等幾個月後。癮已去了。就光燒着甘草膏。也覺得苦盡甘來。視若無事了。並且還有個極大極妙的結果。就是此後非但不想鴉片。便是吸到口裏也就自然會得嘔吐起來。不能再吸。

不過法子雖是如此。據說不可給本人曉得。倘若知道。他就不大願意吸這個。因為鴉片一半是疑癮。一經說穿。就燒得不起勁。沒有味兒了。所以這種戒煙的工作和責任。祇好叫他們的孝子賢孫良妻寵妾擔任了。

最後我們拿醫學的眼光來觀察甘草是有戒煙可能性的。因爲牠有清火解毒和中補氣的力量。內外科皆重用的。價錢又廉。手續又簡。黑籍的沉溺人。可以替他一試。解除他的痛苦啊。

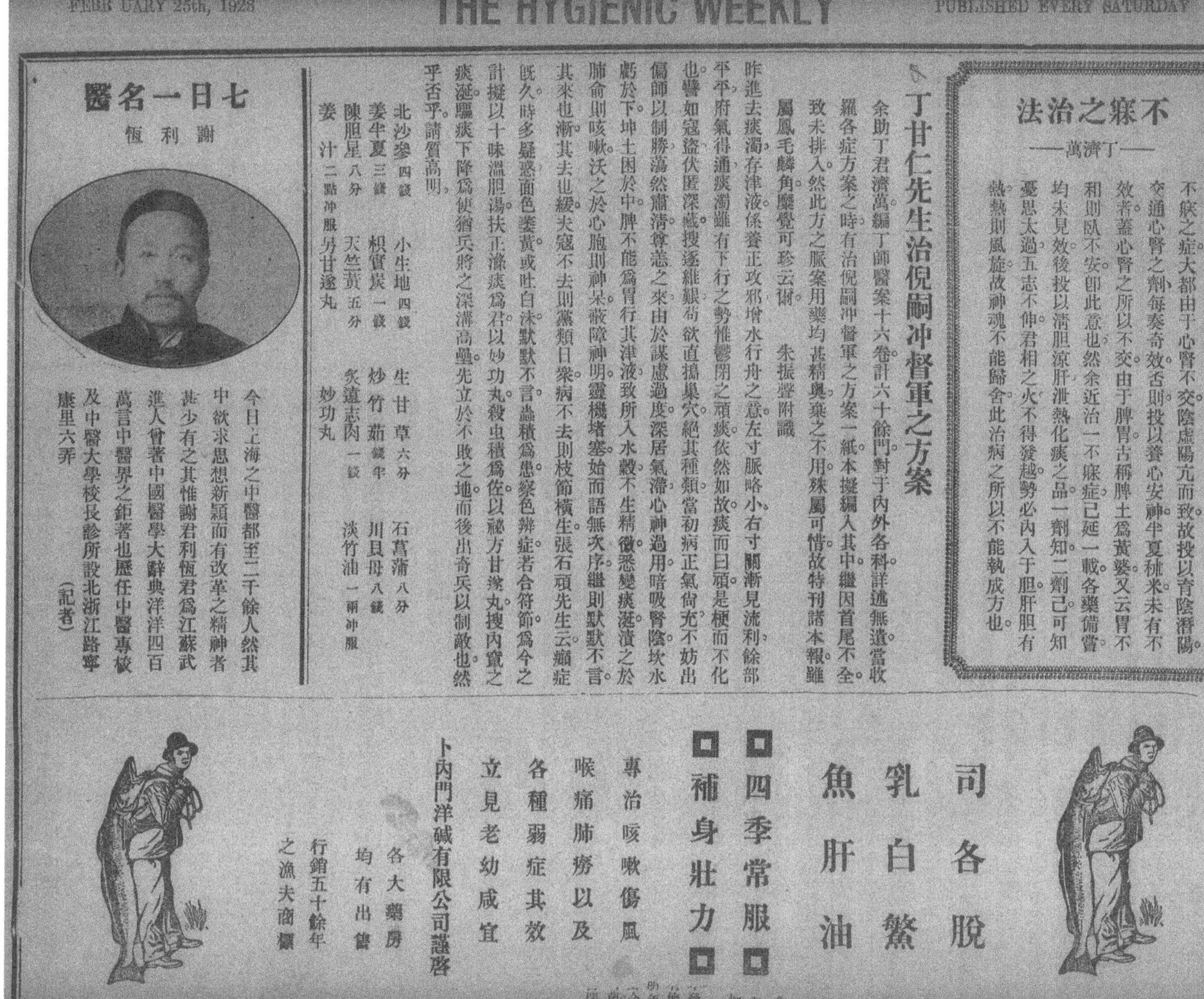

FEBR UARY 25th, 1928　THE HYGIENIC WEEKLY　PUBLISHED EVERY SATURDAY

不寐之治法

——丁濟萬——

不寐之症。大都由于心腎不交。陰虛陽亢而致。故投以育陰潛陽。交通心腎之劑。每奏奇效。否則投以養心安神。半夏秫米。未有不效者。蓋心腎之所以不交。由于脾胃。古稱脾土爲黃婆。又云胃不和則臥不安。即此意也。然余近治一不寐症。已延一載。各藥備嘗。均未見效。後投以清胆涼肝。泄熱化痰之品。一劑知。二劑已。可知憂思太過。五志不伸。君相之火。不得發越。勢必內入于胆。肝胆有熱。熱則風旋。故神魂不能歸舍。此治病之所以不能執成方也。

丁甘仁先生治倪嗣冲督軍之方案

余助丁君濟萬。編丁師醫案十六卷。計六十餘門。對于內外各科。詳述無遺。當收羅各症方案之時。有治倪嗣冲督軍之方案一紙。本擬編入其中。繼因首尾不全。致未排入。然此方之脈案用藥。均甚精奧。棄之不用。殊屬可惜。故特刊諸本報。雖屬鳳毛麟角。覺可珍云爾。　朱振聲附識

昨進去痰濁。存津液。係養正攻邪。增水行舟之意。左寸脈略小。右寸關漸見流利。餘部平平。府氣得通。痰濁雖有下行之勢。惟鬱閉之頑痰。依然如故。痰而曰頑。是梗而不化也。譬如寇盜伏匿深藏。搜逐維艱。苟欲直搗巢穴。絕其種類。當初病正氣尚充。不妨出偏師以制勝。蕩然肅清。尊恙之來。由於謀慮過度。深居氣滯。心神過用。暗吸腎陰。坎水虧於下。坤土困於中。脾不能爲胃行其津液。致所入水穀。不生精微。悉變痰涎。漬之於肺。則咳嗽。沃之於心胞。則神呆。蔽障神明。靈機堵塞。始而語無次序。繼則默默不言。其來也漸。其去也緩。夫寇不去則黨類日衆。病不去則枝節橫生。張石頑先生云。癲症既久。時多疑惑。面色萎黃。或吐白沫。默默不言。蟲積爲患。察色辨症。若合符節。爲今之計。擬以十味溫胆湯。扶正滌痰爲君。以妙功丸殺虫積爲佐。以祕方甘遂丸搜內竄之痰涎。驅痰下降爲使。猶兵將之深溝高壘。先立於不敗之地。而後出奇兵以制敵也。然乎否乎。請質高明。

北沙參四錢　小生地四錢　生甘草六分　石菖蒲八分
姜半夏三錢　枳實炭一錢　炒竹茹錢半　川貝母八錢
陳胆星八分　天竺黃五分　炙遠志肉一錢　淡竹油一兩沖服
姜汁二點沖服　另甘遂丸　妙功丸

七日一名醫

謝利恒

今日上海之中醫都至二千餘人然其中欲求思想新穎而有改革之精神者甚少有之其惟謝君利恒君爲江蘇武進人曾著中國醫學大辭典洋洋四百萬言中醫界之鉅著也歷任中醫專校及中醫大學校長診所設北浙江路寧康里六弄（記者）

LADIES' HEALTH

婦女衛生

女子醫學研究會編輯

投稿簡章

（一）稿數之篇什。絕對非紀。
（二）篇幅一千字以上之稿件不收。
（三）來稿從及未刊完之稿件不收。
（四）來稿宜選用簡明通俗之著作。而述普通醫學者為合格。
（五）來稿內容。以適合女子者。尤為歡迎。
（六）一經登錄。酬資從豐。

經病辨治

宋英齡

婦人以血為主。月經為最要之一端。按月如期而來。（正常期係二十八天一次）血量不多不少。血色不淡不濃。是為康健無病之常態。若體有違和。或以六淫七情之影響。經水不調。或閉止不通。是為經病之現象。其因妊娠、乳哺而有避年、居經、暗經等。此為生理有特殊。自當別論。不能作病態觀也。

月經病之大綱可分為二。曰不調。曰不通。而其間有兼證者。或疼痛。或發熱。最宜詳辨。茲先就月經不調一端言之。

月經不調。為經病中之最多且最要者。其要病之因。或由交合非時。或由行經不慎。或由六淫之波及。或由七情之影響。其為病。經來期候參差。或先或後。血量不準。或多或少。血色不正。或淡或濃。或更有兼證者。皆當因證施治。

經來先期。多屬血分有熱。芩連四物湯為主方（四物湯加黃芩、荊芥）。而川芎只宜少用。丹皮、梔子不妨酌加。血量多而色濃者。須加阿膠、生地。

經來後期。多屬血分不足。八珍湯為主方。血量少而色淡者。須加紅花、肉桂。

經不調而兼見腹痛者。須分經行前後。痛在經將行之前。多屬實滯。如氣滯。延胡索湯（延胡、當歸、赤芍、桂枝、乳香、沒藥、炒蒲黃、）為主方。如寒濕。溫經湯（吳萸、歸、芍、川芎、人參、桂枝、生薑、丹皮、阿膠、麥冬、半夏、甘草、烏梅、麥冬、阿膠、丹皮、用時須斟酌）為主方。血分積滯。通經湯（四物加川楝、小茴、檳榔、延胡、木香）為主方。痛在經行以後。多屬虛痛。當歸建中湯（小建中湯加當歸）為主方。

經不調而兼見發熱者。亦須分經行前後。經將行而發熱者。多屬肝鬱。宜加味逍遙散（逍遙加梔子、丹皮、）為主方。經行後發熱者。多屬血虛。六神湯（四物湯加黃芪、地骨皮、）為主方。

其他兼見諸狀。或挾外感。或因內傷。或屬表證。或屬裏症。難以枚舉。總于調經方中酌加治兼證之藥可耳。茲再就月經不通一端言之。

月經不通。謂之經閉。病皆由經候不調為甚。有因血滯經閉者。有因血枯經閉者。血滯為實。血枯為虛。同一經閉。治分天淵。

經閉之因于血滯者。不外氣鬱、寒凝、熱結、痰阻。所謂有餘症也。其症狀。為月經不通。腹部脹痛。或兼寒熱。逍遙散、紅花湯（紅花、歸尾、赤芍、桃仁、牛膝、蓬朮、延胡、桂枝、香附、青皮、劉寄奴、紫葳花、）澤蘭湯（澤蘭、當歸、赤芍、甘草、）玉燭散（四物湯合調胃承氣湯）大黃膏（一味大黃）為主方。如室女寡婦。師尼患此者。宜以通經散（三棱、莪朮、歸尾、赤芍、紅花、官桂、烏藥、延胡、牛膝、丹皮、陳皮、劉寄奴、穿山甲、）柴胡抑肝湯（柴胡、青皮、赤芍、香附、梔子、丹皮、地骨皮、川芎、生地、蒼朮、神麯、連翹、甘草、）為主方。

經閉之因于血枯者。多屬內傷血虧。所謂不足病也。其症逐漸而來。先由經來血量減少。以致完全不通。腹無脹痛。身無寒熱。即或有之。亦時作時休。每為婦人成癆之初步。故宜從早醫治。切戒破血行經之峻劑。以養真湯（四物加茯苓、陳皮、益母草、山萸肉、梔子、香附、小茴香）烏骨雞丸（方藥製合詳葉氏女科證治秘方卷一第十一頁容另錄）柏子仁丸（柏子仁、牛膝、續斷、地黃、澤蘭、卷柏）為主方。餘如十全大補、人參養榮、補中益氣、八珍等方。有時均宜酌用。室女病此多不治。

凡經閉不行。而起居飲食如常。並無病態者。在婦人須慮懷孕之徵。在室女須慮避年之象。可以弗藥。即服方亦祗可調養氣血。切莫妄用通經行血之劑。又不可不知也。

難產之原因及治法

步卿

難產原因。厥有七端。一因安逸。蓋婦人懷胎。血以養之。氣以護之。宜時常行動。血氣周流。胞胎容易。故田家勞苦之婦。其產甚易。若久坐久臥。氣血凝滯。即必難產。治宜神佑保胎丸主之。二因厚味。蓋恣食厚味。多致胎肥。難產。治宜瘦胎飲主之。三因憂怒。蓋憂怒則氣滯。氣不暢行。胎難產下。治宜滑胎飲主之。四因憂疑。蓋今人不知生產自然之理。或問補於鬼神。或用藥求於卜筮。或里中有產厄者。孕婦聞之。則懼。懼則氣怯。故亦難產。治宜壯膽易產湯主之。五因痛陽。蓋兒出胞胎。全賴氣以送之。血以潤之。氣血不足。必致難產。治宜達生散主之。六因倉皇。蓋兒頭未抵子門。但見腹痛。遽即努力催生。以致橫生倒生。治宜保產無憂散主之。並用手術。自然仍能正生。七因乏力。蓋臨產用力太早。及兒欲出。即力已乏。以致難產。治宜人參湯主之。此難產原因及治法之大要也。世之婦女。苟能究心於此。自無難產之患矣。

無子原因及其治療

雲濤

製造小兒。為男女固有之本能。或因生殖器發生疾病。而失生殖之本能者。亦有之。然求醫診治。乃事理之當然。有何可恥。惜世人以無子為天命。不究其原。不療其病。竟默然一世。而不自悟。良足慨也。茲將其原因及治法列舉於下。聊為世人常識之一助焉。

原因

（一）於由手淫或淫慾過度。致損失身體之健康。
（二）射精過早。
（三）陰部腫脹。
（四）子宮不正。
（五）男女無同時之美感。
（六）交媾不得其時。

治療

（一）必須痛改惡習。保養身體。注重精神之愛養之歟。（如能暫停一二年尤佳）
（二）宜用冷水沖洗陰部。下腹纏以毛布。節飲食。勤運動。並修養精神。
（三）以鉛糖水或硼酸水洗滌包莖。
（四）可以手術治療。或性交時。男子倚側取勢。以期精液直射子宮。
（五）兩性情慾同時發動時。方可性交。
（六）性交時。宜在行經後一星期內。

編輯餘瀋

秀娟

本報發行以來。也已經有三期了。我們因為缺乏辦報的經驗和才能。所以在編輯的體例上方法上都欠週到。且不免很有許多疏漏貽笑的地方。這是要請讀者包涵的。

我們現在要迎合讀者心理起見。所以極力想拿這『婦女衛生』的篇子和排法來澈底的改良一下。讀者假使有什麼高見。不妨隨時指教。

這一期因為稿子太擁擠了。所以『七日一病說』不克排入。准在下期起接續刊載。

FEBRUARY 25th, 1928　THE HYGIENIC WEEKLY　PUBLISHED EVERY SATURDAY

餘興欄

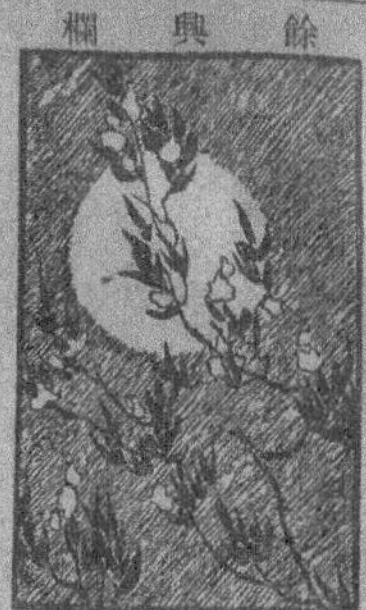

醫林趣話

宋大仁

昔韓愈治學。記事者提其要。纂言者鉤其玄。搜羅剔抉。汰礫存金。作未雨之綢繆。備將來之參考。故學之於記。其用宏矣。而醫之有話。亦猶是也。考之典籍。唐王勃有醫話序一卷。實爲醫話之濫觴。宋有張杲醫說十卷。明有俞弁續醫說十卷。迨清代則作者如林。史典著願體醫話。黃凱鈞著友漁齋醫話。王士雄編柳州醫話。毛祥麟著對山醫話。陸以湉著冷廬醫話。柳寶詒著惜餘醫話。趙彥暉著存存齋醫話。丁福保著醫話叢存。日本丹波氏作醫賸。各本個人之閱歷。或話所聞。或話所見。或話所心得。或轉述師友之見聞。或指摘醫家之利弊。或憲章先哲之名言。或紀錄時賢之舊語。雖言多精當。而或高談哲理術數。或敘述藥理方義者。亦屬不少。常人瀏覽。味同嚼蠟。且有開卷欲睡之弊。本編一以清麗與趣爲主。意在令人觸睹怡情。拋愁釋倦。故名之曰趣話。雖不敢敷纂古人治學之方。亦增益神智之法也。用質鴻達。覽而教之。

■小人奇症

天津鹽商某患一奇症。胸膈間有一物梗悶。久之。知有一小人在膈。能言語。惟病者自聽之。旁人不之聞也。小人若言欲食何物。即須與之食。如有食物至。小人言不食。即不能下咽。病者苦之。百治罔效。聞某善醫。邀治之。令取大蛛網數十枚。層疊貼於胸前背中。仍敷以藥。無何。小人在內呼細縛甚楚。蛛網亦漸入皮內。醫者言此小人若能生出之。是一至寶。欲生出之。病者覺腹脹不可忍。乃以藥化之。及化下。身體俱無。惟存其首長寸餘。宛然一姣好童子矣。輟耕錄載。都下兒患頭痛。有回回醫官用刃劃開額上。取一小蟹出。蓋皆理之不可解者也。（竹葉亭雜記）

■服響豆之效

同年李侍郎奉倩言。樂安縣有孫公者。年九十。強健如四五十歲人。自言生平惟服響豆。每歲槐子將熟時。輒令人守之。不令鳥啄。落既成實。即收作二枕。夜聽其有聲者。即響豆也。因棄其餘。如是數易。而得響豆所在。每樹不過一枚。每歲服不過一粒。如是者數十年矣。無他術也。（池北偶談）

■冷水發伏熱病

徐嗣伯爲臨川王映所重。時直閤將軍房伯玉服五石散十許劑。無益。更患冷。夏日常複衣。嗣伯爲診之曰。卿伏熱。應須以水發之。非冬月不可。至十一月。冰雪大甚。令二人夾捉伯玉。伯玉解衣坐石上。取冷水從頭澆之。盡二十斛。伯玉口噤氣絕。家人啼哭請止。嗣伯遣人執杖防閤。敢有諫者撾之。又盡水五斛。伯玉始能動。而見背上彭彭有氣。俄而起坐曰。熱不可忍。乞冷飲。嗣伯以水與之。一飲一升。病都差。自爾恆發熱。冬月猶單衣。體更肥壯。（齊書）

■男子產子

宣和六年。都城有賣菓男子。孕而生子。蓐後七日而逝云。（宋史五行志）

嘉靖四年十一月。九圖一圖孔方。男子生子。里老朱盛具呈。巡按御史朱寶昌體勘得實。以災異奏聞。（皐縣志）

按二申野記及西樵野記。俱載是事。日本岡山市一商人。年四十歲。形貌一如普通男子。且有妻子。但按月有月經。與婦女之天癸無[illegible]。經安藤醫學博士診察後。始知該男子腹中確有卵巢。毫無差異。且其聲音柔細。舉動溫靜。不像男性。安藤博士謂從來外形上有男女性者。頗不乏人。然腹中有男女兩性者。此爲世界初有之怪事云。（大阪每日新聞）

■炙丹田之效

豐城李仲武嘗言。丹徒令以捕寇徙官。令初尉臨海。有寇魁年八十。筋力絕人。盛寒臥地飲冰。了不爲異。人皆以妖妄疑之。既就捕。令訊無他。自言年三十許時。有道人告已云。凡物經火乃能壽。土赴水即潰。瓦礫乃至千年。木仆地即朽。殘之埋沒。更堅緻。人之灼灸。猶是也。用其語。歲灸丹田百炷。行之蓋四十餘年。其後坐斃市。令密使人決腹視之。有白膜總于臍。輪若芙蕖狀。披之蓋數十重。疊一歲一膜耶。（能改齋漫錄）

男女婚期之研究（續）

戴仁

（二）兒女愚智問題　有人把些衛士麥弗蘭克林拿出來做比例。說他們的父親都是遲婚的。不知這些一面之詞。實是不合邏輯。劉先生四十五歲以後。纔生了阿斗。何以費盡孔明的心血。還輔他不成功呢。反觀大禹的兒子啓。岳飛的兒子雲。何嘗不是少年人生的呢。可見得婚姻遲早。對於兒女問題。毫無關係了。王侯將相本無種。不然個個王侯將相。都要變爲遲婚的新學家了。

（三）早婚者的經濟與求學問題　早婚者經濟不足。無暇求學。這不是婚者的過失。乃是社會的過失。因爲個人有利。即於社會有害。反是社會有利。即於個人有害。二者都不公平。所以社會一面當補助求學經費。一面多開夜校的大學。如此遲婚者與經濟等問題。都可以解決了。

（四）男女分配的關係　男子的生產力。能自二十歲延至六十歲。女子生產力。只能自十八歲延至四十歲。相差如此。使男子四十而娶。豈非女子待四十纔嫁。豈是人情。若不然。男子更擇少艾。則壯者也擇少艾。老者也擇少艾。少艾之數有限。分配不勻。則蓄妾宿妓不能免了。蓄妾是多妻的變相。宿妓是多夫的變相。譬如天生男女。男百人。女百人。其中有十個男子。各娶七妻。共佔去女子七十名。只餘九十名男子。三十名女子了。其中有二十男子。各娶一女子。共佔去女子二十名。只餘男子七十名。女子十名了。如此怎樣配法。求者七十。而供者十。就莫怪此十名女子變成妓女了。且由遲婚而變爲守獨身主義之人甚多。如此男女分配。更不能均平了。

（五）世界人丁的關係　除了蓄妾的方法而外。男子生殖的機會。視女子爲轉移。大抵二十至四十之間。每三年舉一嬰。二十年當中。不過僅得七嬰。（此指男女年齡相等而言）如能遲婚十年。則生子平均不過二三人。遲婚十五年。僅得一二人。或且絕後。遲婚二十年以上。父母體力俱衰。不能生育。所謂「待我二十五年不來而後嫁。則將就木焉」。總之單傳必有絕後之憂。一二人如此。還不要緊。多數人如此主張。便要滅種了。後代必當比前代人數多些。因爲刀兵、疾疫、夭亡之數極多。如無後備的人丁。拿什麼東西來好填補死亡的遺缺。馬爾他氏說。現在世界的人丁。還是多多益善啊。農業發達。更不憂糧食問題。因此世界人類。都負有殖民的責任。早婚遲婚都要負責。何不有始有終的去担那責任呢。

世界發明各種傳染病菌之歷史

記者

世界科學發達。醫學借科學之力。進而研究微菌爲致病之原。於是天花、鼠疫、霍亂、瘧疾、花柳、白喉、肺炎、傷寒、痢疾、紅熱、咳嗽等菌。先後發明。茲將發明之歷史。一備述焉。

其最著者。是爲英國醫士冉納氏。曾於一七九八年發明種痘法。至今世界文明各國。無不坐享其成。又有德醫柯克氏。於一八七六年發見細菌生殖之理。其明年發明染料察菌之法。一八八一年又發明種菌法。至今始得各症主要之病菌焉。一八八二年又發見癆病菌。其明年又發見霍亂菌。細菌學家造福於人類者。自開闢以來。未有過於柯克者也。

法人巴斯德氏。亦細菌學之偉人也。一八八一年發見肺炎菌。又二年發見用菌注射之理。近代醫者利用其法。可免傷寒、霍亂以及類此諸症之傳染焉。一八八五年。氏又發明瘋狗咬傷治療法。尤爲世人所推重。一八六五年。有僧人曼德氏發見植物遺傳之理。由是推之於動物。頗相準。迨至一八七一年以迄一八七四年間。韓仙氏發見癩瘋菌。一八七九年。奈色氏發見淋菌。一八八〇年間。艾白斯氏發見傷寒菌。又萊福蘭氏發見瘧疾原蟲。一八八三年。克來卜斯發見白喉菌。一八八四年。尼克賚耳發見中風菌。亦曰痙菌。同年有克來勃者。發見淋病致盲預防法。一八八七年。外克賽爾鮑氏發見腦膜炎菌。一八九二年。法福爾氏發見時疫流行菌。一八九〇年。方畢林氏發明清血注射治療白喉法。一八九四年。日人北里氏及法醫業爾辛氏發見鼠疫菌。一八九五年。路史氏發見鉤蟲嚐廣傳染法。一八九六年。魏大耳氏發見血清黏菌之理。一八九七年。日人志午氏發見痢疾菌。一八九八年。英醫羅斯氏發見花蚊爲傳瘧疾之媒介。一八九九年。羅德能卡羅耳氏發見白斑蚊爲黃熱傳染媒介物。一九〇五年。法醫鮑爾對與秦諾氏發見嘀嗽菌。一九〇五年。蕭定氏發見梅毒螺旋蟲。迨至一九〇九年。法醫尼可紙氏發見瘟熱爲虱所傳。先是一八九七年。西門德氏曾謂鼠瘟爲蚤所傳。其後由印度鼠瘟調查會證實之。至是傳染之各種險症。皆已粗知其歷史。凡此種種之發見。皆足使我輩知各種疾病醞釀之因。傳染之理。與夫細菌之生活。防疫之方針矣。

本報問答欄

簡章

(一)本欄除本報編輯自任答覆外。並聘請章太炎君曹穎甫君王一仁君秦伯未君許半龍君担任爲顧問

(二)所問病症。須確有研究之價值。否則恕不答覆。

(三)非本報定戶。每題須納費一元。以示限制。

(四)問者須詳述病症之原因。及現在之狀態。經過之治療等等。

問友人羅君病　新加坡王少良

友人羅君其妻爲西醫剖腹而死因之猝受驚痛大解不通夜不能寐神志不寧時時懼死胸及左脇痛脈弦按之無力苔厚微黃當以何法治之（下略）

答王少良問　朱振聲

細君永逝。不無悲哀。西醫誤治。定多鬱怒。此乃得疾之原也。蓋悲則屬于肺。過悲則金來尅木。怒屬于肝。過怒則木勢橫行。經云悲怒氣逆則傷肝。旨哉斯言。良以悲則肝木鬱遏於下。大便爲之不通。怒則肝火衝犯於上。寤寐爲之不寧。且肝爲藏魂之所。魂屬陽。隨神而往來者也。神魂不安。故時時懼死。至脇左乃肝之部位。脈弦爲肝之形象。邪盛則苔厚。熱化則微黃。細參此證。邪熱已盛。攻之之勢。豈容再緩。然脈來無力。陰氣之虧損可知。攻之不足以去邪。而適足以傷正。補之不足以扶正。而適足以助邪。治之之治。殊爲棘手。計維溫涼同用。攻補並施。戴北山所謂下勿轉下。攻裏必兼固氣生津液。宗此法以治之。宜黃龍湯加減。未識　尊裁以爲如何。錄方候正。

吉林參八分　製川軍三錢　生石決八錢　生白芍一錢五分　全當歸二錢

製川朴八分　川鬱金一錢五分　生枳實一錢　白蒺藜三錢　生甘草六分

紅棗二枚

贈送凍瘡原因及預防治療法（張氏醫學小叢書之一）

本編爲武進張贊臣先生手著。以淺顯通俗不尚艱深之筆。墨叙述凍瘡之原因及預防治療法。分門別類。頗爲精詳。乃誠醫界及家庭之寶筏。今爲普及起見。廣贈各界。欲使社會人士個個得能明瞭其中之要素。則庶幾於未形前有所預防。已萌後僅有治療。不至爲庸夫所誤。習俗所惑。其內容分凍瘡之救濟提要。原因病理的觀察。易發部位。症候及變遷。經過。預防治療。(一)民間療法。(二)藥物療法。結論等。此書以瑞典紙精印。用糊色紙封面。洋裝一小册。美麗雅緻。不忍釋手。函索者附郵票三分。即寄一册。多則類推。

總發行所上海雲南路安康里醫界春秋社

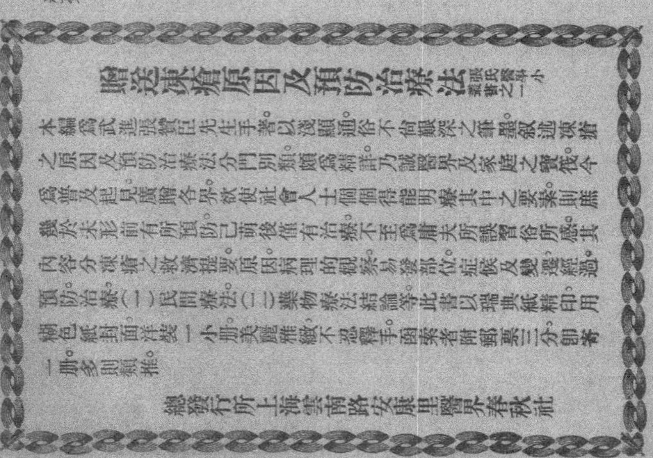

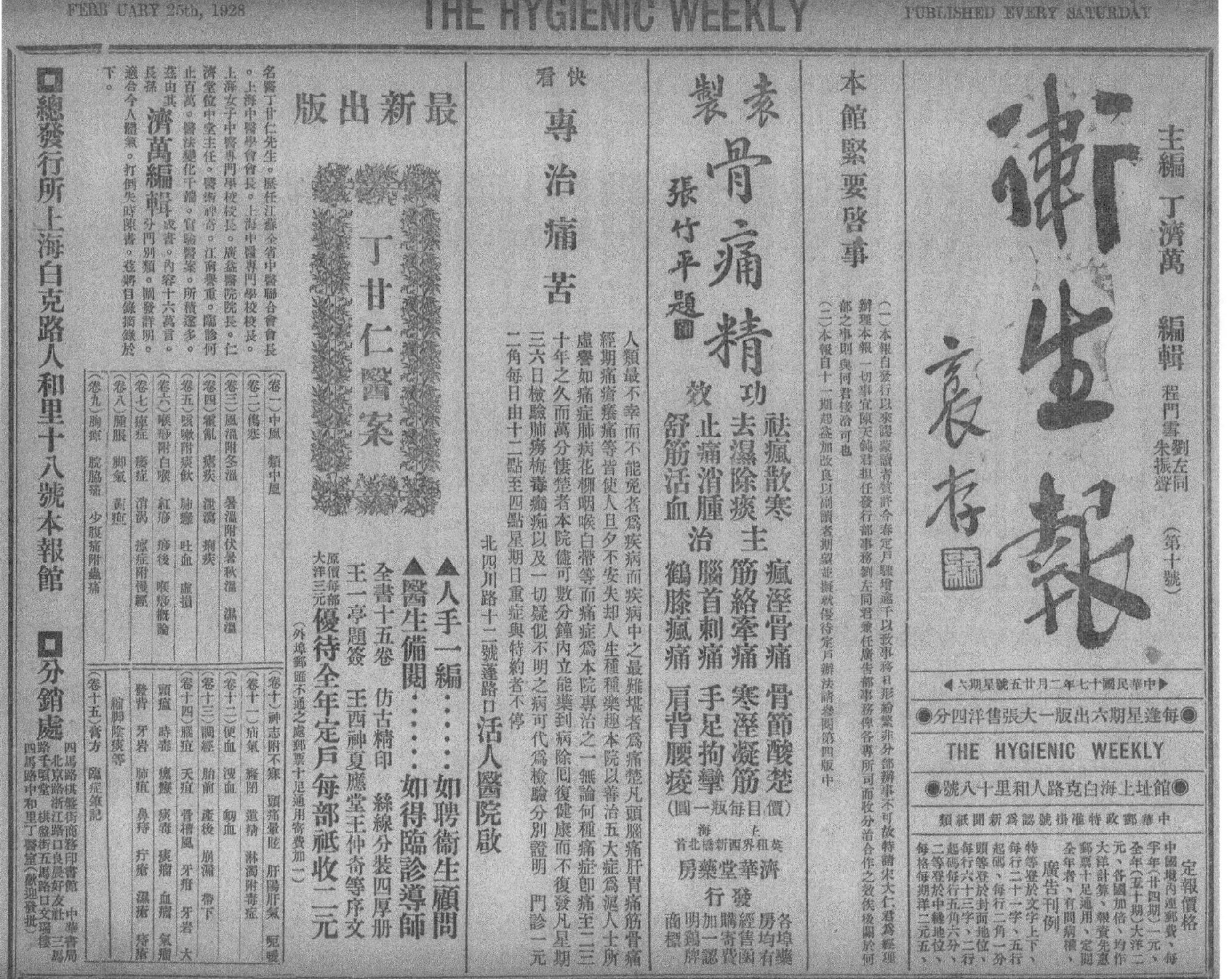

FEBRUARY 25th, 1928

THE HYGIENIC WEEKLY

PUBLISHED EVERY SATURDAY

衛生報

主編 丁濟萬

編輯 程門雪 劉左同 朱振聲

（第十號）

◀中華民國十七年二月廿五號星期六▶

◉每逢星期六出版一大張售洋四分◉

THE HYGIENIC WEEKLY

◉館址上海白克路人和里十八號◉

中華郵政特准掛號認為新聞紙類

定報價格

中國境內連郵費、每半年（廿四期）一元、全年（五十期）大洋二元、各國加倍、均作大洋計算、報資先惠、郵票十足通用、定閱全年者、有問病權、

廣告刊例

特等登於文字上下、每行二十一字、五行起碼、每行二角一分、頭等登於封面地位、每行六十三字、二行起碼、每行五角六分、二等登於中縫地位、每格每期洋二元五、

本館緊要啓事

（一）本報自發行以來謬蒙讀者贊許今春定戶驟增逾千以致事務日形紛繁非分部辦事不可故特請宋大仁君爲經理辦理本報一切事宜陳天鈍君担任發行部事務劉左同君兼任廣告部事務俾各專所司而收分治合作之效俟後關於何部之事則與何君接洽可也

（二）本報自十一期起益加改良以副讀者期望並擬就優待定戶辦法請參閱第四版中

袁製 骨痛精

張竹平題

功 祛瘋散寒 去濕除痰 主 瘋溼骨痛 筋絡牽痛 骨節酸楚 寒溼凝筋

效 止痛消腫 舒筋活血 治 腦首刺痛 鶴膝瘋痛 手足拘攣 肩背腰痠

（價目每瓶一圓）

上海英租界西新橋北首 濟華堂藥房 發行

各埠藥房均有經售函購寄費加一認明鷄商標

快看 專治痛苦

人類最不幸而不能免者爲疾病而疾病中之最難堪者爲痛楚凡頭腦痛肝胃痛筋骨痛經期痛瘡癢痛等皆使人旦夕不安失却人生種種樂趣本院以善治五大症爲滬人士所處譽如痛症肺病花柳咽喉白帶等而痛症爲本院專治之一無論何種痛症卽痛至二三十年之久而萬分悽楚者本院儘可數分鐘內立能藥到病除回復健康而不復發凡星期三六日檢驗肺痨梅毒癲痴以及一切疑似不明之病可代爲檢驗分別證明　門診一元二角每日由十二點至四點星期日重症與特約者不停

北四川路十二號蓬路口 活人醫院啓

最新出版 丁甘仁醫案

▲人手一編……如聘衛生顧問

▲醫生備閱……如得臨診導師

全書十五卷　仿古精印　絲線分裝四厚册

王一亭題簽　王西神夏應堂王仲奇等序文

原價每部大洋三元 優待全年定戶每部祇收二元

（外埠郵匯不通之處郵票十足通用寄費加一）

名醫丁甘仁先生。歷任江蘇全省中醫聯合會會長。上海中醫學會會長。上海中醫專門學校校長。上海女子中醫專門學校校長。廣益醫院院長。仁濟堂位中堂主任。醫術神奇。江南舉重。臨診何止百萬。醫法變化千端。實驗醫案。所積遂多。茲由其長孫 濟萬編輯 成書。內容十六萬言。分門別類。闡發詳明。適合今人體氣。打倒失時陳書。茲將目錄摘錄於下。

（卷一）中風　類中風

（卷二）傷寒

（卷三）風溫附冬溫　暑溫附伏暑秋溫　濕溫

（卷四）霍亂　痢疾　泄瀉　痢疾

（卷五）咳嗽附痰飲　肺癰　吐血　虛損

（卷六）喉痧附白喉　紅痧　痧後　喉痧概論

（卷七）瘧症　痿症　消渴　痙症附慢經

（卷八）臌脹　脚氣　黃疸

（卷九）胸痺　脘脇痛　少腹痛附蟲痛

（卷十）神志附不寐　頭痛暈眩　肝陽肝氣　呃噫

（卷十一）疝氣　癃閉　遺精　淋濁附毒症

（卷十二）便血　溲血　衄血

（卷十三）調經　胎前　產後　崩漏　帶下

（卷十四）腦疽　天疽　骨槽風　牙疳　牙岩　大頭瘟　時毒　瘰癧　痰毒　痰瘤　血瘤　氣瘤　發背　牙岩　肺疽　鼻痔　疔瘡　濕瘡　痔瘡　縮脚陰痰等

（卷十五）膏方　臨症筆記

◘總發行所上海白克路人和里十八號本報館

◘分銷處　四馬路棋盤街商務印書館　中華書局　北京路浙江路口良晨好友社　三馬路千頃堂　棋盤街五馬路口文瑞樓　四馬路中和里丁醫室（歡迎發批）

中華民國十七年二月二十五日（星期六）　衛生報　戊辰年二月初五日（第二版）

喉症筆記

陸泉湧

有患重舌而兼喉癬者。小舌日長。大舌日縮。痰涎滿口。日夜吐數盂。仍覺不爽。兼之寒熱頻作。飲食不下。大便固結已久。過玉書治以導痰開關。清熱解毒。復加潤腸通便。喉症已愈。重舌仍然。乃用加味黃連解毒湯。以三稜針刺近重舌相連之根際（以有皮帶住者）並刺大舌下金津玉液兩穴。再刺重舌上紅紫之處。出紫血少許。（大舌下總筋、及上腭之小舌、不可誤刺）隨即大爲鼓勵。再用青黛一錢、硼砂三分、元明粉三分、冰片一分、麝香五厘、碾末擦之。重舌漸縮。不久即瘥。

季康子饋藥。孔子曰。丘未達。不敢嘗。獨怪今之患病者。好服單方。欲求病之速愈。不嫌藥之何性。嘗者詞大聽者昧。用之不察。服之不疑。因而禍起不測者。比比是也。常熟瞿御史祥。其弟可十七八歲。讀書能文。偶爲魚骨鯁其喉。一人授以白萼花根。搗汁令服。約進一甆許。明日咽喉腐爛。不食而死。

楊立之自廣府通判歸楚州。喉間既腫膿。而膿血流注不止。寢食俱廢。衆醫束手無能爲力。適楊吉老來郡。其兩子邀之至。熟視良久。曰。不須看脈。已得之矣。惟此疾甚異。須先服生姜一斤。乃可投藥。兩子猶豫未決。以爲此證潰膿楚痛。安有用生姜爲治者。吉老窺其意曰。此非生姜不爲功。否則無他治也。語畢而去。立之曰。吉老醫術通神。服必無妨。試取一二片啖。我合則照服。不合則屏去。亦無傷。遂食之。初時殊爲甘香。稍復加益。至半斤。痛處已寬。滿一斤。味覺辛辣。膿血頓盡。粥餅入口。了無滯礙。明日招吉老謝之。並問其故。曰。君官南方。多食鷓鴣。此禽好啖半夏。久而毒發。故以生姜製之。今病源已清。毋服他藥云。吉老之術。有足多者。不知所謂半夏毒者。何所見而云然。惜未傳也。

喉腐積白。多係風火內鬱。故戴人謂喉症一言可了。火而已矣。然亦有因於陰寒者。不可不察。瀏陽張善吾治一周姓五歲之女孩。患白喉。唇白面青。精神疲倦。無惡寒發熱等症。喉內白塊。隨落隨長。經此半月。服消風敗毒之劑不效。所幸飲食如常。胃氣未礙。善吾診其脈。沉遲無力。知爲虛寒。投附子理中湯而愈。

有咽喉乾痛而兼下痢者。爲陽氣偏亂。滂溢無涯。陰氣受傷。邪薄於藏而然。經曰三陽積并至如霹靂。九竅皆塞。陽氣滂溢。乾嗌喉塞。并於陰則上下無常。薄爲腸澼者是也。上下無常。不易治愈。陳修園謂榕城葉廣文觀鳳之弟。於七月間患痢。來延余診。述患者證候。痢不重。飲食如恆。惟早晨嗌乾微痛。如見鬼狀。午刻即止。維時已屆酉刻。余告以不必往診。令其速回看着。果於酉戌之交死。

羅謙甫治征南元帥七旬。至楚上。因過飲。腹痛腸鳴。自利。自夜約五十行。咽嗌腫痛。耳前後腫。舌本強。涎唾稠粘。欲吐不能。以手拽之方出。言語艱難。反側悶亂。夜不得臥。其脈浮數。按之沈細而弦。先以砭刺腫上。出紫黑血。頃時腫勢稍減。遂用桔梗、甘草、連翹、鼠粘子、酒黃芩、升麻、防風、水煎。令熱漱。冷即吐出。勿嚥下。恐傷脾胃也。再漱而涎清腫散。語聲自出。後以辛熱丸劑。以治中寒。化宿食而燥脾胃。取丸之不即施上。而不犯其上熱。至其病所而後化。乃治以緩也。不數服。利止痛定。後胸中閉塞。作陣而痛。復以異功散加升麻。溫養脾胃。升順正氣而愈。

江南卑溼。黃梅時節。有天暑流溼。濕熱交蒸。田中醞釀毒氣。人受其毒。初則腳趾癢甚。腳丫流水。漸次潰爛。膿水淋漓。同時喉間作癢。發爲咳嗽。因循失治。遂成貧血症。嘗見某醫治一農人。於黃梅時跣足行桑田中。採葉中毒。素咳引咽痛。而喉中作癢難忍。癢愈甚。咳亦甚。而引痛愈甚。氣壓痰多而稠。脈滑數。苔白。先由足腫有瘀。驟愈而上延華蓋。即疏白僵蠶、蟬衣、瓜蔞、蔻苡、光杏仁、浙貝、鼠黏子、射干、蘆根、鬱金、桑皮、黑山梔、知母。另開製雄精、月石、銀花、川貝研末。臥時沖服。一二帖。咳嗽咽痛輕減。覆診原方出入。幸即漸瘥。

二酉餘談云。凡骨鯁在喉者。用碗水盛空。以手指寫「天上金雞叫。地下草雞啼。兩雞并一雞。九龍下海。喉嚨化如滄海」二十五字。口誦七遍。服此水愈。按祝由科之治病。其所以應效。全爲心理作用。此二十五字。末二句猶有理可解。首三句莫名其妙矣。或曰。訣咒之設。所以堅人信仰。理愈不解。信仰力愈大。其效亦愈速。若明白可解者。受術者以其無奧妙之處。失其神祕。不應驗矣。其說頗是。然吾於此治骨鯁之訣。又有一解。蓋骨鯁於喉。進退不得。誦訣時舌尖掉動。聲音外發。牽引喉頭肌肉。弛張不已。骨鯁受其推動。直趨於咽也。或者詰曰。信如子言。談笑讀誦之間。皆可取效。何貴乎有咒訣。笑應之曰。此祝由科之所以爲心理作用也。

景岳全書謂。一女子年已及笄。忽一日於仲秋時。無病而喉竅緊澀。息難出入。不半日而緊澀愈甚。及延余視診。其脈無火也。問其喉。則無腫無痛也。觀其貌。則面青瞪目不能語也。聽其聲。則喉竅之細如針。抽息之窘如線。伸頸掙命。求救不堪之狀。甚可憐也。意爲此症風痰壅喉竅。非用辛溫不能解散。遂以二陳湯加生姜煎而與之。毫忽無效。意欲復用獨參湯救其肺。然見其危急如此。恐滋怨謗。終亦未敢下手。如此者一日夜而殁。景岳以不用獨參湯自悔。魏柳洲謂宜用左歸合生脈。葉天士謂宜用紫金丹、淡姜湯灌。磨以開關。後用二陳加石菖、枳殼、鬱金、香附之類降之。魏葉二家。各有見解。然究未目覩。終爲虛擬。未必藥能對症也。

外科經驗談

左同

宋某。寓老西門內西倉橋。年二十八。患腎俞發。年餘漫腫不退。皮色不變。此肝腎不足。寒濕痰瘀凝結所致。當用陽和湯加入溫補肝腎之劑。連服十餘劑。腫痛略減。病家嫌余遲緩。改易他醫。醫曰易治。外用敷藥。內服蟲類攻伐毒劑。經治未半月。漫腫更大。腰部不能轉側。病者駭甚。復邀余診之。按脈虛大而空。形瘦如柴。面色㿠白。寒熱自汗。手按患處。疼痛異常。是內已釀膿之象。當即以火針刺之。並插入三仙條一支。內服托裡透膿湯。次日出膿碗許。其痛頓減。用銀絲探之。深約一尺餘。外用陽和膏九黃丹。內服十全大補湯加入溫補肝腎之劑。並用豬脊髓、牛脊髓、羊脊髓各四條。均用陳酒洗淨。每日煨湯服之。調治三月餘。服藥近百劑。始獲安全。

丙寅夏。英租界山東路。利生昌號主張錫麟先生之子。患爛喉痧。痧甚劇。初起身熱焦灼。無汗。痧點密佈。咽喉白腐。延某著名兒科診治。醫曰。此絕症也。百難愈一。危在旦夕間矣。遂易西醫注射血清。凡十二針。病象有進無退。邀余診治。余至。有一醫生先余至。正在開方。用荊芥、防風、蟬衣、牛蒡、馬勃、桔梗之類。病家導余至內室。見病者唇焦齒垢。氣急鼻煽。按脈弦數。舌苔粉膩。身熱膚糙。熱飲難下。以表量之。熱度高至一百零四度六。詢其大便。已有十餘日不解。余曰。此名爛喉痧。痧由外感疫癘之邪。與內蘊之痰火。交煽消爍肺胃之津液。有動風之象。急宜天然白虎湯。即夏令盛行之西瓜汁。盡量飲之。病家惑於某醫之言。謂余曰。此病始終無汗。表邪未解。西瓜得無遏乎。余曰。汗爲心之液。液被火爍。勢將告竭。表藥皆是劫液之劑。豈可再用。病家猶疑信參半。余曰。飲瓜余可負責。決無妨礙。遂先飲半杯。病者喜甚。一飲而盡。即覺心胸爲之一暢。繼飲二杯。蓋被而臥。擬一方。用犀角地黃湯加西洋參三錢。鮮沙參四錢。[illegible]一兩。綠花五錢。連翹四錢。茅蘆根各一兩。夜半聞扣門聲甚急。邀余速往。余詢其病狀。答曰。正在發抖。余曰。此名戰寒。佳兆也。不必驚慌。汗出即止。隨同往告其邪正相爭。津液來復。欲求難得之象也。次日復診。身熱大減。熱度退去二度。解下黑糞甚多。臭不可聞。照前方加元參三錢。鐵皮鮮石斛八錢。喉中吹金不換錫類散、珠黃散。調治十餘日始愈。

贈品辦法

定閱本報全年者。一律贈送下列各書中之一。可隨意選擇。並須附郵一角作爲掛號費。否則如有遺失。不負責任。

（一）丁甘仁先生遺著一部

（二）王一仁先生著中國醫藥問題一部

（三）上海新詩我的心詩合刊一部

如介紹親友定閱本報全年至五人以上者。三種俱送。並退還報費。贈閱全年。以示優待。

中華民國十七年二月二十五號（星期六） 衛生報 戊辰年二月初五日 （第三版）

白喉症急要治法

程之濬

近年來喉症盛行。治不得法。斃命者甚多。予苦心研究斯症之治法數年矣。今已得其要領。歷治數人。無不手到病除。差堪自信。但有治療手術之次序。用藥之次序。不可混亂。凡未過四五日者。及注射血清不效者。亦能療之。數日平復。

手術之次序有五

（一）取白法。以三稜針縛筷子上。縱橫劃剝立刻粉粹片圓而下。唾出毒血。

（二）取白下赤腫處毒血法。以三稜針縛筷子上。量毒而刺。盡出毒血

（三）取舌下紫筋進血法。將舌俾直出外。以三稜針刺之。由黑流紅爲止。

（四）取中衝少商耳上紫筋血法。一放盡黑血。立時見輕。

（五）着手後日日取白吹藥法。筷頭纏棉花醮冷水一滾。即沾出不利者微杵之。即下溫水漱了口。隨即吹藥。日吹十數次。經以上之治法。毒勢即不得逞放蔓延矣。

用藥之次序有三

（一）雄黃解毒丸。方用明雄黃二錢 川鬱金二錢 巴霜一錢 共研細末。煉蜜成丸。如黃豆大。大人七九小兒每服三九 涼水送下。服藥後一二十分鐘。藥力行開。汗吐下三法兼行。吐瀉痰涎。直攻臟腑之伏瘟積熱。老痰宿食。使邪氣無所憑藉。再服清瘟解毒之大劑以善後。

（二）吹喉藥用乳香二錢 沒藥二錢 兒茶二錢 明雄黃二錢 黃柏一錢 黃連一錢 冰片一分 麝香一分 共研細末。以藥鼓子頻頻打之。或以竹筆帽吹之。如項外腫者。以冷錯調此藥成糊。塗于項上咽喉外面腫處。舌強者並要口含芒硝少許。

（三）服藥以左藥出入加減爲主治。連翹三錢 金銀花三錢 山豆根二錢 赤芍二錢 黃芩二錢 黃連二錢 玄參錢半 桔梗錢半 山梔子錢半 龍膽草錢半 葛根一錢 薄荷一錢 生草一錢 乳香一錢 沒藥一錢 陳皮五分 蘇子五分 麥冬二錢

肺病治驗談

智千

余妻去年五月病肺。延綿至今一載餘矣。中西醫藥。無不服遍。中藥如化州橘紅。各種半夏。西藥如司各脫。解百勒。拍辣托。幾怪拍辣托。（以上均魚肝油名）凡可以消痰止咳。愈肺之藥。一一試服。結果時愈時發。甚至氣喘咯血。停經發燒。骨瘦如柴。奄奄一息。中西醫士。咸爲束手。中醫謂肺病咳傷本源已虧。西醫謂病已三期。不可救藥。吁、肺病之可怕。大有咄咄逼人之勢。後友人告余曰。以油浸白果可治。服之果應手而愈。藥僅一味。不但效驗。且能斷根。洵足奇也。

小兒衛生法

朱振聲

含乳與蒙被　我提起了搖籃。就連想到小兒睡的時候的不衛生了。因爲我時常看見普通人家。對于自已的小兒實在太寶貝太愛惜。所以每每在睡的時候。恐怕兒子受冷。拿很厚的衣服將他遇身裹着。或者抱在懷中。或者拿被頭蒙着他的臉。使那小兒肌膚中自然的抵抗力。完全失去。不但于呼吸空氣方面。十分混濁和困難。並且往往釀成很大的危險。從前我們鄰居有一個小孩。還沒有週歲。有一天因爲氣候很冷。所以把他蒙在被內。上面還放着很多的衣服。他自已糊裏糊塗的睡着了。那知到了明天。那可愛的嬌兒已經因爲呼吸蒙閉而脫離人世了。所以我們對于小兒的睡覺。最忌蒙被。（就是大人也不應當蒙被而睡）至於把乳含在小兒的口中。也是一件很不衛生的事情。因爲小兒吃乳。猶如大人吃飯。一天幾次。應當有一定的限制。況且小兒的脾胃很薄弱。在臨睡的時候。那裏還可以吃乳呢。但是我國做母親的大多數都是這樣。也從來沒有人去改革他。這不是很可憾的嗎。

喂食與接吻　喂食是我國養育小兒法中一件最不合衛生的事情。他們以爲小兒脾胃薄弱。不易消化。所以把食物嚼爛了喂他。使他容易消化。那裏知道你嘴裏的毒氣。完全借食物的謀介。傳送到你的小兒的肚裏去了。不但如此。還能夠養成他的脾胃。沒有消化力。將來成人之後。隨便吃什麼東西。就要停食。就是因爲脾胃沒有運化力的緣故。講到接吻。也容易傳染毒氣的。雖然是父母愛子的表示。但是我以爲父母的愛子。决不祇此吧。應當把眼光放大。使他將來造成一個國家有用的人。才纔是正理呀。

人乳與牛乳　小兒初生的時候。因爲脾胃的消化力薄弱。所以應當吃人乳。但是現在有很多人家的小兒。不吃人乳。一天到晚都喂些牛乳。以爲將來可以強壯。那裏知道這完全是謬解。要知道人乳和牛乳的成分。完全不同。況且含的糖汁很少。質地又很濃厚。他裏面所有的乳球。亦比人乳來得大上好幾倍。所以對于小兒的腸胃很不適宜。唉。我們中國人。還什麼樣樣要摸仿歐化呢。棄去天然的最好營養品。去買外國的不合衛生原理的牛乳來代替呢。

家庭醫藥常識

我國家庭。對于普通醫藥常識。極不注意。偶然患病。則以可貴之生命。皆付諸醫者之手。既不知病原。又不明藥性。設遇庸醫。病必增劇。本報有鑒于此。特將古今來各種驗方。經實地試驗後。而確有靈效者。一一披露于後。且說明其治病之所以然。用筆淺顯。務使家庭婦孺。一目了然。且歡迎讀者投稿。一經登錄。酬資從豐。

（四）刀傷無憂散 唐宗一

刀傷雖屬小恙。而血流不止。亦有氣隨血脫之虞。俗傳塵樑亦能止血。何如物質不潔。難免貽害。惟『刀傷無憂散』有功無過。且無論創口大小。一敷可以立止。此散得自祖傳。靈驗無比。因恐年久湮沒。特登諸本報。以廣流傳。而惠羣生。法用老降香一段。置沙魚皮上。磨細末。篩過。以磁器收藏待用。

考降香一物。功能止血生肌。且氣味芳香。更有殺菌辟穢之效。用以之治刀傷流血。既有生肌止痛之功。又無菌侵血脈之虞。良方妙藥。不可多得。讀者其鑒諸。

（五）纏喉風祕方 阿仁

常熟趙氏。祖傳纏喉風藥。甚效。而方極祕惜。一日趙氏子與友章君飲。詢甚方。不答。酒次。趙喉間痛不可忍。乃大聲曰。爲求猪牙皂角來。來則細搥。以醋調入喉。四五匙。嗽痰大吐。痛立止。餘藥塗外頸上。乾則易之。其乳蛾卽破而愈。後章君傳人頗衆。

考猪牙皂角。功能通關利竅。破積逐痰。散腫消毒。及中風昏醉。口角流涎之稀涎散。肺癰吐膿。痰迷顚妄之皂莢丸。來甦膏。皆爲聖藥。惟中病宜止。切忌用之太過。激動其痰。鎖住不能吐出。致生不測之變。所謂用藥貴知其弊也。

視舌法

——萬濟丁——

凡寒熱虛實表裏之機。必現於舌。非若脈法之隱而不顯。故視舌較切脈爲要。今先舉其大略而言之

邪在表者舌見薄膩在半表半裏者。舌見白滑。熱已入於裏者。見紅苔而乾燥。腑實當下者。必糙黃而厚。見黑而焦裂硬刺者。爲火極似炭之熱。胎黑而有水軟潤而滑者。爲水來剋火之寒。胎藍色爲白色之變。爲寒。紫色爲紅色之變。爲熱。他如舌腫。舌脹。重舌。木舌。舌生芒刺。舌起泡。皆熱症也。舌硬。舌強。舌短縮。舌捲。皆危病也。又胎白如積粉者。爲瘟疫之症。淡白而透明者。乃虛弱之象。舌光無苔而潤者。多陽衰。舌光無苔而潤者。多陰傷。舌頻出口。及痿軟而不能動者。皆死候也。

論西醫治病或愈或不愈之理

離塵山人

自泰西醫學入中國。凡有形質可徵之病。中醫所不能治者。治之輒效。療傷寒溫熱瘢疹等症。我國視爲尋常者。彼反張皇疑慮。用搏獅全力以治療。未能即愈。且或纏綿而陷於危險。中醫投以普通沿用之方劑。不旬日竟霍然而愈者。此其故何也。明乎吾人肉體。具有自然生活力。與鐘錶之純爲器械組合全然不同之理。而可以憬然悟矣。西人之長。在於實地試驗。解剖尸體。親見骨骼筋肉藏府脈絡。其細微元素。爲肉眼所不能見者。復以顯微鏡測知其底蘊。由是進而研究生理。發明病理。其見地之眞確。立論之切實。誠足以正內經之訛。而補其所未備。然其所短。亦即在着形質而遺神氣。形質者。肉眼或顯微鏡所能見者也。神氣者。此氣神妙不可測。爲吾人肉體自然生活力之原動力。視之不可見。雖顯微鏡學發明至二千億萬倍。而亦末由窺測其如何運行。若何生滅增減也。西人解剖所見者。爲已死之藏府脈絡藏府部位。當然與生者無異。而狀態已微有不同。至於脈絡。則既死之後。氣絕血凝。較之生活運行。不啻天淵之別。蓋脈絡中神氣蹤麗而爲主張之情形。終不可得而見也。就令剖視活體。當其剖時。便已非活。其剖驗病菌所見尸體之菌。及人工培養時菌之生活狀況。與寄生於生人肉體而爲病患之情形。究竟有無差異。固亦一大疑問。且菌在活體。如何而滋生繁殖。如何而不能生存。是否與培養時之試驗相符。尤爲不可知不可思議之事。故西人根據所視見而發明之生理病理各論。雖較中醫推測陰陽五行虛誕之言爲可信。而其執著尸體之形質。以想像人身之生活。而不知尚有主宰形質。視不可見。聽不可聞。捫不可得之神氣。實爲吾人肉體自然生活力之原動力也。此神氣之實在。西醫泥其迹。認有爲無。中醫迷於玄遺眞證。幻求其眞實明了。則漫漫長夜。均尚不知須待若干萬年也。西人以其不可見。遂武斷曰。人身形質耳。他何有焉。是不啻認人身爲鐘錶也。鐘表有障礙。啓其匣。出其輪。鑛銹者。剷之。污者刷之。勁者柔之。弱者燀之。復裝置了。合其匣。錚錚然行駛如度。此純爲器械組合。無有神氣主宰其間。故目力手術。指揮如意也。人體則不然。寒熱燥濕。中於人身。則爲疾病。是否對於病菌。皆有因果關係。其或菌爲主因。菌既滋生。然後感受寒熱燥濕乎。抑感邪爲主因。既病寒熱燥濕。然後乃滋生乎。試舉此例。以咨詢我之岐伯黃帝。西土空前絕後之大醫家。恐亦不願爲決定之裁答。若謂菌之培養。應受適當之溫度。乃能繁殖。是則與寒熱燥濕有關也。生於寒者。得熱則死。生於熱者。得寒亦死。燥之與濕亦復如是。就此推測。其在人體。生存死滅。何獨不然。當病盛時。腠閉氣鬱。濕蘊熱蒸。彼菌視爲極樂國土。及至表解氣通。濕化熱清。彼菌處此。如魚無水。自然殲滅。病乃全愈。即此可知吾國通行驅寒清熱潤燥化濕諸劑。實爲殺菌無上神丹。彼孑孑然執着有形之菌。百方研究。以期撲滅。而不知菌之自然滋生自然死滅。實有神妙不測之神氣。爲之主宰。是何異航海者認汽船能自行。而不悟由於機師之操縱駕駛也。以此修理鐘表之方法。治療生活肉身之疾病。何怪乎傷寒溫熱等症之不能治愈乎。吾故曰。明乎人身與鐘表不同。與西醫治病或愈或不愈之理。可以憬然悟矣。

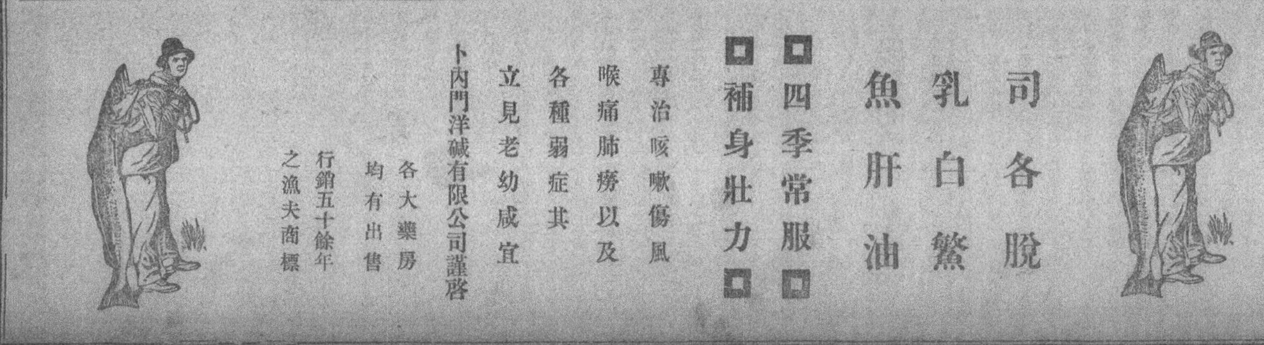

LADIES' HEALTH

婦女衛生

女子醫學研究會編輯

投稿簡章

（一）積要之稿件。絕對拒絕。

（二）滿一千字以上之稿件不收。

（三）空泛及未完之稿件不收。

（四）來稿宜運用簡短明瞭之筆。墨而能述普通醫學者爲合格。

（五）來稿內容。以適合女子者。尤爲歡迎。

（六）一經登錄。酬資從豐。

懷孕須知

淑宜寄自香港

人有清濁厚薄之異。智愚善惡之殊。揆其所始。皆由祖氣。祖氣者先天之氣也。氣清則善。氣濁則惡。濁則昏愚。然而因頑之質。亦生聖人。賢哲之嗣。或多昏昧。何也。是豈祖氣之有所變易乎。蓋生成有消息之理。長養寓補救之方也。凡物陽生而陰成。生人之初稟氣於父。兩氣既合。胚胎以結。自此以往。日滋月益。至於成人。皆由母氣。蘊爲五神。發爲五氣。育爲五精。結爲五臟。開爲五官。氣以煦之。血以濡之。得其道則氣厚而神清。失其道則氣濁而神昏。清則可以反濁。濁則可以害清。自然之理也。譬之稼穡。良苗不同。由於種之美惡。然使土瘠氣薄。暘雨不時。灌溉失度。則雖美種。不如蕿稗。土沃氣厚。燥濕均平。種雖不良。亦必大熟。故祖氣者稼穡之種也。母氣者土氣也。氣煦血濡者暘雨也。攝養之道灌溉之力也。稼穡不能專恃天時。因有灌溉之法。生人不能專恃父氣。必有補救之方。調之使均。攝之使平。反昧爲哲。易濁爲清。精微之道也。子居母腹。以母氣爲氣。以母血爲血。母呼亦呼。母吸亦吸。善心生則氣血清和。而子性醇。惡心生則氣血溷濁。而子性劣。而母氣之清濁善惡。又隨時而遷。觸物而變。非有一成不易之常。氣主於心。心之神主內而應外。外有所接。則神動而氣隨之。所接善則陽氣動而爲清。所接惡則陰氣動而爲濁。故姙子之時。必愼所感。感人生而肖萬物者。皆母之感而肖化也。古者婦人姙子。寢不側。坐不邊。立不蹕。不食邪味。割不正不食。席不正不坐。目不視邪色。耳不聽淫聲。則生子端正。才德過人。昔太任有身。能以胎教。乃生文王之聖。君子美之。（以上本列女傳）故舊說謂受孕三月。逐物變化。使姙母常觀犀象珠玉寶玩之物。禮樂鐘磬俎豆之事。誦詩書箴誡琴瑟詠歌。欲得賢人長者論述古今忠孝之事。盛德大業之人。則生子多男。氣正而質純。賢良而壽考。亦不過禁和其心志。絕其嗜欲。使心靜於內。慮謐於中。清氣充滿。濁氣自消。即胎教之道也。夫草木之生。其形色臭味。皆乘天理自然之化。而何以遷地則形色皆殊。而技者又有栽種灌溉之法。可以轉白爲赤。易苦爲甘。草木尚然。况人之至靈者乎。至男女之分定於祖氣。非人力所能轉移。舊有轉女爲男之法。如繫弓弩弦（千金方取弓弩弦一枚。絳囊盛帶左臂。或繫腰下。百日後乃去之。）佩雄黃（千金方雄黃一兩。絳囊盛帶之。）置斧牀下（千金方以斧一柄置姙母牀下。繫刃向上。勿令人知。）或驗或否。實其適然。然亦可以祛邪辟惡。以衞陽氣。無損於事。若欲服藥物以改之。無是理也。姙母常食松子令子堅實。常食砂仁可令速產。達生編云。常以麻子油和腐皮食。可令滑胎。又云。始覺有姙。以布一幅橫束之。上緊下寬。至臨產始去。可令易生。蓋使腹中偏窄。胎不上長。乍去則驟寬。產時便利故也。大凡攝養之道。在善調其心氣。此非醫者所能爲。夫生子不善。人之所惡。人之不善。雖由習欲。實本性生。孔子曰。惟上知與下愚不移。推原其故。皆由未生以前。理徵而顯事小而大。在智者心知其意而變通之。教於已生之後。莫著教於未生之時。以可爲者責之人。以不可爲者諉之天。是亦爲人父母者所當究也。

產後之治法

李梅影

古人云。寧治十男子。不治一女人。緣女子有胎產經帶之不同。要之尤以產後治法爲尤難。且近世醫學庸陋已極。懸壺者只求道之行。故僅用平易藥方。輕微分兩。免爲庸流所詬病。洄溪有言。產後血脫。孤陽獨旺。雖石膏犀角對證亦不禁用。而世之庸醫。誤信產後宜溫之說。不論病證。皆以辛熱戕其陰而益其火。無不立斃。我見甚多。惟葉案中絕無此弊。足徵學有淵源。柳洲云。近世專科及庸手。遇產後亦以燥熱溫補爲事。殺人如麻。吳鞠通云。產後溫證固云治上不犯中。然藥反不可近輕。須用多備少服法。中病即已。所謂無糧之師。利於速戰。苦畏產後虛怯。用藥過輕。延至三四日後。反不能勝藥矣。噫。近時產後傷亡時有所聞。或由拘泥古法。有以致之。願號稱婦科專家者。憬然悟。翻然悔矣。

七日一病症

白帶病

——娟秀——

婦人病中之最普遍。最纏綿。最難醫治者。莫過於白帶。無論中西婦女。或未嫁或既婚者。從小至老。皆所難免。其症之輕者。有因忌諱而不願告人者。有因習久而視爲應有者。遷延日久。貽害無窮。迨至濁液橫流。終年不止。甚至非於襠下常帶布絮不可。當斯之時。病根已深。殊難痊愈。且悔已莫及。於生理上、姙娠上。均有極大關係。考病之由來。中醫則曰帶脈不固。濕熱下注。故其治法不外滲濕束帶之品。如白朮、苡仁、茯苓、螵蛸、寄生、杜仲、川斷之類。甚則由白而赤。或赤白相間。則疾病又進一層矣。於前方加威喜丸。或震靈丹等藥服之。殊有奇功。至於西醫則曰此症由于膣分泌液中之古台兒拉因捍菌和格里科功之減少故也。考格里科功。因有一定度之乳酸醱酵。能將侵入膣內之病原菌殺死者。一旦婦人失其健康狀態。或其他原因。（如生殖線、和其他內分泌機能的異常、生殖器發育不完全、子宮位置異常、營養障礙症等等）以致所有之格里科功。遞爾減少。失其殺菌之能力。此爲發生白帶之最大原因。其對于此症之根本治療。尚未確定。惟有雷柴醫學家所製之乳酸菌藥劑。以其插入婦人之膣內。此乃局部治療法。與中醫之根本治療。迥然不同。

嬰孩的管理方法

盧秀姬

（一）孕婦將要臨產的時候。最好是進產科醫院。並不是同產科醫院拉生意經。因爲他們院裏充這樣責任的婦人。都是非常的精細。非常的穩妥。決定沒有危險和痛苦。如在僻處鄉間沒有醫院可進。要請產婆也要請個年紀稍微大點的。因爲她的經驗多點。還要照應她小心謹慎。萬不能鹵莽從事。致生危險。

（二）嬰孩一經產出。就要同他洗拭。洗的水不能過熱。也不能過冷。只要手放下去。不覺得燙就適宜。洗過以後。應當用爽身粉（也不是同廣生行做廣告）摻在嬰孩的頸項、腋下、臂灣、胯間等處。使其收燥。然後用潔淨的白布。輕輕的包好。萬不束緊。如同紮螃蟹一樣。一點不放鬆。因爲初生嬰孩的體骨是柔軟的。恐紮緊受傷。將來成終身之患。

餘興欄

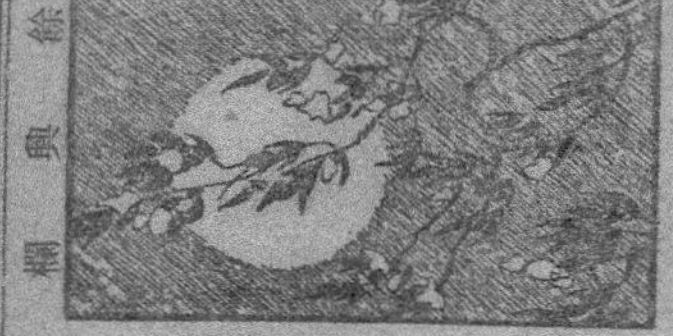

醫林趣話

大仁

髮瘕

宋明帝宮人患腰痛牽心。每至輒氣欲絕。衆醫以為肉癥。徐文伯曰。此髮瘕。以油投之。即吐得物如髮。稍引之。長三尺。頭已成蛇。能動。懸柱上。水滴盡一髮而已。病都差。（宋書）

元氣重量

張安道知成都日。以一醫官自隨。重九日。請出觀藥市。見一道人。道人曰。凡人之元氣重十六兩。漸老而耗。張公所耗過半矣。吾與之風相好。今見子非偶然也。解衣箱出藥。兩圓曰。一圓可補一兩氣。然服之亦無他異。（蘇子由龍川別志）

變白鬚髮

施降勒掛葉細。明。合作花。其實似李。青黃色。核圓作六七棱。食之先苦後甘。術士以變白鬚髮有驗。而在今不知為何物。（晉稽含南方草木狀）

種牙

昔有譜種牙陳安上。日賤生術妙天下。凡齒之有疾者。易之以新。纔一擧手。使人終身保固其之美。今人有補牙之法。謂此則宋已有之矣。（宋樓鑰攻媿集）

人參貴紅賤白

人參多如吾鄉之薺苨。草本方莖對節。生葉。葉似秋海棠。六七月開小白花。八月結子。似天竹子。生於深山。草叢中。較他葉高尺許。以八九月間者為最佳。生者色白。蒸熟帶紅色。紅而明亮者。其精神足。為第一等。今之醫家以白色者為貴。謂其土不同。故有此二種。大謬。凡開參之人。一日所得。至晚便蒸。次日曬於日中。曬後有大有小。有紅有白。並非地之不同。總因精神之足不足也。故土人貴紅而賤白。（清吳振臣寧古塔紀略）

高麗參亦然。余親家翁楚翠堂尚書言。有人贈以高麗參。大枝如小兒臂。一柳紅。一柳白。白者賤而紅者貴。尚書不受。未知其功效如何也。（曲園隨筆）

高麗人參

人參上者生上黨。中者生百濟新羅。下者生高麗。則唐時已有高麗人參。但以為下品耳。又云有生澤州易州幽州檀州者。為數無數。則其可知唐時人參出處甚多。

（唐陸羽茶經）

金汁鉛汁

以藥汁蒸取黃金之汁。以治火病。其效如神。明末習醫者。會有之。嘗以示客。狀如麻油。自云攻醫方時。有大將被銃傷垂死。與一匙即愈。鉛汁亦可用。時醫者賞之。直下無匹。今西人以鐵汁治病。亦即此也。明末已有之。則亦非出於西人矣。（清納蘭成德淥水亭雜識）

金雞鞠

上常論臣等云。西洋有一種樹皮。名金雞鞠。以治瘧疾。一服即愈。用藥只在對症也。余同年勸少仲中丞。瘧信此藥。云不止治瘧。知胃人或不之信。康熙時已入中國。且有聖祖此論也。（清查慎行人海記）

病蠱

河南劉崇遠有妹。為尼居楚州。常有一客尼寓病瘵。瘵甚且死。其妹省之。衆共見病者身中有氣如飛蟲。入其妹衣中。遂不見。病者死。妹亦病瘵。而劉氏畢院曾。病蠱。即今俗所謂瘵蟲也。（唐段成式異聞志）

岐伯能詩

短簫鐃歌。軍樂也。黃帝使岐伯所作。以建武揚德風勸戰士也。右見古今注。岐伯醫外能詩。古史無所不備。（清周亮工書影）

醫藥燈謎

蟋鏡

對客把盞。射偕飛論一句。（身必修）

浩浩乎不可倚矣。射內經一句。（是謂聖度）

雖然。射內經一句。（兩者不和）

恭已矣。射內經一句（陽氣出上竅）

先守乎而生。射內經一句（陰陽者天地之父母）

崇是聯亂。射藥名一。（天雄）

五度到天台。射藥名一。（大熟地）

子規啼。射藥名一。（蓮休）

聲書大地。射藥名一。（商陸）

水冰地坼。射藥名一。（鎖陽）

小觀君子。射藥名一。（獨活）

飢饉之年。射藥名一（甘草）

無往一利。射藥名一（百合）

荀令到人家。射藥名一（降香）

早。射藥名一。（省頭草）

學。射方名一。（資生丸）

水色深紅。射古人一。（朱丹溪）

藥迷詩一絕

鏡湖

高堂白髮翛能鎮（知母）頌寄歸兒信一封（附子）

急水扁舟帆勿掛（防風）山行兩過步從容（滑石）

旅居猶念在鵬程（遠志）遠處家書出客旌（白芷）

況過小陽殊歲臘（天冬）還將百藕故鄉情（當歸）

男女婚期之研究（續）

大仁

（六）民族問題　孫中山先生說。法國因為人口太少。獎勵生育。如果一個人生三子的。便有獎。生四五子的。便有大獎。如果生雙胎。更格外有獎。男子到了三十不娶。和女子到了二十不嫁。便有罰。這是法國獎勵生育的方法。……法國在百年以前的人口。比各國都要多。因為馬爾塞斯的學說。宣傳到法國之後。很歡人歡迎。人民都實行減少人口。所以弄到今日受人少的痛苦。都是因為中了馬爾塞斯學說的毒。中國現在的新青年。有被馬爾塞斯學說所染。主張減少人口的。殊不知法國已經知道了減少人口之痛苦。現在施行新政策了。……我們的人口。到今日究竟有多少呢。增加的人數。雖然不及英國日本。但自乾隆時算起。至少也應該有五萬萬。從前有一位公使。叫做「樂克里」。對中國各處調查。說中國的人。最多不過三萬萬。我們的人口。到底有多少呢。在乾隆的時候已經有四萬萬。若照美國公使的調查。則已減少四分之一。就說是現在還是四萬萬。以此類推。則百年之後恐怕仍是四萬萬。……一百年之後。全世界人口。一定要增加好幾倍。……如果我們的人口不增加。他們加到很多。他們用多數來征服少數。一定要吞併中國。……像從前蒙古滿洲征服中國。是用少數征服多數。想利用多數的中國人。做他們的奴隸。如果列強將來征服中國。是用多數征服少數。他們便不要我們做奴隸。我們中國人。到那個時候。連奴隸也做不成了。

總之過早過遲。皆有害處。救救之法。惟有政府方面規定法律上結婚年齡。歐美諸邦。皆有法定結婚最幼年齡。但各國不同。英國則男子未滿二十一。女子未滿十八者。不許結婚。其在歐洲男子必滿十八。女子必滿十六者。凡四國。男子必滿十八。女子必滿十五者。四國。男女必各滿十四者。四國。男子必滿二十。女子必滿十八者。一國。男子必滿二十。女子必滿十六者。二國。男子必滿二十一。女子必滿十六者。一國。男子必滿二十一。女子必滿十七者。兩國。中國古禮以男子滿三十。女子滿二十。對於男子未免太遲異。生理學說相符。內經上說。丈夫二八。腎氣盛。天癸至。精氣溢寫。陰陽和。故能有子。女子二七而天癸至。任脈通。太衝脈盛。月事以時下。故有子。此指生理而言。如果於此時結婚。年齡又未免太幼。參諸各國規定。我國宜以男子滿二十。女子滿十八。為最幼年齡。這樣纔沒有太過不及之弊了。（完）

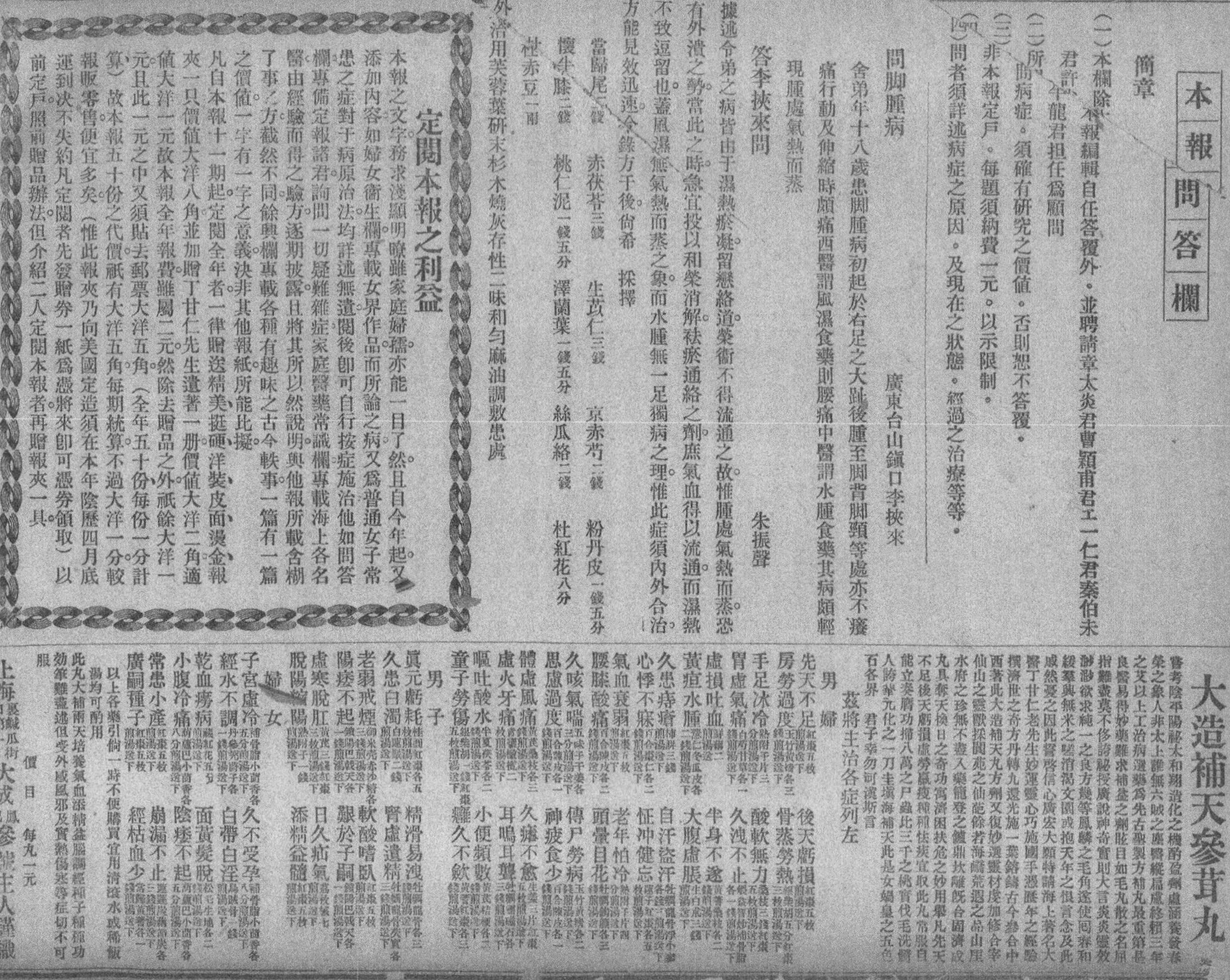

本報問答欄

簡章

（一）本欄除本報編輯自任答覆外。並聘請章太炎君曹穎甫君王一仁君秦伯未君許半龍君担任爲顧問

（二）所問病症。須確有研究之價值。否則恕不答覆。

（三）非本報定戶。每題須納費一元。以示限制。

（四）問者須詳述病症之原因。及現在之狀態。經過之治療等等。

問脚腫病

廣東台山鎮口李挾來

舍弟年十八歲患脚腫病初起於右足之大趾後腫至脚背脚頸等處亦不癢痛行動及伸縮時頗痛西醫謂風濕食藥則腰痛中醫謂水腫食藥其病頗輕現腫處氣熱而蒸

答李挾來問

朱振聲

據述令弟之病皆由于濕熱瘀凝留戀絡道。榮衛不得流通之故。惟腫處氣熱而蒸。恐有外潰之勢。當此之時。急宜投以和榮消解袪瘀通絡之劑。庶氣血得以流通。而濕熱不致逗留也。蓋風濕無氣熱而蒸之象。而水腫無一足獨病之理。惟此症須內外合治。方能見效迅速。今錄方于後。尚希　採擇

當歸尾二錢　赤茯苓三錢　生苡仁三錢　京赤芍二錢　粉丹皮一錢五分

懷牛膝二錢　桃仁泥一錢五分　澤蘭葉一錢五分　絲瓜絡二錢　杜紅花八分

杜赤豆二兩

外治用芙蓉葉研末杉木炭存性二味和勻麻油調敷患處

定閱本報之利益

本報之文字務求淺顯明瞭雖家庭婦孺亦能一目了然且自今年起又添加內容如婦女衛生欄專載女界作品而所論之病又爲普通女子常患之症對于病原治法均詳述無遺閱後即可自行按症施治他如問答欄專備定報諸君詢問一切疑難雜症家庭醫藥常識欄專載海上各名醫由經驗而得之驗方逐期披露且將其所以然說明與他報所載含糊了事之方截然不同餘興欄專載各種有趣味之古今軼事一篇有一篇之價值一字有一字之意義決非其他報紙所能比擬

凡自本報十一期起定閱全年者一律贈送精美洋裝硬面皮面燙金報夾一只價值大洋八角並加贈丁甘仁先生遺著一冊價值大洋二角適值大洋一元故本報全年報費雖屬二元然除去贈品之外祇餘大洋一元且此一元之中又須貼去郵票大洋五角（全年五十份每份一分計算）故本報五十份之代價祇有大洋五角每期統算不過大洋一分較報販零售便宜多矣（惟此報夾乃向美國定造須在本年陰曆四月底運到決不失約凡定閱者先發贈券一紙爲憑將來即可憑券領取）以前定戶照前贈品辦法但介紹二人定閱本報者再贈報夾一具

大造補天參茸丸

嘗考陰平陽祕太和翔洽化之機酌盈劑虛涵養發春榮之象人非太上誰無六賊之塵醫縱扁盧終稍三年之艾以上工治病選藥爲先古聖製方補丸最重第甚良醫易得妙藥難求補益之劑眩目如毛丸散之名屈指難盡莫不侈誇祕授廣說神奇實則大言炎炎靈效渺渺欲求純一之良方幾等鳳麟之毛角遂使回春和緩聚興無米之嗟消渴文園咸抱天年之恨言念及此戚然憂之因此督啓信心廣宏大願特請海上著名大醫丁甘仁老先生妙運靈心巧施國手憑歷年之經驗撰濟世之奇方丹轉九還光施一葉鎔鑄古今參合中西著此大造補天丸方劑又復妙選靈材虔加修合宰仙山之靈獸採閬苑之仙葩餘若海鱗荒遐之品山屋水府之珍無不盡入藥籠登之鼎鼐扶離既合固濟成丸具奪天換日之奇功寓濟困扶危之妙用舉凡先天不足後天虧損虛勞羸瘦種種怯疾宜取此丸常服自能立奏膚功掃八萬之尸蟲比三千之桃實伐毛洗髓人誇羿九化之一刀圭壞海補天此是女媧皇之五色百各界　君子幸勿河漢斯言

茲將主治各症列左

男婦

先天不足　後天虧損　房勞過度　骨蒸勞熱　手足冰冷　酸軟無力　胃虛氣痛　久洩不止　虛損吐血　半身不遂　黃疸水腫　大腹虛脹　久患痔瘡　自汗盜汗　心悸不寐　怔忡健忘　氣血衰弱　老年怕冷　腰膝酸痛　頭暈目花　久咳氣喘　傳尸勞病　思慮過度　神疲食少　體虛風痛　久癱不愈　虛火牙痛　耳鳴耳聾　嘔吐酸水　小便頻數　童子勞傷　癰久不斂

男子

眞元虧耗　精滑易洩　久患白濁　腎虛遺精　老弱戒煙　軟酸嗜臥　陽痿不起　艱於子嗣　虛寒脫肛　日久疝氣　脫陽縮陽　添精益髓

婦女

子宮虛冷　久不受孕　經水不調　白帶白淫　乾血癆病　面黃髮脫　小腹冷痛　陰痿不起　常患小產　崩漏不止　廣嗣種子　經枯血少

以上各藥引倘一時不便購買宜用清滾水或稀飯湯均可酌用

此丸大補兩天培養氣血添精益腦調經種子種種功效筆難盡述但受外感風邪及實熱傷寒等症切不可服

價目　每丸一元

上海裏鹹瓜街口第一　大成瓜記參號主人謹識

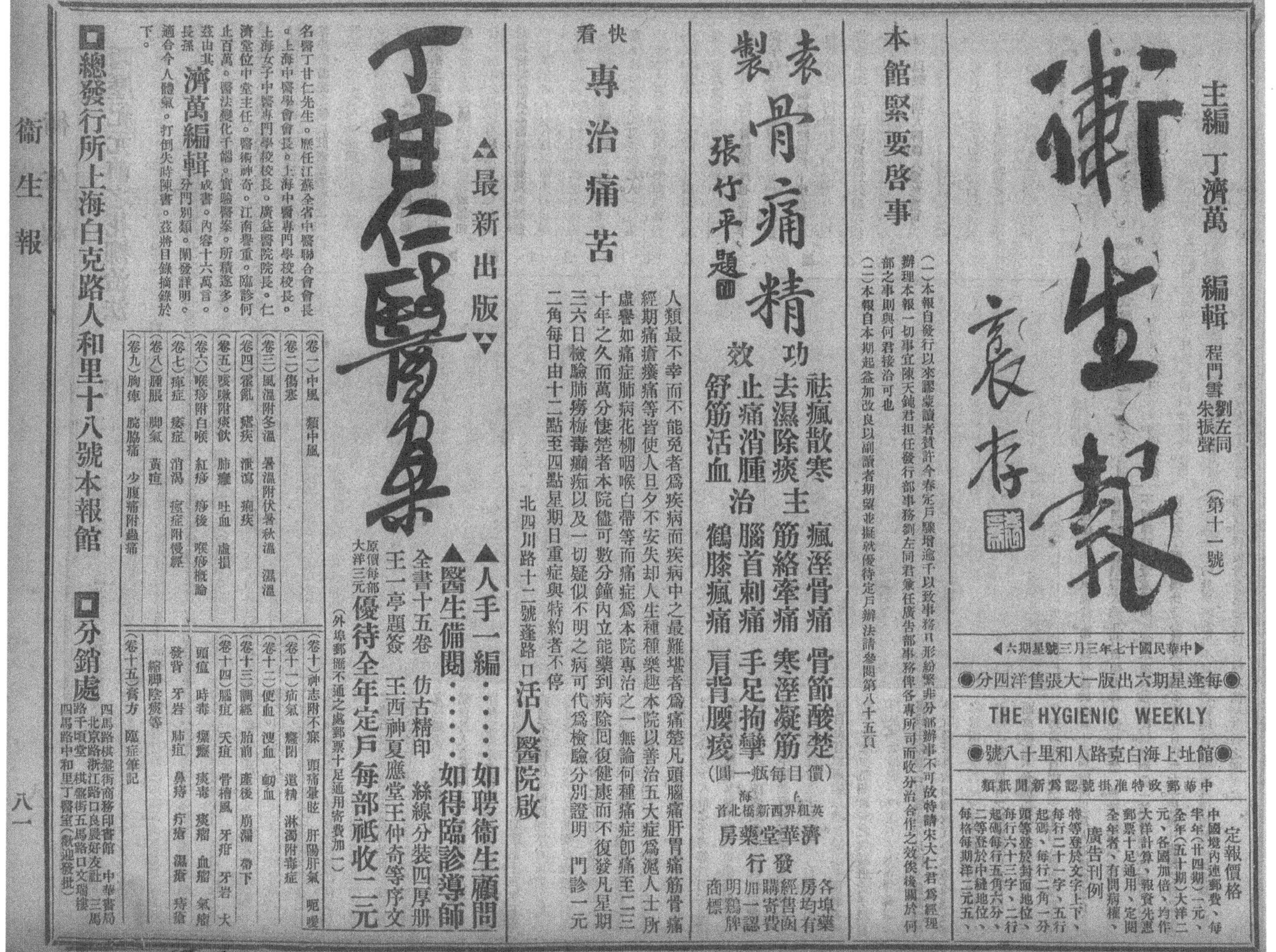

主編 丁濟萬

編輯 程門雪 劉左同 朱振聲

衛生報

（第十一號）

裒存

▶中華民國十七年三月三號星期六◀

●每逢星期六出版一大張售洋四分●

THE HYGIENIC WEEKLY

●館址上海白克路人和里十八號●

中華郵政特准掛號認爲新聞紙類

定報價格

中國境內連郵費、每半年（廿四期）一元、全年（五十期）大洋二元、各國加倍、均作大洋計算、報資先惠、郵票十足通用、定閱全年者、有問病權、

廣告刊例

特等登於文字上下、每行二十一字、五行起碼、每行二角一分、頭等登於封面地位、起碼每行五角六分、每行六十三字、二行、二等登於中縫地位、每格每期洋二元五、

本館緊要啓事

（一）本報自發行以來謬蒙讀者贊許今春定戶驟增逾千以致事務日形紛繁非分部辦事不可故特請宋大仁君爲經理辦理本報一切事宜陳天鈍君担任發行部事務劉左同君兼任廣告部事務俾各專所司而收分治合作之效嗣後關於何部之事則與何君接洽可也

（二）本報自本期起益加改良以副讀者期望並擬就優待定戶辦法請參閱第八十五頁

袁製 骨痛精 張竹平題

功 祛瘋散寒 去濕除痰 止痛消腫 舒筋活血

主治 瘋溼骨痛 筋絡牽痛 腦首刺痛 鶴膝瘋痛 骨節酸楚 寒溼凝筋 手足拘攣 肩背腰痠

（價目每瓶一圓）

上海英租界西新橋北首 濟華堂藥房 發行

各埠藥房均有經售函購寄費加一認明鷄牌商標

快看 專治痛苦

人類最不幸而不能免者爲疾病而疾病中之最難堪者爲痛楚凡頭腦痛肝胃痛筋骨痛經期痛痔瘡癢痛等皆使人旦夕不安失却人生種種樂趣本院以善治五大症爲滬人士所慮譽如痛症肺病花柳咽喉白帶等而痛症爲本院專治之一無論何種痛症卽痛至二三十年之久而萬分悽楚者本院儘可數分鐘內立能藥到病除回復健康而不復發凡星期三六日檢驗肺癆梅毒癲痴以及一切疑似不明之病可代爲檢驗分別證明 門診一元二角每日由十二點至四點星期日重症與特約者不停

北四川路十二號蓬路口 活人醫院啟

丁甘仁醫案

▲最新出版▲

▲人手一編……如聘衛生顧問

▲醫生備閱……如得臨診導師

全書十五卷 王一亭題簽 仿古精印 絲線分裝四厚册 王西神夏應堂王仲奇等序文

原價每部大洋三元 優待全年定戶每部祗收二元

（外埠郵匯不通之處郵票十足通用寄費加一）

名醫丁甘仁先生。歷任江蘇全省中醫聯合會會長。上海中醫學會會長。上海中醫專門學校校長。上海女子中醫專門學校校長。廣益醫院院長。仁濟堂位中堂主任。醫術神奇。江南譽重。臨診何止百萬。醫法變化千端。實驗醫案。所積遂多。茲由其長孫**濟萬編輯**成書。內容十六萬言。分門別類。闡發詳明。適合今人體氣。打倒失時陳書。茲將目錄摘錄於下。

（卷一）中風 類中風

（卷二）傷寒

（卷三）風溫附冬溫 暑溫附伏暑秋溫 濕溫

（卷四）霍亂 瘧疾 泄瀉 痢疾

（卷五）咳嗽附痰飲 肺癰 吐血 虛損

（卷六）喉痧附白喉 紅痧 痧後 喉痧概論

（卷七）痺症 痿症 消渴 痙症附慢驚

（卷八）腫脹 脚氣 黃疸

（卷九）胸痺 脘脇痛 少腹痛附蟲痛

（卷十）神志附不寐 頭痛暈眩 肝陽肝氣 呃噯

（卷十一）疝氣 癃閉 遺精 淋濁附毒症

（卷十二）便血 溲血 衄血

（卷十三）調經 胎前 產後 崩漏 帶下

（卷十四）腦疽 天疽 骨槽風 牙疳 牙岩 大頭瘟 時毒 瘰癧 痰毒 痰瘤 血瘤 氣瘤 發背 牙岩 肺疽 鼻痔 疔瘡 濕瘡 痔瘡 縮脚陰痰等

（卷十五）膏方 臨症筆記

□總發行所上海白克路人和里十八號本報館

□分銷處 四馬路棋盤街商務印書館 中華書局 北京路浙江路口良晨好友社 三馬路千頃堂 棋盤街五馬路口文瑞樓 四馬路中和里丁醫室（歡迎發批）

衛生報 八一

西歷紀元前之花柳治法

阿仁

嗟乎。託風流之雅會。貽日後之隱憂者。莫如花柳矣。而不謂好淫者安其危。利其菑。偏執迷而不悟。徒貪片刻之歡娛。遂博終身之荼毒。甚至波及閨房。遠則毒遺苗裔。其害如斯。古代醫師。豈忍坐視之理。惜乎立名不同。後學未會其意耳。金匱云。一狐惑之為病。狀如傷寒。默默不欲飲食。惡聞食臭也。其面乍赤乍黑乍白。蝕於上部。則聲嗄目暈。瀉心湯主之。蝕於下部。則咽乾。苦參湯洗之。蝕於肛者。雄黃薰之。」蓋古人比之如狐性陰淫惑亂。意以為文較雅馴。無足深怪。後人不能由果溯因。聚紛紛莫衷一是。尤在涇陳修園認為蟲病。王孟英指為疫毒。唐容川謂狐惑之惑字。乃是蜮字之訛。解為短狐。如含沙射影之鬼。惑有狐病。亦有蜮病。其說誠新矣。然以之論病。似覺荒渺無憑。天下事。有結果。必有原因。斷不能以聊齋誌異之學說。以繩醫理。狐也。蜮也。特一動物耳。無識無知。焉能害人。徒令人更生疑惑矣。蓋先犯花柳之人。一旦遺毒爆發。二期三期。雖不敢知。而頭痛、發熱、身痛、咽乾、之症。在所必有。所謂狀如傷寒也。默默欲眠者。毒困神經也。惡聞食臭者。毒火灼胃。胃液傷殘也。而目乍赤乍白乍黑者。毒留血管也。蝕於喉。則為梅毒喉嚨。蝕於陰。則為下疳魚口。他如聲音嗄。肛門腫。皆花柳者常見之症。苦參之洗。雄黃之薰。皆屬於外科手術也。治以瀉心湯者。蓋甘草可以解毒。芩連可以殺菌。病人脾虛。人參乾薑可以與薑。居然內服之六〇六。有詳細之病狀。立特效之靈丹。可知花柳治法。仲景早已發明於西歷紀元之初際。後之學者。不知研究。致謂治法發明於西醫。仲景有知。應鳴鼓之攻矣。

◁譚小雲先生畫十八羅漢◁

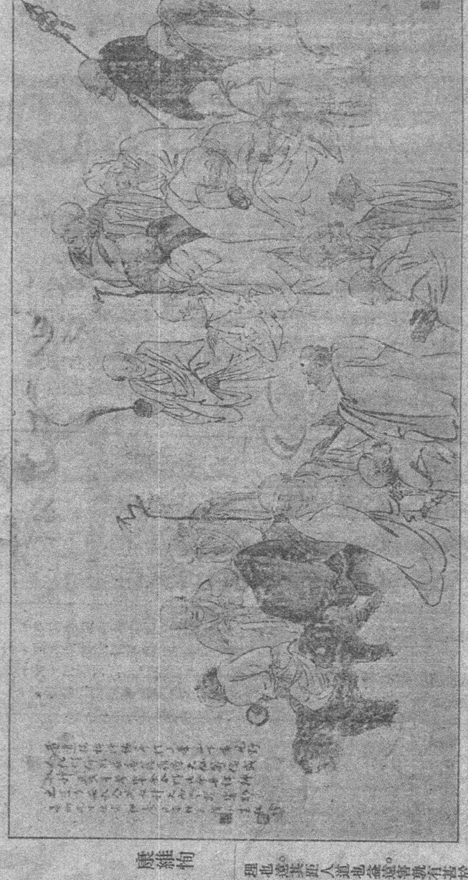

女子縱慾之害

康維恂

中國今日之婦女。無恥極矣。在光緒初年。女界風氣猶古。恥十指之為人窺見也。則曳長袖以覆其手。俾指毋外露。恥兩乳之被人窃視也。則裹大布以束其胸。俾乳勿外顯。恥雙臂之貽人譏哂也。則披闊袖以圍其腰。俾臂不外暴。今固猶是婦女也。寧獨願人睨其指。瞰其乳。賞其臂哉。乃近來通衢隘巷。婦女游行之裝飾。時乎冬令裘服。猶有蓋藏。若自春而夏而秋。衣單袷。囊絺綌。著羅紈。掌身無往非呈身之具。善戲謔者。每從為媚笑。謂者豐女流。殆皆抱開放主義。不然何以相率為短衣窄袖。皎然示人以纖纖之指。蓬蓬之乳。茁茁之臂也。彼好作狹邪游之惡少年。烏有不寓於目而蕩於心者。此豈獨咎在男子哉。抑亦由婦女有百般之誨淫耳。誨淫即縱慾之漸也。蓋誨淫於昭昭。未有不縱慾於冥冥者也。雖然。此種種怪現相。初僅見之娼妓也。不謂一轉瞬間。而良家婦女。亦時時發生此態度。或效雉飛於陌上。致蒙求牡之羞。或學狐媚於宮中。別具宣淫之術。迨至月汛愆期。白帶成疾。未屆臨產之時。先犯流產之病。有時分娩。亦氣血不旺。危險非常。有時生兒。則肢體不强。夭亡立待。又其甚。則黴現種種楊梅。欲就醫殊覺赧顏。欲諱疾。又懼殞命。日夕不堪其痛苦。親朋交致其揶揄。卒之藥石無靈。名實俱喪。當局於此。始悔頻年之縱慾。自貽之戚。不已晚乎。尤奇者。瀕海彈丸邑。婦女買神歸寧。或匝一月。或浹數辰。亦樂與外人有染。叩其故。曰旅費不足。故古所謂餓死事小。名節事大。殆無人識斯義矣。此非明明賣淫乎。此非明明縱慾乎。在無恥國或恬不為怪。在文明國。則罕有所聞。吾國女子。多半已受女校教育。其修身成績。宜何如耶。居嘗平心論之。女子苟行檢無虧。雖日令其與男子群聚而雜處。亦覺和光同塵。毫無它慮。如蓮花然。泥汚之而不滓也。如白玉然。皂涅之而不緇也。然斯人也。斯品也。千百中能有幾哉。女子人格之不齊。等於男子。尋常者。佞居多數。倘父母不豫為防閑。遏其邪念。甚有不墮入孽障者幾希矣。今政治家動謂男女可以平權。教育家又謂男女不妨合校。一者高視社會女子。身體儘可自由。言論儘可自由。有無庸繩以禮法。限以範圍者。嗚呼。女子知識初開。得如斯之放縱。在女子誠自得矣。其如情竇一決。遂不可收拾。何綜計其害。戕生命。壞名譽。辱祖先。玷門楣。興訟獄皆勢所必至也。欲圖補救。宜令改革東瀛女子之習慣。步武西歐女子之程式。以推行吾國相傳之女誡。原有之姆教。斯可矣。否則人類而禽獸。距不危哉。距不危哉。蓋慾者理之反。色慾為凡百嗜慾之尤。陷人慾也深。斯去天理也遠。其距人道也益遠。害孰有甚於此者乎。古聖賢所以為人道標準也。良由乎日能以天理戰勝人慾耳。若畜類則終日昏昏。慾念一萌。慾火斯熾。遂乃不遑擇地。不暇擇時。而壹意為所欲為。求逞其私而後快。如狗彘一流。皆是恥於何有。曾是高尚之女子。而能攖此身心莫大之害者。況今日青年女子。皆異日國民之母。稍不自重。恐將來之胎教與家教。俱不足恃。若復縱情於慾海。其遺傳性之流毒。曷有窮期耶。詩曰。譬彼舟流。莫知所屆。吾幾不能測其害之所至矣。

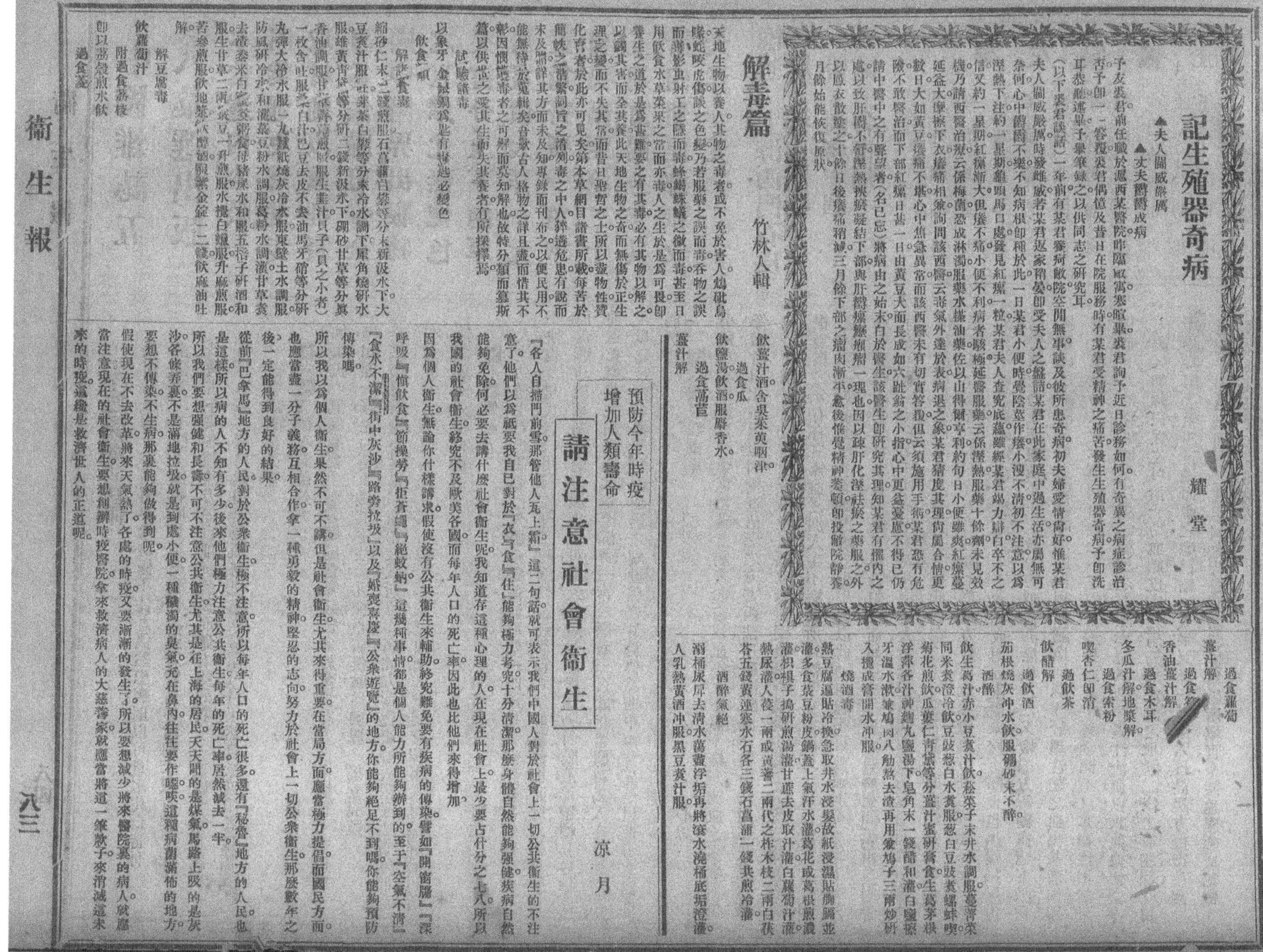

衛生報

記生殖器奇病

耀堂

▲夫人闓威儼厲
▲丈夫鬱鬱成病

予友裘君。前任職於滬西某醫院。昨臨寓寒暄畢。裘君詢予近日診務如何。有奇異之病症診治否。予即一一答覆。裘君偶憶及昔日在院服務時。有某君受精神之痛苦。發生生殖器奇病。予即洗耳恭聽。述畢。予舉筆錄之。以供同志之研究耳。

（以下裘君談話）一年前有某君。養病敝院。空閒無事。談及彼所患奇病。初夫婦愛情尚好。惟某君夫人闓威儼厲。時發雌威。若某君返家稍晏。即受夫人之盤詰。某君在此家庭中過生活。亦屬無可奈何。心中鬱鬱不樂。不知病根即種於此。一日某君小便時。覺陰莖作癢。小溲不清。初不注意。以為溼熱下注。約一星期。龜頭馬口處。發見紅瘰一粒。某君夫人查究底蘊。雖經某君竭力辯白。卒不之信。又約一星期。紅瘰漸大。但癢不痛。小便不利。病者駭極。延醫服藥。云係溼熱。服藥十餘劑。未見效機。乃請西醫治療。云係梅菌。恐成淋濁。服藥水搽油藥。佐以山得爾亭。利約旬日。小便雖爽。紅瘰蔓延益大。瘰擦下衣。癢痛相兼。詢問該西醫。云毒氣外達於表。病退之象。某君猜度其理。尚屬合情。更數日。大如黃豆。瘰痛不堪。心中焦急異常。而該西醫未有切實答覆。但云須施用手術。某君恐有危險。不敢醫治。而下部紅瘰日甚一日。由黃豆大而長成如六趾翁之小指。心中更益憂慮。不得已仍請中醫中之有聲望者（名已忘）。將病由之始末。白於醫生。該醫生即研究其理。知某君有攖內之處。以致肝鬱不舒。溼熱挾痰凝結下部。與肝鬱攖變癥瘕一理也。因以疏肝化溼祛痰之藥服之。外以慈衣散搽之。十餘日後。瘰痛稍減。三月餘下部之瘤肉漸平愈。後惟覺精神萎頓。即投敝院靜養。月餘始能恢復原狀。

解毒篇

竹林人輯

天地生物以養人。其物之毒者。或不免於害人。如砒烏喙。蛇虺虎傷。誤之色變。乃若服藥之誤。而毒吞物之誤。而蠱影蟲射工之隱。而毒蜂蠍蛛蟻之微。而毒甚至日用飲食水草菜果之常。而亦毒人。人之生於是為可畏。即養生之道。於是為甚難。要之有其毒。必有其物以解之。以解其害而全其養。此天地生物之奇。而無傷於正生理之變。而不失其常。而昔日聖哲之士。所以盡物性贊化育者。於此亦可見矣。第本草綱目諸書所載。每苦於簡帙之浩繁。詞旨之渚列。毒之中人。猝遭危患。有說而未及詳。其方而未及知。專錄而刊布之。以便民用。不能無待於蒐輯矣。吾歎古人格物之詳且盡。而惜其不彰。因惻惻於毒者之可解。而莫知解也。故特分類而纂斯篇。以供世之受其害而失其養者。有所採擇焉。

試驗諸毒

以象牙金銀銅為匙。有毒匙必變色。

飲食一類

解諸食毒

縮砂仁末二錢煎服。石菖蒲白礬等分末。新汲水下。大豆煮汁服。吐芽茶白礬等分末。冷水調下。犀角燒研水服。雄黃青黛等分研。二錢新汲水下。硼砂甘草等分。真香油調服。甘草薺苨煎服。生韭汁。貝子（貝之小者）一枚含吐。服至白汁。巴豆去皮不去油。馬牙硝等分研。丸彈大。冷水服一丸。鹽紙燒灰。冷水服。東壁土水調服。防風研冷水和灌。菉豆粉水調服。葛粉水調。灌甘草羹。去滓黍米白粥飲食。得豬屎水和服。五棓子研酒和服。生甘草二兩。菉豆一升煎服。水攪白蠟服。升麻煎服。苦參煎服。飲地漿。飲醇酒。服紫金錠一二錢。飲麻油吐解。

解豆腐毒

飲蘿蔔汁

附過食荔枝

即以荔殼煎水飲

過食菱

飲薑汁酒。含吳茱萸咽津。

過食瓜

飲鹽湯。飲酒。服麝香水。

過食萵苣

薑汁解

過食蘿蔔

薑汁解

過食筍

香油薑汁解

過食木耳

冬瓜汁解。地漿解。

過食索粉

啖杏仁即消

過飲茶

飲醋解

過飲酒

茄根燒灰冲水飲。服硼砂末不醉。

酒醉

飲生葛汁。赤小豆煮汁飲。菘菜子末井水調服。蔓菁菜同米煮。澄冷飲。豆豉葱白水煮服。葱白豆豉煮螺螄啖。菊花煎飲。瓜蔞仁青黛等分薑汁蜜研膏食。生葛茅根浮萍各汁。神麴丸鹽湯下。皂角末一錢醋和灌。白鹽擦牙溫水漱。兼鳩肉八觔熬去渣再用鶆鳩子三兩炒研入攪成膏開水冲服。

燒酒毒

熱豆腐遍貼。冷換。急取井水浸髮。故紙浸濕貼胸膈並灌。多食菉豆粉皮。鍋蓋上氣汗水灌。葛花或葛根煎濃灌。枳椇子搗研煎湯灌。甘蔗去皮取汁灌。白蘿蔔汁灌。熱尿灌。人蔘一兩或黃蓍二兩代之。柞木枝二兩白茯苓五錢黃連寒水石各三錢石菖蒲一錢共煎冷灌。

酒醉氣絕

溺桶尿垢去清水蓋覆浮垢再將滾水澆桶底垢澄灌。人乳熱黃酒冲服。黑豆煮汁服。

請注意社會衛生

預防今年時疫 增加人類壽命

涼月

『各人自掃門前雪。那管他人瓦上霜。』這二句話。就可表示我們中國人對於社會上一切公共衛生的不注意了。他們以為祇要我自己對於『衣』『食』『住』能夠極力考究。十分清潔。那麼身體自然能夠強健。疾病自然能夠免除。何必要去講什麼社會衛生呢。我知道存這種心理的人。在現在社會上最少要占什分之七八。所以我國的社會衛生。終究不及歐美各國。而每年人口的死亡率。因此也比他們來得增加。因為個人衛生。無論你什樣講求。假使沒有公共衛生來輔助。終究難免要有疾病的傳染。譬如『開窗牖』『深呼吸』『慎飲食』『節操勞』『拒蒼蠅』『絕蚊蚋』這幾種事情。都是個人能力所能夠辦到的。至于『空氣不清』『食水不潔』『街中灰沙』『路旁拉圾』以及『婚喪喜慶』『公衆遊覽』的地方。你能夠絕足不到嗎。你能夠預防傳染嗎。

所以我以為個人衛生。果然不可不講。但是社會衛生。尤其來得重要。在當局方面。應當極力提倡。而國民方面。也應當盡一分子義務。互相合作。拿一種勇毅的精神。堅忍的志向。努力於社會上一切公衆衛生。那麼數年之後。一定能得到良好的結果。

從前『巴拿馬』地方的人民。對於公衆衛生。極不注意。所以每年人口的死亡很多。還有『秘魯』地方的人民。也是這樣。所以病的人不知有多少。後來他們極力注意公共衛生。每年的死亡率。居然減去一半。所以我們要想強健和長壽。不可不注意公共衛生。尤其是在上海的居民。天天聞的是煤氣。馬路上吸的是灰沙。各條弄裏。不是滿地拉圾。就是到處小便。一種穢濁的臭氣。充在鼻內。往往要作嘔。唉。這種病菌滿佈的地方。要想不傳染不生病。那裏能夠做得到呢。

假使現在不去改革。將來天氣熱了。各處的時疫。又要漸漸的發生了。所以要想減少將來醫院裏的病人。就應當注意現在的社會衛生。要想稍辦時疫醫院。拿來救濟病人的大慈善家。就應當將這一筆款子。來消滅這未來的時疫。這纔是救濟世人的正道呢。

家庭醫藥常識

我國家庭。對于普通醫藥常識。極不注意。偶然患病。則以可貴之生命。皆付諸醫者之手。既不知病原。又不明藥性。設遇庸醫。病必增劇。本報有鑒于此。特將古今來各種驗方。經實地試驗後。而確有靈效者。一一披露于後。且說明其治病之所以然。用筆淺顯。務使家庭婦孺。一目了然。且歡迎讀者投稿。一經登錄。酬資從豐。

六 九種心痛神效方 阿仁

表姊張氏。心氣痛屢發。中西方藥。遍嘗無效。後余於舊抄存方書中。檢得一方。用附子一錢、川連一錢、生白芍五錢。其下注云。九種心痛俱驗。遂與服之。果立見效。考寒熱相乘於心胃之間。而相攻戰。所以作痛。此方黃連平心火。附子去胃寒。而白芍入肝平木。不使其尅胃。又去鬱生心血。譬如兩人爭鬬。有和事人。自然解紛也。所以諸藥不效。服此神效耳。

七 便祕方 阿仁

友人之弟植生君。患便祕已久。服西藥瀉油取效一時。不服又祕結如故。精神上殊覺不快。後其舅氏。告以用肉蓯蓉二錢、麻仁三錢、沉香六分、煎服。愈後問所以然於余。余曰。蓯蓉功能補精壯陽。但驟用又可滑大便。麻仁能增加腸內膜液。俾糟粕易於排除。仲景氏麻仁丸用之。卽此意。至沉香一物。西歷前三百餘年。希臘羅馬人。亦已知之。西人以爲最古名藥。其功能使腸之蠕動强盛。易於傳導。則中西無異。是以此方之驗。非偶然也。

八 血痣靈藥 心史

小兒右耳輪邊長一痣。紅色。無意觸之卽破。流血不止。不痛不癢。而流血之多。令人生悸。識者曰。此血痣也。因檢[illegible][illegible]之方書。西法用硝酸點滅之。與中法用石灰鹼水點滅之法相同。又檢趙恕軒串雅內編取痣餅藥後。附有吳庚生按語云。痣之爲物。有有根無根之分。有有血無血之別。人每不察其所以然。予在孟河見一丹徒田姓老人。印堂生痣一粒。意欲去之。予師馬培之先生。告以此乃血痣。不可破。破則不治。田不信。別求某某醫破之。越日來見。意頗自得。乃旬日而如豆矣。一月而如錢矣。翻花出血。眼鼻均傷。百藥不效。未及三月而死矣。大凡痣之大者。隆起者。黑者。及有毫者。皆不宜點破。惟初起未久。及色淺不凸者。可去耳。據此則痣之不可點者甚多。而血痣爲尤甚。然串雅亦無治法。培之亦不言治法。再檢本草萬方針線血痣潰血方。在五靈脂下云一人舊有一痣。偶抓破血出一線。七日不止。欲死。或用五靈脂末摻上。卽止也。出楊拱醫方選要。據此乃血痣血流不止之救急方。似尙非除根之法。又檢驗方新編血痣下云。初起如痣。色紅。漸大如豆。觸破時流鮮血。用黃鱔血同蒜汁好墨汁塗之。血出甚者。內服凉血地黃湯。又檢本草綱目鱔魚下云。以蒜瓣投鱔缸中。鱔跳擲不已。亦物性相制。又其血下云。治赤疵。同鱔汁墨汁頻塗之。又塗赤遊風。乃知墨汁治血。以鱔魚血使竄走入裏。又加蒜以促之。可治一切血結皮膚之病。乃如法試之。取鱔二條之血。和蒜汁墨汁。時時塗之。至四日洗而視之。痣已縮去大半。又塗一日。第六日晨起。方擬復塗。觸之已應手而落。剖而視之。其空洞處。昔與血通者。皆爲墨所塡實。全體遂堅硬成無機之物。蓋無血以養之。自然脫落矣。

咽喉致病之原

——丁濟萬——

十二經脈皆上循咽喉。盡得以病之。然統其所屬。乃在少厥兩經。君相二火。何則。經云。喉立天氣。咽主地氣。又云諸逆衝上。均屬於火是也。蓋肺主氣。天也。脾主食。地也。於是喉主氣。咽納食。納氣者金化。納食者土化。金性燥。土性濕。其爲病也。金化變動爲燥。燥則澀。澀則閉塞而不仁。故在喉之爲痺。土化變動爲濕。濕則泥。泥則壅張而不通。故咽爲之腫。此則屬內發之使然。

更有外感風邪。致熱毒內蘊者。傷在經絡。結於三焦。致氣滯血凝。聚於咽喉之間。輕則爲喉風。乳蛾。重則爲爛喉痧痧。至於虛損勞役。咳傷咽痛者。乃眞陰虧竭。金水不能相生。而龍雷之火。奔騰上灼。火炎則金傷。金傷高源。無以輸布津液。而咳血聲啞。咽痛乾緊之症作矣。症至如此。不治者多。

國民革命與中醫

許半龍

中國國民。何爲而革命。爲求中國之自由平等。解救全國同胞之苦痛。換言之。卽爲多數被壓迫民衆而革命。惟被壓迫民衆。除農工外。要以全國之中醫爲最。舉凡醫校之所教學。醫院之所設施。社會之所宣傳。政法之規定。無一非外來醫藥之侵略。官僚買辦之所壟斷。攘奪中國經濟之利益。操縱中國國民之生命。且中西醫家。顯分師士。待遇不公。備受排擠。貽中華國民人格之羞。莫此爲甚。卽中醫之本體。或有瑕疵。爲人的問題。而非學術之咎。烏得奴顏婢膝。接受帝國主義者之指揮。使中國永爲其次殖民地。假科學之美名。飲鴆酒以止渴。尤不能挾偏狹的國家主義。以暴其短。中醫界之同志乎。其有忠實誠篤。服從革命。以謀生活之改善。人格之增高乎。雖然。廢學不講。何以固革命之基礎。法無明文。何以圖地位之平等。在本身上。應如何以革命化。集體化。科學化。建設化。求達中國固有醫學之獨立。解救同胞之疾苦。自强不息。在政府方面。應如何接收民衆之要求。明定中醫教育法規。及保障之條例。幷得與外來醫術。同一待遇。不獨爲黨國之光。爲中國醫藥前途之福。抑亦百萬病黎所馨香禱祝者也。

定閱本報之利益

凡自本報十一期起定閱全年者。一律贈送精美、挺硬、洋裝、皮面、燙金、報夾一只。價值大洋八角。並加贈丁甘仁先生遺著一册。價值大洋二角。適值大洋一元。故本報全年報費。雖屬二元。然除去贈品之外。祇餘大洋一元。且此一元之中。又須貼去郵票大洋五角。（全年五十份、每份一分計算）故本報五十份之代價。祇有大洋五角。每期統算。不過大洋一分。較報販零售便宜多矣。（惟此報夾乃向美國定造。須在本年陰歷四月底運到。決不失約。凡定閱者。先發贈劵一紙爲憑。將來卽可憑劵領取）以前定戶。照前贈品辦法。但介紹二人定閱本報者。再贈報夾一具。

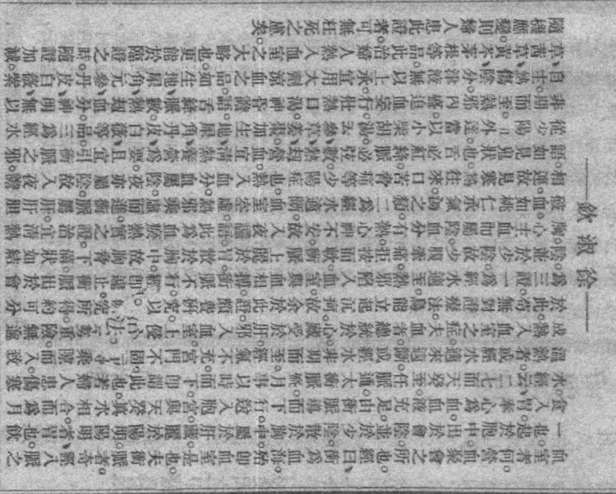

LADIES' HEALTH
婦女衛生
女子醫學研究會編輯

投稿簡章

（一）猥褻之稿件。絕對拒絕。
（二）滿一千字以上之稿件不收。
（三）空泛及未完之稿件不收。
（四）來稿宜運用簡短明晰之筆。墨。而敍述普通醫學者爲合格。
（五）來稿內容。以適合女子者。尤爲歡迎。
（六）一經登錄。酬資從豐。

保胎要言

王淵士

保胎宜勞爲妙。試看鄉間農婦。婢僕下人。墮胎甚少。以勞故也。蓋勞則氣血流通。筋骨堅固。胎在腹中。習以爲常。以後雖有些微閃挫。不至墮胎。倘安逸不動。則筋骨柔脆。氣血不行。略有閃挫。必至墮落。然非胎後方勞。正謂平日不宜安逸耳。若平日安逸。孕後方勞。適足損胎。何望筋骨堅強之有耶。夫敬姜百乘之家也。老而猶績。若爲常富貴與年少力强者。正宜勤事。豈可過逸。以自病乎。

孕已知覺。卽宜用布一幅。六七寸闊。長短視人肥瘦。約將兩道。橫束腰間。直至臨盆之時。解去。此有二妙。胎未長成。得此腰脊有力。些須閃挫。不至動胎。此其一也。常令腹中窄狹。及到解開。則腹中頓寬。此其二也。

有孕後睡時。須要兩邊換睡。不可倚在一邊。非但使產時中道而出。易於分娩。抑且免小兒形容偏斜。不可不愼。

保胎於飲食一道。必須注意。茲略言之。飲食宜淡泊。不宜肥濃。宜輕淡清。不宜重濁。宜甘平。不宜辛熱。靑蔬白飯。亦能養人。卽在貧家。飽爲不乏。何必厚味。但富貴之人。平日肥甘厭足。抑令崇儉。勢所不堪。酌乎其中。臚列如左。

豬肚（多用）、豬肺、雞、鴨、鯽魚、淡菜、海參、白菜、筍、少用藕油、多用腐皮（多用）、蓮子、熟藕、山藥、芡實、諸味總宜潔淨。多用清湯吹去浮油。飲之最佳。俱宜白煮。忌用油煎。此多爲膏粱之人言之耳。若藜藿之腹。正宜得肥甘而潤之。何須淡泊。但六七個月後。腐皮蔴油二物最宜多用。不妨日日食之。蔴油解毒。腐皮滑胎。且淸且補。貧富皆宜。允爲上品。

臨產時。宜老成曉事者二三人。安靜伺候。不必多人。其一切親戚婦女。俱婉言謝卻。勿令入房。

第一要勸產婦放胆忍痛安睡。房中宜安靜如常。切忌大驚小怪。交頭接耳。以致擾亂。更忌咨嗟嘆息。求神許愿。以致憂疑誤事。房中更宜輕行緩步。有人入房。必須在旁靜坐。勿得混鬧。

飲食宜頻頻緩食。或雞鴨肚肺等淸湯更妙。

房中冬月宜設火盆。以禦寒氣。夏月宜多貯井水。以收熱氣。仍頻換之。

血枯經閉之原因

慎齋

素問腹中論曰。有病胸脅支滿者。妨於食。病至則先聞腥臊臭。出清液。先吐血。四支清。目眩。時時前後血。病名血枯。此得之少年時。有所大脫血。若醉入房中。氣竭肝傷。故月事衰少不來。予按此節經文。當以脫血入房氣竭肝傷爲病原。蓋因精血大虧。肝失涵養。由是肝氣橫逆。肝葉膨脹。肝脈布於脅肋。故爲胸脅支滿。且胃居中脘。肝居胃旁。肝葉既脹。則胃腑漸小。故妨於食。胃之經脈起於鼻之迎香。凡辛香腥臊臭等氣。皆由迎香而入胃。肝氣犯胃。胃氣上泛。故未食而先聞腥臊臭矣。胃氣上泛。挾其未化精微之水液。併而逆上。故吐出清液也。肝主藏血。肝氣既逆。則血隨氣逆。故吐血也。繼則肝傳脾。脾不統血。肝不藏血。故時時前後血也。其血既傷於少年之時。復傷於吐衄前後之血。烏得不致血枯乎。是故月事衰少不來也。

天癸與月經

汪秋元

近世多以天癸爲女子月經。此大誤也。內經曰。女子二七而天癸至。任脈通。太衝脈盛。月事以時下。故有子。丈夫二八腎氣盛。天癸至。精氣溢瀉。陰陽和。故能有子。則天癸與月事。分明是二物。否則女子有月事。男子豈亦有月事乎。此不可通者一也。且內經謂天癸至而月事下。月事下而能有子。又分明爲兩層。若曰天癸卽月事。猶謂月事卽子。此不可通者二也。卽此二者。已可證明天癸決非月經矣。

七日一病症

熱血入室

——徐淑欽——

血室者何。營血聚會之所也。經曰、衝爲血海。殆卽血室是也。夫衝脈者。奇經八脈之一也。起於胞中。出於會陰。並於少陰。散於胸中。屬於肝藏。麗於陽明。陽明者胃也。飲食入胃。奉心爲血。血液充足。由衝脈導而下行。趨入胞宮。與天癸眞水相合而爲月水。經云、二七而天癸至。任脈通。太衝脈盛。月事以時而下。卽謂此也。若婦人患傷寒溫熱者。或經水適來。適斷。或經水非期而至。經氣不充。宮門不固。[illegible]乘隙而入。致成熱入血室之症。夫血者總統於心。藏受於肝。邪入血室。上侵心[illegible]。勢重險無逾於此。苟無對證療法。焉能立起沉疴。故余於此證。頗費研究。以[illegible]究所得。約可分爲三證。一爲經水適至。熱邪陷入血室。與血相搏。衝脈不行。經卽遏止。衝脈出於會陰。並於少陰。故少腹牽痛。拒按而軟。衝脈上麗於胃。散於胸中。故胸脅下滿。狀如結胸。心主血而屬陰。血分有熱。心神不安。故入夜譫語。此爲血瘀熱實之證。治宜清熱破血。如桃仁承氣湯之類。二爲經水適斷。血室空虛。熱邪乘虛而進。衝脈屬肝。肝膽相連。故見寒熱往來。口苦脅痛等少陽症也。熱入血分。血屬陰。夜亦屬陰。故入夜譫語。如見鬼狀也。舌必紅絳。脈必弦數。熱劫營血。宜清熱養營爲要。且宜引衝脈之邪。從少陽外達。當以小柴胡湯去參、草、姜、棗。加生地、犀角、丹皮、白薇等品。三爲經水非期而至。熱邪內盛。迫血妄行。壯熱口渴。神昏譫語。舌絳脈數。熱劫血分。神明無以自主。熱傷陰分。津液無以上承。宜用大劑涼血之品。如生地、犀角、元參、丹皮、白薇、紫草、茜草、黃芩、茅根等品。此治婦人熱入血室之大略也。更能於臨證之時。隨證加減。隨機應變。則婦人患此證者。可無枉死之虞矣。

難產急救

士英

難產之厄。性命所係。至危急。茲採治法數條。以備世用。

一橫生。兒先露背也。令產母正臥。以手徐推兒背下體。令其正直。復以中指摸其肩。勿令臍帶絆繫。卽生。

一逆生。兒先露足也。令產母正臥。以手徐推兒足。仍推兒轉正。卽生。

蓋逆產一節。皆由轉胎試痛。未能忍睡。卽行用力逼送。

一偏生。兒頭偏在一邊也。令產母正臥。以指徐摸兒頭。扶正卽生。或兒頭後骨偏在穀道傍。徐推近上。卽生。

一礙產。兒頭雖正。但不能下。因胎出時臍帶絆肩。用中指按兒兩肩。理脫臍帶。卽生。

一瀝漿生。又名瀝胞生。不必驚惶。惟安睡候漿流漸少。或流盡自生。

帶下預防法

瑞英

帶下之症。女子患者居多。因其多而生忽。因其忽而生病。小者害及身體。大者關係民族。夫善治國者治未亂。善療病者治未病。帶下之預防法。卽治帶下之未病。其預防之法。如何。當月經來時。宜留意經來之多寡。及經前作痛等症。倘經水未淨。切忌房事。亦有未嫁之女。大便最宜調勻。設有不適。須速治之。如父母有淋毒者。更須注意保護。因幼女毒淋之帶下。大半多受父母之淋毒性而成也。願諸位女同胞。聽我之忠告。免外人譏我國民爲病夫云。

★ ★ ★

餘興欄

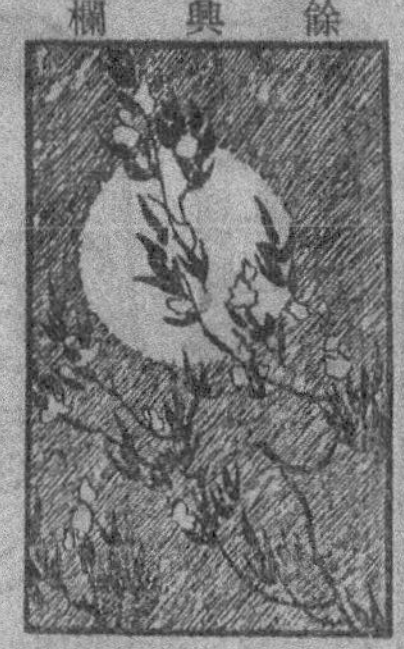

讀醫隨筆

左同

診餘之暇。以讀書取樂。書中所載奇病雜症。皆是信而有徵。拉雜記之。以供讀者。

人面瘡

本事方云。江左有商人。右膊上有瘡。如人面。亦無他苦。商人戲滴酒瘡口中。其面亦赤色。以物食之。亦能食。食多則覺膊肉脹起。或不食之。則一臂痺。有善醫者。教其歷試諸藥。金石草木之類。悉無所苦。至貝母。乃聚眉閉口。其人喜曰。此藥可治也。因以小葦筒投其口灌之。數日成茄遂愈。

脚瘡生蛇

摭青雜記。載有人患脚瘡。冬月頓然無事。夏月臭爛。疼痛難以名狀。一道人視之曰。爾因行草上。惹著蛇交遺瀝。瘡中有蛇兒。冬伏夏出。故疼痛也。以生蝦蟆碎敷之。日三四換。凡三日。有一小蛇自瘡中出。以鐵鉗取之。其病遂愈。

兩腿取出蛤蜊四個

五湖漫聞云。吳江有一農夫。兩腿赤腫。痛甚。不能坐立。一醫與之剖開。中有小蛤蜊四個。取出遂愈。

女子聞香之害

吹劍續錄。載名醫葛可久。治同郡富人女。年可十七八。病四肢痿痺。不能自食。目瞪。衆醫莫能治。葛視之。笑曰。此不難治。乃令悉去房中香奩流蘇之屬。發地板。掘土爲坎。舁女子其中。扃其扉。戒家人俟其手足動而作聲。當報我。久之。手足果動而呼。投藥一丸。明日自坎中出矣。蓋此女平日嗜香。而脾爲香氣所蝕故也。

大麻風

玉堂閒話。載高駢鎮維揚之歲。有術士之家。延火燒數千戶。主者錄之。當死。臨刑。謂監刑者曰。某之愆。一死何以塞責。然某有薄技。可以傳授一人。俾其救濟後人。死無恨矣。時駢延待方士。如飢渴。監刑者即緩之。馳白於駢。駢人親問之。曰。某無他術。惟善醫大風。駢曰。何以覈之。對曰。但於福田院選一最劇者。可以試之。遂如言。乃置患者於隙室中。飲以乳香酒數升。則昏然無知。以利刀開其腦縫。挑出蟲可盈掬。長僅二寸。然後以膏藥封其瘡口。別與藥服之。而更節其飲食動息之候。旬餘。瘡盡癒。纔一月。眉鬚已生。肌肉光淨。如不患者。駢禮術士爲上客。

南通張子之死症

謙六

張謇先生事業文章。天下後世自有公論。實非一人一方毀譽所能左右之者。故不必作誄書。亦不必作讚辭。今歿逾二載。墓有宿草。區區猶言其病症。以爲研究之資。不獨由明日黃花之譏。實有翻過時歷本之誚。惟區區對於張之病症。確有別具見解處。故拉雜書之。以與海內各醫家一商榷焉。

張之病原　爲濕著挾食。

張之病症　以中西醫藥併雜投。轉入少陰經。故昏睡不語。終以昏睡死。

醫療之步驟　先由中醫金聘之君醫治。無甚出入。後聘每日包銀一千兩之某西人來通。以洗腸器爲之大洗特洗。宿食盡去。病亦大變。再由沙健厂先生醫治。神志稍清。後仍信西醫法。洎至昏冒。期則日注樟腦精。而不用內服藥。於是張氏不得不死矣。

我對於此症之見解　以爲始之著濕挾食。本非危疾。後變爲昏睡不語。已轉入少陰經。應以地黃飲子爲對症療法。

牛惠生醫生之談片　牛惠生醫生爲今日西醫中最負盛名者。而學識亦確乎宏富。當張氏病時。最初聘牛氏至通。牛氏謝曰。張氏之文章事業。素所欽崇。今聞其病。即不請亦應去爲診視。奈此等病宜中醫醫治。余去亦無益。況近日滬上時疫盛行。余主時疫醫院。此時萬不能行。甚歉。據此可證張氏此病之不宜西法療治。不獨一般人之識見如此矣。

總之張氏雖已年高。而病非危症。療治非難。終以過信西醫。致傷生命。當時雖有沙健厂先生之卓識。其奈張氏家族之不信何。天也。至某西醫以治强壯西人之治法。施諸衰齡之張氏。可謂冥頑無識之尤。如之何忝顏以名醫自居。日受千金而不慚愧。某友曰。君尚不知。某西醫於張氏逝世後。對於一日千金之包銀。尚發生糾葛。幾至法庭解決。更可恥矣。

名醫有術

包淪

已故南通名醫俞汝樵君。石港人。生前爲張嗇齋先生所激賞。故求診者麕至。生涯不惡。俞於精岐黃術外。兼工詩善書。初無藉藉名。且癖染煙霞。困頓殊甚。會張先生偶感河魚之疾。友人以俞薦。試之。作脈案。詳述症狀。洋洋千言。抉竅奧。且文字精通。大悅之。洎服後。一劑知。二劑已。感甚。於諸士紳前廣爲游揚。而俞之名大著。十年前。家大人適賦閒。張先生以家大人屢起其疾。知能醫。命與俞合設診所於通州。遂生堂一歲中。治病頗多。閒居論醫。頗相得也。惟以治某紈袴病。議論不合。先是。某就家大人醫治。診斷爲淋症。某頗不懌。改就俞診。則斷爲疝症。而用藥則仍就前方。改換面目。家大人難之。俞笑曰。此薛福辰治愈慈禧之故智也。凡病屬於花柳病者。彼紈袴以顏面攸關。必不喜聞。今許爲疝症。而投以治淋之品。則彼貪此美名。而樂於御服。病愈則德我益甚。否則轉爲怨懟。兩相失矣。家大人歎曰。醫之有賴於術如此邪。然我實不願如此生涯。老我。繼改就鹽界。不復業醫。

論曰。醫之有賴乎術。無足怪也。蓋醫之本旨在愈人疾。醫而有術。則人樂就之。叔道行而所志亦所遂。不然。醫者病者兩無一當。用是不獨中國醫家如葉天士等。不諱言術。即西醫亦極注重禮貌言語裝束等。惟有要言爲諸公告者。以術濟我之道則可。若純爲牟利計。則不足道矣。

衛生小說　醫界鏡

醫隱

第一回　開宗明義講生理　選地行醫遇機緣

西人曾說我中國人。不明白衛生的道理。幸虧得風俗習慣。凡百食物。都用煮熟過的。以此能保得數千年種族。否則汰滅久了。然其餘種種不懂衛生的。正多得很呢。我做這部小說。也因爲我四百兆同胞。逐日與那害人的微生物爲伍。不曉得祛除的法則。因而生病。既生了病。又不曉得揀選個良醫來調治。只聽人家說得好。便去請了來試試。糊裏糊塗服了幾帖藥。碰了運氣不好。即拿性命送却。雖道吾中國人的生命。真個不值錢麼。我今先講生命要保重的道理。與諸位同胞聽聽。世界上有三等物件。一爲動物。二爲植物。三爲礦物。那植物與動物。是大有關係的。動物吐出炭氣。被植物的葉梗吸了進去。那植物方能長得茂盛。植物既吸了炭氣。便時時放出淨養氣。以爲動物收吸的地步。乃兩相幫助而成生活的。西人住宅。四面多植樹木。即是這個道理。人的生命。爲動物界第一貴重。固人人曉得的。其中有一最緊要的問題。從來沒有人說過。近來西人雖已發明。尚不肯明明白白。說與人人知道。我且略表一二。他們推究人生在世的道理。說是與那動物植物是一樣的。動物中禽獸蟲豸。植物內草木花卉。到了死滅以後。永永化作灰塵。人到去世以後。其肥料轉成滋養植物的材料。生靈永歸泡化。無所謂今生的因。即來生的果。那些種種疑神疑鬼的幻象。都從心境上生出來的。這種道理。他們不肯明白告訴人的緣故。一爲有礙宗教。二爲把人人曉得。則人到中年以後。便覺了無餘望。所以近來西人每每講說。二十世紀的宗教。恐怕有革命之變呢。我今略爲指點。庶幾使人人知道生命愈加要保重。我身子幸生在這花花世界。多存一日。即多領略些世界生趣。如其不懂衛生的道理。終日營營爭名奪利。那知道名利到手。他的身子已化爲烏有。此後上天下地。陰間陽間。永遠沒有你的位置了。前人說的神仙。原不過藉以設教的。前人說的地行仙。是古今中外着實有的。總之。無論何國的人。若能終身講究衛生。自然不藉丹砂。亦可駐顏。數百歲往往可得。這不是地上神仙麼。說到此間。我不得不望我的同胞。講究些衛生法則。那公共衛生權柄。是在官紳的。至於個人衛生。只要我自己時時刻刻研究。就得了。然衛生的條目紛繁。要慢慢講給我同胞聽。今先將那一輩子。外面看似保護生命。博得偌大名聲。其實則敷衍平庸。無益生命的。

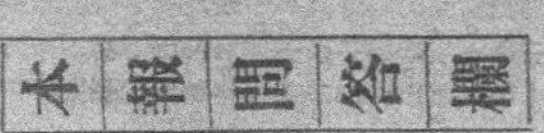

本報問答欄

簡章

（一）本欄除本報編輯自任答覆外。並聘請章太炎君曹穎甫君王一仁君秦伯未君許半龍君担任爲顧問

（二）所問病症。須確有研究之價值。否則恕不答覆。

（三）非本報定戶。每題須納費一元。以示限制。

（四）問者須詳述病症之原因。及現在之狀態。經過之治療等等。

問黃疸病

香港羅便臣道王秉元

男子年四十餘歲。面目一身悉黃。微見黑滯。煩躁夜不安寐。口渴腹滿。大便略溏。左脈弦數。右脈空大。舌質光苔黃（下略）

答王秉元問

脾爲陰土。得陽則運。胃爲陽土。得陰而和。今面目一身悉黃。微見黑滯。煩躁夜不安寐。口渴腹滿。大便略溏。此乃脾陽胃陰兩傷。濕熱蘊蒸之候也。外薄肌表則身黃。內擾心包則煩躁。其色微見黑滯者。乃濕蘊於熱也。即傷寒所謂陰黃是也。濕蘊中州。脾弱見運。故腹爲之滿。而便爲之溏。至於夜不安寐者。胃不和則臥不安也。口渴引飲者。濕遏阻而津不潮也。細參此症。不外土虛生濕。濕土虛則肝木必旺。故其左脈弦數。即是肝膽鬱熱之象。右脈空大。皆屬脾胃虛弱之故。若實見苔黃陰液已傷。乃黃疸之重症也。今宜茵陳四苓湯加減。

生白朮（三錢）　加甘砂山梔（二錢）川石斛（三錢）　連皮苓（六錢）　豬苓（一錢）

生熟苡仁（各三錢）西茵陳（二錢）　福澤瀉（一錢五分）冬瓜子皮（各三錢）滑石塊（三錢）

鮮竹茹（一錢五分）活蘆根（一尺去節）帶心連翹（三錢）

答邵宗一問熟石膏功用

大仁

青石膏之質。中含硫養。是以遂而能散。有透表之力。治胃經實熱。時行溫疫、傷寒、中風、中暑、煩躁、熱症、大渴引飲、大汗、自汗、舌焦、口乾、舌焦、咽痛、牙痛、小便赤濁等之由於熱者。皆有特效。惟世俗習慣。誤認爲大寒。恐傷胃氣。往往用熟者。張錫純氏謂煅用則宜散之性變爲收斂。如點豆腐者。必用煅石膏。取其能收斂也。治外感實熱症。實不相宜。再者之本經謂石膏微寒。且宜於產乳。則其性純良可知。況此物質重。氣輕味淡。故宜多用重用。是以煅之其性斂。內服減可。謂胃經之實熱而已。若用其細末敷金瘡出血甚效。即本經所主治金瘡是也。

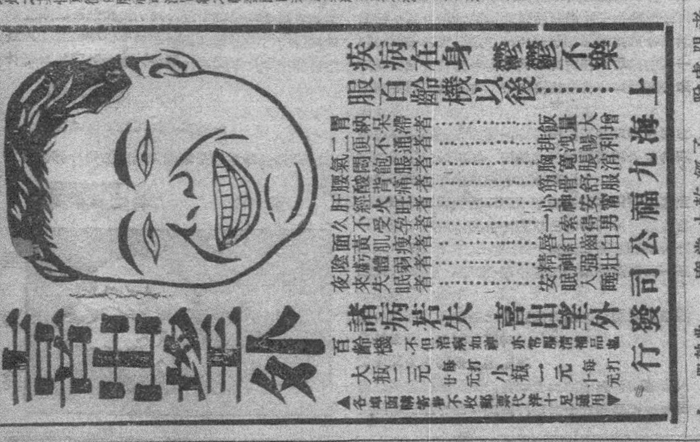

大造補天參茸丸

茲將主治各症列左

男 婦

先天不足 房勞過度 手足冰冷

後天虧損 骨蒸勞熱 腰軟無力

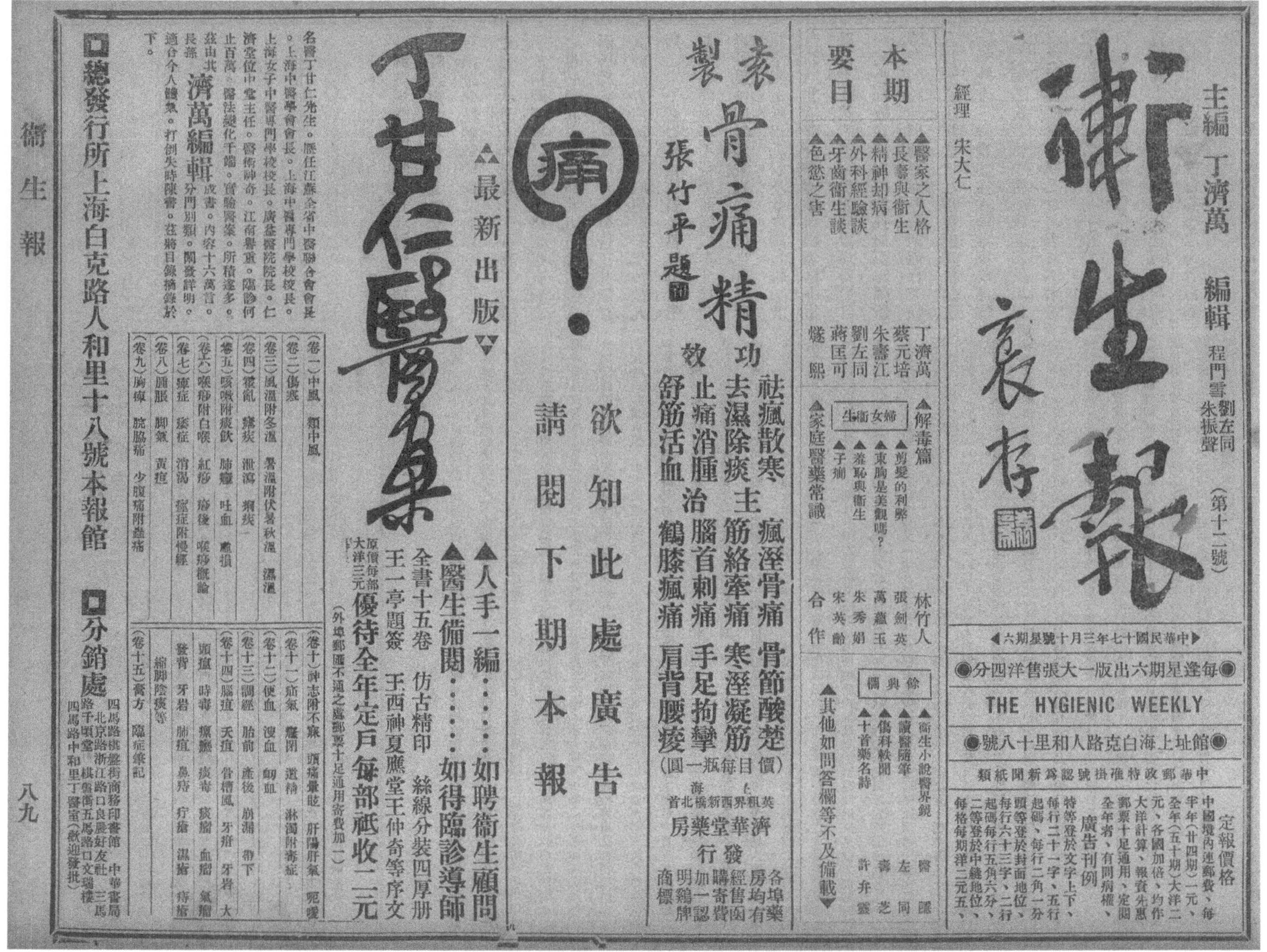

衛生報

主編 丁濟萬

編輯 程門雪 劉左同 朱振聲

經理 宋大仁

袁存（印）

（第十二號）

◀中華民國十七年三月十號星期六▶

◉每逢星期六出版一大張售洋四分◉

THE HYGIENIC WEEKLY

◉館址上海白克路人和里十八號◉

中華郵政特准掛號認為新聞紙類

定報價格

中國境內連郵費、每半年（廿四期）一元、全年（五十期）大洋二元、各國加倍、均作大洋計算、報資先惠、郵票十足通用、定閱全年者、有問病權、

廣告刊例

特等登於文字上下、每行二十一字、五行起碼、每行二角一分、頭等登於封面地位、每行六十三字、二行起碼每行五角六分、二等登於中縫地位、每格每期洋二元五、

本期要目

▲醫家之人格　丁濟萬

▲長壽與衛生　蔡元培

▲精神却病　朱壽江

▲外科經驗談　劉左同

▲牙齒衛生談　蔣匡可

▲色慾之害　燧熙

▲解毒篇　林竹人

婦女衛生

▲剪髮的利弊　張劍英

▲束胸是美觀嗎？　萬蘊玉

▲羞恥與衛生　朱秀娟

▲子癇　宋英齡

▲家庭醫藥常識　合作

餘興欄

▲衛生小說醫界鏡　醫隱

▲讀醫隨筆　左同

▲傷科軼聞　壽芝

▲十首藥名詩　許弁雲

▲其他如問答欄等不及備載

袁製 **骨痛精**

張竹平題（印）

功效：祛瘋散寒　去濕除痰　止痛消腫　舒筋活血

主治：瘋溼骨痛　筋絡牽痛　腦首刺痛　鶴膝瘋痛

骨節酸楚　寒溼凝筋　手足拘攣　肩背腰痠

（價目每瓶一圓）

上海英租界西新橋北首 濟華堂藥房發行

各埠藥房均有經售 函購寄費加一 認明鷄牌商標

（癆）？

欲知此處廣告

請閱下期本報

△最新出版▽

丁甘仁醫案

▲人手一編……如聘衛生顧問

▲醫生備閱……如得臨診導師

全書十五卷　仿古精印　絲線分裝四厚册

王一亭題簽　王西神夏應堂王仲奇等序文

原價每部大洋三元　優待全年定戶每部祇收一元

（外埠郵匯不通之處郵票十足通用寄費加一）

名醫丁甘仁先生。歷任江蘇全省中醫聯合會會長。上海中醫學會會長。上海中醫專門學校校長。上海女子中醫專門學校校長。廣益醫院院長。仁濟堂位中堂主任。醫術神奇。江南醫軍。臨診何止百萬。醫法變化千端。實驗醫案。所積遂多。茲由其長孫**濟萬編輯**成書。內容十六萬言。分門別類。闡發詳明。適合今人體氣。打倒失時陳書。茲將目錄摘錄於下。

（卷一）中風	類中風				
（卷二）傷寒					
（卷三）風溫附冬溫	暑溫附伏暑秋溫	濕溫			
（卷四）霍亂	痧疾	泄瀉	痢疾		
（卷五）咳嗽附痰飲	肺癰	吐血	虛損		
（卷六）喉痧附白喉	紅痧	痧後	喉痧概論		
（卷七）痙症	痿症	消渴	瘧症附慢經		
（卷八）腫脹	脚氣	黃疸			
（卷九）胸痺	脘脇痛	少腹痛附蟲痛			
（卷十）神志附不寐	頭痛暈眩	肝陽肝氣	呃噯		
（卷十一）疝氣	癃閉	遺精	淋濁附痔症		
（卷十二）便血	溲血	衄血			
（卷十三）調經	胎前	產後	崩漏	帶下	
（卷十四）腦疽	夭疽	骨槽風	牙疳	牙岩	大頭瘟
時毒	瘰癧	痰毒	痰瘤	血瘤	氣瘤
發背	牙岩	肺疽	鼻痔	疔瘡	濕瘡 痔瘡
縮脚陰痰等					
（卷十五）膏方	臨症筆記				

◘總發行所上海白克路人和里十八號本報館

◘分銷處

四馬路棋盤街商務印書館 中華書局 北京路浙江路口良晨好友社 三馬路千頃堂 棋盤街五馬路口文瑞樓 四馬路中和里丁醫室（歡迎發批）

衛生報　八九

精神却病

朱鑒江

人不能無病。而藥有效有不效。亦有不藥而病自却者。何參差也。曰此精神之作用也。扁鵲亦不治有信巫不信醫。此精神之不堪也。——精神者。中醫正氣之說也。——夫藥非真能直接藥病也。不過扶其正以却其邪。或培其弱而平其強耳。故精神充足。團聚有素。神力自存者。無病也。欠焉者。雖病而神存。病亦可自滅。有輩自勞其精神。焚博亂動。心無寧日。此雖無病。精神已耗。及病又不自定其性。恐怖憂懼惶遽百出。是其精神散弊。故其病以加。幸而不亡。已足大倖。而尚咎藥石之不靈。不亦傎乎。故精神却病之法。詢足講求也。夫病之來也。必因其人之虛。而邪方有隙可乘入而居於其經絡氣。故有病。苟吾正其氣。存其神。病方消滅之不暇。何暇爲祟哉。故凡病之來。不必畏怖。惟收吾心性。順其自然。斯時氣靜神存。不待藥而病退矣。其理何也。蓋畏怖則氣餒。氣餒而邪以生。莊子所謂空穴來風。相乳置巢。此之謂也。惟順其自然。則其精會神靜。神靜而雜念自不集。思自不亂動。故正以生而邪以却。苟更自嚴其心。莊敬篤穆。如對聖哲。如面嚴師。斯時在精神。則神專。在呼吸。則能行深吸息。行一之法。收一者之功。故能用自然之法。却外來之病也。其他在平素不能自信之人。每遇疾苦。輒事祈禱。或誦佛號以自有之精神。移諸信仰。其意之專。其心之誠。故其氣靜神清。陡然不恐。彼雖有病。奈之何哉。故精神之療法無他。惟正其心。莊其意。誠其志。其精神自强。無病而可以自强。有病而可以却病。惟視其心之專否以爲斷已。

中藥經驗談

左　同

袁雲楣寓居城內老縣前街。患發背。廣尺餘。平陷黑黯。小孔無數。背重如負担。不能轉側。余[illegible]以仙方活命飲。外用隔蒜灸法。次日背覺稍能轉側。孔流膿水。乃投以托裏透膿湯。痛勢大退。余因事他往。乃延某醫之招。相隔四日。歸視之。症象又變。飲食不進。便秘溲赤。膿水甚少。脈象虛數。重按即無。緣前藥開瀉。正氣不能接續。曾自購服西藥蓖麻油。腹痛大便欲解不能。苦難名狀。致脾胃大傷。邪勢復熾。中氣下陷則大便難。虛火下陷則小便赤。此時稍誤。實症投以通利之品。是速其死矣。余遂急用補中益氣湯兩劑。肛門墜脹即止。二便通利。外用賜和膏。九黃丹。希涬散。再服補劑六君十餘劑。後日漸瘳。腐去新生。外用玉紅膏。桃花散。調治二十餘日始愈。

紫栗高明醫志和花巷。患於腹。寄痛麻痹。路其鄰初起時。誤延西醫治之。醫用鍼消毒之藥。詎勢蔓延。頭面腫大如斗。痰紅紫痛。兩目不能開張。寒熱神糊。遂成大頭瘟。邀余治之。投以普濟消毒飲。加生大黃三錢。外敷金黃散。玉露散。三日各患痛者。奇之。問其故也。余曰。此屬實症。因外感之風邪。與內蘊之痰火。相結而成。其勢甚速。其去亦易易也。倘不察此一證。一二劑即能全愈。決不致蔓延爲患。

牙齒衛生談

蔣匡司

欲健全其身者。當善養其胃。欲養其胃者。當細嚼其食物。欲細嚼其食物。當善衛其齒牙。故牙齒衛生。所當研究也。茲將牙之構造分兩論之。(一)琺瑯質。在齒冠最厚。漸向根而薄。人體中至堅者。唯琺瑯質。(二)象牙質。組織堅硬。爲齒質主體。(三)齒髓。開口于齒根。包藏齒髓。富于血管神經及許多雜形細胞。蓋三層結合而成。功用以琺瑯質爲正衛。而主研磨。組織最堅。若爲無數細小琺瑯層合成。恰如磚壁爲無數磚塊所砌累而成者然。故質雖堅而破裂易。惟善衛之者。毋受金石之衝犯。毋受酸物之消蝕。毋受堅物之損失。毋受冷熱之激刺。申言之。乃保護琺瑯質。即所以保護全牙。而免于破損也。夫牙病即身病。衛牙即衛身。牙齒偶虛。起無數甚病。此即白堊質爲硬堀食物推磨。腐成黑色者。夫琪成琪之不當。務必剔[illegible]磨敗。蓋齒生齒由食物寄居積處。愈積愈深。由白堊質而穿象牙質。達于入齒髓。斯時始治。病已劇矣。不特此也。牙之痛苦。關係全身。蓋人身主動最力者。莫如腦。而牙之總脈與腦相連絡。有無數腦髓分佈其內部。況有三叉牙筋相維繫于其中。故牙痛則頭筋亦痛。頭腦既痛。則由是心性神經。遍達全身。何其之有哉。又從心之循環系關于牙齒上者。略言之。血管遍布全身。不一分道運行一週。而達牙之血管。則同時感受牙病。敗血運行于四肢百骸。俱受其害故也。其衛法維何。予嘗見人擦牙。徒欲求其潔白。用硼粗性牙粉。擦破牙齦。力擦之。是非護牙之法也。必以柔而粗長之牙刷。精製幼細之牙粉。向牙部前後上下凹凸諸部。逐次擦之。是一法也。朝早洗牙。爲及衛生。固無論矣。而每晚臨睡時擦之。尤爲重要。何則。日間談話嘻笑。常多開動牙部。且有睡液流動其間。則牙部所留諸物。被攪雜遷至晚間則反是。故牙部常因晚間留于齒隙之食物而腐壞之。常有因晚餐食物至睡覺有不潔之狀態者。亦以晚間牙之不潔。細菌蕃生。容易入胃致之耳。是故睡時牙之宜擦。是又一法也。然此皆言其標。未能探討入裏。蓋靈樞經脈篇曰。大腸手陽明之脈。其支者。從缺盆上頸貫頰。入下齒中。胃足陽明之脈。起於鼻之交頞中。旁約太陽之脈。下循鼻外。入上齒中。素問熱病篇曰。手陽明有入頄徧齒者。名曰大迎。足太陽有入頄徧齒者。名曰角孫。又曰。腎主骨。齒者骨之餘。邪氣有餘而實。正氣不足而虛。則循其故道而上承。發生齒病。故齒痛屬于本。本治標自安。邪隨經氣而流注也。誠以治病必求其本。非徒治標也。至如中國古說。有是法者。如固齒之道。抱朴子曰。養以華池。浸以醴液。清晨建齒三百過者。永不搖動。仇池筆記張文潛曰。病目忌點洗。目有病。當存之。齒有病。當勞之。治目如治民。治齒如治軍。濁壁繼食。榆于牙齦。吃藕使不脫。時時叩齒。則齒固。用温鹽湯漱口。堅牙益腎。熱湯漱口。及馬尾做牙刷。俱損牙齒。舉人曰。齒宜常叩。大小便宜咬齒。勿言。凡食畢。漱口數過。令人齒固。十二段動功一叩齒。齒爲筋骨之餘。常宜叩擊。使筋骨活動。心神清爽。每次叩擊三十六數。天中記。醫記云。盲者多恭。人常叩齒之播和中。若學人之嚼。[illegible]味甘傷脾。故齒黃也。諸生養生論。齒居晉而黃。木草道言。常嚼牙石膏。補骨脂同爲末。用之揩上。今說觀之。若能揩擦而護其齒。牙之法亦周。常先講求衛生者。勿以其小而忽之。則牙安即胃安。胃安則腸胃易于消化。血液由此滋長。而身體自無不健全矣。

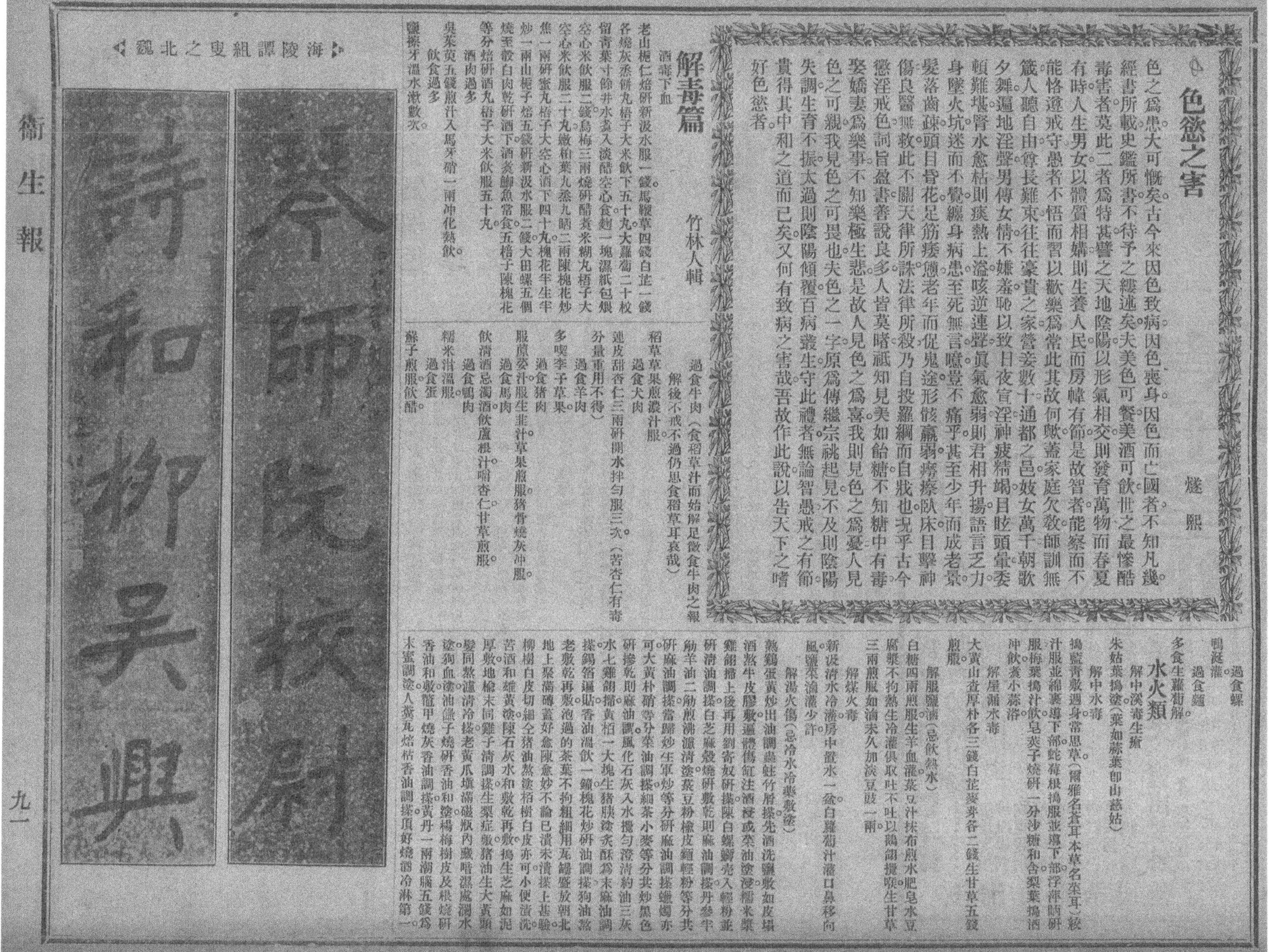

衛生報

琴師阮校尉

詩和柳吳興

色慾之害

燧照

色之爲患。大可慨矣。古今來因色致病。因色喪身。因色而亡國者。不知凡幾。經書所載。史鑑所書。不待予之縷述矣。夫美色可餐。美酒可飲。世之最慘酷毒害者。莫此二者爲特甚。譬之天地陰陽。以形氣相交。則發育萬物。而春夏有時。人生男女。以體質相媾。則生養人民。而房幃有節。是故智者能察而不能悟。遵戒守愚者。不悟而習以歡樂爲常。此其故何歟。蓋家庭欠教。師訓無箴。人聽自由。尊長難束。往往豪貴之家。蓄妾數十。通都之邑。妓女萬千。朝歌夕舞。遍地淫聲。男傳女情。不嫌羞恥。以致日夜宣淫。神疲精竭。目眩頭暈。委頓難堪。腎水愈枯。則痰熱上滯。咳逆連聲。真氣愈弱。則君相升揚。語言乏力。身墜火坑。迷而不覺。纏身病患。至死無言。噫豈不痛乎。甚至少年而成老景。髮落齒疎。頭目昏花。足筋痿痹。老年而促鬼途。形骸羸弱。癆瘵臥床。目斃神傷。良醫無救。此不關天律所誅。法律所殺。乃自投羅網而自戕也。況乎古今懲淫戒色。詞旨益書。善說良多。人皆莫睹。祇知見美如飴糖。不知糖中有毒。娶嬌妻爲樂事。不知樂極生悲。是故人見色之爲喜。我則見色之爲憂。人見色之可親。我見色之可畏也。夫色之一字。原爲傳繼宗祧起見。不及則陰陽失調。生育不振。太過則陰陽傾覆。百病叢生。守此禮者。無論智愚。戒之有節。貴得其中和之道而已矣。又何有致病之害哉。吾故作此說以告天下之嗜好色慾者。

解毒篇

竹林人輯

酒毒下血

老山梔仁焙研新汲水服一錢。馬鞭草四錢白芷一錢各燒灰烝餅丸梧子大米飲下五十丸。大蘿蔔二十枚留青葉寸餘井水煮入淡醋空心食。麪一塊濕紙包煨空心米飲服二錢。烏梅三兩燒研醋煮米糊丸梧子大空心米飲服二十丸。嫩柏葉九烝九曬二兩陳槐花炒焦一兩研蜜丸梧子大空心酒下四十丸。槐花半生半炒一兩山梔子焙五錢研新汲水服二錢。大田螺五個燒至散白肉乾研酒下。酒煮鯽魚常食。五倍子陳槐花等分焙研酒丸梧子大米飲服五十丸。

酒肉過多

吳茱萸五錢煎汁入馬牙硝一兩冲化熱飲。

飲食過多

鹽擦牙溫水漱數次。

過食牛肉（食稻草汁而始解足徵食牛肉之報解後不戒不過仍思食稻草耳哀哉）

稻草草果煎濃汁服。

過食犬肉

連皮甜杏仁三兩研開水拌勻服三次。（苦杏仁有毒分量重用不得）

過食羊肉

多喫李子草果。

過食猪肉

服蘆葵汁。服生韭汁。草果煎服。猪骨燒灰冲服。

過食馬肉

飲清酒忌濁酒。飲蘆根汁。嚼杏仁。甘草煎服。

過食鴨肉

糯米泔溫服。

過食蛋

蘇子煎服。飲醋。

過食螺

鴨涎灌。

過食麵

多食生蘿蔔解。

水火類

解中溪毒生瘡

朱姑葉搗塗。（葉如蒜葉即山慈姑）

解中水毒

搗藍青敷遍身。常思草。（爾雅名蒼耳本草名枲耳）絞汁服。並綿裹導下部。蛇莓根搗服。並導下部。浮萍曬研服。梅葉搗汁飲。皂莢子燒研一分沙糖和合。梨葉搗酒冲飲。煮小蒜浴。

解屋漏水毒

大黃山查厚朴各三錢白芷麥芽各二錢生甘草五錢煎服。

解服鹽滷（忌飲熱水）

白糖四兩煎服。生羊血灌。菉豆汁抹布煎水肥皂水豆腐漿不拘熟生冷灌俱取吐不吐以鵝翎攪喉。生甘草三兩煎服。如滷末久加淡豆豉一兩。

解煤火毒

新汲清水冷潑房中。置水一盆。白蘿蔔汁灌口鼻。移向風。鹽菜滷灌少許。

解湯火傷（忌冷水冷藥敷塗）

熟雞蛋黃炒出油調蟲蛀竹屑搽。先酒洗。鹽敷如皮塌。酒煞牛皮膠敷遍體。傷缸注酒浸。或菜油塗浸糯米漿。雞翎掃上。後再用劉寄奴研搽。陳白螺螄殼入輕粉並研清油調搽。白芝麻殼燒研敷。乾則麻油調搽。丹參半觔羊油二觔煎沸濾清塗。菉豆粉榆皮麵輕粉等分共研麻油調搽。當歸炒生軍炒等分研麻油調搽。蠟燭亦可。大黃朴硝等分菜油調搽。細茶小麥等分共炒黑色研摻。乾則麻油調。風化石灰入水攪勻澄清約油三分水七。雞翎掃。黃柏一大塊生猪胰塗炙酥爲末麻油調搽。錫箔遍貼。香油溫飲一鐘。槐花炒研油調搽。狗油熬老敷。乾再敷。泡過的茶葉不拘粗細用瓦罐盛放朝北地上。聚滿磚蓋好。愈陳愈妙。不論已潰未潰搽上甚驗。柳樹白皮切細。仝猪油熬塗。栢樹白皮亦可。小便澆洗。苦酒和雄黃塗。陳石灰水和敷。乾再敷。搗生芝麻如泥厚敷。地榆末同雞子清調搽。生梨症敷。猪油生大黃頭髮同熬濾清冷搽。老黃瓜塡滿磁瓶內藏暗濕處潮水塗。狗血塗。油黀子燒研香油和塗。楊梅樹皮及根燒研香油和敷。龜甲燒灰香油調搽。黃丹一兩潮腦五錢爲末蜜調塗。人糞瓦焙枯香油調搽。頂好燒酒冷淋第一。

九一

家庭醫藥常識

我國家庭。對于普通醫藥常識。極不注意。偶然患病。則以可貴之生命。皆付諸醫者之手。既不知病原。又不明藥性。設遇庸醫。病必增劇。本報有鑒于此。特將古今來各種驗方。經實地試驗後。而確有靈效者。一一披露于後。且說明其治病之所以然。用筆淺顯。務使家庭婦孺。一目了然。且歡迎讀者投稿。一經登錄。酬資從豐。

■九■治痰氣壅塞　沈仲圭

雪梨汁一盃。生姜汁四分之一盃。蜜半盃。薄荷細末一錢。以上四品。勻和。器盛重湯煮一時。任意與食。降痰如奔馬。

按葉天士曰。此方甘寒辛潤。邪甕於肺。澳肺降痰。試用良驗。

■十■雪羹湯　王晉三

凡肝經熱。而少腹攻衝作痛。用此止痛。捷爲影響。

海蜇一兩。大地栗四個。水二鍾。煎八分。

按王孟英曰。海蜇妙藥也。宣氣化瘀。消痰行食。而不傷正氣。故哮喘胸痞。腹痛癥瘕。脹滿便閉。滯下等病。皆可量用。

■十一■治大便燥結糞後便血　吳渭泉

生豆腐漿七分。地栗三分。約共一茶盌。將豆腐漿熬滚。和冰糖少許。冲地栗汁。空心溫服。

按地栗甘寒而滑。開胃消食。除積止血。豆腐漿清熱散血。下大腸濁氣。

■十二■小兒疳病　沈仲圭

人參　蟾蜍　川連　各三錢。歸身　川芎　陳皮　五靈脂　蓬莪朮　夜明砂　使君子肉　蘆薈　砂仁　木香各二錢。以公猪胆一個。和藥末爲丸。如龍眼大。每服一丸。

按此方名集和聖丸。不寒不熱。亦補亦消。最爲穩善。

■十三■迅風掃籜散　吳子嘉

治發背癰疽。一切無名大毒。以及瘰癧等症。背試不爽。

穿山甲七片。蜈蚣（七條去頭足）蟬退（五錢洗）殭蠶（二錢炒去絲）乳香（二錢半去油）沒藥（二錢半去油）全蝎（七個頭足腰全酒浸去腹內）斑毛（七個去翅足糯米砂）明雄黃五錢。麝香一錢。冰片八分。五倍子一兩半。共爲細末。瞎乾。勿令見火。摻於膏上。再以尋常膏藥蓋之。其效如神。若遇大毒。須加升丹少許。和藥同摻。其升丹必須自製。市中者不驗。

■附升丹方

水銀一兩。白礬一兩二錢。牙硝（一兩二錢皮硝不可用）先將礬硝二味研細。再入水銀。用小廣鍋一隻。盛藥。再以粗盌一隻。覆於鍋上。用細白皮紙。搓作紙索。醮水微濕。築於盌口。另用細礬末。摻紙上。再用生石膏粉。滿蓋盌底。以鐵秤錘壓盌上。畢以大釘四枚。釘入泥地。用硬炭燒三柱官香。（四圍須用磚護住火方有力）第一炷火文。第二炷火武。（三柱香間須防走漏）第三柱火大武。當以扇拂之。冷定開視。而丹成矣。（丹在盌上藥渣棄去不可用）

■十四■治泄瀉少進飲食　劉天和

糯米一升。水浸一宿。瀝乾。慢火炒令極熱。磨細羅過。如飛麵。將懷慶山藥一兩。碾末。入米粉內。每日清晨用半盞。再入砂糖一茶匙。胡椒末少許。滚湯調食。

按此方大有資補之力。久服之。精寒不能成孕者。亦孕。

醫家之人格

——丁濟萬——

醫者操生殺之權。奪鬼神之命。生死人而肉白骨者也。其職權之重要。爲任何事業所不及。故醫家之人格。亦當自尊自重。勿欺貧。勿貪利。對于病者。當存慈悲之念。對於同道。勿存攻訐之心。富貴不能移。勢利不能屈。取長補短。無中西之見。和衷共濟。無爾我之界。視病人之病如已病。當潛心研究其病原。此乃醫家之天責也。然而今日之醫家果何如哉。執中西之見如仇敵。分爾我之界爲鴻溝。攻人之短。道已之長。效小報之筆戰。失醫者之人格。尤詡詡然以爲自豪。恥孰甚矣。蓋中醫有庸俗之士。西醫未嘗無之。西醫有誤治之證。中醫偶或有之。況優者自優。劣者自劣。徒事攻訐。何益于學術。何利于病家。質諸新醫家。其亦以爲然乎。

長壽與衛生

蔡元培

夫長壽者。人之所同願也。惟國人心理。視其爲福之一種。「五福壽爲先」之諺語。政府發給百歲坊之舉動。均其徵也。如是發生一絕謬之觀念。即以長壽爲外界所授與。而非本身所可操縱者是也。如是求神以增壽者有之。求仙方以延年者亦有之。即明理之人。亦抱「死生有命」之迷信。故傳染之病不知防。衛生之道不知講。可憐哉。其愚不可及也。殊不知人身猶一機器耳。受一定天然法則之支配。用之合法。則活動之時間可長。如不合法。則其作用立時可以停止。吾人欲求長壽與生時之健康。但當兢兢然從事於天然法則之發見。孜孜然盡力於天然法則之引用耳。胡爲乎自棄責任。而聽之於天。委之於神耶。近自科學輸入中國以來。上所述荒謬之觀念。已有動搖之象。此可於世人之漸重衛生見之。今更有「衛生報」之發刊。吾知此觀念將消滅無遺也。且人生於世。自倫理方面言之。對於家庭。對於社會。均有其應盡之責任。設因使用身體。未合於天然之法則。致短命而死。則責任末由盡。或身體軟弱。則能盡者有幾何。父母死而家庭中落。領袖病而事業停頓。一有名之英雄。死而無數無名之英雄。因無人指導而末由盡力。爲例至多。不待引述者也。可見謀康健與長壽。亦爲人倫理上所有之責任。而於社會中有力之分子。尤然也。願吾國人讀此者。共信仰而受持之焉。

定閱本報之利益

凡自本報十一期起。定閱全年者。一律贈送精美、挺硬、洋裝皮面、燙金報夾一只。價值大洋八角。並加贈丁甘仁先生遺著一册。價值大洋二角。適值大洋一元。故本報全年報費。雖屬二元。然除去贈品之外。祇餘大洋一元。且此一元之中。又須貼去郵票大洋五角。（全年五十份、每份一分計算、）故本報五十份之代價。祇有大洋五角。每期統算。不過大洋一分。較報販零售便宜多矣。（惟此報夾乃向美國定造。須在本年陰歷四月底運到。決不失約。凡定閱者先發贈券一紙。爲憑將來即可憑券領取）以前定戶。照前贈品辦法。但介紹二人定閱本報者。再贈報夾一具。

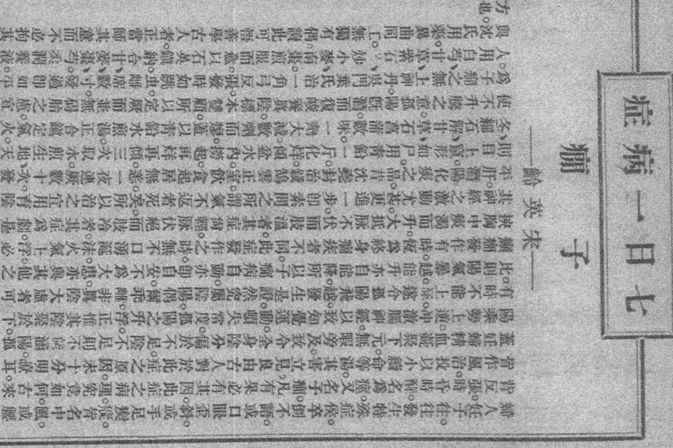

LADIES' HEALTH
婦女衛生
女子醫學研究會編輯

投稿簡章

(一)謄繕之稿件。絕對拒絕。
(二)滿一千字以上之稿件不收。
(三)空泛及未完之稿件不收。
(四)來稿宜盡用簡短明暸之筆。而以適普通醫學者為合格。
(五)來稿內容。以適合女子者。尤為歡迎。
(六)一經登錄。酬資從豐。

剪髮的利弊

張劍英

一片剪髮的聲浪。充滿了繁華的上海。已經有許多老的少的。把他平日視若珍珠般的三千煩惱絲。都付之并州一剪。這是誰也不敢不說他是衛生的經濟的。然而抱經濟衛生等主義而剪掉的。眞是鳳毛麟角。寥若晨星。大半都是為了美觀的關係。所以把衛生經濟的思想。都拋到了九霄雲外。因為有這種腐化份子在內。素來抱衛生經濟等主義的。也難免同化了。然而他慾望的美觀。却暗暗中也與他宣告脫離了。吾對那般腐化份子想想。實在不堪回首。又恐防未染惡習的同志。被他們誘惑。所以做這篇子投在本報。

若是為了儉省光陰和經濟及免去衣服上的油膩與衛生而剪掉的。這纔是剪髮的正道。也可稱他一聲忠實同志。為了美觀和出風頭而剪的。就可稱他一聲腐化份子。那般腐化份子的剪髮。比不剪更不好和剪髮的原理。恰巧成了一個反比例。現在吾來把他們比較一比較。就可明白了。

▲腐化份子

他們在沒有剪髮的以前。每月的梳頭費。至多不過二元。現在剪去之後。至少每星期修一次。每次最少要六角錢。甚至於有八角一元……沒有剪去的時候。是用燦花的。現在要用生髮水、香水、油膏等。這種化粧費。每月亦須三元左右。這是經濟上的不合原理。沒有剪髮以前。每天梳頭的時間大約一刻鐘。每月惟九個半鐘點。已剪之後。每修一次。連去來的時間大約須二個鐘點。那麼每月須九個鐘頭。加以每天的修飾至少須十分鐘。一個月須五個鐘頭。剪了之後。反比沒剪多損失四個半鐘頭。這是時間上的不合原理。每天早晨起身以後。除掉洗面漱口便是梳頭。並且還要塗油膏啊、香水啊、生髮水啊、雖然衣服上除去了不少油膩。却是你的被頭上和枕頭上。添了不少的汚垢。况且把頭髮塗得一氣不通之後。便容易生出許多的髮虱。使得頭髮容易落脫。這是衛生上的不合原理。然而他們這種樣子以為是美。那裏知道出於自然的方才是美。出於人工的就謂之怪。所以他們的剪髮。是完全不合原理的。而所慾望的美觀。却變成怪了。

▲忠實同志

經濟方面不過每月的修髮費。每次也不用八角一元。有四角便行了。(理髮店的定價)每月修三次。惟一元二角。至於化粧品的費用。更其以可免去。並且對於衛生是有妨害的。這是經濟上的節省、至於時間及衛生方面。更其不用說了。既不用生髮水油膏等。那裏來的汚穢呢。照這樣的剪髮。既省時間又合衛生。而形式方面。也很美觀。所以我嘗說不用人工的修飾。纔算是眞正的美。

所以同一剪髮。把他比較起來。大有天壤之別。吾希望同志一齊向忠實的路上進行。不要被那腐化份子的誘引。沒有剪掉的。即速向忠實的路上去剪。因為吾也是提倡剪髮的一份子。

束胸是美觀嗎?

萬蘊玉

自從歐風東漸以後。我們女子稍有點學識的。誰也都知道要解放了。但是解放應當從身體上做起。纏足當然是極不衛生的。現在一般女同胞都覺悟了。竟然打破了惡習。束胸其有害身體的發育。比纏足還大。但是總不能徹底的悔改。這是使得我很驚奇並且很抱悲觀的。現在把束胸的害處約略和諸位談談。

(一)呼吸不便　肺臟是主呼吸的。我們呼吸不利。就是身體孱弱的原因。肺病也易乘機而起。換句話說。束胸是呼吸的最大障礙。日久能使人得肺癆病的。試看女學生害肺病的比男學生少呢還是多。這不是受束胸的所賜麼。

(二)有碍育兒　束胸不但使呼吸受她的刑罰。就是身體也不能自然發育。使乳部不能發展。將來哺育孩兒時。乳汁不足的患害。倘小而因此引起種種外科的病很多。就只講乳汁不足的一方。哺養時為難。則兒童身體必弱。所以束胸與民族主義也很有關係。妊娠的婦女。不宜束胸。更可想而知了。

(三)工作不便　凡人在運動或工作的時候。呼吸必定比安坐時為急速。胸部既然被束。呼吸就不能暢達。既不能暢達。那末氣促頭眩的患害就起來了。所以勞力工作的女子。是不能束胸的。

纏足是父母的主動力居多。但是束胸是我們自尋的痛苦。束胸是有害而無益的。是傷殘身體的惡習。這並不是社會的待遇不平等。實在是我們自己缺少智識。囿於時髦和舊習的緣故。海內諸姊妹速起改革。當不以我言為空談吧。

(却酬)

羞恥與衛生

秀娟

孟子曰。「羞惡之心。人皆有之。」羞恥這二個字。果然是我們中國人特具的一種天性。(不可一概而論)對于各種不道德的行為。每因羞恥的關係而不做。這不是很好的美德嗎。但是有利必有弊。這羞恥二字。不知造成了多少「弱女子」「病婦人」。我時常看見舊派的婦女們。自己有了隱病。每每不願求醫。一天一天的遷延下去。自己又沒有法去治療。等到病已到了十分之八。遂後纔吞吞吐吐的說出來。就是扁鵲倉公再世。恐怕也難挽回了。唉。一個活潑伶俐的女子。為什麼要死於非命呢。這不是羞恥害他的嗎。我寫到這裏。有一位同學見了。他說照你這樣講。羞恥二字。可以完全取消嗎。何論什麼事。都可以不顧羞恥嗎。我經他這一問。不得不再鄭重的聲明一下。以免讀者的誤會。要知道我的反對羞恥。並不是根本推翻。不過是一部份的改革罷了。應當羞恥的地方。要羞恥。不應當羞恥的地方。就要極力的破除。因為這種隱病之羞恥。不但沒有利益。並且對于自己身體上。很有妨碍的。

七日一病症

癎子

——宋英齡——

婦人妊子。往往發生特殊症候。卒倒不語。或口眼歪斜。或手足瘈瘲。皆名中風。或腰背反張。時昏時醒。名為痙。又名子癎。凡有果必有其因。此症之病理究竟如何。古來皆作風治。投以小續命等湯。其害立見。良由古人對於此症之原因。未十分明瞭耳。蓋妊婦精血凝聚下元。無暇旁及。致令全身陰分偏於不足。陰不足則不能涵陽。孤陽乘勢上逆。冲激腦神經。以致知覺運動。頓失常度。孤陽之升浮。正惟其陰聚於下。有時不能上濟。遂令孤陽飛越。發生是證。然究屬陰陽偶爾乖離。非眞陰大虛者可比。則陽氣暴越。能升亦自能降。所以子癎病自動亦即自安。不為大患。亦與其他之癲癎發作有時。恆為終身痼疾者不同。此症發作之時。無不口湧涎沫。火氣上浮。必挾胸中痰濁而升。大抵脈不伏而肢溫者。其症尚輕。脈伏絕而肢冷者。其症為劇。是其神經之激動尤甚。更進一步。即素問之所謂氣不返者死矣。所以治之宜用育陰平肝。潛陽化痰之品。昔沈堯封治饒鴞雲正室。飲食起居無恙。一夜連厥數十次。發則目上竄。形如尸。用青鉛一斤。化烊傾盆水內。撈起再烊再傾。三次。取水煎生地、天冬、細石解、甘草、石菖蒲數味。一劑大減。數劑而瘳。蓋以青鉛水煎湯。正合鎮定氣火。使不升騰之意。孤陽既潛。而復峻養眞陰。標本雙顧。所以定厥而並無碍胎之慮。宜為子癎之無上神丹。吳門葉氏治一角弓反張。發時如跳虫離席數寸。發過即如平人。用白芍、甘草、紫石英、炒小麥、南棗煎服而愈。以石英鎮納。合甘麥棗芍柔潤養液。與沈氏用藥。異曲同工。無獨有偶。讀此可悟善學古人者。正當師其意而不必拘其方也。

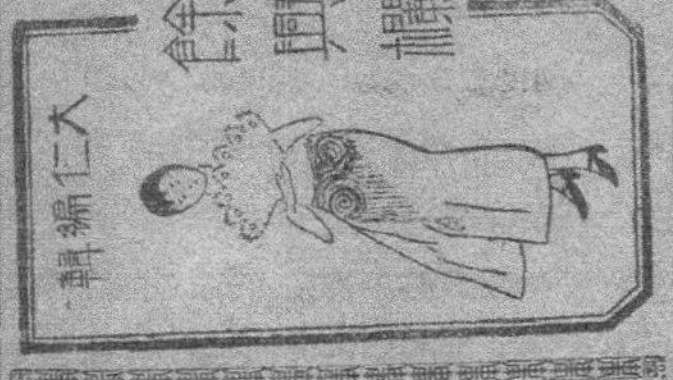
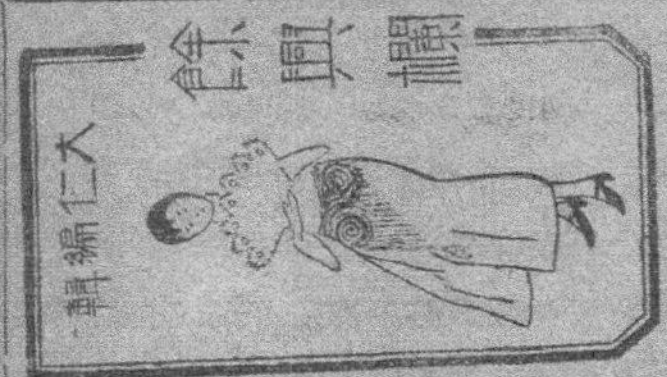

編輯者言　大仁

無論那一張報紙。他裏面必定有一欄餘興。像申報的自由談。新聞報的快活林。雖然名目不同。但是他的宗旨不外乎使讀者於沉悶之中。得到些快樂罷了。本報對於本欄的稿子。素來很注重。從創刊有羅君門雪的醫林外史。很受讀者的歡迎。後來因為羅君醫務很忙。無暇續寫。所以暫時停止。將來他有暇了。仍舊要聯續下去的。至於這兩期所載的醫界鏡。內容也很好。諸君不信。請慢慢的看下去。就知道我的話不錯了。

讀醫隨筆　左同

■病後誤食蒸肉

萬密齋治蔡監司女。病後誤食蒸肉。腹脹面腫而喘。用錢氏異功散。加蒼香葉以去脾胃之濕。紫蘇葉以去肺之風。一劑而安。

■過食米粽

龔子才治一小兒。食粽後。腹脹欲吐。頭痛服藥皆懷為。香苓赤此服十餘而止。用酒食積發成也。先令以鷄翎探吐出酸物碗許。節其飲食。勿藥而愈。

■誤食冷鴨蛋

馬銘鞠治諸氏子。過食冷鴨子兩枚。午間又雜恣飲食。更餘病發。上不吐。下不瀉。胸腹脹滿。目閉氣喘。身熱。按其胸腹。則雙手來護。曰食也。鴨子冀陽氣則水則化。令捫在胃口。急煎大黃數枚。加藕汁砂仁鐵銹許。以通其氣。兒渴頓飲。須臾氣漸通。目開。于是亦漸流動。再煎飲之。夜半吐瀉交作。次日而愈。

■過食粟櫻

張子和曰。蔡水一富家有二子。長者年十三。幼者年十一。好食粟櫻一二斤。每歲須食半月。後一二年。幼者發脾瘧。長者發肺癆。相繼而死。張常歎曰。人之死生命耶。天耶。古人有詩。爽口味多終作疾。真格言也。天生百果。所以養人。非害人也。然而富貴之家。失教縱欲。遂至於是。

傷科軼聞　李壽芝

中醫不識。園新翁亡。刀割縫綴之術行。而我國之醫學。乃相形見絀。淹沒不彰矣。推原其故。良由研此術者。苟有一得之間。則競競自秘。傳其子孫。視為專利。已哉。甚然。接骨聖手。相傳已兩世。凡跌仆損傷。折骨斷筋。苟非久者。皆可治療。以故求者相望。聞其接骨方。傳自異人。用銅錢接骨草。摩入調之石蟹。鱉從調出。取之不盡。秘藏時有人設肆于此。隨取之。幸以享客。更加難鑑子。鄉之稻倉中。常有此物。及官科藥此方極秘不知研。求子患處。施以手術。無不愈。若謹守其術。獨傳子。雖女媳不得聞。權外洩而珍秘。若此戴氏子孫善衍。時則務農。病者來。若者則指揮其子而醫治。屢奏頗多。能留住該客。亦不薄。能不向人苛索。隨所贈。人以故多之。李子曰。戴氏之先世。行善忠厚而食報。宜也。然醫學為公。其之所當而實驗者。尤醫學之精粹。戴氏私之。所見不廣矣。方今西術盛。中醫消滯。而傷科更甚。吾謂戴氏果其以私家而濟世。易若出所秘于大衆。而公共濟世。且為吾醫界開一新紀元焉。

十首藥名詩　許弁靈

香如芎藥牡丹紅。寒水懷山無木通。却喜柴胡佳菊會。歸身又笑白頭翁。
無端赤前付秋霜。滋水常山英蘭勝。百合難成蝶夢。威靈臺上臥沉香。
松脂柏葉比熊差。茯神天涯續斷除。紫子而今惜五倍。車前根折款冬花。
麥蘗豆蔻正當年。蟬粉胡桃點點田。莫訴烏梅兼五味。笑看龍胆苦黃連。
海棠開後石榴紅。玉屑無成百部中。織女牽牛何首會。決明冬葵本心同。
胡蘆獨活一身輕。細細薑黃蓮本清。滑石菖蒲蓉是夢。防風忽作落花生。
紅藍杆外望芙蓉。知母當歸笑無容。蒲黃冬青寒竹葉。自然相子腦麝濃。
柴門米粟負胡麻。苦棟鶯粟兩結家。亦有地龍甘澗水。却無天粉與銀花。
珠砂琥珀織成篷。鹿角麒麟不老年。月裏仙茅與丹桂。何須防己古文錢。
遠志人從益智來。使君子是伏龍才。甘松蘭蕊霜桑葉。鐵落枯花不夏開。

醫界鏡（二）

衛生小說　醫隱

那般醫生們。細細察寫出來。同胞們能做些功夫。細閱一遍。亦不無小補呢。却說自從嘉道以來。時下一種名醫習氣。都為和緩的界說。是古時醫名和緩。取義治病立方。總宜用輕和柔緩的方劑。其說似是而非。一倡百和。於今為烈。始作俑者。乃為常州貝氏。號仲良。這人本是個讀書的秀士。家道素來貧苦。設帳授徒。凡苑窮年。不過博得數十塊錢。眼見得世上做醫的。都一樣都賺得好銀錢。乃將念頭回過來。轉到醫道上去。從此專心致志。向醫道上用些工夫。將從前涉獵過的醫書溫習起來。於王叔和李瀕湖等脈訣。用功研究。且論案計。奈因衣食漸有不給之處。妻室康氏。雖能井臼躬操。不免時出怨言道。汝坐食山空。恐怕要餓死。嫌渚醫呢。仲良勉強安慰道。你婦人家見識太小。我如今本領比那依開的醫生高數倍了。只要一掛牌。後行起道來。生意大了。些些家計。愁他做甚。你不要學那朱買臣的妻。看不起丈夫呀。康氏道。據你如此說來。何日方可掛牌行醫。仲良道。要揀一個黃道日子。即將時憲書一看。選了六月二十日天醫吉日。到了那日。買些紙馬三牲。燒了一個發財路頭供獻已畢。掛付堂中門口懸起一塊金字招牌。寫着貝仲良內科男婦方脈。又寫了許多招子。四面八方。各處粘貼。初起幾日。接連有人請診。豈料運氣不佳。所診之病。大半死症。一月以後。竟無人問津。害得那貝仲良心如槁木死灰。無路可走。幸妻康氏。倒有些見識道。人生衣食因緣。命裏註定。在那一方。東關外有關帝廟。簽詩靈極。你且去求一籤。問東西南北。到那一方去為好。我前有舊日餘錢十幾兩。作盤纏罷。你作行醫盤費。仲良答應。即於次日早晨買了香燭。匆匆望東門關帝廟而去。進得廟門。到神座前焚香點燭。虔誠一番。將籤筒到香頭上轉了兩轉。即在拜墊上跪下。拿籤筒孔嘞孔嘞搖了數十搖。突然飛出一籤。看是三十六籤。上寫那籤詞是七絕一首道。『葉落枯木遇春生。人間何事不通亨。好向東南途路去。此身因果舊前身。』當將籤詞一紙。放在袋內。付了籤錢。帶着百文回家。對康氏說道。據籤詞看來。明明注定向東南方去。東南是繁華的蘇州。外是杭州。最好。我且到那裏去撞撞運氣看。康氏道甚好。當日將行李盤纏收拾停妥。吃過晚飯。夫妻二人絮絮叨叨。說了一番家事。次早起身。吃過早飯。挑了行李盤纏。出東門。搭了航船。離了常州府。往杭州而來。不止一日。到了杭州。航船到岸。貝仲良付了船錢。將行李挑上岸來。

九五

本報問答欄

簡章

（一）本欄除本報編輯自任答覆外。並聘請章太炎君曾寶甫君王一仁君秦伯未君許半龍君担任為顧問

（二）所問病症。須確有研究之價值。否則恕不答覆。

（三）非本報定戶。每題須納費一元。以示限制。

（四）問者須詳述病症之原因。及現在之狀態。經過之治療等等。

問呃逆證之治法　王柄權

家父年六十歲嘔吐清水食入作梗胸脘痞悶時覺氣升甚則有呃逆之狀病延兩載餘敬問治法

答王權柄問　朱振聲

脾喜健運。胃喜和降。肝喜調達。脾不運則納穀不化。而食入作梗矣。胃不降則升降失司。而嘔吐清水矣。肝不調則氣機不舒。而氣升呃逆矣。痰飲有留戀之象。陽氣失鼓舞之權。至於胸脘痞悶者。由於氣阻而中焦不展也。細參此症。不外土弱木旺。噎膈反胃之漸。惟病延二載。根株已深。非旦夕所能奏效。況年逾花甲。氣陰已虧。更當慮其變遷。姑宜旋赭二陳合丁香柿蒂湯加味。

旋覆花二錢（包）　雲茯苓三錢　金鈴子一錢　代赭石五錢　公丁香五分
製香附一錢五分　仙半夏二錢（薑汁炒）　刀豆殼二錢　春砂殼八分　陳廣皮一錢
柿蒂十枚　清炙枇杷葉四張（去毛包）

問風溫症之治法　中醫李子良

有一病人患風溫症七天身熱汗出至頸而還咳痰帶紅投以清解不效至十五天熱勢更甚兩耳失聰口乾齒垢唇焦便血色紫苔絳尖絳脈細數請示方針

答李子良問　朱振聲

肺為貯痰之器。胃為蘊熱之鄉。二經均喜清降。風溫七天。邪熱薰蒸。不從外解。而反內蘊。故汗出至頸而還也。且熱灼於肺。則肅降無權而為咳。熱薰於胃。則津液被灼而為痰。至於痰內帶紅者。乃熱傷陽絡也。當斯之時。投以清解之劑。而反不效者。良以邪熱方熾。病勢正盛。猶杯水車薪。無濟於事也。迨至二候。則邪熱之勢更盛。熱氣沸騰。化火入營。上蒙清竅。故兩耳失聰。胃液已傷。無以上承。故口乾。若陽明之脈環唇挾口。今胃熱甚熾。安得不唇焦齒垢耶。其便血色紫者。肺胃之熱。下移大腸。陰絡損傷。熱瘀血瘀。非因寒而紫者所可同日語也。苔乾絳而光。舌尖絳而起刺。脈來細數。其為熱熾陰傷。顯然無疑。惟恐血去太過。陰液有枯竭之變。蓋陰愈傷則熱愈熾。熱愈熾則陰愈傷。症勢頗為可慮。今擬犀角地黃湯加減。大劑涼營清溫。佐入生津化痰之品。以冀進止。

犀角四分（磨沖）　金銀花三錢　川貝母三錢　鮮生地四錢
帶心連翹三錢　冬瓜子三錢　天花粉三錢　炒丹皮二錢
京元參三錢　鮮石斛三錢　京赤芍二錢　黑山梔二錢
鮮竹茹二錢　活蘆根一尺（去節）

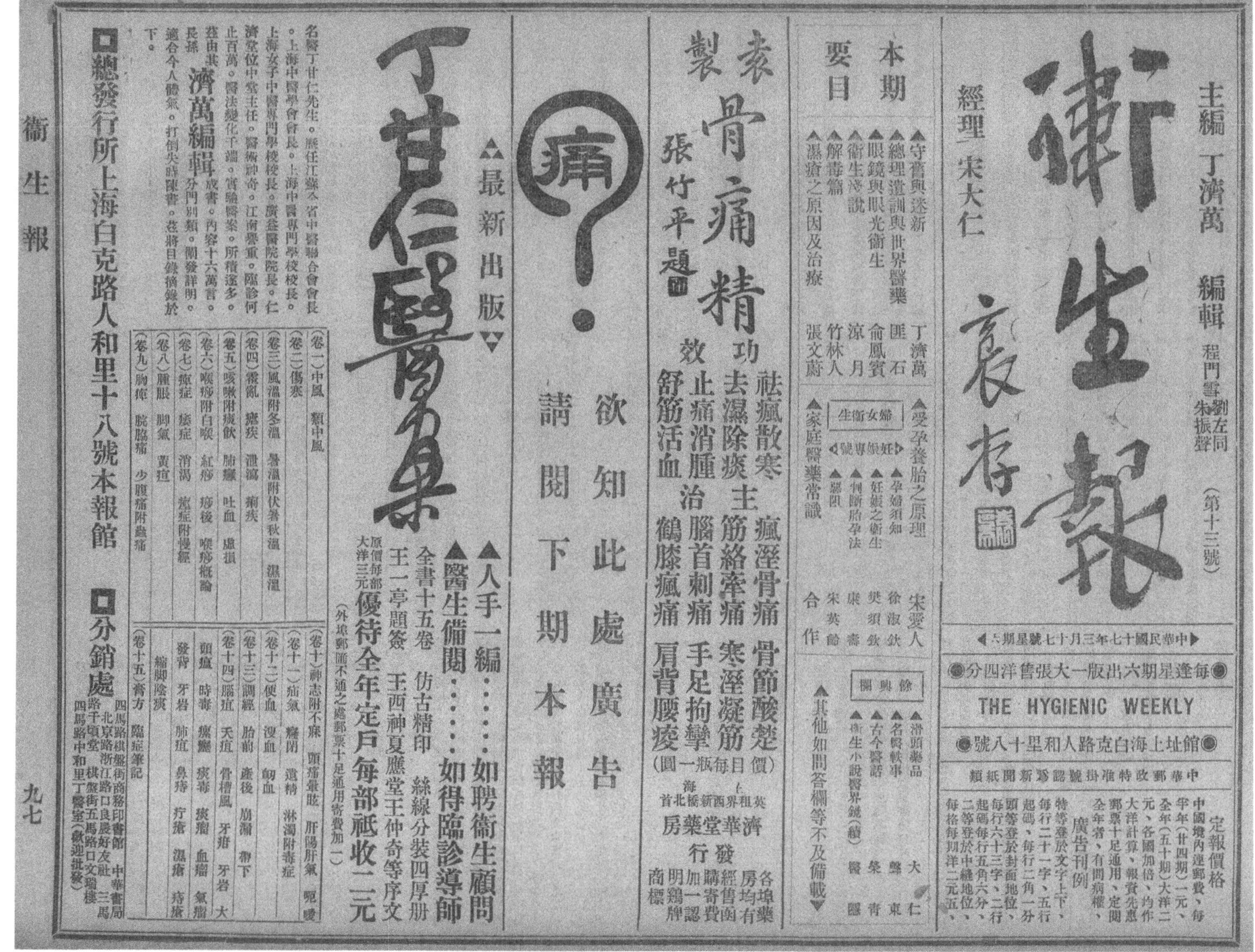

主編 丁濟萬　編輯 程門雪 劉左同 朱振聲（第十三號）

衞生報

經理 宋大仁

袁存

中華民國十七年三月十七號星期六

每逢星期六出版一大張售洋四分

THE HYGIENIC WEEKLY

館址上海白克路人和里十八號

中華郵政特准掛號認爲新聞紙類

定報價格　中國境內連郵費、每半年（廿四期）一元、全年（五十期）大洋二元、各國加倍、均作大洋計算、報資先惠、郵票十足通用、定閱全年者、有問病權、

廣告刊例　特等登於文字上下、每行二十一字、五行起碼、每行二角一分、頭等登於封面地位、每行六十三字、二行起碼、每行五角六分、二等登於中縫地位、每格每期洋二元五、

本期要目

▲守舊與迷新　丁濟萬
▲總理遺訓與世界醫藥　匪石
▲眼鏡與眼光衛生　俞鳳賓
▲衛生淺說　涼月
▲解毒篇　竹林人
▲濕瘡之原因及治療　張文蔚
▲受孕養胎之原理　宋愛人

婦女衛生（妊娠專號）

▲孕婦須知　徐淑欽
▲妊娠之衛生　樊須欽
▲判斷胎孕法　康壽齡
▲墮胎　宋英齡
▲家庭醫藥常識　合作

餘興欄

▲滑頭藥品　大仁
▲名醫軼事　盤東
▲古今醫話　杏青
▲衛生小說醫界鏡（續）　醫隱
▲其他如問答欄等不及備載

總發行所上海白克路人和里十八號本報館

分銷處　四馬路棋盤街商務印書館　中華書局　北京路浙江路口良友社　三馬路千頃堂　棋盤街五馬路口文瑞樓　四馬路中和里丁醫室（歡迎批發）

衞生報　九七

眼鏡與眼光衞生

俞鳳賓

凡人缺乏眼光衞生之常識者。對於眼鏡之觀察。可分三種。

(甲)以眼鏡爲美觀者。無論其眼光之有無損缺。應否矯正。徒以鼻架金絲。耳繫玳瑁。爲可以增益丰采。其所擇之鏡。亦無論其爲平爲凹。適宜與否。但性喜隨意戴鏡。往往眼光本無弊病。而卒至於大患者有之。

(乙)以眼鏡爲損其姿容。使眼珠失旋轉之力。故無論如何。不欲戴鏡。余曾遇一女學生。因患頭痛。就余診察。詢知其閱報時常誤觀爽行之字。又過預備功課之後。頭必作痛。種種原因。頗疑爲眼光不正所致。旋察其左右眼。俱近視。而左則更甚。右且患亂視。卽俗所謂散光。遂勸令置備眼鏡。且告以病根所在。必非藥力之所能奏效。渠固請藥餌而去。數日後復來。余又以前說告之。唯唯而別。始終不肯配置眼鏡。繼而知其原因。祇以同學某謂眼鏡能損天然之容貌。此女學生遂常患頭痛之症。而目光卒歸於不堪矯正矣。

(丙)以眼鏡爲消耗目光者。年長之人。見兒孫輩戴眼鏡。輒呵之曰。眼鏡久用。則目光愈壞。且必曰余前年所購用之眼鏡。今已覺其太淺矣。此種見解。在老人。固出於慈愛。殊不知老花眼光之程度。隨年齡而俱進。非眼鏡可以加深。患近視者。苟能配置適當之眼鏡。平日依從衞生方法。卽可保存所有之目力。不致漸壞。或欲更換眼鏡。亦須俟之稍久。復驗眼光。而後更新。余眼亦近視。因配鏡合宜。故七八年內。目力未曾稍損也。

甲乙丙三種觀念雖殊。而其結果則同爲消耗目光。須知人之智識。十之七八由視官而得。寶貴智識者。須愛護目光。苟無保護之常識。必至日耗一日。至無可救藥爲止。况眼光一損。無法復原。須知適當之眼鏡。乃吾人之良友。矯正視力。至爲有益。近視者須用凹鏡。遠視或老光者須用凸鏡。亂視卽散光。須用圓柱鏡。眼鏡不可自擇。須請專家用科學方法。試驗配合。平日戴鏡。不可使鏡架歪斜。或太高太下。務令眼鏡之地位。適合兩眼。以其視線出自凹鏡或凸鏡之中心爲最合宜。

斜視之矯正法。舊時用稜角玻璃。但其原因有時由於近視或亂視所致。余見一女兒。左眼患斜視。卽驗查其目力。値得左眼患近光暨亂視。以致珠位斜而不正。旋卽配置眼鏡。斜視之患。轉瞬而已霍然矣。

有驗配眼鏡之後。常藏諸鏡袋之中。偶然戴用。用畢卽收藏。此在尋常稍患近視之人。固屬無礙。若近視程度已深。除閉目靜坐休息外。固以常御爲宜。否則其所病轉深。而反咎眼鏡之不合於用。似非智者之所爲也。

衞生淺說

涼月

天下發生最易而治之最難者。莫如疾病。推疾病之源。皆由於不講衞生所致也。夫衞生之法由來久矣。吾國古時已有斯語。如內經所謂不治已病治未病者。卽此意也。今人誤爲新法。不亦謬乎。今者不揣譾陋。以衞生中之最重要者。述陳于後。或亦可爲不衞生者之一助也。

(一)衣服　吾人日常所穿之衣服。宜時時洗濯。不可使其污穢。蓋人之生活。全賴乎呼吸。西人所謂人之於空氣。猶魚之於水。魚無水則死。人無空氣、亦不能生。世人但知口鼻之能通呼吸。而不知周身之毛孔。亦有關係。口鼻一呼一吸。玄府亦一開一閉。襯衣之污穢。卽阻毛孔之排泄。故衣服宜勤洗。使其淸潔而不污穢。否則、毛孔閉塞。而體內污穢之氣。不能排泄外出。卽不能不生病矣。

(二)飮食　人之所以能生存於世者。賴乎水穀。故水穀爲人生之要物。而不可以一日缺。然水穀能活人。而亦能害人。蓋天下之物。有一利必有一害。我人對於飮食。宜求淸潔。食時尤宜細嚼。使易消化。且食時最忌談笑。蓋人之飮食。由咽喉而入於胃中。藉脾腸之運化而輸佈各臟。夫咽喉一物。雖同在舌下。而實則二物也。吾人所食之物。由咽管而入於胃。呼吸之氣。由喉管而入於肺。食入之時。全賴蒂丁爲之分別。設於飮食之時而任意談笑。則氣管開而食管閉。或誤入氣管。則必致咳嗽。此又不可不愼也。

(三)居住　平素居住之房屋。不必過於華美。但求其空氣流通爲適宜。室中宜窗戶時啓。以通空氣。宜時勤拂掃。使無積塵。污穢及腐敗之物。見後卽宜拋棄。恐生菌類。而傳染疾病也。

以上三則。不過衞生中之最要者。至於其他各法。更多不勝數。非隨時隨地注意不爲功。務望講求而弗忽。則幸甚也。

解毒篇

竹林人輯

解滾油潑傷

陳麵糊敷。猷皮炒黑研敷。蟹殼灰麻油調搽。雄雞血淋。扁柏葉冷濃茶搗敷。生寒水石研細油調塗。

解爆竹炸傷

鮮栢枝搗爛香油調敷。

解烟熏悶絕

白蘿蔔汁灌。溫水和蜜灌。

解火藥傷

煤炭燒紅取末醋調塗。

解湯火傷起皰

元眼殼焙灰桐油調敷。生蘿蔔搗敷。陳蕎麥麪打糊褪。老松皮去內靑皮并外粗皮。取其中間與生大黃等分研末桐油調稀搽上。

解湯火傷未起皰

醬敷。鹽汁浸。

解湯火傷皰破

珍珠散搽。榆樹皮根或柏樹皮研細麻油調敷。熟石膏東丹研勻摻。銀杏研末摻。西瓜皮入甆罎埋土內化水搽。綠香晒碎煅。秋葵花浸麻油塗。醃菜葉貼。或醃菜滷浸。鹽滷浸。白頸蚯蚓糞煅或猪毛煅灰或綿豆葉焙研香麻油調搽。猪板油搗乾麵搽。絲瓜葉搗敷。糯米粉炒黑酒調敷。或菜汁調。白蜜塗竹膜貼。雞子淸塗。豆粟汁塗。猪油和米粉敷。熱牛屎塗。石膏細末搽。白蘞末搽。

解湯火傷爛見骨

百草霜三錢輕粉錢半麻油調搽。狗骨煅灰麻油調搽。鐵鏽磨水搽。大黃二兩貫仲黃栢各一兩研末熟雞蛋黃炒出油調敷。

藥類

解誤服人蔘

搗蘿蔔汁服或搗萊菔子煎湯服。

解誤服熱藥

急灌菉豆湯。

解誤服相反藥

蠶退紙燒灰冷水服。

解多服犀角

麝香一字水調服。

解藥毒上攻

蜂房甘草等分麩炒去麩研煎臨臥服。

解蒙汗藥毒（此症頭重脚輕口吐涎沫目瞪不言忌服鹽）

飮冷水。白茯苓五錢生甘草二錢甜瓜蒂七個陳皮五分煎服大吐卽醒。

解諸藥毒

菉豆研開甘草煎服。鹽汁灌。薺苨汁灌。白藕豆汁灌。餳糖（淸者名飴稠者名餳）汁灌。

解服藥過劑

刮東壁土水調飮。水和胡粉服。飮地漿。飮新汲水。搗汁汁服。飮粳米湯。飮豉汁。食飴糖。飮生葛汁。犀角燒研水服方寸匕。

解中一切菜草毒

濃煎甘草飮再食蜜少許。

木類

解冰片毒

飮新汲水。

衛生報

濕瘡之原因與治療

張文蔚

原因 濕瘡之起。其因不一。或由感染毒質。浸入毛孔。或由過飲濃茶膏粱厚味醋酒五辛等物。皆易釀生濕熱。濕熱伏待春令一周。外感升發之氣。引動內蘊之濕熱。化生細虫。留戀肌膚之間。發爲濕瘡。治療法可分三種茲列於左。

（一）洗滌 每晨用苦參片三錢地膚子五錢白蘚皮五錢荊芥煎沸。水盛以面盆。候其溫度適宜。洗滌患部。再敷藥粉。使濕熱不致蔓延。虫即乾燥而死。濕水逐漸減少。痛痒即止。

（二）內服 內服應用京赤芍二錢粉丹皮一錢五分金銀花三錢黑山梔三錢製蒼朮一錢五分苦參片一錢五分茯苓皮三錢六一散三錢包煎生苡仁五錢黃豆卷三錢

（三）外敷 宜用解毒丹皮脂散。（以上諸藥中國大藥店均有出售）麻油調敷患處。內服外敷兩法並用。見效愈速。

◀海陵譚組叟誌佛▶

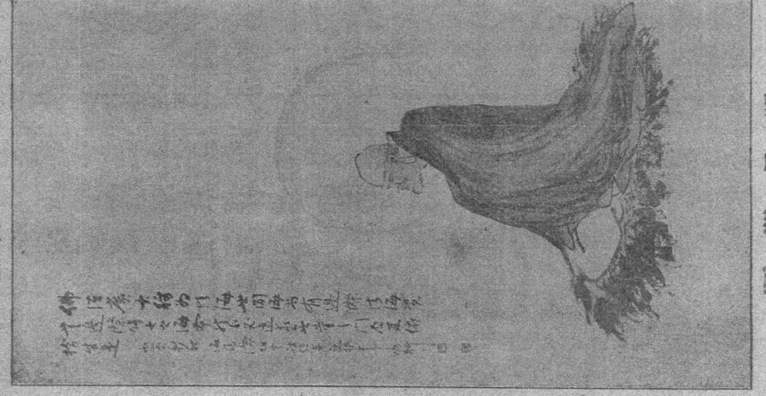

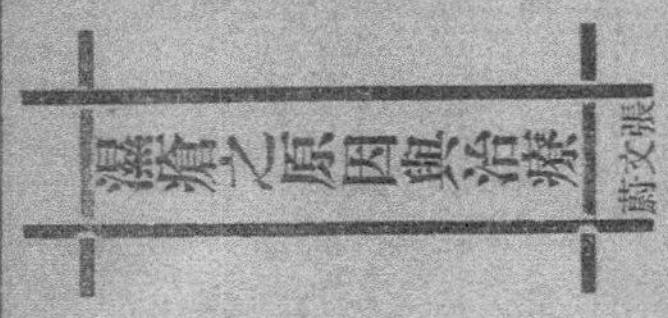

受孕養胎之原理

朱雯人

禽不雄而卵。伏而不孵。蛙貽之屬。當雌出卵。雄出其精以護之。身負而行。精不入腹。蚶蛤雌雄相交。兩皆成孕。草木以中心爲雌。花鬚爲雄。風吹鬚粉。散落於花心。雌花接之。遂能含仁結子。若去其鬚。則雖華而不實。又如螣蛇聽而有孕。白鷺視而有胎。造化之生理無窮。然不越乎氣相感而形相求耳。爰述受孕養胎之原理如左。

女子尻骨盤內。前爲膀胱。中爲子宮。後爲直腸。膀胱溺管一寸。其下爲陰道。即產門也。產門肉理纖生。可寬可窄。其底銜接子宮之口。陰水出焉。

子宮狀若番茄。倒掛骨盤之內。長約二寸。底闊一寸三分。內室爲三角形。一角在口。兩角在底。底角有小孔。底孔有兩筋帶懸之。此帶無力。即有子宮下墜之患。受孕之後。漸大而圓。七月至臍上。九月至胸下。娩後復縮小。因此兩筋實通乳絡也。故女子之乳房。與生殖器有密切之關係。較之男子爲尤見特徵。

子宮之底。左右各出子管一枝。與小孔通。長約二寸半。垂於子宮之側。不接不離。以輸送精珠。

子核者。在子宮左右。離一寸。向內有帶。與子宮相連。向外亦有筋帶。與子管相繫。子核之形圓如雀卵。內有精珠。隨人體發育之強弱。以定臟腑之變。發育後有清液以營養精珠。是爲陰精。內經有云『女子二七而天癸至』此天癸即指此清液而言。因爲有此清液。成爲精珠成熟之特徵。凡女子入月之年。精珠始生。至月信經止。精珠亦化爲烏有。故靈又曰『天癸至。則任脈通。太衝脈盛。月事以時下。故有子。至七七而任脈虛。太衝脈衰少。天癸竭。地道不通。故形壞而無子。』此限言天癸既即是清液。任脈即爲維繫胞胎之脈。故曰『任主胞胎』衝脈亦繫於胞中。胞爲子宮。胞中者。即子宮之中。是爲血氣最旺之處。故曰『衝爲血海』此二脈不當爲行經受孕之要素。數近時所謂輸精管、輸卵管者。不過爲前部發洩時之樞要。故女子大約年至十六。陰陽氣血皆全。而衝任之脈氣亦盛。女氣有餘。故泌出一種膠液。色赤氣腥。至月而溢。是爲月事。月事而能應時而下。亦爲精珠成熟之特徵。此時而有他念之精子。使兩性得交接之快感。遂是兩相吸合。維然一氣。故曰有子。若至七七之年。則陰陽氣血。逐漸衰敗。任脈已虛。衝脈已衰。天癸已竭。月事已停。絕而不通。形質已壞。安得有子。內經生理學之全備。已發諸物之妙。

男精既入子宮。射遂子管。子管收納而至子核。子核成熟。精珠迸裂。陰陽交會。復入子宮。結成胚珠。子管增大。胚珠漸行。數日之內。行至子宮。漸生膠粒。以繫子宮之口。是爲受胎。若子宮受精。子核有遺。核無精珠者。皆不受孕。

致胚胎之可以成男何以爲女。則中西醫學。尚無有合於真理的言論。惟四數章安筆記所云。尚有三分是處。曰『夫胎者。兩精相搏。翕合而成者也。精合之際。其精既洽。其精適至。時有陽精至而陰精不至。或陰精至而陽精不至。皆不能成孕。若皆至矣。時有先後。則先至者氣散而不納。後至者中之而後部。如是亦不能成。必蓄不先不後。兩精同時俱來。陽衝入而陰包之則成男。陰衝入而陽包之則成女。此化生自然之妙。非人事所能測而求也。故有一合即成者。有千百合而終不成者。愚夫婦似有所知能。而聖人實有所不知能。此之謂矣。』若曰一二日成男。三四日成女。遂奇數成男。偶數成女。設譜事實。會逢其適者。則或有之矣。若爲信而有徵。必無此理也。

受孕而胚珠生。十二日生毛內諸清水。有兩小物。浮其中。此兩小物者。即男女真精之所結合也。一圓一長。長者人也。稍日漸大。圓者養胎之要素也。爲胚所吸。故稍日漸小。胎漸生。此物即無矣。二十日胚形如大蟻。三十日如牛蝍。長四分。身首始辨。且有眼鼻。三十五日臍帶生。四十二日胚有口。四十五日初見四股。六十日手足全。骨點始生。上有耳鼻。下有肛門。是爲嬰形之始。長一寸。六十五日始生臟腑。九十日遍見全形。男女可辨。長二寸。胎盤成。至四月。內外皆備。長四寸。五月胎動。六月長六寸。發甲生。七月長八寸。骨節初成。八月長尺有一寸。學九服善入囊。九月。日始開。長十二寸。十月。胎足。『齊之才曰妊娠一月名始胚。二月名始膏。三月名始胞。四月成血脈。五月生氣。醒。六月筋。以生。七月骨以成。八月具膚革。九月充毛髮。至十月而五藏六腑皆具。候時而生。』此說亦可通。

（未完）

贈品問題

▶十一期以前之定戶。速即來取◀

本報爲優待讀者起見。凡屬定戶一律得有贈品之權利。惟自十一期起略有更改。以前定戶仍照舊章辦理。如有本外埠定戶尚未收到者。望速即領取爲盼。外埠寄費另加。至於贈品辦法。請參閱以前本報。自今日起以一月爲限。逾期不贈。

家庭醫藥常識

我國家庭。對于普通醫藥常識。極不注意。偶然患病。則以可貴之生命。皆付諸醫者之手。既不知病原。又不明藥性。設遇庸醫。病必增劇。本報有鑒于此。特將古今來各種驗方。經實地試驗後。而確有靈效者。一一披露于後。且說明其治病之所以然。用筆淺顯。務使家庭婦孺。一目了然。且歡迎讀者投稿。一經登錄。酬資從豐。

■十五■治耳聤（杭州金氏耳科秘方） 沈仲圭

取大蚌殼全個。中裝人糞。千年石灰。野豬腳爪。（爲臘店中有之）以鐵絲匝緊。蚌殼外用泥塗。炭火煨至青烟起。置地上。去火性。研細末。入磁瓶秘藏。凡耳中爛及耳流水等症。以此搽之立效。（外症潰爛者亦可酌用。）

■十六■治目中起星 遠公

白蒺藜三錢。水煎洗目。日四五次。（惟宜初起即洗）

按陸定圃曰。余一次目中起星。皆用此獲效。又一次用新摘千皮漿桑中不中日即退。

■十七■水火燙傷治法 樂天

皮膚燙傷後。疼痛難忍。今有最簡易治法。效驗奇著。不費多大本錢。家家戶戶。均可如法製合。以備不時之需。法用生石灰一塊。約五六斤。清水十斤。置缸器中。將石灰投入。待其爆發。約一周時。已上清下定後。將面上清水貯甕或瓶中。用時祇須加眞麻油少許。攪勻塗數患處。頓覺清涼舒適。止痛生肌。神効無匹。

按石灰有去腐生新。定痛生肌之効力。再益以麻油之解毒滋潤。宜乎功効自著。鄙人家中。常製備一小瓶。以供患者需求。閱本報諸君。不妨廣爲傳佈。或自己製合施送。功德豈有涯涘。

守舊與迷新

——丁濟萬——

夫守舊之害人所共知。而迷新之毒人每忽之。蓋守舊者無革新之思想少創作之精神。處此優勝劣敗之秋。其不爲時代之落伍者幾希。至於迷新之徒事事模仿歐化。棄其本國固有之物質文化。置之腦後。以爲西人之一舉一動均有模仿之價值。不問利害。一味妄從。其不至亡國者幾希。以余淺見新者未必皆有可取之價值。舊者未必均有唾棄之必要。二者均不可偏也。

總理遺訓與世界醫藥

▲西醫之一棒喝

▲學術革命之新途徑

匪石

本報曾載醫家之道德問題。蓋就平等之眼光。揭中西之弱點。與醫家以沉痛之刺激。爲同道革新之參攷。無非求中國醫界内部之改善。同爲發達人羣謀大家之幸福。乃有某西醫者。留學年深。吸引過飽。致罹中毒。回國以後對於中醫恨之入骨。望風排抑不啻戴老花眼鏡以望遠。不克自見其立場。發揮一筆管之洋氣。意圖橫掃千軍。突梯滑稽。如脂如韋。「小人之技倆」有如是耶。以時代落伍之政見。爲世界醫藥之介紹。不肯提心弔膽。去恢復民族地位。固有之文化。未能發揚。而孜孜於世界之醫藥所謂「光明正大學術革命家之運動」。固如是耶。雖片斷之論調。不足爲推測之根據。而新舊之成見。實爲進化之障碍。甚至用卑陋之手段。以「蟊賊」「無賴」「不要臉」等新術語。公然刊布。不惜爲侮辱之行爲。作意氣之決鬥。咆哮叫囂。爲「學理之競爭」耶。抑「村嫗之謾駡」耶。以中毒式之某西醫。而畀以促進醫學之進步。喚醒社會之迷夢。非根據萬流景仰之學說。以施適應之治療。或難奏起死回生之效驗。吾將升之以解剖之台。飲之以解迷之湯。洗其腦。換其心。盪滌其腸胃。改善其耳目。再以總理之遺訓。爲極量之注射。以西法治人者。還以治其人。倘亦新醫學家所樂從者乎。

（一）總理遺訓與醫藥革命

總理說「要作革命事業。應從自己方寸之地作起。要把從前不好的思想。習慣。和性質。一概革除」

又說。「做革命的學問。不是專從學問中求出來的。是從立志者發揚出來的」

又說。「有了天良與愛國心。就可以受革命黨的感化。」

又說。「用古人而不爲古人所惑。役古人而不爲古人所奴」

又說。「物質之力量小。精神之力量大。」

按某西醫云「革新除舊。責在吾儕。不論舊醫藥之勢力。牢不可破。在二十世紀科學昌明之時代。速樹醫藥革命之幟。打倒守舊頑固之輩」。眞知特識從科學中來。總理已先我言之。新舊之觀念橫胸。老朽之思想未除。非斥人以幼稚。卽指人爲腐敗或頑固。覽此遺訓。其亦可以休矣。

（二）總理遺訓與介紹世界醫藥

總理說。「中國人民族思想之消滅。一由於滿洲人之消滅方法好。一由於中國人過於重視世界主義。」

又說。「中國民族應先恢復其自由平等之地位。始能講世界主義。」

又說。「恢復民族主義之方法有二。一爲積極的。對於帝國主義反抗。一爲消極的。對之不合作。」

又說。「我們要把中國失去了的民族主義。恢復起來。用四萬萬人力量。爲世上的人打不平。才算是我們的天職」 （未完）

LADIES' HEALTH

婦女衛生

女子醫學研究會編輯

妊娠專號

孕婦須知

徐淑欽

□瘦胎束胎之說不可全信

保生達生之方豈可亂服

世有預防難產之厄者。往往誤信方書。自服瘦胎束胎保生達生等方。殊不知孕婦之體質各殊。方藥之性味不同。宜於寒體。必不宜於熱體。宜於熱體者。必不宜於寒體。體虛者不宜攻伐。體實者不宜補益。豈可妄服書中之成方乎。竊致瘦胎束胎等方。無非因氣滯而施。若富貴之家。過食高粱厚味。脂膜太盛。過於坐臥安逸。氣血凝滯。慮其胎肥氣滯。臨產難下。因宜酌進瘦胎束胎保生達生等方。破其氣。疏其滯。氣血流通。自無難產之患矣。然若孕婦之體質瘦弱者。補血益氣。尚慮不及。安可再進破氣耗血之藥乎。蓋受胎之後。一母之血氣。分蔭養胎。已告不足。若再破之耗之。不特無益。而反害之矣。況瘦胎束胎保生達生等劑。其藥既異。其用亦殊。必須細辨方之功用。辨察體之虛實。隨體而投。庶能應手。斷不可任意自服也。否則藥石妄用。氣血耗傷。不特母體有產後羸弱之虞。抑且胎兒有折籌不彰之害。豈可不知警戒乎。況胎產爲造化自然之理。本無難產逆產之厄。太上曰。禍福無門。惟人自造。世之難產逆產。皆由於不知衛生而自遭其禍也。苟於妊娠之時。調和其志意。運動其筋骨。使其血氣流行。毋食肥甘之味。毋貪安逸之樂。使其軀脂不生。雖不服藥。豈有難產之虞乎。即欲服藥。必須選擇女科良醫。請其詳細診察。然後處方。庶無誤藥之弊。而獲易產之益。切勿誤信方書。自服諸藥。特此警告。願世人三致意焉。

妊娠之衛生

樊須欽

夫衛生之智識。爲葆身必要之事。而妊娠之衛生。尤爲孕婦切要之務。蓋妊娠之時。形體精神皆生變化。稍有不慎。往往疾病叢生。故不可不以衛生是倚也。且子居母腹。其氣相通。一若寄生之託於苞桑。蔦蘿之繫於松柏。先哲謂其安危同休戚。豈虛語哉。是以爲妊婦者善於調攝。則母體康健。氣血充實。胎如泰山磐石之安。無纖屑微恙之患。不然、不徒妊婦失其健全。胎兒亦且受傷。輕則生兒孱弱。重則暗產半產。甚或子母同殞。玉石俱焚。此不知衛生之害耳。況妊婦之強弱虛實。性情之溫順急躁。胎兒秉受其氣。即爲他日賢愚強弱之基。故欲養成健全優良之兒。尤必以衛生爲要務。然則衛生之法維何。曰宜勞勤其筋骨。活動其氣血。不怠惰。不貪逸。俾得氣以煦之。血以濡之。諸氣通暢。百脈調和。則胎元以固。胎氣得運。不致有墮胎難產之患矣。惟過度之操勞。劇烈之運動。則有振撼胎元之虞。切當屏絕。他如高舉取物。則腹壁緊張。恐傷胎脈。或俯身作事。則腹部屈折。恐傷胎氣。皆當隨時隨地留意戒之。至於登高臨淵。越險負重。或履高跟之鞋。或作跳舞之樂。皆易跌仆損傷。切宜謹戒遠避。此運動之衛生一也。七情不起。五志和平。則精神不散。胎氣得全。爲妊婦者。宜安閒寧靜。以和志意。逍遙快樂。以暢氣血。作詩歌。繪書。以娛性情。讀聖經賢書。以修身心。此精神之衛生二也。有孕之婦。血脈易受阻礙。最宜勤洗勤浴。俾去皮膚之垢穢。而助血脈之循環。惟浴水宜溫。時間宜短。以防感冒而杜疾病。且衣服亦宜時常更洗。庶不致藏垢納污。留爲疾病之媒介。此清潔之衛生三也。孕婦之居室。宜空氣清潔。光線充足。俾有精神舒暢之樂。心志愉快之感。至其睡眠之時間。亦宜適度。過長則血行遲緩。過短則精神疲倦。大概以十小時爲標準。此起居之衛生四也。腹帶之用。能保腹部之溫度。以避風寒。併防外來之衝突。以護胞胎。迨臨產卸去。腹部驟寬。分娩可速。實爲妊婦必不可少之物。惟束之過緊。則有礙胎兒之發育。阻氣機之流通。務使寬緊適宜。勿過緊也。即衣服亦宜寬大柔軟。並隨氣候寒溫而加減。切勿過厚以泄皮膚。亦勿過薄以冒外邪。此衣服之衛生五也。飲食注意。亦爲妊娠衛生之要點。蓋孕婦腹中既增一物。則食入胃中。殊難消化。食之不慎。每致釀成疾病。累及胎兒。故斯時之食物宜擇易於消化而富於滋養之品。如牛肉汁雞汁雞卵豆漿蔬菜之類。減少其食量。增多其次數。庶有滋養之益而無壅滯之弊。至若椒姜茶酒辛熱刺激之物。易耗胎元。生冷瓜果堅硬難化之物。易傷脾胃。肥甘則釀氣生痰。酸鹹則傷血損脾。均非孕婦之所宜。此飲食之衛生六也。妊娠有疾。速宜就醫。不可執胎產勿藥之說。以致輕病致重。重病致危。然亦不可妄服方藥。如保產無憂散及保胎安胎等成方。非人人可服。切莫妄試。亦爲妊婦之不可不知者。此醫藥之衛生七也。總斯七端。皆爲妊娠衛生之切要。深願妊娠婦女。履行之。實踐之。非特胎產種種之疾苦。可以防患於未萌。且將來胎兒之身體。亦可由此而強壯矣。

七日一病症

惡阻

——宋英齡——

惡阻是胎元乍結。眞陰凝聚。不得上承。而虛陽上越。故爲嘔吐惡心頭眩惡食等證。早者珠胎乍結。總十餘日而即有見症。其遲者亦有發見於兩三月後者。亦有直待分娩始平者。亦有連舉數十胎而不知不覺者。大率強壯之體。皆無此症。其惡食擇食嘔吐泛惡者。皆柔脆者也。而治之應否。又各各不同。其應手者。三五劑即有大效。其不應者。雖竭盡方法。而嘔不可止。則又本乎其人之性質。非藥石所能爲力。醫者必不能自恃才力。可操勝算。故金匱曰。「其人渴不能食。無寒熱。名妊娠。於法六十日當有此證。設有醫者治逆。卻一月加吐下者。則絕之。」絕之者。謂絕止醫藥。候其自安也。但此說雖有理。其實停藥而不能自安者亦正不少。用藥之法。朱丹溪氏則用千金半夏茯苓湯。(半夏、生姜、乾地黃、茯苓、橘皮、旋覆花、細辛、人參、芍藥、川芎、桔梗、甘草)送下抑青丸。(黃連一味吳萸湯浸一宿爲丸)車謂津氏治費姓婦懷姙三月。嘔吐。服橘皮竹茹黃芩等藥不效。用二陳湯加旋覆花姜皮。水煎。冲生地汁一杯。一劑吐止。四劑全愈。此方脫胎於半夏茯苓湯。蓋二陳化痰以通胃。旋覆幹旋運抑。地黃固護眞陰。人參生津養胃。可謂詳且盡矣。至若細辛亦能散痰。桔梗亦能理上焦之氣。川芎亦能宣血中之滯。未免太升。甘草太膩。白芍雖能平肝斂陰。仲景法胸滿者去之。故車氏皆不用。斟酌盡善。四劑獲安。有以也。若婦人怒氣傷肝。肝膽火熾。肝氣上逆。滴水吐出。即有滋陰湯藥。亦無所用。則宜用抑青丸。以黃連之苦寒。先折其太甚。水飲得通。然後以滋陰藥調之。王孟英曰。左金丸亦妙。若嘔甚或吐蚘或不吐蚘者。皆可用烏梅丸。川椒紅至多不過十粒。烏梅四分。或加細辛二三分。不可多少。往往應效。以酸收合苦辛。發中有合。幹旋樞機。最有妙理。此治惡阻之樞局也。

判斷胎孕法

康壽

婦人懷孕。總應善行保養。否則或滑胎半產。或胎死腹中。茲將胎前所呈種種現象。縷述於左。有疑象。不確象。確象三點。疑象者。爲見經汎閉止。乳房脹大。或乳頭呈黑色。腹部膨大。形同受孕無異。實不盡然。亦有因病而有此等現象。凡肝脾爲病者。皆能閉止月經也。

不確象者。即如經水不行。身體疲倦。精神不爽。心神不安。頭暈目花。好食酸味。或嘔吐惡心。在一般人見此現象。以爲受孕無疑。實則仍難斷定。有由於肝胃病而致者。若遽以受孕論。因循坐誤。不加治療。逐成重病。往往有之。

確象者。爲有受孕之證明。如胎兒躍動。或切脈滑利。有流利往來之象。而無病脈。或用聽診器聽孕婦之腹部。覺有胎兒心臟聲音者。方得爲確象。

然則婦人孕胎確象。非至四五月不易現。在西醫有診察子宮一法。亦難以判斷確定。而我中醫業專門女科者。以平日之經驗。不難詳細切脈。決定之。以鑑別病孕兩途。病者當以治病爲要。俾得轉危爲安。孕者以安胎爲先。輕者竟可勿藥。此中失之毫厘。謬以千里。毋求診於醫爲最當。不然。婦人月經不行。遽以確已受孕擬之。不顧致令病勢日深。醫藥罔效也。

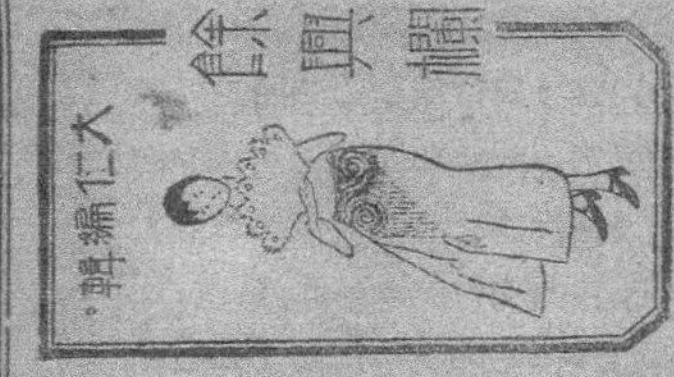

餘興欄

大仁編輯

談話 滑頭藥品

近來新聞紙上。墻壁上。所貼的廣告藥品。比別的還多了。最新出最靈驗的藥品廣告。天天在報紙上發現。這個原因。都是製造藥品的人。深知製人常患頭痛。或背痛。或咳嗽等症。所以就用各種方法慫恿人。使人自行想到有這病象。就算重病的根原。就忽然信他的話。然後他們又說有某種藥品。靈驗得很。必定能療治這病。藉此法術。騙人的錢。其實報紙廣告所登的醫方。大半都是極低廉的物料配成的。比如值一角錢的酒精。用水攙和。染出顏色來。再加以香料。放在瓶裏。起一個驚人的名字。物料連瓶不值角半錢。但賣出的價錢。要每瓶一元或一元以上了。所以凡見廣告所載的假話。信他是眞的而去請一瓶來試試的人。沒有不上當的。因爲在一切登廣告的藥裏。大半有酒精。或嗎啡。人吃這藥。初覺爽快。然不久就能成隱。有了隱就時常想吃這藥。賣藥的人。更有狡計。曉得人吃了第一瓶。必吃第二瓶。往往先贈送第一瓶引誘人。照這樣看起來。人人要小心。不要被他所愚。也不要信他的保證書。因售藥的人。也能用別樣的法子。引誘人假作保證書。（如謂服者諸君。確能指出此藥服後之功效者。請投函本公司。當酌予相當酬金。或其他優美之贈品。）情賄兼施。還有種種黑幕。我意想不到的。正多得很。雖然如此。但也有時有眞服這藥。鳴謝的保證書。只是我能決定。這人若不服他的藥。他的病恐怕還要好的快些。假如有一個病人。從黑暗中到藥室的藥架上。摸取一瓶。不管是甚麼藥物。吃下去。人必說他愚昧。而且冒險。但吃報紙上所登廣告藥品的人。與這人有什麼分別呢。

名醫軼事

聲東

▲葉天士

葉嘗徒步自外歸。驟雨道壞。有與人負以渡水。葉謂曰。汝明年是日當病死。及今治尚可活。與人弗信。去。至期瘍生於頭。昇至葉門求治。予金遣之曰。不能過明日酉時也。已而果然。

木瀆富賈兒病痘。閉。念非葉莫能救。然去城遠。度不肯來。聞其好鬭蟋蟀。乃購蟋蟀數十盆。賄葉所厚者誘以來。因出兒求治。葉初不覩所厚者。謂曰。君能治兒則蟀蟋皆君有也。乃大喜。促具新漆大桌十餘。裸兒臥於上。以手展轉之。床熱即易。如是殆徧至五鼓。痘皆懋發。得不死。

外孫甫一齡。痘不出。抱歸求治。葉難之。女憤甚。以頭撞曰。父素謂痘無死證。今外孫獨不得活耶。請與俱死。持剪刀欲自刺。葉不得已。俯思良久。裸兒鍵置空屋中。自出與博徒戲。女欲視兒。門不可開。遣使數輩促父歸。博方酣不應。女泣欲死。至夜半歸。啓視兒。痘出。粒粒如珠。蓋空屋多蚊。賴其吮膚以發也。

▲徐靈胎

張兩村兒生無皮。見者欲嘔。將棄之。徐命以糯米作粉糁其體。裹以絹。埋之土中。出其頭。飲以乳。兩晝夜而皮生。

任氏婦患風痺。兩股如針刺。徐命作厚褥。遣强有力老嫗抱持之。戒曰。任其顛撲叫號。不許放鬆。以汗出爲度。如其言。勿藥而愈。

商人汪令聞十年不御內。忽氣喘頭汗。徹夜不眠。徐曰。此亢陽也。服參過多之故。命與婦人一交而愈。

有拳師某與人角技。當胸受傷。氣絕口閉。徐命覆臥之。奮擊其尻三下。遂吐黑血數升而愈。

▲何元長

元長爲醫。尤善望聞之法。決生死無不中。有金山人就診元長。元長睇曰。爾溺於水乎。與方去。已而其鄉人來問之。則已霍然矣。因曰。某疾先生何自知之。元長曰。望其色黑。切其脈沈。非溺水而何。

嘉興沈某求視妻疾。以爲癆。元長曰。非癆也。是妊也。可勿藥。其時沈固無恙。元長按其脈曰。爾胃氣絕。不久且死。吾無爲更與爾方。沈大怒去。去而暴亡。其妻果產子。

古今醫話

榮青

◘五官增爲六官說

曩者歐戰初興。某國試演飛機。知人在空中。有易患頭暈與不暈之別。後知人於眼耳鼻舌口五官外。腦中尙有司平衡之一官。名平衡覺。在此覺中有一種液體。此液如濤。則人身雖上下左右顚簸。此液能隨時保其水平。人亦不至昏暈而失其知覺。此液若稠濁。則流動不靈。而不能隨時保其平衡。故一經顚簸。而頭昏目眩。不知所措矣。故凡飛行家必平衡覺液清而易於流動者。始克充之。是人有六官之說。由來已久矣。

◘埃及人醫術發達之早

據埃及三千年前之醫書所載。有衰老還童法。爲有理之紀述。試更爲木乃伊之解剖。則見彼等中亦屢有血管硬化之事。人既生活於自然界中。則時不問乎今古。當自然死之前。必有老衰病之發見。此埃及人與今人所同也。然人好用其智思有以勝之。故古人早有返童法之擬議。世人有以還童法爲近代科學之特產物者誤矣。

◘古印度人醫術之精

試繙印度數千年前之古書。則見有種種外科手術之紀述。若剖腹及內臟外科等術。彼等最優爲之。此能利用適當之麻醉劑。與今人之用哥羅方姆同。又善於診脈。與今日醫家具同一之目的云。

二首藥迷詞

弁靈

風緊雁傳書。（劉寄奴）消息誰手。（決明子）蕭蕭黃葉雨來初。（梧桐）一點殘光偏照我。（燈心）百結吹爐。（續斷）

回首望樵漁。（連翹）帆急舒舒。（防風）憔多南北往來車。（通艸）落託天涯成一夢。（浮萍）遣識崎嶇。（常山）

娉婷十分妍，（玉簪花）嬌色依然。（賦芍）重重氤氳作青烟。（安息香）聽不住樓頭滴滴。（金鈴子）聲裏悲絃。（羌活）

坐待又生憐。（當歸）月白霜天。（款冬）惆悵提壺在眼前。（茱萸）莫道庭前松柏。（冬青子）一片芳鮮。（麥蘖）

衛生小說 醫界鏡（三）

醫隱

歷了挑夫。一路進得城來。只見市面熱鬧。人烟輳集。一百二十行經商買賣行貨。都有端的華麗整齊。問挑夫說離湧金門半里大街上。連陞客棧最好。當即迤迤邐邐。尋到連陞棧住下。歇了兩日。是日正是八月初一。在棧門口掛起一扇金字招牌。比前添入常州府三字。仍舊寫了招子。倩人到四城內外粘貼。當時請診者雖較常州稍多。然皆貧家小戶。大半不肯出錢。來想叨光的。鄉紳大戶。那裏有一家來請。看看已有月餘。房飯錢已費去十餘元。再住十日半月。行囊要告罄了。日日在寓中納悶。此日早起。正值重陽佳節。天氣雖不晴朗。而杭城內城隍山登高會。極一時之盛。仲良盥洗畢。吃過朝飯。將醫寓關鎖。獨自一個出門。只見香車寶馬。絡繹不絕。來來往往。士女如雲。遂到城隍山遊玩一番。然後再向湧金門一路遊耍。出得城來。到西湖邊看看景緻。但見錦繡湖山。烟花世界。眞是尋常巷陌陳羅綺。幾處樓臺奏管絃。洵屬繁華勝境。仲良略爲賞玩。因心中有事。無情無緒。行三步。退二步。彳亍湖邊。忽聽得岸邊人聲鼎沸。湖西大雨來了。急急退回。踉踉蹌蹌。進得湧金門。看見大街上人多擠住。難行。因未吃中飯。腹內漸飢。急欲到棧。想抄近路。從旁街人少處而走。不料仲良在杭月餘。路徑粗知。尙未全熟。心忙脚亂。三四轉灣。不覺走錯了路。越走越遠。漸漸跑到少人家地方來了。雨又越下越大。正沒理會間。忽見旁面有一座三開間廟宇。前門直開。急忙奔進。已跑得一身臭汗。到中間擡頭看了匾額。乃知是張善人廟。今日重陽節。上香火亦盛。燈燭熒熒。座前神臺上。供着許多重陽糕。幾盞濃茶。仲良飢腸已迫。遂向廟祝求一方便。討些熱茶。求幾塊重陽糕充充飢。那廟祝雖向名善人極忠厚。當送出熱茶來與仲良道。請客人自用便了。又另送幾塊糕與仲良。仲良謝了一聲。遂將糕與熱茶吃下。下肚之後。渾身汗垢。愈覺淋漓。因旬日未洗澡。臭垢層疊。一搔一條。正是藥店裏搓成的丸藥條子。雨尙未住。遂在拜墊上坐下。看看臭垢條子。到也不少。將手一捻。捻成一丸。信手捻去。當見燭釺盤堆着許多蠟燭屑。隨手扒下。和臭垢捻成

本報問答欄

簡章

（一）本欄除本報編輯自任答覆外。並聘請章太炎君曹穎甫君王一仁君秦伯未君許半龍君担任爲顧問

（二）所問病症。須確有研究之價值。否則槪不答覆。

（三）非本報定戶。每題須納費一元。以示限制。

（四）問者須詳述病症之原因。及現在之狀態。經過之治療等等。

答陶李兩君之問油浸白果法

宋大仁

法用生白果數十粒（去皮殼）以麻油（視白果多少）浸一日。每天食七八粒。按銀杏俗名白果。功能定喘止嗽。降痰殺蟲。麻油能潤肺除燥。肺病喘咳不兼他病者。可一試之。若食後覺胸悶不舒。卽宜勿食。因此方雖屬平隱。而未經醫者診斷是否對症。須愼用成方也。

問唐篤初之病

孫鏡人

今有敝友唐姓。年五十一歲。于民國十四年。偶患一症。乃係遇見日光將落。隨生懼怕之心。彼卽返舍。心內一鬨熱勢。忽然上升。卽時神經錯亂。腦筋昏瞀。神不守舍。肢軟力乏。思想全無。脊背有擺發之性。夜不安寐。目光上視。心中模糊。大便帶血。纏綿兩載有餘。調治毫無寸效。請求治法。

答孫鏡人問

朱振聲

肝藏魂。心藏神。肝虛則魂不安寧。心虛則神無所依。以致驚悸惕息。恍若有亡。夜不安寐。神經錯亂。考肝與胆爲表裏。腎與肝爲乙癸。三陰虧耗。肝陽乘勢升騰。骨失榮養。脊背因之擺發。痰熱蒙蔽心包。則神明不能自主。經云。主不明則十二官危。心病則一身皆病矣。加以日光上視。肝風有內動之象。大便帶血。濕熱有下迫之勢。細參此症。或則成損。或則爲癲。靜養調攝。當居其半。草木扶助。尙在其次。況年將花甲。症延二載。恙久根深。恐難圖效。勉擬養心陰。益腎水。柔肝木。化痰熱。複方圖治。以冀一幸。錄方候正。

柏子仁四錢　茯神三錢　枳實炒竹茹二錢　胆汁炒山梔一錢五分
酸棗仁三錢　水炙遠志一錢　九節石菖蒲八分　竹瀝半夏一錢五分
滻沙苑三錢　青龍齒四錢　陳胆星八分　蛇胆陳皮八分
琥珀多寐丸三錢吞服　另虎睛丸三錢吞服　臟連丸三錢包煎

■代郵　馬文龍君鑒。來示悉。請照章辦理。以便答覆。

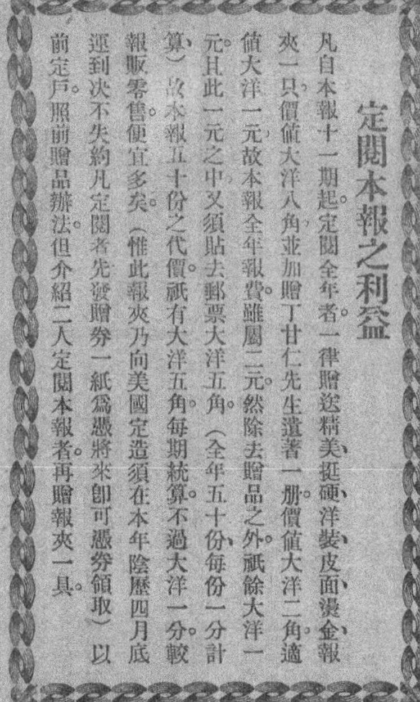

定閱本報之利益

凡自本報十一期起。定閱全年者。一律贈送精美。挺硬。洋裝皮面。燙金。報夾一只。價值大洋八角。並加贈丁甘仁先生遺著一册。價值大洋二角。適値大洋一元。故本報全年報費雖屬二元。然除去贈品之外。祇餘大洋一元。且此一元之中。又須貼去郵票大洋五角。（全年五十份。每份一分計算）故本報五十份之代價。祇有大洋五角。每期統算。不過大洋一分。較報販零售便宜多矣。（惟此報夾乃向美國定造。須在本年陰歷四月底運到。決不失約。凡定閱者。先發贈券一紙。爲憑。將來卽可憑券領取）以前定戶。照前贈品辦法。但介紹二人定閱本報者。再贈報夾一具。

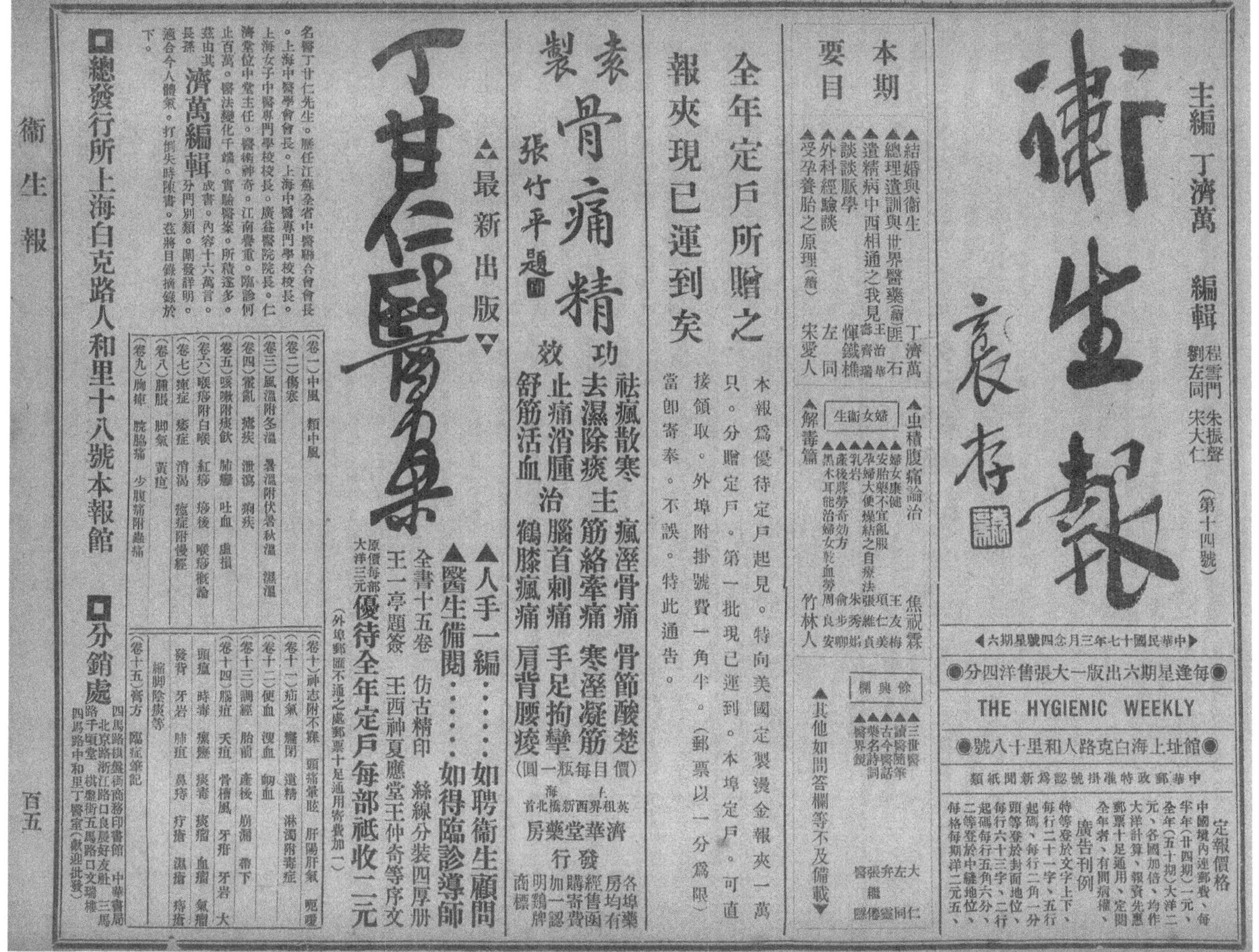

衛生報

主編 丁濟萬　編輯 程雲門 朱振聲 劉左同 宋大仁（第十四號）

中華民國十七年三月念四號星期六

每逢星期六出版一大張售洋四分

THE HYGIENIC WEEKLY

館址上海白克路人和里十八號

中華郵政特准掛號認爲新聞紙類

定報價格　中國境內連郵費、每半年（廿四期）一元、全年（五十期）大洋二元、各國加倍、均作大洋計算、報資先惠、郵票十足通用、定閱全年者、有問病權、

廣告刊例　特等登於文字上下、每行二十一字、五行起碼、每行二角一分、頭等登於封面地位、每行六十三字、二行起碼每行五角六分、二等登於中縫地位、每格每期洋二元五、

本期要目

▲結婚與衛生　丁濟萬
▲總理遺訓與世界醫藥（續）　匪石
▲遺精病中西相通之我見　王治華 壽齊瑞
▲談談脈學　惲鐵樵
▲外科經驗談　左同
▲受孕養胎之原理（續）　宋愛人
▲虫積腹痛論治　焦視霖

婦女衛生
▲婦女康健　王友梅
▲安胎藥不宜亂服　項仁美
▲孕婦大便燥結之自療法　張維貞
▲乳岩　朱秀娟
▲產後虛勞奇効方　俞步卿
▲黑木耳能治婦女乾血勞　周良安

▲解毒篇　竹林人

餘興欄
▲三世醫
▲讀醫隨筆
▲古今醫話
▲藥名詩詞
▲醫界鏡

大左斧張醫　繼　仁同靈倦隱

▲其他如問答欄等不及備載

全年定戶所贈之報夾現已運到矣

本報爲優待定戶起見。特向美國定製燙金報夾一萬只。分贈定戶。第一批現已運到。本埠定戶。可直接領取。外埠附掛號費一角半。（郵票以一分爲限）當即寄奉。不誤。特此通告。

袁製骨痛精　張竹平題

功　祛瘋散寒　去濕除痰
效　止痛消腫　舒筋活血
主　瘋溼骨痛　筋絡牽痛
治　腦首刺痛　鶴膝瘋痛
骨節酸楚　寒溼凝筋　手足拘攣　肩背腰痠
（價目每瓶一圓）

上海英租界西新橋北首 濟華堂藥房發行
各埠藥房均有經售函購寄費加一認明鷄牌商標

丁甘仁醫案

▲最新出版▲

▲人手一編……如聘衛生顧問
▲醫生備閱……如得臨診導師

全書十五卷　仿古精印　絲線分裝四厚册
王一亭題簽　王西神夏應堂王仲奇等序文

原價每部大洋三元　優待全年定戶每部祗收二元
（外埠郵匯不通之處郵票十足通用寄費加一）

名醫丁甘仁先生。歷任江蘇全省中醫聯合會會長。上海中醫學會會長。上海中醫專門學校校長。上海女子中醫專門學校校長。廣益醫院院長。仁濟堂位中堂主任。醫術神奇。江南譽重。臨診何止百萬。醫法變化千端。實驗醫案。所積遂多。茲由其長孫濟萬編輯成書。內容十六萬言。分門別類。闡發詳明。適合今人體氣。打倒失時陳書。茲將目錄摘錄於下。

（卷一）中風	類中風				
（卷二）傷寒					
（卷三）風溫附冬溫	暑溫附伏暑秋溫	濕溫			
（卷四）霍亂	瘧疾	泄瀉	痢疾		
（卷五）咳嗽附痰飲	肺癰	吐血	虛損		
（卷六）喉痧附白喉	紅痧	痧後	喉痧概論		
（卷七）痺症	痿症	消渴	瘟症附慢經		
（卷八）腫脹	脚氣	黃疸			
（卷九）胸痺	脘脇痛	少腹痛附蟲痛			
（卷十）神志附不寐	頭痛暈眩	肝陽肝氣	呃噯		
（卷十一）疝氣	癃閉	遺精	淋濁附毒症		
（卷十二）便血	溲血	衄血			
（卷十三）調經	胎前	產後	崩漏	帶下	
（卷十四）腦疽	夭疽	骨槽風	牙疳	牙岩	大頭瘟
時毒	瘰癧	痰毒	痰瘤	血瘤	氣瘤
發背	牙岩	肺疽	鼻痔	疔瘡	濕瘡
痔瘡	縮脚陰痰等				
（卷十五）膏方	臨症筆記				

□總發行所上海白克路人和里十八號本報館

□分銷處　四馬路棋盤街商務印書館　中華書局　北京路浙江路口良晨好友社　三馬路千頃堂　棋盤街五馬路口文瑞樓　四馬路中和里丁醫室（歡迎批發）

衛生報　百五

遺精病理中西相通之我見

王浩華 胡賓璐 合作

健康之人。氣盛精旺。滿而溢。故每月間或有偶然一遺者。非病也。乃盈滿而溢也。若每夜一遺。或三五日一遺。致疲勞倦怠。耳鳴頭眩。則病矣。西醫有生理病理遺精之分。而病理遺精。則又有有夢無夢之別。與中醫之說。皆相吻合者也。

中醫之論遺精。不外有夢無夢濕熱三者。以有夢為心病。無夢為腎病。濕熱為肝經下注病。西醫則曰神經衰弱。脊髓中樞神經衰弱。局部炎患。膀胱疾患三者。細繹其理。中醫可相通者。分為條說如左。

一西醫之所謂神經衰弱。先發天釣神經衰弱。貧血而衰弱者。即中醫之所謂無夢屬腎而遺也。亦即勞傷症也。金匱曰。勞之為病。其脈浮大。手足煩。春夏劇。秋冬瘥。陰寒精自出。又曰。失精家小腹弦急。陰頭寒。目眩。髮落。脈極虛芤。為清穀亡血失精是也。

一西醫之所謂脊髓神經衰弱。而促其遺精者。多脊髓病。患及中樞神經性陰部尿道淋。即中醫之所謂有夢屬心而遺者也。然腎主骨髓。則此症應合腎矣。殊不知脊髓神經中樞受傷者。蓋因房事手淫。過度或思想所致。而房事手淫思想。實由君火一動。相火隨之所致。心腎二臟。同時受病。特心為主。而腎受其傷。以主要原因言之。故曰合於心也。

一西醫謂思之主宰在腦。與心何關。抑知思屬於腦。中醫亦嘗言。先賢并論定曰。見人之思。每以手撫腦而尋索。則可知思之在腦。其說較西醫尤精密明確。但西醫亦嘗言腦筋有通於心者矣。夫凡人之見美色。觸於目。即入印於腦而起淫思。因腦筋通於心。而君火搖。相火盜因之而遺。吾之合思於心者。以本西醫腦筋通心之說也。

一西醫之所謂局部炎患膀胱疾患。即精囊炎。膀胱尿道炎。攝護腺炎。淋病副睪炎。及尿道炎等。在中醫則屬肝經濕熱下注。乃濕邪入裏化熱傷陰所致也。蓋肝經濕熱下注。則小便短濇。血液不充。淋濁陰虛生濕。且痛且癢。其至膀胱發炎之處。因小結核若漏傷陰者。則多在後便。而西醫所謂膀胱炎者是也。

由上觀之。中西醫於遺精病症。雖持論各異。而理則一也。惟名詞不同。就理之異五其學理。相通而實異曲而同工。殊途而同歸也。然病者之立論。難免無是是非非者。然亦不必靜氣平心。究之以闡明學理。豈容存偏執之見。而互相攻訐。傍人淺見者。學求竊弦。於疑己者。則喉嚨不休。妄非排詆。亦多見其不知量耳。

談談脈學

惲鐵樵

脈是不看見的。憑著三個指頭去摸。你摸著的心裏以為這是弦脈。換一個人去摸。他心裏以為這是滑脈。歸根大家以意會之。究竟是弦是滑。却沒有一定的標準。好比聽天籟聲音。甲說是[illegible]。乙說是[illegible]。兩說是不相歸去。畢竟鳥聲只是一種。並沒有二種。然而人類的耳聰是一樣的。何以會聽出二種不同來呢。這就是以意會之的不是了。今世找不出公冶長。這是非恐不容易判斷的。脈學等於如此的難辨。卻要以性命相託。這是中醫受現世非難第一個要答解的問題。

有許多人的意思。以為這脈學自己用功是沒有用的。非得負笈從師。耳提面命不可。這話何嘗不在理。但是就鄙見看來。恐怕未必吧。大約負笈從師。在師傅那裏吃三年飯。是有的。要耳提面命。只怕走遍天下。找不到這樣好師傅。不過既然吃了三年飯。自己也說不出沒有學著。只好硬着頭皮去掛牌。在要好的呢。到古書自勵。將古書上所說的與病人所有的脈。互相映證。久而久之。自然也有所會。這便是個中超超等的人物。等而下之。不過說兩句老生常談的醫話。或者作出出風頭。將會意列個名詞。奔走奔走。非此等人。帶着運氣。等着瞎碰。就吸鴉片坐轎子。其於醫事。許容易誤。將良藥乃是名醫。本這甚其用心。不過如此。還有什麼可說的。然則如何而可。那就要先講脈外的標準。明可見的非常了。

一個人除掉犯法自盡。以及偶遭不測之外。總是病死的。能殺人的大病。總是小病變成功的。用這兩句話做了前提。那就可以說得。凡是病都有殺人的可能。但醫生的職務。並不是能使一切病不殺人。不過是能使一切小病不至於變成大病而殺人。既然如此。醫生第一緊要事情。是要辨別何病不殺人。何病必殺人。簡單點說。就是先要知道何者是死。然後能知何者是生。孔子對子路說。未知生。焉知死。那話是有人生哲學意味。若論醫道。可要將這兩句話倒過來。叫做未知死。焉知生呢。

我說脈學是說不清楚。並不出奇。古書所說。不能懂得。而且有無止境的奧妙。就算都明白困難。都能讓少數聰明的人。有生花妙筆。說得活現。就算讓聽着的人聰明萬分。十分了解。畢竟還是空空洞洞。無形無質。無臭無聲。要將只空空洞洞的東西去辨死活。譬如診了脈說是活的。偏偏死了。那還了得。或是診了脈說是死的。偏偏不死。也是不妥當。若是說兩句騎牆話。了了門面。一般人家未必定要請你這種花樣醫生。一兩那又何必要拜師。何必要讀書三四年。我們目的。在利人利己。假如學會了。並不在乎掛牌行醫。那末對自己家人說騎牆話。便沒的救人笑話。不過所以鄙人想了一個方法。先從有要有據的地方。認定死活。然後逐層推廣。自然有路可走。不知讀者以為什麼樣。

中針灸驗談

左同

名醫類案云。疽之名雖多。而要不出陰陽二症而已。發於陽者為癰。為熱。為實。發於陰者為疽。為冷。為虛。故陽發則皮薄色赤腫高。多有膿。而痛陰發則皮厚色淡。腫硬如牛皮而不痛。又有陽中之陰。似熱而非熱。雖腫而實虛。若赤而不燥。欲痛而無膿。既浮而復消。外盛而內虛。陰中之陽。似冷而非冷。不腫而實。微赤而微燥。有膿而痛。外雖不赤。而內實煩悶。陽中之陰。其人多肥。肉緊而內虛。陰中之陽。其人多瘦。肉緩而內實。而又有陽變為陰者。草醫涼劑之過也。陰變為陽者。熱藥之驟也。然陽變陰者其症多。猶可返於陽。故多生。陰變而陽者其症少。不復能為陽矣。故多死。然用有生者。必得明醫調治合法。百中得一耳。癰疽有寒熱虛實。皆由氣鬱而成。常讀之明醫。且人虛實寒熱。治熱推其因。究其邪而施治之。則內外相應而無失。謂究以上所論癰疽之大要。透切精詳。初學外科之津梁也。

外科灸法。近人多忽之。余每用此法。頗多奇驗。法用雞太針百支。或五十支。以線紮緊。在患處點刺之。再用鹽紛調厚。做一圓形。中有孔孔。上蓋一片。薑上置艾灸之。初起三壯。至十餘壯。視病勢之大小而定。灸後再用膏藥貼之。此陰疽最妥最妙之外治法也。倘陰疽欲成膿而不能成膿。因正氣不足。陽氣不化也。可用火針燒紅刺之。能使陰疽轉陽。助其成膿之法也。

衛生報

受孕養胎之原理(續)

宋愛人

嬰兒在胎。肺小肝大。不須呼吸地氣。故血之運行。與出世不同。妊胎二十日。心已成核。初見一管。漸分兩房。繼兩房而岐分四房。上兩房有戶相通。此爲肺葉未張。呼吸未通。藉此四房以輸流血液也。蓋胎兒之血。來自胎盤。而胎盤之血。即來自衝脈。衝脈者。衝脈屬於陽明胃脈。故凡孕婦而食欲健旺。自然衝脈之血氣盛。而胎盤之血亦盛。兒亦殊多強健。易生而易長也。血既來自胎盤。繇臍帶而入。一半入肝。肝傳入心。一半入迴血管。上達心之右側上房。即行過左上房。而落左下房。入血脈總管。先上兩手頭腦之內。繇迴血管還入心之右側下房。即自入纖細之肺管。透入血脈總管。以爲身半以上之榮養。然後還後下身兩足。兒必上大下小。以上身先受母血也。於是復出臍帶。而外達胎盤。改換新血。輪流不息。蓋以胎盤爲兒之立命根據地也。出世後。呱呱以啼。肺葉開張以呼吸。而心房左右兩通之戶。隨即閉塞。若不閉塞。紫血與赤血併。兒即身青而死矣。

致胎盤之生理及狀態。則有未明者。胎盤。俗名胞衣。適胚珠之毛。黏於內膜而生。繼則其毛漸變爲微細血管。三月成盤。包於胎兒體外。上面黏貼子宮頸。下面有臍帶。連通於外。形圓徑五寸。厚一寸。其體半爲孕婦血管。半爲胎兒血管。孕婦血管發育甚大。銜接兒血管。滲洩精液以養之。臍帶一頭連胎盤。一頭連兒臍。中空成管。外有兩血管繞之。兒生之後。母之血管截然分張。或有胎盤未離。血管中斷。則暴血下。而爲流產。

乳者。赤血所生。乳頭之管。漸入漸分。如樹分枝。行至乳核。即與血脈管相接。乳汁繇是化成。月水適子宮所生之液。以備胎孕之需。非血也。

受孕養胎之原理。既如上述。而妊娠期內之攝養。亦爲間接之原因。當於下期說明之。(完)

蟲積腹痛論治

焦觀森

中焦脾胃。容納水穀。濕滯互阻。運行無權。消化之機。因而欠利。脘腹或脹或痛。食積蟲生之病。由此而來也。昔仲景云。病腹痛有虫。其脈何以別之。師曰。腹中痛。其脈當沉若弦。反洪大。故有蚘虫。且諸虫皆生于肝。故虫痛者。肝脈倍大。甚有諸蛔團聚。痛極而厥者。惟脣口獨紫。爲異。其症腹痛。作止有時。往來耕起。飢時則痛。飽時則止。淡食則痛。厚味則止。是爲虫痛。更察其面白唇紅白點。是起口流涎沫者。虫痛無疑矣。方可用藥以殺之。大凡偏嗜一物。中必有虫。即以所好之物。加入殺虫之藥于中。無不應手取效。若中氣虛。而虫不安者。但調補脾胃。則蟲自安。諸虫逢椒則伏。遇苦則安。見酸則靜。如虫在上部。咳嗽胸痛者。用百部烏梅檳榔等。虫在中部。有因寒因熱之異。有用殺用安之法。仲景曰。蚘虫之爲病。令人沫涎心痛。發作有時。甘艸粉和白蜜。沖開水徐徐服之。蚘虫因熱而動。或用胡粉以殺之。若中寒蚘痛。則用烏梅安胃丸以安之。虫在下部。腸胃絞痛者。萬應丸及葬積虫糖。或使君肉榧子肉等。均可採取時時服之。化虫丸虫痛之主方也。虫上侵者。加藜蘆瓜蒂使從上出。其下入者。加芫花黑白丑使從下出。若正氣衰弱者。加參附芎歸。以助其氣血。但虫至上旬。其頭向上。殺之甚易。虫至下旬。殺之甚難。須先用肥甘腥香之物誘之。隨施以殺虫之藥投之。尚有狐惑一症。以虫嚙五臟。故唇口生瘡。虫食其臟。則上唇生瘡爲惑。虫食其肛。則下唇生瘡爲狐。仲景云。蝕于上部則聲嗄。甘艸瀉心湯主之。蝕于下部則咽乾。苦參湯洗之。蝕于肛者。雄黃熏之。然後辨症確。用藥得當。奏功之易。可操左券。

解毒篇

竹林人輯

解花椒麻人(此毒令人身冷口吐白沫)

多飲新汲水。服桂汁。食京棗。地漿澄飲。煮蒜食。金銀花煎飲。

解豬椒毒

雞毛燒烟吸。飲豉汁。煮冬葵子飲。喫大棗三枚。

解桐油毒

食乾柿餅。多飲濃酒。

解吞諸木竹釵

剪刀故鋸燒赤漬酒中。女人大指甲二枚燒研末和服。多食白糖。

解木屑嗆喉

鐵斧磨汁灌。

解竹絲哽

不拘黑白芝蔴炒熟泡湯飲。再以生芝麻搗爛嚼幾口。

治棒瘡

黃丹一兩。潮腦五錢。爲末蜜調塗。

解巴豆毒

大黃、黃連、蘆筍、菰筍(即茭白俗名茭瓜)藜蘆各煎冷服。黃柏乾薑等分研水服。飲大豆汁小豆汁。蕉葉搗汁服。石菖蒲汁服。薺汁服。

解貼巴豆處潰爛

生黃連末水調敷。

金石類

解金石毒

熱水磨石蟹服。飲芹菜汁。飲葵菜汁。

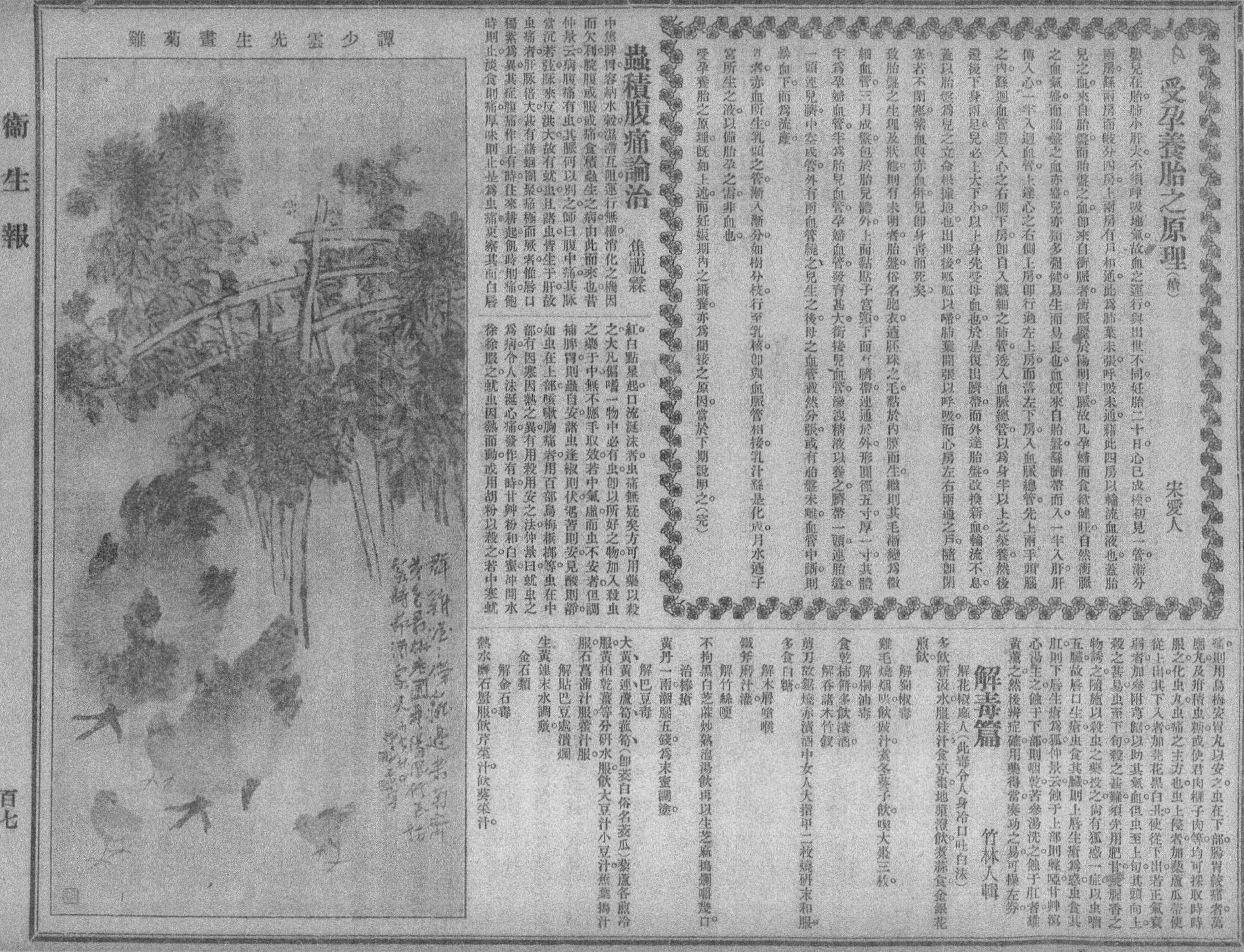

譚少雲先生畫菊雞

家庭醫藥常識

我國家庭。對于普通醫藥常識。極不注意。偶然患病。則以可貴之生命。皆付諸醫者之手。既不知病原。又不明藥性。設遇庸醫。病必增劇。本報有鑒于此。特將古今來各種驗方經實地試驗後而確有靈效者。一一披露于後。且說明其治病之所以然。用筆淺顯。務使家庭婦孺。一目了然。且歡迎讀者投稿。一經登錄。酬資從豐。

■十八■跌打損傷之聖藥　心齋

凡金刃傷及跌打損傷皮破出血者。急以此藥滿蓋傷口。立能血止痛定。結痂而愈。愈後並無斑疤。若皮不破而青腫。以及傷筋等恙。輕者用黃酒調此藥敷傷處。重者則用醋調敷。每日換藥一次。自有奇效。惟藥性熱烈有毒。祇宜外敷。切勿入口。至要至要。方用明天麻壹兩。白芷壹兩。羌活壹兩。薑汁炒生南星壹兩。防風壹兩。生白附子十二兩。各藥生晒研細末。磁瓶或玻璃瓶嚴蓋收藏。勿使洩氣。

按此方治肌膚筋骨之傷。確有不可思議之神效。藥料並不貴重。每服工料洋至多二元。而可救人無算。行善君子。如能按方配合。任人索取。眞無量功德。但須聲明此藥有毒。不可入口。以免不知者誤服。而工廠及手藝作場。尤宜家置一瓶。庶可有備無患。

■十九■瘧疾膏　唐宗一

治瘧之方不一而足。然欲求其靈效而簡單者。殊屬鳳毛麟角。下列一方。堪稱雙美俱備。且不僅能治瘧疾。卽中寒洞泄。用以貼臍上。亦有捷效也。肉桂草果白胡椒上三味各等分。研細末。置三寸大膏藥上。貼距瘧發二時許。貼於肓穴。(卽第三椎)神效。中寒洞泄貼臍上。

按瘧疾之寒熱。乃邪正之相爭。久而不愈。亦屬至危之道。因瘧成勞。比比然也。救治之方。其可忽乎。是方用桂椒等辛溫之藥。以提邪外出。邪去正安。瘧可卽愈。至於其治中寒洞泄。同一蹊徑。

■二十■齒痛神方　仲圭

青魚胆(風乾)生明礬二味研末。擦之立止。又可治喉風。以上二味加入指甲末。燈心灰吹之最妙。

按青魚胆苦寒清心平肝。與熊膽功同。治喉痺尤勝。明礬性收斂。化痰濕。亦喉痺要藥。治齒痛者亦卽此意。指甲為喉痛乳蛾特效藥。加之更佳。

■二十一■奪命丹產後聖藥(冷廬醫話)

益母草剉一大劑。約三兩。濃煎去渣。加芎歸末各二錢。陳酒童便各一盞。產後服之。可免腹痛血暈之患。且大有補益。眞治產之總司也。

按此方和平純良。有利無弊。較之生化湯之刼陰峻攻。相差奚啻天壤。願讀者逢人傳說。以革陋俗於無形也。(惟一劑三兩似嫌太重)

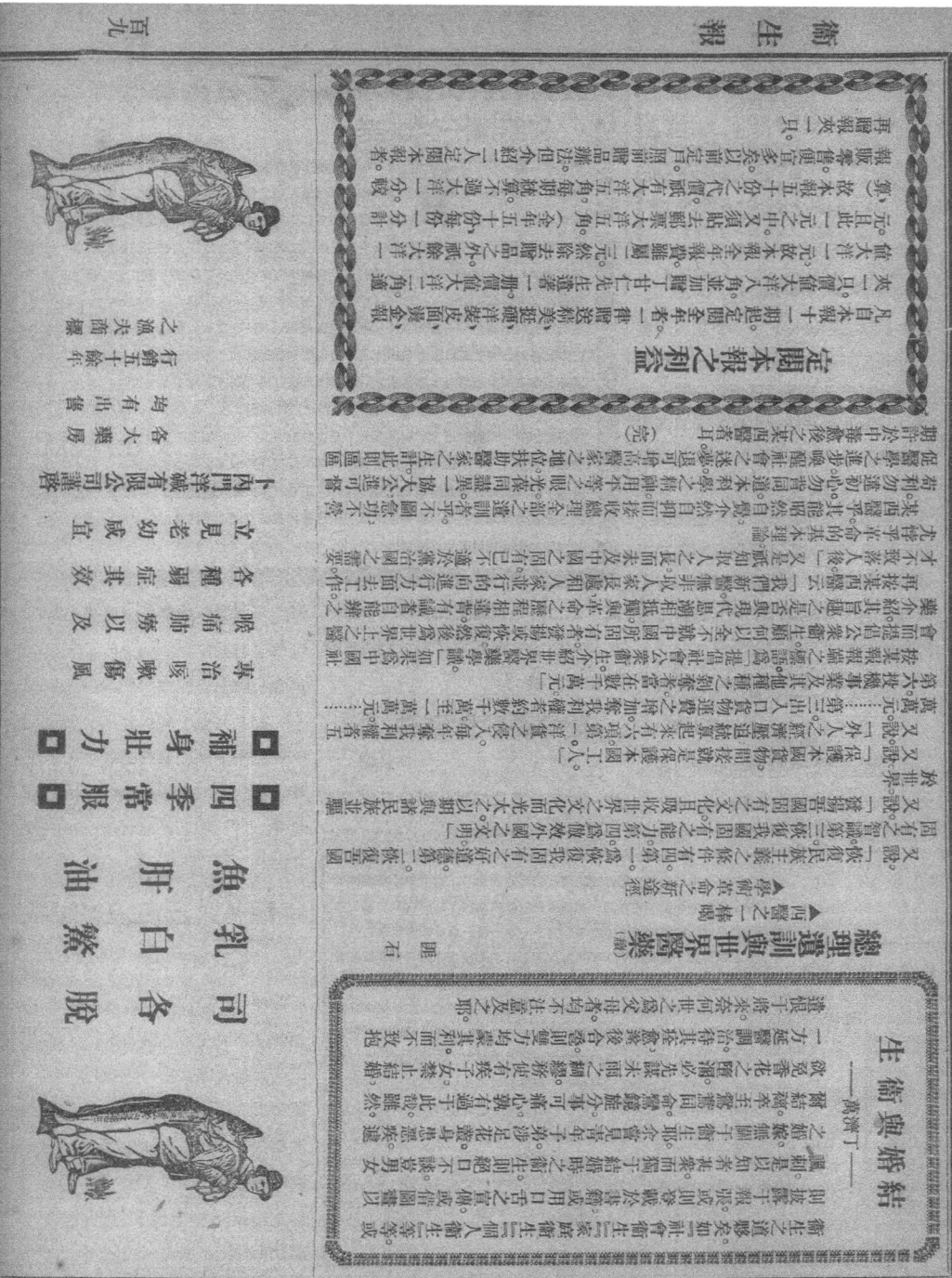

結婚與衛生

——萬濟丁——

衛生之道夥矣。如『社會衛生』『家庭衛生』『個人衛生』等等。或則披露于報張。或則登載於書籍。或用口舌之宣傳。或借圖畫以諷刺。是以知者甚衆。而獨于結婚時之衛生。則絕口不談。豈男女之婚嫁。無關于衛生耶。余嘗見青年子弟。涉足花叢。身患惡疾。遽爾結褵。卒至鶯鶯同命。鸞鏡旋分。事可痛心。孰有過于此哉。雖然。欲免香花之墮溷。必先謀未雨之綢繆。務使有疾子女。禁止結婚。一方延醫調治。待其痊愈。遂後合巹。則雙方均蒙其利。而不致抱遺恨于將來。奈何世之爲父母者。均不注意及之耶。

總理遺訓與世界醫藥(續)

▲西醫之一棒喝

▲學術革命之新途徑

匪石

又說。「恢復民族主義之條件有四。第一。爲恢復我固有之好道德。第二。恢復吾國固有之智識。第三恢復我國固有之能力。第四。爲倣效外國之文明。」又說。「發揚吾國固有之文化。且吸收世界之文化而光大之。以期與諸民族並驅於世界。」又說。「保護本國貨物。間接就是保護本國工人。」又說。「外人之經濟壓迫。統算起來有六項。第一。洋貨之侵入。每年奪我利權者五萬萬元。……第三。出入口貨物運費之增加。奪我利權者約數千萬至一萬萬元。……第六。投機事業及其他種種之剝奪者。當在數千萬元。」

按某報報端之標語。爲「提倡社會公衆衛生。介紹世界醫藥學識。」如果爲中國社會而提倡公衆衛生。顧何以全不就中國所固有者。發揚或恢復。然後爲世界上之醫藥介紹。其旨趣之是否與現代思潮相抵觸。與革命之歷程相違背。有識者自能辨之。

再按某西醫云「我們新醫。無非取人家長處。和人家並行的向進行方面去工作。才不致落人後」。又是祇知取人之長。而未及中國之固有。已不適於黨治國之需要。尤悖乎革命的基本理論。

某西醫乎。其能昭然自覺。介然自抑。而接收總理全部之遺訓者乎。不圖急功。不營苟利。勿違初心。勿背同道。本科學之精神。用平等之眼光。葆同蠲異。一協大公。進可督促醫學之進步。喚醒社會之迷夢。退可增高醫家之地位。扶助醫家之生計。此則區區期許於中毒愈後之某西醫者耳。（完）

定閱本報之利益

凡自本報十一期起。定閱全年者。一律贈送精美、挺硬、洋裝、皮面、燙金、報夾一只。價值大洋八角。並加贈丁甘仁先生遺著一冊。價值大洋二角。適值大洋一元。故本報全年報費。雖屬二元。然除去贈品之外。祇餘大洋一元。且此一元之中。又須貼去郵票大洋五角。（全年五十份、每份一分計算、）故本報五十份之代價。祇有大洋五角。每期統算。不過大洋一分。較報販零售便宜多矣。以前定戶。照前贈品辦法。但介紹二人定閱本報者。再贈報夾一只。

LADIES' HEALTH
婦女衛生
女子醫學研究會編輯

投稿簡章

（一）穢褻之稿件。絕對拒絕。
（二）滿一千字以上之稿件不收。
（三）空泛及未完之稿件不收。
（四）來稿宜運用簡短明瞭之筆墨。而能述普通醫學者爲合格。
（五）來稿內容。以適合女子者。尤爲歡迎。
（六）一經登錄。酬資從豐。

婦女康健法

王友梅

西哲有言曰。國家之富强。基於婦女之康健。家庭之安樂。亦基於婦女之康健。蓋國民以婦女爲母。母强則國亦强矣。男子以婦女爲室。室安則家亦安矣。是以無論何人。皆當力謀婦女之康健。爲康健之法。首重衛生。次爲醫學。衛生能防未來之疾病。醫學能祛現在之疾病。苟能明瞭女子之衛生。略知女科之醫學。則輕淺之病。可以自療。未來之病。可以預防。何患婦女之不康健哉。况婦女之心。較男子尤細。若欲研究。非屬難事。是在有心之人耳。

安胎藥不宜亂服

項美仁

夫疾病之因萬端。其爲陰陽不平則一。治病之藥甚夥。其爲補救之法則同。是故形瘦肌削。面色枯槁。此血虛也。法當補血爲先。氣短倦怠。形色皝白。此虛氣也。法當補氣爲急。壯熱不已。口渴引飲。此熱症也。宜以涼藥寒之。四肢清冷。脈象沉微。此寒症也。宜以熱藥溫之。務達其平爲的。若任其病而不治。則病日益劇矣。然治之不當。熱者寒之。寒者熱之。血虛投以補氣。氣虛施以補血。則助虐爲患。偏者益偏。而病亦更危矣。此古今之定理。而亦事之必然者也。嘗讀本草。黃芩白朮陽春砂三品。云皆爲安胎之聖藥。蓋胎婦之體。有稟木火之質者。有嗜食辛熱之物者。其血分素熱。血熱則血妄行。或因熱而乾涸。則胎兒因之失養。勢必下墜。被黃芩苦寒。清熱涼血。能使血不妄行。或乾涸。故黃芩治之。實有安胎之功。有體本虛怯者。或因懷娠。營血悉養胎兒。以致體質瘦弱。飲食少進者。初則因胎而病母。繼則母病而損胎。彼白朮甘溫而健脾。脾胃健則飲食得化精微。奉心化赤而爲血。血足則體强而胎得養。故白朮治之。亦具安胎之效。有體肥氣滯者。或因胎後而氣爲滯者。經云。血隨氣行。今氣滯則血亦病。體倦嘔惡。食慾不振。諸症蠭起。久之胎兒亦必損墜。惟陽春砂辛溫香竄。行氣醒脾。氣行脾醒。則身體日强。血有來源。而胎自不墜矣。然此三者。雖皆具有安胎之功。要皆因宜而施。方能見效。否則氣虛者施朮。血不足者施以陽春砂。體質虛寒者施以黃芩。則虛虛實實。愈失陰陽之平。是安胎者適以損胎。不以白特無功。反見其害。今之醫者。處安胎之方。不察其由。而妄施此三品者衆矣。病者之欲安胎。必求此三品者。亦衆矣。宜乎其功不補患也。

孕婦大便燥結之自療法

張維貞

孕婦大便燥結。往往因登廁努責。以致小產。不可輕視。然通大便之藥。多有動胎之虞。余因思一穩妥方法。即每日早晨飲牛乳一杯。每飯多食蔬菜。食後服果子鹽少許。其大便必可通利。誠爲屢試屢驗萬穩萬妥之法也。

產後蓐勞奇效力

俞步卿

婦人產後失調。每易延成蓐勞。即俗語所謂產後癆是也。常見貧者患此。醫藥無資。富者患此。藥石亂投。多致無辜枉死。深可悲也。因此檢閱吾師經驗方中。有治產後蓐勞之奇效方。用龍眼肉十二枚。紅棗肉十二枚。白冰糖一兩。用河水煎取濃汁。和入生雞子一枚。打爛溫服。每日清晨服之。服一百二十日。無不全愈。曾見有一婦人。蓐勞已成。不能起床。服此竟得霍然。誠奇方也。

七日一病證

乳岩

——朱秀娟——

乳岩是乳疾中最難治的一種病症。無論中醫西醫。都沒有一種相當的治療。實在因爲他的病原太深。所以治療起來也很困難。從前丹溪說『婦人憂怒抑鬱。時日積累。脾氣消沮。肝氣橫逆。遂成隱核。如鱉棋子。不痛不癢。十餘年後。方爲瘡陷。名曰乳岩』。可見乳岩一症。並不是一朝一夕可能成功的。也不是一天二天所能治愈的。初起之時。大都是一個硬塊。漸漸變成嵌凹形同岩穴的形狀相彷彿。所以人家就稱他是乳岩。在起先的時候。就應當服舒肝散鬱的藥。像當歸、白芍、柴胡、香附、貝、皮、川貝、鬱金、枳殼、青皮、夏枯草、蒲公英等等。再用消散的藥。敷在外面。就可以慢慢的將硬塊消去。假使仍舊不散。應當再加參、苓、朮、草等補氣的藥。因爲氣乃血之帥。氣行則血行。自然可以將硬塊消散。還有一種年深月久的乳岩。裏面已經破潰了。這是很難治的。急宜大補氣血。如養營、歸脾之類。但是能夠治愈的很少很少。我從前在學校裏的時候。有一個同學的伯母。患了乳岩症。腫潰的地方很高。並且時常要流鮮血。我還不記得那時先生開的一張方紙。是用龍胆瀉肝湯加減。後來居然痊愈了。不過這是實症。所以應當用瀉火藥。並不是個個乳岩都是這樣的。大凡做醫生的。遇到無論什麼病症。第一應當辨虛實。遂後方纔可以用藥。並不是乳岩一症。是應當這樣的。

黑木耳能治婦女乾血癆

周良安

近世常人之心理。多以價貴之物爲良品。故嘗重視白木耳。而輕視黑木耳。殊不知黑木耳爲大補肝腎之品。能治婦女肝腎虧損。血液乾枯之乾血癆。余妹患此。百藥無效。蒙京友陳百耐君傳授一方。以黑木耳三斤。白冰糖三斤。每日煎服。木耳冰糖各半兩。服完果得痊愈。爰將此法刊入貴報。俾世之患同病者。可以採服也。

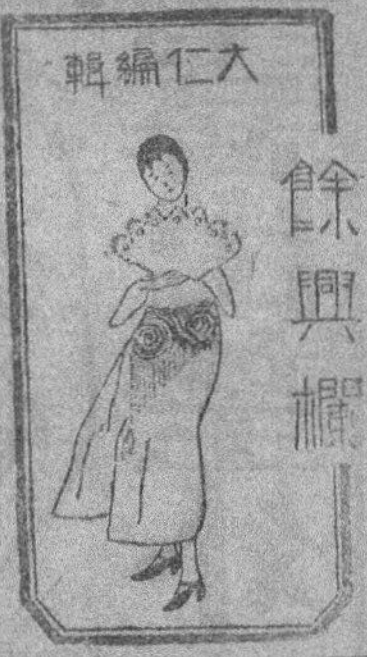

三世醫

談話　　仁大

曲禮上說。「醫不三世。不服其藥。」鄭氏注曰。「愼物齊也。」孔氏疏曰。「父子相承至三世也。」又一說。「三世謂黃帝神農素女也。」言不通黃帝鍼灸。神農本草。素女脈訣。三世書的。不可服他的藥。我以爲孔氏的後說最通。因爲鍼灸係治病的利器。本草係療疾的要物。脈訣係診斷的工具。不通這三世的書。就病在什麼經。鍼灸什麼穴。寒熱溫涼之別。浮沈數之理。必定不懂的。這樣的庸醫。還要服他的藥嗎。不服他的藥。亦不願他鍼之灸之了。因爲古人治病。不止服藥。而且用鍼灸的更多。通這三世的書。毛病的怎樣起。治法怎樣施。自然沒有不中的弊病。聖人遺下這教訓。是謹愼到極點呀。說醫生不可不小心選擇呀。醫雖小道。但是上不通天。中不通人。下不通地。不能叫做良醫。因爲不通儒的。不能讀這三世的書。這句話。極合孔疏的又一說。可以證明他的解釋爲最通。假使照鄭孔二氏的見解。必定擇他父子相承至三世的。這樣說來。這醫的祖若父。都不是三世相承的。就無人一服他的藥了。如此這醫的祖若父的經驗。從那裏得呢。這醫的學問從那裏來呢。古人說得好。取法乎上。僅得其中。以有限學識的祖若父。傳他的醫與子孫。他的道不過皮毛的皮毛罷了。古人求學。貴有師承。鄭孔二氏的義意。將說他有師承麽。上承堯舜之道的。係在不是子孫的仲尼子思之道。得自曾子。孟子之道。又傳自子思。家學相承。固然可貴。但是師弟互相授受。怎樣不能得他的眞傳呢。各家的說。雖然不背謹愼擇醫的宗旨。但可惜他祇知道家學。不知道師傳了。

讀醫隨筆

左同

乳癰方

廣筆記載馬銘鞠治沈氏婦。患乳癰潰爛。經年不見臟腑者。一膜耳。用鼠糞。土楝樹子。（經霜者佳。川楝不用）露蜂房各三錢。俱煅存性。各取淨末和勻。每服三錢。酒下。間兩日一服。痛卽止。不數日膿盡收斂。

乳癖方

廣筆記載張玉屋錄。從江孟修兄驗過乳癖方。白芷一錢。雄鼠糞一錢。二種曬乾爲末。用好酒調服。飲取一醺。睡而愈。（雄鼠糞尖者是）又一神驗方。用活鯽魚一個。山藥一段。如魚長。同搗汁敷乳上。以紙蓋之立愈。

七年乳癰

錢國賓治一婦人。年五十六歲。左乳患癰已七年。爛過半矣。中間一孔如桃。時流血水。凡貼膏藥。痛反增劇。以布圍緊護。防其摩擦。夫乳頭屬足厥陰肝。乳房屬足陽明胃。乃肝胃二經之症。非單方不足以治其外。非峻補不足以養其內。以形色氣味治之。用陳香櫞一個。其穰之瓣。如乳內之房。其色先青而後黃。青屬肝。黃屬胃。其味先酸而後甘。酸屬肝。甘屬胃。其氣香能通肝胃之氣。煅服止血。酒服和經。此治其乳也。制一枚爲末。作二次服。又用酒炒黃蓍二兩。益氣實表。土炒白朮二兩。山藥五兩。健脾收濕。芎歸地芍各一錢。養血。水六碗煎三碗。作四次服。調至一月痊。

古今醫話

弁靈

（禮記）齊有大飢。其國中有黔敖施食於道路。以待餓者而食之。未時有餓者蒙袂輯屨。忽然而來。乃遇黔敖。於是以言告之。黔敖卽與其食。餓者不食。揚然而視曰。我之不食。卽所謂嗟來食也。於是謝之而走。乃餓而終。

（宋史）神宗初。有張居正爲首相。每暇時。無不與帝談論古今之事。帝乃稱而善之。偶時不過。居正得病。帝乃親自調椒湯以賜之。時方暑甚。於是乃令內史。搖扇殿角。恐其立處熱也。至隆冬之時。乃以氈片舖地。恐其立處冷也。

（宋記）希文至末第。家最貧苦。常寄居長白山僧禪。每日煮粟米一升。作粥一具。以充飢食。又以刀畫四塊。每日早晚各食二塊。經宿安居。有成隱逸之志。

（隨筆）余鄉有雙溪。離吾村不過數十里。其中有一祠。名曰洞賓祠。又東側有一小井。名曰洞賓井。人嘗以小桶汲而食之。其性味似酒。飲之可辟。終身可以不病。又井之上口邊有一小孔。形如人眼。其中有水。人嘗以手採之。其眼可以終身不眩。據又云可輕身延年。

藥名詩詞

張繼僊

偶閱先哲著述。每每集以藥名綴爲詩詞。頗覺精粹。茲錄一二以介紹於讀者諸君。

朱留子先生。於除夕夜嵌藥名。作歲變詩。除夕云。「從容歲事已無忙。草果村儲設小堂。酣醉屠蘇傾竹葉。煖煨榾柮帶松香。插梅瓶映連翹影。剪燭燈明續斷光。白附地磚書粉字。萬年長稿有餘糧。」

元旦云。「合歡門內各怡然。五味辛盤共慶年。把盞紅椒浮綠酒。擁鑪青朮起青烟。雲留御畔天花積。冰結階前地骨堅。顧祝囦曹滋遠志。白頭翁更壽綿綿。」

雲間周冰若雅廉。有潮寄臨園怨夏初云。「竹葉低斟。想思無限。車前細問歸期。織女牽牛天河水界東西。比如寄生天上。勝孤身獨活空閨。人言郎去。合歡不遠。半夏當歸。」「徘徊鬱金堂北。戎瑁牀西。消龍腦。斷節文犀。蒼本拈來。細囊欲紙留題。五味備調。懨懨病沒藥難醫。從容待烏頭變黑。枯楊生稊。」

尤悔庵先生。有藥名南鄉子詞云。「瘦骨怯天冬。滿地黃花憔悴同。雲母屏邊休枯立。防風。烏頭卻似白頭遇。」「自笑寄生窮。愁脈離將草木通。泉石膏肓甘遂老。從容。傾取雲山藥餌功。」

醫界鏡（四）

衛生小說　　醫隱

百餘圓子。當時本出無心。忘其所以。忽然一看。不覺好笑。見拜墊旁有紙一張。取來將燭塔圓子包好。放在身邊袋內。擬等出門時丟之。門外見雨已住了。正欲出廟回棧。忽見門外兩人擡了香燭什物進來。看似管家模樣。仲良此時。吃了許多茶糕。肚已不飢。重復坐下。聽聽動靜。原來湧金門內大街西偏。有一個富紳趙封。紹籍湖州人氏。自幼隨父移居杭城。現年近六旬。在四十餘歲上。生有一子。名景賢。號竹生。生得眉清目秀。聰慧異常。自七八歲時。封翁延師教讀。過目不忘。經史子集。無一不熟。詩古文詞。無一不精。而且性情倜儻。文墨之暇。兼喜習武。封翁愛子情切。不忍拂其意。在後園空地上。設一教武場。延請教師。教習十八般武藝。眞正文武全材。現年十五歲。今自八月以來。感冒外邪。患了伏暑之症。不思飲食。惟喜食文旦之類。日日喫之。以後不食不便。渾身壯熱。胸前挺起。脹塞痛劇。病勢日變沈重。屢次請幾個名醫。朝張暮李。言寒言熱。毫無效驗。封翁急得萬分。求神禱告。各處皆遍。此日適差家人趙升。趙貴。到張善人廟燒香祈禱。也是仲良合當發跡。時運來了。當時見二人進得廟來。向善連忙出來接着。將擡來之雲外飄香。焚燒大紅蠟燭。插起點着。又將供獻之物。齊擺在神臺之上。趙升跪在拜墊之上。叩了三個頭。將公子病情始末。一一訴於神前。仲良聽得親切。自思盤費將罄。何不學毛遂自薦。或可賺他幾塊錢。遂向趙升拱一拱手道。管家請了。適纔聽管家說來。你家公子之病。小可頗能醫治。相煩管家引薦引薦。何如。趙升見仲良儀表非俗。料或是一個醫生。想來公子的病。各處名醫都已回却。此人或者有些意思。且適在此間。不期而遇。想是家主各處禱告。誠心感動天。遣這人來醫治公子的。亦未可知。遂向仲良問道。先生尊姓大名。貴府何處。現在那裏行道。仲良一一回答。趙升道。原來卽在連陞棧行道。請先生在此等一等。容我回家。禀明家主。來請仲良道。遵命。煩管家速去速來。趙升分付趙貴。將此錢賞了廟祝。在此收拾物件。自己飛也似奔回家中。不一時。回來向仲良拱手道。家主請先生同小的卽刻前去。當時三人辭了廟祝。一同來到趙家。進得門去。經過兩進宅子。到第三進。只見封翁在堂前等候。仲良看見鬚髮半白。生得面圓耳大。鼻直口方。身長六尺左右。料是主人翁。卽向前施禮。封翁還禮。請坐。當分賓主坐定。家人獻茶。封翁道。適纔家人回來。說先生能治小兒的病。如果醫好。不吝千金相謝。但是小兒的病。胸前脹凸

本報問答欄

簡章

(一)本欄除本報編輯自任答覆外。並聘請章太炎君曹穎甫君王一仁君秦伯未君許半龍君担任爲顧問

(二)所問病症。須確有研究之價值。否則恕不答覆。

(三)非本報定戶。每題須納費一元。以示限制。

(四)問者須詳述病症之原因。及現在之狀態。經過之治療等等。

問不寐治法

白克路三十四號許杏泉

患不寐多年有時耳鳴小便頻數并有遺泄請問治法

答許杏泉問

朱振聲

心主一身之火腎主一身之水心與腎爲對待之臟心火欲其下降腎水欲其上升斯寤寐如常矣據述不寐之症延今已久有時耳鳴小溲頻數并有遺泄是心火上亢亦腎水下虧也且操勞則傷心思慮則傷脾二經專司陰血而腎尤爲陰液之主今陰液久虧則五志之火無制致有陽不入陰陰不歛陽之勢蓋陽升於上則爲耳鳴陰失下守則爲遺泄便數等證惟欲潛其陽必滋其陰欲降其火先壯其水俾眞陰遡復庶水火得既濟之象王太僕所謂壯水之主以制陽光卽此意也擬擬養心陰滋腎水合清降主治望其陰育于下陽潛于上庶陰陽相戀而寤寐安矣錄方候正

製首烏四錢　阿膠珠一錢　硃茯神四錢　大生地四錢
青龍齒三錢　酸棗仁三錢　靈磁石四錢煅　遠志肉一錢
煅牡蠣六錢　明天冬三錢　剪芡實三錢　北秫米三錢(包)
辰燈心二束　滋腎通關丸三錢(包煎)

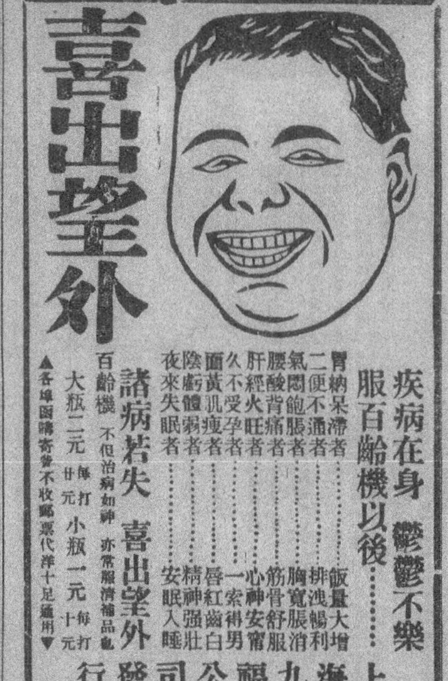

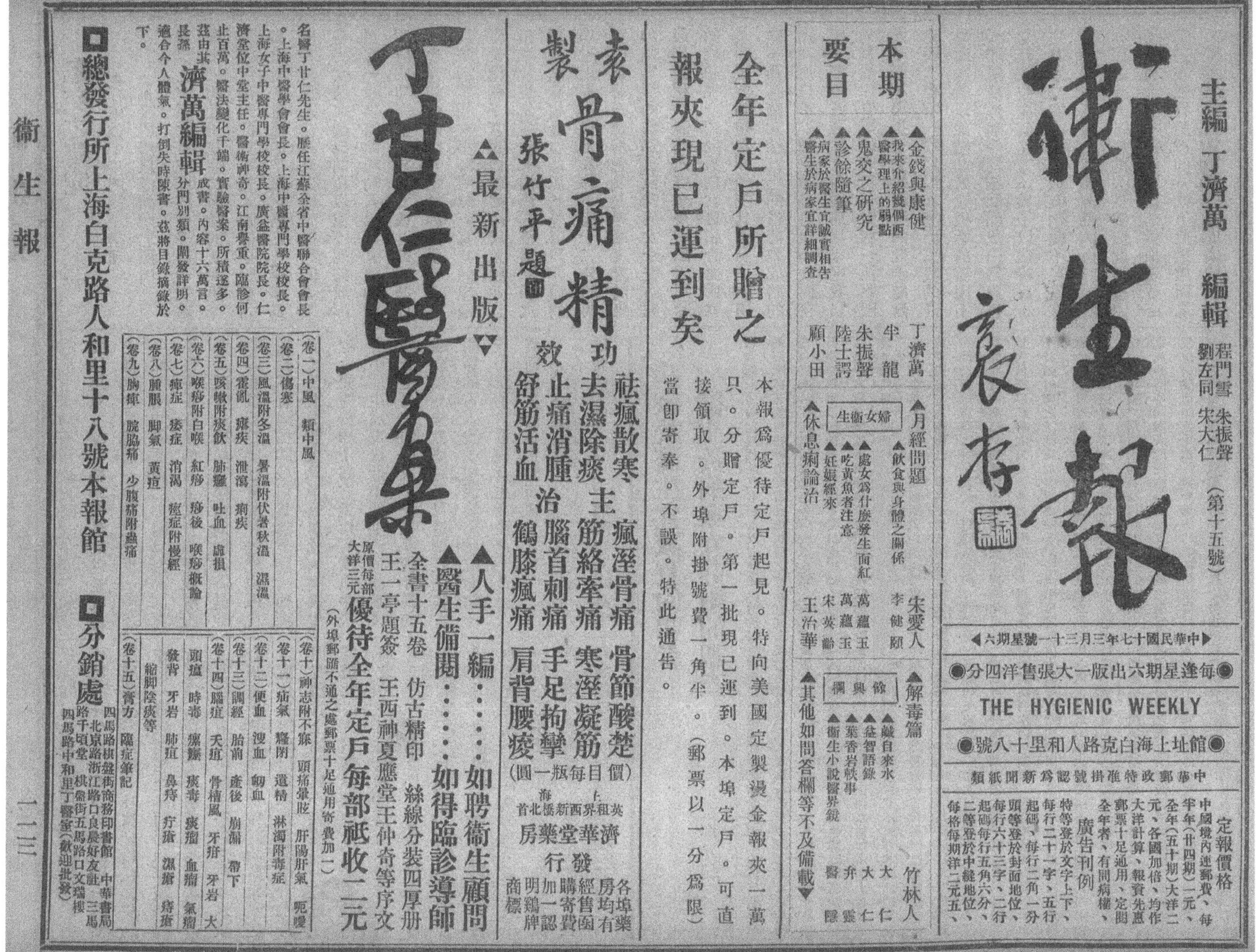

主編 丁濟萬
編輯 程門雪 朱振聲 劉左同 宋大仁

衛生報

（第十五號）

中華民國十七年三月三十一號星期六
每逢星期六出版一大張售洋四分
THE HYGIENIC WEEKLY
館址上海白克路人和里十八號
中華郵政特准掛號認爲新聞紙類

定報價格 中國境內連郵費、每半年（廿四期）一元、全年（五十期）大洋二元、各國加倍、均作大洋計算、報費先惠、郵票十足通用、定閱全年者、有問病權、

廣告刊例 特等登於文字上下、每行二十一字、五行起碼、每行二角一分、頭等登於封面地位、每行六十三字、二行起碼、每行五角六分、二等登於中縫地位、每格每期洋二元五、

本期要目
▲金錢與康健 丁濟萬
▲我來介紹幾個西醫學理上的弱點 半龍
▲鬼交之研究 朱振聲
▲診餘隨筆 陸士諤
▲病家於醫生宜誠實相告 醫生於病家宜詳細調查 顧小田
婦女衛生
▲月經問題 朱愛人
▲飲食與身體之關係 李健頤
▲處女爲什麽發生面紅 萬蘊玉
▲吃黃魚者注意 宋英齡
▲妊娠經來
▲休息痢論治 王治華
餘興欄
▲解毒篇 竹林人
▲鹹自來水 大仁
▲益智語錄 大弁
▲藥香岩軼事 醫
▲衛生小說醫界鏡 隱
▲其他如問答欄等不及備載

全年定戶所贈之報夾現已運到矣

本報爲優待定戶起見。特向美國定製燙金報夾一萬只。分贈定戶。第一批現已運到。本埠定戶。可直接領取。外埠附掛號費一角半。（郵票以一分爲限）當即寄奉。不誤。特此通告。

袁製骨痛精 張竹平題

功效 祛瘋散寒 去濕除痰 止痛消腫 舒筋活血
主治 瘋溼骨痛 筋絡牽痛 腦首刺痛 鶴膝瘋痛 骨節酸楚 寒溼凝筋 手足拘攣 肩背腰痠
價目 每瓶一圓
發行 上海英租界西新橋北首濟華堂藥房 各埠均有藥房經售 函購寄費加一 明認鶴鹿商標

丁甘仁醫案 ▲最新出版▲

▲人手一編……如聘衛生顧問
▲醫生備閱……如得臨診導師
全書十五卷 仿古精印 絲線分裝四厚冊 王一亭題簽 王西神夏應堂王仲奇等序文
原價每部大洋三元 優待全年定戶每部祇收一元
（外埠郵匯不通之處郵票十足通用寄費加一）

名醫丁甘仁先生。歷任江蘇全省中醫聯合會會長。上海中醫學會會長。上海中醫專門學校校長。上海女子中醫專門學校校長。廣益醫院院長。仁濟善堂位中堂主任。醫術神奇。江南馨重。臨診何止百萬。醫法變化千端。實驗醫案。所積遂多。茲由其長孫濟萬編輯成書。內容十六萬言。分門別類。闡發詳明。適合个人體氣。打倒失時陳書。茲將目錄摘錄於下。

（卷一）中風 類中風
（卷二）傷寒
（卷三）風溫附冬溫 暑溫附伏暑秋溫 濕溫
（卷四）霍亂 痧疾 泄瀉 痢疾
（卷五）咳嗽附痰飲 肺癰 吐血 虛損
（卷六）喉痧附白喉 紅痧 痧後 喉痧概論
（卷七）痙症 痿症 消渴 瘧症附慢經
（卷八）腫脹 腳氣 黃疸
（卷九）胸痺 脘脇痛 少腹痛附蟲痛
（卷十）神志附不寐 頭痛眩暈 肝陽肝氣 呃逆
（卷十一）疝氣 癃閉 遺精 淋濁附毒症
（卷十二）便血 溲血 衄血
（卷十三）調經 胎前 產後 崩漏 帶下
（卷十四）腦疽 天疽 骨槽風 牙疳 牙岩 大頭瘟 時毒 瘰癧 痰毒 痰瘤 血瘤 氣瘤 發背 牙岩 肺疽 鼻痔 疔瘡 濕瘡 痔瘡
（卷十五）膏方 臨症筆記 縮腳陰痰等

總發行所上海白克路人和里十八號本報館

分銷處 四馬路棋盤街商務印書館 中華書局 北京路浙江路口良晨好友社 三馬路千頃堂 棋盤街五馬路口文瑞樓 四馬路中和里丁醫室（歡迎批發）

衛生報 一一三

鬼交之研究

朱振聲

▲打破數千年陳怪之學理
▲說明所以能結胎之原因

世界上有種女子。在睡夢中與男子交媾。後來她的肚子。也能夠漸漸的長大起來。不過產出來的。並不像人形罷了。從前古書上對於這種胎孕。無以名之。一律稱爲鬼胎。以爲這是與鬼交媾而得到的。並不是男女精血合成的。所以他不能夠成形。更有一般略爲開通的人。以爲這種胎的所以成功，完全由於室女或者是尼師，以及生性淫蕩的婦人。他們因爲所欲不遂。以致肝腎相火。不時興動。而當時的淫液。假使流到子宮裏面。就要結成鬼胎。並且還拿什麽水屬陰。火屬陽。淫液屬陰。相火屬陽。陰陽相合。也能成胎等似通非通的學說來證明。但是我終不能十二分的明瞭。因爲第一種學說。我是絕端反對的。鬼神是無形的。他那裏能夠與女子交媾呢，造成這種學說的人。完全是理想。講到胎的成功。完全由於男精女血。相合而成。就是西醫所謂精蟲卵子。況且獨陽不生。獨陰不長。斷無女子自己的精。能夠成胎的道理。所以第二種學說。也可以不攻而自破了。那麽這種胎。究竟從那裏來呢。我以爲無論什麽事的成功。一定有一種原因。女子既不與男子交媾。而她的肚子能漸漸長大。也有一種原因在裏面。據我的淺見而論。所以能夠結成這種胎的原因。不外乎氣痰瘕血等等。團結而成。因爲胞宮是氣血生原的地方。（男子以藏精。女子主月水）有靈機所以有化機，不可以有一物留在裏面。否則那源源的血。就要隨物而裹。天天這樣的去供養。因此經也閉了。腹也大了。不過這種痰氣瘕血等等。必定要在經行胞淨的時候。方能乘虛而入。大概多怒者成氣胎。多痰者成痰胎。就是靈樞上所謂石胎。這種胎都是女子本氣而結。與鬼並沒有絲毫關係的。但是世俗上都稱之爲鬼胎。一則他們不能明瞭所以能夠結胎的原因。二則因爲羞辱關係。不得不推在鬼的身上。其實都是誤解呀。至於還有一種異乎尋常的胎。我時常在新聞報快活林裏面看見。什麽蛇虫豕犬。樣樣都有。這種胎我以爲都是感受他種精氣而生。否則決計不致如此的。因爲生理上面。對於卵子。都有遺傳質。所以牛決計不能生虎。虎決計不能生犬。再觀馬與驢交。生出來的就成了一只非驢非馬的騾。騾與馬交就成驢。可見遺傳性是很有關係的。古人說子血能滲父骨。這句話一些不錯。所以這種奇生怪產。是不是受人精而產生的。也可想而知了。

診餘隨筆

陸士諤

珠寶商程賢生君，患一病頗奇，其病身半以上寒如冰澆。疊覆四五條綿被。寒戰猶不已。而身半以下。熱如火燒。雖覆一尋常薄綿被。猶不能耐。一身冰炭頓殊。每値病作。以一薄被遍覆全身，而另以厚被一條。折之爲四。覆在上身。困苦之極。兩脈弦濇。舌苔如常。余初與疎中舒氣之劑如水沃石。絕無少效。覆診時反覆討論。研求愈之之術。長男清潔曰。傷寒論有胸中有寒丹田有熱舌上胎者與小柴胡湯一條。此症庶幾近之。余曰然。然胸中丹田。皆是確指身之中。今則遍體寒熱。惟上下勢同冰炭。不同者一。舌上胎者。舌上現白苔也。今舌苔如無病之人。不同者二。雖然。昔孔子言起余者商也。汝提傷寒論。可謂起余不淺。仲景有衛氣不同營氣和，嫺治以桂枝湯一法。今正不妨借用。於是與以桂枝湯原方。一啜病減。兩啜。上下溫和。病即若失。程君業鑽珠眼。在何號執業。則忘之矣。

病家於醫生宜誠實的相告
醫生於病家宜詳細的調查

顧小田

吾人處世。固弗能無疾病。既有疾病。又弗能弗求治於醫生。東延西訪。徵和迎緩。無非希疾患之頓消。病魔之早遯。解除痛苦。恢復精神。康健者也。竊疾病之來。各有其由。醫治之法。首須探本。嘗觀一般病家。無知婦女。昧於物理。負疚來治。往往以脈試醫。包含病狀。不肯輕啓一言。意謂醫生診脈。咸能洞悉病機。而知其所悉。醫者于斯。欲持慎重。偶事詢問。即遭若輩所鼻嗤曰。此學識不富也。此技術未精也。此不能識病之庸醫也。睥睨詆訾。訕謗隨至。是以市肆之醫。欲廣招徠。每不屑問。舉手按脈。非說陰虛。即曰陽虧。不言鬱熱。即云溫寒。他如木剋土也。火刑金也。種種病名。隨口傾瀉。一似病情之昭然若揭于尺寸之上者。淺識病家。聆其所言。莫不膜拜其術之精。其技之神。定能起死而肉白。及至服藥。效如泡影。乃恨病蒂之深。獲治之晚。殊不知若輩所言。皆屬浮泛套語。滑稽推測。絡籠病者心理而已。對于病理。焉能燭其癥結。夫望聞問切。古稱神聖工巧。「經云聞其聲而知人之疾苦。問其苦欲。而知其病之所在。又云入國問俗。臨病人問所便」可知問居四診之一。聖人猶難廢此。奈何後世之醫。詎能越此規範。而別尋蹊徑。況疾病之生。千變萬化。尺寸之地。豈可概括靡遺。故病家之對于醫生。當誠實懇切。舉告其所以致病之源。及目今如何所患。悉不用隱詐手段。去試醫者本領之高下。「昔蘇東坡氏有言曰。予于平時。細察醫之工拙。至於有疾。必盡告以所患。而後診治。故中醫療疾。常愈我病。予求疾愈而已。豈以困醫爲事哉」一然醫生于病家。亦當詳細詢問。調查其所以受病之因。如飲食起居。七情六淫。新病舊恙。「孫眞人曰。未診先問。最爲穩當」「喻嘉言曰。醫仁術也。仁人君子。必篤于情。篤于情。則視人猶己。問其所苦。自無不到之處。古人閉戶塞牖。繫之病者。數問其情。以從其意。誠以得其歡心。則問者不覺煩。病者不覺厭。庶可詳求本末。而治無誤也。凡治病。不問病人所便。不得其情。草草診過。用藥無據。多所傷殘。醫之過也」旨哉言乎。誠能如是。則病者之疾患。醫生明瞭無遺。然后診斷處方。均能確切病理。絲絲入扣。既不虛實誤治。亦免寒熱淆進。無一方之虛設。無一味之妄投。藥病相知。效似桴鼓。胡盧乎二豎之勿去。厥疾之勿瘳乎。

月經問題

宋愛人

(一)緒論

世有講求衛生非宜者。余曰。嘗先從婦女衛生始可也。良以人生之智愚賢不肖。類乎胎教。人類之強弱。亦甚不仰賴乎母體。易曰『至哉坤元』。書曰『大矣坤儀』。古人每以坤儀象女。亦可見其尊之重也。嘗夫人之始生焉。智愚未分。強弱亦未分。而實不繫於父精之施與母精之禽合。胎珠初結。胎元以生。調養胎兒之生長。厥維母氣以培養。則母之職任不其重哉。然而吾可斷言曰。有健全之母精。自有健全之子女。而健全之子女。則又賴素乎有健全之精珠。蓋胚胎雖繫於兩性之禽合。而精珠實既生且育之原素也。夫婦女之精珠。其關係於人類之生殖。甚重且若此。則講求婦女衛生者。即為世界人類謀根本之幸福矣。豈容稍緩須臾耶。然而衛生非宜至廣且繁。將從何處入手。曰吾將以講求婦女月經之生理及療治入手。此又何也。蓋月經之通調與否。與精珠之健全與否。如以燈取影。對鏡窺容。莫可纖毫逃遁者。若今請讀此言焉『夫女子二七而天癸至。任脈通。太衝脈盛。月事以時下。故有子。』則月經實為生理上居有重大之問題。考月經之功用。即為精珠成熟之報使。以其經汛之來。非無因者。必甚卵巢之卵細胞有排卵之機能。始得振動卵膜。經卵巢而排至子宮。於是子宮壁內之充血。經後方之驅使。不能再容。而同時子宮壁膜之毛細管。分泌之黏液。亦潤流而下。而於是月經來矣。故精珠健全。即有排卵之機能。而月經亦不掛不離。應時而下。反是則月經病矣。實則精珠先病矣。且百病之至也。莫不延及月經。而月經之久不調也。莫不引起他病。蓋月經而果不調也。不惟百病叢生。抑且竟不到有健全之精珠。尤其甚不到有健全之胎兒。於是家庭繇斯而衰微。國家繇斯而不興。此題雖小。影響實鉅。故講求月經衛生。不僅為培植精珠之要素。亦即為健全人類之基礎矣。況產育既責諸婦人矣。而參政亦未嘗不惟婦人之是賴。如器皿之宜盥洗也。衣被之宜清潔也。親戚酬酢之宜中度禮節也。飲食調味之宜適合衛生也。諸如此類。不勝枚舉。貧者必躬自操作。富者亦善為周詳。如是則男子既免內顧之憂。而家道自形昌隆之望。然而婦人之操勞若是。設不有衛生常識之講求。則既耗者勢難復矣。余故曰『世有講求衛生非宜者。當先從婦女衛生始。先從婦女月經之生理及療治始』

(二)緣起

環觀婦女之病於月經者。幾十八而七八焉。先天不足。發育難全。則月經病矣。脾胃失調。勞倦不節。則月經亦病矣。有六淫之外感也。而有經停經閉之變。有七情之內傷也。而亦有崩漏帶下之危。而又有產育過勞。氣血難復。舉重行遠。氣血荒亂。皆足以致月經之不調。而益以世界文明。智識之增進。奢昂盛化。額髮燥之廣揚。備施淫巷。插於人間。徽置滑伏隱患。偶一不慎。失足堪虞。遺此清潔之騷。竟染白圭之玷。而月經不調。生育難期。益為紫耶矣。則婦女月經之生理及療治。故可置而不講哉。或曰。如月經而有病。自可求諸醫者。設其不然。亦有單方大全。驗方新編。及婦科諸書等。按證而求治也。奚以另編此篇為。余曰。是又不然。有病而求諸醫。誠是也。不可少之事。而婦女天性。往往忸怩羞恥。諱莫忌醫。及至隱無可隱而治。亦難治矣。若曰。有書籍可按。則尤為難能之事。蓋單方之搜集。醫書之編著。往往但出其方。而鮮詳其證。有一證而羅列數方也。則難分乎孰佳孰劣。有一方而分治數證也。則又未明孰加孰減。出入之間。鮮有出其知識。故有憑用單方而轉致不效者。蓋此種書籍。不過為醫家之考證耳。其能深悉其中言簡意賅。原不可語為衛生常識之普本也。今本篇第一詳生理。其次詳病理。其次詳治法。遵淺顯之筆墨。免深隱之病情。避去完備。實具綱要。與世之講婦女衛生者。諸一較正焉。謹述本篇節目如次。且為本篇開卷之一小報告也可

甲編『月經之生理及常態』(一)月經非純粹血液(二)月經與衝任二脈(三)月經與陽明胃氣(四)經行時之生殖狀態(五)經行時之神經感覺(六)室女初期行經之神態(七)室女初期行經之現狀(八)月經非限制之品(九)避前節(十)月經時期之衛生問題

乙編『調經大要及心理療治』(一)調經當先理氣(二)調經當先去病(三)月經色異之鑑別(四)調經之心理療治

丙編『經至先期之病理及療治』(一)經至先期繇於陰虛血熱者(二)經至先期繇於脾虛氣弱者(三)經至先期繇於肝逆鬱怒者(四)經至先期繇於痰濕中阻者

(未完)

休息痢論治

王治華

吾患休息痢已十餘載。迭經醫治之。皆效微一若。醫治愈。問曰。痢之最難治者。莫休息痢若。而先生治之易愈者。其故何也。答曰。治是症者。能分明外感內傷。自無不效。外感者。六淫外客。熱痢寒。發者愈旋作。纏綿不瘥。有因嗜食厚味。助其邪氣。食積停滯。脈沉滑者。行積香連丸主之。如寒涼抑遏。脾陽氣血。脈沉弦者。枳朮導保和丸主之。設補澀太早。邪伏腸胃。脈沉數者。瀉火散主之。知乎此。則治外感休息痢者思過半矣。內傷者。既患痢疾。又因勞心過度。心脾兩傷。歸脾湯主之。若飲食傷脾。脈沉弦者。枳朮丸主之。如寒涼不慎。脾胃損傷。脈遲弦者。理中湯有效。明於是。則治內傷休息痢。失必中的矣。至若脈象沉實。遷年累月。久居當攻下。仲景曰。承氣湯主之。是已。若夫痢疾留伏於脹迫之地。隱匿曲折之處。藥所不逮。即用桂圓肉包鴉膽子治之。至故至。服其功能。與白芥子治脇脊之痰。厥非求治之治者。者固同一神效也。嗜是若痢者。當於經驗者歟。

解毒篇

竹林人輯

解吞水銀

木漿取汁飲。開口花椒吞二兩

解水銀入耳

黃金枕耳邊自出

解水銀入肉

水銀入肉令人筋攣以金物熨之乃出俟金其病即瘥

解吞銀黝

按洗冤錄載銀黝。黝字江西九江官窯器有試銀黝字。俗作鍬黝字。說文廣篇玉篇正韻字典字彙均無此二字。醫方急救門服銀黝者。字正韻者光色似銀。俗常作銀黝集韻黝字音同廣韻音黝。不作幼字讀。惟銀色黛。辨用此字黝黝字義。辨乃服黝家謂木究難微。信若附體守誌。則有司黝堊之註。黝黑也黑白也。今新潔之而已。說文黝微青黑色。玉篇黝黑也。微青也。字典要音黝色土也。正韻黝家巧者。維誤益飾之形。凡塗飾皆言要似。銀黝字當從黝。附誌于此俟博雅者鑒正焉

服韭漿。麻油調飴糖食。濃煎烏梅湯灌

解吞錫

鹽菜水溫服

解吞鉛粉(此證面色是青腹中墜痛欲死者)

飲蘿蔔汁。麻油黃蜜飴糖或紅砂糖和服。土茯苓一兩有熱加芩連氣虛加四君子湯血虛加四物湯服代茶。硫黃四兩加四物湯一兩皂莢子七個川椒四十九粒雞心檳榔木煎服。打鼎鉛蓋盛火滴十五觔納土茯苓半觔乳香三錢封四重湯煮一日夜空早晚任飲。金銀花汁頻嗽。貫仲黃連各五錢熊入赤片少許頻嗽。凡螺化水頻嗽。鵝翎莖根白皮洗三觔酒十觔煮一炷香任飲。荊芥蔽根三錢五加皮木瓜當歸茯苓各一錢酒煎服。威靈仙三觔水酒封煮一炷香溫服。多食生荸薺。香油灌

解吞鑛砂(筋骨疼痛者是)

川椒去目每日清晨白湯吞不拘多少

解吞五金

先灌鴨血杯許。再食炒蠶豆與熟韭菜研末沙糖調服。紅棗煮爛頻食。飴糖一觔一頓食盡。猪板油仝青菜煮食沙糖仝砂仁煎濃多服。羊脛骨燒研三錢米飲下

解吞金銀

陳大麥麵拌黃糖食。服鵝脂鴨脂雞脂馬脂(餘甘子本草名庵摩勒味初苦澀良久則甘)。石灰硫黃各末丸皂子大老酒下。鴨屎汁灌。羊脂雞子煎飲。黃連甘草煎飲

解吞銅鐵錫等物

胡粉一兩猪脂調服。古文銅錢白梅肉各十個搗爛捣丸菜豆大流水吞一丸。光明石灰硫黃各一皂子大研酒下。荸薺水搗飲。艾蒿濃煎水一升服。木賊末雞子清調服。百部根四兩酒浸一宿煎服。南燭根(俗名南天燭)燒研一錢開水調服。多食胡桃。生鳧茈(即烏芋小者名鳧茈大者名地栗)研汁呷。多食飴糖燒蜜荸薺汁猪羊油。金鵝鴨肉。煮粥白蘿蔔食。銅弩牙燒納水中冷飲。王不留行黃柏等分研湯浸蒸丸彈大青黛為衣線穿掛風處冷水化一丸灌下。根葱煮汁麻油調灌。多食雞上灰汝水調灌三錢。栗樹炭一塊用鐵鎚搗成細粉沙糖和丸米飲服三錢。多食猪肥肉

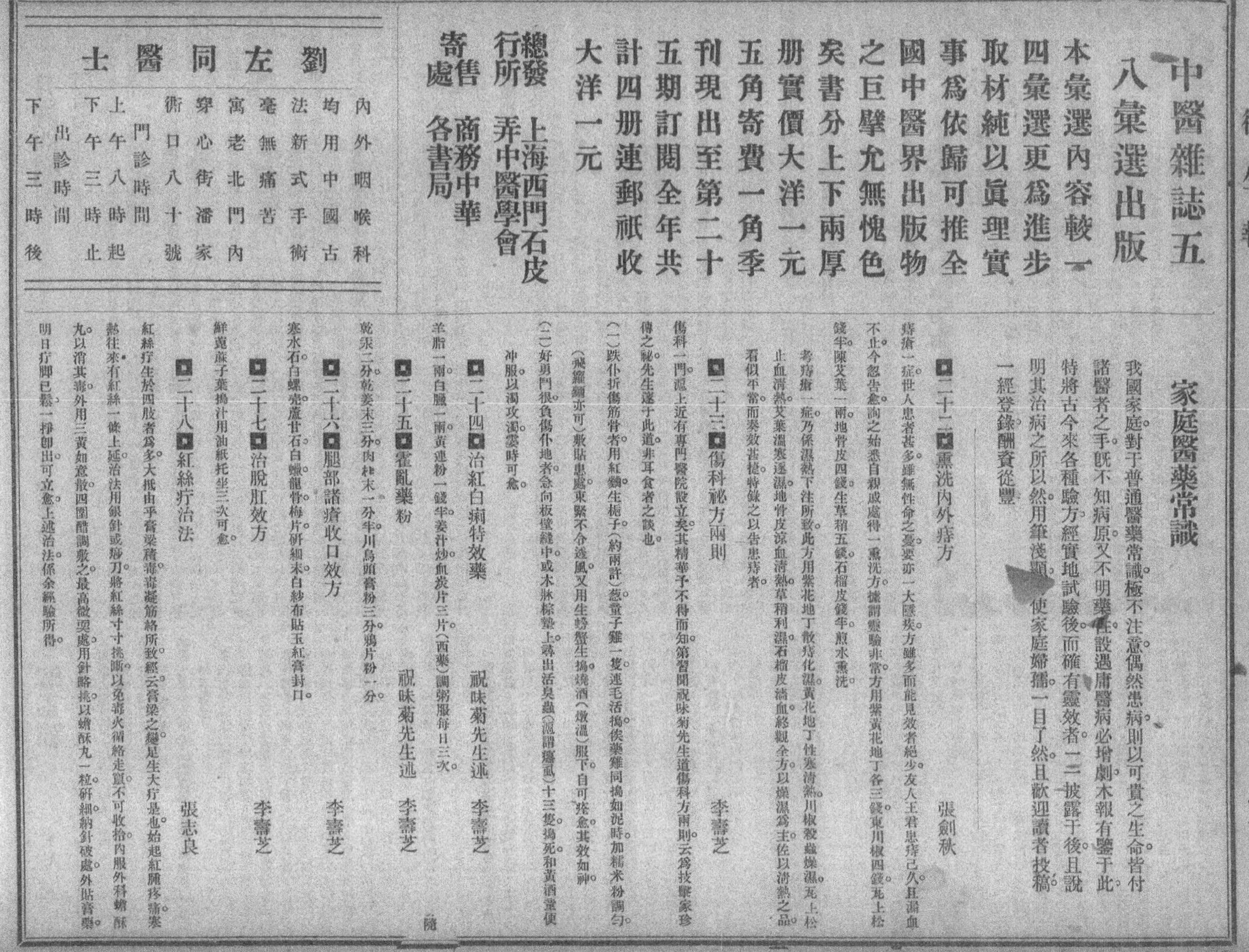

衛生報　一一六

中醫雜誌五八彙選出版

本彙選內容較一四彙選更爲進步取材純以眞理實事爲依歸可推全國中醫界出版物之巨擘允無愧色矣書分上下兩厚册實價大洋一元五角寄費一角季刊現出至第二十五期訂閱全年共計四册連郵祇收大洋一元

總發行所　上海西門石皮弄中醫學會

寄售處　商務中華各書局

劉左同醫士

內外咽喉科均用中國古法新式手術毫無痛苦

寓老北門內穿心街潘家衕口八十號

門診時間　上午八時起下午三時止

出診時間　下午三時後

家庭醫藥常識

我國家庭。對于普通醫藥常識。極不注意。偶然患病。則以可貴之生命。皆付諸醫者之手。既不知病原。又不明藥性。設遇庸醫病必增劇。本報有鑒于此。特將古今來各種驗方。經實地試驗後。而確有靈效者。一一披露于後。且說明其治病之所以然。用筆淺顯。使家庭婦孺。一目了然。且歡迎讀者投稿。一經登錄。酬資從豐。

▣二十二▣熏洗內外痔方　張劍秋

痔瘡一症。世人患者甚多。雖無性命之憂。要亦一大隱疾。方雖多而能見效者絕少。友人王君患痔已久。且濕血不止。今忽告愈。詢之始悉自親戚處得一熏洗方。據謂甚驗。非常方用紫黃花地丁各三錢。東川椒四錢。瓦上松錢半。陳艾葉一兩。地骨皮四錢。生草稍五錢。石榴皮錢半。煎水熏洗。

考痔瘡一症。乃係濕熱下注所致。此方用紫花地丁散痔化濕。黃花地丁性寒清熱。川椒殺蟲燥濕。瓦上松止血清熱。艾葉溫寒逐濕。地骨皮涼血清熱。草稍利濕。石榴皮澁血。綜觀全方。以燥濕爲主。佐以清熱之品。看似平常。而奏效甚捷。特錄之以告患痔者。

▣二十三▣傷科祕方兩則　李壽芝

傷科一門。滬上近有專門醫院設立矣。其精華予不得而知。第習聞祝味菊先生道傷科方兩則。云爲技擊家珍傳之祕。先生遂于此道。非耳食者之談也。

(一)跌仆折傷筋骨者。用紅麯。生梔子。(約兩許)葱。童子雞一隻。連毛活搗。俟藥雞同搗如泥時。加糯米粉調勻。(飛羅麵亦可)敷貼患處。東緊不令透風。又用生螃蟹生搗。燒酒(燉溫)服下。自可痊愈。其效如神。

(二)好勇鬥狠。負傷仆地者。急向板壁縫中或木脒棕墊上。尋出活臭蟲。(滬謂壁虱)十三隻。搗死。和黃酒童便沖服。以濁攻濁。霎時可愈。

▣二十四▣治紅白痢特效藥　祝味菊先生述　李壽芝

羊脂一兩。白臘一兩。黃連粉一錢半。姜汁炒。血炭片三片。(西藥)調粥服。每日三次。

▣二十五▣霍亂藥粉　祝味菊先生述　李壽芝

乾汞二分。乾姜末三分。肉桂末一分半。川烏頭膏粉三分。鴉片粉一分。

▣二十六▣腿部諸瘡收口效方　李壽芝

寒水石。白螺壳。蘆甘石。白蠟。龍骨。梅片。研細末。白紗布貼玉紅膏封口。

▣二十七▣治脫肛效方　李壽芝

鮮蓖蔴子葉搗汁。用油紙托坐。三次可愈。

▣二十八▣紅絲疔治法　張志良

紅絲疔生於四肢者爲多。大抵由乎膏粱積毒。毒凝筋絡所致。經云。膏粱之變。足生大疔。是也。始起紅腫疼痛寒熱往來。有紅絲一條上延。治法用銀針或瓷刀將紅絲寸寸挑斷。以免毒火循絡走竄。不可收拾。內服外科蟾酥丸。以消其毒。外用三黃如意散。四圍醋調敷之。最高徵要處。用針略挑。以蟾酥丸一粒研細納針破處。外貼膏藥。明日疔腳已鬆。一擠即出。可立愈。上述治法。係余經驗所得。

隨

衛生報

金錢與健康

——丁濟萬——

孟子曰。『魚我所欲也。熊掌亦我所欲也。二者不得兼。舍魚而取熊掌也』。余今為之轉一語曰。『金錢我所欲也。康健亦我所欲也。二者不得兼。舍金錢而取康健也』。然康健之福。豈一朝能致。非隨時隨地講究衛生不可。是以衛生者。康健之母也。講衛生而後能康健。而後能長壽。世之讀者。其可不三注意乎。

我來介紹幾個西醫學理上的弱點

牛龍

我們中國民族獨有的醫藥學術。從來沒有整理過。十二分的難讀。這是人人公認的。但是認識中國立場的人。反覺得趣味就在這一點。吃現成飯。最沒有意思的事情。最沒有出息的行為。一種問題被人家做成了。四平八穩教科書式的作品。給我們讀。自然毫不費力。實在把自己的創作本能和道德上的本務一齊汨沒了。西醫學理上的優點。值得我們中醫的研究討論。採用輔助我們解釋——領導——佐證……很是不少。那不是的地方。無論學術本身和個人行為。輿論俱在。雖孝子慈孫也不可掩飾。我很願不知科學的某西醫。趕快再讀十年書。不再做海市蜃樓的幻夢。替世界的人羣造福。且把各家論西醫的弱點。介紹給閱者。說我鈔胥也可。說我盲從瞎說。更無不可。但願西醫做更上一層的新工作。

【一】新不是一定是。舊不是一定非

「……新舊是事實上的性質。是非是價值上的性質。……事實判斷。都是分析判斷。價值判斷。都是綜合判斷。

（北京大學社會科學季刊第三號）

……近來輸入的歐洲文明。大都是我們素來所沒有的。在我們看來。無一不新的。所以「新的都是是的」的思想。就成了「外國的都是是的」。近來的人做事情。無論是好事或壞事。都先要問問看。在外國有沒有先例。東鄰日本人。一時也頗有這種毛病。日本某君告訴我。「日本人往往異常崇拜西洋人。凡西洋人說過的。便是金科玉律。不可以不奉行」。有一次有一位政治家。叫做犬養毅的。到處演說。發表他的政見。他想拉一位西洋人來幫他忙。好使聽的人不敢不信從他。他匆遽之間。想不出一位西洋人曾經說過這一路話的。便亂說道「Beef steak 外—國菜裏的烤牛肉—」先生也是如此主張。演說過後。同黨中有人責他不該如此亂說。他道「日本人聽見西洋人也如此主張。早已五體投地。那管他真是人還是烤牛肉」。中國人的根本弱點。也是如此。我們要努力矯正。不要單單換一個方向。而仍因襲前人的錯誤才好。我們中國非難中國固有的思想。稱之謂「古人的奴隸」。我們現在漸漸要變成外國人的奴隸了。思想上的奴隸。是一樣的。不過換了一個主人翁罷了。我們現在應該竭力提倡以是非為是非的主義。無論是新的舊的。是的便是。非的便非。純以是非為是非。不以新舊為是非。舊而非的。我們自然應當竭力打破。新而非的。我們也當大着膽去攻擊。不可為那新所嚇退……」

（十二年七月學藝雜誌陳大齊之新舊和是非）（未完）

定閱本報之利益

凡自本報十一期起。定閱全年者。一律贈送精美、挺硬、洋裝、皮面、燙金報夾一只。價值大洋八角。並加贈丁甘仁先生遺著一冊。價值大洋二角。適值大洋一元。故本報全年報費。雖屬二元。然除去贈品之外。祇餘大洋一元。且此一元之中。又須貼去郵票大洋五角。（全年五十份每份一分計算）故本報五十份之代價。祇有大洋五角。每期統算。不過大洋一分。較報販零售便宜多矣。以前定戶照前贈品辦法。但介紹二人定閱本報者。再贈報夾一只。

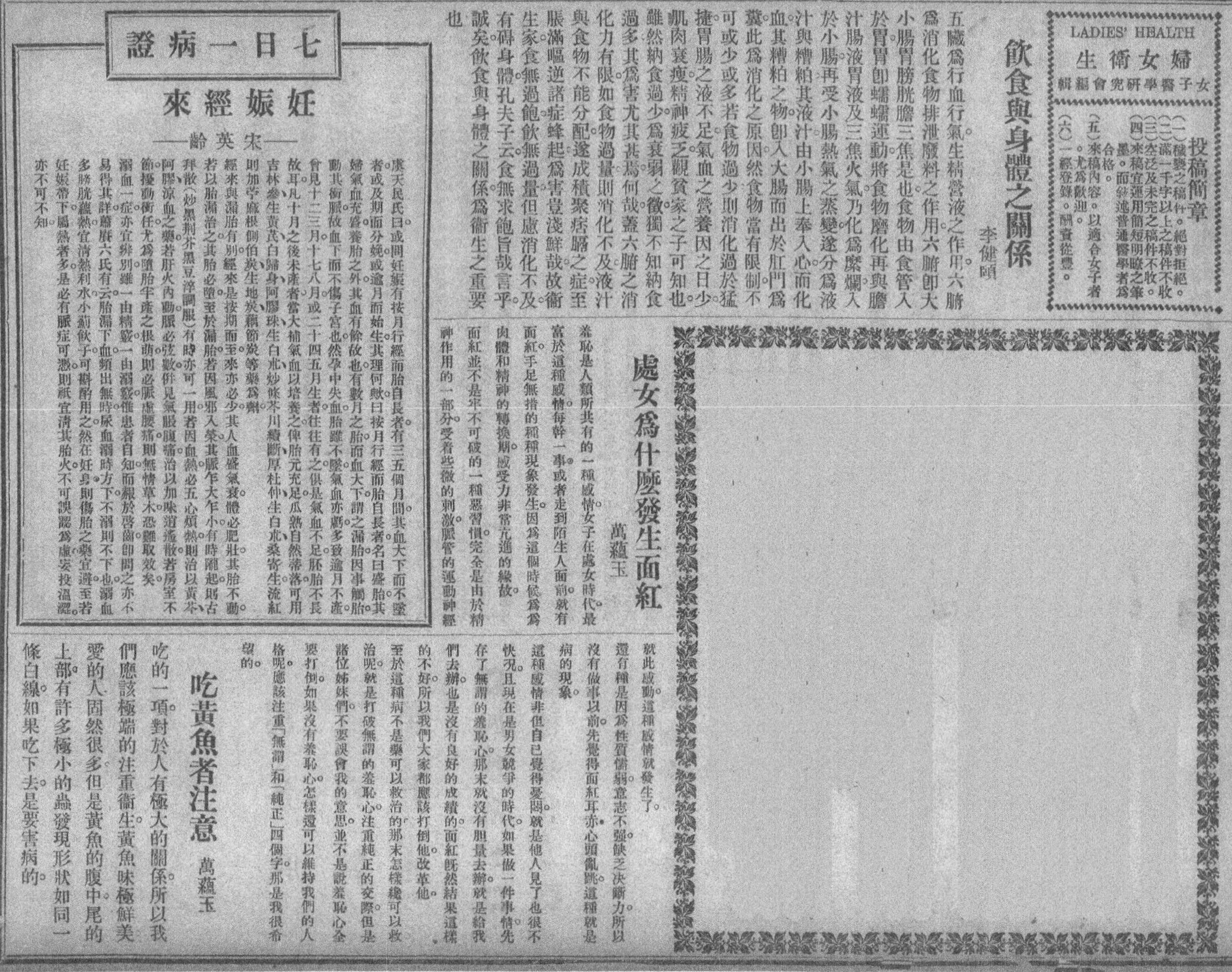

LADIES' HEALTH

婦女衛生

女子醫學研究會編輯

投稿簡章

（一）穢褻之稿件。絕對拒絕。
（二）滿一千字以上之稿件不收。
（三）空泛及未完之稿件不收。
（四）來稿宜運用簡短明瞭之筆。墨。而紓述普通醫學者爲
（五）合格。來稿內容。以適合女子者
（六）。尤爲歡迎。一經登錄。酬資從豐。

飲食與身體之關係

李健頤

五臟爲行血行氣生精營液之作用。六腑爲消化食物排泄廢料之作用。六腑卽大小腸胃膀胱膽三焦是也。食物由食管入於胃。胃卽蠕蠕運動。將食物磨化再與膽汁腸液胃液及三焦火氣。乃化爲糜爛。入於小腸。再受小腸熱氣之蒸變。遂分爲液汁與糟粕。其液汁由小腸上奉入心而化血。其糟粕之物。卽入大腸而出於肛門爲糞。此爲消化之原因。然食物當有限制。不可或少或多。若食物過少。則消化過於猛捷。胃腸之液不足。氣血之營養因之日少。肌肉衰瘦。精神疲乏。觀貧家之子可知也。雖然納食過少。爲衰弱之徵。獨不知納食過多。其爲害尤其甚焉。何哉。蓋六腑之消化力有限。如食物過量。則消化不及。液汁與食物不能分配。遂成積聚痞膈之症。至脹滿嘔逆諸症。蜂起爲害。豈淺鮮哉。故衛生家食無過飽。飲無過量。但慮消化不及。有礙身體。孔夫子云。食無求飽。旨哉言乎。誠哉。飲食與身體之關係。爲衛生之重要也。

七日一病證

妊娠經來

——宋英齡——

康天民氏曰。或問妊娠有按月行經而胎自長者。有三五個月間。其血大下而不墮者。或及期而分娩。或逾月而始生。其理何歟。曰按月行經而胎自長者。名曰盛胎。其婦氣血充盛。養胎之外。其血有餘故也。有數月之胎。而血大下。謂之漏胎。因事觸胎。動其衝脈。故血下而不傷子宮也。然孕中失血。胎雖不墮。氣血亦虧。多致逾月不產。曾見十二三月。十七八月。或二十四五月生者。往往有之。俱是氣血不足。胚胎不長故耳。凡十月之後未產者。當大補氣血以培養之。俾胎元充足。瓜熟自然蒂落。可用吉林參、生黃芪、白歸身、阿膠珠、生白朮、炒條芩、川續斷、厚杜仲、生白朮、桑寄生、流紅則加苧麻根、側伯炭、生地炭、藕節炭等藥爲劑。

經來與漏胎有別。經來是按期而至。來亦必少。其人血盛氣衰。體必肥壯。其胎不動。若以胎漏治之。其胎必墮。至於漏胎。若因風邪入榮。其脈乍大乍小。有時隴起。用古拜散（炒黑荊芥黑豆淬酒服）有時亦可一用。若因血熱。必五心煩熱。則治以黃芩、阿膠、涼血之藥。若肝火內動。脈必弦數。併見氣脹腹痛。治以加味逍遙散。若房室不節。擾動衝任。尤爲墮胎半產之根萌。則必脈虛腰痛。則無情草木。恐難取效矣。

溺血一症。亦宜辨別。雖一由精竅。一由溺竅。惟患者自知。而赧於啓齒。卽問之亦不易得其詳。蕭賡六氏有云。胎漏下血。頻出無時。尿血溺時方下。不溺則不下也。溺血多膀胱蘊熱。宜清熱利水。小薊飲子。可斟酌用之。然在妊身。則傷胎之藥。宜避。至若妊娠帶下。屬熱者多。是必有脈症可憑。則祇宜清其胎火。不可誤認爲虛妄投溫澀。亦不可不知。

處女爲什麼發生面紅

萬藴玉

羞恥是人類所共有的一種感情。女子在處女時代。最富於這種感情。每幹一事。或者走到陌生人面前。就有面紅。手足無措的種種現象發生。因爲這個時候爲爲肉體和精神的轉換期。感受力非常亢進的緣故。面紅並不是牢不可破的一種惡習慣。完全是由於精神作用的一部分。受着些微的刺激。脈管的運動神經就此感動。這種感情就發生了。還有種是因爲性質懦弱。意志不強。缺乏決斷力。所以沒有做事以前。先覺得面紅耳赤。心頭亂跳。這種就是病的現象。

這種感情非但自己覺得憂悶。就是他人見了也很不快。況且現在是男女競爭的時代。如果做一件事情。先存了無謂的羞恥心。那末就沒有胆量去辦。就是給我們去辦。也是沒有良好的成績的。面紅既然結果這樣的不好。所以我們大家都應該打倒他。改革他。

至於這種病不是藥可以救治的。那末怎樣纔可以救治呢。就是打破無謂的羞恥心。注重純正的交際。但是諸位姊妹們。不要誤會我的意思。並不是說羞恥心全要打倒。如果沒有羞恥心。怎樣還可以維持我們的人格呢。應該注重「無謂」和「純正」四個字。那是我很希望的。

吃黃魚者注意

萬藴玉

吃的一項。對於人有極大的關係。所以我們應該極端的注重衛生。黃魚味極鮮美。愛的人固然很多。但是黃魚的腹中尾的上部。有許多極小的蟲發現。形狀如同一條白線。如果吃下去。是要害病的。

衛生報

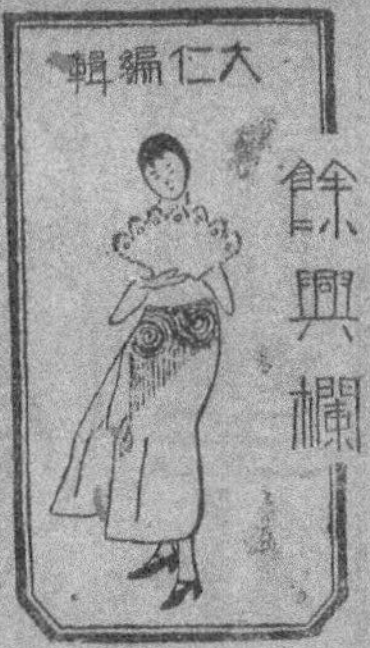

談話 鹹自來水

大仁

近幾天社會上最動人的言論。就是馬振華女士的自殺案。除了各大小報登載當時情形之外。並且還有幾張醫報上也有登載他的事情。可見人們對于自由戀愛。是很注意的。但是前幾天家家的自來水裏。發生鹹味。不但大小報上。登載的很少。就是素以普及民衆醫學常識的報紙上面。也一字不提。可見民衆對于飲食衛生。是很不考究的。雖然這種鹹水。對于人體生理上。沒有多大的妨害。但是我們同道方面。也不應當不聞不問。據說這水所以發鹹。完全是因爲前幾天東風太緊。以致東海的海水。冲入浦江。海水是有鹹味的。雖然經過沙濾。過決計不能完全減少。所以人家的自來水。也帶有鹹味。不過現在已經漸漸的淡了。想必浦江的潮水。亦可以慢慢的退去了。

益智語錄

大仁

金銀花消背疽

陸放翁之子族相少服兔絲子。凡數年所服至多。飲食倍常。氣血充盛。忽因浴去背垢者告以背腫。急視之。隨視隨長赤焮異常。蓋大疽也。適四五月間。金銀藤開花時。乃大取依良方所載法飲之。兩日至數斤。背腫消盡。以此知非獨金石不可妄服。兔絲過餌。亦能作疽。如此不可不戒。（老學庵筆記）

白礬解砒毒

萊郡劉某遇僧授海上方多效。其解砒毒。尤爲神驗。成某屢求不與。銜之。乃置酒延劉。食畢。扃其戶謂曰。爾已中砒毒矣。速與我方。爲爾療。劉不信。頃覺腹中潰動。乃曰。何遽作劇如是。可疾取白礬三錢來。成如言取至。調水飲之立解。因惡其客也。榜其方於通衢。（秋燈叢話）

庸醫之害

古之時庸醫殺人。今之時庸醫不殺人。亦不活人。使其人在不死不活之間。其病日深而卒至於死。夫藥有君臣。人有強弱。則劑有半倍。多則專。專則效速。倍則厚。厚則力深。今之用藥者。大抵雜泛而均停。既見之不明而又治之不勇。病所以不能愈也。而世但以不殺人爲賢。豈知古之上醫不能無失。周禮醫師歲終稽其醫事以制其食。十全爲上。十失一次之。十失二次之。十失三次之。十失四爲下。是十失三四。古人猶用之。而淳于意之對孝文。尚謂時時失之。臣意不能全也。易曰。裕父之蠱。往見吝。奈何獨取夫裕蠱者。以爲其人雖死而不出於我之爲。嗚呼。此張禹之所以亡漢。李林甫所以亡唐也。（顧亭林日知錄）

應聲蟲

雍西士人楊勔。自言中年得異疾。每發聲。腹中輒有小聲效之。數年間。其聲漸大。百藥無效。有道士見而驚曰。此應聲蟲也。宜取本草讀之。遇蟲所不應者。服之自效。如言讀至雷丸。蟲無聲。乃頻進數粒。遂愈。（遯齋閑覽）

醫師享高齡

醫人每享高齡。約略數之。如魏華佗年百餘。吳普九十餘。晉葛洪八十一。北齊徐之才八十。北周姚僧垣八十五。唐許智莊八十。唐孫思邈百餘。甄權百三。孟詵九十三。宋錢乙八十二。金李慶嗣八十餘。成無己九十餘。元朱震亨七十八。明戴原禮八十二。汪機七十七。張介賓七十八。近代徐靈胎大椿七十九。葉天士桂八十。蓋既精醫學。必能探性命之旨。審頤養之宜。而克葆天年也。（冷廬醫話）

孔子切脈

元和江艮庭論語俟質謂孔子學無不通。焉有不知醫者。自牖執手。切其脈也。既切脈而知其疾不治。故曰亡之。命矣夫。其說未經人道。然禮記疏有夫子脈訣之說。則江說亦自有因。況疾爲子之所慎。豈漫以任之醫人而不究其理乎。或謂孔子既知醫。何以康子饋藥而曰未達。余曰。藥當是丸散之類。不知其爲何物。即知之而莫辨其種之善否。故曰未達不敢嘗。（冷廬醫話）

名家用藥法

名家治病。往往於衆人所用方中。加一藥味。即可獲效。如宋徽宗食冰太過。患脾疾。楊吉老進大理中丸。上曰。服之屢矣。楊曰。疾因食冰。請以冰煎此藥。是治受病之源也。果愈。杜清碧病腦疽。自服防風通聖散。數四不愈。朱丹溪視之曰。何不以酒製之。清碧乃悟。服不盡劑而愈。張養正治聞教諭羸疾。吳醫皆用三白湯無效。張投熟附二三片。煎服即瘥。繆仲淳治王官壽遺精。聞婦人聲即泄。瘠甚欲死。醫者告術窮。繆之門人以遠志爲君。蓮鬚石蓮子爲臣。龍齒茯神沙苑蒺藜牡蠣爲佐使。丸服稍止。然終不斷。繆加鰾膠一味。不終劑即愈。葉天士治難產。衆醫用催生藥不驗。是日適立秋。葉加梧桐葉一片。藥下咽即產。嘉定何弁伯患嘔吐。醫用二妙丸不效。徐靈胎爲加茶子四兩。煎湯服之遂愈。因其病茶積。故用此爲引經藥。略識數條。以見治病者必察理精而運機敏。始能奏捷功也。（冷廬醫話）

醫以偏得名

醫說載。嵊用匣中三斛火。陳承篋裏一盤冰。（六帖陳承作劉寅）浙江通志云。嚴觀仁和人。不拘古方。頗有膽略。用薑汁製附子。是以用獲奇效。人稱之曰嚴附子。偷湖樵書云。近有陳姓醫人。不問何疾。專用石膏。時人呼爲陳石膏。又會稽縣志云。張介賓號景岳。年十三隨父至京。學醫於金英。盡得其傳。暇即窮研書史。醫法東垣立齋。善用熟地。黃人呼爲張熟地。此皆以偏得名也。（醫賸）

葉香岩軼事三則

弁靈

有一老者。年近耳順。患痰飲。數載不愈。遍請名醫診治。終無效。乃就診於葉。葉問老者曰。汝家中可豢有白鴿乎。對曰。有鴿數雙。是吾平生所喜食者。葉聞其言。乃告曰。將白鴿棄之弗食。更以小杯生姜汁冲水煎之。服下而愈。

仲秋之月。葉嘗徘徊於庭院。乘涼梧桐樹下。頃刻有一使者來報云。某婦產不下。請先生往診之。葉聞其語。隨手持一梧桐葉。告使者曰。汝回家將此葉煎水。給他服下。使者依其言。即奔家將此葉煎水與服之。未幾即產下。

城中有某家子。新婚後。次晨房中無聲。家人驚駭。乃進房視之。則見夫妻二人。各死床上。時葉客城中。有人來報。葉乃往而視之曰。此香氣迷暈。非真死也。於是命家人遷移廁所。將二人縱橫在臭處。一時乃活。

衛生小說 醫界鏡（四）

醫隱

挺起。痛不可忍。不食已半月矣。晝夜煩擾。不得臥下。身上沸熱灼手。此間名醫個個束手。未知先生有何妙術。可以挽回。且請到內裏診一診脈。看仲良遂同封翁到上房診視公子。一切病情都如上所述。至於脈理。仲良自詡甚精。其實也只平常。當時將三指按下。只覺弦硬異常。診畢。即索看前醫諸方。寒的溫的發表通裏紛紛不一。至於伏暑套藥。皆已用過。其實亦是無法。尋思既想賺他的錢。兼說過能醫。須想個法兒纔好。忽想到胸前如此挺脹。脈象如此弦硬。必有物阻於膈上。倘能吐出。必定當前見效。就可賺他幾十元了。又想凡百穢臭之物。入口即吐。摸到袋內恰好方纔一包垢濁丸。仍未丟落。正可取出一用。立定主意。遂向封翁道。令郎此病據脈象看來。必定有物阻於膈間。湯藥不能下達腸胃。當先用吐法。吐出方可再用湯藥。我有預先製成的二蘆梔豉丸。用參蘆藜蘆生山梔豆豉。加些阿魏丸成的。服下即吐。可先用百沸湯送服五十丸。當即取一盞百沸湯。將獨垢丸親自與公子吞下。頃刻間。噁心大作。泛泛漾漾。忽然大吐起來。吐出如肺如瓜瓤者。不計其數。頓覺爽快。原來都是些文旦之類。食多未化。層疊積於胸膈。經此一吐。病已去其一半。封翁大喜道。先生丸藥真神丹呀。仲良見其法已中。遂將所有獨垢丸。再分兩次與服。一服一吐。三吐而內脹全平。外熱亦退。封翁喜極。當夜即辦些現成酒席款待。留在書房內歇宿。正是運去標金無顏色。時來腐草化神奇。且聽下回分解。

本報問答欄

簡章

(一)本欄除本報編輯自任答覆外。並聘請章太炎君曹穎甫君王一仁君秦伯未君許半龍君担任爲顧問

(二)所問病症。須確有研究之價值。否則恕不答覆。

(三)凡投函問病。不得隨意用信紙。或鉛筆申述。本報另印『衛生報問病用紙』一份。務須照其空白表格。一一塡明。此項問病用紙。惟定閱本報全年一份者。始贈一紙。如單購此紙。每一份實售大洋一元。

(四)非本報定戶。每題須納費一元。以示限制。

(五)問者須詳述病症之原因。及現在之狀態。經過之治療等等。

問三消治法

四川路四十六號美華洋行陸耀明

家嚴年五十四歲身體向甚肥壯於去年四月偶患一症乃係口渴思飲飯量大增飲後則飲一溲二食後則時覺飢餓以致骨瘦如柴肢軟力乏舌有光滑之象經中西醫診治迄已近年毫無寸效近有醫某命然晨起日食山藥一二斤服後月餘亦未見効故特附上醫方四紙以資參考幷請治法

答陸耀明問

丁濟萬

據述恙由去歲孟夏起見口渴大引飲飲一溲二善飢多食舌光初由胃火內灼消爍陰液繼而津枯液耗不能榮養於筋脈所以昔肥今瘦陰虛者陽易浮命門之火不能蒸騰腎主二便腎虛約束無權所以溲二金少水蔭肺津亦不得輸佈所以口渴引飲細參症象陰陽兩傷偏溫偏涼各非所宜姑擬養肺生津而滋上源之水益腎助陽而固命門之火

鮮沙參八錢　金石斛四錢　淮山藥三錢　京元參三錢
五味子五分　花龍骨四錢　川貝母三錢　陳廣皮一錢
生甘草五分　生瓜蔞皮三錢　鮮首烏三錢　甘杞子三錢
金匱腎氣丸八錢(包煎)

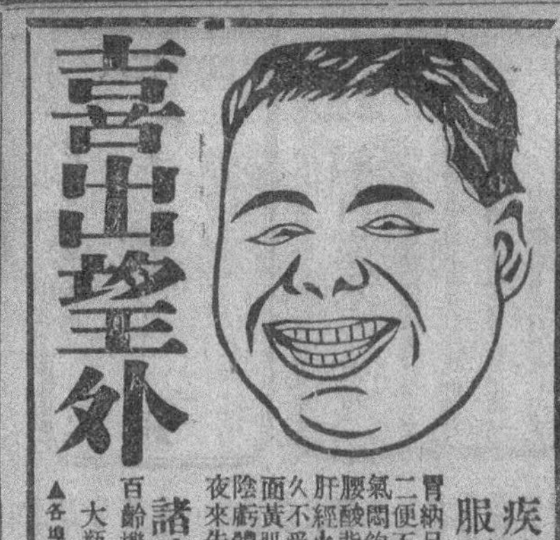

大造補天參茸丸

嘗考陰平陽祕太和翔造化之機酌盈劑虛涵養發春榮之氣人非太上誰無六賊之擾醫縱扁盧終輸三年之艾以上工治病選藥爲先古聖製方補丸最重第患良醫易得妙藥難求補益之劑肬目如毛丸散之名然指難齊奠不侈誇祕授廣說神奇實則大言炎炎靈效渺渺欲求純一之良方幾等鳳麟之毛角遂使同春和緩睪輿無米之嗟消渴文園或抱天年之恨言念及此感然憂之因此醫啓信心廣宏大願特請海上著名大醫丁甘仁老先生妙運靈心巧施國手澀歷年之經驗撰濟世之奇方丹轉九還光施一葉鎔鑄古今參合中西著此大造補天丸方劑又復妙選靈材虔加修合宰仙山之靈獸採閬苑之仙葩餘若海嶠荒遐之品山崖水府之珍無不盡入藥爐登之鼎鑪坎離既合固濟成丸具斡天換日之奇功寓濟困扶危之妙用舉凡先天不足後天虧損虛勞羸瘦種種怯疾宜取此丸常服自能立奏膚功歸八萬之尸蟲比三千之桃實伐毛洗髓人詡羣九化之一刀圭壞海補天此是女媧皇之五色石各界　君子幸勿河漢斯言

茲將主治各症列左

男婦

先天不足　後天虧損　房勞過度　骨蒸勞熱　手足冰冷　酸軟無力　胃虛氣痛　久洩不止　黃疸水腫　半身不遂　虛損吐血　大腹虛脹　久患痔瘡　自汗盜汗　心悸不寐　怔忡健忘　氣血衰弱　老年怕冷　腰膝酸痛　頭暈目花　久咳氣喘　傳尸勞病　思慮過度　神疲食少　體虛風痛　久瘧不愈　虛火牙痛　耳鳴耳聾　嘔吐酸水　小便頻數　童子勞傷　癱久不飲

男子

眞元虧耗　精滑易洩　久患白濁　腎虛遺精　老弱戒煙　軟酸嗜臥　陽痿不起　艱於子嗣　脫陽縮陽　日久疝氣　添精益髓

婦女

子宮虛冷　久不受孕　經水不調　白帶白淫　乾血癆病　面黃髮脫　小腹冷痛　陰痿不起　常患小產　崩漏不止　廣嗣種子　經枯血少

以上各藥引倘一時不便購買宜用清滚水或稀飯湯均可酌用

此丸大補兩天培養氣血添精益髓調經種子種種功效筆難盡述但受外感風邪及實熱傷寒等症切不可服

價目　每丸一元

上海虹口瓜街第一號　大成鳳記參號主人謹識

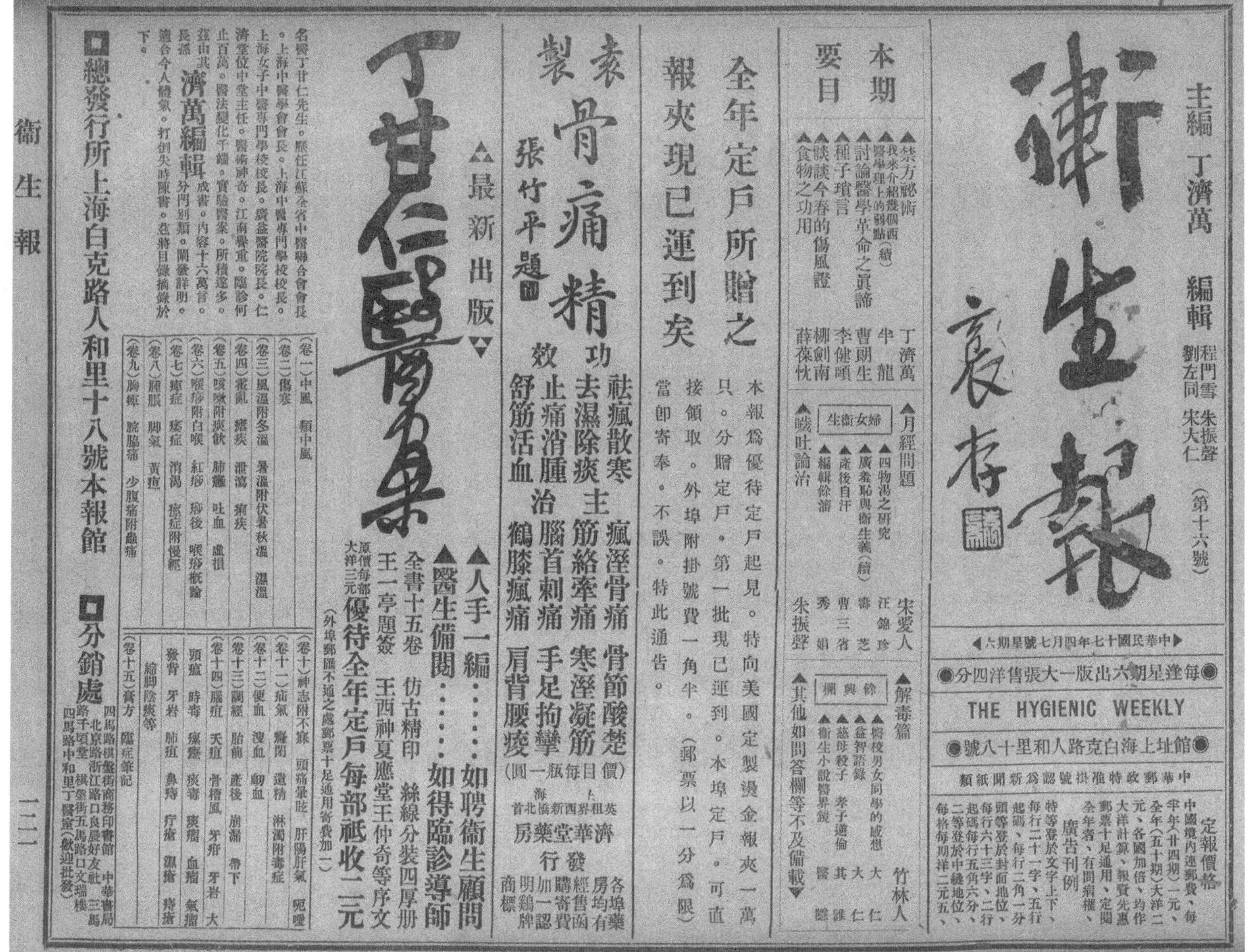

衞生報

裒存

主編　丁濟萬

編輯　程門雪　朱振聲　劉左同　宋大仁

（第十六號）

◀中華民國十七年四月七號星期六▶

◉每逢星期六出版一大張售洋四分◉

THE HYGIENIC WEEKLY

◉館址上海白克路人和里十八號◉

中華郵政特准掛號認為新聞紙類

定報價格

中國境內連郵費、每半年（廿四期）一元、全年（五十期）大洋二元、各國加倍、均作大洋計算、報費先惠、郵票十足通用、定閱全年者、有問病權、

廣告刊例

特等登於文字上下、每行二十一字、五行起碼、每行二角一分頭等登於封面地位、每行六十三字、二行起碼、每行五角六分、二等登於中縫地位、每格每期洋二元五、

本期要目

▲禁方祕術　丁濟萬
▲我來介紹幾個西醫學理上的弱點（續）　半龍
▲討論醫學革命之眞諦　曹朗生
▲種子瑣言　李健頤
▲談談今春的傷風證　柳劍南
▲食物之功用　薛蓀忱

▲月經問題　宋愛人

婦女衞生

▲四物湯之研究　汪錦珍
▲廣羞恥與衞生義（續）　壽芝
▲產後自汗　曹三省
▲編輯餘瀋　秀娟

▲嘔吐論治　朱振聲

▲解毒篇　竹林人

餘興欄

▲醫校男女同學的感想　大仁
▲益智語錄　大仁
▲慈母殺子　孝子逆倫　其誰
▲衞生小說醫界鏡　醫隱

▲其他如問答欄等不及備載

全年定戶所贈之報夾現已運到矣

本報爲優待定戶起見。特向美國定製燙金報夾一萬只。分贈定戶。第一批現已運到。本埠定戶。可直接領取。外埠附掛號費一角半。（郵票以一分爲限）當即寄奉。不誤。特此通告。

裒製骨痛精

張竹平題

功效　祛瘋散寒　去濕除痰　止痛消腫　舒筋活血

主治　瘋溼骨痛　骨節酸楚　筋絡牽痛　寒溼凝筋　腦首刺痛　手足拘攣　鶴膝瘋痛　肩背腰痠

（價目每瓶一圓）

上海英租界西新橋北首　濟華堂藥房發行

各埠藥房均有經售函購寄費加一認明鷄牌商標

丁甘仁醫案

▲最新出版▼

▲人手一編……如聘衞生顧問

▲醫生備閱……如得臨診導師

全書十五卷　仿古精印　絲線分裝四厚册

王一亭題簽　王西神夏應堂王仲奇等序文

原價每部大洋三元　優待全年定戶每部祇收一元

（外埠郵匯不通之處郵票十足通用寄費加一）

名醫丁甘仁先生。歷任江蘇全省中醫聯合會會長。上海中醫學會會長。上海中醫專門學校校長。上海女子中醫專門學校校長。廣益醫院院長。仁濟堂位中堂主任。醫術神奇。江南聳重。臨診何止百萬。醫法變化千端。實驗醫案。所積遂多。茲由其長孫**濟萬編輯**成書。內容十六萬言。分門別類。闡發詳明。適合今人體氣。打倒失時陳書。茲將目錄摘錄於下。

（卷一）中風	類中風			
（卷二）傷寒				
（卷三）風溫附冬溫	暑溫附伏暑秋溫	濕溫		
（卷四）霍亂	瘧疾	泄瀉	痢疾	
（卷五）咳嗽附痰飲	肺癰	吐血	虛損	
（卷六）喉痧附白喉	紅痧	痧後	喉痧槪論	
（卷七）痺症	痿症	消渴	痙症附慢經	
（卷八）腫脹	脚氣	黃疸		
（卷九）胸痺	脘脇痛	少腹痛附蟲痛		
（卷十）神志附不寐	頭痛暈眩	肝陽肝氣	呃噯	
（卷十一）疝氣	癃閉	遺精	淋濁附毒症	
（卷十二）便血	溲血	衄血		
（卷十三）調經	胎前	產後	崩漏	帶下
（卷十四）腦疽	夭疽	骨槽風	牙疳	牙岩
大頭瘟	時毒	瘰癧	痰毒	痰瘤
血瘤	氣瘤	發背	牙岩	肺疽
鼻痔	疔瘡	濕瘡	痔瘡	縮脚陰痰等
（卷十五）膏方	臨症筆記			

◻總發行所上海白克路人和里十八號本報館

◻分銷處　四馬路棋盤街商務印書館　中華書局　北京路浙江路口良晨好友社　三馬路千頃堂　棋盤街五馬路口文瑞樓　四馬路中和里丁醫室（歡迎批發）

衞生報　一二一

討論醫藥革命之真諦

曹炳生

時無論古今。地無論中外。凡屬人民。如能有益於國家者。國人莫不甘心崇拜。如開闢新大陸之哥侖布。則居住新大陸之人民。莫不崇拜者也。如與英國爭自由獨立之華盛頓。則美國人民莫不崇拜者也。如創造海底電報。便利消息之維爾德。則全世界人民。莫不崇拜者也。如嘗百草療民疾之神農氏。則中國數千年以來之全國人民。莫不崇拜者也。其餘中外名人。有益於世上者。雖耗數日之光陰。亦難詳細紀載。今夫醫藥革命之真諦。豈徒持筆墨濺紙以爭論譏罵為能事耶。若專效村婦之謾罵。則離去醫學革命真諦之路程。實有天壤之別矣。

此雖推翻國產藥物。宣傳外洋醫學。自命為新醫者。即可謂之革命之真諦乎。若祇知代歐美數百家製藥廠。竭力推銷。每年搜括吾國數千萬元金錢。輸送外人。自己則祇賺得極微之回佣。此種行為。實可謂之賣國之掮客。且若照此每年竭力工作。努力進行。我恐數十年以後。不但國內之金錢搜括盡絕。且人民之生命。亦將操諸外人。一旦藥品斷絕。勢必束手待斃矣。所謂革命者。乃革盡國人之生命耳。醫學革命之真諦。果如是乎。余不知某西醫至束手待斃之時。豈與國人同歸於盡耶。抑或乘風破浪。逍遙國外。受彼邦歡迎大會耶。余以為西醫中。定多高明之人。更不乏愛國之士。若能將吾國天產藥品。發明之。改革之。運往外國。推銷於全世界。能如是。方得謂之醫學革命之真諦。余願中西醫界共勉之。

種子瑣言

李健頤

世人受宗族制度之遺毒。而望早子者。比比皆然。奈嫁娶數年後。未見生育。則抱終身無子之浩歎。遂鬱成病。竟致不育者有之。嗚呼。可憐亦可惜哉。蓋種子之道。不違心理與人工合而成之也。當男女未婚之先。宜擇年幾相若。容貌相稱。心情聯絡者。配為夫婦。則愛情濃厚。交感有意。自必容易受胎。今之精蟲與卵子。由情欲激動而起變化之現象。試說明之。夫欲念之感。在男子可助精蟲之運動。在女子可壓迫卵巢卵子之成熟。及助卵出於子宮與精相接。故男女心情相聯。情欲濃厚者。其精蟲與卵容易接觸。亦易受胎。此必然之理也。前年吾友林君與妻和調。乃十餘年未生子。余教之云。俟經淨八九日後。先以求情動作。欲念興則受胎必易。試之果然。美國法蘭氏曰。欲成胚胎。須令女子生殖器感動。男子出精早。則女子不覺快美。而無感動之機。觀此可知女子無情欲之感。則不能生育者明矣。依此法。歷試數人皆驗。但此指無病男女而言。如有病障。則必先除病因。而後感以情欲可也。

談談今春的傷風症

柳劍南

今春的傷風症。西醫名流行性感冒 Influenza Grippe 此症今年為多。這是什麼道理呢。大約是因為今春冷暖不一。（常記得正月裏有一天寒暑表升到六十度以上）皮膚鬆動。所以風邪容易感受。本病底特徵。是鼻塞。咳嗽。形寒形熱。多涕。頭部發脹痛。並且不時要打噴嚏。脈搏上見浮。或者是帶數。舌苔白或黃。假使受邪較重。就發成一種風溫病。（就是葉氏溫熱論上所說的溫邪上受。首先犯肺。底症候）本病的經過時期。至多不過兩星期。若然調理失當。變成重嗽。西名百日欬 Keuchhusten Tussis Convulsiva 也。有延綿到兩三月的。本病治療的方法。初起時宜用發散劑。如薄荷。桑葉。前胡。淡豆豉。蔥白頭。杏仁。象貝等品。便可汗出而愈。倘要服簡單的西藥。可用阿斯必林 Aspirin 也有效驗的。倘使有了病。不去醫治。或者是正氣弱。不能夠抵抗外邪。欬嗽連連牽牽的不停。內熱一天一天的加重。最容易變成肺癆。俗語說傷風不醒便成癆。這是多麼可怕的事情呢。所以傷風雖然是一種小毛病。也有危險到生命的地方。預防底方法。天氣暴熱的時候。或者是勞力以後。體溫增加。不可隨手脫去衣服。天氣暴冷。就要添加衣服。免得風邪襲入。如果家中有了傷風的人。他們飲食所用過的東西。切不可去用。因為本病富有傳染性的。若能照這幾種法子做去。那怕傷風的症候。定能減少一些兒啊。

食物之功用

薛葆忱

和味作料。對於烹調方面。可以增加滋味。使我們食時容易下咽。功用很大。並且對於生理上。也有許多作用。我來分別寫在下面。

油類　性滑潤。含着很多的脂肪質。能使食物容易下咽。可以幫助營養作用。發生體溫。

鹽類　性鹹。鹽分到了胃裏。變成帶酸性的胃液。可以幫助消化作用。能夠使腸胃滑潤。並且有防腐之效。

醬類　性鹹。有特別鮮味。可以增進我們的食慾。鹽分也很多。作用和鹽相彷彿。

醬油類　性味同醬一樣。是可以代鹽的。卻比鹽鮮美。使食物增加滋味。也可以助消化的。

醋類　性帶着酸味。到了胃裏。就有幫助消化力的。也有止渴的作用。

糖類　性甜。含有一種滋養質。能添食物的美味。糖分到了身體裏面。能發增加體溫。並且中間也含着酸味。所以能夠幫助消化的。

酒類　有刺激性。很適的能夠除掉食物中的腥味。還能夠刺激腸胃。幫助消化。催促血液的循環。但非作為和味之用者。多飲則有礙衛生。

其他　像胡椒粉芥末等等。都是有刺激性的。能夠促進食慾。少加也可以幫助消化的。

蔬菜　食物之主要成分。約分蛋白質脂肪炭水化物等三種。食物中具此三種而無缺者。惟菜蔬而已。至構成人體之主要原質。為炭氫氮氧硫鈣鈉鐵燐鎂等十種。吾人飲食。即攝取食料中之此類原質以滋養身體者也。食物中具此十種原質而無缺者。亦惟菜蔬而已。由是觀之。菜蔬一物。實為吾人日食所不可缺者矣。昔時操航海業者。每至飄流海面。數月不達陸地。無新鮮菜蔬以為食料。故多患敗血症。加嘔血腸熱病等而死。蓋硫鐵二質有清血之功。綠色菜蔬含此至富。尤以菠菜萊菔豆類為最多。菜蔬之所以有療病功能者。亦即以此。昔航海者祗以魚肉穀類為食而不食菜蔬。故體內缺乏硫鐵而患敗血症也。自維他命發明後。菜蔬之價值益增。良以菜蔬富有維他命。凡患血枯症者。但須常食青菜足以治病。至於魚肉之成分。富於蛋白脂肪而乏炭水化物。其價值遠遜於菜蔬。何世人貴魚肉賤菜蔬耶。

月經問題（續）

朱愛人

丁編『經行後期之病理及療治』（一）經行後期緣於胞中有寒者（二）經行後期緣於痰濕壅滯者（三）經行後期緣於血虛者（四）經行後期緣於血熱者（五）經行先後無定或錯亂緣於肝氣之或舒或鬱者

戊編『經水過多之病理及療治』（一）經水過多緣於血熱妄行者（二）經水過多緣於氣虛血崩者（三）經水過多之簡效單方

己編『經水不利之病理及療治』（一）經水不利緣於下焦有寒者（二）經水不利緣於所欲不遂者（三）經水不利緣於血滯瘀室者（四）經水不利之簡效單方

庚編『經閉不行之病理及療治』（一）經閉不行緣於痰濕積聚（二）鬱結癥（三）經閉不行緣於肝傷血枯（四）癥瘕者（五）經閉不行緣於大驚恐懼者（六）經閉不行緣於經來行房者（七）經閉不行緣於痰結胞門者（八）簡效單方

辛編『經前腹痛之病理及療治』（一）少腹痛有瘀積者（二）氣滯血瘀者（三）下焦虛寒者（四）下部積熱者

壬編『經後腹痛之病理及療治』（一）經後腹痛緣於氣虛血虛者（二）簡效單方

癸編『經來雜證之病理及療治』（一）經行泄瀉（二）經行發熱（三）經來發熱（四）經來便血（五）經來吐血（六）月經異常（附結論）

甲編　月經之生理及攝養

第一章　月經非純粹血液

前人對於月經。有兩種謬點。一種以『天癸』即是『月經』。一種以『月經』即是『血液』。其實天癸既不是月經。而月經亦不是純粹血液。天癸不是月經。昔賢之正其謬者已數見不鮮。說月經不是純粹血液。此種理論。若尚靜。清代女科名醫傅青主先生約略論之曰『經原非血。乃天一之水。出自腎中。至陰之精。而有至陽之氣。其爲色赤。從陰中陽也。古昔聖賢所以立經水之名者。原以陽生陰化。自有經常。以其癸于之化。故又名爲天癸。（按經水非血原係前人所未發。而亦以經即天癸。可見天癸、月經、血液三者。古來罕有能分晰者矣）無如世人沿襲而不思。其實以其色赤。以血而即以血視之。此千古之謬。牢不可破者也。儻其是血。則何不即名爲血。而必曰水乎。且血豈可使之常出而過月經乎。婦人一有孕。即以此水養其胎。則不月矣。一有子。即以此水化爲乳。亦終不月矣。乳豈之也。自胞之中之水亦白。而皆可得謂之血乎。年四十九而天癸絕。所絕者癸水耳。不然。何以流行之血不見其竭也』。此說實爲高人一等。惟以月經即爲腎水。似亦未妥。不知女子一至發育成熟時期。其精神上自有一種優悅。或時有幽情。竊窺在某種器於方寸靈臺。而同時全體生理上。莫不依依向榮。此時最患有殊異之變態者。厥爲卵巢內之卵細胞。生機勃發。待時而動。而子宮內之黏膜。時時分泌異常之液體。（其中含有豐富加里性物質）貯藏於黏膜之內。致此液體之來。即爲生殖成熟。新之瓜果之有蒂也。其子宮之血管。同時亦有膨脹之新期。餘此處紫血（另詳乙編三章）。黏滯最多。而新陳亦不一。於是此紫血中之不潔成分。或有壞死不能生存者。由子宮壁膜之毛細血管排泄而出。是爲此液之原質。每月一行。即爲月經。（詳經四體上一行）所以健全之婦人。其月經之作用。全爲卵巢成熟之報。使月經中所含之成分。一爲子宮中之紫血充滿。一爲黏液之同時排泄而下。依其中絕對無純粹之血液。若止有出血。而無排卵之功能。則爲月經病之最危險者。即如崩漏帶下。皆是矣。非健全婦人應有之事也。余故曰『若謂月經與本人之氣血絕無關係。則不可。若謂月經即是純粹之血液。亦謬無是理者』。

第二章　月經與衝任二脈

前章言月經緣於子宮黏膜分泌一種異常之液體而成。致子宮何以有此液體。實緣於子宮血管之膨脹。而爲卵巢成熟之特徵。若再進一層以研究之。則學有知者。不知女子發育於生殖器局部而外。其最爲重要者。厥爲衝任二脈。內經曰『女子二七而天癸至。任脈通。太衝脈盛。月事以時下。故能有子』。考衝任二脈。皆起於胞中。胞者即胞門。亦謂之子戶。後人謂之子宮。胞中者。爲子宮之中央。即醫所謂子宮頸者類是。此明言二脈之起於子宮中央之上端也。二經之生理。各有專司。經曰『任主胞胎』。是任脈有維繫胞胎之功能。且人身不論是男是女。皆有陰陽。（陽者以氣體言。陰者以液體言。此中原理。包羅至廣。當別論焉）而陰陽之總樞紐。厥爲任督二脈。督脈主背後之陽。任脈主腹裏之陰。（惟道家能通督脈。能納鼻息。能通任脈。故導引家修有行之而享天年者。此信而可徵也）故女子非至任脈陰氣之全。則血液雖生。而決難充盛。致於衝脈。『經謂衝爲血海』。血海又名血室。婦人傷寒熱入血室。就是指着此處。而血海即爲子宮壁內貯藏紫血之所。居於膀胱之後。惟此血室之來源。原背仰給於衝脈。而衝脈之血。遍繫任脈陰氣之全以生長不息。所以經謂女子年届十四。天癸之精氣已至。亦若言其內府之條也。任脈之陰氣已通。衝脈之血氣已盛。於是有此有餘之精華。積爲黏液。之月經。月經一通。就是卵巢成熟之特徵。故能有子。此段經文。是有系統。後世凡論生理學者。無出此右。先言天癸。至後言月事以時下。可見天癸非天癸。月經是月經。雖均屬生理之作用。實同源而異流。但言任脈通。太衝脈盛。可見月經不就是純粹之血液。而任脈、衝脈。實爲月經流通之樞紐。此爲研究月經問題進一層之原理。常人所未知者。

嘔吐論治

朱振聲

陽明胃土。喜和降而惡上逆。厥陰肝木。喜調達而惡鬱遏。胃逆則上升而爲嘔。肝鬱則橫行而侮土。此嘔吐證之所由來也。然同一嘔吐。而有虛實之分。寒熱之異。安可不詳審而細辨之耶。夫患寒嘔吐。大抵由於胃寒者居多。而醫者每誤爲實熱。施以寒涼之品。而成嘔者。如所謂陽明病不能食。攻其熱必噦。又謂寒者下之太早。爲噦。本虛攻其熱則噦。此由虛寒而成噦者也。當以溫中回陽之品。如理中吳萸之類。然亦有熱氣壅鬱。氣不得通而成者。經曰。噦而腹滿。視其前後。知何部不利。利之則愈。又趺陽脈浮則爲噦。此皆實熱而成噦者也。當以通利救陰之劑。如承氣五苓之類是也。至於吐之一證。亦因胃中虛寒。不能納穀。故欲嘔也。經曰。食穀欲嘔。屬陽明也。吳茱萸湯主之。又曰不能消穀而吐者。以胃中虛冷故也。此係虛寒而成吐者也。又如陽明病譫語。有潮熱。反不能食者。宜大承氣湯下之之類。均爲實熱而吐者。或胃熱消穀引食。令食而反吐者何也。蓋熱盛則津液被耗。濁氣上冲。以致食不能下也。總之有物無聲謂之吐。無物有聲謂之噦。朝食暮吐屬虛寒。食入即吐屬實熱。此乃別噦吐之互異。寒熱之不同也。其他如真寒假熱。真熱假寒之證。是當在臨證時細辨之。

解毒篇（續）

竹林人輯

解吞針

慈石末鐵合成針。據竹求送下。○蠶炭末井水調下三錢。○蝦蟆眼睛一對冷水下冬月在桑根下尋。○黑沙糖和黃泥丸吞下。○蝦蟆數個剝去頭倒懸取血一杯灌即吐出。○蒼若雞嗉研末調下三錢。○蠶豆芽半生半熟搗爛韭汁丸吞下。

解銅錢入腹

猛頭數百個即能帶出。

解吞銅錢銅鉤

鵝毛象牙等分燒灰磁石蓮子大塊研細服水下五分○錢在喉不出數次未指彈入喉即略出。○桑柴灰研末米飲下二錢。○蠶豆粉冷水下三錢。

解硇砂損陰

猪蹄一具洋葱二兩煮湯。

解鍾乳毒

食猪肉。

解雄黃毒

防已煎服。

解皂莢毒

服醋糊一鉢

解服硫黃毒

醋和豆豉研爛成丸。黑錫煎服。飲熱羊血。

解服丹藥熱

雞白切碎麻油煮去渣和酒服。蘆菔根搗汁服

解紫石毒

雄黃末敷。煎蚌肉塗。蘆葦根搗汁飲並敷。○蓮根煮汁服。貝齒（即貝中一黑點）燒研服。○煎生地汁服。○麻仁杵汁飲。山薑搗研調敷。○大豆煮汁飲。○急飲麻油數盅。○鵝蛋汁飲。○服生葛根汁。

出箭頭鉛子

乾莧菜同砂糖搗塗。○將銀流傷處箭頭隨化隨骨出。○花蕊石煅七次研敷四圍。○蜣螂肉搗爛入傷牙入指甲各末二錢厚敷。○將艾榆樹皮開上鋪火硝末又將大蒜鄉搗成末鋪火硝末上敷傷處包一日夜即出。○南瓜瓤敷週時即出。○鼠角刺傷處

衛生報

中醫雜誌五八彙選出版

本彙選內容較一四彙選更爲進步取材純以眞理實事爲依歸可推全國中醫界出版物之巨擘允無愧色矣書分上下兩厚册實價大洋一元五角寄費一角季刊現出至第二十五期訂閱全年共計四册連郵祇收大洋一元

總發行所　上海西門石皮弄中醫學會

寄售處　商務中華各書局

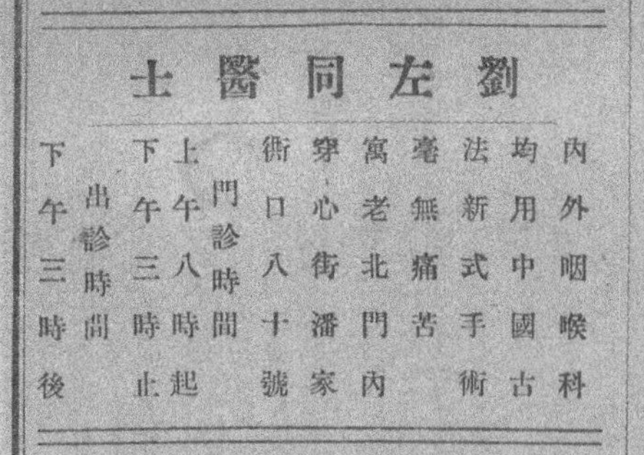
劉左同醫士

內外咽喉科均用中國古法新式手術毫無痛苦

寓老北門內穿心街潘家衙口八十號

門診時間上午八時起下午三時止

出診時間下午三時後

家庭醫藥常識

我國家庭。對于普通醫藥常識。極不注意。偶然患病。則以可貴之生命。皆付諸醫者之手。既不知病原。又不明藥性。設遇庸醫。病必增劇。本報有鑒于此。特將古今來各種驗方。經實地試驗後。而確有靈效者。一一披露于後。且說明其治病之所以然。用筆淺顯。務使家庭婦孺。一目了然。且歡迎讀者投稿。一經登錄。酬資從豐。

■二十九■銅綠治痔　李壽芝

夏某患痔年餘。頗以爲苦。一日入浴。値營女閭三百之生涯者。見其蹣跚狀。以爲毒。繼諳爲痔瘡。乃告曰。前亦患此。得秘方獲瘳。法以銅綠和高粱酒。加梅花冰片少許。塗痔上數次。卽愈。價至廉。行至易也。夏未以爲意。已而痔益劇。乃嘗試之。慘痛異常。呼號逾旦。然自是霍然。如釋重負。夏好爽。來爲予言如此。實驗談也。

■三十■爛牙疳治法　唐宗一

風熱內蘊。蘊於陽明。陽明之絡。上入牙齦。邪隨之上。乃起腐蝕性而發爲斯證。下層牙齦腫脹。（左右不定）稍覺疼痛。口渴而氣臭。頰車開張欠利。大便堅結。甚則身發微熱。而痛連顋戶。此症治法。當以仲景之葛根芩連及竹葉石膏爲最正當。其大便堅結。原不須顧慮。以經邪一解。便會自下也。然余之所謂治法。確非如上所述。乃爲大醫所不知。而民間往往以之取效者。法以人家用以髹器之「桐油」少許。搽於患處。少頃令涎出。切勿嚥下。如是三五次。便可痊癒。眞良方也。考桐油乃虎子桐之子所製成。味毒、性寒、微甘。有淸熱刦痰之功。兼能殺菌。服之令人吐、觀此則其能治牙疳。自非無故。而且與醫理亦極脗合也。

■三十一■治狂良法　季愛人

醫鑑云。狂爲痰火實盛。治當大吐大下。藜蘆固宜。紈袴反害。是以醫遇狂症。稱言不治。而隨狂夫愚婦之日事神巫。不亦悲哉。余師　秦耕雲先生。乃浦右傷科聖手也。雖專傷科。頗明內外怪病奇症。莫不悉心醫治。其治癲狂。確有回春之能。請視其用藥方法。便知我言之不謬矣。用硃砂自製生南星二兩。硃砂自製生半夏四兩。硃砂自製明天麻一兩。羊肝自製肥皂角八錢。黑白丑四錢。黃丹四錢。研末爲丸。黃丹爲衣。每服三錢。（壯人用鹽湯弱人用米湯神服）兼服二陳加黃連。枳殼。爪蔞。黃芩等。如便閉加大黃。痰迷心竅。用控涎丹吐之。隨症加減。實能奏效。此方得之非易。試之神效。因思醫藥公開。一手難治天下之病。特錄之以備明眼者之試用。

■三十二■痢疾良方　季愛人

痢疾雖若人都以爲小恙。而忽之於初。及病重而延醫生治。亦費時矣。起初宜用製小朴八分。焦査肉三錢。建神麯三錢。土炒於朮三錢。酒洗條芩一錢。酒炒白芍二錢。酒炒當歸二錢。腹痛加生姜皮大腹皮。（寒痛）胃脘悶。枳朴宜重。熱勢盛者。條芩宜多。泄瀉宜加米炒益智仁。久痢須用收斂藥。用之適當。易如反掌。

禁方祕術

——丁濟萬——

處今之世。事尚公開。惟我醫界。仍守惡習。此禁方也。此祕術也。一若奇貨可居。祕不視人。非錢弗治。非子弗傳。嗚呼。活人濟世之道。一變而爲求利謀生之術。醫界前途。其堪問乎。雖然。此輩無智無識之徒。姑無論矣。余獨怪夫博學多能之士。思想新穎之人。而亦隨俗相沿。不能打破此惡習。偶有心得。則默記心頭。藏諸密室。雖求道於門。亦弗願告之。此非醫界之罪人乎。惟此輩之心術雖愚。情尚可原。余獨怪夫徒有虛名。賴筆墨以宣傳。恃資格之深老。既無眞實學問。又無絲毫經驗。倚老賣老。自欺欺人。而世人不察。反奉之如鬼神。噫。病家之不幸歟。抑醫界之不幸歟。

我來介紹幾個西醫學理上的弱點

牛龍

【一】新的病多還是舊的病多。

「我們考求古書或考察古屍和遺骸。越是詳細。我們越敢斷定古人的疾病和現在人一樣。也許還多着幾種。現在的城市。往往居民過多。這是疾病傳染的一大原因。不過現在所有的疾病。並不是新發生的。塵垢能致疾病。可是古時人比我們還要髒。他們沒有潔淨的飲料。所喝的都是髒水。他們也不備溝渠。他們鎭天在臭味中生活。就像現在流行最廣之肺病。在二千年或五千年以前。已是很平常很利害的疾病了。要是說我們現在有了新發生的疾病。我們祇承認這種疾病是心靈上的病。是因生活失了常度而起的。但是古人生活不得當也要有這種心靈病的。」（奇象中編一一七）我們倘在生出新的病來麼。

【三】醫術和衛生十分進步爲什麼反易患病。

「醫術之治療。僅於自然回復之間。保護病者。於病者回復力抵抗力不足之處。以人爲的補其不足。保其生命而已。然回復力抵抗力既有所不足。雖以人爲的保其生命。而人間總平均之體質。亦必以稍降。」血清療法。醫術之大進步也。然必假手人力。始得抵抗病毒。與生而自有抵抗病毒之體質者。強弱之判。亦已懸殊。故若注射血清之術。盛行於世。則人類總體之健康。亦必稍有減退。人類固有之抵抗力。遂漸低減。則將來之身體。或覺爲從來不爲人害之細菌所侵。而更發生新病。血清療法。十分進步。衛生設備。十分完全。今日種痘。明日爲實扶的里之血清注射。後日爲腸窒扶斯之血精注射。又後日則防發疹窒扶斯。又後日則防猩紅熱。且於至貧極賤之人。無不加以強制。此亦可謂勤矣。然其時或更有今日所未知名之新傳染病。人之易於患病。或更易於今日。未可知也。此固懸想未來。殊難加以確斷。然亦決無人敢爲保證。謂決無此事也。」（人類進化之研究第二章自然對於人類之復仇一〇）

【四】科學爲西醫惟一的基礎偏重了爲什麼有流弊。

「……曠代之病理學者 Karl Rokisinekey氏（一八〇四——一八七四）與夫使新維也納派爲萬鈞之重歐洲學界北斗之 Joseph Skoda 氏（一八〇五——一八八一）之功績。無可比倫。打診及聽診二大理學的診斷法。由彼始開活用之途。但診斷學上此等空前之恩人。而於治療學上。所以賊人之子者果屬何故。曰。一無他。其於診斷學克奏膚功之自然科學懸用。使彼偏重自然科學之故。」其言曰。「吾人雖能診斷疾病而記載之。且能理解。但不能謂到處均可由藥劑愈之 Wirkonnen eine Krankheit diagnostieren, beschreiben und begreifen, Aber Wir sollen nicht erwahnen, siedurch irgend ein Mittel heilen zu konnen」然其懷疑的不負責任主義。忽惹起治療破壞說（therapeutiscner Nihilismus」之風潮。所謂「吾人能致其力者。在智識而不在處置 Im Wissen, nicht im handlen liegt unsere Kraft」之語。至出於有力醫家之口。嗚呼。醫家之務。是否果不外此。可憐之患者。汝以好奇心之故。爲人聽診。爲人打診。爲人附以病名。爲人記載經過。而爲人昇汝於解剖之臺。而以顯微鏡標本爲最後止境。應否如是。則又知其大謬不然矣……」（醫學與哲學第三編近世紀二七九）

定閱本報之利益

凡自本報十一期起。定閱全年者。一律贈送精美、挺硬、洋裝、皮面、燙金、報夾一只。價值大洋八角。並加贈丁甘仁先生遺著一册。價值大洋二角。適值大洋一元。故本報全年報費。雖屬二元。然除去贈品之外。祇餘大洋一元。且此一元之中。又須貼去郵票大洋五角。（全年五十份。每份一分計算）故本報五十份之代價。祇有大洋五角。每期統算。不過大洋一分。較報販零售便宜多矣。以前定戶照前贈品辦法。但介紹二人定閱本報者。再贈報夾一只。

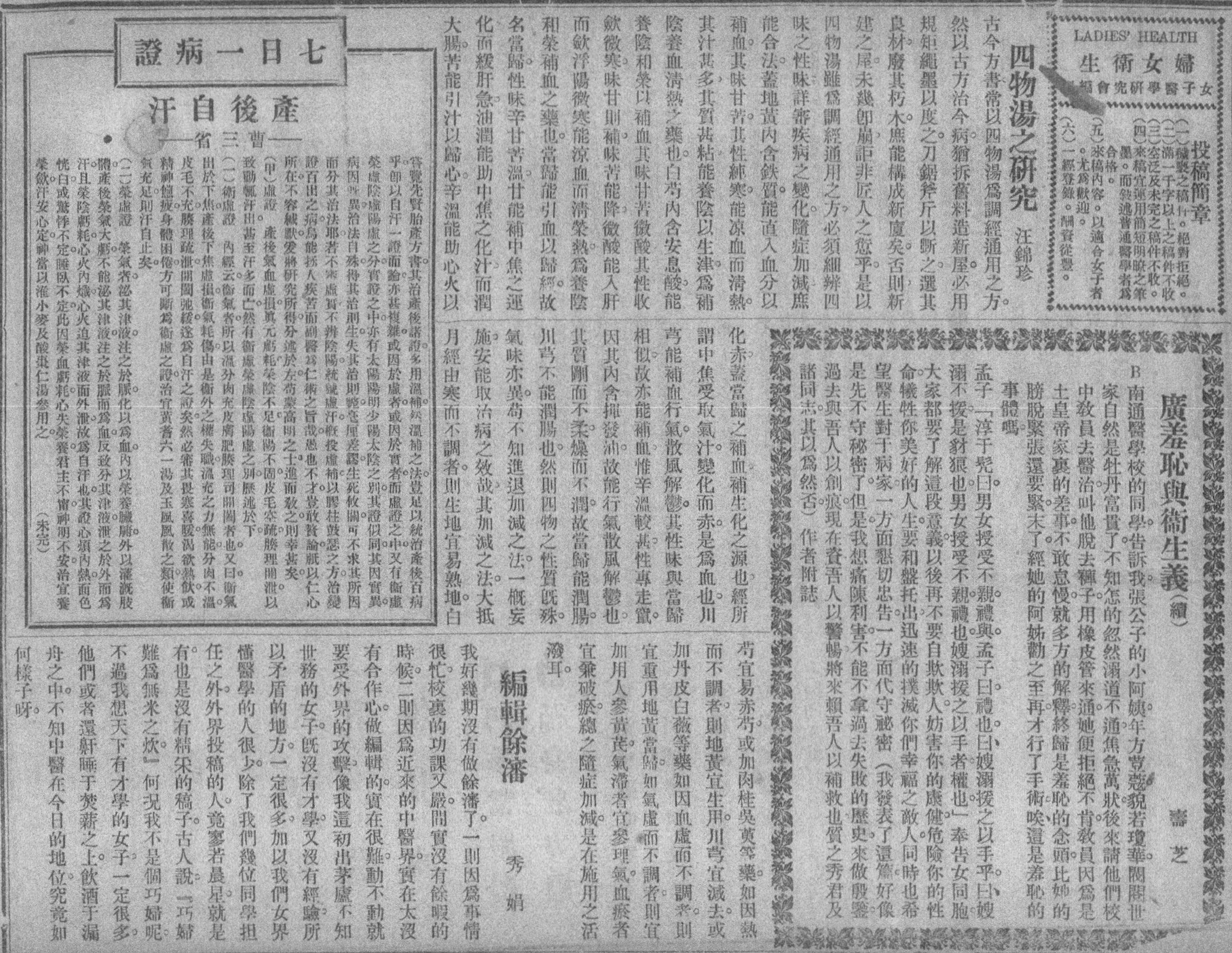

LADIES' HEALTH

婦女衛生

女子醫學研究會編輯

投稿簡章

(一)襍褻之稿件。絕對拒絕。
(二)滿一千字以上之稿件不收。
(三)空泛及未完之稿件不收。
(四)來稿宜運用簡短明瞭之筆墨。而紋述普通醫學者爲合格。
(五)來稿內容。以適合女子者。尤爲歡迎。
(六)一經登錄。酬資從豐。

四物湯之研究

汪錦珍

古今方書常以四物湯爲調經通用之方。然以古方治今病。猶拆舊料造新屋。必用規矩繩墨以度之。刀鋸斧斤以斲之。選其良材。廢其朽木。庶能構成新廈矣。否則新建之屋未幾卽崩。詎非匠人之愆乎。是以四物湯雖爲調經通用之方。必須細辨四味之性味。詳審疾病之變化。隨症加減。庶能合法。蓋地黃內含鐵質。能直入血分以補血。其味甘苦。其性純寒。能涼血而淸熱。其汁甚多。其質甚粘。能養陰以生津。爲補陰養血淸熱之藥也。白芍內含安息酸。能養陰和榮以補血。其味甘苦微酸。其性收歛微寒。味甘則補。味苦能降。微酸能入肝而歛浮陽。微寒能涼血而淸榮熱。爲養陰和榮補血之藥也。當歸能引血以歸經。故名當歸。性味辛甘苦溫。甘能補中焦之運化而緩肝急。油潤能助中焦之化汁而潤大腸。苦能引汁以歸心。辛溫能助心火以化赤。蓋當歸之補血。補生化之源也。經所謂中焦受取氣汁。變化而赤。是爲血也。川芎能補血行氣。散風解鬱。其性味與當歸相似。故亦能補血。惟辛溫較甚。性專走竄。因其內含揮發油。故能行氣散風解鬱也。其質剛而不柔。燥而不潤。故當歸能潤腸。川芎不能潤腸也。然則四物之性質旣殊。氣味亦異。苟不知進退加減之法。一概妄施。安能取治病之效哉。其加減之法。大抵月經由寒而不調者。則生地宜易熟地。白芍宜易赤芍。或加肉桂吳萸等藥。如因熱而不調者。則地黃宜生用。川芎宜減去。或加丹皮白薇等藥。如因血虛而不調者。則宜重用地黃當歸。如氣虛而不調者。則宜加用人參黃芪。氣滯者宜參理氣。血瘀者宜兼破瘀。總之隨症加減。是在施用之活潑耳。

廣羞恥與衛生義(續)

壽芝

B

南通醫學校的同學告訴我張公子的小阿姨年方荳蔻。貌若瓊華。閨閣世家。自然是牡丹富貴了。不知怎的忽然溺道不通。焦急萬狀。後來請他們校中教員去醫治。叫他脫去褲子。用橡皮管來通她。便拒絕不肯。教員因爲是土皇帝家裏的差事。不敢怠慢。就多方的解釋。終歸是羞恥的念頭。比她的膀胱緊張還要緊。末了。經她的阿姊勸之至再。才行了手術。唉。這是羞恥的事體嗎。

孟子「淳于髠曰。男女授受不親。禮與。孟子曰。禮也。曰。嫂溺援之以手乎。曰。嫂溺不援。是豺狼也。男女授受不親。禮也。嫂溺援之以手者。權也」。奉告女同胞大家都要了解這段意義。以後再不要自欺欺人。妨害你的康健。你的性命。犧牲你美好的人生。要和盤托出。迅速的撲滅你們幸福之敵人。同時也希望醫生對于病家一方面懇切忠告。一方面代守祕密。(我發表了這篇。好像是先不守秘密了。但是我想痛陳利害。不能不拿過去失敗的歷史。來做殷鑒。過去與吾人以創痕。現在資吾人以警惕。將來賴吾人以補救也。質之秀君及諸同志。其以爲然否。)作者附誌

編輯餘瀋

秀娟

我好幾期沒有做餘瀋了。一則因爲事情很忙。校裏的功課又嚴。閒實沒有餘暇的時候。二則因爲近來的中醫界。實在太沒有合作心。做編輯的實在很難動不動就要受外界的攻擊。像我這初出茅廬。不知世務的女子。旣沒有才學。又沒有經驗。所以矛盾的地方。一定很多。加以我們女界懂醫學的人很少。除了我們幾位同學担任之外。外界投稿的人。竟寥若晨星。就是有也是沒有精采的稿子。古人說。『巧婦難爲無米之炊』何況我不是個巧婦呢。不過我想天下有才學的女子一定很多。他們或者還鼾睡于焚薪之上。飲酒于漏舟之中。不知中醫在今日的地位。究竟如何樣子呀。

七日一病證

產後自汗

——曹三省——

嘗覽先賢胎產方書。其治產後諸證。多用溫補。然溫補之法。豈足以統治產後百病乎。卽以自汗一證而論。亦甚複雜。或因於虛者。或因於實者。而虛證之中。又有衛虛榮虛陰虛陽虛之分。實證之中。亦有太陽陽明少陽太陰之別。其證似同。其因實異。病因旣異。治法自殊。得其治則生。失其治則斃。毫厘差謬。生死攸關。可不求其所因而分其治法耶。若不審虛實。不辨陰陽。統稱虛汗。概投虛補。以膠柱鼓瑟之方。治變證百出之病。烏能拯人疾苦。而副醫爲仁術之旨哉。愚也不才。豈敢贅論。祇以仁心所在。不容緘默。爰將研究所得。分述於左。苟蒙高明之士。進而教之。則幸甚矣。

(甲)虛證　產後氣血虛損。眞元虧耗。榮陰不足。衛陽不固。皮毛空疏。腠理開泄。以致勵颯汗出。甚至汗多而亡。然有衛虛榮虛陰虛陽虛之別。臚述於下。

(一)衛虛證　內經云。衛氣者。所以溫分肉。充皮膚。肥腠理。司開闔者也。又曰。衛氣出於下焦。產後下焦虛損。衛氣耗傷。由是衛外之權失職。溫充之力無能。分肉不溫。皮毛不充。腠理疏泄。開闔弛緩。遂爲自汗之證矣。然必兼其畏寒喜暖。渴欲熱飲。或精神倦疲。身體困倦。方可斷爲衛虛之證。治宜黃耆六一湯及玉屛風散之類。使衛氣充足。則汗自止矣。

(二)榮虛證　榮氣者。泌其津液。注之於脈。化以爲血。內以榮養臟腑。外以灌漑肢體。產後榮氣大虧。不能泌其津液注之於脈而爲血。反致分其津液泄之於外而爲汗。且榮陰虧耗。心火內熾。心火迫其津液而外泄。故爲自汗也。其證心煩內熱。面色恍白。或驚悸不定。睡臥不定。此因榮血虧耗。心失榮養。君主不甯。神明不安。治宜養榮歛汗。安心定神。當以淮小麥及酸棗仁湯參用之。(未完)

益智錄

大仁

■鵝血治噎

鵝血治噎膈。方書所未見。時眼醫王殿選藏王御九仲君中翰金谿溪公。即大史維恭。虞東祖。威顯此藥。祭拔王漁洋。香祖筆記。始王維楨。嚥進云。武昌獻花寺僧自究病噎死。遺言其徒剖之。胸腹內果一骨如簪。取置經案。久相傳示。後有一師。寓寺。從者殺鵝。未斷其喉。偶見此骨。取以撥鵝血。骨遂消滅。自究之徒亦病噎。因啓鵝血可治。數飲遂愈。以此方授人。無不驗者。鵝血治噎。昉見于此。與虞五行記所載。鵝治噎疾。事正相類。王漁洋晚著古夫于亭雜錄。云鵝血治噎。試之亦甚效。蓋噎有五種。未知何噎。必有所主對也。（醫勝）

■西瓜消伏暑

余盛階醫案云。虞城沈翁石卿溫熱病症。服藥欲絕。遺尿。

小說　衛生　醫界鏡（五）

醫隱

第一回　衛生取法得傳薪　妙令翻新徵本草

却說貝仲良用鍋焙丸。做得將好了。趙竹生公子。合家上下大小。無不歡天喜地。當夜仲良宿在書房。次早。趙封翁起身後。看過竹生公子。即走到書房來。仲良在牀未起。聽見封翁到來。連忙起身。封翁拜謝道。小兒的病已好大半。先生真妙手回春。只可慢慢的報謝了。仲良道。此些微功。何必掛齒。家人送上洗面水。兩盆。放鹽花湯兩碗。封翁洗過面。然後用手巾到鹽花湯內。調漱嘗身內嚥進。仲良洗漱已畢。問道。這是做甚。封翁道。這是祖上家傳的法則。說鹽湯能清腸門臟熱。可以治頭痛。可以除目疾。歷代相傳。頗有效驗。隨又呼家人將茶水泡的龍井細茶拿來。仲良道。水還有真假嗎。封翁道。不是真水。乃用水到蒸壺內。如燒燒酒的一般。取下的露。名為蒸水。緣凡百水內。總有灰石的質及微生物在內。凡人三十歲以前。元氣健旺。到不必服蒸水。只服平常的水。雖他灰石等質。以無礙身體。自三十歲以後。大氣漸衰。不能化那灰石些質。以致平常服之。漸漸令人肌膚乾皮瘦。日漸發皺。惟蒸過的露水。灰石質及微生物。已消化淨盡。服之大有益於衛生呢。仲良雖略知道等道理。究竟不甚精透。只得唯唯稱是。少頃。用人送上進子粥一碗。與仲良吃。又送上白飯一碗。青菜一碟。與封翁吃。仲良道。為甚吃這白飯青菜。莫非也有妙理嗎。封翁道。白飯不過甘淡。以養脾土而已。至脾臟之類。非清晨所宜食。那青菜另有一說。凡五穀多炭氣。菜蔬多養氣。試拿活魚一條。放在甕瓶內。滿滿貯水。將口塞住。魚頃刻死了。只要放一葉青菜在內。魚可幾日不死。以魚得青菜之養氣而活。所以我每於食品之內。必用些青菜。取其以養氣化炭氣也。仲良道。這等新理。若先生從那裏探討出來的。封翁道。我家自明朝以來。讓醫不下二萬餘部。凡九流百家。一切世間罕傳的秘本。我家都有。即隨手到櫥內。取了幾卷講全體學、化學、衛生學、諸新說。呈與仲良看看。仲良略為翻閱。不特未見其書。並且未聞其名。正內下猶疑。只見用人進來請封翁進內

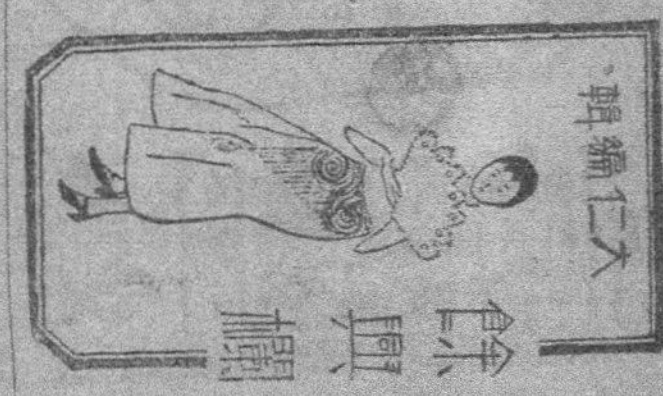

話談　醫校男女同學的感想

大仁

昨晚我接到滬東醫專老友寄來一封信。詢問滬上醫校近况。我正想回答他。適友人袁君見訪。他看見醫校近况四個字。就說滬城某小醫專門學校。和新辦的中國醫學院。現在都實行男女同學了。又對我說。你看報紙上。常常發見男女同學的弊端。况且醫校處處都到生理的作用。那氣血未定的青年男女。混居一堂。難免性的衝動。不規則的事情。亦隨此發生。徐而發生了。將來必定鬧出笑話。你相信嗎。

但我以為女子在社會上、法律上、經濟上、家庭上、和一切位置上。都是平等的。所以女子和男子同學。受同等教育。總合教育的原理。試觀各大學。多是男女同學的。研究高深學問。就是高尚的人。我們抱着研究高深醫學。及希望得着結果的決心來研究。一切就沒有危險了。倘若自暴自棄。誠像人格卑賤。是不是同學也在會發生危險。這種叢土汚穢。真正沒法可醫不濟研究神聖醫學的學校裏。就是社會上。亦不能容他立足的。所以在男女同學設施上。不能任咎了。

我們中醫不是想振興和改進嗎。想最短促的時間。希望收獲普遍的效果嗎。若然。却非男女協力合作。同負這個責任不可。今已實行了。這不是中醫的好現像嗎。

諸藥太熱。非此藥能症。將大汗出而脫。即以參附加當便飲之。少頃而未識人也。余以其往。那成其家曰加罷而能言。則來患者。越三日來請。亦往。果生矣。醫者詢前藥已效。仍用前方服。成未飲。余至日。觸已間。火復熾。陰欲斷矣。附子入咽即危。命以西瓜嚥之。痛者大甚。迷日喉致於冒。飲以清暑。舊昔而愈。後來對。述昏迷所見。一黑人立其前。欲嚥之即逃。洽入骨一。小兒以扇驅之曰。汝不怕熱嚇。那黑神曰。然顧二羆。余求問小兒。曰再加十箇西瓜何如。黑神怪恐而退。余曰附子古名醫露故。果服三劑。非西瓜則伏暑不消。其言皆有至理。亦奇事也。（初醫醫案）

■醉鄉玉屑

余東鄰六嘉善一爐。常便血。時發時止。至五旬外。夏月便鮮血甚多。諸藥罔效。時或不禁。服藥不效。用五苓建中轉天其因向宜涼血藥。仍以四物加槐花等。亦無效。葉天士以生茶花。生厚朴。炒陳皮。炙甘草。雞內金。砂仁。殼丁香。研丸服全愈。又有一童子久痢。葉亦用此方全愈。人不解其故。蓋讓術。恭聞醫。綜因見此方名醉鄉玉屑治小兒食瓜果致痢久不愈。方服先生之典博也。（古今醫案按）

■啖梨散癰疽之氣

湖南一士人。過四州。有保大素脈者。診之云。公來年有官。然有病也。士子驚然曰。當得何病。曰有癰疽病。士留丑日求為處一方。脈者竟不能為之。乃指京師某人者俾訪之。士子到京。求年果擢第。求診脈於醫。醫問君所嗜何物。答曰物皆嗜。醫曰。嗜果子否。嘗梨正熟。有某梨者賞二百許。每日食畢。然嚥之一兩旬。復詣醫。醫問喫多少梨。答云二百許。醫曰。可喜今君無事矣。然須生據京既而三四日間。偏身處大瘡。以業調和其內。尋愈出京。君過四州。見前診脈者。問君得官。又安樂。醫以何藥療。對脈病。答云某不病。但生瘡。偏醫者語之。乃以食梨非者。呼其子設香案。望京師而拜曰。不可謂世間無人。乃詰其方。蓋以梨發散其癰疽之氣。變作渾身瘡爾。士子及太素脈者。忘其姓名。惟記京師醫者是大鬍劉家。（耆舊續聞）

慈母殺子　孝子逆倫

共譏

殺子是什麼可痛的事啊。那竟為慈母所殺。這話究從那裏說起。逆倫是多麼罪大惡極的事啊。而竟出於孝子之手。好不駭人聽聞啊。

慈母之愛子。無微不至。寧有殺子之理。那知子之被殺。正為母之太慈。孝子之奉親。體貼入微。寧有孝子而有弒親之罪。那知親之被弒。正是子之過孝。母愈慈。殺子愈多。子愈孝。弒親愈速。此例雖不可肯定謂其必然。但亦不可謂其不然。無徵不信。茲將羅列數案於後。

有家雖貧之某。產子甚稀。三房僅合一子。在襁褓的時候。慈愛殊常。形容未寒。先加其衣。未飢先食。甚至深居密室。重以重幃。懼恐其不暖。出入懷抱。不離其手。所以年已六七。尚不能舉步。其後病羸疾。憔悴以死。

某孩臍患濕瘡。其母時時以口風。欲速之快。豈不數朝。頓變風痙。症角弓反張而殞。

某子偶患感冒。其家大起恐慌。朝甲醫暮乙醫。藥石亂進。不非溫涼。病未數日。藥投十數。縱不死醫。亦當死藥。

某翁病下痢。其子延之切問。聞鴉片有殊效。乃投以令吾嚥之鴉片以塞其漏。效可加鴉片。亦下肚。痛勢頓變。症現噤痙而亦從此叫號以殞。

世上類此之殺人案。彩矣何勝枚舉。未聞刑律上對於此類罪惡。訂有專條。亦未始非人類生命上。失却一層保障。我們醫生負有解除人類痛苦的責任。對於此類的殺人案。宜怎樣去指導與解釋。應不應我們的天職啊。

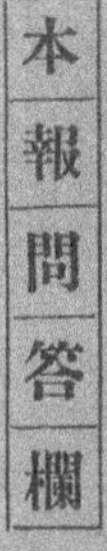

本報問答欄

簡章

(一)本欄除本報編輯自任答覆外。並聘請章太炎君曹穎甫君王一仁君秦伯未君許半龍君担任爲顧問

(二)所問病症。須確有研究之價值。否則恕不答覆。

(三)凡投函問病。不得隨意用信紙。或鉛筆申述。本報另印『衛生報問病用紙』一份。務須照其空白表格。一一填明。此項問病用紙。惟定閱本報全年一份者。始贈一紙。如單購此紙。每一份實售大洋一元。

(四)非本報定戶。每題須納費一元。以示限制。

(五)問者須詳述病症之原因。及現在之狀態。經過之治療等等。

柴慶根問

本埠三洋涇橋瑞臨里八十四號

去年五六月間患脚腫至十一月肝胃氣痛劇作服西藥胃鹼數瓶始則見效繼而痛反加甚經中醫調治痛則漸痊而腹內早積痞塊已二月有餘目下時有痞氣上塞亦稍有肺旁刺痛請問治法

答柴慶根問

朱大仁

始起兩足浮腫繼而腹內結痞。撑時不舒。甚則氣升兩脅作痛考肝爲剛藏。脾爲陰土。脾虛失健運之職。以致積濕下注。故兩足爲之浮腫且土虛則木旺。肝氣乘勢橫逆。挾痰濕凝聚募原之間。所以結塊成痞。況兩脅爲肝之分野。氣鬱於中。不得流行。經云。不通則痛。故兩脇爲之刺痛。細參此症。皆由肝旺脾弱。今擬泄肝理氣。健脾和胃。助化痰濕之劑。未識能得應手否。錄方候正。

生白朮二錢	仙半夏二錢	炒枳實二錢	雲茯苓三錢
陳廣皮一錢	金鈴子二錢	全福花一錢五分(包)	製香附一錢五分
廣鬱金一錢五分	代赭石四錢(煅)	春砂殼八分	大腹皮三錢
紫絳香四分	青橘葉一錢五分		

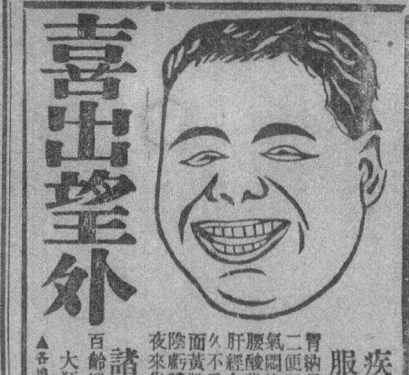

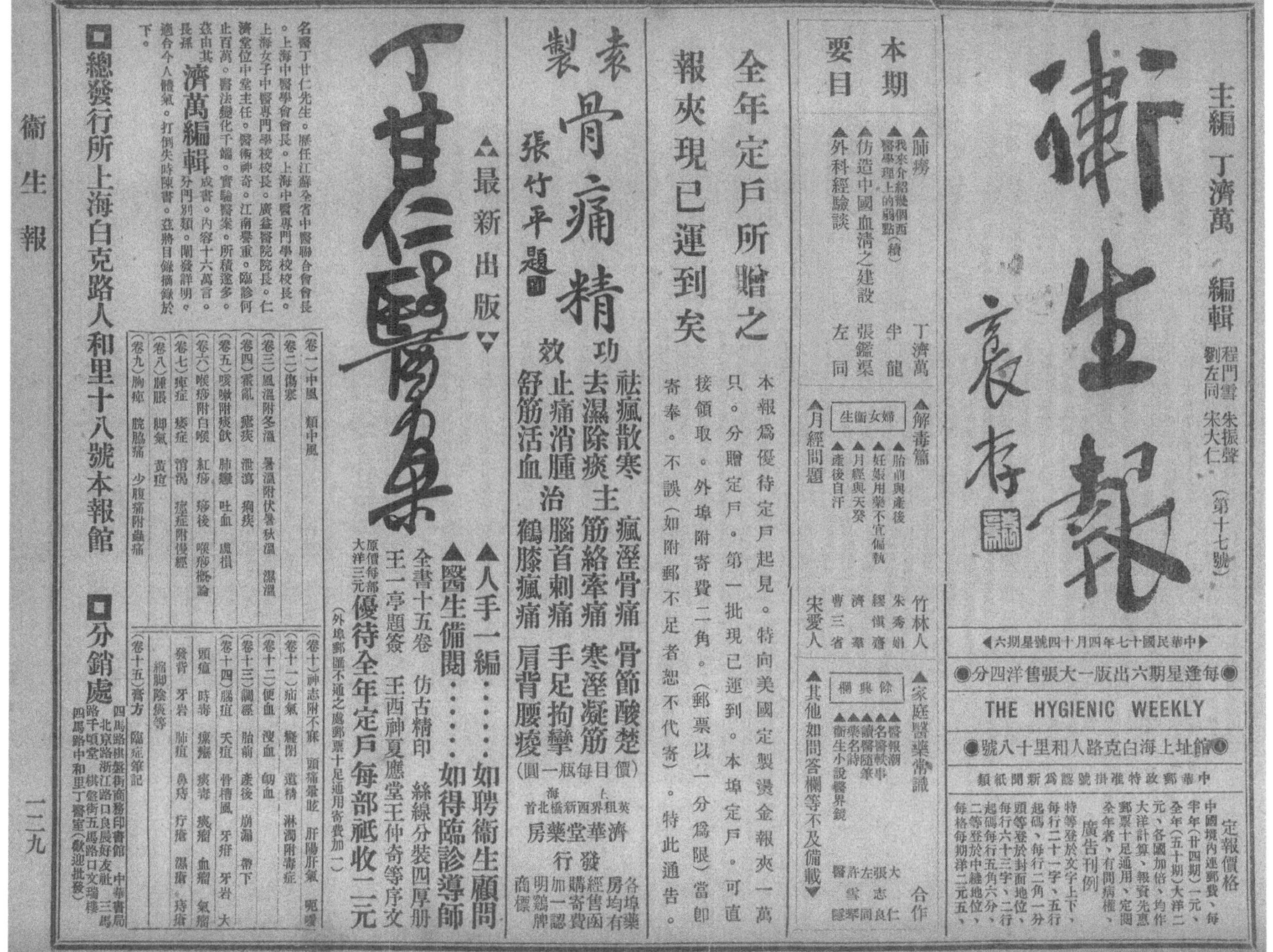

衛生報

主編 丁濟萬

編輯 程門雪 朱振聲 劉左同 宋大仁

（第十七號）

裛存 題

◀中華民國十七年四月十四號星期六▶

●每逢星期六出版一大張售洋四分●

THE HYGIENIC WEEKLY

●館址上海白克路人和里十八號●

中華郵政特准掛號認爲新聞紙類

定報價格

中國境內連郵費、每半年（廿四期）一元、全年（五十期）大洋二元、各國加倍、均作大洋計算、報資先惠、郵票十足通用、定閱全年者、有問病權、

廣告刊例

特等登於文字上下、每行二十一字、五行起碼、每行二角一分、頭等登於封面地位、每行六十三字、二行起碼每行五角六分、二等登於中縫地位、每格每期洋二元五、

本期要目

▲肺癆 丁濟萬
▲我來介紹幾個西醫學理上的弱點（續） 半龍
▲仿造中國血淸之建設 張鑑渠
▲外科經驗談 左同
▲解毒篇 竹林人
婦女衛生
▲胎前與產後 朱秀娟
▲妊娠用藥不宜偏執 繆愼齋
▲月經與天癸 濟羣
▲產後自汗 曹三省
▲月經問題 宋愛人
▲家庭醫藥常識 合作
餘興欄
▲醫報潮 大仁
▲名醫軼事 張志良
▲讀醫隨筆 左同
▲藥名詩 許琴
▲衛生小說醫界鏡 醫隱
▲其他如問答欄等不及備載

全年定戶所贈之報夾現已運到矣

本報爲優待定戶起見。特向美國定製燙金報夾一萬只。分贈定戶。第一批現已運到。本埠定戶。可直接領取。外埠附寄費二角。（郵票以一分爲限）當即寄奉。不誤（如附郵不足者恕不代寄）。特此通告。

袁製骨痛精

張竹平題

功效 祛瘋散寒 去濕除痰 止痛消腫 舒筋活血

主治 瘋溼骨痛 筋絡牽痛 腦首刺痛 鶴膝瘋痛 骨節酸楚 寒溼凝筋 手足拘攣 肩背腰痠

（價目每瓶一圓）

各埠藥房均有經售函購加寄費一角

英租界北首西新橋上海 濟華堂藥房 發行

認明鶴牌商標

丁甘仁醫案

△最新出版▽

▲人手一編……如聘衛生顧問

▲醫生備閱……如得臨診導師

全書十五卷 仿古精印 絲線分裝四厚册

王一亭題簽 王西神夏應堂王仲奇等序文

原價每部大洋三元 優待全年定戶每部祇收二元

（外埠郵匯不通之處郵票十足通用寄費加一）

名醫丁甘仁先生。歷任江蘇全省中醫聯合會會長。上海中醫學會會長。上海中醫專門學校校長。上海女子中醫專門學校校長。廣益醫院院長。仁濟堂位中堂主任。醫術神奇。江南譽重。臨診何止百萬。醫法變化千端。實驗醫案。所積遂多。茲由其長孫**濟萬編輯**成書。內容十六萬言。分門別類。闡發詳明。適合今人體氣。打倒失時陳書。茲將目錄摘錄於下。

（卷一）中風 類中風
（卷二）傷寒
（卷三）風溫附冬溫 暑溫附伏暑秋溫 濕溫
（卷四）霍亂 痙疾 泄瀉 痢疾
（卷五）咳嗽附痰飲 肺癰 吐血 虛損
（卷六）喉痧附白喉 紅痧 痧後 喉痧概論
（卷七）痺症 痿症 消渴 瘧症附慢經
（卷八）腫脹 腳氣 黃疸
（卷九）胸痺 脘脇痛 少腹痛附蟲痛
（卷十）神志附不寐 頭痛暈眩 肝陽肝氣 呃噯
（卷十一）疝氣 癃閉 遺精 淋濁附毒症
（卷十二）便血 溲血 衄血
（卷十三）調經 胎前 產後 崩漏 帶下
（卷十四）腸疽 夭疽 骨槽風 牙疳 牙岩 大頭瘟 時毒 瘰癧 痰毒 痰瘤 血瘤 氣瘤 發背 牙岩 肺疽 鼻痔 疔瘡 濕瘡 痔瘡 綿腳陰痰等
（卷十五）膏方 臨症筆記

◻總發行所上海白克路人和里十八號本報館

◻分銷處

四馬路棋盤街商務印書館 中華書局 北京路浙江路口良晨好友社 三馬路千頃堂 棋盤街五馬路口文瑞樓 四馬路中和里丁醫室（歡迎批發）

衛生報 一二九

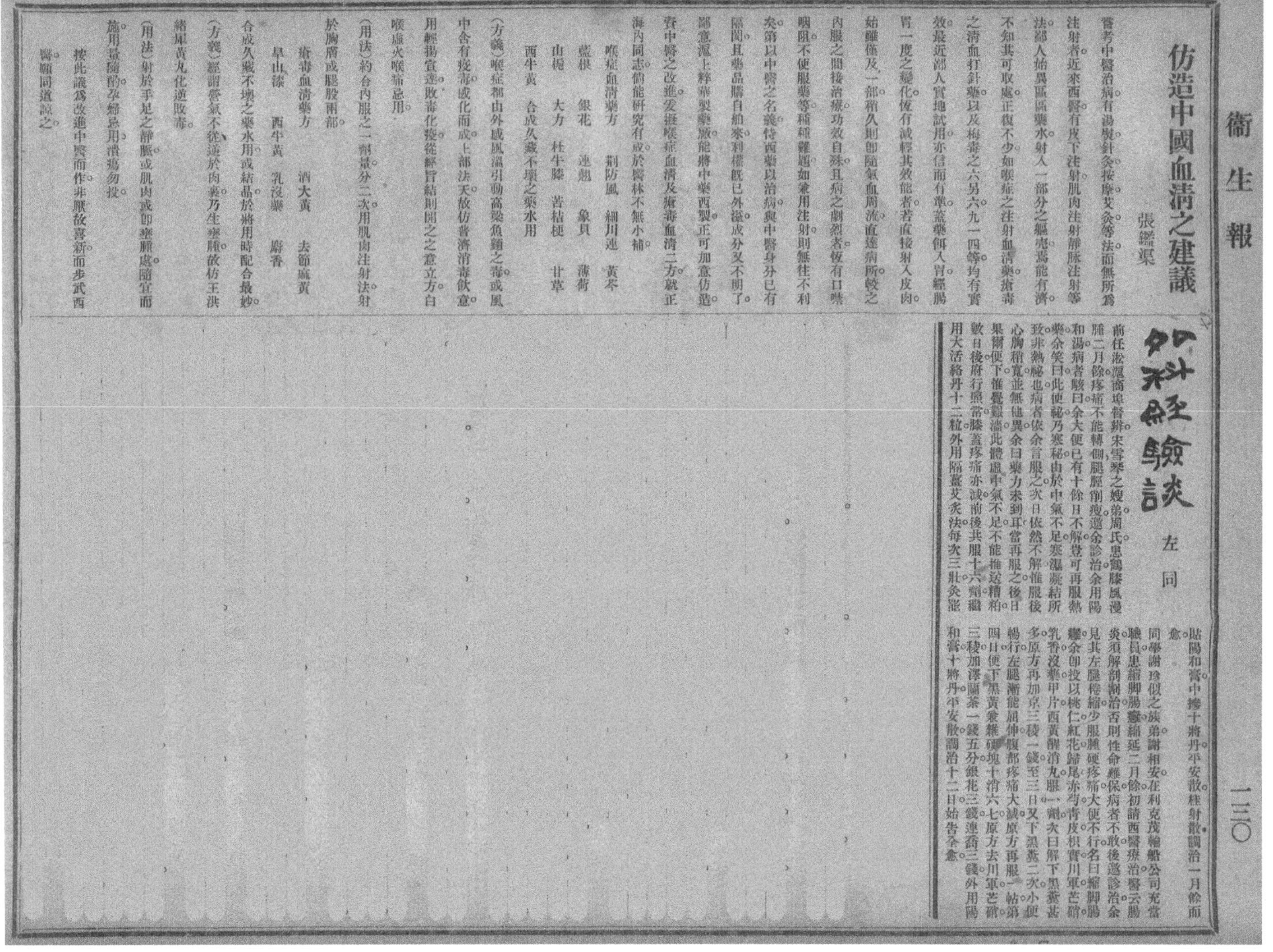

仿造中國血清之建議

張鑑渠

嘗考中醫治病。有湯液。針灸。按摩。艾灸等法。而無所爲注射者。近來西醫有皮下注射。肌肉注射。靜脈注射等法。鄙人始異區區藥水。射入一部分之軀殼。焉能有濟。不知其可取處。正復不少。如喉症之注射血清藥。瘡毒之清血打針藥。以及梅毒之六另六。九一四等。均有實效。最近鄙人實地試用。亦信而有準。蓋藥餌入胃經腸胃一度之變化。恆有減輕其效能者。若直接射入皮肉。始雖僅及一部。稍久則即隨氣血周流。直達病所。較之內服之間接治療。功效自殊。且病之劇烈者。恆有口噤咽阻。不便服藥等種種難題。如兼用注射。則無往不利矣。竊以中醫之名義。恃西藥以治病。與中醫身分已有隔閡。且藥品購自舶來。利權既已外溢。成分又不明了。鄙意滬上粹華製藥廠。能將中藥西製。正可加意仿造。贊中醫之改進。爰擬喉症血清及瘡毒血清二方。就正海內同志。倘能研究有成。於醫林不無小補。

喉症血清藥方　荊防風　細川連　黃芩
藍根　銀花　連翹　象貝　薄荷
山梔　大力　杜牛膝　苦桔梗　甘草
西牛黃　合成久藏不壞之藥水用

(方義)喉症都由外感風溫引動高粱魚麵之毒。或風中含有疫毒。或化而成。上部法天。故仿普濟消毒飲意。用輕揚宣達。敗毒化疫。從經旨結則開之之意立方。白喉虛火喉痛忌用。

(用法)約合內服之一劑量。分二次。用肌肉注射法射於胸膺或腿股兩部。

瘡毒血清藥方　酒大黃　去節麻黃
旱山漆　西牛黃　乳沒藥　麝香
合成久藏不壞之藥水用。或結晶於將用時配合最妙。

(方義)經謂營氣不從。逆於肉裏。乃生癰腫。故仿王洪緒犀黃丸化逆敗毒。

(用法)射於手足之靜脈。或肌肉。或即癰腫處。隨宜而施。用惟陰疽。孕婦忌用。潰瘍勿投。

按此議爲改進中醫而作。非厭故喜新而步武西醫。願同道諒之。

外科經驗談

左同

前任淞滬商埠督辦。宋雪琴之嫂弟周氏。患鶴膝風漫腫二月餘。疼痛不能轉側。腿脛削瘦。邀余診治。余用陽和湯。病者駭曰。余大便已有十餘日不解。豈可再服熱藥。余笑曰。此便秘乃寒秘。由於中氣不足。寒濕凝結所致。非熱秘也。病者依余言服之。次日依然不解。惟服後心胸稍寬。並無他異。余曰。藥力未到耳。當再服之。後日果爾便下。惟覺艱澁。此體虛中氣不足。不能推送糟粕。數日後府行照常。膝蓋疼痛亦減。前後共服十六劑。繼用大活絡丹十二粒。外用隔薑艾灸法。每次三壯。灸臍貼陽和膏。中摻十將丹。平安散。桂射散。調治一月餘而愈。

同學謝珍似之族弟謝相安。在利克茂輪船公司充當職員。患縮脚腸癰。綿延二月餘。初請西醫療治。醫云腸炎。須解剖割治。否則性命難保。病者不敢。後邀診治。余見其左腿倦縮。少服腫硬疼痛。大便不行。名曰縮脚腸癰。余即投以桃仁。紅花。歸尾。赤芍。青皮。枳實。川軍。芒硝。乳香。沒藥。甲片。西黃醒消丸。服一劑。次日解下黑糞甚多。原方再加京三稜一錢。至三日又下黑糞二次。小便暢行。左腿漸能屈伸。腹部疼痛大減。原方再服一帖。第四日便下黑黃兼雜硬塊十消六七。原方去川軍。芒硝。三稜。加澤蘭葉一錢五分。銀花三錢。連翹三錢。外用陽和膏。十將丹。平安散。調治十二日。始告全愈。

衛生報

解毒篇（續）

竹林人輯

解服石發毒

龍葵根一握洗切。乳香末黃連三兩。甜杏仁六十枚和搗敷。痒換。切勿搔動。候瘡中似石榴子。再去藥用甘草湯洗。蠟貼。終身戒羊血。水煮五加皮服。葱蒜煮肥豬肉食。豬腎一具勿見水。炙取汁服。石燕七個打碎水煮頻淋洗。鐵鉛投酒中十次飲。蕎麥搗汁服。胡豆搗汁飲。滑石五錢水絞汁服。芒硝一錢蜜水調服。石南末一錢新汲水服。萎甤一兩炙甘艸七錢犀角三錢煎服。烏豆二升銅器煎飲。船底青苔煎服。炙蜂房服。

解服丹石衝眼

橘竹根洗搗服

解吞瓷鋒

生紅蘿蔔搗爛吞

解砒霜毒（凡中此毒煩躁如狂。心腹攪痛。頭旋。欲吐不吐。面色青黑。四肢極冷者是。）

飲新汲水吐。地漿調鉛粉服。鬱金末二錢蜜少許冷水調服。白芷末井水服二錢。稻草燒灰淋汁調青黛三錢服。菉豆粉寒水石等分藍根汁調服四錢。生白扁豆研水絞汁飲或經霜生收曬乾研末新汲水調服三錢。飲醋吐勿飲水。膽礬研水灌。楊梅樹皮煎服。桐油灌吐。大豆煮汁飲。醬調水服。糞清入麝金汁皆可灌。煎豆豉飲。甘艸汁藍汁和飲。熱豆腐漿灌。烏骨雞血鴨血灌。無名異研水灌或和雞蛋清灌。三鱗草搗汁灌。冬青葉搗 汁灌。明礬大黃研新汲水調灌。菉豆汁灌。白蠟三錢研雞蛋清三枚調灌。苦練根新汲水搗灌。黑牛羊血皆可灌。烏桕樹根搗汁服。降香末四兩煎服。夏枯草汁灌。木通四兩煎服。生雞蛋儘灌。天竺果或根煎灌。硼砂一兩研雞子清七枚調灌。巴豆去油生茶木杵汁冷水調灌。紅白金魚搗爛水和灌。菉豆粉黃土各四兩細篩雞子清九個攪勻卽用溲菉豆冷水和服。潔白糖旋花淡豆豉甘艸等分研勻冷水調灌。燕子窠和井水三四大碗儘攪布濾去泥垢取水儘灌以吐得救。水滂草（俗名男女草生田塍水畔者佳）一大把入水搗爛濾去渣飲二三盌。明礬末三錢雞蛋鹽一二十個打入盌內攪濃冷水亦可。黑鉛一塊約重四兩石上磨汁旋磨旋灌。藜蘆根青黛皂莢膽礬苦瓜蒂滑石生甘艸生菉豆等分搗末涼水調灌。香油一盌灌。生甘艸三兩煎湯加羊血半盌和飲取吐不吐速用下法當歸三兩大黃一兩白礬一兩生甘艸五錢煎飲。陳壁土攪水灌。虎耳艸葉洗淨取汁攪冷水。牙硝不拘多少研末冷水下。小薊根汁灌。生漆渣子丸土燥研滾水下五分。中砒毒橫身紫藥名砒霜藥瘡特黃土地挖斗大坑井水灌滿攪濁飲一盌旋又一盌待紫藥俱散一吐卽甦冬月亦用此法。防風一兩研末水調服。石青水調服。

月經問題（續）

宋愛人

第三章　月經與陽明胃氣

第一章曾言。『若謂月經與本人之氣血。絕無關係。則不可。若謂月經卽是純粹之血液。亦斷無是理者。』可知月經雖非純粹之血。而與血之原質。實有切實之系統。所以血氣先盛。而後月經得以應時而下。血氣衰弱。月經遂有不調之虞。若氣虛血竭。月經竟有閉而不行之危也。然而血也氣也皆生於穀食之精華也。穀食之運化。精氣之敷佈。厥惟陽明胃氣之是賴。則胃氣之衰旺。與月經之通閉。又有如影隨形。如谷答響者矣。蓋飲食入胃。全賴胃氣之壯旺。胃氣壯旺。則胃壁之摩擦力銳進。而運化精微。分泌糟粕。遂自強而無時或息。其精微者。繇脾藏之運輸。脺液之潤澤。肝臟之提練。至此其精微者益爲純潔。而上輸於心房。其汁變化而爲赤。是爲血液。於是繇心臟發出。循環運行。以營養全體。女子二八而臟腑皆充。氣血咸盛。故血氣有餘而任脈通矣。衝脈亦盛矣。月經亦應時而下矣。然不有陽明胃氣。則飲食必現衰微。胃壁之消化。勢必遲鈍。則精微不佈。血氣不充。而欲月經之應時而下。是猶饗人之子。而責其不廣置田園也。然而欲求胃氣之長時壯旺。又非飲食適宜。善爲調節不爲功。而調節之法。則莫樂有節也。勞逸有度也。心胸之宜曠達也。二便之宜通調也。若是則災疚不生。而胃氣亦有旺而無衰時。不然。設以彊飲食時進乳酪。或狂啖肉類。以爲充養脂肪。盲投膏滋以爲培補氣血。則未有不致脾胃不及運化。臟積腑聚等證。繇斯而生。遑論散佈精微。化爲血液。而下爲月經。故子宮黏膜之黏液。爲月經之變質。衝任二脈。爲月經之橐籥。而陽明胃氣。實爲月經之原質也。故凡講求月經。當先顧及胃氣。薛立齋曰。『血者水穀之精氣也。和調於五臟。灑陳於六腑。在男子則化爲精。在婦人則上爲乳汁。下爲月經。故雖心主血。肝藏血。脾統血。（悉詳於戍編第二章。）實則皆生化於脾胃。凡治月經。宜先補脾和胃。則血自生矣。』此說極是。

（未完）

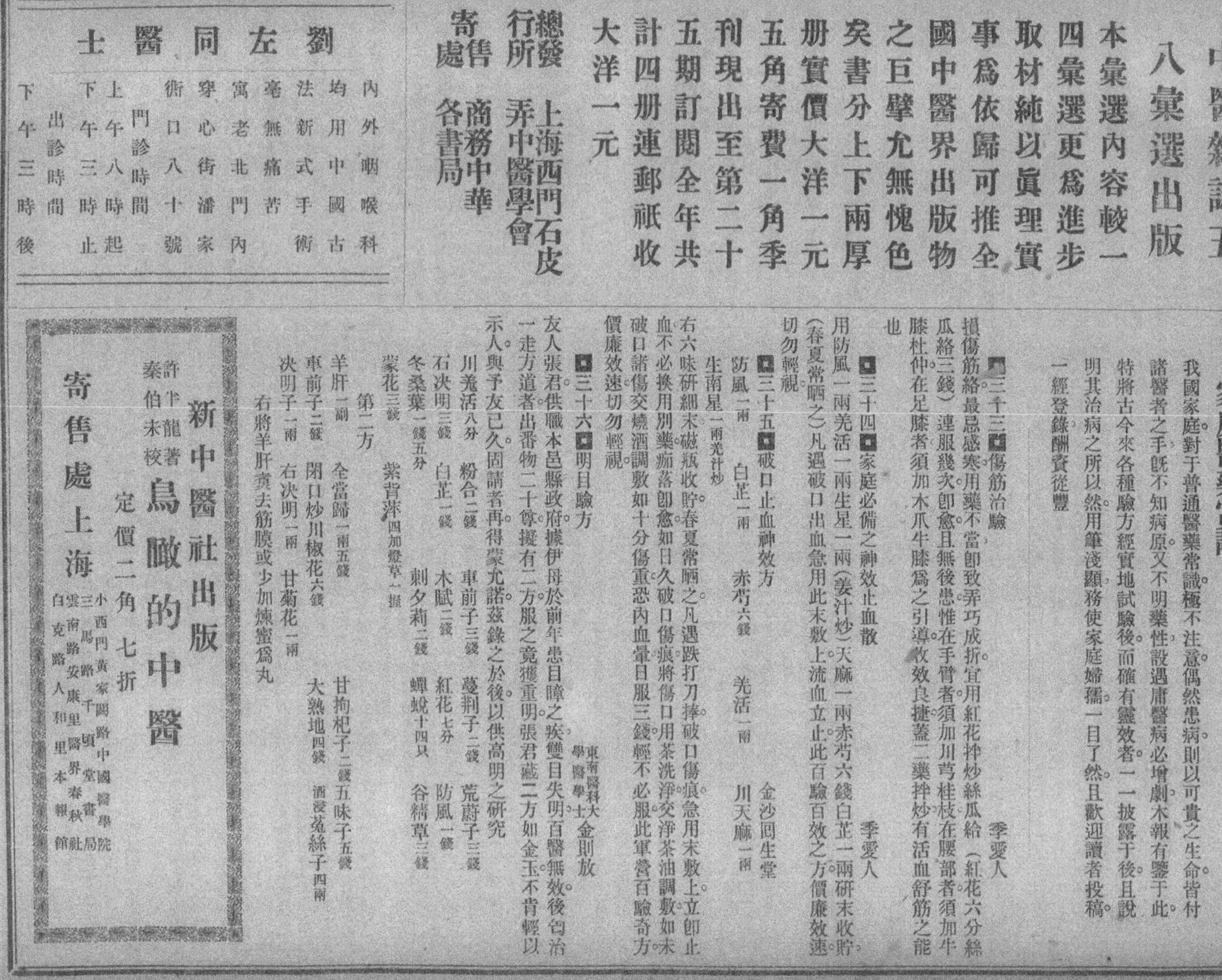

家庭醫藥常識

季愛人

我國家庭對于普通醫藥常識極不注意。偶然患病。則以可貴之生命。皆付諸醫者之手。既不知病原。又不明藥性。設遇庸醫。病必增劇。本報有鑒于此。特將古今來各種驗方經實地試驗後。而確有靈效者。一一披露于後。且說明其治病之所以然。用筆淺顯。務使家庭婦孺。一目了然。且歡迎讀者投稿。一經登錄。酬資從豐

（三十三）傷筋治驗 季愛人

損傷筋絡最忌感寒。用藥不當。卽致弄巧成折。宜用紅花拌炒絲瓜絡（紅花六分絲瓜絡三錢）連服幾次。卽愈且無後患。惟在手臂者須加川芎桂枝。在腰部者須加牛膝杜仲。在足膝者須加木爪牛膝為之引導。收效良捷。蓋二藥拌炒有活血舒筋之能也

（三十四）家庭必備之神效止血散 季愛人

用防風一兩羌活一兩生星一兩（姜汁炒）天麻一兩赤芍六錢白芷一兩研末收貯。（春夏常晒之）凡遇破口出血急用此末敷上。流血立止。此百驗百效之方。價廉效速。切勿輕視

（三十五）破口止血神效方 金沙問生堂

防風一兩 白芷一兩 羌活一兩 川天麻一兩

生南星一兩羌汁炒 赤芍六錢

右六味研細末磁瓶收貯。春夏常晒之。凡遇跌打刀摔。破口傷痕。急用末敷上。立卽止血。不必換用別藥。痂落卽愈。如日久破口傷痕。將傷口用茶洗淨。交淨茶油調敷。如未破口諸傷。交燒酒調敷。如十分傷重。恐內血暈。日服三錢。輕不必服。此軍營百驗奇方。價廉效速。切勿輕視

（三十六）明目驗方 東南醫科大學醫學士金則放

友人張君。供職本邑縣政府。據伊母於前年患目障之疾。雙目失明。百醫無效。後訇治一走方道者。出番物二十尊。擬有二方。服之竟獲重明。張君藏二方。如金玉。不肯輕以示人。與予友已久。固請者再。得蒙允諾。茲錄之於後。以供高明之研究

川羌活八分 粉合二錢 車前子三錢 蔓荊子二錢 荒蔚子三錢

石決明三錢 白芷一錢 木賊二錢 紅花七分 防風一錢

冬桑葉一錢五分 刺夕莉二錢 蟬蛻十四只 谷精草三錢

蒙花三錢 紫背萍四加燈草一握

第二方

羊肝一副 全當歸一兩五錢 甘拘杞子二錢 五味子五錢

車前子二錢 閉口炒川椒花六錢 大熟地四錢 酒浸菟絲子四兩

決明子一兩 石決明一兩 甘菊花一兩

右將羊肝煮去筋膜或少加煉蜜為丸

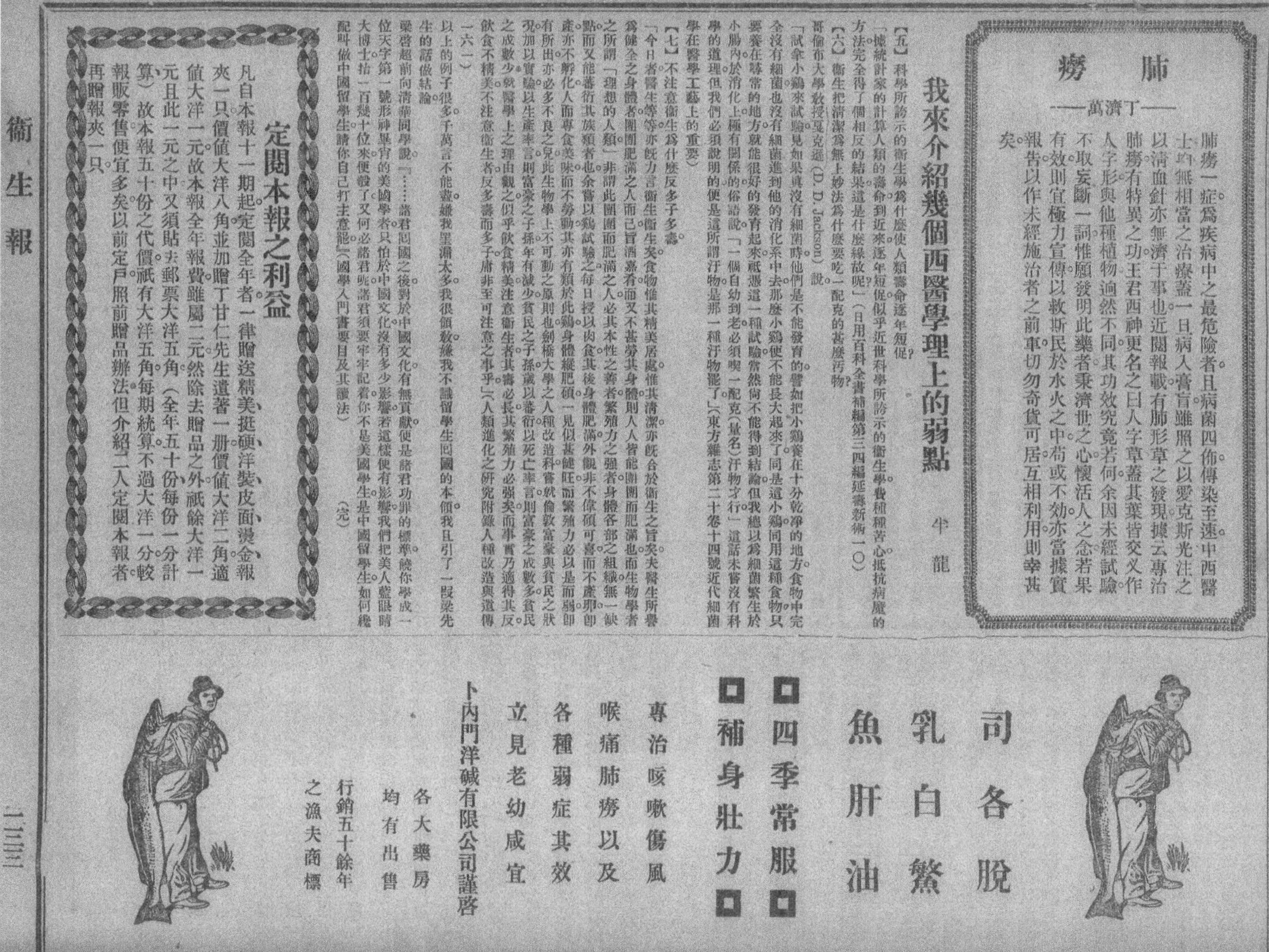

衛生報

肺癆

——丁濟萬——

肺癆一症。為疾病中之最危險者。且病菌四佈。傳染至速。中西醫士。均無相當之治療。蓋一旦病入膏肓。雖照之以愛克斯光。注之以清血針。亦無濟于事也。近閱報載有肺形草之發現。據云專治肺癆。有特異之功。王君西神更名之曰人字草。蓋其葉皆交叉作人字形。與他種植物迥然不同。其功效究竟若何。余因未經試驗。不敢妄斷一詞。惟願發明此藥者。秉濟世之心。懷活人之念。若果有效。則宜極力宣傳。以救斯民於水火之中。苟或不効。亦當據實報告。以作未經施治者之前車。切勿奇貨可居。互相利用。則幸甚矣。

我來介紹幾個西醫學理上的弱點

半龍

【五】科學所詔示的衛生學。為什麼使人類壽命逐年短促？

「據統計家的計算人類的壽命。到近來逐年短促。似乎近世科學所詔示的衛生學。費種種苦心。抵抗病魔的方法。完全得了個相反的結果。這是什麼緣故呢？」（日用百科全書補編第三四編延壽新術一〇）

【六】衛生把清潔為無上妙法。為什麼要吃一配克的甚麼汙物？

哥倫布大學教授憂克遜(D. D. Jackson)說。「試拿小鷄來試驗。見如果真沒有細菌時。他們是不能發育的。譬如把小鷄養在十分乾淨的地方。食物中完全沒有細菌。也沒有細菌進到他的消化系中去。那麼小鷄便不能長大起來了。同是這小鷄。同用這種食物。只要養在尋常的地方。就能很好的發育起來。祇憑這一種試驗。當然倘不能得到結論。但我總以為細菌繁生於小腸內。於消化上極有關係的。俗語說。「一個自幼到老必須喫一配克(量名)汙物才行。」這話未嘗沒有科學的道理。但我們必須說明的。便是這所謂汙物。是那一種汙物罷了。」（東方雜志第二十卷十四號近代細菌學在醫學工藝上的重要）

【七】不注意衛生為什麼反多子多壽。

「今日者。醫生等等。亦既力言衛生。衛生矣。食物。惟其精美。居處。惟其清潔。亦既合於衛生之旨矣。夫醫生所譽為健全之身體者。團團肥滿之人而已。旨酒嘉肴。而又不甚勞其身體。則人人皆能團團而肥滿也。而生物學者之所謂「理想的人類」。非謂此團團而肥滿之人。必其本性之善者。繁殖力之強者。身體各部之組織無一缺點。而又能蕃衍其族類者也。余嘗以鷄試驗之。每日授以肉食。其後身體肥滿。外觀非不偉碩可喜。而不產卵。即產亦不孵化。人而專食美味。而不勞動。其亦有類於此鷄。身體縱肥碩。一見似甚健旺。而繁殖力必以是而弱。即有所出。亦必多不良之兒。此生物學上不可動之原則也。劍橋大學之人種改造科。嘗就倫敦富豪與貧民之狀況。加以實驗。以生產率言。則富豪之子孫。年有減少。貧民之子孫。歲以蕃衍。以死亡率言。則富豪之成數少。貧民之成數多。就醫學上之理由觀之。似乎飲食精美。注意衛生者。其壽必長。其繁殖力必強矣。而事實乃適得其反。飲食不精美。不注意衛生者。反多壽而多子。庸非至可注意之事乎。」（人類進化之研究附錄人種改造與遺傳一六一）

以上的例子很多。千萬言不能盡。嫌我罣漏太多。我很領教。嫌我不識留學生回國的本領。我且引了一段梁先生的話做結論。

梁啓超前向清華同學說。『……諸君回國之後。對於中國文化有無貢獻。便是諸君功罪的標準。饒你學成一位天字第一號形神畢肖的美國學者。只怕於中國文化沒有多少影響。若這樣。便有影響。我們把美人藍眼睛大博士抬一百幾十位來便彀了。又何必諸君。呢諸君須要牢牢記着你不是美國學生。是中國留學生。如何纔配叫做中國留學生。請你自己打主意罷。』（國學入門書要目及其讀法）

（完）

定閱本報之利益

凡自本報十一期起。定閱全年者。一律贈送精美、挺硬、洋裝、皮面、燙金、報夾一只。價值大洋八角。並加贈丁甘仁先生遺著一册。價值大洋二角。適值大洋一元。故本報全年報費。雖屬二元。然除去贈品之外。祇餘大洋一元。且此一元之中。又須貼去郵票大洋五角。（全年五十份、每份一分計算、）故本報五十份之代價。祇有大洋五角。每期統算。不過大洋一分。較報販零售便宜多矣。以前定戶照前贈品辦法。但介紹二人定閱本報者。再贈報夾一只。

婦女衛生 LADIES' HEALTH
女子醫學研究會編輯

投稿簡章
（一）鈔襲之稿件。絕對拒絕。
（二）滿一千字以上之稿件不收。
（三）來[illegible]之及未完之稿件不收。
（四）來稿宜選用簡短明瞭之筆墨。而發述普通醫學者爲合格。
（五）來稿內容。以適合女子者。尤爲歡迎。
（六）一經登錄。酬資從豐。

胎前與產後

朱秀娟

丹溪曰。胎前當清熱養血爲主。佐以理脾疏氣之品。則胎自安矣。故芩朮爲胎前之要藥也。蓋白朮能消痰健脾。脾健則氣血易生。條芩能清熱養血。血養則胎元自安。惟瘦人多火。宜倍條芩以治火。肥人多痰。宜倍白朮以化痰。是又不可不知。至於汗下利小便。乃胎前用藥之三禁。蓋過汗則亡陽傷氣。過下則亡陰傷血。所謂利小便者。恐傷其津液也。雖然用藥貴乎適當。藥而中病。沉痾立起。雖麻桂芩瀉。在所不禁。藥不中病。變端蠭起。雖膠艾杜續。亦非所宜。否則子嗽證由外感者。桔梗湯中何以用麻黃以發汗。子腫子氣子滿脆腳皺腳等證。用茯苓導水湯。何以有茯苓豬苓澤瀉等利水之品。由是以觀。所謂禁者。禁其不當用而用之。非禁其當用而不用也。內經曰。有故無殞。亦無殞也。旨哉斯言。

古人云。胎前宜涼。產後宜溫。良以胎前多熱。服溫燥之品。恐有胎火妄動之虞。產後多寒。進寒涼之劑。每有惡露凝結之弊。況產後氣血兩虧。非溫補之劑。不能提攜陰陽。故其用藥與胎前迥異。無論散氣消食化痰之劑。皆當參入大補氣血之品。以顧其虛。至於表汗攻下利水之品。更當慎也。若用麻黃以表汗。則重竭其陽。用大黃以攻下。則重亡其陰。用五苓以利水。則重竭其津液。蓋其惡寒者。陽氣虛也。必當助陽以祛表。便秘者。陰血虧也。必當養血以潤燥。小便短澀者。津液竭也。必當生津助液以利水。總之產後多不足之症。處處須補其氣血。故丹溪立言。必當大補氣血以爲先。雖兼他症。以末治之。誠至論也。

妊娠用藥不宜偏執

繆慎齋

嘗觀女科諸書。治妊娠有病之法。或主用溫。或主用清。或主破氣。或主補血。或主養血。或主涼血。議論紛紛。莫衷一是。以余觀之。實皆偏執一端之說耳。夫偏主用溫者。倘遇熱病。復以熱劑進之。是猶火上加油。必致誤人生命矣。其偏主破氣者。倘遇虛證。復以猛藥破之。是猶落井下石。必致傷人母子矣。由是以觀。偏執之害。其豈淺鮮哉。要之治病必求其本。必審其源。寒者溫之。熱者清之。虛則補之。實則攻之。其病未有不痊者也。昔黃帝問於岐伯曰。婦人重身。毒之何如。岐伯對曰。有故無殞。亦無殞也。可見妊娠用藥。不得偏執一端。宜寒則寒。宜熱則熱。宜毒藥則用毒藥。不宜先有成見也。惟用毒藥攻治。只可衰其大半而止。否則恐傷胎元也。至於其餘用藥之法。皆如常人雜病相同。不得拘於妊娠宜涼宜補等說也。總之治病當如盤走珠。不可膠柱刻舟而已。

月經與天癸

濟羣

月經者。女子體中之天然排泄物也。以按月一至。不稍間斷。而有常度。故謂之月經。其曰月信曰月事曰經水云者。皆隨其意而命名也。內經以女子二七而天癸至。月事以時下。故有子。遂致後之學者。誤天癸爲月經。歷代相傳。以訛傳訛。至今猶崇其說。寔爲中醫之大缺點也。殊不知月經一事耳。天癸又一事耳。蓋女子之生殖器內有卵珠。卵珠每月成熟一次。熟則血液滲漏。有粘液增多。所謂月經者。即此滲漏之血液及增多之粘液也。況內經又以男子二八而天癸至。精氣溢瀉。亦能有子。若以天癸爲月經。豈男子亦有月經乎。由是觀之。月經與天癸。實有天淵之隔也。然則天癸既非月經。究爲何物。蓋屬男性者爲男精。即精蟲是也。在女性者爲女精。即卵珠是也。誠夫斯言。可見男子至十六歲以上而精蟲之精蟲成熟。女子至十四歲以上而卵珠之卵珠成熟。於是兩性相合而成胎。即易經所謂男女媾精。萬物化生是也。然則天癸爲成胎之要素。月經爲排泄之廢物。天癸月經。明是兩物。豈可混稱哉。

七日一病證

產後自汗

——曾三省——

（三）陽虛證　陽氣者。若天與日。天之日光照臨。則陰霾消散。人之陽氣充盛。則陰寒不聚。天之陽虛陰盛則爲雨。人之陽虛陰盛則爲汗。即內經所謂陽之汗以天地之雨名之是也。蓋陽氣衰微。陰寒彌漫。陰盛格陽於外。遂爲自汗淋漓。面赤戴陽。或呼吸短促。四肢厥逆。此爲陽虛欲絕之象。甚爲危急。當用參附之屬。回陽以止汗。猶之霹靂一聲。離照當空。則雨止汗收矣。

（四）陰虛證　陰液者。若天空之雨露。陰液之於人身。猶雨露之滋潤草木也。天空之雨露不下。則草木不榮。產後之陰液不充。則壯火內熾。火迫津液而外出。遂爲內熱自汗。即內經所謂陰虛者陽必湊之。故少氣時熱而汗出也。陰虛於下。則津液無以上承而口渴。火熾於中。則神明無以自主而煩躁。甚則肝失涵養。火動生風。或爲頭眩昏脹抽搐。此由陰液大虧。元陽失制。治宜三甲復脈湯及當歸六黃湯等加減主之。

（乙）實證　內經曰。邪之所湊。其氣必虛。產後氣血暴虛。衛氣不固。以致風寒暑濕等邪。乘隙襲入。其在爲表皮毛者。則爲無汗。其在肌膚脾胃者。多爲自汗。此宜驅其外邪。則汗自止。切勿泥執產後宜補之說。補住邪氣。以致殺人於無形之中也。且必細辨其症。分別施治。蓋實證自汗。又有太陽陽明少陽太陰之分。焉縷述於左。

餘興欄

〔談話〕醫報潮

大仁

我們中醫界對於宣傳方面。素來不注意的。但是近來卻突飛的進步了。自從去年發行了一張『康健報』之後。就有一張『醫藥新聞』。不過他的宗旨太陳舊。不能迎合社會上一般普通人民的心理。所以銷數也不十分發達。本報應時勢之要求也。繼之而產生。作大規模之衛生宣傳。一方面對內。一方面對外。頗受社會人士之歡迎。因此銷數的廣大。爲任何醫報所不及。足見普通人對於中醫、是很注意的。最近我耳聞中醫界中。又將要出版五六張醫報了。有的在印刷中。有的在籌備中。據我所知道的。有『長壽報』『中醫常識報』『壽而康』等等。這當然是中醫界的好現象。不過我要奉勸繼續籌備的同志們。須要愼重的考慮。不要弄得太濫。像去年上海的橫報一樣。這是我所馨香禱祝的。

名醫軼事

張志良

■仲濟川

仲濟川棣里名醫也。著有老醫一得八卷。惜已失傳。嘗有富家兒病暑。邀仲診治。既至由乃父導至兒病室。仰臥病榻。仲診右脈畢。索左手。富翁曰。兒嬌憨。煩君至榻左一診。蓋富翁祇此一子。愛如拱璧。仲喟然曰。令郎病不治矣。無須再診。緩步而出。富翁大恐。叩請擬方。仲曰。病不死三劑可已。既不能動。則死狀也。富翁急謝罪。仲曰。脈虛而色垢。身熱而便洩。體虛挾暑耳。前醫參朮等劑誤矣。爲處人參白虎湯一劑。知三劑已。

■蔣百門

仲濟川入室弟子二人。其一張千里。其一即百門先生也。千里嘗治閩浙制軍孫爾楨病。一診後。謂公壽命止年半。若謝職歸可三年耳。已而果驗。百門先生深明佛理。以禪爲醫。醫有難產症。乞百門治。入門而梧葉數葉飄然下墜。診畢而出。謂病家曰。拾此葉爲引當效也。又一難產症。庭中植有向日葵數株。百門命摘一二個加入。有頃而產。翼日門人叢合用二劑。藥治產難不應。異而問焉。先生曰。醫貴格物耳。用梧葉者。爲葉墜之時。適立秋時。立秋至而梧葉落。天地自然之理。用向日葵者。是時適葵頭向下耳。今汝所用非其時。故不應。門人囅然大服。噫、格物如將先生。始隨意拾來。皆妙劑耳。

■金子久

王店張姓女病血蠱。醫用通經破血舒鬱之劑。如稜莪、官桂、枳朴、左金、逍遙等藥。俱不效。邇請金診治。即擇前方之稍峻利者。加製甲片三錢。經即得通。諸恙漸愈。蓋經停日久。脈道凝滯。普通破血通經之劑。不能蠕動經絡。而流血下行。故無效。甲片具穿山之能。無經不入。無絡不透。一服而通。固其宜也。

讀醫隨筆

左同

■嘔血

臨海洪虞鄰甫沙文集曰。余家有經紀人勞苦嘔血數升。延醫治之。用川連人參大黃。余詰之曰。既補之。又瀉之何也。答曰古方所制者。因積血未淨。故瀉之。余曰是速之死也。即命勿藥。老米粥厚滋味。令縱食數日。不一旬而強健如故。蓋勞苦之人。未嘗享有飲食之美。數晨夕之安。得此勝於良藥多矣。其愈也固宜。

■中寒傷食

輿夫某素無疾。忽腰痛肚飽不食。醫進以大補之劑。其夜腰痛益甚。腹大氣喘且死。翌日醫復視之。曰此中鬼箭也。藥物無所施。亟宜禳遣。余嘆曰。奈何假罪於鬼哉。是中寒傷食。飲以祛風化食兩大劑。第三日其人抬轎如故。書之以告世之誤信庸醫者。余謂誤信庸醫。由於不諳方書。不能不求援於醫耳。所可恨者。爲醫而不深究醫理。強作解人。以致誤事。而不自知也。

■小兒螳螂子

冷廬醫話云。南方有割螳螂子之術。小兒蒙其害。（徐靈胎詳辨之謂即拓乳法。用青黛一錢。元明粉三錢。硼砂一錢。薄荷五分。冰片同研細。擦口內兩頤。一日四五次）北方有割瘡之術。婦人蒙其害。兼及小兒。此皆庸俗僞造其名。而劣婦祕傳其技。藉以顯世圖利者。明識之人。愼勿爲其所惑。

藥名詩

許雪琴

落托浮萍又一年。鬱金堂上夢如煙。長亭化鶴沉香影。雁寄常山莫訴緣。

茫茫世事自然還。指點秋霜色滿山。羌活江南風雨夜。獨憐續斷一聲閒。

堂堂歲月細辛光。却憶當年急性忙。嘆息江湖火硝事。何天不作決明康。

梅花獨活報殘春。夢裏雞缸竹葉新。憐我十年黃薔恨。還將白璧付歸身。

續隨珠玉不淹留。漫說疏籬芍藥羞。記得金星明月夜。提壺醉到桂枝頭。

吟詠懷來郁李公。石磯橋畔白頭翁。昔時遠釣東流水。綸斷浮飄赤石中。

一抹空青喚奈河。要將雲母付龍梭。牛[illegible]如渴。何處蓬莪又嘯歌。

東西勞燕大黃梁。寒水潮頭[illegible]粉淚。燈心幾度照瀟湘。

葳蕤松柏靄庭除。安息子然半自噓。朝雨暮煙旋復夢。連翹寒影入吾廬。

晚節黃花自列陳。馬鞭子笑浣紗人。平生未足天門志。不去三稜莫問津。

衛生小說 醫界鏡（六）

醫隱

第二回 衛生取法得傳薪 妙令翻新徵本草

去說話。封翁即辭了仲良到內裏去。仲良自思。原來這許多櫥內所藏的都是異書。方纔封翁說的海外奇書。諒必有海外奇方在內。趁這時沒有人在。何不取出一閱。也可以抄錄幾張新奇的方子。即向櫥內取了數種閱看。誰知是陰符經六韜。及奇門遁甲等書。全然不懂。再取了數種。又是講天文地理七政五行的書。那裏看得見一張方子。只得仍舊把書放進櫥內。一人在書房內胡思亂想。忽見趙升進來請道。請貝老爺到後花園去遊園。家老爺已在後面專等。於是仲良跟了趙升。走過大廳。又穿過花廳。封翁接着。一同向後宅出去。轉出後門。見兩邊都是細石砌成的甬路。走過去迎面就是太湖石疊成的假山。嵌空玲瓏。高高低低。襯着參參差差的樹木。蒼藤綠苔。斑駁纏繞。從假山神仙洞內左首轉了兩彎。循石級而上。平平一塊地面。迎面一層匾額。寫着觀弈亭。進得亭子。見中間擺一張石臺。四張石櫈。週圍護以碧欄杆。遠遠望去。但見虬松脩竹。遮斷眼界。樹杪間微露碧瓦數鱗。朱樓一角。坐了片刻。下來順着高低曲折。有些古藤礙着。香草鉤衣。走完了石徑。來到中間一條闊路。只見五色燦爛。都是雨花臺的小瑪瑙石砌成的甬道。從甬道一直進去。便是七間廳堂。畫棟飛雲。雕樑映日。門前掛一副大金字對聯。道。放眼園林。風月平章小自在。忘情魚鳥。春秋笑傲延勾留。進得廳來。地下鋪着鴨綠絨毯。四圍珠纓靈蓋。燈綵無數。中間屏上。刻着文徵明的草書。一張大炕。都是古綠斑斕的鋪墊。炕几上供一個寶鼎。濃香馥郁。中間一帶窗槅。都是楠木板雕空細巧。一望通明。旁邊牆上。糊着五色西洋紙。掛着米家山水四幅。趙子昂行書四幅。所有桌凳机椅。盡是紫檀雕花。五彩錦繡鋪墊。說不盡錦天繡地。令人目眩神亂。上面懸一塊匾額。是蓮韜館三字。旁邊跋語數行云。蓮潔物也。出汚泥而不染。自甄而葉而花。而蕊而心。層層包裹。有潔己自芳。潛德韜光。君子之象焉。主人怡養林泉。含光隱曜。有愛蓮之癖。故取名若此。

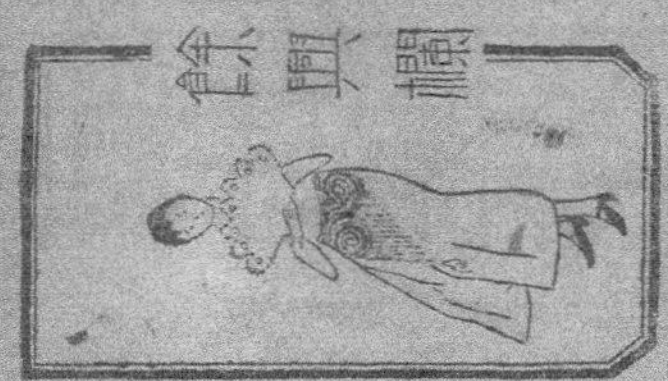

衛生報

二六

本報問答欄

簡章

（一）本欄除本報編輯自任答覆外。並聘請章太炎君曹穎甫君王一仁君秦伯未君許半龍君担任爲顧問

（二）所問病症。須確有研究之價值。否則恕不答覆。

（三）凡投函問病。不得隨意用信紙。或鉛筆申述。本報另印『衛生報問病用紙』一份。務須照其空白表格。一一填明。此項問病用紙。惟定閱本報全年一份者。始贈一紙。如單購此紙。每一份實售大洋一元。

（四）非本報定戶。每題須納費一元。以示限制。

（五）問者須詳述病症之原因。及現在之狀態。經過之治療等等。

答泰縣溱潼鎮通濟典馬錫孫問　丁濟萬

此症因產後受傷。努血虧耗。餘熱留戀未曾清澈。至於神經病之故。既受驚嚇而起。恐用藥難見效。倘能得身心愉快。或可漸愈。惟其孫病宿完全屬於子宮病之一種。須至上海西門紅房子內產科專家診之。服藥姑擬一方。

全當歸（二錢）　雲茯苓（三錢）　廣玉金（一錢五分）　京赤芍（二錢）

澤蘭葉（一錢五分）　石菖蒲（八分）　紫丹參（二錢）　茺蔚子（三錢）

金鈴子（二錢）　上琥珀（六分）　失笑散包煎（三錢）　青橘葉（一錢五分）

答本埠西門方斜路白雲觀北寶隆里一號董希彥問　朱振聲

經云。腎者作強之官。技巧出焉。腎虛骨失榮養。則腰背不能挺直。虛陽上僭。則兩耳爲之轟鳴。且腎與膀胱爲表裏。膀胱者州都之官。津液藏焉。氣化則能出矣。腎虛氣化之力無權。以致濕熱留戀中途。小溲頻數。溺時管痛。職是故也。惟症延已久。屢服消利之劑。依然無效。良以腎臟虧損。本已虛。徒持消利無益也。姑宜培養脾腎。助化濕熱。從中寓其通攝之權。庶得濕熱有清澈之勢。經云治病必求其本。旨哉斯言。

大生地（三錢）　雲茯苓（三錢）　潼白蒺藜各（三錢）　生苡仁（六分）

山萸肉（三錢）　粉丹皮（一兩）　黃柏炭（一錢）　塊滑石（三錢）

淮山藥（三錢）　福澤瀉（一兩）　炒芡實（三錢）　熟女貞（三錢）

另每晨服豬脊髓一條用豆腐漿沖服

答南昌滕家公司周塘問　朱振聲

血虛生熱生風。以致風斑遂發。發癢作痒。先哲云。治風先治血。血行風自滅。宗此法以治之。

細生地（三錢）　小胡麻（三錢）　地膚子（錢半）　嫩桑枝（四錢）

粉丹皮（一錢五分）　肥玉竹（一錢五分）　豨薟草（錢半）　絲瓜絡（二錢）

京赤芍（二錢）　茯苓皮（三錢）　大川芎（八分）　製首烏（三錢）

代郵　定戶諸君鑒。本報定戶數千。如來信出不寫明定單號數及地址者。檢查極感不便。因辦事時間關係。概不答復。祈爲見諒。

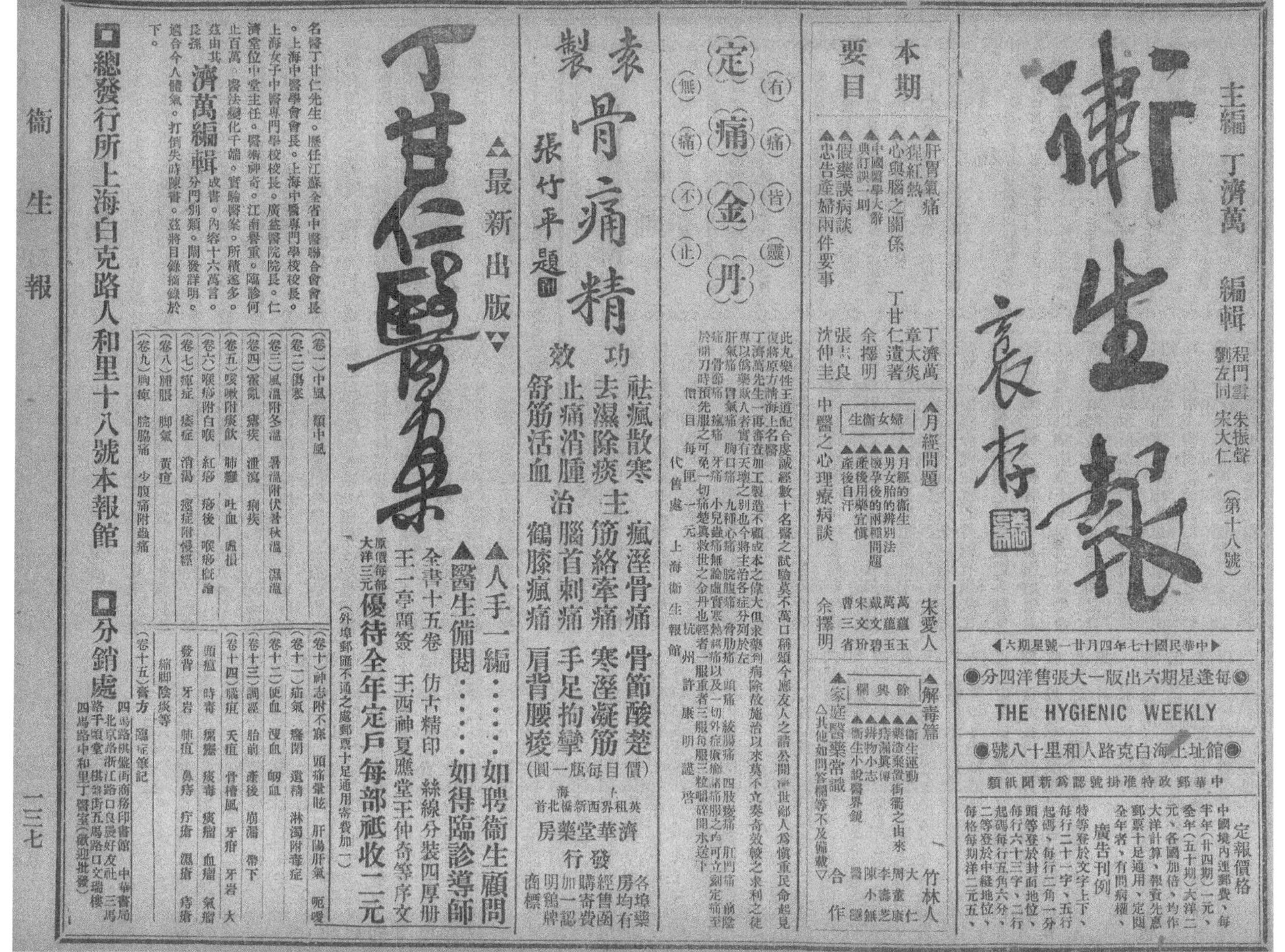

衛生報

主編 丁濟萬

編輯 程門雪 朱振聲 劉左同 宋大仁

（第十八號）

袁 存 [印]

◀中華民國十七年四月廿一號星期六▶

◉每逢星期六出版一大張售洋四分◉

THE HYGIENIC WEEKLY

◉館址上海白克路人和里十八號◉

中華郵政特准掛號認爲新聞紙類

定報價格

中國境內連郵費、每半年（廿四期）一元、全年（五十期）大洋二元、各國加倍、均作大洋計算、報費先惠郵票十足通用、定閱全年者、有問病權、

廣告刊例

特等登於文字上下、每行二十一字、五行起碼、每行二角一分頭等登於封面地位、每行六十三字、二行起碼每行五角六分、二等登於中縫地位、每格每期洋二元五、

本期要目

▲肝胃氣痛　丁濟萬

▲猩紅熱　章太炎

▲心與腦之關係　丁甘仁遺著

▲中國醫學大辭典訂誤一則　余擇明

▲假藥誤病談　張志良

▲忠告產婦兩件要事　汝仲圭

▲月經問題　宋愛人

婦女衛生

▲月經的衛生　萬蘊玉

▲男女胎的辨別法　萬蘊玉

▲懷孕後的兩種問題　戴文碧

▲產後用藥宜愼　宋文玠

▲產後自汗　曹三省

中醫之心理療病談　余擇明

▲解毒篇　竹林人

餘興欄

▲衛生運動之由來　大仁

▲藥渣蘂徵衛（傳）　周康

▲痔漏異（傳）　李壽芝

▲排物小志　陳無

▲衛生小說醫界鏡　小醫

▲家庭醫藥常識　合作

△其他如問答欄等不及備載▽

（有）（痛）（皆）（靈）

定痛金丹

（無）（痛）（不）（止）

此丸藥性王道配合虔誠經數十名醫之試驗莫不萬口稱頌今應友人之請公開濟世鄙人爲愼重民命起見復將原方請海上名醫丁濟萬先生一再審查加工製造不顧成本之偉大但求藥到病除故施治以來莫不立奏奇效較之求利之徒專以僞藥欺人者實有天壤之別也今將主治各症分列於左

肝氣痛　胃氣痛　胸口痛　九種心痛　脘腹痛　脅肋痛　頭痛　絞腸痛　四肢痠痛　肛門痛　前陰痛　骨節痛　瘋痛　牙痛　小兒蟲痛　無論虛實寒熱諸痛以及一切外症瘡瘍諸痛服之均可立刻定痛至於開刀時預先服之可免一切痛楚真救世之金丹也

輕者一服重者三服每服三粒嚥碎開水送下

價目每匣一元　杭州許康明謹啓

代售處　上海衛生報館

袁製 骨痛精

張竹平題 [印]

功效　祛瘋散寒　去濕除痰　止痛消腫　舒筋活血

主治　瘋溼骨痛　筋絡牽痛　腦首刺痛　鶴膝瘋痛　骨節酸楚　寒溼凝筋　手足拘攣　肩背腰痠

（價目每瓶一圓）

英租界西新橋北首 濟華堂藥房 發行

各埠藥房均有經售函購加寄費認明鶴牌商標

丁甘仁醫案

△最新出版▽

▲人手一編……如聘衛生顧問

▲醫生備閱……如得臨診導師

全書十五卷　仿古精印　絲線分裝四厚册

王一亭題簽　王西神夏應堂王仲奇等序文

原價每部大洋三元　優待全年定戶每部祇收二元

（外埠郵匯不通之處郵票十足通用寄費加一）

名醫丁甘仁先生。歷任江蘇全省中醫聯合會會長。上海中醫學會會長。上海中醫專門學校校長。上海女子中醫專門學校校長。廣益醫院院長。仁濟堂位中堂主任。醫術神奇。江南譽重。臨診何止百萬。醫法變化千端。實驗醫案。所積遂多。茲由其長孫濟萬編輯成書。內容十六萬言。分門別類。闡發詳明。適合今人體氣。打倒失時陳書。茲將目錄摘錄於下。

（卷一）中風　類中風

（卷二）傷寒

（卷三）風溫附冬溫　暑溫附伏暑秋溫　濕溫

（卷四）霍亂　瘧疾　泄瀉　痢疾

（卷五）咳嗽附痰飲　肺癰　吐血　虛損

（卷六）喉痧附白喉　紅痧　痧後　喉痧概論

（卷七）痺症　痿症　消渴　痙症附慢驚

（卷八）腫脹　脚氣　黃疸

（卷九）胸痺　脘脇痛　少腹痛附蟲痛

（卷十）神志附不寐　頭痛暈眩　肝陽肝氣　呃噯

（卷十一）疝氣　癃閉　遺精　淋濁附毒症

（卷十二）便血　溲血　衄血

（卷十三）調經　胎前　產後　崩漏　帶下

（卷十四）瘍疽　天疽　骨槽風　牙疳　牙岩　大頭瘟　時毒　瘰癧　痰毒　痰瘤　血瘤　氣瘤　發背　牙岩　肺疽　鼻痔　疔瘡　濕瘡　痔瘡　縮脚陰痰等

（卷十五）膏方　臨症筆記

□總發行所上海白克路人和里十八號本報館

□分銷處

四馬路棋盤街商務印書館　中華書局　北京路浙江路口良晨好友社　三馬路千頃堂　棋盤街五馬路口文瑞樓　四馬路中和里丁醫室（歡迎批發）

衛生報　一三七

衛生報 一二八

論心與腦之關係

丁甘仁遺著

夫腎爲藏精之臟。腎精足則人脊化髓。上循入腦而爲腦髓。是髓者精氣所聚會也。髓足則精氣散布於百骸。而肢體無不爽健。心爲生血之經。有生血回血之用。血又接心之脈絡由包絡發出以達於周身。是血者神氣所附麗也。血足則神氣充沛於五臟而思想無不靈敏。分言之則腦與心各有機能。合言之則腦與心互生妙用。蓋精氣神爲人生三寶。神乃生於腎中之精氣。而上歸於心。合爲離卦。中含坎水之象。即水火既濟之義。惟其陰精內含。陽精外護。心臟之火。光明朗潤。能燭照萬物。此即所謂神明也。腦何以有知覺。心何以有思想。腦髓爲水之精。心陽爲火之華。腦髓得心陽之上照。心有所思。腦有所現。髓如月魄。心如日光。相照爲明。譬之照相。然心火陽光照相之鏡也。腦髓陰汁。留影之藥也。光照於陽而形附於陰。此人身自然之妙用也。老年人記憶恍惚。由腦髓已虧。心陽已衰。幼年人思想簡單。由腦髓未足。心陽未充。推之癡病初愈之人。往往思想記憶不能如舊。莫不由於心腦之虧弱。是以腦部受病。則心爲之糊。心部受病則腦爲之昏。腦與心當合治而不能分治也。腦髓虧則有頭目眩暈腰痛腿軟骨節酸楚。男子下元衰弱。夢遺滑泄。婦人赤白帶下。經事不調。子宮虛冷。子嗣艱難等症。心血虧。則有心悸少寐。精神恍惚。怔忡健忘。驚惕恐懼。夜夢紛紜等症。

中國醫學大辭典訂誤一則

余擇明

誤「拔爾撒謨」爲藥物實名

本報第二號曾刊拙稿『關於中醫界辭源訂誤』一則。讀者當早鑒及。茲閱中國醫學大辭典。見有誤解所謂。特訂正之。智者一失。在所不免。是亦世用爲當訂誤改錯。實在是鑒諸著書者。毋以余爲求疵歟。

中國醫學大辭典上冊第一五三四頁。

（一）【拔爾撒謨】香木類產外洋諸國生「脂膏」。氣極香烈。可辨拔詳本條。

（二）【拔爾撒謨脂膏】「功用」治瘡瘍。金刃傷。（並敷之）「雜論」此物愈瘡能不腐。潰可不腐。

上之錯誤。實誤以「拔爾撒謨」爲藥物實名。若拔爾撒謨泰西原文作 Balsamum 即「樹漿」「樹脂」之義。故哥涕巴樹漿譯作「哥涕巴拔爾撒謨」(Balsamum Copaivae) 秘魯樹漿譯作「秘魯拔爾撒謨」(Balsamum Peruvianum) 今誤以「拔爾撒謨」爲藥物實名。又誤以「拔爾撒謨樹脂」爲「拔爾撒謨」之產生物。則其誤甚矣。（余按此兩條當逕刪去）

假藥誤病談

張志良

吾人臨證。往往深思細辨。對證發藥。自忖以爲雖不能全愈。亦必有微效。但服藥後。或如水投石。病不見瘳。想由于假藥者不少耳。昔許叔微云。朽藥誤新方。誠至論也。我國自上古以迄唐時。各藥皆由醫者自採。醫家判服爲心。爲病者生命。醫家豈樂想見藥皆眞確而道地。無所謂僞者。自韓伯休後。醫藥始分爲二。在古時世風淳厚。以及通都大邑各大藥肆。猶愛惜羽毛。尚屬可靠。至於窮鄉僻壤。各藥界貲本淺薄。營業不振。除少數誠實者外。概有以次代眞以假混眞等事。病之重者。服之非徒無益。而又害之。病之輕者。亦不易速效。醫者既莫名所以。藥店亦全不負責。病者生命所關之藥劑。乃爲一二商人之圖利品。豈不可歎。以余所知者。如秦皮竹黃之類。少眞品。西黃馬寶之類。由人造。以及洋蓮鬚朴之類。指不勝屈。當此凡百革新之際。醫學革命之時。必先醫藥界團結起來一致打倒假藥。庶不致誤新方而增夭枉也乎。

忠告產婦兩件要事

沈仲圭

（一）不可盤坐

婦人分娩後。不得平臥熟睡。江南各地此風俗同。不知生產既損元氣。又耗陰血。正宜安眠以養神。多進滋養以益血。若盤坐架膝跌坐週時。頻頻呼喚。不使熟睡。豈理也耶。且皆言產婦既產便餓不食。惟以小米薄粥。日飲數次。以旬日爲率。一以禁眠耗其神。一以禁食。此其胃。其事雖異。其害正同。抑思眠食二者。爲人生命之源。無病者尚不能一日或缺。而謂新產氣血大虧之人。乃宜當此耶。或曰。平臥血氣上壅。每釀昏厥之變。此實不明生理之言。蓋血液運行。有一定之經隧。初不因坐臥而更易。矧產育去血過多。血行遲緩。何至上衝哉。

（二）不可服生化湯

孕婦分娩后。世俗必服生化湯。云可去惡露。生新血。不至瘀結爲患。相傳既久。遂成風氣。然衡以學理。乖謬殊甚。請申論之。胎兒在母體內。端賴母血以長成。此人所共認也。此種血液。係由附着子宮壁之胎盤。經臍帶輸入兒體。亦人所共喻也。迨乎十月期屆。呱呱墮地。胎盤遂與子宮脫離其與子宮粘結之所。血管斷裂。頓成巨創血液汨汨向產門下溢。此惡露之由來也。夫子宮內壁既生巨創。自必亟進止血之藥。以促血管之收縮。方合治療之原則。且惡露之名。至爲不稱。試思臨盆所下之血。即胎前營養胎兒者。同爲心臟噴出之鮮血。初無細菌存在。所謂惡者果安在哉。以故血液少出一分。即血量少耗一分。而產婦衰弱減却一分。此理至明。人所共曉。今不事止血。反頻進生化湯以攻血。是無異於人當飢餓。不許進餐。反使工作。世間悖理之事。寧有過於是耶。

或曰。生化湯既屬不宜。應服何藥乎。曰。西藥爲麥角藥片。中藥爲阿膠。蓋二物性皆收歛也。（或以食鹽一匙和水飲下亦有止血之功。）願予廣爲宣傳。以革陋風於無形耳。

附錄生化湯方

當歸三錢 川芎二錢 炙甘草八分 炮薑八分 桃仁七粒 益母草四錢 水酒各煎服

圭按一方無益母草。本方除當歸益血。甘草和中緩具補性外。餘皆破血行瘀之品。產後斷不宜沾唇也。

解毒篇（續）

竹林人輯

毒蕈毗霜蘆霜潰
漿泥頻塗若毒氣入內或作吐瀉冷飲米醋。小荳豆
末麻油調服

果類

解諸果毒
豬骨燒灰調服
解白果毒（此症驚然一發即死者去如驚狀者是）
浸水解木香入麝少許服。搗白果殼煎服。白鯗頭
煎湯灌三四次
解苦杏毒
煎杏樹皮飲
解櫻桃毒
服甘蔗汁
解誤吞桃李不下
狗骨煮汁擦頂上。以少許水淋小兒頭並其水飲

菜類

解白菜毒
馬料豆煮汁服。或使和人乳服。頭垢如棗核大含嚥
吐解。大豆米泔澄濾汁服
解野菰毒
飲烏豆汁
解菌蕈毒
飲地漿。煎防風飲。嚥忍冬草。芫花生研新汲水
服一錢。橄欖搗爛泥服。飲金汁。紫金錠磨服。
菜豆研生甘草濃煎服。生甘草二兩白芷三錢煎服
以鵝翎探喉不吐必瀉
解野菜毒
頭垢丸棗核大含嚥

草類

解胡蔓草毒（即野葛[illegible]又名火把花[illegible]）
飲白鵝鴨血。飲熱羊血。灌生雞子三枚。蕹菜搗
汁。煮桂汁服。麻油灌。韭汁灌。桐油灌。煎升
麻灌。黑豆一杯研生甘草五錢煎濃服。白礬化水
服。冬青葉搗汁冷水和服。雞抱雞卵殼開將油調
灌。金銀花生甘草各一兩大黃一錢煎服

月經問題（續）

宋愛人

第四章　經行時之生殖狀態

生育問題之最為重要者。莫不曰卵珠之成熟。而卵珠成熟時期。為有一種特徵以表露體外者。厥惟月經。故世之談生育者。可不研究其卵珠之成熟與否。而未有不先顧及其月經之健全與否。此地球中外人無智愚。類皆同也。故月經實為女子發育時期之必要問題。然此時可分為兩種途徑。一則月經應時而下。而致於懷孕育兒。見女繁盛。備極家庭之樂。非一為月事不以時下。或至經閉。甚勞難孕。求年亦備嘗人世之憐惜。此兩途間相去之若天壤哉。此中生殺於人。非為之也。故本題為家長者不可不知。為夫婿者亦不可不知。為婦女者則更不可不知。而能知之於平時。自可防患於未然。夫女子自春機發動。經汛初來。以至於經閉之年。其間經汛必應時而至。少者三日即了。多者六七日亦已。間亦有延至十日以上者。此因女子卵巢內之細胞。排時成熟。產生卵珠。與生殖機能皆有直接之關係。故月經之未潮。即為卵珠成熟。已有生育之可能之證也。凡經行經時。女子精力消耗甚鉅。常有經來時。以卵珠業已成熟。而由內膜破裂之活動。而流出子宮之黏血及子宮黏膜分泌之血液。而加里性之黏液。同時破裂而外出。其經來之時。先作淡紅色。後乃漸加濃厚。如普通之血色。終則但有無色之粘液。若流入血管中。則變為紫黑色。每次月經所去之分量。亦不均。約計七錢有餘至通計。行經之次數。及經停後之變態。可附述於此。大凡婦人畢生行經。約計三十年。故早來者則早止。晚來者則晚止。然亦間有身體虛弱。疾病纏身。亦有晚來早止者。而產育過勝。亦為月經早止之原因。至經止以後。則觀生殖器官之衰老。亦皆隨各人之體質強弱及其生理常。而此經之變態。定名曰更年期。（更年期亦有不應期而來者。如並隔三月一行。曰居經。一年一行。曰避年。一生不行而亦能受孕者。曰暗經）

第五章　經行時之神經狀態

大凡婦女神經之敏銳。較之男子為敏銳。蓋婦女精細善感。有出自天性者。而發育時之神經。較之未發育之前興奮已。發育而至於衰老之後。尤為敏銳。何者。良以神經之感覺。時令體之發育。其機用亦隨之而日增也。而其經行之時。腺之作用。且更為敏銳。能援乎無處不有可以達遂之感想。而於是令全部之感覺神經。以至不可片時寧息。夫當此全部感覺神經。不可片時。當其之時。精神其擾發。不可不大為留意者也。而尤以為神經之興奮。其影響然而非特此也。必然成疾。此感覺之神經。以為之原因。設無此感覺。則生理之作用。必為畏木不仁矣。經後而呼吸。亦賴此感覺之神經。設無感覺。則精子之射入。必入而從出。無吸引之能力也。此其關係之重大。可以概其生殖之成功也。然而經行之神經興奮。若故於此者。設有非之可悲也。而經行時之一舍。設有貧心之數。尋也。而經行時益狂。症不可。醫于是而良藥。寧可中途。從傳其旨。而育病叢生。矣。故經行時之攝養。不可不講。其大法。維何。曰能節制其感觸而已。日間不可常臨級。羅之。感覺。使目無所接觸。則心境自安。夜宜獨臥。而早睡。使精神亦休復。則雖勞不倦。而一言一笑。務必適合正。其一飲一食。亦須適可而止。工作諸者。宜暫時停息。毋女紅者。宜稍為休養。無切於心。無勞於形。如此。則自不。甚發生疾病。將致。而經行時之攝。從能非其矣。然而消求。諸經行之時。兼以敬其之。服藥。又經期。其之前期於。內。血管之膨脹。於外。致其生殖動。雖亦較少。時為尤。甚。而性欲。素抑。行勞不可過。若。則經行時之危。險日非。某。若有素者。恐易罹中。途。變故之。事。然。誠。如其。狀。所。致。而。不。知。男。子。亦。僭。結。婚。。中。於。女。子。則。經。來。卸。行。停。止。是。欲。出。中。止。者。從。過。濫。於。胞。中。從。此。月。事。窒。礙。。服。孕。此。療。如。劑。方。。雖。之。斷。腰。不。。。。結。成。血。塊。而。行。房。出。血。。。。。然。者。。諸。。能。。用。。可。福。紅。。若。皆。從。此。中。來。也。若。服。於。經。紫。富。者。。者。。。。此。藥。劑。也。可。。（未完）

中醫之心理療病談

余擇明

心理療病。若於醫事經驗者。類能言之。實有不可思議之哲理存乎其中。此不獨中醫信之。而彼篤信科學實驗之西醫。亦未嘗以為非。是醫學一道。固非科學所能範圍矣。嘗記余幼侍家君診疾。有患狂病者。其家屬以麻繩縛之於病床。以人交互抬之來就家君診。停病床於門側。患者大聲呼號。見人即罵。日出白沫。若解其縛。則勢必毆人或狂走。其家屬告余父曰。『患者病狂。已十餘日。醫藥無靈。乞為診之』余父稍一沉思。即厲聲叱其家屬曰。『汝輩太不曉事。不知病人楚苦。反以繩縛之。匪乎盜乎。既為病人治病。當如何小心看護。體貼病者。今以繩縛之。寧不愈重其病乎。速解其縛。否則余必將汝等送官。置汝等於法也』病者聞言。似亦知「謙我則厚」。立自鎮靜。毫不妄動。余父促令解其縛。其家屬有難色。曰『使令而解其縛者。則必狂奔逃遁矣』余父曰。『汝等亂道。彼固讀書明理之君子也。何逃為』乃解其縛。病者甫起。余父即靈前。執其手而慰之曰。『若輩若汝太甚。我已令解汝之縛。汝隨我來。勿與若輩計較也』相偕至醫室內。取煙茶為款。旋即外出。密問其家屬云。『此症因何而得。請速語我』其家屬云。『彼固頗解詩書者。現以放蕩為業。娶妻十年而未孕。彼常謂「不孝有三。無後為大」。誠恐將來無後。失守宗祧。故終朝抑鬱而得此病』余父曰。『此症治當不難也』。乃復至醫室內。溫言以慰之曰。『余觀君狀態。似無病者。試為君診之』診脈少頃。曰。『君患腎虧久矣。令郎有幾人矣』答曰『無』。『膝下未曾孕過』曰。『宜其不孕也。腎虧焉得有孕。尊閫有無氣血病乎』曰『無』。曰『是則不孕之原因。其屬於君之腎虧無疑矣。然余不但知醫。且知相人術。請再為君相之』細察其面目及兩手。笑謂之曰。『察君之面色及手紋。得子當在明年。菊黃時也。蓋得子早遲。天數有定。何腎虧之疾。藥力可為。今為君處一方。先補君之腎虧。不難一藥而得孕也。君其以為何如』。病者欣然色喜。乃為之處一方。並告之曰。『何藥補腎。何藥壯精。余治此症多矣。故經余治而得子者。必先以紅蛋送余。（余鄉有人得子者。切以紅蛋贈送其戚友）君明年得子。當毋忘余也』病者喜甚。隨應曰。『萬不敢忘』余父復諮處開鬱解痰之劑。囑其家屬至藥肆購之與服。勿令病人知之。病人步行還家。並不狂亂。其家屬兩藥與服少頃。嘔出痰涎甚多。約兩碗許。又進一帖。又嘔痰涎不少。病乃霍然。再診乃設進調理之劑。數服而痊。

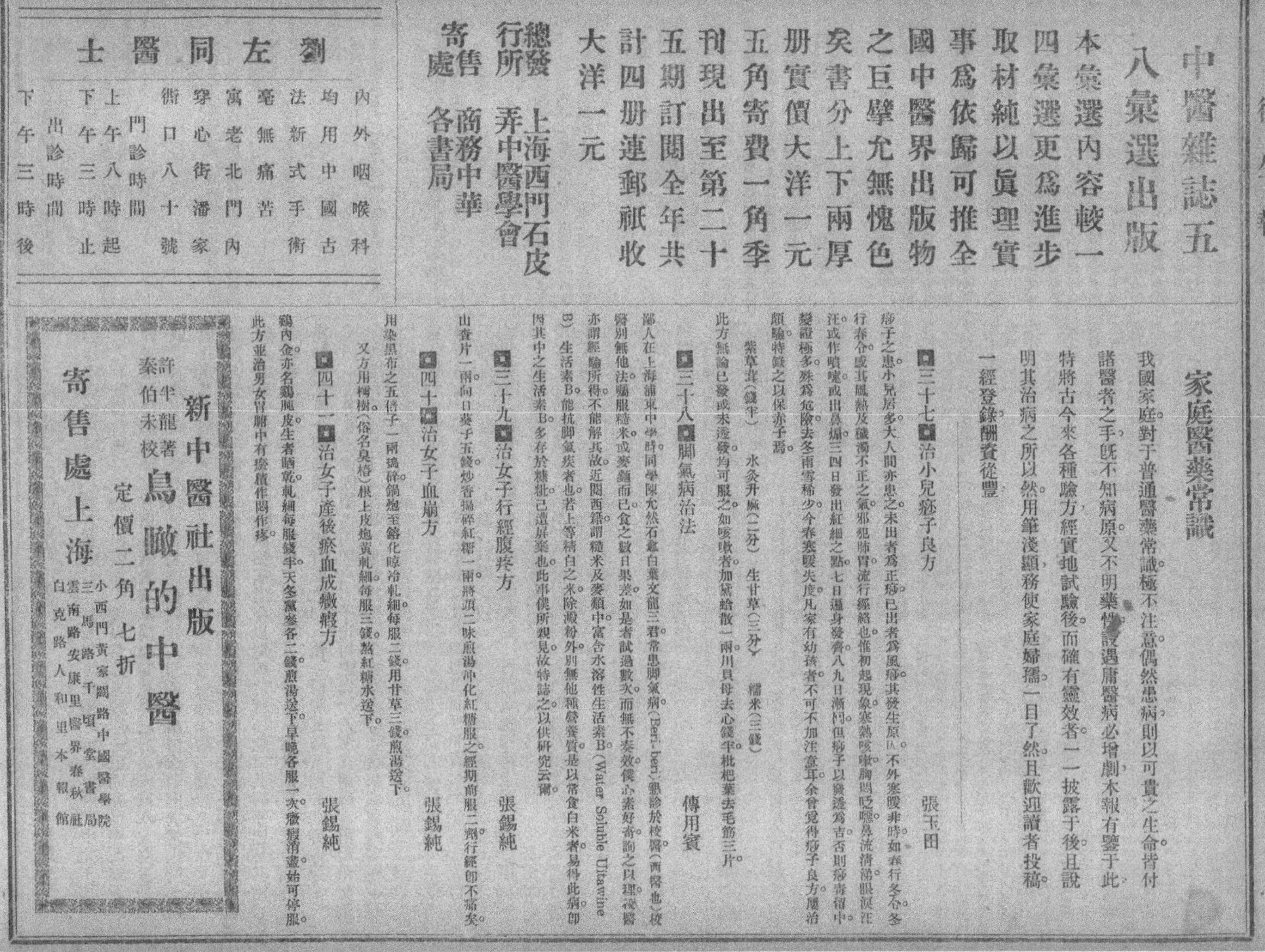

家庭醫藥常識

我國家庭。對于普通醫藥常識。極不注意。偶然患病，則以可貴之生命。皆付諸醫者之手。既不知病原。又不明藥性。設遇庸醫病必增劇，本報有鑒于此，特將古今來各種驗方，經實地試驗後。而確有靈效者。一一披露于後。且說明其治病之所以然，用筆淺顯，務使家庭婦孺。一目了然。且歡迎讀者投稿。一經登錄。酬資從豐

三十七　治小兒痧子良方　張玉田

痧子之患。小兒居多。大人間亦患之。未出者爲正痧。已出者爲風痧。其發生原以。不外寒暖非時。如春行冬令。冬行春令。感其風熱及穢濁不正之氣。邪犯肺胃。流行經絡也。惟初起現象。寒熱。咳嗽。胸悶。吐嘔。鼻流清涕。眼淚汪汪。或作噴嚏。或出鼻屻。三四日發出紅細之點。七日遍身發齊。八九日漸悶。但痧子以發透爲吉。否則痧毒留中。變證極多。殊爲危險。去冬雨雪稀少。今春寒暖失度。凡家有幼孩者。不可不加注意耳。余曾覓得痧子良方。屢治頗驗。特錄之以保赤子焉。

紫草茸（錢半）　水灸升麻（二分）　生甘草（三分）　糯米（三錢）

此方無論已發或未透發。均可服之。如咳嗽者。加黛蛤散一兩。川貝母去心錢半。枇杷葉去毛筋三片。

三十八　脚氣病治法　傅用賓

鄙人在上海浦東中學時。同學陳允然石盦。白葉文龍三君。常患脚氣病。（Beri-beri）迭診於校醫。（西醫也）校醫別無他法。囑服糙米。或麥麵而已。食之數日果差。如是者試過數次。而無不奏效。僕亦素好奇。詢之以理。校醫亦謂經驗所得。不能解其故。近閱西籍。謂糙米及麥類中。富含水溶性生活素B。（Water Soluble Uitawine B）生活素B。能抗脚氣疾者也。若上等精白之米。除澱粉外。別無他種營養質。是以常食白米者。易得此病。卽因其中之生活素B。多存於糠粃。已遺屏棄也。此事僕所親見。故特誌之。以供研究云爾。

三十九　治女子行經腹疼方　張錫純

山查片一兩。向日葵子五錢。炒香搗碎。紅糖一兩。將頭二味煎湯。沖化紅糖服之。經期前服二劑。行經卽不痛矣。

四十　治女子血崩方　張錫純

用染黑布之五倍子一兩。搗碎。鍋炮至鎔化。晾冷。軋細。每服二錢。用甘草三錢。煎湯送下。

又方用樗樹。（俗名臭椿）根上皮。炮黃。軋細。每服三錢。熬紅糖水送下。

四十一　治女子產後瘀血成癥瘕方　張錫純

鷄內金。亦名鷄肫皮。生者曬乾。軋細。每服錢半。天冬。黨參。各二錢。煎湯送下。早晚各服一次。癥瘕消盡。始可停服。此方並治男女胃腑中有瘀積作悶作疼。

肝胃氣痛

——丁濟萬——

女子以肝為先天。肝喜調達而惡抑遏。故宜疏泄其氣機。舒暢其情懷。何如世之婦女。或見棄于翁姑。或不合于妯娌。或因夫婦之不睦。或受經濟之窘拮。種種不如意事。紛至沓來。加以生性量窄。而欲其肝之調達。其可得乎。況鬱久則氣失流通。經云不通則痛。是以女子之患肝胃氣痛者。竟什居七八。余久擬配製丸散。以濟病人。何如診務羈身。無片刻之安暇。以致雖有此心。久久未能如願。余負病者多矣。前有杭州許君。以秘製定痛丹金。欲托本報代售。已向廣告部劉君接洽。余因藥關生命。非同兒戲。不之允。蓋恐其偽藥以欺衆也。所以本報十二十三兩期。雖有該藥之預告。而終未宣佈。後蒙許君諒解。准余實地試驗。凡屬痛症。咸用此丹施治。于今已一月餘矣。據病家之報告。謂肝胃氣痛。及外科開刀時用以定痛。最為效驗。故特准于發行。以代償余之夙願也。

猩紅熱

章太炎

今世有猩紅熱者。即陽毒至劇者也。西醫以為病在腸不在肺。余驗一切瘟疹。日晡必潮。以潮熱為陽明候。此為手陽明大腸病無疑。（大腸發疹勢必延及小腸。然當以大腸為主）夫風沙之作也。不徹則已。徹則見於皮毛。中間無留於肌肉者。又其候必兼欬嗽。是乃陽明為主。而上行旁達。以干於肺。疏其肺。導其腸可也。夫猩紅熱之作也。咽喉必爛。腐腫延於咽與廉泉。以鄰近蔓延及喉。斑疹隱軫於肌肉。而後外達膚表。斯知專以陽明為主。夫肺固其末已。（陽毒雖不腐咽者。亦皆隱軫於肌肉下。至風斑小病亦然。此為異於風沙）金匱要略。以升麻鱉甲湯治陽毒。今人試之無效。劉守真防風通聖散。雙解表裏。今人移以治此。亦往往不驗。蓋陽明病宜去汗藥。而咽喉乾燥。經有發汗之禁。況于已成膿血者。麻蘇芎芥薄荷開風。必不應連彙而任。雖以硝黃下藥牽制。猶疑其過。活人取外臺祕要方中葛根橘皮湯。尚過任汗藥也。猩紅熱者。本於伏氣。治宜內消。切不可外散。獨活人所用化斑湯。以白虎加人參萎蕤。為得其要。以其不欬。知非肺病也。則用人參而不疑。雖然于胃。卽中於腸。猶遠。近代吳鞠通以斑疹分言。發斑者用化斑湯。而變人參萎蕤為玄參犀角。發疹者用銀翹散去豆豉。加細生地丹皮大青葉。倍人參于化斑。則去人參于銀翹。則不去薄荷荊芥。其亦疑於肺病也。其間竹葉大青桔梗甘草。並治咽喉。生地丹皮以清血。銀花連翹以排膿。玄參牛蒡以解毒。亦得其似。于腸終不相及。西人舉腸而遺肺。失其標。耶末也。吳氏舉肺而遺腸。失其本矣。世有用牛黃真珠者。往往得愈。其方得之肇工。而託於神教。方有壁鏡象牙屑蠶。不可審知。牛黃真珠。今遂以為要藥。余以為腸中發炎。生疹膽汁必不下行。腸之毒癘。反藉膽以上逆。由是職于咽中。咽本胃系。咽喉亦膽之使也。牛黃本膽汁。宜為膽藥。真珠為石灰質。彙含蜒白。西人治咽。或以石灰質注入。要略之用鱉甲。義亦同矣。非是二藥無他品以濟之。及膽與咽而止耳。治腸之藥。未備也。展轉徵責。治此者仍當取升麻鱉甲湯大法。而不必用其方。取大法云何。以其治主內消。不主外散。升麻雄黃以敗毒。鱉甲以石灰質治咽。蜀椒以下行解腸也。不用其方云何。鱉甲煮之難化入湯。劑多不效。熱毒在腸。宜微取寒下。不宜以蜀椒下溫也。余擬一方。用升麻一錢五分。連翹三錢。赤小豆三錢。玄參三錢。牡丹皮二錢。梔子二錢。牛黃一錢五分。真珠一錢二分。芒硝一錢五分。甘草三錢。作散服之。每二時服一次。每服悉以雞子白攪和下之。必用赤小豆梔子者。所以引其下行。且使毒癘不犯心也。不去升麻者。非少入升麻。則不得降也。目是而後。化斑湯始可任矣。其視舊法。將為剴切歟。

定閱本報之利益

凡自本報十一期起。定閱全年者。一律贈送精美、挺硬、洋裝、皮面、燙金、報夾一只。價值大洋八角。並加贈丁甘仁先生遺著一冊。價值大洋二角。適值大洋一元。故本報全年報費雖屬二元。然除去贈品之外。祇餘大洋一元。且此一元之中。又須貼去郵票大洋五角。（全年五十份、每份一分計算）故本報五十份之代價。祇有大洋五角。每期統算。不過大洋一分。較報販零售便宜多矣。以前定戶。照前贈品辦法。但介紹二人定閱本報者。再贈報夾一只。（外埠須加掛號費二角）

衛生報

LADIES' HEALTH 婦女衛生

女子醫學研究會編輯

投稿簡章

(一)穢褻之稿件。絕對拒絕。
(二)滿一千字以上之稿件不收。
(三)空泛及未完之稿件不收。
(四)來稿宜運用簡短明瞭之筆墨。而敘述普通醫學者爲合格。
(五)來稿內容。以適合女子者。尤爲歡迎。
(六)一經登錄。酬資從豐。

月經的衛生

萬靄玉

討論月經問題的人固然很少。但是關於衛生方面的却很少。所以我現在來和諸位談談。想不以爲明日黃花而厭棄罷。

女子一到十四五歲發生時期。就有月經來潮。月經就是子宮內充血的粘膜。這些充血的粘膜。能夠供給養育受胎卵子的作用。所以卵子不受胎而排出體外的時候。充血的子宮粘膜。也沒有機能的必要。就崩壞了粘膜而出血。這個就是月經的來源。照這樣看起來。與我們生殖沒有關係麼。如果月經的期不準。或者分量多少。或者顏色異常。或者經來的時候作痛。這多是病的現象。應該請有名的醫生調理。至於月經的閉止。就是乾血癆。那是更有性命的危險呢。

月經對於人生既然有這樣的關係。但是中國的女子多以爲是污穢的——羞恥的東西。那些沒有知識的男子更看爲不潔的——討厭的事情。他們的見解實在是可笑。惡劣的月經布。是絕對不可以經天日的。否則是有罪過的。這是普通女子的惡習慣。要知道這種習慣是極有害的。因爲粗劣的布。是要擦傷膣部的。不經過陽光的暴曬。黴菌是不能殺滅的。要是染着黴菌。就要害種種的隱病。既然不幸害了隱病。還要不肯好好的去醫治。這豈不是自尋煩惱麼。還有經來的日子。應該靜養。不可以惱怒。因爲這個時候神經上最容易發生變化。並且不能夠食冷的東西。如果吃了。是要腹痛的。上述的幾項。雖在不很完全。但是能夠依牠做。一定能夠獲益的。

產後用藥宜慎

宋文玠

夫病有寒熱虛實之異。而治分溫涼攻補之方。治寒宜溫。治熱宜涼。虛則補之。實則攻之。對證發藥。隨證施治。豈可妄用而誤人生命耶。觀夫內經之言曰。治病必求其本。又曰。必伏其所主。而先其所因。此先聖於治病用藥之道。務必求其所本。治其所主。絲毫不苟。分寸不偏。可謂審慎之至矣。誠以病變萬端。離奇莫測。苟非推本窮源。詳細分辨。必致溫涼妄用。攻補雜投。虛虛實實之害。尚堪聞問者乎。此內經所以諄諄垂訓。而有求本治因之論也。況夫產後之體。氣血虧耗。經脈空虛。病雖千般。病療萬端。寒熱虛實。未可逆料。溫涼攻補。豈容有偏。彼朱丹溪之偏主溫補。王孟英之專尚寒涼。皆屬一偏之見。不足爲後世法也。夫以變化無窮之萬病。而統於偏執拘泥之一法。何異刻舟求劍。膠柱鼓瑟。其不貽誤也鮮矣。誠如孟英丹溪之言。則百病統歸於一法。而醫事未免太易矣。況一主寒涼。一主溫補。各執一是。各[illegible]一理。將使後之學者。何所適從乎。甚矣人之好偏也。不求其端。不訊其末。惟偏之是尚。宜乎中國之醫學漫無系統也。夫偏執寒涼者。遇產後溫熱之病。固合轍矣。偏執溫補者。遇產後虛寒之症。固合法矣。然而彼患病者。非因醫之善用涼藥而病溫熱。亦非因醫之善用溫補而病虛寒也。於是有誤寒爲熱。而遽宜用清涼者。有誤實爲虛。而妄投溫補者。是猶爲虎作倀。助桀爲虐。其害尚可勝道哉。余謂凡治產後之病。貴乎活潑潑地。如盤走珠耳。審其因於風寒者。則治以辛溫。因於風熱者。則治以辛涼。有食則消之。有瘀則通之。寒則溫之。熱則寒之。毋使拘於偏見也。惟產後體虛。用藥宜慎。雖有表邪。不宜過用麻桂羌防等峻藥。雖有裏積。不宜妄用抵當承氣等猛劑。雖有熱可清。然清涼到十分六七。便當顧其陽氣。蓋氣爲血之帥。若過用苦寒而傷陽氣。則陰血不能復矣。雖有寒須溫。然溫運到十分六七。亦當顧其陰血。蓋血爲氣之守。若過用辛熱以傷陰血。則陽氣不能守矣。良以產後體虛。難任攻伐。所謂輕舟不能重載是也。苟不顧產後氣血之虛。而過用峻猛攻尅之劑。恐邪未去而正已先傷。[illegible]正不敵邪。欲益反損。未有不風波橫生。禍起倉卒者。豈非醫之罪耶。總之治產後之實症。雖不得不按法治之。然正氣已虛。用藥須較常人減輕。即葉天士所謂產後當如虛怯人病邪而治是也。然此亦有不可拘者。若病當危急之秋。假如陽明熱熾。少陰津涸。不去其熱。難保其津。苟不急下存陰。生命危在頃刻矣。當用背城借一之法。不得拘於產後禁用峻藥之成見。所謂無粮之師。利在速戰者是也。然亦須鄭重再三。設非至萬不得已。則斷乎不可妄攻也。且攻伐之藥。固宜慎用。而補益之劑。何獨不然。若執丹溪產後宜補之說。不問虛實。概投滋補。則風寒被補而釀成勞風。瘀滯被補而變爲癥積。由勞風而失血。由癥積而羸瘦。以致風消息賁。死不能治。世人祇知過用攻伐則成虛損。孰知妄用補益。亦有釀成虛損之害乎。綜之治病之道。貴乎辨症詳明。對症發藥。凡用藥之太過不及。皆所以犯虛虛實實之弊也。而況產後正氣已虛。偶一不慎。症變百出。與其遺禍於後。孰若謹慎於先哉。

七日一病證

產後自汗

——曹三省——

(一)太陽證　傷寒論曰。太陽中風。陽浮而陰弱。陽浮者。熱自發。陰弱者。汗自出。嗇嗇惡寒。淅淅惡風。翕翕發熱。鼻鳴乾嘔者。桂枝湯主之。唐容川曰。寸脈屬陽。主衛陽外越。故熱自發。尺脈屬陰。陰脈弱。則主榮血受傷。營爲衛之守。榮不守衛。故衛氣外泄而爲自汗。夫產後榮血暴虛。最易受風。即先哲所謂血虛易招外風是也。桂枝湯爲和榮祛風之良劑。施於產後。尤爲相宜。苟若不去其風。姑息養奸。戒誤投溫補。留寇爲患。未有不僨事者也。

(二)陽明證　產後榮陰已虧。陽明邪熱易熾。邪熱蟠踞於內。五液受其煎熬。熱氣上蒸。如籠上熏蒸之露。遂爲自汗。傷寒論曰潮熱汗出。大便難而譫語者。承氣湯主之。惟產後百脈空虛。下之宜慎。若其大硬難驟。津液已傷。可用吳氏增液湯及護胃承氣湯。一面顧正。一面攻邪。庶無下後暴脫之虞。或其大便未鞕。內熱已熾。汗出甚多。則宜先用人參白虎湯之類。既不宜早用攻下。以傷其正。亦不宜拘執產後忌涼之說。以致火熱熾盛而不可救藥也。蓋有病則病當之。毋庸顧忌。惟須辨症明確。用藥切當。自無害也。

(三)少陽證　風邪痰熱。稽留膜原。膜原爲少陽所主。內逆臟腑。外連肌腠。少陽爲病。肌腠不固。乃爲自汗。然其邪處於半表半裏之間。邪欲入而不能。正欲出而不得。於是邪正相爭。往來寒熱。且其汗往往與熱同作。熱則汗出。寒則汗止。治宜小柴胡湯主之。或疑產後體虛。不宜妄用小柴胡之升散。殊不知此湯內用參草大棗。本爲扶正祛邪之方。何憚而不敢投耶。況仲景治產後鬱冒大汗。亦用此湯。聖訓昭彰。何疑之有。

男女胎的辨別法

萬靄玉

有孕的婦女。莫不喜曉得是女胎或是男胎。辨別的方法固然是很少。但是這個方法是很簡單。並且是以女子爲本位而推算的。譬如今年念二歲。正月受胎主生男。二月受胎主生女。念三歲。三月受胎主生女。四月受胎主生男。以下照這樣推算下去。總括一句說。就是單數的年齡要雙數的月份受胎纔生男。否則要生女。換一句話說。就是雙數的年齡要雙數的月份受胎纔生女。否則就生男。這個方法雖然不是完全準確。但是有十之四五可以算得出。諸位不妨一試。

懷孕後的兩種問題

戴文碧

我親愛的姊妹們。每每懷了孕以後。一定有二種問題。同時發生。一種是男女問題。一種是何日方產。使我們的心坎中。永遠地懷疑着。現在我來打破他。

男女問題。是孕婦們極欲研究的。照李時珍說。「左守浮大者爲男。右寸沉實者是女」並且說「偏於左大者爲男。旺于右手者女」但是以「男腹如鼓。女腹如箕」的論調評判之。到有十二分可靠哩。因爲脈學是不能夠十分可靠的。我從經驗上得着二種辨別男女的方法。就是動的時候。滿肚子都動的是女。偏於一處攻動的是男。在試痛期裏。痛在腰部是男。痛在臍的兩旁是女。

臨產日期。有人說九個月。有人說十個月。我說是九個半月。但是也有些參差的。初產大概是不足月的居多。快要臨產了。一定有幾種現象發生。像小便頻數。酸腿脚軟等等。並且腰部時常麻酸。胞胎不大跳動。這就是成熟的時期。和產期大概是不遠哩。

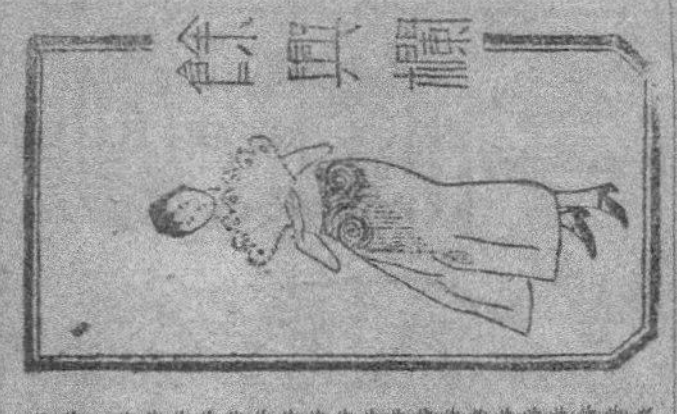

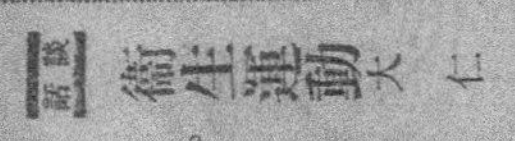

衛生運動

大仁

最近我在報紙上，看見西醫方面有發起衛生運動的事，惜乎中醫界的人很多。因爲衛生運動是關于公衆的，並不是個人的，對于社會上很有益處。我們中醫也是醫界一份子，所以我希望中醫界全體同人快快組織一個大規模的衛生運動，一方面在報紙上宣傳，一方面到路上去演說，使得民衆大家知道衛生是很重要的。而尤其是在於夏令，要知道時疫的發生，完全是由于不講衛生的緣故呀。我們中醫界的同志們，快快起來努力去工作，不要讓西醫界專美于前纔好。

藥渣棄置街衢之由來

周水康

孫思邈真人，唐之隱士也，華原人。通百家，兼精醫術，爲人治病，著手成春。適食牛肉者，骨鯁不止。隔一日，有一猛虎蹲門而吾也，前跪張其口，作跪求狀。真人度其求醫，視其喉已潰，蓋食野獸骨鯁在喉間也。若以刀去，恐一鯁痛必大矣。斷然乃置一銅圈於虎口內，伸手去其骨，塗以藥，除其銅圈，虎搖尾而去。隔數日，虎復來，蹲在戶外，俯首人出伴之，其爲來謝者也。真人遂騎至病家，如此月以爲常。由行病家求酬者，其虎眈眈，真人歸後復至病家不去。病家知虎之來不爲患，然後見虎銜藥渣，是惟去之。其人、真人亦不解其故，後來得知，時醫金者此不至始於皆其常謂也。真人後與病家約，服藥後可將藥渣傾於門外。真人即與虎言曰：凡有藥渣在門外者，已痊矣，汝不得再去驚擾。虎領之。由此病家得安，竟令人謂藥渣棄置街衢，嘗爲人踐者，病可即愈，蓋以訛傳訛耳。今之走方醫生，手搖虎撐者，即真人之遺風也。真人壽至百餘歲乃卒，著有千金方九十三卷傳世。

壽漏真傳

李壽之

千載有記載，姓拔，骨非惜其術不傳人，今乃又親見一痔醫，世手制藥，論久暫人數，論老幼，惟論豐嗇，然以龍製藥，施以手術，無非意者，隔惜其術亦秘不告人，誠國醫界之憾事。僕欲仰之，余者於無已，用述大略，並針國問之惡習。

潘氏，翁未詳其家世，居滬城有年，精治痔漏，負時望，父又傳于，衣缽相承也。僕問不其勿，嘗丁卯，罹痔，延至經於逆亂，沉濁，痛苦，窮之際，代僕年中，今更相爲案奮。患持痔者，能集成減，際奮之解，除痛苦，其奮之藥，凡敢痛。

色紅黃不一。其治法先以藥線扎管，繼用管他穿貫以線而束其兩端（即掛線也）。隨漸緊至其處盡絲中斷，乃摻以藥，而生其肌，斂其創也。自是可不再潰。其法至簡，雖久患亦瘳，且毫無痛苦。病者能操作如常，非若西醫僅以刀割決，使人難堪，甚以爲醫術之成功。非若更畢其病家以往皆痊愈。嗚呼，翁之術精矣。其如不公開何。故吾曰中醫之衰落，非學說之罪也，業醫者罪孽深重耳。

辨物小志

陳小蝶

■檳榔嗜好

大腹皮本草言其性最猛烈，破氣，患損者忌之。其子檳榔，性益加厲，今人多好食之，亦無恙。檳榔樹高五七尺，皮似青銅，節如竹，其葉聚於杪，葉下數房，房結數百子。名檳子檳榔，中有實如雞心，與海南子無異。粵人滇人熟後而食，粵滇人則生時即取食之，云可治瘴氣消飽脹。以蠣房灰用柑子葉染紅，合蒟醬葉食之，辟瘴惰，消客。前客啖一枚，京師小人和益子豆蔻時，消包中，竟日口中咀嚼，唇齒猩紅，面目可憎，成爲數十年。近士大夫亦有嗜者。王阮亭詩云：爵中錯坐吃檳榔，貴人亦不免矣。范石湖云：巴蜀人好吃生蒟葉，不可近，與在嶺南其人好吃檳榔，合蠣灰扶留藤食之，輒昏已而醒快。三物合和，唯如脈血可厭。今承蜀道，又爲吃蒟者所叢，作詩云：南法從蜀來，巴蜀菜先輩，辛勝蔓精辟，蠹遭胡蒂叢。

邱濬贈五羊太守詩云：階下腥臊堆蜆子，口中膿血吐檳榔。又桐溪雜志載藉葉可以作茶，助藥辟也。

非時菜菓

唐人詩云：內園分得溫湯水，二月中旬已進瓜。京城冬月鬻花甚盛，春月獻瓜者，能少甲戌，春三月二日，董東山宗伯有食瓜詩。近來務昔擅頭，皆二月入市，王瓜茄子入市，不爲稀有。

物類相別

醋葉烟可殺蚊虫壁虱，檳榔生蟲，指甲下則蠹蠹以鹽。柴灰置青石上，燃之易碎，鹽醃蓋碑額，露必有痕，珍珠不宜近銅器，與柏木尸氣，故婦人帶入喪室，珠多損碎。牛骨置油水不潤，磁插錫器，灰置不入，婺县側，惟一頭俱燃，滅一頭插之不倒。園爆炭烈分開易滅，不分易燃。用毛紙一幅，置于火頭，焰過灰存，則火不發，而四布。博物志云，我醫果即備瞻分杯。梁子以毛驢子，用上抹過，下火燒而不爆，樹梢故陳。必是人搗百數，倘一二不同，難與生者一升，以粉鼠四兩，熱水浸之，可以度冬，酒甕置皂莢半斑，則不必鹹。用皂莢置內則不潮，好香油漬鯽魚，盛者不壞。唯結葉綠豆中不壞，臘酒每罈用飴二斤，燒極熱，至入則難壞。去嘴雞子，以土塗黃，研細拌食，即肥。雞下卵時，食內或鹽子煨之，則常卵不抱。染坊諸豆灰陽乾，藏黃瓜茄子，冬日可用。

醫界鏡（七）

衛生小說

醫隱

仲良看罷，向封翁道：昔周子愛蓮，以蓮比君子，想是取此意了。下面聯一短詩云：招與數君子，花前萬樹花。從這後面一帶，盡是池，都是玻璃長窗，向外一望，池內有花，遠湖而枯，荷敗葉，尚復冰。面賞玩了一回，從池旁角門出來，一帶紅欄，底下染起紅板，從角門外直至池心，曲曲折折，隨灣行來，到得池心亭子邊，東西兩路，只見池是長方，帶樓式，如玉帶河，光景約有八九畝地面，東西五六灣折，每折架一橋，沿池長廊，曲曲環護。其間前後照顧，側嬌旁妍，有小艇三四隻，泊在池邊。進得亭子，見四面五色玻璃窗隔，如雲霞眩目，上面小匾，書「依漾亭」三字，中懸一聯云：望之若仙，看碧水漣漪，綠楊扶疏，飛不到，有名花，醉月好鳥鳴春。遂在亭內少憩，吃些茶果瓜子。仲良握了一把瓜子，倚在欄杆上眺望一面，吃瓜子，將瓜子殼丟在池內，只見數尾金魚，倏然到水面，搶那瓜子殼。忽然想起釣魚遊興，封翁說了，封翁喚家人把小船帶一隻來，取了釣竿上了香餌，與仲良一同坐下船去。家人將船用槳盪開，其兩盪了一回，停在池心。仲良封翁各拿釣竿一枝，垂下水去，頃刻間各釣起鮮魚一尾，有半尺多長，放下船內，跳躍不住。封翁即叫家人拿鮮魚到廚房，教廚夫拿好，將些酒菜，到亭內小酌。家人拿魚去不多時，托來一盤魚鮮，一盞紹興酒，擺在楠木桌上。二人對酌了兩三杯，回出亭來，從邊穿過角門而出，向西行到板橋邊，走過橋去，見沿河一帶栽的都是楊桃樹，中雜梨樹棗等類，但見綠陰沉沉，一片一球的楊桃，正長得一寸多樣，顏色清翠。封翁叫下邊封翁教用人摘下數球來供食品，用人即向樹上摘下數球，送到面前。仲良食之，其味微甘帶酸。用人又採下幾只花紅，帶果自製之類拿來，封翁一面吃，一面說道：凡植物中果皆仿此，惟益的，莫如楊桃，爲上品，至於洋果自製等物，亦佳楊桃味甘帶酸，最助胃汁，能開胃之上，即化精汁以潤血液，不比燒肉之類，食下之後，過一二點鐘或三四點鐘方能消化。此仲良聽得有如許好處，遂將楊桃吃了許多。同封翁轉到迴廊，西首一路轉過林角，從走到迴廊盡頭，開出兩扇角門，出去只見一片綠

衛生報

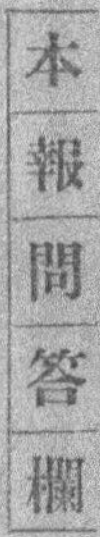

本報問答欄

簡章

（一）本欄除本報編輯自任答覆外。並聘請章太炎君曾穎甫君王一仁君秦伯未君許半龍君担任爲顧問

（二）所問病症。須確有研究之價值。否則恕不答覆。

（三）凡投函問病。不得隨意用信紙。或鉛筆申述。本報另印『衛生報問病用紙』一份。務須照其空白表格。一一塡明。此項問病用紙。惟定閱本報全年一份者。始贈一紙。如單購此紙。每一份實售大洋一元。

（四）非本報定戶。每題須納費一元。以示限制。

（五）問者須詳述病症之原因。及現在之狀態。經過之治療等等。

奚石麟問　　虹口元芳路元芳里七百五十二號

初由不愼仆跌右足傷筋而右睪丸腫大。經陳岳奇醫後病愈此五月事也。二月後左足小腿微腫至膝蓋以下由陸某醫治半月由彼將毒聚於中部一處後於出頭處開刀。左足有三處出膿。一在小腿中部（卽陸某開刀處）二在膝蓋骨陰部三在大腿下部初爲爛洞現已結成完膚如常。惟其甚微之小洞卽滴流不絕造膿之處也。左股臀部有一如銀元大之洞。洞中簇出一肉柱高出洞口半寸許。膿流亦多。（膿頗厚色微黃）身瘦而熱。不得彈動。飲食稍減。便如常。逢節氣則骨痛氣喘。步履耳內亦有同樣之膿。左腿開刀。係在前年九月廿四日。翌日卽開刀處漲大而痛。臥不能起。後膿出矣。嗣後爛至上述二處。此時陸醫士早已敬謝不敏矣。

答奚石麟　　劉左同

據述病狀。名曰流注。係先後兩天不足。痰濕凝聚所致。難治之症也。治得其法。亦須近年收功。初起宜內服溫化消解之劑。外用隔薑艾灸法。此消法也。倘消法無效。勢必外潰。急宜用大劑溫托之。冀其氣血充足。膿可流暢而出。苟內膿已成。不宜開刀。經刀後不易收口。必致內生漏管。因無陽氣以化也。須用火針刺之。內服溫補托毒之劑。斯時再延誤不治。或治不合法。勢必延入瘵瘵一途矣。總之上述病狀。瘵瘵已成。幸飲食雖減。大便照常。胃雖弱而脾未敗耳。宜服十全大補丸。補而能受。或有一線之希望。否則殆矣。

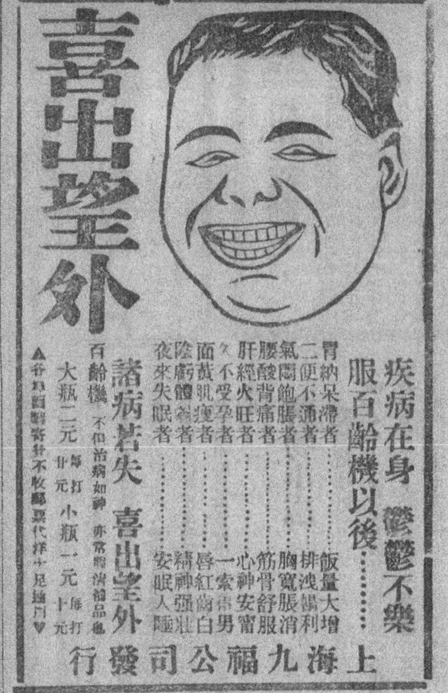

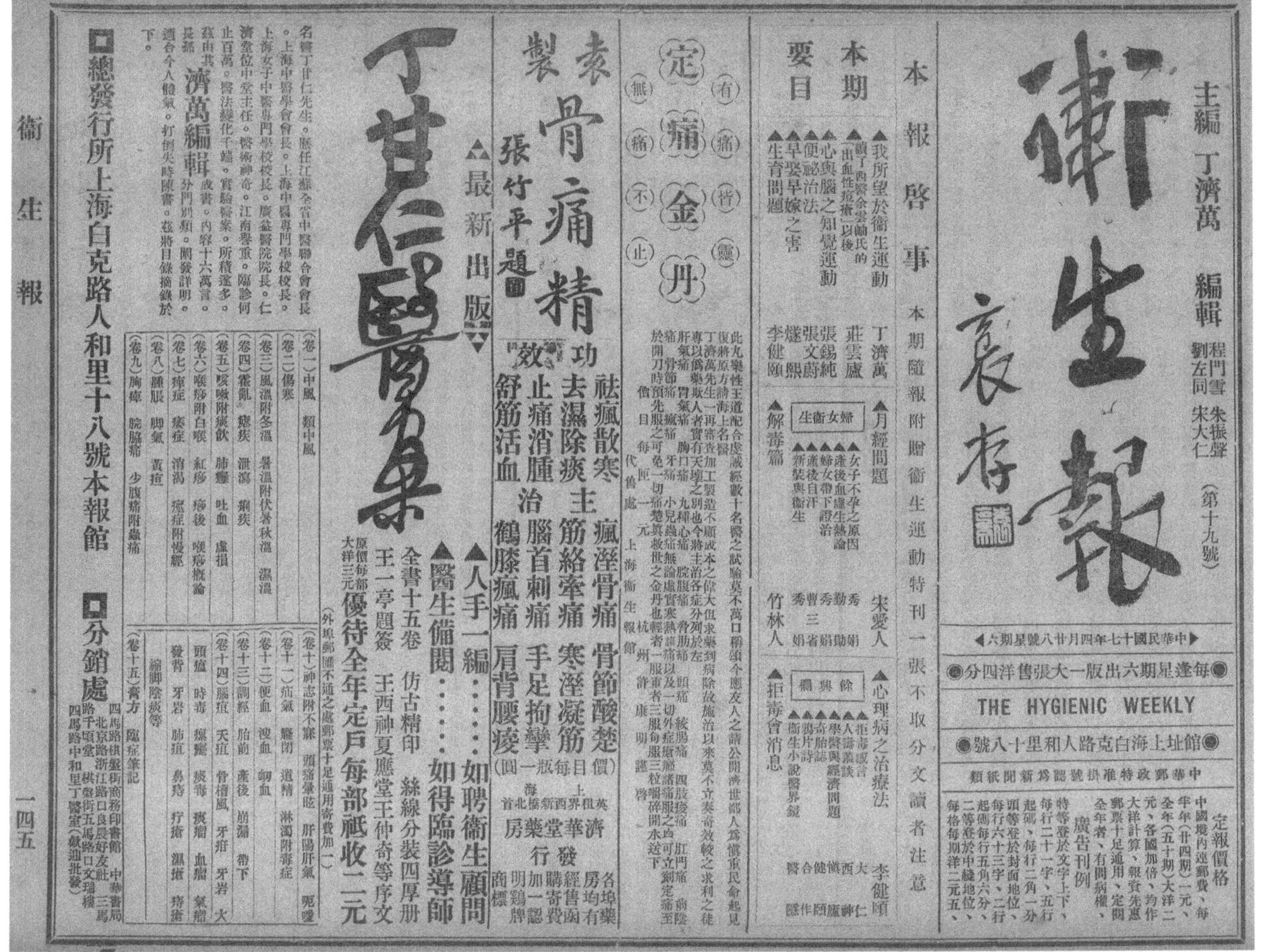

主編 丁濟萬

編輯 程門雪 朱振聲 劉左同 宋大仁

（第十九號）

衛生報

◀中華民國十七年四月廿八號星期六▶

●每逢星期六出版一大張售洋四分●

THE HYGIENIC WEEKLY

●館址上海白克路人和里十八號●

中華郵政特准掛號認為新聞紙類

定報價格 中國境內連郵費，每半年（廿四期）一元，全年（五十期）大洋二元，各國加倍，均作大洋計算，報費先惠，郵票十足通用，定閱全年者，有問病權。

廣告刊例 特等登於文字上下，每行二十一字，五行起碼，每行二角一分；頭等登於封面地位，起碼每行十三字，二行每行六角五分；二等登於中縫地位，每格每期洋二元五角。

本報啟事

本期隨報附贈衛生運動特刊一張，不取分文，讀者注意。

本期要目

▲我所望於衛生運動 丁濟萬

▲讀了西醫余雲岫氏的「出血性疹痹」以後 莊雲廬

▲心與腦之知覺運動 張錫純

▲便祕治法 張文蔚

▲早婚早嫁之害 燧熙

▲生育問題 李健頤

▲月經問題 宋愛人

〔婦女衛生〕▲女子不孕之原因 ▲產後血虛生熱論 ▲婦女帶下證治 ▲產後自汗 ▲新裝與衛生

▲解毒篇 竹林人

▲心理病之治療法 李健頤

〔餘興欄〕▲拒毒感言 ▲人壽衰頹 ▲奇胎誌 ▲醫學與經濟問題 ▲鴉片詩 ▲衛生小說

▲拒毒會消息

定痛金丹

（有痛皆靈）（無痛不止）

此丸藥性王道，配合虔誠，經數十名醫之試驗，莫不萬口稱頌……

上海衛生報館代售

秦製 骨痛精

張竹平題

功效 祛瘋散寒 去濕除痰 止痛消腫 舒筋活血

主治 瘋溼骨痛 筋絡牽痛 腦首刺痛 鶴膝瘋痛 骨節酸楚 寒溼凝筋 手足拘攣 肩背腰痠

（價目每瓶一圓）

上海英租界西新橋北首 濟華堂藥房 發行

各埠藥房均有經售 函購加寄費 認明雞牌商標

丁甘仁醫案

△最新出版△

▲人手一編……如聘衛生顧問

▲醫生備閱……如得臨診導師

全書十五卷 仿古精印 絲線分裝四厚冊

王一亭題簽 王西神、夏應堂、王仲奇等序文

原價每部大洋三元 優待全年定戶每部祇收一元

（外埠郵匯不通之處郵票十足通用寄費加一）

名醫丁甘仁先生。歷任江蘇全省中醫聯合會會長。上海中醫學會會長。上海中醫專門學校校長。上海女子中醫專門學校校長。廣益醫院院長。仁濟堂位中堂主任。醫術神奇。江南譽重。臨診何止百萬。醫法變化千端。實驗醫案。所積遂多。茲由其濟萬編輯成書。內容十六萬言。分門別類。闡發詳明。適合今人體氣。打倒失時陳言。茲將目錄摘錄於下。

（卷一）中風 類中風

（卷二）傷寒

（卷三）風溫附冬溫 暑溫附伏暑秋溫 濕溫

（卷四）霍亂 痧疾 泄瀉 痢疾

（卷五）咳嗽附痰飲 肺癰 吐血 虛損

（卷六）喉痧附白喉 紅痧 痧後 喉痧概論

（卷七）痺症 痿症 消渴 痙症附慢驚

（卷八）腫脹 腳氣 黃疸

（卷九）胸痺 脘脇痛 少腹痛附蟲痛

（卷十）神志附不寐 頭痛眩暈 肝陽肝氣 呃噎

（卷十一）疝氣 癃閉 遺精 淋濁附帶症

（卷十二）便血 溲血 衄血

（卷十三）調經 胎前 產後 崩漏 帶下

（卷十四）腦疽 天疽 骨槽風 牙疳 牙岩 大頭瘟 時毒 瘰癧 痰毒 痰瘤 血瘤 氣瘤 發背 牙岩 肺疽 鼻痔 疔瘡 濕瘡 痔瘡 縮腳陰痰等

（卷十五）膏方 臨症筆記

□總發行所上海白克路人和里十八號本報館

□分銷處 四馬路棋盤街商務印書館 中華書局 北京路浙江路口良晨好友社 三馬路千頃堂 四馬路中和里丁醫室

衛生報 一四五

心與腦之知覺運動

張壽甫

自神明在腦之說倡於西人。近今講科學者。鮮不謂其說至精至奧。爲開天闢地之名論。而吾上古聖神。猶未嘗見及此。誠所謂以管窺天。以蠡測海者也。詎知神明在腦之說。吾中華醫學早先西人數千百年而發明之。且其所發明者。較西人尤爲精奧。而於神明之體用。又能詳細鑑別。各得其實際也。醫學之書。以內經爲最古。素問脈要精微論曰。頭者精明之府。夫精明即神明也。頭即腦之外廓。腦即頭之中心點也。國家之貨財藏於府。玆則名之爲府者。確定其爲神明所藏也。又素問靈蘭秘典曰。心者君主之官。神明出焉。細繹經文。蓋言神明雖藏於腦。而用時實發露於心。故不曰藏而曰出。出者。即由此發露之謂也。於以知脈要精微論所言者。神明之體。靈蘭秘典所言者。神明之用也。斯義也。可兼徵之於丹經。夫丹經祖述黃帝。原與內經相表裏。歷代著作雖不一致。而莫不以腦中爲元神。心中爲識神。元神者無思無慮。自然虛靈也。識神者有思有慮。靈而不虛也。此中妙諦。慧心人可默參也。又可徵之於字體。夫神明之用在思。思古又作恖。囟者腦也。心者心也。蓋言心與腦神明貫通而後可以成思也。此與腦爲元神。心爲識神之義。相符合。即與內經神明藏於腦而發於心之義。相符合也。且更可徵之於實驗。神明爲人身純陽之物。陽者性熱。腦藏神明。故腦不畏寒。心爲神明發露之處。過用其心者。神明常常由心發露。故心恆發熱。此則人人皆能自覺。爲未經發明。是以覺而不察耳。由此可悟養生之道矣。凡人之享大年者。下元必常溫煖。氣血必常充足。人之神明。固可由腦至心。更可以誠意導之。而行於全身。是以內鍊家有凝神入氣穴之語。誠以孟子謂志能帥氣。即神能帥氣。神明照臨之處。即真氣凝聚之處。神氣充足。丹田溫煖。壽命之根。自然壯固。神明之功用。何其弘哉。

便祕治法

張文蔚

大便不通。其因不一。故其見症。亦不同。然不外由於腸胃。玆以管窺之見。略述一二。

屬實

大便密結。腹痛拒按。脈洪大而實。舌苔老黃色。或焦黃焦黑。檀香者。蓋由於外邪化熱入裏。煅煉精液。閉結腸胃。當此之際。宜以鹹寒之品下之。如三承氣湯之類。反則性命危矣。

屬寒

屬寒者。狀如大便秘結。腹痛如絞。形寒怯冷。脈象沈緊。舌苔厚白如霜。蓋由平素脾陽不足。偶進寒冷之品。以致寒滯阻隔中焦。宜以溫寒破滯。如大黃附子湯之類。

屬氣虛

脾胃氣弱。則不得使糟粕下行。停諸其中。而大便隨秘。以致腹痛喜按。氣短裏急不下。脈象沈細。舌苔白膩。治宜補中益氣湯之類。以補其氣。氣足則糟粕自出。而大便自暢矣。

屬陰虛

屬陰虛者。狀如大便秘結。體形羸瘦。口喝引飲。脈象細數。舌邊紅中薄膩。蓋由於津液乾枯。不得滋潤腸胃。以致乾結中焦。法宜育陰以滋腸胃。如當歸養血湯之類。

屬肺閉

屬肺氣閉者。狀如寒熱咳嗽。大便不通。脈象浮緊。舌苔薄膩。緣風寒襲肺。肺氣閉濇。不能下達於大腸。糟粕因之停留腸中。治法宜輕開肺氣。如前胡桔梗杏仁之類。再加一二潤腸之品。如瓜蔞仁李仁之屬。

屬熱毒

屬熱毒者。其症大便秘結。小便赤短。或有狂亂不避親疎。或見外症。蓋爲熱毒內結腸胃。治宜大清熱毒。如蘆薈丸之類。

屬痰飲

大便秘結。咳嗽氣急。夜不得平臥。脈象濡滑。平素有痰飲者。蓋痰有所滯。壅閉中焦。治宜滌痰通府。如礞石滾痰丸之類。

屬瘀血

屬瘀血者。狀如腹痛便祕。胸脅作痛。四肢厥攣。或牙關緊閉。緣受有重傷。或用力太過。或婦人經停。瘀血阻隔中焦。急宜行血破瘀爲要。如桃仁承氣湯之屬。

屬濕滯

屬濕滯者。狀如大便秘塞。小溲不利。胸悶脹滿不舒。納少乏噫。口乾不引飲。乃濕滯阻於脾胃。通降無權。濁不得下達。脈象弦滑。舌苔白膩。宜麻仁丸之類主之。

屬濕熱

屬濕熱者。症見大便祕結。胸悶泛噁。口喝不多飲。苔黃膩。脈滑數。因中焦濕熱交蒸。膠固凝結。以致脾胃失司。不得使糟粕外達。治宜燥濕清熱。如達原飲加六一散之類。

早娶早嫁之害

燧熙

常聞人云。民國文明世界。婚嫁可以自由。何世人腦海簡單。而至于斯。嘗見有男女年甫十六。身體發育未臻完全。一旦貿然結婚。勢必呈衰弱之象。將來所生子女。亦必孱弱愚昧。此關於個人之害雖少。而關于民種之強弱實大。按精未充而先泄。損精即是損壽。精爲生人之本也。養得一分精即得一分壽。養得十分精。便得十分壽。故精充則壽。精薄則夭。經以陰精上供。其人必壽。以此思維。焉能早娶或早嫁哉。人家育子。必希長生。何愚夫愚婦。開以此風。一唱百和。不知于人壽大有妨礙也。上古之人。男子三十而娶。女子二十而嫁。至三十而娶。發育既盛。筋骨亦強。故享壽至百歲而無夭扎。今時之人則不然。酒爲漿。妄爲常。若欲長生。固不可得。甚至諸病蜂起。稍知衛生者。斷不如斯。吾儕雖不能守古禮。亦當於身體之強弱。天年之壽夭。加之意焉。吾以爲嫁娶之年。宜在二十以外。庶可以強種保身也。

生育問題

李健頤

世人每以不能生育。謂爲婦人身體有病。或因卵子不能結實。更者孕子多夭。又謂婦人命帶埋兒白鶴。罪責全歸於婦人。藉以蓄妾。不知交媾成孕。男女雙方著力。不特女性有病不能生育。即男性有病。於生育之障礙。大有關鍵。吾人不可不研究生育之理也。夫男子之精蟲。爲生育之原素。故精蟲培養強壯。即生康健兒子。若氣血不足。精蟲衰弱。且生子多夭。況精蟲枯槁之男子乎。則生育更難矣。今世之人。不明此義。不講衛生。每於情竇初開。發育未透。懷慕少艾。淫慾無度。損傷身體。斲喪精神。以致精蟲萎靡。不能結成胎珠。乃世人不咎男子有病。不能生育者。反以娠妻之不育而置妾。因之偏房溺愛。閨閣爭風。反目敗亂。階之爲禍。可不戒哉。吾謂欲望生育之發達。男性一方面。先須修練身體。節制性慾。則氣血充盛。精蟲活潑。女性一方面。始當補血調經。涵養卵子。則子宮潤濕。春情奮興。又宜男女雙方心情悅愉。兩相感激者。即與交合。自易成胎。且可生育康健兒女。古云寡慾多生子。誠哉斯言。

衛生報

解毒篇（續）

竹林人輯

解鼠莽毒

鐵而艸汁清油各一盃和服。金線重樓根（卽重臺本艸名蚤休又名草甘遂葉似鬼臼）磨水服。烏臼根搗水服。飲黑豆汁。蓮房帶蒂根陰乾切段煎灌。荷葉蒂藕節煎冷灌

解草烏頭毒（卽烏喙又名射罔與附子側子天雄同）

飴糖黑豆粉冷水和灌。陳壁土泡服。菉豆黑豆煎汁冷服。甘艸黑豆濃煎服。防風甘草湯冷飲。遠志肉煎服。煎甘艸和藍汁服。多飲新汲水吐。井水和蚓屎服。飲大麻子汁。飲猪血。小豆葉浮萍蕎莛甘艸各搗汁服

心理病之治療法

李健頤

無形之思想、能成有形之病症。故思想愈甚。而病愈篤。甚至屢夢鬼交。或常見鬼魅挪揄。經年累月。必至身體損傷。形容枯瘦日甚一日。終歸不瘳。此卽世所謂鬼祟是也。推其原因。實由懷慕少艾。未遂其慾情緒優結。心煩意亂。慾念昌旺。相火盛熾。腦宮不安。幻生夢境。遂因夢以致夜夜泄精。精極水涸。病入膏肓。世人不明此理。意爲眞有鬼物爲害。專事問神求卜。不揣其本以齊其末。何能得脫病魔乎。獨不思鬼病是由疑心所成。思想所結。若能摒去疑心。盡除邪念。正心修身。則鬼自消滅矣。故欲療此症者。宜先戒絕意淫。除去邪心。治其無形之思想。繼與補心固腎之品。療其有形之病症。未有不藥到病除。奏效如神。鄙人發明一方。歷治多人。謹列於下。望海內諸君子。有患同症者。請試用之。方知余言爲不謬也。

補心固腎方。用蜜棗仁五錢。知母。黃栢各二錢。西洋參錢半。栢子仁三錢。熟地黃四錢。秦當歸錢半。龍齒。牡蠣各五錢。珠砂八分。清水杯半。煎八分。空心溫服。服後須戒一切忘想雜念。卽可奏功。否則無靈驗矣。

月經問題（續）

宋愛人

第六章　室女初期行經之神態

人生幼年時代。其飲食嗜欲。聲音言笑。固無有男女殊異之特性焉。一至發育成熟時期。則一言一笑。一舉一動。隨隨與幼年異。而男女殊異之特性。亦日漸顯著。其精神之思想。神經之態度。最爲敏銳而又最爲顯著者。每於初期行經時流露之。當經行之時。夥發生劇烈之趣意。其趣意亦甜蜜。亦酣醉。亦悠然而神往。方寸靈臺之間。時有不可告人言之情趣。此爲神經態度變異之初期。亦爲春情發動之先機。故室女初期行經。其身體上之健全與否。精神上之愉快與否。較之通常行經。尤爲顯然可見。而爲其家長者。更不可不三致意於生理上之調攝與心理上之安慰也。（並見後章）凡室女月經之初來。其根原之卵巢充血。（卽卵巢內之革拉夫氏細胞破裂）排出其中所存之卵珠。此時子宮內夥量之黏液。已至充滿。經此卵珠之衝動。而黏液遂宣告破裂。排洩體外。於是初期之月經始完全發現。統協計之。夥有殊異之朕兆。如月經欲行未來之時。有覺頭暈發熱。脊椎及少腹膜苦痛異常。精神頗受刺戟。間有粉頰朝霞。神態若醉者。其有發育不良。童年未經介意。而此時亦不免有重大之感覺。如胃盤。腹膂苦痛特甚。有若分娩。竟有因其痛苦之不堪忍耐。而至精神錯亂者。有異常衰弱。而幾不能運動者。此皆室女初期行經。或有之見象。然亦有發育健全。精神愉快。絕對無纖毫隱痛。如行經之前。毫無朕兆。而突如其來者。惟神經態度。總有須徵異徵耳。致於室女行經遲速之統率。大致身居寒帶者。其行經期常較遲於熱帶。身居熱帶者。其行經期夥較早於寒帶。例如印度爲熱帶。不論男女。七八歲時。已屆發育成熟時期。故男子宗筋物起。已有通人道之機能。而女子則天癸已至。月經應時而下。卽有交媾受孕之機能。突愛維士基摩人。則異是。統計女子。非過二十歲者。夥無月經之發現。此寒帶熱帶經行遲速之通例也。然又有因所處環境而異者。大致如豐衣美食。生長於十里洋場。或煙花曲部中者。其行經夥早。以其所受之體外感觸。既深且劇。而生理的發育。經此精神的刺激。故成熟時期亦因斯而早也。如荊釵布裙。糲食菜羹。生長於柴門蓬壁。或樸實家庭者。其行經較遲。以心君泰然。未識春色惱人。天眞爛熳。渾如璞玉。初不知性欲爲何物。故成熟時期亦繇是而晏也。而又有關於個性之關係者。例如聰慧夥智。與愚魯無識者。其行經之遲早。亦自有不同。然其月經初行。於神經態度。不論遲早。其顯著皆有如此者。（未完）

消息

拒毒會請楊樹莊協助烟禁

因日政府在國際聯盟痛詆我國海軍

中華國民拒毒會。近以日內瓦國際聯盟鴉片問題顧問委員會。最近開會。會發生日本代表質問我國代表以我國海軍軍艦。協助私運鴉片事。因此發生劇烈爭論。對於我國國際地位。關係甚鉅。明年之國際禁烟大會。轉瞬卽屆。非急圖應付。必使我國外交前途發生重大糾紛與阻碍。該會特臚列原委。電請國民革命軍海軍總司令楊樹莊查禁。同時並函海軍總司令部政治訓練部。注意宣傳拒毒。以免因一二不肖之徒。私運鴉片。致海軍全體。及我國名譽。受其摧殘也。茲將原電照錄如下。南京海軍總司令楊總司令鑒。鴉片流毒我國。已百餘年。內戕民生。外毀國譽。總理遺訓。謂苟有法律准許鴉片營業者。均爲民意之公敵。賣國之行爲。國民政府議決。三年禁絕。我國民衆。莫不引領而望鴉片之早日肅清。且明年之國際禁烟大會。轉瞬卽屆。我國非努力芟除。使國際地位。每降愈下。敝會責在拒毒。素以維護國譽爲宗旨。近以國際聯盟鴉片股開會。會有日本代表。因我國海軍靖安號軍艦。有協助私運鴉片事。提出質問。證據鑿鑿。事關我國國譽。用特照敘原委。請求查明核辦。據日本代表稱「日本當局得其駐達赫蘭 Teheran 領事及駐京英公使報稱。一九二七年十月十六日。有輪名小樽丸 S. Kohatsumarer 一艘。滿載波斯鴉片。聲稱由 Bushire 赴日領歸春查。該輪爲住居海參崴熱闊街四號之李．生所有。月納租金五千五百元。行駛日屬大連。海參崴。以及中國南部之油頭等處。八月卅日。該船主李亞生。邀同中國人四名。令該輪起椗離旋。順赴星洲。九月十一日行近星洲。乃又令駛赴 Bushire。卅日抵目的地。十月十五日早九時。該輪于 Bushire 裝運狀似中國搭客之行李五百箱。離岸。十一月十五日早。行近上海吳淞。卽有中國兵艦靖安號。從旁掩護而行。及岸。卽將內裝之行李。以四百餘箱。卸岸。餘件卽日南運。而至廈門。抵廈門卽有兵士十數名。督同將該輪剩餘行李。概行起卸。該輪於事畢後。囘連該地之航業事務處。發覺該輪此行。乃係私運鴉片。顯有違背日本航海者之紀律。卽處該船主以削職二個月之處分云云」查私運雅片爲法律所嚴禁。以上事實。既經日本代表提出質問。當有幾分事實。鈞座掌全國之海軍。爲革命之領袖。對于部屬人員。應請從嚴查辦。並將實况查明示覆。以便轉達我國代表。設法應付。而圖補救。是所盼禱。務此電達。專候覆音。中華國民拒毒會。巧。

中華國民拒毒會致本報函

敬啓者。民國十三年秋季國際禁烟大會。在日內瓦開會。於時我國內戰方殷。政府無暇顧及。本會遂由中華醫學會。中華教育改進社。上海總商會等公團發起組織。提倡拒毒運動。藉挽隳之國際聲譽。旋以國內烟禁廢弛。我國迄未獲得何項成績。反受列強嚴厲之抨擊。本會鑒於既往之失敗。因特加緊工作。冀收實效。於明年秋季舉行之第二屆國際禁烟大會。日前本會接日內瓦國際聯盟中國代表辦事處函報。日本代表發表我國海軍軍艦靖安號。護運鴉片案。痛詆我國當局。本會特將原函。卽發本埠各報。請求刊登。以便喚起民衆之注意。而促當局之醒悟。不料僅有民衆日報一家照刊。其餘竟無隻字提及。次日本會又將請海軍總司令楊樹莊約束部下。禁運烟土。原電函送各報。除民衆日報中央日報照登。時報會稍提及。其餘仍未登載。本會深知日下輿論界處境之困難。又以是案業已引起國際爭執。我國如再不圖振作。則共管雅片一事。勢將實現。前途危急。何堪設想。查貴報爲本埠社會刊物之領袖。醫藥界之南針。確能代表輿論。造福人羣。故敢檢同原稿。懇請登載。並望賜撰評論。以爲鼓吹。俾讀者了解今日拒毒運動之急切。民衆所負責任之重大。共起奮鬥。肅清毒物。黨國之幸。亦本會之幸也。專此順頌

撰安

中華國民拒毒會啓

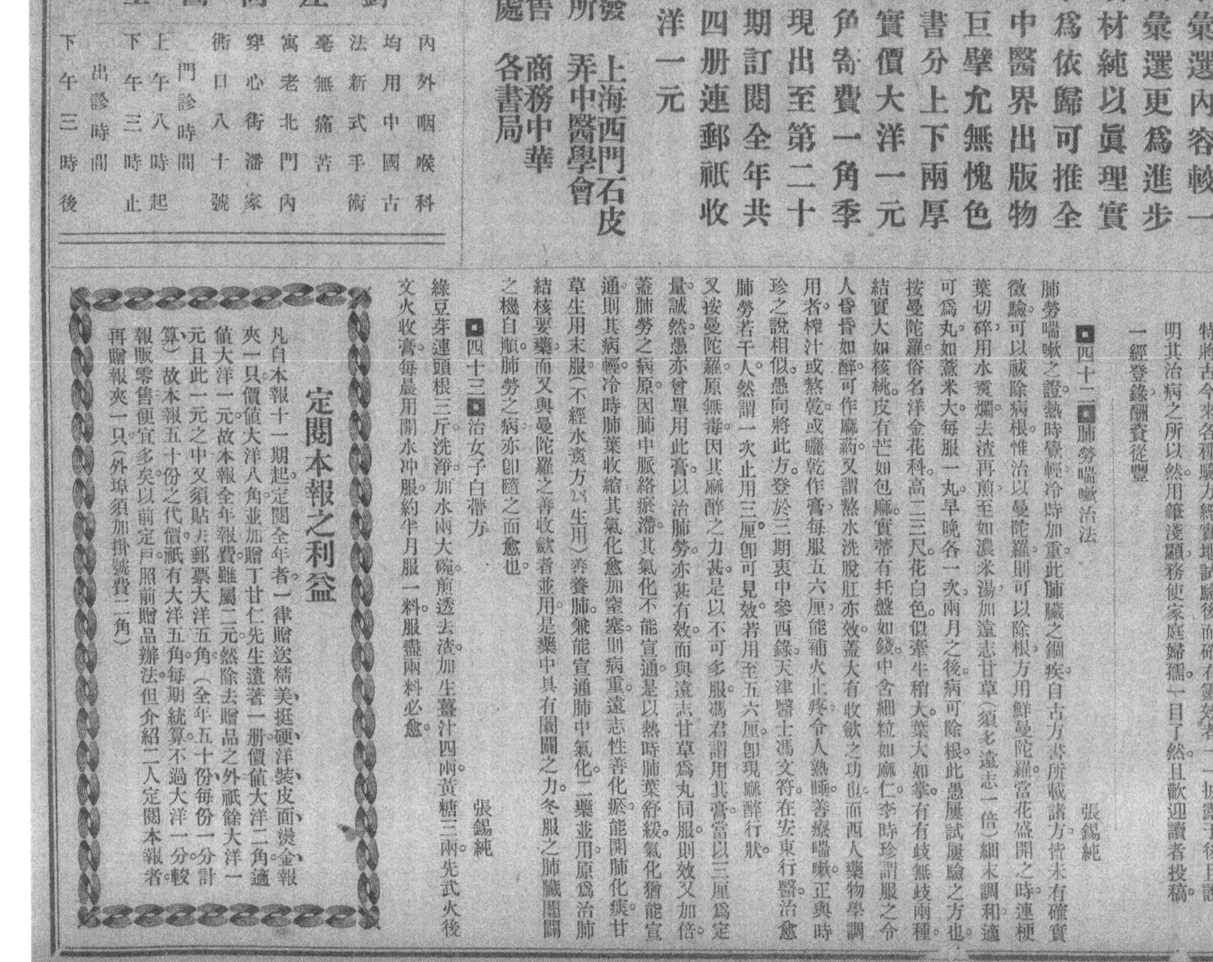

家庭醫藥常識

我國家庭。對于普通醫藥常識。極不注意。偶然患病。則以可貴之生命。皆付諸醫者之手。既不知病原。又不明藥性。設遇庸醫。病必增劇。本報有鑒于此。特將古今來各種驗方。經實地試驗後。而確有靈效者。一一披露于後。且說明其治病之所以然。用筆淺顯。務使家庭婦孺。一目了然。且歡迎讀者投稿。一經登錄。酬資從豐

■四十二■肺勞喘嗽治法　張錫純

肺勞喘嗽之證。熱時覺輕。冷時加重。此肺臟之錮疾。自古方書所載諸方。皆未有確實徵驗。可以祓除病根。惟治以曼陀羅。則可以除根。方用鮮曼陀羅。當花盛開之時。連梗葉切碎。用水煮爛。去渣再煎。至如濃米湯。加遠志甘草(須多遠志一倍)細末。調和適可爲丸。如薏米大。每服一丸。早晚各一次。兩月之後。病可除根。此愚屢試屢驗之方也。按曼陀羅。俗名洋金花。科高二三尺。花白色。似牽牛稍大。葉大如掌。有有歧無歧兩種。結實大如核桃。皮有芒如包𦽅。實蒂有托盤如錢。中含細粒如𦽅仁。李時珍謂服之令人昏昏如醉。可作𦽅藥。又謂熬水洗脫肛亦效。蓋大有收斂之功也。而西人藥物學謂用者榨汁或熬乾或曬乾作膏。每服五六厘。能補火止疼。令人熟睡。善療喘嗽。正與時珍之說相似。愚向將此方。登於三期衷中參西錄。天津醫士馮文符。在安東行醫。治愈肺勞若干人。然謂一次止用三厘。即可見效。若用至五六厘。即現𦽅醉行狀。又按曼陀羅原無毒。因其𦽅醉之力甚。是以不可多服。馮君謂用其膏。當以三厘爲定量。誠然。愚亦曾單用此膏。以治肺勞。亦甚有效。而與遠志甘草爲丸同服。則效又加倍。蓋肺勞之病。原因肺中脈絡瘀滯。其氣化不能宣通。是以熱時肺葉舒緩。氣化猶能宣通。則其病輕。冷時肺葉收縮。其氣化愈加窒塞。則病重。遠志性善化瘀。能開肺化痰。甘草生用末服(不經水煮方爲生用)善養肺。兼能宣通肺中氣化。二藥並用。原爲治肺結核要藥。而又與曼陀羅之善收斂者並用。是藥中具有闔闢之力。冬服之。肺臟闔闢之機自順。肺勞之病。亦即隨之而愈也。

■四十三■治女子白帶方　張錫純

綠豆芽連頭根三斤。洗淨。加水兩大碗。煎透去渣。加生薑汁四兩。黃糖三兩。先武火後文火收膏。每晨用開水冲服。約半月服一料。服盡兩料必愈。

我所望於衛生運動

——丁濟萬——

衛生運動者。爲社會謀幸福。爲民衆謀健康。法至善意至良也。然余有憂矣。憂者何。不憂民衆之不從。而憂宣傳之未善也。夫宣傳之道。固不外乎文字與演說而已。然二者豈易言哉。文之不淺。未善也。理之不明。未善也。辭之不達。未善也。句之不驚。未善也。蓋今日之衛生運動。乃灌輸于無智識無學問之人。苟不淺其文。明其理。達其辭。驚其句者。焉能動其心而驚其胆乎。故余所憂者。恐宣傳之未得其道。亦何暇憂民衆之從否。噫嘻。不憂術之未精。而徒憂病之難治。此天下之拙醫也。不憂算之不多。而徒憂敵之難勝。此天下之庸將也。是則民衆之不衛生。其誰之咎耶。雖然亡羊補牢。固未爲晚也。幸衛生運動中之同志。努力爲之。以達到此目的。是乃余所馨香禱祝者也。

讀了西醫余雲岫氏的「出血性痘瘡」以後

莊雲廬

閱三月七日。上海時事新報天花專號。詳論種痘之法。以避天花傳染。皆良法。簡足資借鏡。又有余君雲岫之論出血性痘瘡一則。對於紫點痘瘡。在西醫界似爲奇怪不治之證。予竊疑之。茲摘錄原文。并附按語。以供吾人之參考焉。余氏曰。近日天花流行。症甚險惡。患之者往往於未曾上漿之時。忽變爲出血性。其疹不甚高。其色暗紅。遠望之如猩紅熱。細察之。顆顆泡疹。累累然凸起於皮膚之面。且隱隱有痘臍。可以認識。痘臍者。痘之中心有黑色的小點。且稍窪凹者。是此痘瘡之特徵也。余友之外孫。有患之者。舊曆正月初九日。招余診視。其述證云。近來西門九畝田地方。而發生一種奇病。小兒罹之者。先發熱。次發紅疹。往往不數日即死。亦有不死者。正月初五日鄰婦相過。見我外孫。抱而玩弄之。是夜即覺微微發熱。越二日即出疹。令變紅色矣。問其年齡。曰纔六個月耳。種痘乎。曰未曾出瘄乎。曰未。余即偕往視之。則滿面紅疹。口唇周圍稍稀。疹大如玉蜀黍粒。排列甚密。疹之周圍有紅暈。疹之內容暗紅色。目閉不哭。氣急。熱高至四十一度。視其周身。亦紅疹密佈。臂部色尤紅。且皮脫出血。病家云。未病時。臂部出紅也。余視畢。沈吟不語。忽有叩門者。謂鄰家小兒亦患是證。勢雖就癒。亦欲得一診爲安。友人告余曰。此即前抱弄我外孫之鄰家婦也。余欣然諾之。須臾抱至。則疹稀。證亦較輕。勢已就衰。其疹個個獨立。遠視之。亦不類猩紅熱。近視之。痘臍宛然。余乃謂友人曰。此天痘也。君之外孫危矣。勉爲處方。告以須隔離消毒。與辭而歸。至初十日。稍有白色之漿。越日而殞。聞同道中對於此證。有診爲猩紅熱者。謂其曾咽痛也。余所視之孩前一日即不能吃乳。且口唇周圍疹較稀。初亦疑爲猩紅熱。然疹雖小而密。個個有限界。且隆然起於皮膚之上。又似有極細之黑點。在疹之中央。故心以爲是痘。及見鄰兒而痘之證狀愈顯。始決然斷爲天痘。斷爲出血性天痘矣。非謂必傳自鄰婦也。然左右鄰近患兒證狀相似。則其病多爲同類。自信可以無誤也。近三日前。晤余親戚。亦醫家也。在工部局傳染病院爲醫。謂余曰。近有醫家送來之號爲猩紅熱病人。多爲出血性天痘。余聞之益信余前此診斷之不誤矣。

按余君雲岫。爲今日西醫界之有數傑出人物。學識經驗。冠于儕輩。在西醫中人。不曾奉之爲圭臬。尊之若宗師。其批評中醫也。淋漓盡致。極笑罵之能事。近有論「出血性痘瘡」一則。暢言其同道中猶有不知爲痘症者。且有誤認爲猩紅熱者。要皆謬以毫釐而差以千里矣。雲固不敏。於痘證尤少心得。閱斯篇竟。覺始而惑。繼而疑。終則大奇而特奇。蓋斯症也。在中醫方面。幾無有不知者。而在西醫方面。尚以奇病怪疾目之。豈西醫之治天花。尚如此幼稚耶。抑西醫之診斷。固如是耶。茲就篇中所言者而窺測之。則西醫之診斷與治療。似皆欠缺。殊深扼腕。查疹之與痘。係完全不同。在診斷上不能分斷。在治療上必得其反焉。考疹爲細點。疹子即瘄子之類。純爲天行性疾病之一。如因於風者。以風疹。因於濕者。爲濕疹。如猩紅熱類。亦是也。所謂痘也者。若天行痘。名曰天痘。或曰天花。如人工痘。名曰種痘。有本痘牛痘之分。因種痘無危險。可不論及。現所言者。爲天行性之天痘。與疹子之分辨耳。蓋天痘之發也。其發作與疹子同。俱有發熱之疾。惟形狀則不同。蓋痘有界限。隱有膿漿。其色則濁。而疹則反是。雖有乾濕之分。要其色則鮮明。况大小懸殊。一望可知。即使疹有大與痘齊者。亦必爲數疹之簇聚。或與斑之間雜。可斷言也。如余君所言『滿面紅疹。口唇周圍稍稀。疹大如玉蜀黍粒。排列甚密。疹之周圍有紅暈。疹之內容暗紅色。目閉不哭。氣急熱高』。此明明痘也。而一再曰疹。待告其友人。則曰此天痘也。究竟是疹是痘。西醫中明如余君。尚張冠李戴。甚矣醫學之不易也。綜上痘形證狀。在中醫診治中。甚有良法。蓋痘中祇現暗紅色。可見還是紫色。較之黑色者。尚輕幾倍。而在西醫治療中。竟謂危矣。以至不治。抑何精粗之不同耶。予觀此兒之症狀。可爲懸斷曰。此兒之死也。其痘必先化黑。否則雖劇無恙也。然痘何以色紫。何以化黑則死。想西醫界或未找到病源耳。雲不揣固陋。敢攄代告。色紫者。血瘀也。因高熱而致斯時若清熱。已慮不及。若發表。是促其死。蓋有形之血已瘀。而無形之氣亦滯。炭質偏盛。急欲得養氣以沖和。故氣急息促。詎血瘀不行。循環被阻。養氣難得。直至血盡瘀。瘀血盡黑。然後死矣。所以敢斷其臨終時痘必先黑也。當此時也。欲治此證。惟有通經逐瘀之法。轉危爲安。祇爭片刻。惜乎余君目空一切。不以中醫爲可貴。操刀從事者。至是而技術告窮。束手待斃。反喜其言之徼中。何九畝地孩兒之不幸也。嗚呼。崇拜西化者。其亦有慟於中乎。

衛生報

LADIES' HEALTH
婦女衛生
女子醫學研究會編輯

投稿簡章

(一)稿件之稿件。絕對拒絕。
(二)滿一千字以上之稿件不收。
(三)空泛及未完之稿件不收。
(四)來稿宜運用簡短明瞭之筆墨。而敍述普通醫學者爲合格。
(五)來稿內容。以適合女子者。尤爲歡迎。
(六)一經登錄。酬資從豐。

女子不孕之原因

秀娟

女子二七天癸至。太衝脈盛。月事以時下。故未有不孕者也。其所以不孕者。大別爲二。一曰月經有病所致。一曰月經無病而然。有病者。經之不調也。有因熱而超前者。有因寒而落後者。有先痛而後行者。有先行而後痛者。有枯絕而不通者。有頻來而不止者。凡此種種。皆不能受孕。倘能調其先後。理其氣滯。攻其血瘀。或滋而補之。或因而攝之。按症施治。未有不應手而愈者。至於月經無病而不孕者。其原有二。屬于女子者。子宮虧弱。如白帶過多。或孕而不育。爲暗產者。(在受孕一月之內而產者。並非小產流產半產也。因斯時尚未成形。故多不自知。)更有不屬女子而屬男子者。如男子患疝氣病。睾丸受傷者。或房勞過度而精薄者。或過用腦力情不專者。有因手淫過度。或意志鬱遏而成陽痿者。均不能使婦人受孕。故求嗣之道。不可專責於婦人。蓋亦有關乎男子。要言之。男能養精。女能養血。則陽精溢瀉而不竭。陰血時下而無愆。陽陰交暢。精血合凝。胎孕自無不成矣。

產後血虛生熱論

勤劬

竊謂體稟有陰陽之不同。病有虛實之各異。執死方以治活病。何異於膠柱而鼓瑟。治病其名。造病其實。卽如產後血虛生熱一端言之。夫產後血虛之故。仲景已有明言。丹溪亦謂產後以大補氣血爲主。雖有他症。以末治之。良由產後血去太過。實症少而虛症多。故其治多從補一邊。亦以其產後血虛之故。試舉其病理而詳參之。夫氣之與血。萬不可偏。產後歸在血虛。血虛則氣無所依。氣無所依。則鬱而爲熱。經所謂陰虛生內熱也。且氣主煦之。血主濡之。氣血周流。乃爲無病。氣病固有累乎血。血少獨不能礙氣乎。所以產後血虛爲本。而外見發熱爲標。況熱因血虛而發。斷非氣實之可比。王太僕謂壯水之主。以制陽光。亦指血虛生熱而言也。前賢以金針度人。後人乃習焉不察。執產後必有惡露之一說。輒投生化重劑。若遇此等陰虛生熱之體。何異於火上添油。助其燔灼。王孟英力闢其謬。非無見地。不特此也。人身之血。肝所統屬。血去太過。肝失所養。肝爲剛藏。相火內寄。鬱冒化風。勢所必至。逆升則竅隧阻閉。走竄則經絡抽搐。推內風之躍躍欲動。何莫非血虛生熱之所致。況現在風會所趨。陰虛之人爲多。而女子以血爲主。以生產而虧耗其血。故惟恐其不足。斷無有餘之理。前哲諄諄告戒於前。奈何醫者視若罔覩哉。

婦女帶下之證治

秀娟

諺云。婦女之中。十人九帶。故扁鵲過邯鄲。聞貴婦人病。所以專爲帶下醫也。考此症每令人經事不調。生育絕望。甚則津枯成瘵。不亦危乎。其病原不外虛實二端。初病多實證。久病多虛證。實證中有濕熱鬱結及相火太旺之不同。屬濕熱者。宜用清白散主之。(如熱盛于濕者。加地楡荊芥黃芩。濕盛于熱者。加蒼朮白朮。)屬相火者。宜用龍胆瀉肝湯加減治之。至於虛證則迥然不同。其屬寒者。宜四物湯加川附子炮薑官桂服之。其屬久病而成滑脫者。宜四物湯加升麻、柴胡以舉之。或龍骨、牡蠣、赤石脂以澁之。此虛實濕熱之不同也。然此症之屬於濕熱者。最爲普遍。而其治療亦最難奏效。良以我國婦女。不能求眞正之衛生與體育耳。蓋陰部不潔。房事過度。與夫思想手淫等事。均爲發生此證之最大原因也。

七日一病證

產後自汗

——曹三省——

(四)太陰證　內經曰。太陰上上。溼氣治之。中見陽明。太陰濕濁內聚。脾不健運。脾愈不健。濕愈停留。蓄而不行。鬱而生熱。於是太陰之濕。挾陽明之熱。濕熱薰蒸而爲汗出。其證頭重胸痞。身重肢倦。或大便溏泄。小溲短赤。此皆脾失健運。濕熱蘊蒸而然也。宜仿防已黃芪湯之意。扶中土而化濕熱。

綜上八證。產後自汗之大法。已略備矣。第病變無窮。治述有限。臨證之隨機應變。是在其人之神明矣。況產後自汗。雖似小恙。却甚危急。內經曰。腠理發泄。汗出溱溱。是謂津。津脫者。腠理開。汗大洩。故汗出甚者。卽爲虛脫之象。恐湯藥有所不及。須以外法佐之。用鐵秤錘燒紅。好醋沃之。使醋氣滿室。以收斂其精氣。或用生附子搗貼湧泉穴。以引納浮陽。或用麻黃根龍骨牡蠣赤石脂共爲細末。以絹包撲於身上。以止其汗。俾不致驟然汗脫也。總之醫爲仁術。旨在救人。既不宜固執成見。以誤人。又不宜不學無術。以殺人。務宜博覽羣書。貫通諸法。凡治內外婦孺之病。皆當如是。豈獨產後之自汗已哉。

(完)

新裝與衛生

秀娟

一個人爲什麼要穿衣服。不是因爲抵禦外界空氣的冷熱。調和人類身體的溫度嗎。那麼。衣有什麼好劣。裝有什麼新舊呢。祇要適合衛生就是了。但是現在的所謂時髦女子。漂亮小姐。他們穿衣服的宗旨。却大不相同了。不問冷熱。不講衛生。祇要是最新流行的新裝。就是受些痛苦。也所願意的。我時常看見有些女子。衣服吊得很高。一雙長統絲襪。直穿到膝蓋上面。在那北風裏面。不住地向前衝鋒。唉。她們這種勇往直前的精神。不屈不撓的毅力。眞令人佩服到極點了。可惜她們走錯了路徑。結果還是要去請教醫生。所以我要奉勸喜漂亮愛時髦的姊妹們。大家快些覺悟吧。不要再去做新裝的隸奴。受新裝的縛束呀。一致起來『打倒新裝』『打倒不合衛生的新裝。』

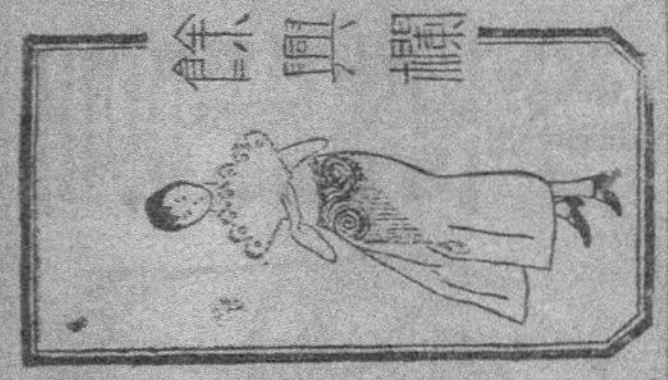

談話 拒毒感言

大仁

拒毒拒毒之聲。洋洋乎盈耳。但是年復一年。吸煙者依然一樣擁擠。吞雲吐霧。要想根本剷除。那裏是紙上空談所能做得到的。更不是依賴官廳所能做得好的。你不見以前的厲禁運動嗎。一方面抽籤減少。一方面私銷加多。還不見近來的性史嗎。愈是禁得緊。愈是銷得快。所以我以為拒毒之法。也應當從根本解決。所謂根本解決的法子。不外二種。一是禁止種煙。使國內的煙。沒有產生的地方。一是禁止私運。使國外的煙。沒有運銷的機會。那麼毒亦自然而然的可以消滅了。不知拒毒會裏的諸位先生以為如何。這是我對於拒毒會的一種最淺陋的貢獻。

人壽叢談

西神

觀渡廬主人伍秩庸博士。嘗自言其生命可至二百歲。謂必須講食節慾。故提倡慎食衛生。極為注意。嘗創設慎食衛生會於上海四馬路。猶可謂能身體而力行者。惜革命未成。捐舘歸國。二百之壽。未及其半。人咸惜之。且有因此致疑於人壽二百為必不可能者。然近據各國大醫學家精密研究之結果。則普通人類之天年。確可得二百歲。至普通人之壽命。常不過五六十歲。進而至於七八十歲。已屬難能可貴。其進而至於九十或一百。則上期頤之頌。賦老耋之詩。蠟蠟焉以百歲之坊作壽作千秋之鑑。詎知其循序而進。初非倖獲。僅得天然壽命之半乎。除人類之十九夭折者。皆因平日不講衛生所致。而衛生上之缺點。足以妨礙壽命者。其故甚多。德醫郵克斐長時間之試驗。斷定人類之七情六慾。最與壽命有關。喜怒過度。哀樂失常。均足危害生機。因列一表如下。(甲)凡憂思一小時。損壽一日至六月。(乙)恐懼及忿怒一小時。損壽三日至一年。(丙)悲哀一小時。損壽二日至二年。(丁)一夜不眠。損壽五日。(戊)過勞一次。損壽二日。(己)於塵土飛空之中呼吸一小時。損壽一日。(庚)一日之內不工作。損壽一日。(辛)作盜一次。損壽三日。(壬)患病一次。損壽三日至五十日不等。據上表觀之。可為伍博士謀一強有力之證據而且項之不工作云云。大可為嗜酒不涉非者。作當頭棒喝。如吾輩之業勞人。雖似不濡乾糞坐化。是否屬於戊項之列。頗滋疑問。惜不得與郵克斐握手而一問之也。

學醫與經濟問題

蘅盧

人們說。「烏花郎中勝於頭等朋友」。這可見我們的醫道。是極好的生意經。但是他們是門外之言。並不十分可靠的。我們一輩子在白花時代。恐怕時常在黑暗地底裏嘆氣呢。但是既然入了醫界。應當盡力研究。雖然不能夠到上醫和國工的地位。總要不愧良醫纔是哩。若古語說。「實至名歸」。本領既然不差。應診當然有效。那末營業絕不致於永遠地沒有發展的。所以我們在沒有學醫和將要學醫的時代。應當審查我固有的財產。可以維持在營業未發展的時候。然後其是可以的。那末可以嘗試嘗試哩。要不然。糊口不遑。那有深造的工夫呢。不免粗知些皮毛。就要懸壺問世。倘使有人來問津的。大抵要誤治害人命。豈不可歎。他們用藥既不能夠有效。營業自然是不發達的。倘使思想不純正的。恐怕要流入江湖一派。鈎心鬥角。選用一副騙人手段哩。雖是他的心術不良。也迫於生計問題。所以我希望學醫的。當未學的時候。宜先審我們的經濟可否。學醫已學的。宜盡力和研究。那末我們中國固有的神聖醫學。當不致於腐化。再不致為西醫所輕視了。

奇胎誌

李健頤

不澄北街有林姓妻。懷孕十六個月。生一子。頭如盤大。身灰細鱗。四肢短瘦。兩眼睛光。啼聲甚悲。林某疑為怪物。欲昇埋以滅其迹。乃林妻素懷仁慈。不忍為害。欲留養育。刻已五歲。并無異狀。但頭大身細。上重下輕。不能坐立。去冬林妻因感冬溫。延鄙人診治。見其頭有異形。甚與所繪圖形無殊。見相彷彿。觀此情況。推其原因。必係懷孕之時。心思情雜。凝神于畫報神氣作用。形影相吊。印入胎中而致也。可見夫婦交媾之時。男女雙方皆宜摒除淫邪猥褻之思想。酣酒飽食之狀態。而並必保志振爽精神。則遺傳之男女。必生姣俊良秀矣。英國醫為羅氏曰。「為父母者欲知子之賢不肖。觀之認胎當思成胎年月。自己行狀若何。體質若何。交合法者是生良兒。交合失道者。是生敗子」。然則夫婦交合之時。豈可孟浪而不謹慎哉。

鴉片詩

（一）

劉菽純

夕陽鴉背滿山烟。家園荒蕪亦坦眠。福壽膏香渾帶病。

死僅形具尚貪眠。幕中帳合燈光暗。救困何妨誓石田。

一盞幽燈光照夜。精枯血涸命難延。

（二）

康維恂

世人多受此洋烟。禍地遺天大奪然。萬事已拋高枕外。

一生常伴小燈前。還知窮者須知賞。又損精神又損錢。

奉勸吾儕年少者。願無貽誤再遷延。

衛生小說 醫界鏡（八）

醫隱

韭莊寸許長的芳草。好一個園場。當場擺着架森森排列。十八般武器。[illegible]插滿。另有小樓三間。名聞武樓。亭子一所。名講武亭。亭前對聯一副。寫着。陳元龍豪氣橫飛。樂此不疲是謝爵。林冬則謙讓沒石罪人深。敬敢云非眾好武。稚子能文。仲良正觀玩間。亭後轉出二人。與封翁施禮畢。送與仲良相見。封翁指上首的道。這是高錦標教師。指下首的道。這是李世祥教師。此一片園地。即小兒學習武藝之所。緣老夫晚得此子。愛惜之心。過於尋常了。這兒天姿雖好。而性格高剛。讀書之暇。喜歡弄些槍棒。就要惜了。只得依他。請了這二位教師。教習了年餘。今年八月初十後。他看看月明星稀。道自六月裡夏以來久不習練。日久恐生疏了。趁此月白風清。可以習幾夜。區區時夜深沈沈。秋露侵人肌膚。若夫又宿在東樓不肯者得一進。殘夜受了寒氣。所以成此大病。幸賴先生神技。來此起死回生的功。否則不堪設想了。仲良正欲問言。忽見家人來稟道。老爺吩咐所請那幾個客人。皆答應晚上過來。封翁道。曉得了。即將金鐘一看。已在四時。遂向仲良道。我們到白石浴池內洗澡去罷。仲良道。甚好。老先生時常洗澡麼。封翁道。凡物之機器不污穢則可以常用。雖人人身亦一自然的機器也。人身內常有油質汗質。與外來的灰塵。如不時常用水洗去。容易發臭氣。而且各種廢料。必要從細迴血管內收入。運入身內。並能令汗管為那些膩汗閉塞。不能放其廢料。人必容易生病。所以老夫必日日洗澡呢。於是大家洗澡既罷。各回內堂歇息。且說封翁日間已邀請了七八個紳士。都係知己親友。晚間到達稻館。敘歡。早已一切完備。到了黃昏時候。有八個客人來到。這八個人。一個是稻庭泉。乃封翁自族。一個是錢湘蘭。是封翁表弟。餘六人。孫福鵬。李杏齋。周湖吉。吳春江。都是文雅俊秀之士。二人。一是盛耕門內鄉讀書之子士杰。素好遊蕩。若問肚內詩書一點也無。一是黃道義之子榮爵。與士杰差不多。二人皆與封翁關親。所以一同請來。當時八人進來。皆與封翁賀了喜。封翁一一招呼過。請到後園道稻館坐下。再到書房內來請仲良入席。仲良到得道稻館。

衛生報　　　　一五一

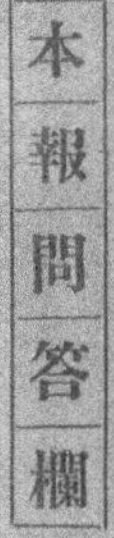

本報問答欄

簡章

(一)本欄除本報編輯自任答覆外。幷聘請章太炎君曹穎甫君王一仁君秦伯未君許半龍君担任爲顧問。

(二)所問病症。須確有研究之價值。否則恕不答覆。

(三)凡投函問病。不得隨意用信紙。或鉛筆申述。本報另印『衛生報問病用紙』一份。務須照其空白表格。一一塡明。此項問病用紙。惟定閱本報全年一份者。始贈一紙。如單購此紙。每一份實售大洋一元。

(四)非本報定戶。每題須納費一元。以示限制。

(五)問者須詳述病症之原因。及現在之狀態。經過之治療等等。

陳士宇問　張堰鎭中市

鄙人現年卅二歲。結婚已九年。曾生育四胎。產後亦失於調理。故身體瘦弱。脾腎氣虧。經汛先後愆期。晨起便溏。茲由經停逾月。少腹瀉痛。忽於上月廿二日起崩漏不止。且多結瘀。一時元虛陽亢。不濟驚惕肉瞤。寤寐欠酣。甚或眩暈模糊。遂進扶元益氣。佐以鎭攝之劑。延今症象雖平。而煩慮氣鬱。不耐勞動。偶然用力。崩下立見。腹部與四肢。有時腫脹。納穀頗呆。便已實。則見血脈形微弦帶數。舌薄淨。可知久崩之後。氣血交虧。肝脾已無統藏之權。虛成虛損之象。用特略敍病緣。呈請　台閱。想瀘地不乏　大醫。懇求立方施治。俾得藥到病除。無任感戴矣。

陳士宇問　朱聲振

陰無陽則不生。陽無陰則易散。兩相維附。不可偏廢。素體營陰本虧。加以崩漏之後。未免陰血過損。既不能來養於心。又無以輸潤筋脈。以致驚惕肉瞤。寤寐欠酣。況陰虛不能斂陽。孤陽勢必上冒。此眩暈模糊之所由來也。考血生于心。藏于脾。統于肝。今肝脾兩虧。藏統失司。所以偶然勞動。即見崩下。且脾弱欠運。水濕泛濫。橫溢于肌表。則四肢爲之腫脹。阻遏于中宮。則納穀爲之呆滯。苔薄淨。脈弦數。弦爲木旺。數爲有熱。細參此症。皆由榮血大虧。衝任不固。陰虛于下。陽浮于上。惟欲潛其陽。必滋其陰。欲清其熱。必養其血。今擬膠艾四物湯合三甲飲加減。滋養陰血而潛浮湯。調攝衝任以固奇經。然乎否乎。尚希高明指教。

阿膠珠（二錢）　生地炭（四錢）　大白芍（錢半）　左牡蠣（四錢）　廣艾絨（八分）
白歸身（二錢）　丹皮炭（錢半）　龜　版（三錢）　炙鱉甲（三錢）　活貫衆炭（三錢）
血餘炭（一錢）　藕節炭（二枚）

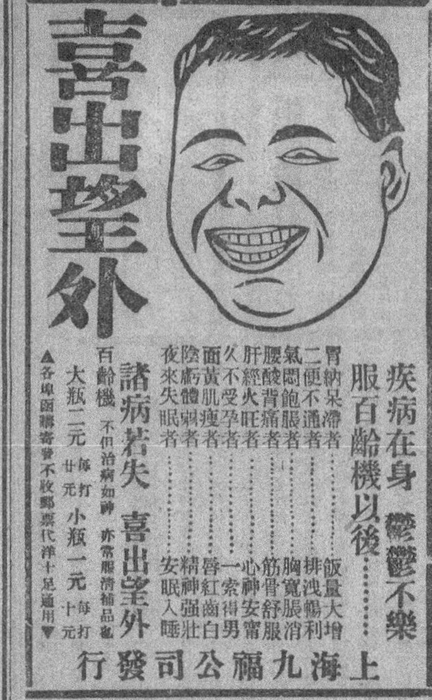

大造補天參茸丸

嘗考陰平陽祕太和翔造化之機酌盈劑虛涵養發育榮之象人非太上誰無六賊之擾醫縱扁盧終賴三年之艾以上工治病選藥爲先古聖製方補丸最重第良醫易得妙藥難求補益之劑膠自如毛丸散之名指難數莫不侈誇祕授廣說神奇實則大言炎炎渺渺欲求純之良方幾等鳳麟之毛角遂使回春和緩攀輿無米之嗟倉潟文園或抱天年之恨言念及此戚然憂之因此督啓信心廣宏大願特請海上著名大醫丁甘仁老先生妙運靈心巧施國手憑藉年之經驗撰濟世之奇方丹轉九還光施一葉鎔鑄古今參合中西著此大造補天丸方劑又復妙選靈材虔加修合家仙山之靈獸採閬苑之仙葩餘者海嶠荒遐之品山珪水府之珍無不盡入藥籠登之鑪鼎坎離既合固濟成丸具奪天換日之奇功寓濟困扶危之妙用舉凡先天不足後天虧損虛勞羸瘦稱怯疾宜取此丸常服自能立奏膚功掃八萬之尸蟲此三千之桃實伐毛洗髓人誇華化之一刀圭塡海補天此是女媧皇之五色石各界　君子幸勿河漢斯言

茲將主治各症列左

男　婦

先天不足　後天虧損
房勞過度　骨蒸勞熱
手足冰冷　酸軟無力
胃虛氣痛　久洩不止
虛損吐血　半身不遂
黃疸水腫　大腹虛脹
久患痔瘡　自汗盜汗
心悸不寐　怔冲健忘
氣血衰弱　老年怕冷
腰膝酸痛　頭暈目花
久咳氣喘　傳尸勞病
思慮過度　神疲食少
體虛風痛　久癰不愈
虛火牙痛　耳鳴耳聾
嘔吐酸水　小便頻數
童子勞傷　癱久不飲

男　子

眞元虧耗　精滑易洩
久患白濁　腎虛遺精
老弱戒煙　軟酸嗜臥
陽痿不起　艱於子嗣
虛寒脫肛　日久疝氣
脫陽縮陽　添精益髓

婦　女

子宮虛冷　久不受孕
經水不調　白帶白淫
乾血癆病　面黃髮脫
小腹冷痛　陰痿不起
常患小產　崩漏不止
廣嗣種子　經枯血少

以上各藥引倘一時不便購買宜用淸淡水或稀飯湯均可酌用

此丸大補兩天培養氣血添精益腦調經種子種種功效筆難盡述但受外感風邪及實熱傷寒等症切不可服

價目　每丸一元

上海裏鹹瓜街口第一號大成記鳳參號主人謹識

主編 丁濟萬

編輯 程門雪 劉左同 朱振聲 宋大仁

衛生運動特刊

衛生報

中華民國十七年四月廿八號星期六

每逢星期六出版一大張售洋四分

THE HYGIENIC WEEKLY

館址上海白克路人和里十八號

中華郵政特准掛號認爲新聞紙類

啟事　本特刊隨十九期衛生報附送不取分文閱者注意

本期要目

迷信與衛生

——丁濟萬——

今日何日。非衛生運動舉行之日乎。今時何時。非時疫細菌蠢動之時乎。欲時疫之撲滅。全賴乎衛生之普及。欲衛生之普及。全賴乎民衆之實行。然而今日之民衆果何如哉。迷信之觀念未除。神道之設施仍在。香烟繚亂之中。跪而禱者大有人在。是以孟德蘭公醮。不久又將發現于海上矣。一若時疫之發生。皆由於天降之災。嗚呼。不從事於實際之清潔。而徒事於木偶之禱告。可愚亦復可憐。故余謂迷信與衛生。决難並立。使道士而可驅瘟疫。公醮而可保太平。則吾國社會早無時疫之發生矣。奈何民衆尚不悟及之耶。余望自今而後。實行「破除迷信運動」。「提倡衛生運動」。是則豈特社會之幸。而亦民衆之福也。

我對于市政衛生之貢獻

費澤堯

公衆衛生。爲保持全體市民之健康。養成健全之社會。關係市政非淺。今幸市政當局。頗注重于此。將來成績。當有可觀。茲覺有不能不亟起整頓或設施者。約有數端。就管見所及。縷陳如次。希望市政當局加之意焉

(一)道路之宜整頓改良。我人以租界之道路與華界之道路相較。自覺相形見絀。車輛過處。塵土飛揚。道旁路側。常有垢穢垃圾之遺留。此非華界道路習見之情形乎。市政當局。亦非不知。祇因限于經費。未能見諸實行。我以爲不妨稍加市政捐之徵收。而擇要次第整頓。俾路政逐漸改良。得與租界抗衡。想亦市民之所樂願。道路兩旁宜遍植樹木。不獨壯觀瞻。且益行人。

(二)自來水廠宜加以督促整頓。華界之自來水。常有發生混濁不潔之現狀。飲料爲市民日所必需之要[illegible]關係市民公衆衛生者極大。市政當局。不能不特別注意也。

(三)街頭巷側之售販不潔食品者。極應取締。天氣漸熱。霍亂痢疾等傳染病。次第萌動。爲保持公衆健康計。市政衛生當局。宜所預防。此其一端也。

(四)宜多闢公園。以便市民工餘遊覽。調節精神。聞租界當局。將開放所有公園。准許華人入內遊息之說。此固市民所樂聞。然尤望市政當局於華界方面。多闢我國公園。使外國公園不能專美于前。以上四端。爲目前不能不積極進行者。其他關于市政公衆衛生方面所應注意整頓之事。不勝枚舉。所望市政衛生當局。隨時整頓或設施。俾全體市民得到莫大之利益。而保持公衆之健康。豈獨市政前途之幸。實全體市民之福也。

衛生運動特刊

衛生運動特刊

癆瘵之傳染與共食問題

宋大仁

防疾之道，在隱不在顯，在微不在明，顯與明人之所畏也，隱與微人之所忽也，惟其忽也，斯病菌有傳染之機，而疾病有蔓延之勢，甚且以病之起乎傳染者，竟什居其半，而尤以癆瘵為甚，夫癆瘵之傳染，固當處處預防，如唾痰也、面巾也、茶杯也，在在均足為病菌之媒介，而我國人均習之不察，且有妻妾兒女親戚朋友，團聚于一室之中，共食於一桌之上，杯盤狼藉，涎沫橫飛，一湯之中，而數匙同下，一菜之內，而數箸共下，忽入於口，忽入於菜，於是病者之細菌，於不知不覺之中，已由甲而乙，由乙而丙矣，嗚呼，此患癆者之所以日衆也，或曰，病菌之所以能傳染者，由於自身無抵抗之能力，體質或身體強健者，決無傳染之可能，謂斯言者，余不能無惑焉，要知身體強健，固有抵抗病菌傳染之可能，然豈可因此而無所忌憚，暢所欲為，以為我身強健，病菌何畏哉，而不知其潛伏體內，目前雖不即發出，一俟本原虧損，抵抗力單薄之時，病狀遂層見疊出，而施治為難矣，余戚陳君，年二十，曾肄業於海上某校，因其父患癆瘵，勢將不起，電促返里，君生性孝篤，服侍父疾，不離寸步，無何病入膏肓，至孝竟不能格天，此後母子二人，相依為命，不一年，子與母竟均患咯血之症，由是以觀，身體健全之人，若與患癆者相處，未嘗不能傳染，而傳染之最速者，莫過于共食，非特癆瘵也，他病無不皆然，此分食制之發起，實不容緩也，凡家庭之間，辦公之所，以及學校工場之內，皆宜其起而實行之，則其造福於社會，豈淺鮮哉。

裸體之害及改良法

沈仲圭

吾國人有最失禮之事，習俗相沿，恬莫能改者，裸體是也，當夫炎帝施威，火傘張空之際，試一涉足市廛，則沿途之小販工役，肆中之夥友學徒，莫不袒裼裸裎，一絲不掛，斯不特對人失敬，對己亦損人格，近年以來，各報對於此事，或婉言勸告，或嚴詞責備，然言者諄諄，聽者藐藐，曾未有一部分人之改良者，蓋僅言裸體之不道德，不述裸體之不衛生，固不為世人所注意，而僅有勸止之詞，無改良之法，又奚能收圓滿之效果，今請先敘裸體之害，次及改良之法。

(甲)裸體之害

(一)裸體之不道德　吾國服制，以長衫馬褂為敬禮，今沿途小販，商肆夥友，日與主顧交易，縱不長衫馬褂，亦當短褐蔽體，豈可赤膊裸地，並褻衣而去之耶，至居家男婦，亦當衣裳整齊，一旦客臨，不至遑迫無措也。

(二)裸體之不衛生　裸體不合衛生，約有四端，分述於次。

(子)衛生家皆言衣服顏色，冬令宜黑，夏令宜白，蓋黑色有吸熱之作用，白色有反射之功能，夏著白色葛布，光熱反射，熱度自減，若夫裸體，即失此效，炎熱自較著衣為增。

(丑)裸體放出之汗臭，聞之令人不耐，若一室之人，盡皆裸體，則汗臭充溢，旁人嗅之，必致患病。

(寅)不著衣服，蚊蠅飛集人體，散佈毒素，易致疾病。

(卯)裸體最易藏垢納污，而使肌膚不潔。

(乙)改良之法

(一)關於物質者　工廠學校公廨及大商店等，宜裝置電扇，則涼風習習，軀體爽自無揮汗經營之苦，且因此不感暑熱，工作自較平時增加，得既可超於所失，則為之主者，又曷必惜此區區，而礙人衆之衛生哉，若無力裝備電扇之商店，或私人住址，可用人工風扇，雇人拉之，亦可得涼爽之效，至如沿途之小販走役，宜備草帽一事，以遮烈日。

(二)關於心理者　夫人雖分精神肉體二界，但精神之偉力，每能左右乎肉體，試觀催眠術之利用暗示，使被術者執爐熱之火箸，而告之曰不熱，執者即不覺其苦，其肌膚亦不稍變者，豈非一彰明較著之鐵證歟，是故吾人治事，或勞動身體，苟能出之以鎮靜，從容未有熱不能耐者，蓋心在事而忘其暑炎，彼手不停揮汗流浹背之人，皆一時暴躁使然耳，要之氣候無論若何酷暑，事業無論若何紛紜，斷無幷一層霧縠輕紗不能著，而必去之始快者，蓋彼婦女同是人耳，何以能著衣而不熱耶。

人生の大要素

費澤堯

△衣，食，住，行，

個人衛生，為保持一身之健康，使軀體臻於強壯，小之減少疾病，大之益壽延年，然能了解個人衛生之重要而實行其所謂個人衛生者，求諸市民，恐不多覯，嘗見華服其表，而襯衣不潔者有之，俾晝作夜，花天酒地者有之，競名爭利，機械容心者有之，諸如此類，不勝枚舉，試問者輩，何嘗有個人衛生之觀念耶，我謂衣食住行，為人生不可日缺之四大要素，而個人衛生之最低限度，亦須至少留意於四大要素之中，衣不必過求華美，而襯衣須特別注重，宜用綿織料為之，使其疏鬆柔軟，而能充分吸收皮膚汗腺之排泄物，並宜勤浴勤換，使膚表常常保持其清潔，即在寒冬時，亦不可疏忽也，食不必過求豐富，而不潔之物，當棄勿食，並宜進食有定時，食量有節止，使消化器不生障礙，每日至少擦牙兩次，早起晨餐以前，晚間寢息之際行之，使口齒清潔，每日大便須定時一次，最好在晨起行之，使體內血行清爽，如酒類之刺激飲料，尤宜屏除，即不能絕口不飲，亦祇宜間或嘗之，如是疾病自少，體質自強，住宅一項，在濕地固不能人人求諸空氣充分良好之所，然於房室之間，宜特別注重清潔，時時洒掃庭除，能種植花草者尤佳，蓋住宅為人生日常休息之所在，苟能布置清潔，則精神上之安樂，愉快獲益正非淺也，行為一項，宜除正當工作之外，多向曠野散步，少入熱鬧之場，而近距離之往來，尤貴安步當車，藉以運動，若出必駕車，身固安逸，實非衛生之道也，此外日宜早起，作戶外運動，及深呼吸，約一小時，然後進晨餐，日間辦事，宜守定時，心境宜處以恬然，勿多無謂之思想憂慮，工作餘間，宜閱正當之書報，如是身心受益，此亦精神衛生之一助也。

青年男子之性的衛生

朱振聲

甚矣哉，今日青年衛生之缺乏也，余以為衛生之道，不在乎綾羅遍體，不在乎山珍海味，不在乎高廈大屋，而在乎先天之保養也，蓋人之所賴以生存者，腎中之真陽耳，真陽充則精神足，精神足則形體健，奈何今世之人，徒恃表面之美觀，而不究先天之衛生，余每見中年之人，未老先衰，雖日投補劑，亦無濟於事，此皆由於青年時不知保養其先天故也，要知青年時代，實人類生發之時，若不於此時培養之，保護之，反摧殘之，戕賊之，而欲其身體之強壯，其可得乎，是則青年衛生之不可不講也明矣，青年時之最重要者，莫如性的衛生，昔時家庭父母恥談其事，以致年輕無知之兒童，既受淫書之指導，復因同學之引誘，不知利害，一味妄從，直至形瘦骨立，悔已莫及，今將性的衛生，分述於後，想亦讀者所樂聞歟。

(一)遺洩　遺洩為青年人所難免，初起之時，如每月一次，或半月一次，並無腰痠骨楚，精神疲倦等症，此乃氣血壯盛，精滿而溢之象，非病狀也，若一星期一次或二次，必致傷身，即宜設法預防，或請醫生診治，至於不正當之小說圖畫，戲劇以及小調歌曲，故事等等，均宜戒絕，他如飲食中之有刺激性者，如烟酒之類，亦非所宜，睡不宜仰臥，而宜於屈膝，被不宜太厚，而足部尤忌，能如是，則遺精之症，自能免除矣。

(二)意淫　意淫為戕賊青年之利器，摧殘人體之大敵，造成遺洩之要素也，蓋其由目而入乎腦，由腦而入乎心，心動乎中，精馳於下，遺泄之症，由是起矣，因之而為手淫者有之，因之而入花柳者有之，因之而患梅毒者有之，因之而喪其身者亦有之，嗚呼，此種精神與意想之病，乃目所不能見，耳所不能聞，日積月纍，壽元日促，大好青年，消磨於此，可嘆亦復可憐，要知意淫之害，小則累及一身，大則貽害兒孫，若不以堅決之意志，制服一切胡思亂想，焉能將慾念冰消，凡吾青年，其可憬然悟乎。

(三)梅毒　花柳場中，為梅毒之總發行所，固盡人而知之矣，惟明知之而故犯之者，實繁有徒，是皆受一時肉慾之衝動，挺而走險者也，更有無知之輩，教以種種避毒之法，以為一擦即出，勿恐勿慮，勿戀戰，可以無憂，其實倡此言者，乃與六〇六、九一四作推銷員耳，余未聞身入花柳，而不患梅毒者，更未聞身患梅毒，而不促其壽者，近世醫學家謂梅毒一症，能減去壽命三分之一，且因此患心臟病，血管病，神經病者頗多，瘋狂症中百分之二十五由於梅毒，是故患此症者，倘能及早就醫，猶可治癒，若遷延耽誤，諱疾忌醫者，往往病根牢固，卒至不能自拔也。

以上數端，不過青年男子性的衛生中之最重要者，凡吾青年，其欲身體強健乎，其欲壽命綿長乎，請注意此性的衛生也可。

衛生運動特刊

孔子之衛生

梁一主

孔子德高學博。而不以一藝成名。衛生其小事也。然其一舉立之微。一飲食之細。無不合有至義。具有規範。其道德哲理政治經濟禮樂教化。至今中外賢哲。無能窺其蘊奧。至於衛生一道。雖論其書而亦不察其所以然。蓋特表而出之。藉以見聖道之一端。

食不厭精　此細嚼緩咽之意。食物者養體而已。宜咀嚼精細。則養分既多。且易消化。若饒舌牛飲。囫圇遽咽。必至勞脾胃。費腸血。每致積滯泄瀉等患。世則人皆知之而多忽之也。

膾不厭細　膾者。細切肉也。今人有炙而食之者。古人多用乾肉。必細切薄片。然後咀嚼易細。始能無害。孔子則為不厭其細。不須謹按細切而後食。

食饐而餲。魚餒而肉敗不食　食饐者。飯傷濕也。餲者。飯穢臭也。餒。魚肉爛也。敗。肉腐壞也。食以養體。不適於體。則不如棄之。而吃之何為。孔子於此等。皆不吃。今人貪口腹。見得必啖。適足以自害其身。所謂疾病從口入也。

色惡不食。臭惡不食　臭惡。氣味已變也。色惡。失其本色也。色臭或有變。則其質壞可知。故均不吃。

失飪不食　過熟謂之失飪。未到熟度亦謂之失飪。言失其烹飪之法也。世俗有以生魚或生豬肉。於飯中一蒸而即啖之。此則未到熟度。腥猶存。入腹即病。凡食物有宜於略煮者。有宜於熟煎者。宜略煮而過煮。則失滋養原質。宜熟煎而少煎。則猶存生腥之氣。皆不適於體也。

不時不食　古人每日一粥一飯。而無點心。今人一日三餐。再點心。更有早晚點心。時一日已四五餐。不等甚至有用夜點心者。殊失飲食之時矣。舊粟之家。又以雜物不時啖之。則於正餐必然減少。正餐之外。又必取果餌啖之。則終日無時不飲食。不但失家庭體統。並身體之害。不顧焉。喉舌頻咽而無休息。無休息則津液枯矣。腸胃頻消化無休息。則胃腸勞矣。津液枯。腸胃勞。百病從此生矣。究竟孔子每日用幾餐。未嘗深考。但知其正餐之外。絕不用食。雖正餐而非當食之時。亦不食。

不得其醬不食　醬為豆麵鹽水之化合物。初釀於最陰之處。後曝於烈日之中。陰陽二氣均備。有如酒之發酵力。而無酒之麻醉性。最宜助消化。解積滯。故乳婦與精病均忌吃醬油。權耗散也。肉毒非醬不制。肉味非醬不和。故孔子食肉。必須得有醬者。醬能解此語曰。惡其不備也。然則天下之食物。豈能盡備耶。

肉雖多。不使勝食氣　食氣。猶言穀氣。所食飯之量也。食肉多過於飯量。非滑腸。即為肉積。且吾中國人習慣。以穀為食糧。肉則不過輔佐之品。非若泰西文子相傳。皆以肉類為食料者也。

唯酒無量不及亂　食肉不使勝於食氣。是有限矣。惟飲酒則較為無限。有朋酬酢。飲之多寡。有時不能定限。以其本無定量也。然亦決不使盡量。尤不使過量。盡量則醉。過量則亂。故少飲則微醺而止。多飲則酩醉而止。斷不使大醉而後迷亂。此亦衛生之意也。

沽酒市脯不食　脯為乾肉。不沽不市。似為省費計。然舊說以為必須自製。乃食。自製品較買品為清潔。然而頻頻製食。勢亦不能省費。孔子食用原是節儉。但所重在禮。而不專在節用。無事絕不用酒肉。是以飯蔬食飲水。樂亦在其中。有事乃自行預製。不必沽市大半當由有司備之。尤不必沽市矣。沽酒不純。市脯不淨。尤在所忌。然則為省費。為重禮。又為衛生也。

不撤薑食　薑為助味之佳品。又醫林之良藥也。宜達筋衛。調和臟腑。行肺胃而降濁陰。止嘔吐而掃穢腐。清宮除邪之力最為敏捷。食物用之。和味解毒。常用不撤。能使病源不起也。

不多食　多食雖佳品。亦礙消化。少食之。雖不良之物。尚不致大害。其不可食者固不食。可食之物。亦不多食。

祭於公不宿肉。祭肉不出三日。出三日不食之矣　祭於公者。孔子自己與祭於公廟。或家廟。不用過夜之肉。祭畢即致胙。亦不使過夜。敬事之方。亦慎食之道也。其出三日者。乃親友將祭肉送於孔子。或因遠道而出三日者。孔子但受之而不食。必受之者。領其情也。不食者。懼肉敗也。祭肉尤易變壞。更當節慎。此三日之限。蓋指春秋二季而言。冬夏不在此限。

上所言者。不過飲食一端。而其居處服御。合於衛生者。不勝枚舉。然其所養。猶不止此。為仁義禮智根心。生色油然現於面。盎於背。而施於四體。光輝充實。大德潤身。則心廣而體胖矣。黃中通理。正位居體。美在中而暢於四肢矣。志不在養生而自具養生之道。此其內外一貫。本末兼盡之功。後世儒者。莫能悉其萬一。而孔子所以千古如生也。或曰。誠如所言。堯舜年皆百數十歲。禹文武皆九十餘歲。孔子如此涵養。宜比堯舜文武而過之。何以止於七十三歲。予曰。此又養生家之大關。不可不辨。孔子志在救民。本無意於長壽。其年雖不及四聖。然已過於古稀。使當時仁政無阻。至治方新。則心寬意得。趾高氣揚。當可更綿大壽。適其時。中國亂萌日興。孔子見周政太衰。不可復興。於是周遊列國。歷見諸侯。冀欲行其道以治天下。居然革命思想也。無何所志不遂。而年已老矣。鳳鳥不至。而商羊舞矣。河不出圖。而麒麟死於魯之郊矣。天時人事。皆如此。知非一人之力所能挽回。亦非數十年之功所能斡旋。故歎曰。吾道窮矣。吾已矣夫。於是神氣為之大沮。及六經刪述已成。見以行於後世。一人之事已盡。盡至百年。不過如此。於是立功之念頓泯。神氣一喪。名心一泯。而死期至矣。觀其扶杖逍遙而歌。自知其死日。何等從容。此生無恐。豈必論夫短長。視死如歸。亦何關乎壽夭。學者養生。當思無忝爾生。可也。

不衛生的病

吉光畫

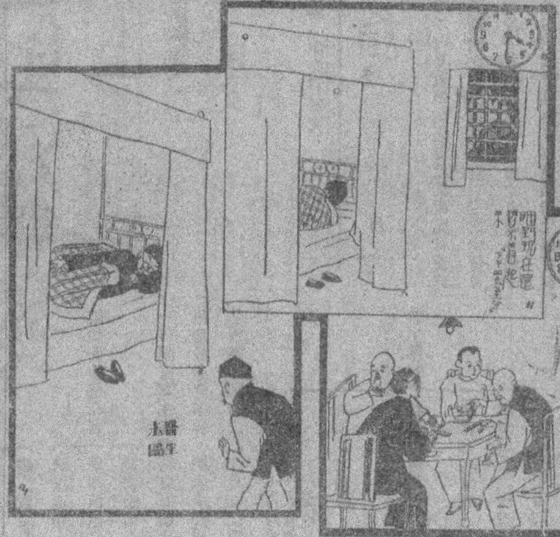

免病法

青年

晨起練習柔軟體操。操法如下。操時腳宜使暖。穿衣勿太多。操至周身溫暖為度。操畢最妙用涼水浴身。浴宜快。浴畢務須將毛巾用力擦擦。至周身發熱為度。照此辦法。或云必致感冒。其說大謬。試將毛巾重擦全身。自然發熱。如不覺熱。可勿再試。然決無不覺熱之理。

一、立正。兩手撐腰。腳根須並。肩稍往後挺。兩腿稍提高。

二、兩手撐腰。肩向後。前後搖擺數次。腳指立。妥勿移動。

三、仍照前式。膝蓋屈伸數次。

四、手撐腰間。全身蹲伏。

五、兩手左右垂平。舉起手指。看項為度。兩肘向上。

六、兩手下垂。伸至頭頂。合掌拍擊。

七、兩手撐腰。腳向左右分開。一腳提高。輪流屈伸。

八、兩手撐腰。向左向右。腳膝不能稍曲。

九、兩手撐腰。向前俯伏。

十、兩手撐腰。向後仰。

十一、兩手向上伸。從頭頂向前俯。使手指到地。

十二、挺臥。手腳伸直。然後將腿輪流提起。

臥在床上之練習。

十三、使腹懸空。往上伸數次。

十四、作挺臥挺起勢數次。

以上共十四法。由第一至第十四。按法須作八次。然後由第十四至第一。再作八次。

衛生小言

葉勁秋

本刊衛生號之作。將以新社會人士之耳目。應時代潮流之需要乎。曰非也。聯絡醫界之天責耳。原夫衛生者。乃保衛人生之生命。內經所謂上工治未病。其亦今日之所謂衛生學乎。顧衛生之道不一。惟能於「食飲有節」「起居有常」「不妄作勞」「志閑少欲」「心安不懼」「形勞不倦」「嗜欲不勞目」「淫邪不惑心」斯可矣。其或故事講求者。反失天然抵抗之本能。致使素所不為人害之毒菌。得滋蔓長。肆意猖狂。為可痛耳。斯義也。我中醫界或能明瞭。特獨衛其生之觀念。過分發達。一傳染病之蔓延。勿問也。社會衛生。罔知之。若何處置。勿顧也。中醫中醫將成故舊之名詞。為一般新人物所厭。迄今而後。願我中醫界。勿再步武依轍。一易個人衛生為公衆衛生。並將民生之生。而善為之衛。如貧民醫院之急宜設立。診費之不宜昂貴。尤當深加注意。其亦本社本刊之微旨歟。

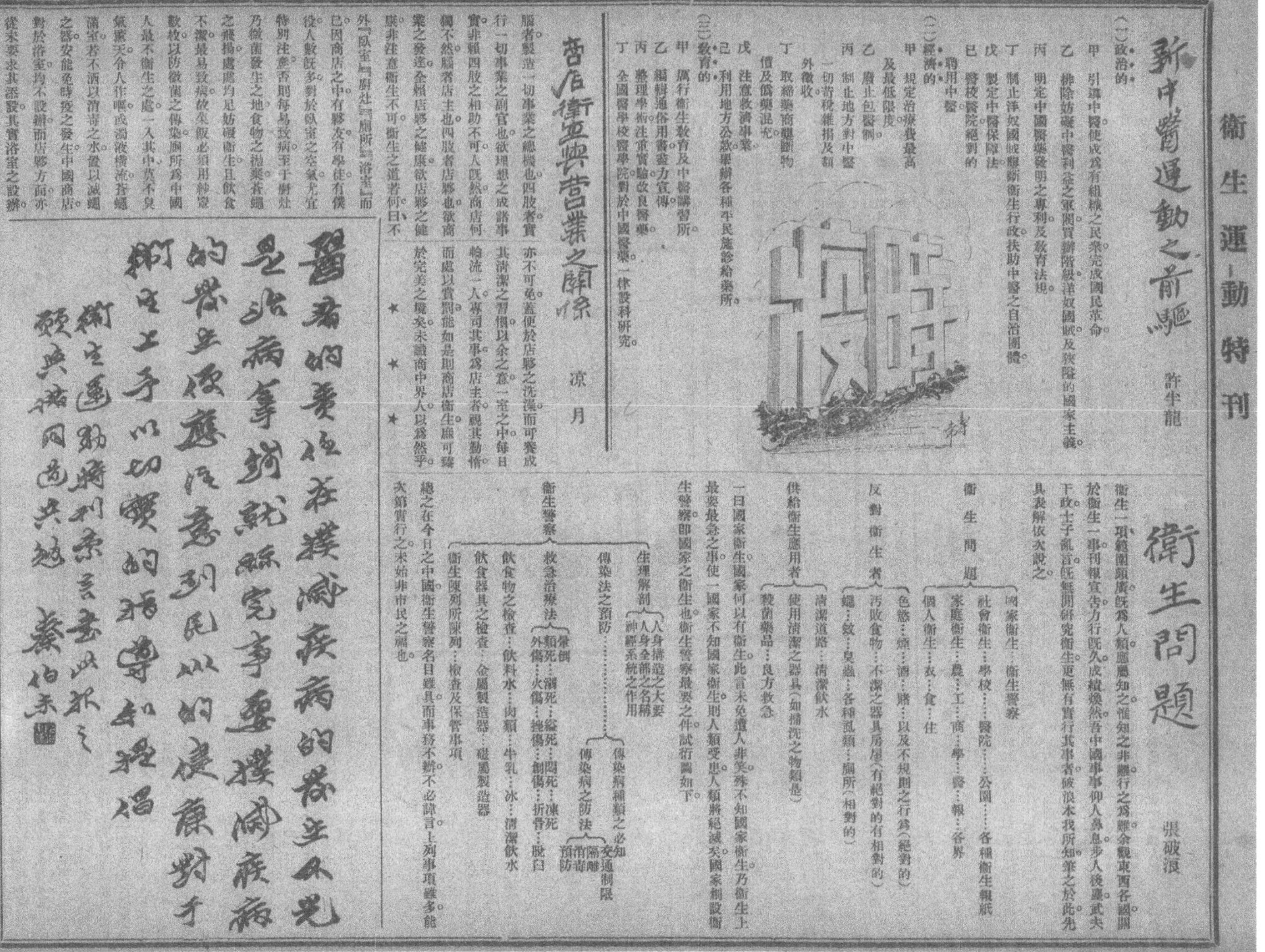

衛生運動特刊

新中醫運動之前驅

許半龍

（一）政治的

甲 引導中醫使成為有組織之民衆完成國民革命。

乙 排除妨礙中醫利益之軍閥買辦階級洋奴國賊及狹隘的國家主義。

丙 明定中國醫藥發明之專利及教育法規。

丁 制止洋奴國賊壟斷衛生行政扶助中醫之自治團體。

戊 製定中醫保障法。

巳 醫校醫院絕對的聘用中醫。

（二）經濟的

甲 規定治療費最高及最低限度。

乙 廢止包醫制。

丙 制止地方對中醫一切苛稅雜捐及額外徵收。

丁 取締藥商壟斷物價及偽藥混充。

戊 注意救濟事業。

己 利用地方公款舉辦各種平民施診給藥所。

（三）教育的

甲 厲行衛生教育及中醫講習所。

乙 編輯通俗用書盡力宣傳。

丙 整理學術注重實驗改良醫藥。

丁 全國醫學校醫學院對於中國醫藥一律設科研究。

商店衛生與營業之關係

涼月

腦者。製造一切事業之總機也。四肢者。實行一切事業之副官也。欲理想之成諸事實。非賴四肢之相助不可。人既然。商店何獨不然。腦者店主也。四肢者店夥也。欲商業之發達。全賴店夥之健康。欲店夥之健康。非注意衛生不可。衛生之道者何。曰。不外『臥室』『廚灶』『廁所』『浴室』而已。因商店之中。有夥友。有學徒。有僕役。人數既多。對於臥室之空氣。尤宜特別注意。否則每易致病。至于廚灶乃微菌發生之地。食物之拋棄。蒼蠅之飛揚。處處均足妨礙衛生。且飲食不潔。最易致病。故桌假必須用紗窗數枚。以防微菌之傳染。廁所為中國人最不衛生之處。一入其中。莫不臭氣熏天。令人作嘔。或溺液橫流。蒼蠅滿室。若不洒以消毒之水。撒以滅蠅之器。安能免時疫之發生。中國商店對於浴室。均不設辦。而店夥方面。亦從未要求其添設。其實浴室之設辦。亦不可免。蓋便於店夥之洗澡。而可養成其清潔之習慣。以余之意。一室之中。每日輪流一人。專司其事。為店主者。視其勤惰而處以賞罰。能如是。則商店衛生。庶可臻於完美之境矣。未識商中界人。以為然乎。

★ ★ ★

衛生問題

張破浪

衛生一項。範圍頗廣。既為人類應屬知之。惟知之非艱。行之為難。余觀東西各國。關於衛生一事。刊報宣告。力行既久。成績煥然。吾中國事事仰人鼻息。步人後塵。武夫下政。士子亂言。既無開研究衛生。更無有實行其事者。破浪本我所知。筆之於此。先具表解依次說之。

- 衛生問題
  - 國家衛生……衛生警察
  - 社會衛生……學校……醫院……公園……各種衛生報紙
  - 家庭衛生……農……工……商……學……醫……報……各界
  - 個人衛生……衣……食……住
- 反對衛生者
  - 色慾……煙……酒……賭……以及不規則之行為（絕對的）
  - 污敗食物……不潔之器具房屋（有絕對的有相對的）
  - 蠅……蚊……臭蟲……各種乱類……廁所（相對的）
- 供給衛生應用者
  - 清潔道路……清潔飲水
  - 使用清潔之器具（如掃洗之物類是）
  - 殺菌藥品……良方救急

一曰國家衛生。國家何以有衛生。此言未免遺人非笑。殊不知國家衛生。乃衛生上最要最急之事。使一國家不知國家衛生。則人類受患。人類將絕滅矣。國家制設衛生警察。即國家之衛生也。衛生警察最要之件。試衍圖如下。

- 衛生警察
  - 生理解剖
    - 人身構造之大要
    - 人身全部之名稱
    - 神經系統之作用
  - 傳染法之預防……
    - 傳染病種類之必知
    - 傳染病之防法
      - 交通制限
      - 隔離
      - 消毒
      - 預防
  - 救急治療法
    - 舉例
    - 類死……溺死……縊死……悶死……凍死
    - 外傷……火傷……挫傷……創傷……折骨……脫臼
  - 飲食物之檢查……飲料水……肉類……牛乳……冰……清潔飲水
  - 飲食器具之檢查……金屬製造器……磁器製造器
  - 衛生陳列所陳列……檢查及保管事項

總之。在今日之中國。衛生警察名目雖具。而事務不辦。不必諱言。上列事項雖多。能次第實行之。未始非市民之福也。

醫者的責任在撲滅疾病的發生不光是治病專就研究事要撲滅疾病的發生便應注意到民眾的健康對于衛生上手以切實的指導如提倡衛生運動特刊索言書此報之願與諸同志共勉

秦伯未

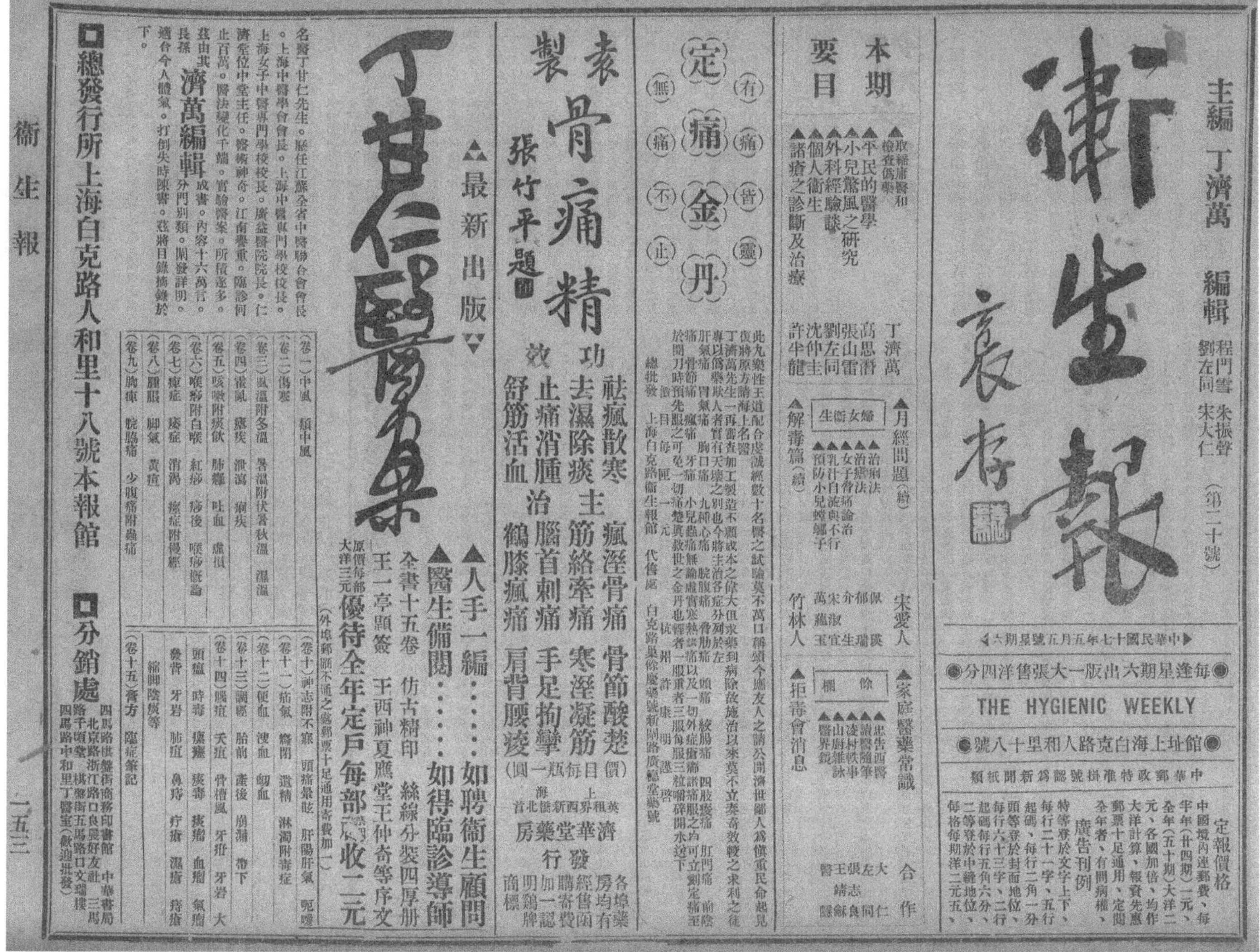

衛生報

袁存

主編 丁濟萬

編輯 程門雪 朱振聲 劉左同 宋大仁

（第二十號）

中華民國十七年五月五日星期六

每逢星期六出版一大張售洋四分

THE HYGIENIC WEEKLY

館址上海白克路人和里十八號

中華郵政特准掛號認為新聞紙類

定報價格

中國境內連郵費、每半年（廿四期）一元、全年（五十期）大洋二元、各國加倍、均作大洋計算、報費先惠、郵票十足通用、定閱全年者、有問病權、

廣告刊例

特等登於文字上下、每行二十一字、五行起碼、每行二角一分、頭等登於封面地位、每行六十三字、二行起碼、每行五角六分、二等登於中縫地位、每格每期洋二元五

本期要目

▲取締庸醫和檢查偽藥　丁濟萬

▲平民的醫學　萬思潛

▲小兒驚風之研究　張山雷

▲外科經驗談　劉左同

▲個人衛生　沈仲圭

▲諸瘡之診斷及治療　許半龍

▲月經問題（續）

婦女衛生

▲治病法 ▲女子搐搦論 ▲乳汁自流 ▲預防小兒臍風

▲解毒篇（續）

▲家庭醫藥常識

▲拒毒會消息

宋愛人　竹林人

合作

定痛金丹

（有）（痛）（皆）（靈）（無）（痛）（不）（止）

袁製 骨痛精

張竹平題

功效：祛瘋散寒　去濕除痰　止痛消腫　舒筋活血

主治：瘋溼骨痛　筋絡牽痛　腦首刺痛　鶴膝瘋痛　骨節酸楚　寒溼凝筋　手足拘攣　肩背腰痠

（價目每瓶一圓）

濟華堂藥房 發行

上海英租界西新橋北首

丁甘仁醫案

▲最新出版▲

▲人手一編……如聘衛生顧問

▲醫生備閱……如得臨診導師

全書十五卷　仿古精印　絲線分裝四厚册

王一亭題簽　王西神夏應堂王仲奇等序文

原價每部大洋三元　優待全年定戶每部只收二元

名醫丁甘仁先生。歷任江蘇全省中醫聯合會會長。上海中醫學會會長。上海中醫專門學校校長。上海女子中醫專門學校校長。廣益醫院院長。仁濟室位中堂主任。醫術神奇。江南晋重。臨診何止百萬。醫法變化千端。實飴醫案。所積遂多。茲由其長孫濟萬編輯成書。內容十六萬言。分門別類。闡發詳明。適合今人體氣。打倒失時陳書。茲將目錄摘錄於下。

（卷一）中風　類中風

（卷二）傷寒

（卷三）風溫附冬溫　暑溫附伏暑秋溫　濕溫

（卷四）霍亂　瘧疾　泄瀉　痢疾

（卷五）咳嗽附痰飲　肺癰　吐血　虛損

（卷六）喉痧附白喉　紅痧　痧後　喉痧概論

（卷七）痙症　痿症　消渴

（卷八）腫脹　腳氣　黃疸

（卷九）胸痹　脘腹痛　少腹痛附疝痛

（卷十）神志附不寐　頭痛眩暈　肝陽肝氣　呃噫

（卷十一）癃閉　遺精　淋濁附溺症

（卷十二）便血　溲血　衄血

（卷十三）調經　胎前　產後　崩漏　帶下

（卷十四）癰疽　夭疽　骨槽風　牙疳　牙岩　大頭瘟　時毒　瘰癧　痰毒　血瘤　氣瘤　發背　肺疽　鼻痔　疔瘡　濕瘡　痔瘡　縮腳陰痰等

（卷十五）膏方　臨症筆記

總發行所上海白克路人和里十八號本報館

分銷處

衛生報

一五三

小兒驚風之研究

張山雷

小兒驚風。實即風癎。風是內動之肝風。癎是頸項之強直。古書上有癎病。初無所謂驚風者。陸九芝謂癎發爲驚。以癎而訛。最是確論。實則風癎之風。亦猶大人類中之風。亦是西醫之所謂血冲腦經病。而小兒偏多。所此者。則以稚陰未充。孤陽偏旺。氣升火升。挾痰上湧。此冲激腦經。先失其知覺運動。是以稱見證無一不與大人之類中病一一吻合。千金引徐嗣伯論風眩。謂撥弄相感而動。風火相亂則悶塞。故謂之風眩。大人曰癲。小兒則爲癎。其實則一。治以紫石散。萬無不愈云云。（方即金匱附方之風引湯。以龍牡諸石藥鎮墜抑降其上升之氣火。而腦神經之擾亂可定。其效自可操券。但方中乾姜桂枝溫熱助虐。不可不去）此六朝時人已發明病情。證治最是正宗。而如仲景傷寒金匱之治痙方法。則爲外來寒風而設。正與風火內動之痙兩相對峙。不可誤認。此急驚風病也。若九芝謂驚風爲即傷寒中之溫病熱病。則指發熱病中之痙癲爲癎而言。亦猶大人熱病有癲厥抽搐。癲狂昏憒譫語。其實亦是熱甚風生。氣血上冲。激動腦神經之病。與暴病之急驚猝然之肢作無異。所謂三陽證者。亦即指此。而三陰症之慢驚風。則脾腎兩虧。土敗木賊。氣欲絕。肝失所生之母。木無所附。脾之土以致猝然暴動。震撼牽掣。面色㿠白。肢冷唇青。不能旋踵而大厥。隨之其證尤重。非溫補脾腎。不能挽回元氣於百一。此雖與急驚之候。一陰一陽。兩兩相對。而爲肝木上擾。震動腦經。其理則一。俗傳稱爲驚風之名。雖但可嘆。本不能識者一兩。亦猶夏月急痧。昏暈。皆亦有三十六痧。七十二痧之俗名。皆不能舉其出處。語其理。由醫學之陋。至斯而極。然血冲腦經之異情。實理本是從古醫界所未聞。所以九芝論中。正謂風之既動。竄入筋中則攣急。流入絡脈則反張。倘是理想而云然。不知此即神經之作用。然急驚爲熱爲實。宜清宜瀉。慢驚爲寒爲虛。宜溫宜補。兩言則如日月經天。江河行地。亘萬古而必無異辭。惟急慢驚風四字則溶冰炭於一爐之中。斷斷不可爲訓。藥肆之丸藥主治中有之。本是市招惡習。該醫之士。泥於形之筆墨。自昭其陋。而九芝之說。謂急慢驚風。不定其爲寒熱虛實。宜用溫清合法。補瀉兼行。則騎牆之見。未免失言矣。

中醫經驗談

左同

凡屬陰疽之症。皆由內而發於外者也。如腎俞發。數月前必患腰痛。或腰痠。斯時急宜溫補。倘病者忽之。及後腰部漸漸隆起。或痛或不痛。皮色不變。治得其法。猶可消散。否則定須潰膿。外潰倘內膿已成。切忌開刀。因外皮活。內膿生。開刀則傷膿。膿爛則難治。每致生管成漏。延入瘡一途。必也。則內服溫化托毒。氣血並補之劑。一外用火針刺之。得膿後。用溫性膏藥中摻提毒之品。再以綿布札緊。使皮膜相連。膿易盡。肌易生耳。此治陰症之大法也。豈獨腎俞發一症而已哉。觀夫近世之瘍醫。皆喜用刀。

靈妙之古法。祇爲畏途。余不禁爲之嘆惜不置也。

凡生於腿足等部。屬於陰症者。如濕結毒之類。極易潰爛。並能經年不效。此症治得其法。見效極速。近世瘍醫不知其然而不知其所以然。所以世人患此症成年不愈者甚多。蓋該症由於濕熱蘊結下焦不得發泄。凝聚爲患。此盡人皆知也。醫者皆喜用紙膏貼之。不知濕熱蘊結。須使其外泄。紙膏閉閡無孔。貼之適助其勢耳。宜用蒼朮白芷煎水洗之。外用綿紗布浸入蔴油中。先搽以提毒之品。再將蔴油布蓋之。毒有外泄之路。濕毒易清。新肌易生耳。

個人衛生

沈仲圭

(1)黎明即起。至郊外或空氣新鮮處地上。作步履運動半小時。

(2)八時用早膳。粥兩小盌。粥菜不舉油膩。

(4)九時至下午五時半辦公。中間除十二時午膳一小時。午膳後休息一小時。

(6)每膳時必將飯菜嚼至極爛而嚥下。取其易於消化。食不可過飽。過飽則胃易受損。若至飢餓時而始食。不特胃中膨脹。且使胸悶作痛。

(7)晨起小便時。將牙齒咬緊。則終其身不致搖落。且無牙痛之患。

諸瘡之診斷及治療

許生龍

瘡之所生。皆毒於膚腠之間。猶食慾之所積。故從食名瘡。初起輕微。患者多忽。治致生發下。止治及遍身。斷氣血日衰。若者漸起變症不一。有爲瞽目者。有爲癱瘓者。有結毒成大瘡者。有結毒爛骨者。爲患非小。豈可以輕微而忽諸耶。

（一）疥瘡。發最細。燥而癢。搔不已。惟患肢體。不上面者。心中火毒傳出於外也。下少陰腎脈陶中而出小指。不上頭。所以頭面不發。非若三陽之走首也。治法抹之易痊。不久復發。發而再抹。遂毒與內攻。必成惡症。故宜服煎藥散之。初起非用防風通聖散。以去其燥毒。繼以清肌飲。以平黃散抹之。體弱者須救元。

（二）肥瘡。每患於頭額面部。不及肢體者。諸陽受病也。陽經火毒上蒸。毛竅不密。又受風邪。熱相搏而成。風能養癢。火能作痛。蘊濕成膚。兼從解散。故溢爲血水膿脂之症。服清肌飲。抹香礬散。菜油調。

（三）膿窠瘡。黃疽如豆。窠內包膿。多生手足者。脾經濕熱傳出。脾主四肢也。服清肌飲。加除濕清火之藥。抹破膿窠。摻平黃散。

（四）癬瘡。細若成片。而痒痛之熱。搔而血出。此燥氣傷其皮膚也。用清肌飲加生精補血藥。以滋潤肌。金肉油調搽平黃散。

（五）天泡瘡。滿皮發泡。泡裹清水。如水上浮漚。極脹痛。天行邪熱。客入皮毛。火爍金也。宜清金散。火不可驟用寒涼。恐增瘡膿。用清肌飲加清涼發散之藥。以金黃散旋灑調敷。

（六）燥瘡。又名火焰瘡。其狀肉色焦赤。而瘙沸泡熱痛之極。如火灼者。心胃之火亢。傷氣血也。用清肌飲。加清火涼血之藥。外敷柏汁。金黃散。如乾燥者。金黃散加青黛冰片。肉油調敷。

（七）熱瘡。瘡腫頭如珠。稠膿成片。頭黃根赤。有似火丹。此夏令暑熱之毒。即困痱子也。服香薷飲。

（八）膿窠瘡。多生下部。瘡氣下注。結於肉裡。堅硬如豆。累累隱於皮下。微痛皮色不變。或重墜不舒。不治。內潰水出。爛成孔竅。膿稀異常。用清肌飲加除濕健脾之藥。貼咋膿膏。

（九）痲瘡。細碎密布。狀如沙皮。肉色焦赤。微腫發熱。此氣熱血燥。宜清熱潤燥。加入清肌飲。外搽平黃散。肉油調敷。

（十）瘋瘡。遍身細癢。明如水晶。發痒。此風寒客於氣分。病在腠表。愈之汗出見濕。乃生瘙瘡是也。宜荊防敗毒散。疏風敗毒。

（十一）老年瘡。精枯皮槁。皮肉乾燥。氣火獨旺。遍身發痒。搔之皮膚如糠白屑下。如粉。此衰老之病也。清肌飲加生精補血之藥。搽平黃散。肉油調。

（十二）血風瘡。赤如粟。血搔痒血出。初如粟形。後如錢大。相連而生。自足漸延及遍身。此風傷皮毛。熱傷血脈。風熱相搏而成。若婦女初生足跗。乃月經不調而發。用清火涼血兼消風藥。加清肌飲。外用桃肉。棉肉杏仁同杵爛。研至色黑。加黃柏末。與平黃散研勻。菜油調敷。

（十三）鱗瘡。瘡色各異。有皮膚痒白屑者。蟲行。搔之乾燥而起白屑者。燥癬也。宜散之。皮膚粗頑。溼木。搔破有水者。濕癬也。宜滲利之。其色微赤。皮肉堅硬。搔之泛紅者。血癬也。宜活血養營。其色白。搔之無屑者。氣癬也。宜行氣潤肉。其色紫赤。搔之辣痛。而黃水多者。熱癬也。宜清火養血。蓋癬之爲患。此瘡猶頑。治法以滋潤爲主。不可用攻爛藥劑。宜消解潤肌湯加減。

（十四）腋瘡之發。內熱背痛。頭疼胸悶。口苦。飲食少進。狀類傷寒。惟傷寒惡寒。腋瘡則熱發見於腋。微近腋之處。上部在口鼻頭面之際。火毒勝也。表散之。下部在肛門前陰。觀瘡痘症。魚口便毒。下疳白濁之類。濕毒甚也。宜通下。在臍下腰腹手臂中焦。受毒也。雙解之。此三法也。治以解毒湯爲主。其症有色紫。冊痛。狀類如瘍。有數瘡聚。狀大抵熱毒。甚則陰背熱。口乾作渴。痛出一陰近處。白如砂仁。有突出色黃狀如池頭釘。有圓錠如荳。有圈繞如汗之。胸膈悶脹。內熱口乾。作渴之。或下番白濁者。毒在裏也。如金遺下之。汗下之後。化毒湯和解之。身涼痛定。用冰梅散點之。收功。餘毒未盡。服拔毒散。虛者及久患者。亦須保元。

（十五）漆瘡。皆從面目浮腫。癢。及遍身作痒。搔破出水。蓋漆者。木之汁。肝屬木。故毒犯肝經之部爲多。服荊防柴葛湯。散神麯。米醋調。

（十六）坐板瘡。患臀上。破塊如豆。痒甚作痛。膿泡濕熱。宜滲濕清火。敷平黃散。（按本篇所述以傳染者爲限）

衛生報

解毒篇（續）

竹林人輯

解水莨菪毒（音浪蕩即天仙子誤食令人狂猥放宕）
飲甘艸汁。飲藍青汁。升麻煎服
解藜蘆毒
雄黃一錢研水服
解芫花毒（芫音官）
煎防風飲。煑桂汁服
解仙茅毒
煑大黃朴硝服
解雄黃毒
[illegible]水溫服
解敷貼藜蘆毒入內
葱煎湯飲
解誤飲浸草毒水百竅潰血
雞抱不出之蛋研細和麻油灌

蟲類

解諸蟲入耳
薑擦猫鼻取尿滴。鷄冠血滴。胆礬和醋灌。川椒末醋調灌。閉口勿言紙塞耳鼻只空蟲入之耳麻油滴。韭汁和醋灌。蜈蚣入耳用蜜蜂炙香放耳邊或薑汁灌。蚰蜒入耳用蚯蚓納葱管內化水滴或羊乳滴。臭蟲入耳用稻桿灰汁灌。馬蟥入耳用穿山甲炒研水調灌
解螞蝗毒
芝蔴油潤肛門螞蝗聞香自出
飲熱牛羊血次早化猪油飲，水服藜蘆末一錢。硃砂磨研塗。黃土香油丸空心溫酒下。食蜜化爲水。空心飲地漿

解吞蜈蚣毒誤吞後喉中似有物行吐痰癢更痛甚至腐裂流水目腫不痛足腫可行者是
服猪羊血。飲桐油吐。吞生雞蜒二枚不可嚼。生公鷄熱血灌即出俟出盡服全膚湯茯苓三兩黃耆當歸薏仁各一兩白芍五錢生甘草三錢荊芥陳皮各一錢防風五分服十劑裂處自愈
解蜈蚣咬毒
蜒蚰搗塗。雞蛋敲小孔合咬處。煎木香服。雄黃一錢冰麝青黛各五分水和塗。鍋底煤敷。手指探雄雞喉內取涎塗。雄雞冠血塗。畫地作王字內取土擦。蚓泥敷。井底泥頻敷。啣香附塗。蛇銜草杵敷。麻履底炙熱揩。楝樹枝葉杵汁塗。頭垢苦參末酒調敷或止用頭垢擦。頭髮燒烟薰。蜘蛛研汁塗。吳茱萸搗敷。烏雄雞屎水和塗。桑皮擦。菖蒲擦。鹽湯洗劉寄奴擦。獨蒜擦。羊頭艻擦。白鵞骨煅研擦。桑汁塗並可服或桑根桑葉皆可煎服。丸鞭艾灸。取大蜘蛛放傷處吸毒隨投蜘蛛于水令吐毒以全其命。竹瀝擦。薄荷研擦。蟾酥丸水磨塗。鐵刀頭燒赤淬白礬于上化汁滴傷處。雄鷄嘴對傷處吸。木梳內垢燈上燒油滴。五靈脂炒令煙盡五錢蒲黃炒二錢研末醋調塗。捲草紙燒着隔錫片熏透痛止。生半夏藜蘆各二錢五分生南星一錢五分雄黃白礬各二錢研末擦或醋調敷
解蜂螫毒
頭垢封。反手取地上土冺。冺摩其上唾二七遍置冺於故處。硃砂水塗。野莧擦。蜂房末猪脂和敷。蟹殼燒研蜜（似鬼臼）磨水服。烏臼根搗水服。飲黑豆汁。蓮房帶蒂根陰乾切段煎灌，荷葉帶藕節煎冷灌。

月經問題（續）

宋愛人

第七章　室女初期行經之攝養

名花之含苞未放焉。其培養之力。雖不可須臾輕忽。而於春信已至。春光吐露之際。當其欲含未放。色香初透。而培養之力須益爲周密。不然。花事未濃。而轉瞬已闌珊矣。課花如此。撫養此小女兒亦莫不若是。蓋室女至初期行經。亦猶名花之色香初透也。其身體局部之變異。全體精神之敏銳。無不受有重大之刺激。故一面宜注意其生殖器之充血。務使勿起神經刺激。一面更宜防制其發育之變動。以驟經此事。心既嬌怯。故爲其母者姑者。時以經行時之衛生攝養。善爲指導。使其嬌怯之芳心。無生恐怖。而又洞察其精神之作用。衛範其溢出規外之舉。觀如流覽小說。觀看戲劇等。皆須一一科以正規。此非舊禮教之觀察。洒防微杜漸。冀其精神不起衰弱。則體魄自然強固。將來爲賢妻良母。實基礎於此。女界同志。當不以是言爲河漢也。然精神上之防範。果須審密。而體魄上之調節。亦須善爲培養。庶幾虧耗者易於充復。如舉重行遠。須絕對戒除之。而煩勞家瑣。亦隨處留意之。下體須加以適當之溫度。入夜須安以充分之睡眠。食物以精健之肉類爲普通。而牛乳尤爲滋養胃腸之上品。惟腐臭如臘。堅硬難消者。皆在禁例。而酸物冷物。實爲婦女終身禁忌之品。惟女子肝體鬱不足。不宜酸物。而又極喜酸物。女子血分鬱熱。不宜冷物。而又極喜冷物。而不知女子之病。於此者十居其半也。然又有經行之初。有殊異病狀者。如子宮前曲。或膣腔牢狹。或處女膜堅韌難破。此皆身體上局部的不發育。或發育而不完備。然以中國之醫理驗之。則其所以然之因。仍不脫乎內臟者。苟能詳察其理。且亦有特效之治療也。其證於初來月經時。腹腔下部。必有劇烈之痛楚。或但有疼痛。而不見經行者。此時爲家長者。又非從事於醫藥不可。致於健全婦女之行經。其初期所排出之重量。較之中年之婦人爲略渺。其爲期亦較爲短促。而或一度以後。間以數月再行。而又並無他項痛苦發生者。皆屬事理之常。聽其自然。毋夥紛繁。

消息

上海各團體禁煙宣言

鴉片爲帝國主義之先鋒。爲軍閥官僚之命脈。實三民主義之勁敵。亡國滅種之禍根。自中英戰爭後。八十五年間。我國貧民弱。侵略掠奪。任人支配。以至今日。淪於次殖民之地位。推源究竟。實鴉片爲之階厲。前此軍閥時代。當局殘民以逞。強迫種烟。包庇私販。保護吸食。逆施倒行。致爲全國民衆所公棄。迨夫北伐成功。東南底定。人民如脫水火。而登衽席。莫不喁喁望治。深冀革命領袖諸公。對此鴉片毒禍。能下澈底禁絕之決心。從根本芟除方法着手。以遵照總理之遺訓。而實現民衆之希望。總理遺訓曰。苟有主張法律允許鴉片營業者。均爲民意之公敵。賣國之行爲。以人民所賦予權力之國民政府。必不至擯背總理遺訓。拂逆民衆公意。對此亡國滅種之鴉片。下旗息戰也。前此國府根據本埠各公團暨中華國民拒毒會之請求。議決三年禁絕鴉片。全國民衆。慶幸同深。迨後財部附設禁烟處。各省縣分設禁烟局。招商承辦鴉片。給照濫許吸食。各國鴉片放任入口。麻醉藥品一律歡迎。而禁烟員役。破壞司法擾亂治安之事。更層見疊出。騰諸報端。福建海陸軍隊強迫人民種烟。稍有違抗格殺不論。邇來皖北設局抽收烟苗捐獎勵種植。種種怪相。遠甚軍閥時代。人民失望之餘。深滋痛心。咸謂似此辦法。不但與三年禁絕之計劃背道而馳。更將總理遺訓掃地盡淨。此等設施。誠如總理之所謂民意公敵賣國之行爲也。最近國府當局。俯納中華國民拒毒會之呈請。於四十六次會議議決(1)催財部速開派參事赴滬調查並徵求拒毒會意見(2)催財部速開禁烟會議(3)派張委員之江起艸禁烟委員會條例。具見國府諸公遵重民意。實行遺訓之至誠。本埠各公團於三月二十五日舉行聯席大會。一致議決對國府以上之議案。大體表示同情。並將努力督促。以求實現。甚望國府參事能洞察民意之所在。使下情得以上達。使財部速將禁烟全權移交內政部。一面責成內政部從速組織禁烟委員會。同人認此舉之實行。不但爲國府威信之所繫。更爲革命前途成敗之關鍵。用特集合公意。提出下列十大主張。以供當局之採納。更望全國民衆。一致奮起。督促政府全部容納。切實推行。期達肅清烟禁之目的。

(一)組織全國禁烟委員會。以負禁烟全責。取消財政部主持烟禁權委員會之人選。民衆代表與政府代表各半。
(二)取消現行禁烟條例。由全國禁烟委員會以禁絕鴉片爲目的。另訂新條例。
(三)禁煙收入。應盡充禁烟之設施與拒毒教育經費。不得用於尋常軍政費。
(四)取消鴉片公賣及招商承辦辦法。
(五)實行有限制烟民登記。勒令限期戒絕。
(六)在各省各縣設立戒烟醫院。
(七)調查麻醉藥品之流害實況。以備應付國際禁烟大會。
(八)嚴重懲辦勒種鴉片及辦理禁烟不力之文武官吏。
(九)本年起各省切實禁止種植雅片。
(十)凡在職文武官吏海陸軍人包庇鴉片及染有癮者。一律撤職。從嚴查辦。

本宣言經十七年三月二十九日上海三十二團體第二次禁烟促成代表會議通過

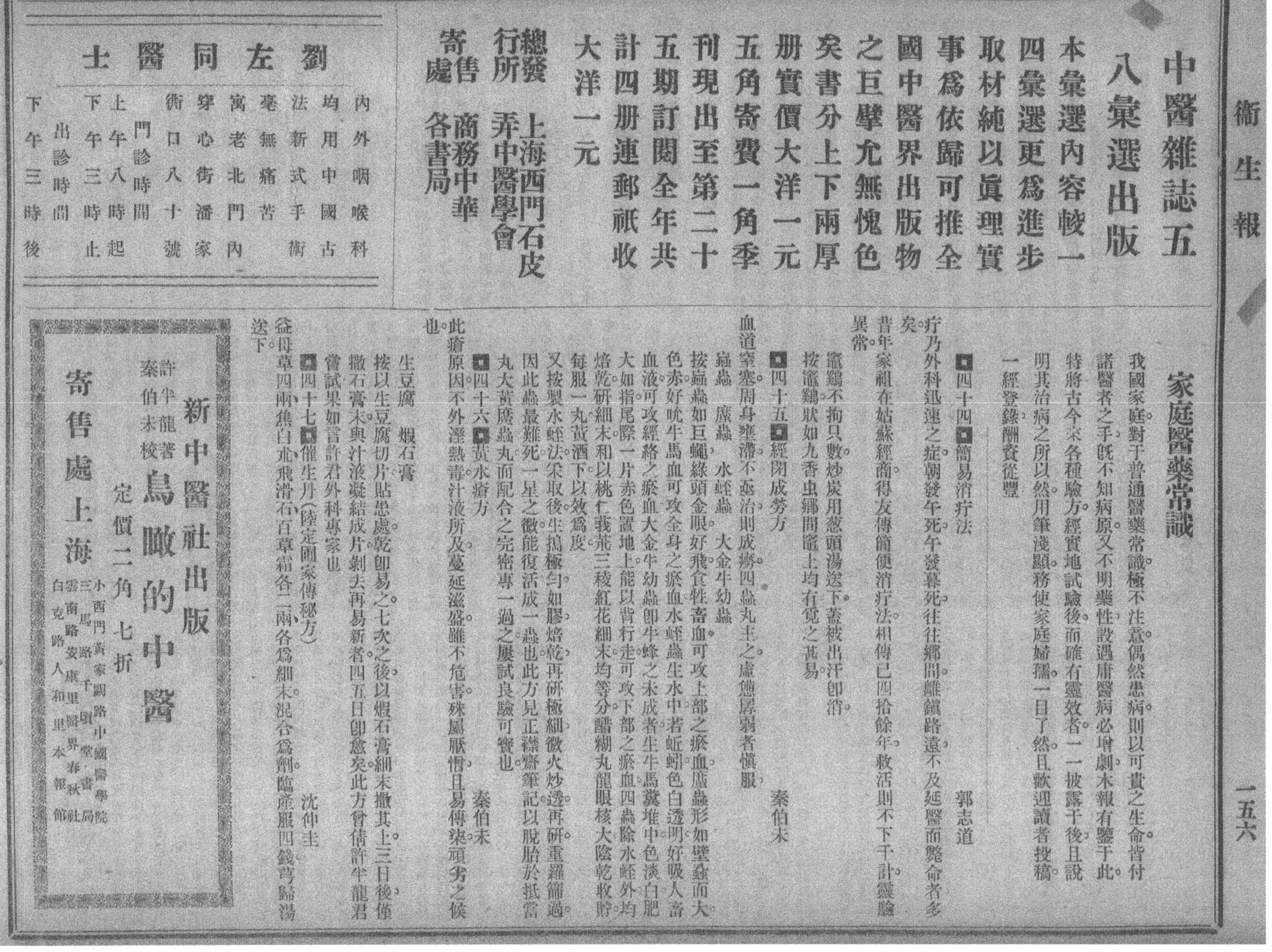

中醫雜誌五　八彙選出版

本彙選內容較一四彙選更爲進步取材純以眞理實事爲依歸可推全國中醫界出版物之巨擘允無愧色矣書分上下兩厚册實價大洋一元五角寄費一角季刊現出至第二十五期訂閱全年共計四册連郵祇收大洋一元

總發行所　上海西門石皮弄中醫學會

寄售處　商務中華各書局

家庭醫藥常識

我國家庭。對于普通醫藥常識。極不注意。偶然患病。則以可貴之生命。皆付諸醫者之手。既不知病原。又不明藥性。設遇庸醫。病必增劇。本報有鑒于此。特將古今來各種驗方。經實地試驗後。而確有靈效者。一一披露于後。且說明其治病之所以然。用筆淺顯。務使家庭婦孺。一目了然。且歡迎讀者投稿。一經登錄。酬資從豐

▣四十四▣簡易消疔法　郭志道

疔乃外科迅速之症。朝發午死。午發暮死。往往鄉間離鎭路遠。不及延醫而斃命者多矣。昔年家祖在姑蘇經商。得友傳簡便消疔法。相傳已四拾餘年。救活則不下千計。靈驗異常。

竈鷄不拘只數。炒炭用葱頭湯送下。蓋被出汗卽消。

按竈鷄狀如九香虫。鄉間竈上均有覔之甚易

▣四十五▣經閉成勞方　秦伯未

血道窒塞。周身壅滯。不亟治。則成癆。四蟲丸主之。虛體孱弱者愼服。

䗪蟲　䖟蟲　水蛭蟲　大金牛幼蟲

按䗪蟲如巨蠅。綠頭金眼。好飛。食牲畜血。可攻上部之瘀血。䖟蟲形如壁蝨而大。色赤。好吮牛馬血。可攻全身之瘀血。水蛭蟲生水中。若蚯蚓。色白透明。好吸人畜血液。可攻經絡之瘀血。大金牛幼蟲卽牛蜂之未成者。生牛馬糞堆中。色淡白肥大。如指尾。際一片赤色。置地上。能以背行走。可攻下部之瘀血。四蟲除水蛭外。均焙乾。研細末。和以桃仁、莪莍、三稜、紅花細末。均等分。醋糊丸。龍眼核大。陰乾收貯。每服一丸。黃酒下。以效爲度。

又按製水蛭法。采取後。生搗極勻。如膠。焙乾。再研極細。微火炒透。再研。重羅篩過。因此蟲最難死。一星之微。能復活成一蟲也。此方見正禁齋筆記。以脫胎於抵當丸、大黃䗪蟲丸。而配合之完密。專一過之。屢試良驗。可寶也。

▣四十六▣黃水瘡方　秦伯未

此瘡原因。不外溼熱毒汁液所及。蔓延滋盛。雖不危害。殊屬厭惱。且易傳染。頑劣之候也。

生豆腐　煅石膏

按以生豆腐切片。貼患處。乾卽易之。七次之後。以煅石膏細末撒其上。三日後。俟撒石膏末與汁液凝結成片。剝去再易新者。四五日卽愈矣。此方曾倩許半龍君嘗試。果如言。許君外科專家也

▣四十七▣催生丹（陸定圃家傳秘方）　沈仲圭

益母草四兩、焦白朮、飛滑石、百草霜各二兩、各爲細末。混合爲劑。臨產服四錢。芎歸湯送下。

取締庸醫和檢查僞藥

——丁濟萬——

醫之所以能治病全賴乎藥品之道地。藥之所以能愈病。全賴乎配合之適宜。二者如形影之相隨。不可偏弊者也。否則貽害病家。豈淺鮮哉。然而今日之醫藥界果能互相合作乎。果能雙方改革乎。吾恐其難於實現也。蓋醫士於治病之外。既不知藥房之內容。又不問藥品之眞僞。以爲此症與此方並無矛盾之處。我之責任已盡於斯矣。藥師於配方之外。既不知處方之原因。又不問醫生之優劣。以爲照方以配藥。並無錯誤之處。我之責任已盡於斯矣。是故今人之患病者。有誤於庸醫之手。有誤於僞藥之害。嗚呼。庸醫固當在取締之列。僞藥豈能無殺人之罪乎。余望今日之衛生當局。注意及之。

平民的醫學

高思濟

世界是由人類組成的。人類是一律平等的。這一律平等的人類。既是組成世界的原子。那麽世界就該當以這一律平等的人類做單位了。因此生出一個定律來。就是無論什麽學術。都是替這一律平等的人類謀公同的幸福。凡不依這個定律的學術就是貴族。是不合乎學術原理的。

這一律平等的人類。一句話用省語把他翻譯出來。就是平民。現在發揮這種平民主義。最精確的學說。能夠表示當代的精神。就是德謨克拉西。德謨克拉西的主義。是人道主義。爲一般人類謀幸福的。醫爲仁術。是中西人士所共認的。因爲地理的關係。就分出中西來。又因爲主客的關係。就此亦一是非。彼亦一是非的。相持不下。古人說「辨朝夕者視北斗。」醫學既是仁術。既是爲人類謀幸福。我們何妨拿德謨克拉西來折衷他。合看古人的「徵諸庶民」一句話呢。

日本煙雨樓主人嘅醫學說「甚哉病院待患者之通弊。我不忍言之。蓋以今日之情勢。貧者殆不能入設備完全之病院中享安全之治療。而現今醫學之研究。惟爲治富者疾病之目的。不亦可慨之甚歟」和田啓十郎醫界之鐵椎更進一步說「然貧病之不能入院。尚非今日最大憾事。以余蠡所見。則即有熱心濟世之西醫。徒步以赴病家。不顧看護婦。不索入院費。不計診金。病人自在家中療養。免諸種費用。而其外治的手段。如水囊冰枕塗布。吸入洗滌。溫浴罨法。塗布按摩電氣等。兼服牛乳肉汁雞卵山米都司乳餅等滋養食。更命以施用內外數帖藥劑。如斯煩雜耗費之治法。亦甚不適於貧者。余故曰現代之醫學。已不適於貧民。尚何貲病院之專爲富者所用爲」這是西醫的大概情形。

我們中國的醫學。雖然是有些腐敗的地方。但是總不像西醫的目的。專爲富人設的。例如醫師不計診金。病人自在家中療養。不須看護婦。不須病院。是不消講的了。外治的方法。也沒有種種煩雜的耗費。內服的藥劑。每服不過數百文。遇見貴種的藥品。總要想出方法來。用別的藥品替代他。還要和他有一樣的功用。這淺的療治法。就是極貧的人。都能辦到。至於單方一味。立起沈痾。雖一錢還用不着花費呢。這是中醫的大概情形。

由前之所說。西醫不適於貧人。顯而易見。由後之所說。中醫之適於貧人。又顯而易見。試問世界平等的人類。是富人多。還是貧人多呢。醫學應用的原理。是專治富人。還是專治貧人呢。德謨克拉西人道的主義。是爲一部的謀幸福。還是爲一般的謀幸福呢。若是人類貧人多。醫學專治貧人。德謨克拉西是爲一般的謀幸福。那麽我們中華民國的醫學。就符合醫學的原理。能夠發揮德謨克拉西的主義。完全帶着平民的色彩了。

定閱本報之利益

本報專載一切衛生事宜。大則可謀社會之幸福。小則可謀一身之健康。加以文句淺顯。婦孺皆知。况定閱全年者。復贈燙金報夾一只。及丁甘仁先生遺著一册。（此書贈至本報念五期止。以後不再贈送。閱者注意。）至於『印刷』『紙張』『內容』等等。究竟如何。想讀者早已洞察。亦毋庸再述矣。全年報費連郵。祇收大洋二元。（郵滙不通之處。郵票十足通用。惟以一分爲限。掛號寄下。以免遺失。）如欲第一期起。亦可補全。惟所存無幾。欲定從速。

LADIES' HEALTH

婦女衛生

女子醫學研究會編輯

投稿簡章

(一)穢褻之稿件。絕對拒絕。
(二)滿一千字以上之稿件不收。
(三)空泛及未完之稿件不收。
(四)來稿宜運用簡短明瞭之筆。墨。而敍述普通醫學者爲合格。
(五)來稿內容。以適合女子者。尤爲歡迎。
(六)一經登錄。酬資從豐。

女子脅痛論治

介生

脅者。肝胆之部分也。故脅痛之症。關於肝胆二經。居其多數。其原因無論內傷外感。偶有鬱悶。或憂慮之時。勢必痛更加劇。夫人身之中。一言以蔽之。曰氣血營衛而已。脅痛之症。除外感以外。非氣病。即血病。也亦有因氣病兼血。血病兼氣者。治療之法。當別其病因而擬藥也。如兩脅痛甚。按之益劇者。死血停留於肝。攻於脇下也。用桃仁。紅花。歸鬚。香附之類。以消瘀。加乳香沒藥。以止痛。因憂思過度。耗傷心血。而脈滯者。須用逍遙散。兩脇脹滿。而左脅礙臥者。病在肝也。宜用平肝之劑。如綠萼梅。玫瑰花。石決明等。因怒而氣鬱不舒。或謀慮不決。此木氣實也。宜與蒼朮。青皮。香附之類。因痰流注而脅痛者。宜二陳湯。白芥子。南星。蒼朮之類。兼咳嗽者。加南星。香附。青皮等味。脅痛有一條扛起者。食積作痛也。宜與保和丸。脅痛有因外感而寒熱者。邪在少陽也。宜小柴胡湯。加枳桔之屬治之。惟醫者遇此等病。家除藥物治療以外。亦當開導病家。以隨時怡悅。則病者雖在病中。亦能稍免其苦。

治痢法

佩瑛

痢疾。古稱滯下。以其欲下而復塞滯也。滯者通之。乃一定之大法。然積有寒熱。色有紅白。症有虛實。病有新久。張子路玉論之詳矣。今且言西法。西法於痢初起。用(甘汞)以蕩滌之。(蓖麻油)以滑潤之。亦猶中法之木香檳榔丸。枳實導滯丸法。積去之後。則用(次硝蒼)(單那爾煎)(鴉片末)以濇斂之。亦猶中法之烏梅。石榴。龍骨。牡蠣。等法也。至於寒用桂附。熱用芩連。氣虛用參朮。血虛用歸地。以及夾感外邪。胎前產後。種種病態。則西法所不備。而中法則隨症而施。可以應無窮之變。嗚呼。孰謂西法果勝於中法耶。

治瘧法

郁瑞

瘧者。受邪於夏月。而病發於秋令。推其致病之由。或勞動於烈日之中。或休息於陰涼之處。或浴冷水。或臥當風。皆足以致秋令之瘧疾。然此乃自受之病。不可稱為微菌所傳染也。其治也。則辨其寒熱之孰微孰甚。邪正之或實或虛。發之早晏。汗之有無。而爲施治。斷不可以小柴胡湯一方而概治各瘧也。西醫嘉納翰(作內科全書)之治瘧也。寒時覆其以氈。并取空中熱氣以溫之。及其熱也。則用冷水以浸之。此法之外。以金雞納霜(今名規尼涅)爲要藥。不論寒熱虛實皆用之。故今之東西醫。咸以金雞納霜爲治瘧特效藥。此藥不效。則無藥而技窮矣。夫瘧既有寒熱虛實之不同。治亦有溫涼補瀉之各異。雞納霜具何種神力而能統治各瘧哉。雞納霜之不能統治各瘧固矣。至小柴胡湯之不能統治各瘧。亦爲沈氏尊生書所論矣。然則治瘧當何如。曰。論瘧之原。莫詳於素問瘧論。(盧子繇作痎瘧論疏。刻入當歸草堂叢書)治瘧之法。莫詳於證治準繩。張氏醫通。苟能依此施治。自然奏效如神。又何必舍近圖遠。乞靈藥於西醫耶。余治病以來年。從未用雞納霜。或謂頑固。則應之曰。君不見日本和田氏之作醫界鐵椎也。極言雞納霜之害。彼日本人猶爲此言。而吾華人反信之。豈不謬歟。

七日一病證

乳汁自流與不行

——宋淑宜——

乳汁時常自流。不知者以爲乳母氣血壯盛。滿而溢出。多不介意。不知乳汁自流。大耗氣血。實亦病也。可治而愈。治之之法。當分熱溢虛溢二種。熱溢者其乳氣必極臭。其乳汁必濃濁。再察母體。必有熱象可證。虛溢者。其乳氣亦腥淡。其乳汁亦清薄。再察乳母。亦必有虛證可參。兒飲熱乳。還染熱證。兒飲虛乳。兒雖長育。如遇此等乳汁。皆當調治乳母爲要。若不爲意。而忽之。非但小兒必有疾病之患。即乳母異日亦必有血枯經閉之慮。可不畏哉。若因熱而溢者。當清胃熱爲主。以乳汁爲陽明氣血所化。且乳房本爲胃經所過。故治熱溢者。不可不先清胃熱。如人參白虎湯。或玉女煎之類。胃熱一清。乳自不流。虛溢者。法當大補氣血爲主。但使氣血壯盛。乳汁自有收攝之力。如人參養榮或十全八珍。隨母體之宜。而調補之。乳自收矣。

乳汁不行。當審其婦之虛實。虛者宜補。實者宜通。每見世俗乳母無乳。概用姜蠶通草王不留行等。強逼之法。逼之不下。遂諉於命。豈知乳汁由於氣血所化。耶氣血衰而強逼之。何異竭澤捕魚。不仁甚矣。如因乳母氣血衰弱。而乳汁不行者。當用十全八珍。或六味地黃。滋水養肝之法。補而行之。乳汁自多。若果氣血無恙。但因氣脈壅塞。或初產乳道未通。不妨照前法用通草留行之劑。而暫用之。既通之後。即停其藥。不宜過通。以傷母元。

有等氣血壯盛之婦。乳汁過多。兒不勝食。以致乳汁內瘀。漬於肉塞。乳房沿皮潰爛。兒吮其乳。痛不可言。予閨嫂。曾患此症。百治無效。必待小兒斷乳之後。乳汁下行。方免此苦。後又患此。自新產七日後。爛起。已爛致八個月。予遂擬免懷湯法。(原方赤芍。當歸。紅花。牛膝。)用桃仁二錢。紅花一錢。川芎二錢。歸尾三錢。以破瘀。用淮牛膝三錢。使之瘀血下行。再加神麯二錢。炒麥芽三錢。以消乳。一劑痛止脹消。再劑全愈。更不用第三劑。愈後其乳汁並不缺乏。適敷小兒之用。所謂有病則病之受也。

預防小兒螳螂子

萬蘊玉

小兒初生。每患螳螂子。無知愚婦。往往以針挑而割去之。此乃大謬。要知螳螂子乃口部之一種腺作腫而成。割去一時雖覺無恙。但至發生期間。亦稍有應響。故宜於初生時預防之。小兒臨盆。即以螳螂子膏藥貼之。(中國大藥舖出售)再用青布沾濃茶伸入小兒口部擦之。日數次。照法擦一百念日。此法屢試屢驗。望勿河漢斯言。

餘興欄

【談話】忠告西醫

大仁

我時常聽到西醫說中醫的學說太腐敗。中醫的醫經太陳舊。希望他們快快去改良纔好。看他所說的話。好像是一片真心。但是現在中醫界的新青年。正在打倒腐化派。取消不良份子。發揚中醫固有精神。而西醫方面的口吻。忽又改變了。他說守舊派還有可取的地方。青年派完全在那裏糊鬧。唉。這不是他有意要中醫不進步嗎。

最近因爲中醫參加衛生運動。他馬上寫信去阻止。不准中醫參加。本來這種衛生運動。不單是中西醫應當參加。就是普通的團體。也未嘗不可以加入。何况是醫藥團體呢。現在他們不但不鼓勵中醫去加入。反而使行種種陰謀來阻止中醫的發展。唉。這不是他有意阻礙中醫的進步嗎。

我知道他們所以這樣仇視中醫。完全是因爲自己的麵包問題。否則爲什麽要出九牛二虎之力。來與中醫作困獸之鬥呢。不過我要奉勸那般專事攻擊的西醫們。快些覺悟吧。不要再數典忘祖。在那裏效村婦之謾罵了。要知道學術非謾罵所能進步的。中醫非陰謀所能消滅的。物理學上說。壓力愈大。反抗力亦愈大。恐怕不久中西醫界將要發現極大的戰爭了。唉。這是醫界的好現象嗎。

讀醫隨筆

左同

■食髮生蟲

冷廬醫話載誤食頭髮成癥。胸喉間如有蟲上下。古方以入土舊木梳剪煎湯飲之。此物不可得。一方用雄黃五錢水調服。辨是症者。更以好飲油爲憑。每飲四五升方快意。蓋髮入胃中。血裹化爲蟲也。

■手臂火丹

海寧蔣寅昉患火丹。兩臂紅腫而痛。諸藥不效。後得一方。用百合研細末。白糖共搗爛敷之。即痊。此方醫者罕見。價廉而效速。可傳也。

■大脚風

吳法才患大脚風。余母周太孺人。傳有單方。用海桐皮、防己、片姜黃、原蠶砂各三錢。蒼朮二錢。煎湯薰洗。日三四次。獲愈。此方治愈者已多。愈後因行路過多。兩脚腐爛。諸藥不痊。周太孺人令以古墓石灰細末摻之。即愈。後以治爛腿。無不愈。

凌村軼事

張志良

凌村先生。遜清時以醫名于浙西。治病每多奇效。其傳佈人口者不一而足。茲姑擇一二錄之。凌初懸壺求治即衆。有無賴某頗生覬覦心。時當炎夏天熱如焚。無賴者身穿棉衣。僞作病態至凌寓求治。以試其技。先生偵知之。時病人滿室。無賴熱不可耐。急求診。先生曰。我儕定例。依號數診治。不能獨先也。診畢卅餘號。始至無賴。則時逾午刻矣。先生診即揮之去曰。七日死矣。盛夏暖衣。汗出太過。已成亡陽之症。目今玄府已空。一脫衣即將冷不可耐。至七日陽氣一週。人身一小天地。汝無陽以應。不死何待。已而果驗。以其論理甚精。且目見病家對於應行避風。如癍疹之類。有覆蓋過厚亡陽而死者。特錄此條以誌佩。且以誌戒焉。

凌性僻。不計診金。惟來治者須有人鵠立門首以俟其至。否則往往已至宅邊。翩然而去也。某聯某其尊人病呃三日。脈已伏。所服溫劑如丁香柿蒂牛膝散涼劑如橘皮竹茹等。皆如水投石。一無效驗。乃求凌治。凌至一診曰。取酒來。我先與單方一服。行見飲畢而呃止也。即命速製雪羹湯。用海蛇地栗各研。許煎服二三盞。呃果止。然後處方。則枇杷葉二錢。餘爲蘇子紫苑等。消痰藥也。數服之後。諸恙釋然。異而叩其理。先生引手拂其短髯曰。此痰凝而肺不展耳。我觀其目有神。而面倘澤。決非敗呃。及診其脈。雖伏然重按至骨。細而滑。故知有痰。病者嗜酒而體肥。其肺必弱。呃古名噦。噦爲氣梧。又肺朝百脈。肺氣窒塞不通。故脈伏沉取至骨。細而且滑者。痰之據也。地蛇二味消痰鹹降。故可速效。繼以杷葉等宣肺化痰。通脈故愈。可笑醫者但知止呃生脈。不知通脈以出噦也。按通噦出脈。其理甚微。此呃症屬痰者多。人多誤治。特錄此條以廣見識。

山廚雜詠

王靖和

手剝春葱十指纖。莖莖調入佐齏鹽。太官園裏抽羊角。疑是廬錐出土尖。（葱）

白芽供煮社前春。饞我畦薑感故人。莫謂此生多老辣。味同葱薤搗餘辛。（薑）

鹽豉能將五味調。蒿山佳種雅名標。王郎鮓帖傳千古。方物搖烟憶蒜條。（蒜）

噉餘留白種時宜。葉著秋痕薄采之。老友致來三十束。盆貯露薤少陵詩。（薤）

靜掩柴扉晝不開。暫將身世托蒿萊。茼香朝夕充盤薦。地主無須菜把來。（蒿）

田園種菜寄閒身。冒雨深宵有友人。聊藉杯盤話離緒。翦來猶帶十分春。（韭）

書寫鵝鵝讀語該。身棲衡嶽想僧煨。十年宰相須臾事。芋火猶溫尚未灰。（芋）

豆莢離離豆蔓垂。秋風秋雨逗疏籬。情深雞黍三年約。小摘村邊入饌時。（扁豆）

陰陰瓜藤滿架涼。秋深菜圃飽經霜。釋名共說冬時稱。皮老芒多色轉蒼。（冬瓜）

詩吟煮豆慧心酸。一夜芽生浸水寒。翠莢銀鉤不珍貴。客來每飯勉加餐。（豆芽）

須彌芥子喻機禪。抱甕終身自灌畦。蔬甲浩離春不老。勿庸燒薤搗香齏。（芥菜）

顧向東陵作隱淪。種瓜不負故園春。歌辭怕讀黃臺句。千載心傷抱蔓人。（黃瓜）

老衲携來玉柱寒。僧廚供養曉分餐。雪饑石鼎無塵氣。顆抱瓊瑰月一盤。（山藥）

萊菔根鬆沙地肥。金城有客正思歸。滑酥生薦如梨脆。此味休云服者稀。（蘿蔔）

執杖芸田鎮日忘。畦邊偶採馬蘄香。腹寒我有河魚疾。每冀登盤借箸嘗。（茴香）

衛生小說 醫界鏡（九）

醫隱

與八人一一施禮已畢。當請仲良首座。仲良推辭不過。說聲有僭。只得坐了。以下鳴鶴、香濤、鴻吉、春江、士杰、家落、鹿泉、湘關、挨次坐下。封翁坐了主席。席面是一張楠木圓臺。擺上了十六個碟子。先將酒挨次篩下。一面請談。一面飲酒。頃刻間大碗小碗。山珍海錯。水陸畢陳。賓主輪流把盞。歡呼暢飲。此時園內仰觀淡月朦朧。疏星布列。俯視流烟瀠洄。空水澄鮮。更兼堂內明燈璀璨。花氣芬芳。諸人把酒玩景。好不暢快。孫鳴鶴道。這樣飲酒無趣。未免辜負良宵。我們何不行個酒令。也好多飲幾杯。衆人道。甚好。鳴鶴道。飛花流觴。已成熟套。我們卽生景情。將花字改作藥字。用古人詩句。藥字輪到那個面前。卽飲一杯。卽請仲良先生起令。仲良辭謝不過。想了一想。飲過令杯。念道。種藥高僧寄玉芝。輪到鳴鶴。卽飲了一杯。念道。施藥山人隱姓名。輪到香濤。亦飲一杯。說道。大藥方從出世師。挨到鴻吉。也飲過接念道。山童曉出藥苗肥。輪到鹿泉。飲了一杯。也念道。槿籬護藥纔通徑。又轉到鳴鶴。飲過接念道。嫦娥應悔偷靈藥。又遞到鹿泉。鹿泉道。你不順溜挨次。飛下偏偏越次要輪派到我。我也要淘敬了。飲過接念道。一杯山藥進瓊糜。快請進瓊糜。能鳴鶴飲過道。冤家宜解不宜結。我饒了你。順流飛下罷。卽念道。芍藥櫻桃俱掃地。輪着香濤。飲一杯念道。舊開草木皆仙藥。輪到湘關。飲過隨口說道。大藥誰傳軒后鼎。挨着封翁。飲過念道。篠火團爐採藥翁。衆人贊道。此句恰合封翁口氣。當各賀一杯。大家飲了。輪到士杰。士杰思量他們到也念得好聽。我自小千字文千家詩讀是讀過的。也記不清了。想了一回。道有了。水晶肚皮藥。大家聽了。不覺大笑。鳴鶴正將象牙筷夾了一條海參。剛剛到口。一笑。將一條海參落下地去。被臺底下三隻黃狗搶吃。便在底下亂咬起來。幾乎將桌子掀翻。家人忙拿了棍子趕開了。方重復坐下。鳴鶴向士杰道。你說那一句。是那裏來的。士杰道。你不聞古時有個神農皇帝。遍嘗百草。一日而遇七十二毒。他是個水晶肚皮。那一樣藥嚐下去。卽看見走那一經。他便做成一部本草經。後世還尊他做個藥王菩薩。此不是

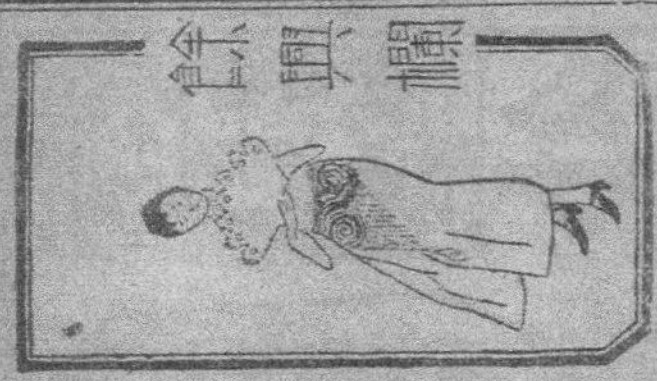

本報問答欄

簡章

（一）本欄除本報編輯自任答覆外并聘請章太炎君曹穎甫君任答王一仁。君秦伯未君許半龍君担任爲顧

（二）所問病症。須確有研究之價值。否則恕不答覆。

（三）凡投函問病。不得隨意用信紙。或鉛筆申述。本報另印『衛生報問病用紙』一份。務須照其空白表格。一一塡明。此項問病用紙。惟定閱本報全年一份者。始贈一紙。如單購此紙。每一份實售大洋一元。

（四）非本報定戶。每題須納費一元。以示限制。

（五）問者須詳述病症之原因。及現在之狀態。經過之治療等等。

梁培德問

廣州市大東路東皋大道梁寓

夙有痰飲新病利下利止糞後帶血大便溏日八九行少納不渴脈弦滑無力苔膩

答梁培德問

朱振聲

夙有痰飲。脾陽之不足可知。新病利下。利止糞後帶血。蓋脾爲統血之臟。脾統失司。此糞後之所以帶血。且大便溏。日八九行。脾虛下陷也。少納。脾不運化也。不渴者。脾陽不足。而脾濕有餘。考脾屬土。脾虛則木來侮土。故脈見弦滑。脾陽不足以鼓擊脈道。故無力也。苔膩爲邪盛之象。細參此症。皆由脾虛所致。然脾陽之所以不足。由於命門元陽之衰微。蓋腎虧無輸佈之能。以致脾陽無運化之權。治與溫補命門。培養中土。黃土湯加減。

灶心土（一兩）　乾地黃（三錢）　附　子（八分）　炙甘草（五分）

炒白朮（三錢）　阿　膠（三錢）　赤石脂（四錢）　乾　姜（四分）

陳素蘭問

南京中正街

中脘痛。脈右弦。左弦而細。初以爲肝燥。稟挺壓迫脾胃。投以疏肝養血之劑。服痛益甚。改用破氣藥。服移胸中。脈象如故。當以何法之。敬請詳示。

答陳素蘭問

朱振聲

中脘痛。脈右弦。左弦細。其爲肝陽旺而肝陰虧也。然投以疏肝養血之劑。服痛益甚。改用破氣藥。服移胸中者。良以寒飲交阻於中。非氣不流通之症也。故疏肝之氣。適足以助其飲寒。養肝之血。適足以遏其陽氣。此脹痛之所以益甚也。治宜辛溫。蓋症已至此。非辛開之品。無以去盤踞之寒飲。非溫通之劑。無以暢被遏之陽氣。

淡吳萸（四分）　炙甘草（五分）　白蔻殼（八分）　淡乾姜（四分）　青陳皮（各一錢）

炒枳殼（一錢）　炒白芍（錢半）　廣木香（八分）　全瓜蔞（三錢切）　酒炒薤白頭（錢半）

蔥　白（一錢）

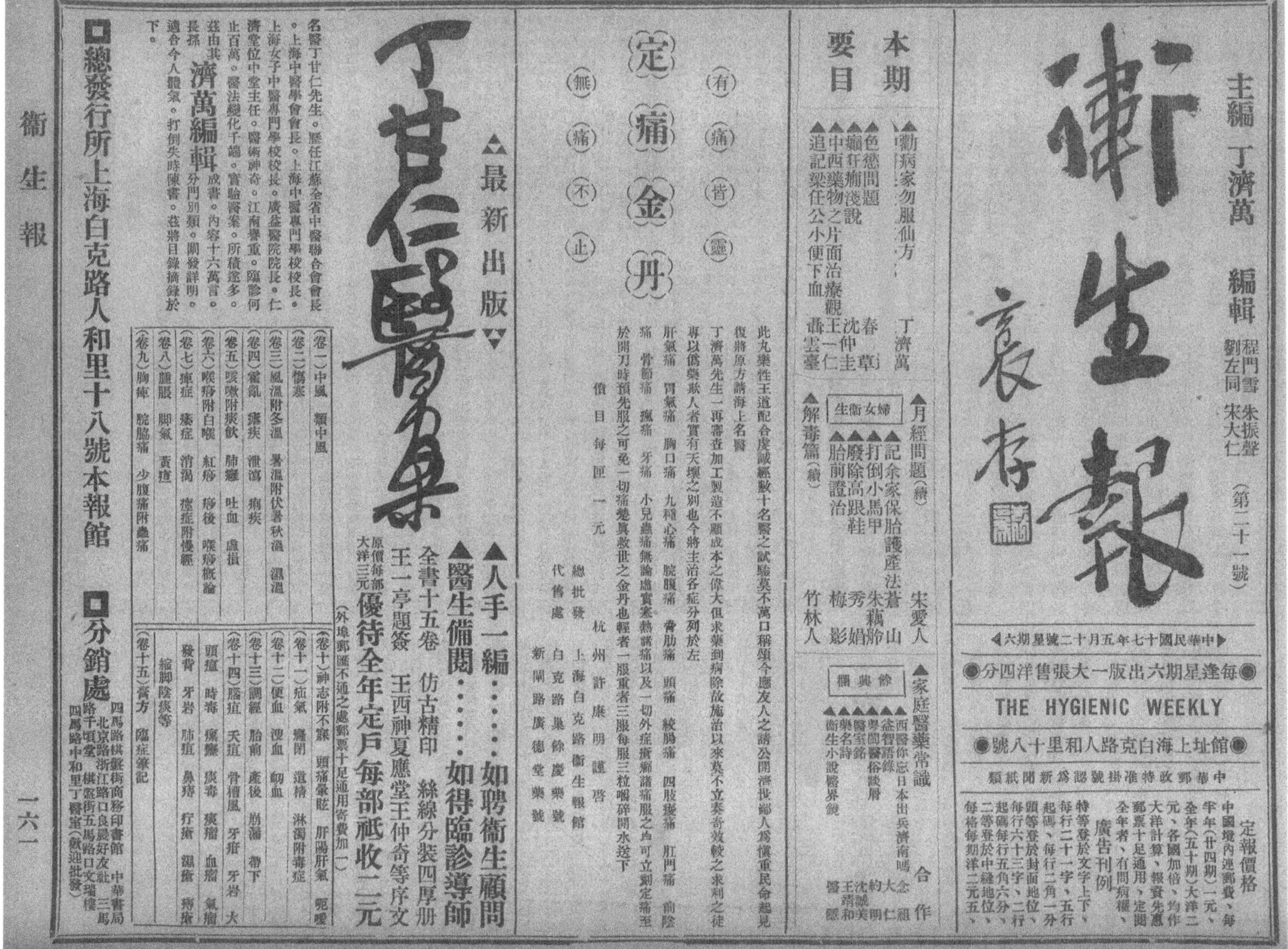

主編 丁濟萬

編輯 程門雪 朱振聲 劉左同 宋大仁

（第二十一號）

衛生報

中華民國十七年五月二十日星期六

每逢星期六出版一大張售洋四分

THE HYGIENIC WEEKLY

館址上海白克路人和里十八號

中華郵政特准掛號認為新聞紙類

定報價格

中國境內連郵費，每半年（廿四期）一元，全年（五十期）大洋二元，各國加倍，均作大洋計算，報資先惠，郵票十足通用，定閱全年者，有問病權。

廣告刊例

特等登於文字上下，每行二十一字，五行起碼，每行二角一分；頭等登於封面地位，每行六十三字，二行起碼，每行五角六分；二等登於中縫地位，每格每期洋二元五。

本期要目

▲勸病家勿服仙方 丁濟萬

▲色慾問題 春草

▲癲狂痲淺說 沈仲圭

▲中西藥物之片面觀 王一仁

▲追記梁任公小便下血治療 蕭雲臺

婦女衛生

▲月經問題（續） 宋愛人

▲記余家保胎護產法 朱藕山

▲打倒小腳 秀娟

▲廢除高跟鞋 梅影

▲胎前證治

▲解毒篇（續） 竹林人

餘興欄

▲家庭醫藥常識 合作

▲西醫你忘了日本出兵濟南嗎

▲益智錄

▲粵醫俗談

▲醫室銘

▲名詩

▲樂生小說

定痛金丹

有痛皆靈 無痛不止

此丸藥性王道，配合虔誠，經數十名醫之試驗，莫不萬口稱頌。今應友人之請，公開濟世，鄙人爲慎重民命起見，復將原方請海上名醫丁濟萬先生一再審查，加工製造，不顧成本之偉大，但求藥到病除，故施治以來，莫不立奏奇效，較之求利之徒專以僞藥欺人者，實有天壤之別也。今將主治各症分列於左

肝氣痛 胃氣痛 胸口痛 九種心痛 脘腹痛 脅肋痛 頭痛 絞腸痛 四肢痠痛 肛門痛 前陰痛 骨節痛 瘋痛 牙痛 小兒蟲痛 無論虛實寒熱諸痛以及一切外症潰瘍諸痛服之立可止痛，至於開刀時預先服之可免一切痛楚，真救世之金丹也。輕者一服，重者三服，每服三粒，嚼碎開水送下。

價目每匣一元

總批發 杭州許康明謹啓

代售處 上海白克路衛生報館 白克路集餘慶藥號 新閘路廣德堂藥號

丁甘仁醫案

最新出版

▲人手一編……如聘衛生顧問

▲醫生備閱……如得臨診導師

全書十五卷 仿古精印 綫線分裝四厚冊

王一亭題簽 王西神夏應堂王仲奇等序文

原價每部大洋三元 優待全年定戶每部祇收二元

（外埠郵匯不通之處郵票十足通用寄費加一）

名醫丁甘仁先生。歷任江蘇全省中醫聯合會會長。上海中醫學會會長。上海中醫專門學校校長。上海女子中醫專門學校校長。廣益醫院院長。仁濟堂位中堂主任。醫術神奇。江南尊重。臨診何止百萬。醫法變化千端。實驗醫案。所積遂多。茲由其長孫濟萬編輯成書。內容十六萬言。分門別類。闡發詳明。適合今人體氣。打倒失時陳書。茲將目錄摘錄於下。

（卷一）中風 類中風

（卷二）傷寒

（卷三）風溫附冬溫 暑溫附伏暑秋溫 濕溫

（卷四）霍亂 痰疾 泄瀉 痢疾

（卷五）咳嗽附痰飲 肺癰 吐血 虛損

（卷六）喉痧附白喉 紅痧 痧後 喉痧概論

（卷七）痺症 痿症 消渴 瘧症附慢驚

（卷八）腫脹 腳氣 黃疸

（卷九）胸痺 脘脅痛 少腹痛附蟲痛

（卷十）神志附不寐 頭痛暈眩 肝陽肝氣 呃噯

（卷十一）疝氣 癃閉 遺精 淋濁附毒症

（卷十二）便血 溲血 衄血

（卷十三）調經 胎前 產後 崩漏 帶下

（卷十四）腦疽 夭疽 骨槽風 牙疳 牙岩 大頭瘟 時毒 瘰癧 痰毒 痰瘤 血瘤 氣瘤 發背 牙岩 肺疽 鼻痔 疔瘡 濕瘡 痔瘡 縮腳陰痰等

（卷十五）膏方 臨症筆記

□總發行所上海白克路人和里十八號本報館

□分銷處 四馬路棋盤街商務印書館 中華書局 北京路浙江路口良晨好友社 三馬路千頃堂 棋盤街五馬路口文瑞樓 四馬路中和里丁醫室（歡迎批發）

衛生報

一六一

色慾問題

▲遠色與近姹之比較

春草

人生行樂耳。行樂之地。房中爲最。惟言養生之學。則又有二說。一曰遠色。二曰近姹。其爲遠色之說者。蓋本於廣成子之『杳杳冥冥。無搖爾精』二語。以精藏於腎。爲人生三寶之主。動其中。搖其精。是拔其根本。但看世間內傷之病。十九由於腎虛。而腎虛之因。又多由於溺色過度。精耗血枯。命隨之絕。故諄諄以遠色爲戒。甚至以色從刀首。近則殺人爲譬。其說似乎近矣。然惟有大神通大智慧人。能遠色於自然。毫無強制之意。則遠色良於衛生有益。若以憂爽畏死。勉強行之。譬如築堤防水。一潰便不可收拾。即能强持到底。亦必釀成禍害。昔蘄省一當鋪主管。本徽人也。卅年喪妻。後遂不近女色。身體日强。深自喜悅。以爲遠色之功也。至六十餘歲。忽患一病。目赤努面熾陽。身灼熱。偏身作痛如刀杖。晝夜不眠。陽强不倒。舉醫治無效。備後事矣。一宿學過之。診曰。此亢陽也。愈之易耳。命與壯婦人交。一交而疾如失。又有一僧。精修戒行。不近女色。已四十年。忽一夜。頸項腫痛。脊骨節節墳起。紅痛不可忍。延醫視之。亦以爲亢陽爲病。驗其陽莖。翹然如石。遂命人以口吸之。精數瀉而愈。觀此二事。則知徒言遠色。不足以養身明矣。其言近姹之說者。則或謂黃帝御三千女而仙。彭祖喪數十妻而壽。採彼之陰。補我之陽。嬰兒姹女。金丹配合。少得其妙。能延壽。盡得其妙。能登仙。夫飲色男女。人之天性。畏死亦人之天性。或恐色慾傷身。猶不敢恣爲歡會。今有爲之說者。既能恣情歡慾。又能有益衛生。天下有如此巧事。又何樂而不爲哉。故其說尤易動人。信之者衆。房中之術。遂爲遊士之捷徑。而朝野人士之入其彀中者。古今一轍。不可勝數。其實黃帝彭祖之說。杳不可考。其出後人僞托無疑。試觀歷代之講容成素女術者。曾有一人長壽。一人登仙者乎。昔韓文公晚年頗近聲色。以硫黃飼雞。千日殺而食之。名火靈庫。初服有效。後竟因之喪生。明末江蘇一遺老。廣畜姬妾。博收方藥。自謂得容成素女之秘。後督脉空虛。天柱骨折。不能舉頭。俯至胸。脊高於頂。時人笑之。謂之人蝦。清代上海一翁。善御女。日夜可御十女。女憊而翁自若。自以爲彭祖不是過也。後誇於其友。友選妙妓試之。一御而精瀉如注。命絕頃刻。余嘗閱雙梅景闇叢書。又嘗獲視世醫某之家藏鈔本房中方藥。十九皆以辛熱助陽之品。取快一時。否則以酸濇之味。强閉其竅。行之既久。無有不敗。縱有異人傳授。海上奇方。如聊齋志異中所謂陽具能吸燒酒數斤者。亦如刼奪之財。富無久享。如此則近姹養生之說。尤非正道。可知矣。各持一見。水火其詞。噫。天既生男。何復生女。使人近之不得。遠之不得。功罪難予。竟作千古不決之疑案哉。予爲之下一斷語曰。男之不能無女。猶天之不能無地也。惟天能用地而不爲地所用。男能用女。而不爲女所用。乃得近法眼藏。凡借女色以養身。而反受其害者。皆男爲女用。反地爲天者耳。

中西藥物之片面治療觀

王一仁

舉世界之天時地利民風飲食起居習慣。不能盡同。卽在一國。亦尙有東西南北之別。如傷寒療法。麻桂之峻劑。宜於北地。東南卑濕。多挾濕邪。兼以人體較柔。用藥多習于輕劑。湘人喜用溫熱附桂等於家常。川貝柴胡。動用兩許。異地以居。久之則不習矣。此皆就地域不同者言之。而中西藥物治療之不同。有似出于尋常之外者。如大黃黃芩黃連知母一切苦寒之藥。在中醫爲通腑之用。爲化濕熱之用。爲退熱之用。西說謂大黃黃芩爲開胃劑。卽龍膽之類亦然。驟視之似甚奇異。細按之亦不外飲食之故。尙肉食者。胃多積濕積熱。滯而不行。一用苦寒。則爽然如失。是以蘇昔醫家。常有喜攻喜補喜溫喜涼之不同。其小半受學說之影響。泰半則因治療相同之病爲多。於此則知所偏既久。可以成爲經驗。可以造成學理。初不能以絕對之是非判之也。當歸中醫之所以視爲養血聖品也。以霉腐變色。藥肆熏以硫黃。鬧其色之易白。乃其氣近於燥烈。有辛竄之弊。更有謂連翹條花。亦用硫黃熏之。更覺奇談。邇來西藥化驗。力贊當歸補血功能。非他藥可及。如熟地之含鐵質。麻黃製爲汗針。與中醫原本之經驗相得益彰。鬷聞游學者言。德醫發明雞內金能消食。乃得博士銜。而中醫之雞內金。習用已數千年之久。凡類此者何限。總之藥性純駁不齊。貴在化驗習用。但非經製煉提精。則不能善其用。科學科學。豈僅中醫學理之顛以整理。而藥物之製煉。尤爲迫不容緩矣。

癲狂癇淺說

沈仲圭

癲者。顚倒錯亂之謂。語言不分次序。處境不辨穢潔。時如醉人。常作嘆息。或歌或笑。或悲或哭。或不語。或不食。此因志願不遂。或因驚恐所致。積年難愈。雖有痰有火。乃心家不足之症。宜清火（如犀角。麥冬。鈎籐）安神（如丹參。遠志）豁痰（如貝母。竹瀝）因鬱者開之（前藥加鬱金）因驚者平之（前藥加眞珠。琥珀。辰砂）

狂者。狂妄不禁之謂。妄言罵詈。不避親疎。甚則棄衣而走。登高而呼。逾垣上屋。此屬陽明痰熱內實之症。宜吐盡胸中之熱痰。下盡腸胃之積垢。遂心丸（甘遂。焙研末二錢。猪心血爲丸。白湯送下。分作四日服。或吐或下而愈。）鬱金丸（鬱金四兩。白礬一兩。研末。泛丸。硃砂作衣）橄欖膏（橄欖五斤。敲碎。明礬四錢。收膏）皆可選用。

癇者。忽然發作。眩仆倒地。不省高下。甚則瘛瘲抽掣。目斜口喎。痰涎直流。叫喊作畜聲。（醫家聽其五聲。分爲五藏。如犬吠者。肺也。羊嘶者。肝也。馬鳴者。心也。牛吼者。脾也。猪叫者。腎也。）此係痰涎上湧。堵塞心竅。發久正虛。漸成痼疾。故初病祗須豁痰安神（方同癲症）延久宜兼滋腎壯水。（六味加車前牛膝）

追記梁任公小便下血

聶雲臺

梁任公患溺血二年餘。自入北京協和醫院治之。聚德法醫十許人診視。以爲左內腎已壞。須割治。遂割去腰子一枚。幾死。平復後半年復發。更甚。時任公在白河。唐君天如在長辛店。電約往診。曰。分泌膽經司之。今脈象左關澀。左尺弱。左寸浮大。以心不能收攝而膽失分泌功能也。擬方服一劑。病年半矣。兩劑全愈。知友咸以爲奇。方其未割時。任公曾函約唐君往診。未克往。致遭刮割。不知此腰子如何呼冤也。西人醫術不講病源。誤事多矣。茲述其事。幷錄其方。

阿膠錢　澤瀉錢半　當歸錢半　白茅根三錢　小茴香錢半　肉桂二分　苦楝子二錢　焦黃連一錢　浮小麥三錢　細蒲黃一錢

解毒篇（續）

竹林人輯

解蠍螫毒（雄蠍螫只螫處痛雌蠍螫諸處牽痛　凡被螫號呼更痛大笑痛卽可減蛇與蜈蚣亦然）

醋和黃丹塗。貓屎塗。醋磨附子敷。獨頭蒜杵敷。苦李仁嚼塗。丁香末蜜調塗。川椒嚼塗。烏賊骨一錢白礬二分研隨左右嗃鼻。冰片入蝸牛內化水搽。白糖按揉。挑去刺涎醮礬擦。麻油搽。苧頭荷葉梗擦。陳雞滷擦。安息香搗敷。端午取鷄蛋開孔入壁虎陰乾研敷。井底泥塗雄蠍螫瓦溝泥塗雌蠍螫天晴用新汲水淋下取泥用，生南星生半夏各一錢明礬二錢共研醋調敷。胆礬末搽。五月五日取水膠乳香各一兩水燉化紙攤攤作小條用時略濕水貼。螫處以木梳合之。硫黃入紙作撚，將螫處一點。滴熱蠟燭油三兩次。挼蛇盤草汁敷。冷水漬螫處水暖卽換。莪蒁搽。草紙捲緊燒烟熏。淨官香油蘸青布撚子燒着插筆管內對準螫處熏。硝雄精各一錢二分麝香一分二厘點眼角男左女右。高良薑穿山甲各六兩麻油二觔浸七日熬枯去渣入炒過黃丹一觔成膏攤貼並治諸惡蟲咬及毒瘡須平時預備。嚼吳茱萸封。生烏頭末唾和塗。嚼乾薑塗。

解蜘蛛咬毒

服大藍汁入雄黃麝香少許搽。灰條菜汁沐。炮薑切片貼。醋磨生鐵敷。油和鹽摻。將蚓入葱中捏兩頭搖化水點。雞冠血塗。飲牛乳。嚼薤白敷。雄黃研擦。身上生絲飲羊乳油鹽擦。艾烟熏。桑柴灰煎汁調白礬末敷。烏麻油和胡粉頻塗。洋桃葉搗敷。蒜切斷揩或蒜磨地上泥塗。

解花蜘蛛毒

野纖絲搗汁服渣敷。

解壁蟢咬毒

醋磨雄黃塗。

解百蟲咬毒

燈火熏。青黛雄黃等分研新汲水服二錢。紫草煎油塗。豉心嚼敷。酥和血敷。蒜搗酒服拌敷。大藍汁調雄黃服。生芝麻嚼敷。搗藊豆葉敷。香油浸紫蘇塗，苧麻汁塗。綠豆湯煎益母草服。馬桑皮和鹽搗敷。生薑半夏杵酒煎服查敷。梔子蘸紅糖喫。雞冠血揉鷄蛭開孔合咬處。南星末醋調敷。蟾酥湔。端午收蜀葵花榴花艾心等分陰乾研水調搽。薑汁洗明礬雄黃塗。五月五日取白礬一塊自早晒至晚收用。出山礦石二錢硃砂三錢各研羅秤準共研無壁竈小瓷瓶內蠟封帶身邊溫養用更甕。

解小蝦蟆毒

生豆豉新汲水浸汁飲。

解蠶咬毒

苧麻根搗汁塗。

消息

上海南北市發現變相烟館

△美其名曰公共戒烟所

江蘇禁烟總局上實特區辦照管理處於日前委派專員辦理滬南滬北公共戒烟事宜。不料所謂公共戒烟所者乃變相之烟館耳。故近日南北市發現許多烟館。烟霧瀰漫。中人欲嘔。上海中華國民拒毒會現正設法調查呈請國府查辦云。

拒毒會當以已派戴幹事前往實地調查。請一致進行等語復去矣。

楊莊樹否認靖安艦護運鴉片

上海中華國民拒毒會日前。以日內民國際聯盟鴉片問題顧問委員會敢近開會。會發生日本代表質問我國代表。海軍靖安艦協助私運鴉片事。電請海軍總司令楊樹莊查禁。昨接楊氏復電。云中華國民拒毒會公鑒。巧電誦悉。貴會熱心拒毒。欣佩良深。查敝軍靖安軍艦。去年並無掩護日船裝運違禁物品之事。至日本小撙凡私運鴉片。顯違禁律。應請貴會再提嚴重抗議。以重烟禁爲幸。特復。楊樹莊漾印。

鶯花開遍大江南北

上海中華國民拒毒會近日迭據報告。浙江台州溫州等處。發現大批烟苗。現屆開花時節。不久卽可收成。又不知要害幾許同胞。閩奉浙公會已電請浙江民政廳從速剷除。以維烟禁。該會又准安徽各界聯合改進會電稱。皖北烟苗遍地。財部派員收稅。軍人從中抽捐。貽害無窮。現已糾集同志。到各地宣傳。希望合作云云。

月經問題（續）

宋愛人

第八章　月經非服餌之品（上）

月經而爲服餌上品此爲月經篇內之怪談。顧其事甚趣。則不妨換言之曰此爲月經篇內之趣談可也。夫達官貴人大腹賈侶坐擁百萬家貲。仗此金錢萬能之魔力。造成金錢萬惡之罪孽。其心目中惟有徵歌選色。倚翠偎紅。視婦女如玩物。以宣淫爲極樂。行雨行雲。卜晝卜夜。而慾念淫火益放縱而不可收拾。於是精衰矣。神疲矣。對此羣雌有空負良宵之慨矣。然而力有所不能。心有所未甘。方寸徬徨。心馬意猿。而江湖術士。海上方家。鼓其如簧之舌。敢進不死之方。主人樂焉。於是所謂服餌紅鉛者。幾風行一時。爲達官貴人大腹賈侶之几上禁臠矣。此可笑之事也。製紅鉛之法。先選擇一室女之端好者。衣以錦繡。食以膏粱。調養百日而後應用。核算此女自誕生以至今日已及五千四百八十日。觀其嫩頰朝霞。芳氣若蘭。而月經將來矣。先期預備金銀橐籥如偃月形者兩事。及至潮汛有期。卽取其一。緊繫腰胯。令女騎坐空鞍機上。不可欹側倒臥。迫其橐籥已滿。取而去之。再換其一。外用細絹潔帛。安置兩胯。以收取其餘滴。留心看察。器中有一點硬珠如硃砂者。迺黍米珠也。急挾以玉箸。輕輕取出。毋令液破。破則功敗垂成。卽以眞士爲衣。（眞士者爲陳年糞汚所結成。而術士美其名曰眞士。亦可笑孰甚也。）金銀器緊密合貯。否則雖不破裂。其氣易洩。立化黃水。不堪用矣。餘不成粒者爲紅鉛。卽以烏梅肉一斤。煎水一桶。去梅冷透。洗下紅鉛。再對加井水。攪至百餘轉。蓋定澄去清水。如此七遍或九遍。務必盡去其腥穢穢氣。（可是其氣是穢穢者。夫氣既腥穢。其質之含有幾分毒素。亦不言可知。其奈愚者執迷何。）預以乾灰滿置盆內。上鋪以絹。然後取鉛輕傾絹上。迨乾爲末。而寶貴之紅鉛迺告成功。（按紅鉛之外。又有製梅子法。金鉛敷靈鉛法。總之皆取月經製成者。本編非令人服此穢物焉。故一概删除。）

中醫雜誌五八彙選出版

本彙選內容較一四彙選更為進步。取材純以真理實事為依歸。可推全國中醫界出版物之巨擘。允無愧色。癸書分上下兩厚冊。實價大洋一元五角。寄費一角。季刊現出至第二十五期。訂閱全年共計四冊。連郵祇收大洋一元。

總發行所　上海西門石皮弄中醫學會

寄售處　商務中華各書局

劉左同醫士

內外咽喉科
均用中國古
法新式手術
毫無痛苦
寓老北門內
穿心街潘家
衙口八十號
門診時間
上午八時起
下午三時止
出診時間
下午三時後

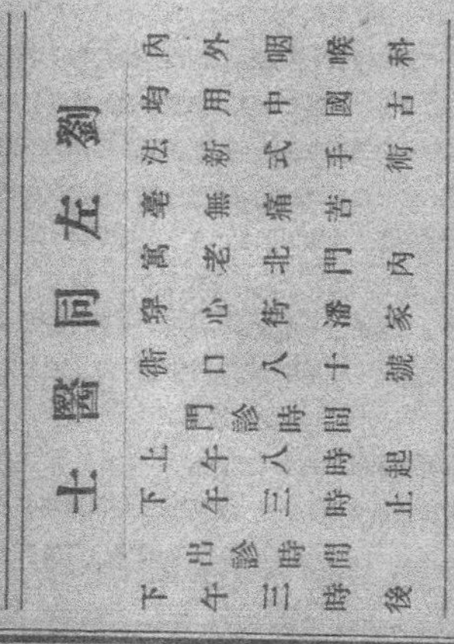

新中醫社出版

鳥瞰的中醫

許半龍著　秦伯未校

定價二角七折

寄售處上海　小西門黃家闕路中國醫學院 [illegible]

家庭醫藥常識

我家國庭。對于普通醫藥常識極不注意。偶然患病。則以可貴之生命皆付諸醫者之手。既不知病原。又不明藥性。設遇庸醫。病必增劇。本報有鑒于此。特將古今來各種驗方。經實地試驗後。而確有靈效者。一一披露于後。且說明其治病之所以然。用筆淺顯。務使家庭婦孺。一目了然。且歡迎讀者投稿。一經登錄。酬資從豐。

■四十八■蔡松汀難產神效方

產久不下。連服此方四五貼。只服頭煎不用二煎以力薄也。必須多服。少則不效。

熟地壹兩　真成芪蜜炙一兩　歸身四錢　白茯神三錢
西黨參四錢　淨龜板醋炙四錢　川芎一錢　白芍藥酒炒壹錢
枸杞子四錢

產以氣血為主。氣足則易於送胎出門。血足則易於滑胎落地。若忍痛久則傷氣。而氣不足。下水多則傷血。而血不足。氣血不足。產何能下。此方大補氣血。于臨產危急之時。無論產婦平素氣質強弱。胞衣已破未破。急以此方連進四五貼。頭煎則痛可立減。而胎自順下。或竟熟睡片時。產下如不覺者。或因試痛。誤認產痛。服藥後竟不痛不產。貼然無恙者。蓋此藥補益氣血。以還其本原。自安于無事矣。或疑產婦先感外邪。補之則恐邪錮不知。痛甚且久。則腠理齊開。從表解矣。產水迸下。邪從下解矣。到此時候。有虛無實。一定之理。切勿遲疑也。試驗已久。萬無一失。惟一經產後。此藥一滴不可入口。切勿誤服。硯友沈子斐云。余家自購此方後。臨產必用數十年。無難產矣。并無產後諸病。劉望珠云。往歲家人難產已四五日不下。力竭氣衰。漸就危殆。連服此方三四貼。頭煎頓覺氣充痛減。未幾呱呱者墮地矣。因信此方之神。後遂臨產必用。自此永無難產。催產不能下。每有用催生丹及一切下胎諸藥。又有外用麝香并一切香竄之物。藥鬪催生者。此眞生生濟活劑。與蠢惡穩婆妄用刀割鉤摘者。其當時之禍與日後之患有不可勝言者。切戒切忌。

此方經余施送。因得轉危為安者。不可勝計。去年嚴君俊叔夫人難產。裂胞一晝時。其象甚危。急夜求予。乃檢此方與之。一服而呱呱即墮。今冬又復臨蓐。為狀如前。家人無措。幸連服是方五劑。竟安產雙男。聞已第九胎矣。　丁甘仁附識

張發松

■四十九■治小兒痰塊痰癧方

小兒體屬純陽。腸胃未充。食物不慎。每易釀痰。因風寒而流竄經絡。結成痰塊痰癧之症。久之漸成瘰癧。切不可妄貼膏藥。發散等藥。否則莫不潰成惡疽。不可收拾者。前有最簡最效各治法。方用海帶一尺。剪十塊。漬水一日。漂去鹽味。俟小兒熟睡時。取出一塊。略揩去水分。貼於患處。隔兩小時一換。不過三數日。其塊漸自消矣。考海帶為海草之一種。含有碘質。功效即在於是也。　張發松

■五十■治疔腫方

用真醋一杯。石碱三錢。先將醋燉溫。入碱溶化。以患處浸入。能止痛消腫。時時浸之。極有效驗。惟以初起為準。或已成膿。則失其功能矣。　張發松

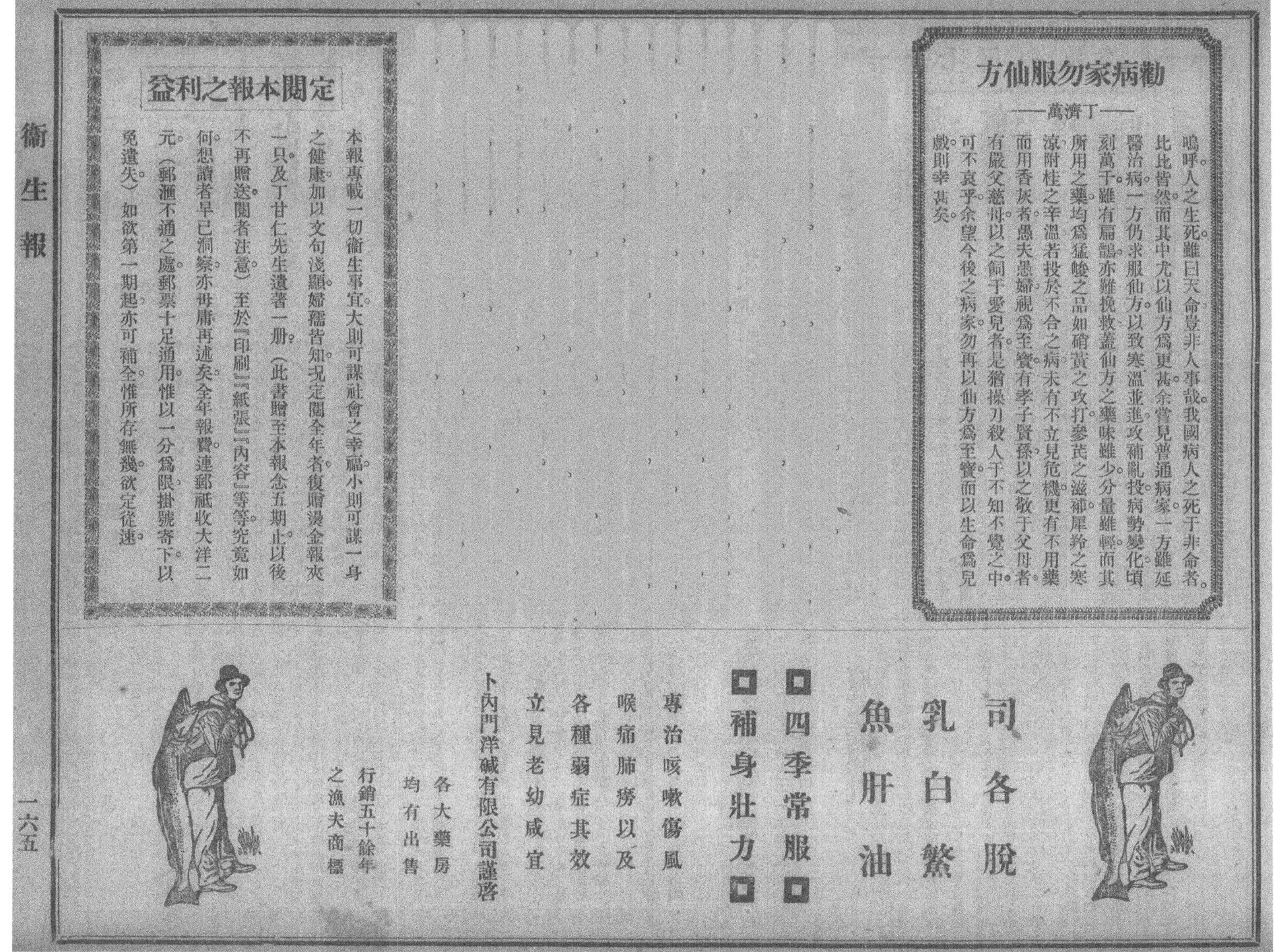

勸病家勿服仙方

——丁濟萬——

嗚呼。人之生死。雖曰天命。豈非人事哉。我國病人之死于非命者。比比皆然。而其中尤以仙方爲更甚。余嘗見普通病家。一方雖延醫治病。一方仍求服仙方。以致寒溫並進。攻補亂投。病勢變化頃刻萬千。雖有扁鵲。亦難挽救。蓋仙方之藥味雖少。分量雖輕。而其所用之藥。均爲猛峻之品。如硝黄之攻打。參芪之滋補。犀羚之寒涼。附桂之辛溫。若投於不合之病。未有不立見危機。更有不用藥而用香灰者。愚夫愚婦。視爲至寶。有孝子賢孫。以之敬于父母者。有嚴父慈母。以之飼于愛兒者。是猶操刀殺人于不知不覺之中。可不哀乎。余望今後之病家。勿再以仙方爲至寶。而以生命爲兒戲。則幸甚矣。

定閱本報之利益

本報專載一切衛生事宜。大則可謀社會之幸福。小則可謀一身之健康。加以文句淺顯。婦孺皆知。況定閱全年者。復贈燙金報夾一只。及丁甘仁先生遺著一册。（此書贈至本報念五期止。以後不再贈送。閱者注意。）至於『印刷』『紙張』『内容』等等。究竟如何。想讀者早已洞察。亦毋庸再述矣。全年報費連郵。祇收大洋二元。（郵滙不通之處。郵票十足通用。惟以一分爲限。掛號寄下。以免遺失。）如欲第一期起。亦可補全。惟所存無幾。欲定從速。

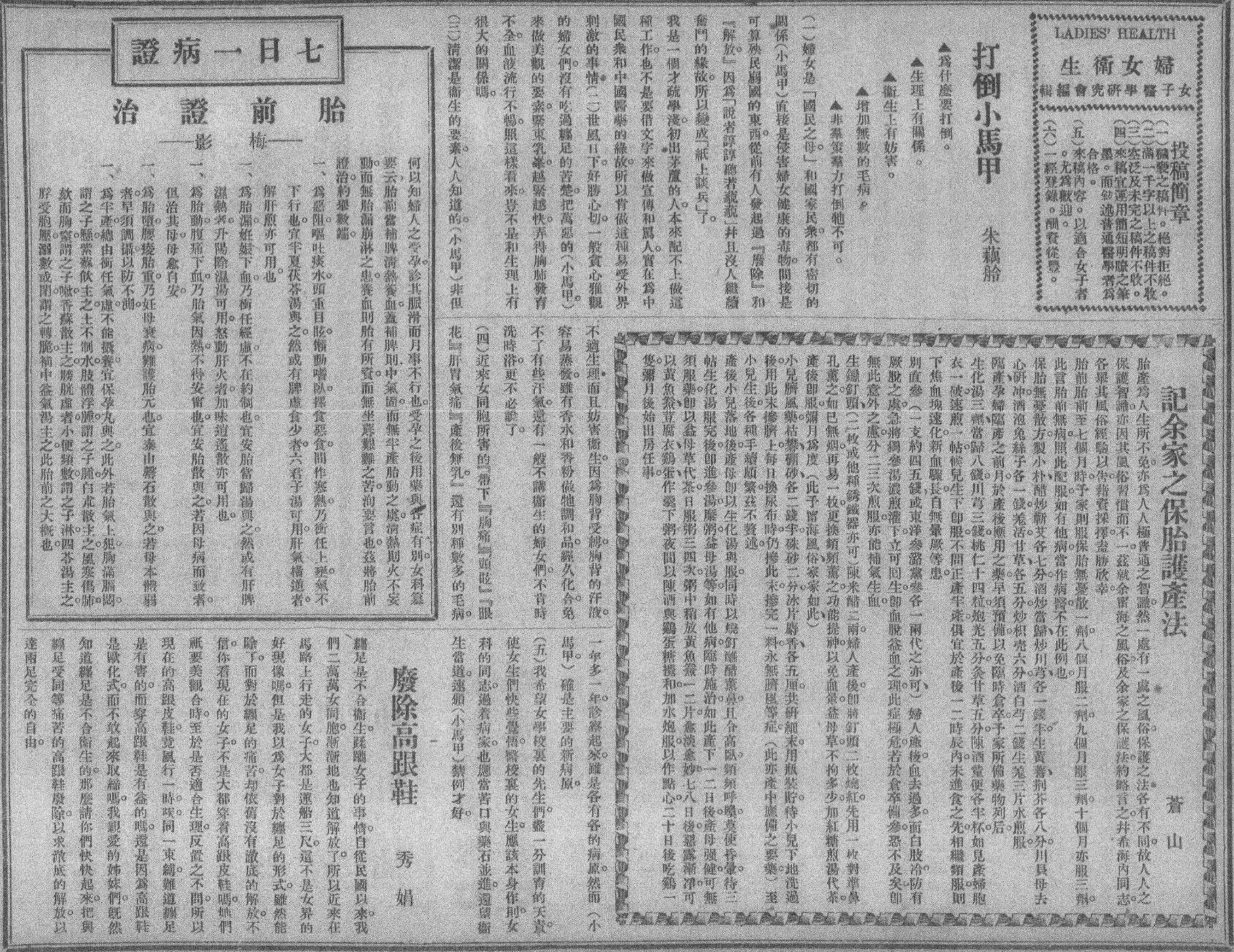

衛生報

一六六

LADIES' HEALTH

婦女衛生

女子醫學研究會編輯

投稿簡章

(一)稿件。絕對拒絕。
(二)滿一千字以上之稿件不收。
(三)空泛及未完之稿件不收。
(四)來稿宜運用簡短明瞭之筆。而紛述普通醫學者爲墨。
(五)來稿內容。以適合女子者合格。
(六)一經登錄。尤爲歡迎。酬資從豐。

打倒小馬甲

朱藕舲

▲爲什麼要打倒。

▲生理上有關係。

▲衛生上有妨害。

▲增加無數的毛病。

▲非羣策羣力打倒牠不可。

(一)婦女是「國民之母」。和國家民衆都有密切的關係。(小馬甲)直接是侵害婦女健康的毒物。間接是可算殃民禍國的東西。從前有人發起過『廢除』和『解放』。因爲「說者諄諄聽者藐藐」并且沒人繼續奮鬥的緣故。所以變成「紙上談兵」了。我是一個才疏學淺初出茅廬的人。本來配不上做這種工作。也不是要借文字來做宣傳和罵人。實在爲中國民衆和中國醫藥的緣故。所以肯做這種易受外界刺激的事情。(二)世風日下。好勝心切。一般貪心雅觀的婦女們。沒有吃過纏足的苦楚。把萬惡的(小馬甲)。來做美觀的要素。緊束乳峯。越緊越快。弄得胸肺發育不全。血液流行不暢。照這樣看來。豈不是和生理上有很大的關係嗎。(三)清潔是衛生的要素。人人知道的。(小馬甲)非但不適生理。而且妨害衛生。因爲胸背受縛。胸背的汗液容易蒸發。雖有香水和香粉做牠調和品。經久化合。免不了有些汗氣。還有一般不講衛生的婦女們。不肯時洗時浴。更不必說了。(四)近來女同胞所害的『帶下』『胸痛』『頭眩』『眼花』『肝胃氣痛』『產後無乳』。還有別種數多的毛病。一年多一年。診察起來。雖是各有各的病原。然而(小馬甲)確是主要的病原。(五)我希望女學校裏的先生們。盡一分訓育的天責。使女生們快些覺悟。學校裏的女生應該本身作則。女科的同志過着病家。也應當苦口與藥石並進。還望衛生當道。速頒(小馬甲)禁例才好。

記余家之保胎護產法

蒼山

胎產爲人生所不免。亦爲人人極普通之智識。然一處有一處之風俗。保護之法。各有不同。故人人之保護智識。亦因其風俗習慣而不一。茲就余甯海之風俗及余家之保護法。約略言之。并希海內同志。各舉其風俗經驗以告。藉資採擇。盡勝欣幸。

胎前 胎前至七個月時。予家則服保胎無憂散一劑。八個月服二劑。九個月服三劑。十個月亦服三劑。此言胎前無病。照此配服。如有他病。當作病醫。不在此例也。

保胎無憂散方 製小朴、醋炒蘄艾各七分。酒炒當歸、炒川芎各一錢半。生黃耆、荊芥各八分。川貝母去心研、冲酒泡兔絲子各一錢。羌活、甘草各五分。炒枳殼六分。酒白芍二錢。生羌三片。水煎服。

臨產 孕婦臨產之前月。於產後應用之藥。早須預備。以免臨時倉卒。予家所備藥物列后。

生化湯三劑。當歸八錢。川芎三錢。桃仁十四粒。炮羌五分。炙甘草五分。陳酒、童便各半杯。如見產婦胞衣一破。速煎一帖。候兒生下即服。不問正產半產。俱宜於產後一二時辰內未進食之先。相繼頻服。則下焦血塊速化。新血驟長。自無暈厥等患。

別直參(一支約四五錢。或東洋參、潞黨參各一兩代之亦可)。婦人產後。血去過多。面白肢冷。防有厥脫之虞。急將獨參湯濃煎灌下。立可回生。即血脫益血之理。此症極危。若於倉卒備參。恐不及矣。即無此意外之虞。分二三次煎服。亦能補氣生血。

生鐵釘頭(二枚或他種銹鐵器亦可)。陳米醋二兩。婦人產後。即將釘頭二枚燒紅。先用一枚對準鼻孔熏之。如已無烟。再易一枚。更換頻頻。熏之功能提神。以免血暈。

益母草不拘多少。加紅糖煎湯代茶。產後即服。彌月爲度。(此予甯海風俗家家如此。)

小兒臍風藥。枯礬、硼砂各二錢半。硃砂二分。冰片、麝香各五厘。共研細末。用瓶裝貯。待小兒下地洗過後。用此末摻臍上。每日換尿布時。仍摻此末。摻完一料。永無臍風等症。(此亦產中應備之要藥)至小兒生後。各種手續頗繁。茲不贅述。

產後 小兒落地後。產母即以生化湯與服。同時以燒釘醮醋熏鼻。且令高臥。頻頻呼喚。莫使昏暈。待三帖生化湯服完後。即進參湯、糜粥、益母湯等。如有他病。臨時施治。如此產下一二日後。產母強健。可無須服藥。即以益母草代茶。日服粥三四次。粥中稍放黃魚鯗一二片。愈淡愈妙。七八日後。惡露漸淨。可以黃魚鯗、荳腐衣、鷄蛋作羹下粥。夜間以陳酒與鷄蛋糖攪和加水炮服。以作點心。二十日後。吃鷄一隻。彌月後始出房任事。

七日一病證

胎前證治

——梅影——

何以知婦人之受孕。診其脈滑而月事不行也。受孕之後。用藥與各症有別。女科纂要云。胎前當補脾清熱養血。蓋補脾則中氣固。而無半產胎動之虞。清熱則火不妄動。而無胎漏崩淋之患。養血則胎有所資。而無坐蓐艱難之苦。洵要言也。茲將胎前證治。約舉數端。

一、爲惡阻。嘔吐痰水。頭重目眩。懶動嗜臥。擇食惡食。間作寒熱。乃衝任上壅。氣不下行也。宜半夏茯苓湯與之。然或有脾虛食少者。六君子湯可用。肝氣橫逆者。解肝煎亦可用也。

一、爲胎漏。妊娠下血。乃衝任經虛。不在約制也。宜安胎當歸湯與之。然或有肝脾濕熱者。升陽除濕湯可用。怒動肝火者。加味逍遙散亦可用也。

一、爲胎動。腹痛下血。乃胎氣因熱。不得安甯也。宜安胎散與之。若因母病而致者。但治其母。母愈自安。

一、爲胎墮。腰痠胎重。乃妊母衰病。難護胎元也。宜泰山磐石散與之。若母本體弱者。早須調攝。以防不測。

一、爲半產。總由衝任氣虛。不能攝養。宜保孕丸與之。此外若胎氣上逼。胸滿脹悶。謂之子懸。紫蘇飲主之。土不制水。肢體浮腫。謂之子腫。白朮散主之。風寒傷肺。欬而胸窒。謂之子嗽。香蘇散主之。膀胱虛者。小便頻數。謂之子淋。四苓湯主之。肝受胞壓。溺數或閉。謂之轉脬。補中益氣湯主之。此胎前之大概也。

廢除高跟鞋

秀娟

纏足是不合衛生。蹂躪女子的事情。自從民國以來。我們二萬萬女同胞。漸漸地也知道解放了。所以近來在馬路上行走的女子。大都是蓮船三尺。這不是女界的好現像嗎。但是我以爲女子對於纏足的形式。雖然能除下。而對於纏足的痛苦。却依舊沒有澈底的解放。不信。你看現在的女子。不是大都穿着高跟皮鞋嗎。她們祇要美觀合時。至於是否適合生理。反置之不問。所以現在的高跟皮鞋。竟風行一時。咳。同一束縛。難道纏足是有害的。而穿高跟鞋是有益的嗎。還是因爲高跟鞋是歐化式。而不敢起來取締嗎。我親愛的姊妹們。既然知道纏足是不合衛生的。那麼請你們快快起來。把與纏足受同等痛苦的高跟鞋廢除。以求澈底的解放。以達兩足完全的自由。

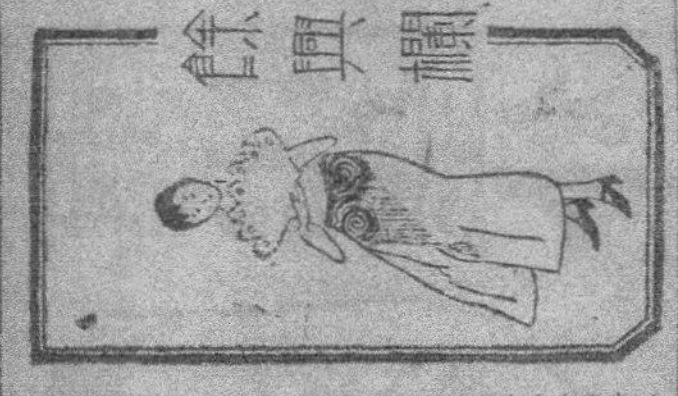

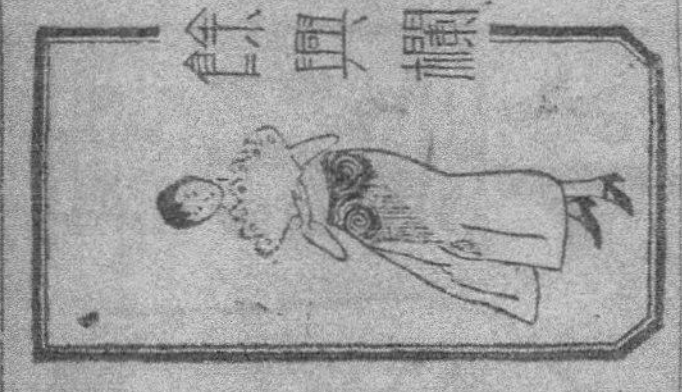

西醫你忘日本出兵濟南嗎

談話　念祖

我們中國受外人的侵略。不知有多少次了。其中尤以日本爲最。像二十一條呀。鎗殺顧正紅呀。（因此引起五卅慘案）最近他又將我國交涉員蔡公時割去耳鼻並且鎗殺一千餘同胞。這種慘無人道藐視法律的野蠻的舉動。消息傳來。沒有一個不目眥盡裂。于是經濟絕交呀。抵制日貨呀。商會總籌備基本金對日宣戰呀。請各報禁止登載日貨廣告呀。種種對付的方法。凡屬國民一份子。大家有應盡的義務。不料西醫界中的優秀份子。仍舊在那裏極力推銷日本藥品。竟公然在他們的報上。登了極大的廣告。。唉西醫界的同志們。你們忘了日本出兵濟南嗎。否則我恐決不做這種喪心病狂。無熱血無愛國心的舉動吧。

益智語錄

大仁

■包痘症之異狀

海州劉永有一子。年五歲出痘偏體疙瘩。大如甌。凡三四十醫皆不識。有老嫗年七十餘。見之曰。此包痘也。吾所見幷此而二。決無他虞。六七日疙瘩悉破。內如榴子。層層灌漿。皆滿頂。從來未覩者。痘書充棟。亦無人道及。可見醫理淵深。即痘疹一門。已難測識矣。（冀醫稗編）

■假痲瘋症之製造法

粵東呂某女。爲後母尹氏所忌。佯愛之。親爲濯衣。潛以樟木屑如粉入米漿糊女衣袴。女服之。搔痒不止。全身浮突。酷類麻瘋。延醫療治。經年不瘳。聞名者絕蹤不至。將送入瘋林。呂不忍。復請名醫程某治之。程察脈辨色。見其面無濁痕。手搔肌膚不輟。曰。此必衣服有毒所致。令取其衣。滌之。澄水底色黃黑而味烈。程曰。樟屑舂粉。壞人肌肉所致。此必爲浣衣者所弊。非瘋也。棄其衣勿服。病自可已。如其言。果然。呂詢得其情。遂出尹氏。（讀樓臆覽）

粵閩醫俗談屑

約明

（一）六味湯（沙參、玉竹、淮山藥、百合、蓮子、薏米、芡實、茯苓、元肉）粵人呼爲清補涼。閩粵人通常以爲煲甜湯。煲豬肉之用。

（一）七星茶（鉤藤、蟬退、蘇葉、薄荷、山查、麥芽、檳榔、枇杷葉、風葱、乾鳳凰、退地龍、乾燈芯花）。閩粵人通常以爲兒科疎風解熱之用。

（一）清涼茶（元參、乾葛、茅根、淡竹、生地、麥冬、桑白皮、車前草、夏枯花）潮人以爲解暑之用。（如犀牛皮、生地、天冬、昆布、海藻、海帶、夏枯花、鹿含草、千張紙）則粵人以爲清涼解毒之用者也。

（一）拉雞茶（鬼羽箭、榕樹鬚、鴨脚皮、苦瓜乾、地膽頭、車前草、白茶餅、檳榔尖、杧果核）粵人以爲消風解熱之用。潮人亦有用之者。

（一）去濕飲（草薢、赤小豆、薏米、赤茯苓、豬苓、澤瀉、廣木通、扁豆、白通草）粵人專以爲煲粥去濕之用。

（一）四神飲（炒淮山藥、白茯苓、蓮子、芡實）除蓮子名爲三神。閩人以爲兒科健脾之用。

（一）三合冬（沙參、天冬、麥冬）福州人以爲清涼之用。

（一）閩人常餌以爲補品者。（炙黃耆、當歸、淮牛膝、黑杜仲、桂枝、枸杞）或以之燉鷄。或以之煲豬脚。或煲水服不拘。

（一）粵人常餌以爲補品者（熟地、杞子、炙黃耆、黨參、淮山藥、茯神、龍眼肉、南杏仁）大抵煲水服爲多。亦有以之燉鴨者。除熟地、元肉、南杏。

（一）閩人服杜仲用黑。粵人用生。潮人用炒。

（一）閩人服藥最忌熟地。潮人則最喜熟地。

右列各端。雖不足言乎醫俗。然藉此可見各方習俗之不同。聊資談助云爾。

醫室銘

仿陋室銘　沈誠美

醫不在關。有道則名。藥不在多。能愈則靈。斯是醫室。惟吾存仁。入戶咸羅疾。出室沉疴興。司命有勝算。求治無盲臨。晉由審寒熱。察實損。無頭疼之治頭。無脚痛之醫脛。西洋昧氣化。東瀛竊吾成。沈子曰。吾道其神。

藥名詩

王靖穌

低垂籬幙爲防風。園柿經霜葉底紅。吟社詩刊新稿本。寄來愛煞白頭翁。

杯底蒲黃酒味濃。笑余扶老謝靡蹤。遠遊攜得仙人杖。欲到恆山最上峯。

山列當戶影入江。扶疎水蓼拂蓬窗。浮萍身世傷飄泊。酒熟麥冬醉一缸。

不羨蟾宮折桂枝。幾叢野菊補秋籬。蛩聲織斷撩吟夢。開剔燈花讀舊詩。

東流水急浸苔磯。風雨愁看石燕飛。一路落花鋪地錦。天涯春老客當歸。

滿徑青蒿賦隱居。伏龍肝膽那能除。晚年猶抱凌霄志。益智珍藏百部書。

假婦薏苡誇明珠。托跡山林遠志無。題句猶除東壁土。盆中水養石菖蒲。

花開枳殼蟬驢低。濃濕青陰罨畫溪。檢出籠中破故紙。芎藭獨道舊時題。

米凝琥珀酌秋醪。蟹爪攀持特地豪。醉把茱萸憶兄弟。菊花籬下客登高。

薄衫露濕御春羅。樹種冬青得蔭多。遙盼家書千里及。天南星淡隔銀河。

樹影含秋石徑斜。疎籬扁豆野人家。村邊我拾霜桑葉。當作柴荊試煑茶。

吹落槐花滿地黃。傍巖蜂蜜割千房。洞仙茅舍轉遺跡。山靜微聞草木香。

荷葉杯香解宿酲。驕人白芷動吟情。丹砂久餌頑軀健。老去看書眼決明。

澗底松陰採茯苓。四圍山色萬年青。紅花亂落鬱春去。快折丁香插膽瓶。

瀑布懸崖倒掛藤。山中獨活六朝僧。參天古木通樵路。寺壁垣衣綠幾層。

醫界鏡（九）

衛生小說　醫隱

個出典。麼鳴鶴道。此是俗說。不見書本。要罰酒的。士杰道。要出在書本上。又何難哉。即念道。牛溲馬勃當藥吃。衆人聽了。愈覺鬨堂大笑。鳴鶴肚子笑痛。鹿泉眼淚都笑出來。士杰便道。此不是出在古文上麼。封翁恐士杰面子上下不去。忙說道。鄭世兄腹內書本不少。不過少念些詩罷了。老夫代飲一杯。再行下去罷。封翁飲了一杯。又念道。方書無藥堪醫老。輪到香濤。飲一杯。續念道。病知藥物難爲驗。輪到春江。飲過。接口念道。五嶽名山採藥身。又轉到仲良。飲過。念道。誰能忍饑喫仙藥。又派到鹿泉。飲一杯。念道。明年採藥天台去。又挨到鳴鶴。飲過。念道。多病所須惟藥物。挨到家藩。飲一杯。家藩與士杰。不相上下。先想一想。道方纔士杰因不典。被他們恥笑。今我念四書上的總好了。即念道。若藥不瞑眩。厥疾。衆人聽得。又不覺大笑起來。封翁道。此令也行得太熟了。再換一個罷。取古人詩句。或一句或兩句。底下緊接藥名。要上下合拍。不必一令一杯。大家行過。各飲一杯。再行。從座位挨下。此令好麼。衆人道好。即請主人翁起首。封翁即飲一杯。念道。老年花似霧中看。密蒙輪到仲良。接念道。雲水光中洗眼來。決明。衆人讚道。與封翁一開一闔。關鎖得好。合席各賀一杯。鳴鶴接念道。寒梅似與春相避。忍冬。香濤接念道。藍田日暖玉生烟。熟地。鴻吉接念道。清明無客不思家。當歸。春江接念道。銅雀春深鎖二喬。連翹。士杰接口說道。你們一句說一樣藥。不算好。我要一句中說兩樣藥名。即念道。天地元黃宇

本報問答欄

簡章

(一)本欄除本報編輯自作答覆外，并聘請章太炎君曹穎甫君任答王一仁。君秦伯未君許半龍君担任爲顧

(二)所問病症。須確有研究之價值。否則恕不答覆。

(三)凡投函問病。不得隨意用信紙。或鉛筆申述。本報另印『衛生報問病用紙』一份。務須照其空白表格。一一填明。此項問病用紙。惟定閱本報全年一份者。始贈一紙。如需購此紙。每一份實售大洋一元。

(四)非本報定戶。每題須納費一元。以示限制。

(五)問者須詳述病症之原因。及現在之狀態。經過之治療等等。

王奎根問　　　　鎮江西門大街餘昌公司

頭昏耳鳴。飲食無味。夜眠多夢。每月有二四次遺精。動作非常吃力。大便燥。小便赤。

答王奎根問　　　　朱振聲

腎爲陰。主藏精。肝爲陽。主疏泄。腎之陰虧。則精不藏。肝之陽强。則氣不固。有夢遺泄。延今已久。兼之頭昏耳鳴。便燥溲赤。其爲腎陰虧而肝陽旺。顯然可見。今擬益腎水而柔肝木。養陰血以安心神。

大生熟地三錢(各)　抱茯神三錢(包)　金櫻子三錢　淮山藥三錢

青龍齒三錢　熟女貞三錢　山萸肉三錢　潼夕利三錢

川黃柏八分　明天冬三錢　紫石英四錢　芡實三錢

白蓮鬚一錢五分　福澤瀉一錢五分

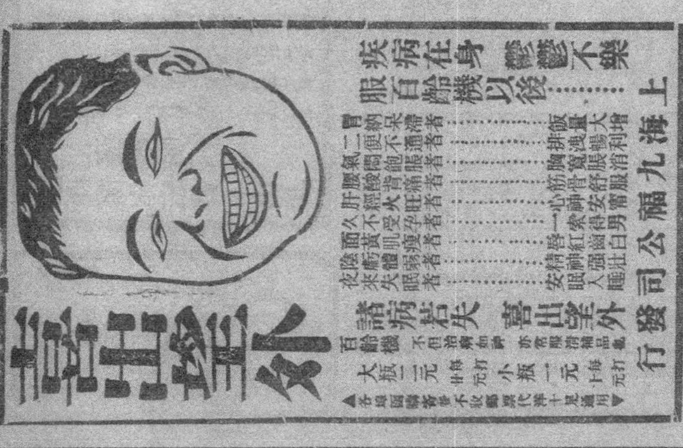

大造補天參茸丸

茲將主治各症列左

男婦

先天不足　房勞過度　手足冰冷　胃虛氣痛　虛損吐血　黃疸水腫　久患痔瘡　心悸不寐　氣血衰弱　腰膝痠痛　久咳氣喘　思慮過度　體虛風痛　虛火牙痛　嘔吐酸水　童子勞傷

後天虧損　骨蒸勞熱　酸軟無力　久瀉不止　半身不遂　大腹虛脹　自汗盜汗　怔忡健忘　老年怕冷　頭暈目花　傳尸勞病　神疲食少　久瘧不愈　耳鳴耳聾　小便頻數

男子

久患白濁　真元虧耗　老弱戒煙　陽痿不起　虛寒脫肛　脫陽縮陽

腎虛遺精　精滑易泄　軟酸嗜臥　艱於子嗣　日久疝氣　添精益髓

婦女

經水不調　子宮虛冷　乾血癆病　小腹冷痛　常患小產　艱於子嗣

白帶白淫　久不受孕　面黃髮脫　陰痿不起　崩漏不止　經枯血少

以上各藥引湯均可酌用

此丸大補兩天培養氣血添精益髓調經種子補腎功效等證惟忌外感風邪及實熱傷寒等症切不可服

價目　每丸一元

上海大成參號主人謹識

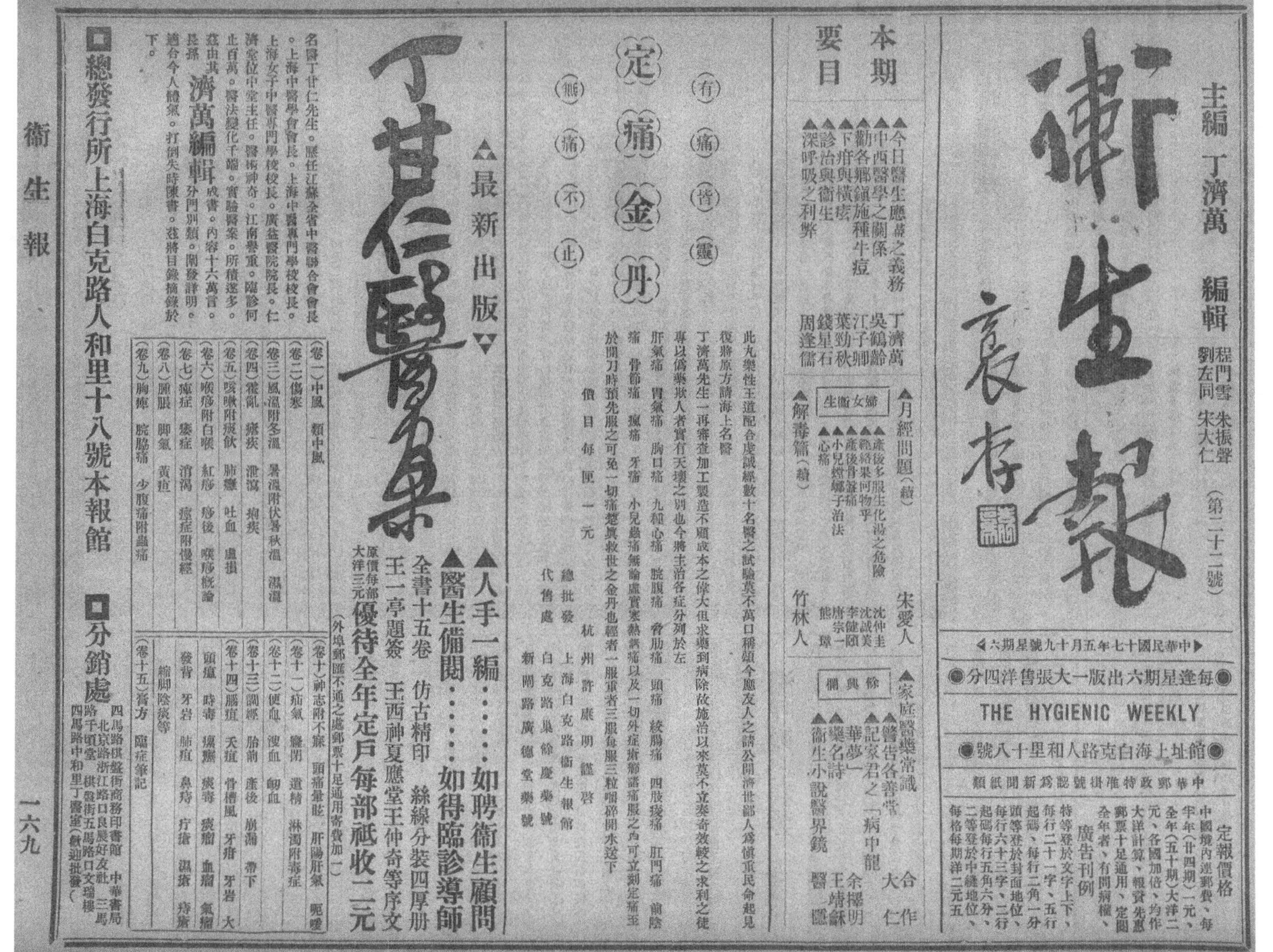

主編 丁濟萬
編輯 程門雪 朱振聲 劉左同 宋大仁

衛生報

襄存

（第二十二號）

中華民國十七年五月十九號星期六

每逢星期六出版一大張售洋四分

THE HYGIENIC WEEKLY

館址上海白克路人和里十八號

中華郵政特准掛號認爲新聞紙類

定報價格

中國境內連郵費、每半年（廿四期）一元、全年（五十期）大洋二元、各國加倍、均作大洋計算、報資先惠、郵票十足通用、定閱全年者、有問病權、

廣告刊例

特等登於文字上下、每行二十一字、五行起碼、每行二角一分、頭等登於封面地位、每行六十三字、二行起碼每行五角六分、二等登於中縫地位、每格每期洋二元五

本期要目

▲今日醫生應盡之義務　丁濟萬
▲中西醫學之關係　吳鶴齡
▲勸各鄉鎮施種牛痘　江子卿
▲下疳與橫痃　葉勁秋
▲診治與衛生　錢星石
▲深呼吸之利弊　周逢儒
▲月經問題（續）　宋愛人

婦女衛生

▲產後多服生化湯之危險　沈仲圭
▲雞絡果何物乎　沈誠美
▲產後骨盤痛　李健頤
▲小兒燈蛾子治法　唐宗一
▲心痛　熊璋

▲解毒篇（續）　竹林人
▲家庭醫藥常識　合作

餘興欄

▲警告各善堂　大仁
▲記家君之「病中龍華夢」　余擇明
▲藥名詩　王靖龢
▲衛生小說醫界鏡　醫隱

定痛金丹

有痛皆靈　無痛不止

此丸藥性王道配合虔誠經數十名醫之試驗莫不萬口稱頌今應友人之請公開濟世鄙人爲愼重民命起見復將原方請海上名醫
丁濟萬先生一再審查加工製造不顧成本之偉大但求藥到病除故施治以來莫不立奏奇效較之求利之徒專以僞藥欺人者實有天壤之別也今將主治各症分列於左

肝氣痛　胃氣痛　胸口痛　九種心痛　脘腹痛　脅肋痛　頭痛　絞腸痛　四肢痠痛　肛門痛　前陰痛　骨節痛　瘋痛　牙痛　小兒蟲痛無論虛實寒熱諸痛以及一切外症瘡瘍諸痛服之內可立刻定痛至於開刀時預先服之可免一切痛楚眞救世之金丹也輕者一服重者三服每服三粒嚼碎開水送下

價目每匣一元

杭州許康明謹啓

總批發　上海白克路衛生報館
代售處　白克路集餘慶藥號　新閘路廣德堂藥號

△最新出版▽

丁甘仁醫案

▲人手一編……如聘衛生顧問
▲醫生備閱……如得臨診導師

全書十五卷　仿古精印　絲線分裝四厚册
王一亭題簽　王西神夏應堂王仲奇等序文

原價每部大洋三元　優待全年定戶每部祇收一元

（外埠郵匯不通之處郵票十足通用寄費加一）

名醫丁甘仁先生。歷任江蘇全省中醫聯合會會長。上海中醫學會會長。上海中醫專門學校校長。上海女子中醫專門學校校長。廣益醫院院長。仁濟堂位中堂主任。醫術神奇。江南譽重。臨診何止百萬。醫法變化千端。實驗醫案。所積遂多。茲由其長孫濟萬編輯成書。內容十六萬言。分門別類。闡發詳明。適合今人體氣。打倒失時陳書。茲將目錄摘錄於下。

- （卷一）中風　類中風
- （卷二）傷寒
- （卷三）風溫附冬溫　暑濕附伏暑秋溫　濕溫
- （卷四）霍亂　痢疾　泄瀉　瘧疾
- （卷五）咳嗽附痰飲　肺癰　吐血　虛損
- （卷六）喉痧附白喉　紅痧　痧後　喉痧概論
- （卷七）癲症　痿症　消渴　痙症附慢經
- （卷八）腫脹　脚氣　黃疸
- （卷九）胸痺　脘脇痛　少腹痛附蟲痛
- （卷十）神志附不寐　頭痛暈眩　肝陽肝氣　呃噯
- （卷十一）疝氣　癃閉　遺精　淋濁附毒症
- （卷十二）便血　溲血　衄血
- （卷十三）調經　胎前　產後　崩漏　帶下
- （卷十四）腸疽　夭疽　骨槽風　牙疳　牙岩　大頭瘟　時毒　瘰癧　痰毒　痰瘤　血瘤　氣瘤　發背　牙岩　肺疽　鼻痔　疔瘡　濕瘡　痔瘡　縮脚陰痰等
- （卷十五）膏方　臨症筆記

◘總發行所上海白克路人和里十八號本報館

◘分銷處　四馬路棋盤街商務印書館　中華書局　北京路浙江路口良晨好友社　三馬路千頃堂　棋盤街五馬路口文瑞樓　四馬路中和里丁醫室（歡迎批發）

勸各鄉鎮施種牛痘

江子卿

古無所謂種痘也。亦無天花之患。說者謂漢伏波將軍馬援征交阯時得染此症。後卽遍地流傳。入遂目之曰虜瘡。嗣是千百年來。凡幼孩必發天花。無一能免者。至近世而醫者有種痘之法。種之而發。其患較輕。人皆樂從。岐黃家遂增出痘科一項。字典痘字下註神痘法。凡痘汁納鼻呼吸。卽出意者卽種痘之濫觴歟。論痘首推錢仲陽。陳文中二家。錢用寒涼。陳用溫熱。朱丹溪祖錢非陳。以犀角地黃湯爲主。世皆宗之。厥後萬氏。魏氏。費氏。胡氏。秦氏。管氏。翁氏。崔氏。聶氏。代有傳人。徐靈胎先生憤疾舊言。謂痘爲小兒之所必不免。非惡疾也。天氣溫和之時。死者絕少。若大寒大熱。其元氣虛而稠密者。間或不治。其始欲透發。其後欲漿滿。皆賴精血爲之。乃時下庸醫。當未發以前。用大黃石膏寒劑以遏其生發之機。而竭其元氣。既而用蚯蚓數十。蠐螬數個。及一切大寒大毒之品。如蜈蚣蝎子雞頭豬尾之類。又地丁。銀花等粗糲之品。數兩煎汁而灌之。增其毒而倒其胃。此等惡物。卽令醫者自服之。亦且胃絕腸裂而死。況孩提乎。大聲疾呼。可謂至矣。而其所著洄溪醫案。則謂沈冠雲之女痘密黑陷而無漿。醫者束手。余曰姑以補托之法進之。用地黃歸身黃芪人參等藥。閱者咸笑。後一服而漿來。明日以參貴停服。余謂精力不充。毒發未盡。必生痘癰。後果臂彎生二毒。治之而安。余長孫女種痘點密而色深。痘醫束手。余用清發之藥。并令時含紫雪丹。未幾赤色稍衰。將就痂往視。忽變灰白色。而咬牙。余曰症變虛寒矣。此所謂亢害承制也。卽用人參鹿茸等藥托之。三鼓而瘡色復紅。形漸高起。仍用清火養血之方而漿成。可見痘爲人之生死關頭。既不可成見自膠。亦不可稍爲疎忽。凡爲父母者。能不於此加之意乎。顧種痘較時行之天花善矣。然小孩既不免困苦。父母又須時刻隄防。夜不得眠。晝不得食。必至漿回痂脫。始得安心。□或慮其滿面裝花。外觀不雅。自泰西牛痘之法傳至中華。而施種隨心。萬無一失。雖古稱醫中之聖。當亦望而卻步。甘拜下風矣。西醫之言曰。種痘之益。人所共知。然必知之眞。擇之審。乃可種之。用人痘漿不如用牛痘漿之爲妙。蓋人痘漿遇有疔毒痲瘋等症。或小孩氣體不佳者。種之反受害不淺。故莫妙於取之牛身。然牛身之漿。其力微嫌暴裂。小孩不免有寒熱不舒之病。莫如用牛漿傳種於人後。取所發之漿。轉種他孩。種時以小刀輕輕剖之。不可多見血。血多則漿必浮起。其性不能傳入微絲血管中。種後三四日卽起小粒。五六日上漿。色白略藍。七八日清漿起泡。其毒盡發於肌表。現紅暈一圈。十日發齊。紅暈處略腫。十一日後紅暈漸退。漿漸轉黃。約十四日結紫痂。至二十三日而脫落。惟留一痕白色。終身不消。其便易蓋有如此者。嘗謂泰西醫法雖極精微。用以醫華人或不奏效。惟收生及種痘之法。百發百中。千萬人中無一二人僨事者。中國收生向以穩婆從事。心粗手硬。時或有性命之虞。然以男女之嫌。禮宜謹避。苟不至萬無生理。斷不肯延及西醫。種痘則已海內風行。凡在省會之區。及通商各口岸。無不設有施種牛痘局。以惠貧孩。獨僻壤窮鄉。經費難籌。設局未能遍及。茅檐蓽屋。小孩之爲天花所厄者。每年多若恆河之沙。上月下旬。鄙人塵緣稍閒。渡浦旋里。聞有一事。實足慘目傷心。一鄉農貧不聊生。生有一孩。無力延醫種痘。不知誤聽何人之說。取他孩痘痂入鼻中餧之。謂與種痘無別。未幾毒性大發。孩卽滿身潰爛而殤。又某姓家一孩。亦以此法試之。雖未夭殤。而亦瀕死者數次。愈後疤痕滿面。如菽如珠。噫。使有人施種牛痘。何致若斯。鄙意此刻各處城鄉。皆有善堂之設。施醫給藥。掩骼埋露。善舉良多。所費不菲。何不稍爲節省。移作施種牛痘之資。況牛痘苗其價甚廉。上品者每管需洋銀半圓。可種三四孩。種法亦極便捷。但使習之數月。卽可出而救人。人亦何憚而不樂於爲此耶。因抒鄙見於報首。以勸世之保赤心誠者。

下疳與橫痃

葉勁秋

下疳是花柳病中的一種。而有軟硬之分。其病菌概由宿娼不潔交媾而來。

硬性　病毒感染後。伏在人體內少則七日。多則二十日始漸發生。男子則于龜頭。女子則于大陰唇間。發生無痛而微痒之小硬結。過數十日後。遂破潰流出膿汁。兩胯間亦腫硬而有核。卽橫痃也。此爲梅毒漸蔓全身之徵候也。

軟性　直接傳染二三日後。男子則在龜頭。或包皮內葉。或包皮外緣等處。女子則生在陰唇腔口等處。發生一二個小小的膿疱。或大如黃豆。不日就疼痛紅腫。潰爛化膿。症情凶惡。蔓延性極廣。能將陽物潰爛全部或一部。並能同時發生極易紅腫疼痛化膿的橫痃。

茲再將軟硬兩性分別法列表如下。以便觀覽。

軟性	硬性
被染二三日卽發	須一二星期後
瘡面不平、潰瘍較深、時出膿液	瘡面扁平、邊高底光、顆粒較小、膿液不多
疼痛不已	疼痛不甚
瘡底多不堅硬、故曰軟性下疳	瘡底周圍俱硬、故曰硬性下疳
兩胯橫痃、紅腫疼痛、甚易化膿	兩胯但結硬塊、疼微、少化膿

診治與衛生

錢星石

古之爲人子者必知醫。以防父母之疾也。顧今世則不然。學各有門。習各有專。學者商者於醫學皆茫然莫辨。雖有好學之士。能窺一二。然舉世滔滔。知者實尠。有者知而不明。反製醫家之肘。是則知而不如不知之爲愈也。雖然不知醫理。尚有醫者專司其職。至若講求衛生。則爲人人所不可缺者。蓋無病而不衛生。足以致疾。有病而不衛生。每多與醫藥相反。更足以重其病而至於死。病者往往不自知其過。而輒歸咎於醫生。豈不冤獄。夫醫者司其診治之權。病者謹其衛生之職。各有其責。必相輔而並行。蓋苟忽其一。未有不僨事者也。邇來社會雖漸改良。而社會上以衛生之常識。尚屬缺乏。鄙人不敏。敢說簡單之衛生法於下。願諸君一垂聽焉。

衛生之道不一。有社會。有家庭。有個人。有未病。有已病。一言以蔽之。曰清潔知節明理而已矣。吾今且從個人而言之。如飲食不節。起居無恆。縱慾過度。內竭其精。暴喜暴怒。多愁善鬱。內損七情。衣服不潔。濁氣害清。居處汚濁。呼吸病生。貪逸憚勞。血脈不靈。凡此種種。皆未病而不衛生。難免致疾。其能愼之。可以却病。苟病矣。其衛生之法。更有重於未病之前。然一病有一病之衛生法。隨症制宜。不勝縷舉。綜而言之。醫者之勸告。不可不詳。疾病之痛苦。莫自諱飾。緩病不可求急效。就醫不可不信仰。知而不明。毋自主張。野傳丹方。切勿亂嘗。迷信神權。妄服灰香。熱毒蓄積。終必遭殃。如能不犯上述之弊。則病體之受益實非淺鮮。

深呼吸之利弊

周逢儒

膺肺疾者。行深呼吸法。固爲不醫良藥也。然爲深呼吸者。吸則盡力吸氣。至無可再吸爲止。呼亦如之。然肺爲一身華蓋。嬌嫩之臟也。在諸臟中爲最弱。況患肺疾者。其肺必尤弱。不知竭力呼吸。則肺絡弛張收束。行之不善。肺更傷矣。益未必得。弊則隨之。吾可斷言者也。譬之吾人力不勝任之事。強欲爲之。鮮不蹶傾隕越。患肺疾者。深呼吸亦然。如循序行之。吸僅使養氣充滿肺中。呼僅使炭氣傾出肺外。則何害之。深呼吸者。實弭肺疾之良藥也。苟誤斯旨而盡力呼吸。則害不勝言。吾故曰深呼吸不可驟爲。積漸加深長可也。

解毒篇（續）

竹林人輯

解馬蛇嚼毒（腳山茶夏日多嚼則流血）

燒竹葉塗。

解黃蠅毒

冬葵子或青茶煎服。

解蠼螋咬毒

醋和石灰塗。

治八角虱

解疑泥塗。蝸牛白汞塗。銀硃紙燒烟熏內服蘆柏地黃丸即六味加黃柏一兩蘆薈五錢。

解沙虱毒（在水中色赤大如蟣入皮中殺人）

射罔傅敷。蒜岩搗汁塗。用茅葉刮去沙虱若茶汁塗。鹽和麝塗。熱雞水洗。

解鳳蝶蛆毒

燒坭封。雄黃麝香麻油調搽。

解水弩射人毒

熊膽塗。酒磨雄黃服。

治蠼螋蟲

雷丸煎服。服藍汁。

解射影蟲毒

桑柴灰煎汁調白礬敷。鵝涎雄黃搽。烏雞翅燒灰油調敷。鵝子清搽。

解射工毒

升麻射干煎服塗滓。知母連根葉搗服。鬼臼葉（即羞天草）一把酒浸搗汁服。狼牙根葉搗汁飲並敷。雞腸草搗塗。芥末和酒塗。馬齒莧搗汁服並敷。胡蒜貼。酒煮蒸葉塗。鼠婦（濕地所生蟲）豆豉巴豆芥子三枚研脂和塗。蜈蚣一條炙研醋和敷。

解巴蜡毒（巴蜡蟲名出爲洛木齊奧內地所稱射工相類）

此蟲見人即飛逐以水噀之則散伏或噀不及爲所中嚼莨菪根敷即愈。

解斑蝥毒

玉簪花根搗水服不可粘牙服後急以清水漱之。馬料豆煎服。

解斑蝥芫青毒

豬膏大豆汁或鹽藍汁和服。或肥皂水或生雞卵灌取吐。

解八腳蟲咬毒（一名多腳蟲）

烏骨雞翎燒灰雞清調敷。韭汁搽。鹽湯洗。

消息

國際鴉片顧問會開會

上海中華國民拒毒會消息。國際聯盟鴉片問題顧問委員會於四月十二日起至四月廿七日止。在日內瓦開第十一屆會議。是項會議討論及於我國者。計有下列數項（一）我國關於鴉片及麻醉毒品流行之報告不完全。（二）日本代表要求我國將完全報告從速北京日使。（三）英代表謂自海峽殖民地有極大批來自我國之鴉片。（四）法國評議員白任尼謂自一九二四年至一九二五年中國鴉片之出產約增至七千噸。（五）日代表辯稱約有大批高根海洛英及嗎啡運往中國。（六）我代表以阿富汗私運毒藥入中國請俄德代表詳何以不見報告。（七）我代表宣讀長文言我國仍禁鴉片惟外人租界及享有治外法權之外人難以管轄。又繼謂毒藥輸入我國之症都。（八）英代表謂中國鴉片之私運仍然進行。非係中國政府依法後未有補救方法。並決下屆會期定於明年一月底云。

月經問題（續）

宋愛人

第九章　月經非服餌之品（下）

紅鉛既如法製就矣。於是爲此主人者。色然以喜。仰若視爲金精玉液。雖有进娥其壁而不可易。日以服之。夜以繼之。而慾念熾火。幾時之已衰而不振者。今果可以重振旗鼓矣。詎知虛熱之時。未嘗不稱道紅鉛之神奇甚靈。實則此燃花增艷。轉瞬即萎。蓋紅鉛性極熱。而又有催毒之實力。余何以知之。知之於熱帶之婦女。其初期行經。或未嫁人道者。男子將遭殃之不遑。據某刊年紀大致熱帶如雲貴之地。（此指中國境域而言）其婦女發育極早。而性又放佚不可羈。然若至初期行經。或初經人道者。必須審慎焉。以執宿焉。如是則凡女子能有之經毒。始爲四者毀損而遭過甚。然此四者又非富有抗毒素者不能勝任焉。於是第一二之男子。始得雙飛雙宿而無害。不然。設有不慎而中其毒。輕則聊有發色。重則狂而死。如廣東之中蠱毒者然。繇是觀之。雖非身居熱帶。其毒雖不若此之烈。而月經含有熱性。或竟含有幾分之毒素。亦彰明較著者也。且方士之既製紅鉛。焉不過以女子分泌之物。而投其所好。借此以惑其心而神已術。其製成之或固或散者。又必羅列各種熱藥以參相爲用。質言之。則爲含有極熱與毒之催毒劑耳。為將而不卒死於紅鉛也。夫婦女適經來之際。雖日生理之常。然不論東西各國。皆有所諱忌。雖一般人之研究。詮謂月經爲身體中汚穢不淨之物。勢不可觸或干犯。此等觀念。不獨東國爲然。即西國亦有之。據博物學者曾利泥氏之查錄。月經期內之婦人。其力足以枯萎木其葉。足以死蠶蜂。而酒五穀皆爲之則變。犬嗅之則發狂。其他與此類是之說。載之各國書籍中者。亦屢見不一見。雖或有言之過甚。而所論亦全非無因。且我國習俗。亦以婦人行經期內。有諸多不利。如修製固體也。歸祝祭祀也。皆不宜觸此穢氣。此雖為社會之觀察。至今皆無研究之價值。然就上說而論之。則月經雖非純潔毒藥。然總不宜於服餌。亦彰明較著而忽者。又以此物不易得。且造製極難。於是以進城祖之也。嗟彼進官貴人大腹賈居歸者。罷過不可一世。而其可惡尤以摧殘婦女以供肉慾。而方士殺薄逢者之惡。雖其罪亦可誅。然以其製人名節。誅人妻女。而即以婦女摧殘殘之穢物。使其日進於口。而不之覺。罪以促其壽命。而不之省。未始非天道之巧。故日其罪至是而亦至趣。

中醫雜誌五
八彙選出版

本彙選內容較一四彙選更爲進步取材純以眞理實事爲依歸可推全國中醫界出版物之巨擘允無愧色矣書分上下兩厚册實價大洋一元五角寄費一角季刊現出至第二十五期訂閱全年共計四册連郵祇收大洋一元

總發行所　上海西門石皮弄中醫學會
寄售處　商務中華各書局

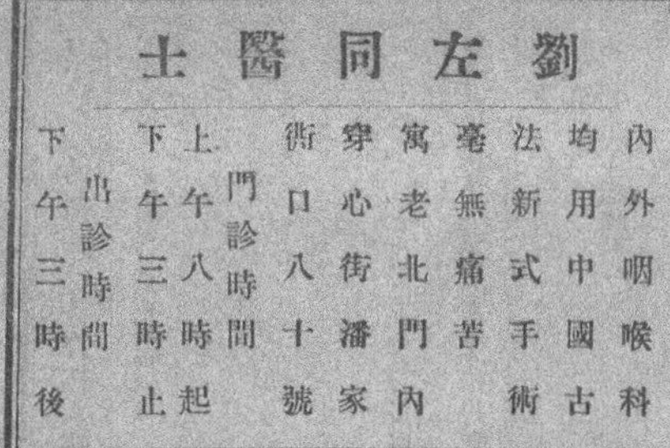

家庭醫藥常識

我家國庭。對于普通醫藥常識。極不注意。偶然患病。則以可貴之生命。皆付諸醫者之手。既不知病原。又不明藥性。設遇庸醫。病必增劇。本報有鑒于此。特將古今來各種驗方。經實地試驗後。而確有靈效者。一一披露于後。且說明其治病之所以然。用筆淺顯。務使家庭婦孺。一目了然。且歡迎讀者投稿。一經登錄。酬資從豐。

■五十一■沙糖治吐血　范繼銘

查本草從新載沙糖。略謂味甘性溫。補脾和中。緩肝和血。潤肺治欬。乃以蔗漿煎煉而成。致甘蔗主治相同。惟性寒異。取蔗漿以火煎煉之。當然變爲溫性耳。人若血湧之際。不及開方服藥。亟以白糖或赤糖沖服。作暫止之計。功倍於鹽湯童便。蔗漿也。蓋沙糖性既溫。則無凝血之弊。至鹽湯最能凝血。不堪獨用。試以鷄羊之血。置鹽即凝。可見一端矣。童便（醫見吐血。不分皂白。動輒用之）蔗漿。其性寒涼。宜於火盛之症。夫吐血豈僅於火。有氣不攝血者。有氣逆血湧者。有欬甚震傷血絡者。有肺不制肝。肝氣上升。而血隨之者。有月事阻塞。成爲倒經者。有迸傷所致者。有憂鬱忿怒而致者。有肝不藏。脾不統。血無所歸而致者。有龍相之火上騰。致血不安于位者。症既不一。用藥亦當分途。若概施寒涼之品。以圖遏止。而冀邀功。得不血礙成瘀。瘀腐化虫（如草腐化螢）虫蝕精血。成爲癆瘵乎。司命者可不慎之歟。抑思沙糖治年老吐血更切。蓋以年老中必虛。甘能補中之說。當非誣也。故老母之吐血。竟服白糖湯告愈者。茲記之以供讀者採擇焉。

老母年逾七秩。今歲四月杪欬嗆無端吐血。氣逆咽痒。痒則作欬。欬則血來。滿口鮮紅。盈盆傾碗。余見之殊爲恐怖。卽欲與診脈開方。彼則力拒。自謂昔年吐血更劇。藥未沾唇。祇服白糖湯獲愈。余因思沙糖確有治血之功。卽飭人購之。沖服一大碗。血漸止。嗣以飲食彌補之。卽康健如常。果占勿藥之爻。

■五十二■免痘良方　養怡

此方名三豆飲。未出常服。將出急服。已出忞服。逆可轉順。盡出時頻服。痘可見輕。方用生藜豆四錢　生黃豆四錢　生甘艸七分　黑大豆四錢　金銀花三錢　煎服得効

■五十三■糖尿病之特効藥　養怡

昨赴友宴。席間有告糖尿病之治法者。謂是病胡適之博士前亦患之。遍請名西醫診治。均未得効。有勸以中醫者。彼輒笑却之。以爲西醫未能治。中醫遑論矣。後友偕一中醫往診。曰此易治耳。用黃耆磨粉。每晨沖服。自能收効。爰照命服之。今已霍然云。未察有否此事。敢質胡博士。

■五十四■牙痛神効膏　焦祝霖

牙痛一病。非常困苦。坐臥不安。治法雖多。收效非易。今有極簡便一方。法用
萆麻肉二三粒　靑鹽三四厘　二味仝打爛。塗膏藥上。貼之頗奏效驗。

許半龍 著
秦伯未 校
新中醫社出版
烏瞰的中醫
定價二角七折
寄售處上海
小西門黃家闕路中國醫學院
三馬路千頃堂書局
雲南路安康里醫界春秋社
白克路人和里本報館

今日醫生應盡之義務

——萬濟丁——

夫生應盡之義務。不外乎治病而已。並不分輕重。人無論貧富。均當詳細診察。此醫者之天職也。余以爲於此之外。今日醫生應盡之義務。尙有二端。一曰衛生講演會。以普及個人及社會衛生爲宗旨。由各醫生担任演講。使人民知衛生卽預防疾病之靈丹。況夏日炎至。各病叢生。此會之設立。尤不容緩。一曰廣設施醫院。使貧苦病人。不致無求醫之處。良以今日醫生診金之昂貴。實堪驚人。不但貧病者無力求醫。卽小康之家。亦將不能負担。雖各名醫處。均有貧病不計之例。然皆有名無實者。此施醫院之不可不設也。明矣。此二者。一治未病。一治已病。使未病者不致成病。而已病者可日漸減少。是皆今日醫生應盡之義務也。

中西醫學之關係

吳鶴齡

歐風東漸。中西學術。莫不習論交換。彼此研參。獨於醫學一科。往往不能溶中西於一爐而冶之。業中醫者詆西醫。業西醫者詆中醫。如水火之不相合。如冰炭之不相能。如枘鑿之不相入。是皆於中西醫學未得精蘊。不知互有關係。而能互相調劑者也。吾嘗考中西醫學。雖其始開化不同。而推究其原則爲民人謀健康除疾苦。殆莫不如閉門造車。出門合轍。誠所謂殊途同歸也。然滄海桑田。時代有改。華人非有變遷。況乎上下睽隔數千年。東西相距數萬里。人固有貴自等之分。居處有華陋等之別。飲食嗜好。志操習俗。尙不同。政教各別。由是而發生疾病。講究醫術。勢有不能盡同者。此中西醫學所以有門戶之見也。

雖然。天下事相較則有短長。相形則分優劣。相切磋觀摩則知互有關係者。中國之醫學。肇自軒岐。至炎漢而始大備。其間如扁鵲華佗張仲景等輩。莫不出神入化。掉奇材異能。惜至後世書籍殘缺。多所未傳。推測其理。蓋古聖以爲人身中必有無形之物以馭有形。而後能知覺運動。其有非刀割所能探取。器具所能測量者。則通陰陽之理。參造化之機。以窮其原也。不僅以寒治熱。以熱治寒。以瀉治實。以補治虛。且有寒因寒用。熱因熱用。通因通用。塞因塞用。以及隔一隔二隔三之治法。更有下病上取。上病下取。中病旁取。以及攻補兼施。寒熱互用。先表後裏。先裏後表之治法。蓋主形迹之粗淺。不若主氣化之精深。此卽中醫尙理之所由來也。若夫歐西四千年前。埃及有惹斯古拉伯者。始傳醫術。至西漢時。始乃由大解剖驗人身之法。遂爲歐西發明醫學之鼻祖。其後英醫占拿氏。傳種痘新法。紅韋氏發明電光醫術。始利氏發明化學醫術。繼以司氏發明光學醫術。他若合仙遜氏之於外科。莫父氏之於臟腑。皆於醫學上有卓絕特識。近如古弗氏創設之細菌學。林德非氏發見之愛克斯光線。其於外科學上有莫大之應用。是故頭蓋胸腹臟腑內各臟器。昔時所視爲解剖學不可使見之部位者。今亦可用手術以治療之矣。蓋以治法之發達。實歸功於理想之易致實際。此西醫尙法之所由來也。由此以觀。中醫尙理。西醫尙法。理與法不可偏廢。明明然矣。

吾人平心論之。中醫尙理。易失之虛浮。西醫尙法。易失之呆滯。莫不各有偏弊。必也以理運於法中。以法驗於外。無分中西。取其長而舍其短。自不致有門戶之見。雖然。從中西醫學會通之目的。則不得近來習中醫者。略記古籍湯頭。人身之筋脈不知。藥物之性味莫辨。徒求於偏方。藉書以求糊口。遂爲應世之具。初以古聖人之良法精義。多隱日晦而不能對勘。甚其以三指殺人。甚於白刃也。而習西醫者。則又偏鄙以攻皮毛。求於生理解剖診斷藥物理化諸學。不求甚解。謂之中醫庸庸者。詆毀方藥。漫謂無用。其孟浪施治者。草菅人命。豈中西醫學所應如是耶。此吾所謂中西醫學未得精蘊。不知互有關係而能互相調劑者也。

雖然。此非醫學競爭勢所必至者。優勝劣敗。理固有然。今日何日。非醫學競爭之時代乎。近觀東西各國之人。入我通商大埠。醫院之林立。遍設醫院藥房。以奪我利權。侵我民。必欲衛我民之生命。有心人所以引爲隱憂者也。吾願吾國醫界有識之士。發憤振作。既研求實學。務必融會中西。上稽古代。旁及歐西。取其說而參互考證。理法並重。其精粹者存之。其粗淺者去之。務治中西醫學於一爐。而不存中西醫學門戶之見。庶幾吾中國之醫學。不能駕東西各國而上之哉。某法亦知能與己否。日觀其勝。吾國醫界諸君盍共勉諸。

經絡果何物乎

沈誠美

夫內經所謂經絡者。即三陽三陰十二經脈是也。三陰三陽。各有手足。即五藏六腑之代名詞耳。何藏經絡起於何處。通於何處。會於何處。發何種病。循至何處有疾患。即知爲何藏病。記載詳明。數千年來以之辨症治病。毫厘不爽。後漢仲景張師更擴大其說。用治傷寒重症。活人無算。後世宗之。爲吾國醫學上一大關鍵。其重要蓋可知矣。西洋醫學注重解剖。對於此經絡云云。則非所能知。亦爲彼輩所夢想不到者。然解剖學上。確無此所謂經絡可以眼見。此則爲吾人所承認者也。但內經之有此經絡一說。[illegible]辨症之捷徑。爲治病之要訣。其妙其神。不可思議。豈非一重大之問題。爲吾人所急欲明瞭者乎。請申言之。內經所言經絡。實際確無此物。亦不一定是血管或是神經之類。故爲解剖所不能見。以愚意度之。不過從「此處之疾患與彼處之疾患。有連帶之關係。亦即其藏病時。而互見彼處與此處之疾患。即以之連貫起來。謂之某藏病。無以名之。名之曰某藏之經絡」。其實爲一種虛線耳。雖然。經絡之說。以其空空洞洞。有謂不甚可信者。然可信與否。是一件頗易解決之問題。祇視其能否應用於治病。及有無效驗爲標準。則經絡之功能。已如上述。其有存在之價值也必矣。况人身猶一小天地。千變萬化。不可思議。詎呆板之解剖所能盡其底蘊耶。

產後多服生化湯之危險

沈仲圭

生化湯爲活血行瘀之劑。產後不宜輕服。然無證不信。猶恐社會人士未敢毅然革除。茲特舉一因服生化湯幾瀕於死之事實。俾讀者觸目驚心。不至爲瞽說所惑焉。

儀徵十二圩巡警總局局長陳式如之室。年三十一歲。體本健强。胎前亦尠疾病。祇以其夫略嫻醫理。誤信生化湯有升清降濁之効。爲產後必服之藥。竟於一晝夜間疊進五劑。於是陰血虧竭。孤陽上冒。面熱如燎。口渴引飲。頭暈耳鳴。自汗淋漓。崩漏不止。間或神昏。時作喘逆。勢且脫矣。式如自知藥誤。急延張谷樵診視。以三甲復脈（龜版。牡蠣。鱉甲。炙艸。桂枝。生姜。人參。阿膠。大棗。麻仁。麥冬。生地）加減立方。再服而平。此己未年事也。攷生化湯爲桃仁。益母。川芎。炮姜。當歸。甘艸六味。以黃酒童便各半煎服。細察方義。除歸艸稍具補力外。餘皆破血助火之品。以生產大脫血之後。而連進五劑之多。能毋變生不測乎。蓋人身之中。陰陽二氣而已。陰平陽秘。則體强。陰陽偏勝則爲害。產后陰虛陽旺。正宜多服養血之藥。以制亢陽也。雖然。生化湯非絕對不可服也。若惡露不盡。積於少腹。疼痛拒按者。照方配服。收効良確。惟本無瘀滯。而貿然飲之。殊有攻伐無辜之弊耳。爰據學理。作一分際語。以便病家。

（1）生化湯乃行瘀之劑。非補血之方。（2）產后腹痛拒按者可服。腹不痛。或雖痛而以手按之覺痛稍瘥者。不可服。

七日一病證

心痛

熊璋

心痛。即胃脘痛。蓋胃之上口名賁門。與心相近。故經云胃脘當心而痛也。其病因有氣鬱。血瘀。食積。痰飲。及寒。火。虫。虛之別。氣鬱者。攻刺而痛。遊走不定。脈象沈伏。沈香降氣散主之。血瘀者。痛有定處。轉側若刀錐之刺。脈象沈濇。手拈散主之。熱痛者。口燥脣焦。溺赤。便秘。喜冷畏熱。其痛或作或止。脈洪大有力。清中湯主之。寒痛者。其痛暴發。手足厥冷。口鼻氣冷。喜熱畏寒。其痛綿綿不休。脈沈細無力。姜附湯加肉桂主之。飲痛者。水飲停積也。乾嘔吐涎。或咳或噎。甚則搖之作水聲。脈象弦滑。小半夏加茯苓湯主之。食痛者。傷於飲食也。心胸脹悶。手不可按。吞酸噯腐。脈象右關沈滑。保和湯主之。虛痛者。心悸怔忡。以手按之則痛止。歸脾湯主之。虫痛者。面白脣紅。脣之上下有白斑。或口吐白沫。饑時更甚。鶴蝨一味。爲末蜜丸。蜜湯下四五十丸。上所論者。皆因氣血不調。痛在胃脘。按法施治。諸症自如失矣。若夫當心而痛。（在歧骨陷處）手足青至節。是爲真心痛。往往旦發夕死。挽救無力。蓋心者。五藏六腑之大主。精神之所舍也。其臟堅固。邪不能客。客之則心傷。心傷則神去。神去則死矣。

附方

沈香降氣散　沈香　砂仁　甘艸　香附　元胡　川楝子
手拈散　元胡索　香附　五靈脂　沒藥
清中湯　香附　陳皮　黑山梔　金鈴子　元胡索　甘艸　川連
姜附湯　干姜　附子
小半夏加茯苓湯　半夏　生姜　茯苓
保和湯　麥芽　山查　萊菔子　厚朴　香附　甘艸　連喬　陳皮
歸脾湯　黃芪　白朮　人參　茯神　棗仁　當歸　遠志　木香　甘艸　龍眼

產後骨盤痛

李健頤

宜靜臥不宜多坐

用補中益氣湯即（升麻柴胡各一錢黨參二錢炒白朮茯苓陳皮各錢半甘草八分）加乳香錢半桃仁二錢澤蘭葉一錢。清水煎濃。冲米酒一杯溫服。宜靜臥而不宜多坐。常服此方。捷效如神。

小兒螳螂子治法

唐宗一

小兒之生螳螂子。乃熱毒上攻之故。其見證頰內[illegible]體腫脹。吮乳不便。口氣燒熱。常見世人不明病原。專施慘無人道之手術。小兒之受其害者。不知凡幾。可不懼哉。余常用牛黃治此症。每用不過一分。（調塗乳頭令吮）而收效則良佳。考牛黃之原料。爲胆汁。有清熱解毒之功。苟於小兒初生時預服分許。不但能減少後來之種種疾患。且可代苦寒克伐之三黃（黃連黃柏大黃）願世之育兒家三致意焉。

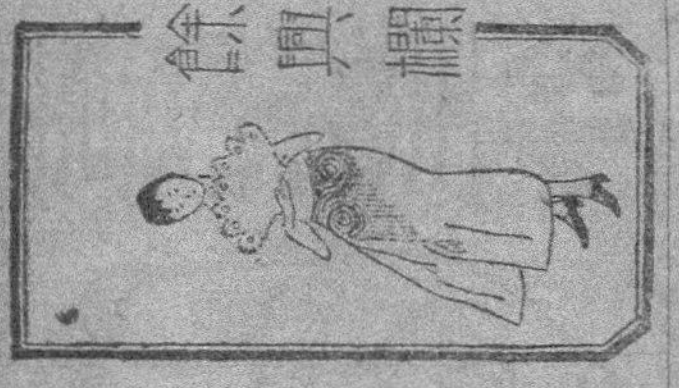

衛生報

餘興欄

談話 警告各善堂

大仁

歲月不居。時節若流。春光已去。炎暑又臨。各善堂之醫生。又將汗流浹背矣。聚千百病人于一室之中。病氣與汗氣並蒸。歎聲與哭聲並作。不病者至此。亦將病矣。詎論病者乎。各醫生則手不停揮。前者去而後者至。嗚呼。一人之腦力有限。善堂之病人無窮。以有限之腦力。診無窮之病人。其有不誤治者乎。此豈慈善之事耶。余望創辦善堂者。爲病人之生命計。爲醫生之腦力計。當每醫每日限診若干號。則病人及醫生均將蒙其益矣。未識各善堂之董事以爲然乎。

記家君之『病中龍華夢』

余擇明

家君奉仙氏。別號滌凡道人。得先祖父贊襄公傳。以醫術鳴于時。十八歲。卽代先祖父診治。切奇效。中年傾沛。家庭多故。旋從湘鄉董軍門寶泉遊幕江南北。多所建樹。於軍律尤嚴。軍中人敬畏有加。董氏倚如左右手。越年。以家慈病劇。假歸。遂不復去。自茲以還。卽悉出其龍中物。以濟世利人。鄉里德之。今年且七十矣。病慢性胃炎。幾近八載。夏秋多劇。頑固難瘳。日復一日。體益疲憊。然而彎弓不折。殆非活人之功。得以延年益壽耶。客年冬十月。家君病復劇。臥床不能起。午後乃悄然入夢。忽見有一人衣短衣。形似紀綱。手持紅紙帖。匆匆入謂家君曰。『請君十八日赴龍華勝會。』言已。留帖竟去。家君視之。乃約赴會之駢體文啓也。文頗長。辭意暢達。迨一覺醒來。祇記其中有句云。『天上笙歌天上醮。酒醉瑤池人未醒。』其他已不復記憶。家君異之。告家慈曰。『十八日。殆余之死期至矣。』具告以故。家慈曰。『是殆糊塗一夢耳。何足懸爲吉凶乎。』家君頷之。十八日晨。家君反覺胸次稍寬。痛苦亦大輕。旋起整衣。取鏡自視其面容。顧謂家慈曰。『余今日精神如此。果卽死耶。』家慈復溫語以慰之。午後又入夢。而前日送文啓之人復來。促曰。『到會者已衆矣。請卽速往。』家君隨之出。步行約數里。至一處。如學宮然。門有三。而中門更高闊。將入門。見顧老先生郁（其人已死四十餘年。爲家君之表叔）自內出。家君爲之一揖揖而入。既至中庭。見赴會者至衆。往來如織。所遇友朋。皆三十年前已死之人。相見均一鞠躬。一頷首而已。並未交言。至殿左。見一人握管書字。有衆圍觀。家君亦往觀之。乃已故淮東學者陳海門先生也。（家三姊適海門先生之三公子。先生與家君爲親家。）蓋先生固生前善書者。家君以其作書忙。不獲與語。乃歷走殿前及左右廊廡。見懸聯甚多。類皆歸入龍華兩字。祇記其三聯。其一曰。『龍旗十勝。』『華祝三封。』又一曰。『龍蛟魚鼈蟠羅四海狂瀾昏日月。』『華俄英法德美五洲無處不風波。』又一曰。『口口口口口。鳶之飛。魚之躍。口口口口口口。』『華胥非幻境。生也浮。死也休。悉是華胥。』正賞玩間。有人送香茗一杯來。家君呷之。味殊甘馥。沁入肺腑。忽覺有人曳其肘。杯爲撒手墮地。作玉碎聲。驚醒。乃黃粱一夢也。啓眸視之。見顧生壽之在側。問曰。『汝來何事。』顧生曰。『北鄉某有病且劇者。必懇求夫子一診耳。』家君怒曰。『吾之好夢。被汝驚破。且碎吾杯焉。汝何粗笨乃爾。』適家慈來問故。家君具告之。家慈曰。『夫子入夢。彼不知耳。何怪顧生爲。』家君再回憶聯語。第三聯已忘却首尾兩句。百思不得。于是招病者至榻前。診畢。授以方藥。歸再入睡。乃不得復至其處。後遇戚友之來探疾者。家君切告之。予之姨丈趙耀先。以蘇家嘴（地名。離余住所三十里）乩壇素以靈驗著。倩人叩神以龍華會上有無此聯。余某夢赴此會。忘其上聯之首尾兩句。求神判明。旋見木筆螺旋有頃。隨書云。『龍脈運天機。鳶之飛。魚之躍。總歸龍脈。』叩者不敢信。閱日持來示家君曰。『予夢中所見之上聯是此否耶。』家君閱之。信如夢中所見。一字不訛。家君歎曰。『天道茫茫。無憑而有憑。余不敢信。余亦不敢不信。生浮死休。誠然誠然。而達人知命。君子識機。休短自有定數。只好聽之天命耳。』嗚乎異矣。鬼神之事。余向不信也。龍華會果何境耶。而家君夢中所記聯語。可解而不可解。斯誠奇矣。茲特記之。以告世之研究心理學及靈魂學者。

藥名詩

王靖和

飽餐松子健吟身。人世眞如梁上塵。近日有詩多附子。梅花不死草堂春。

曾憶山關臥白雲。天寒水石影難分。鐸爐夜爇沈香火。衣袖渾疑百合薰。

忘機鷗鳥聚蘆根。烟雨蘼蕪江上村。秋水漲添沒石子。偶從沙角認潮痕。

冷嚼壺冰片片寒。甘泉水冽不生瀾。漫天雪白微風起。好大青山畫裏看。

莫慨王孫去不還。松花滿院掩禪關。秋深落盡河邊木。天色空靑見遠山。

俗塵未許逐車前。心苦能參黃檗禪。滿地榆錢春事老。陰晴強半夏初天。

還家鄉夢隔山消。銀漢無雲海月遙。莫怪吟朋都念子。硏來柏實作詩瓢。

開抄北律把詩拋。屋破何妨補白茅。枸杞千年聞犬吠。黃昏六月冷松梢。

衛生小說 醫界鏡（十）

醫隱

宙洪。天多地黃。衆人聽得又笑個不了。鶴鳴道。此句正合着鄉間老學究教幾個童蒙。天地元黃闊一年。名爲膳闊了。說得衆人愈不住笑。接下去又是家藩。家藩見士杰被笑。諒來自己也說不出好個。只好對衆人說道。此令我是外行。情願罰一杯。罷。卽滿滿飲了一杯。適値席者上了兩樣湯。四樣點心。大家又吃了些。封翁叫人又燙了兩壺熱酒來。挨到鹿泉接令。鹿泉念道。英雄見事若通神。預知子。湘蘭接念道。諸葛大名垂宇宙。伏龍肝。封翁接念道。江上形容吾獨老。白頭翁。到此令行一周。各飲一杯。又轉到仲良。念道。豈無大藥駐朱顏。丹砂。鳴鶴接念道。親與先生看藥爐。守宮。香濤接念道。無食無兒一婦人。獨活。鶴鳴道。此句杜撰了。香濤道。明明杜詩。上句是堂前撲棗任西鄰。豈有杜撰的理。鴻吉接念道。安得壯士挽天河。大力子。鄭王二人假意解手。已到園內去了。鹿泉接念道。凍合玉樓寒起粟。白前。封翁道。時已三更。我與仲良先生兩人收令罷。卽念道。勸君更盡一杯酒。西出陽關無故人。將離。卽芎藭。仲良道。安心是藥更無方。沒藥了。於是大家吃飯洗漱而散。正是漏聲半夜銀壺響。詩句明朝繡口傳。且聽下回分解。

第三回 治病竟投霹靂火 思家不棄糟糠妻

却說貝仲良醫學雖不十分精明。倘能安守本分。藉運氣爲發迹。不像那一班趨時的先生們。另有一副本領。那趨時的本領也分兩樣。稍高的那一樣人。他有幾種經絡。要一團和氣。三分才情。四季衣服。八面張羅。十分應酬。而且一團和氣要不變。三分才情要不露。四季衣服要不當。八面張羅要不斷。十分應酬要不俗。那等先生仗此本領。能行到名動公卿的地位。那下一等的。也有幾句要訣。是文理要半通。會足恭。巴結富翁。奴才拜

本報問答欄

簡章

(一)本欄除本報編輯自任答覆外并聘請章太炎君曹穎甫君任答王一仁。君秦伯未君許半龍君担任爲顧

(二)所問病症。須確有研究之價值。否則恕不答覆。

(三)凡投函問病。不得隨意用信紙。或鉛筆中述。本報另印『衛生報問病用紙』一份。務須照其空白表格。一一塡明。此項問病用紙。惟定閱本報全年一份者。始贈一紙。如需購此紙。每一份實售大洋一元。

(四)非本報定戶。每題須納費一元。以示限制。

(五)問者須詳述病症之原因。及現在之狀態。經過之治療等等。

張友卿問　杭州四牌樓

內人大便六七日不解。能食知飢。苦渴不渴。月事不行。津液多。又無痰濕。但胸腹痛。

答張友卿問　朱振聲

大腸燥結。故大便六七日不解。胃熱消穀。故能食知飢。惟二者皆屬陽明。陽明有熱勢必上移於肺。而耗其津液。設有不渴苦潤之症。其所以有此者。正可知其肺不受邪。而津液無損也。若肺與大腸相表裏。大腸燥結而不移熱於肺者。以其氣機阻窒。上下不通。故下焦雖有燥結之氣。而上焦仍有輸佈之權。蓋陽明之熱。未傳太陰。營分有邪。無關氣分。肺能輸津於口。故不渴苦潤也。其胸腹痛者。以瘀血內阻。不能下達。觀其月事不行。可以知之。法當攻其下焦之燥結。參以祛瘀之品。庶肺氣得以通達。而瘀血得以下行也。

製軍炭三錢　桃仁泥錢半　杜紅花八分

生枳實一錢　全瓜蔞三錢　郁李仁三錢

大麻仁三錢　萊菔子三錢　製香附錢半

春砂殼八分　青橘叶錢半

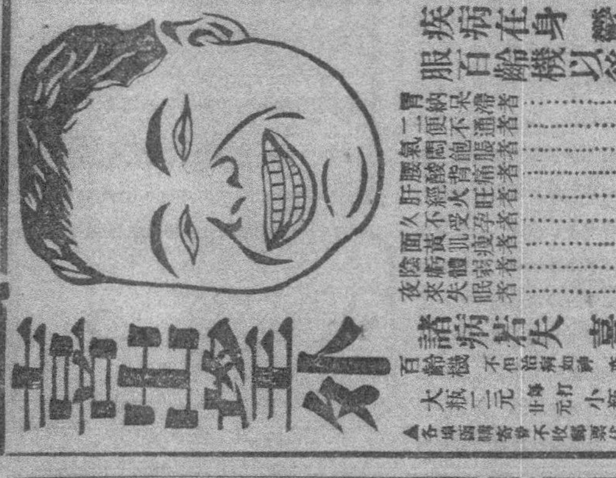

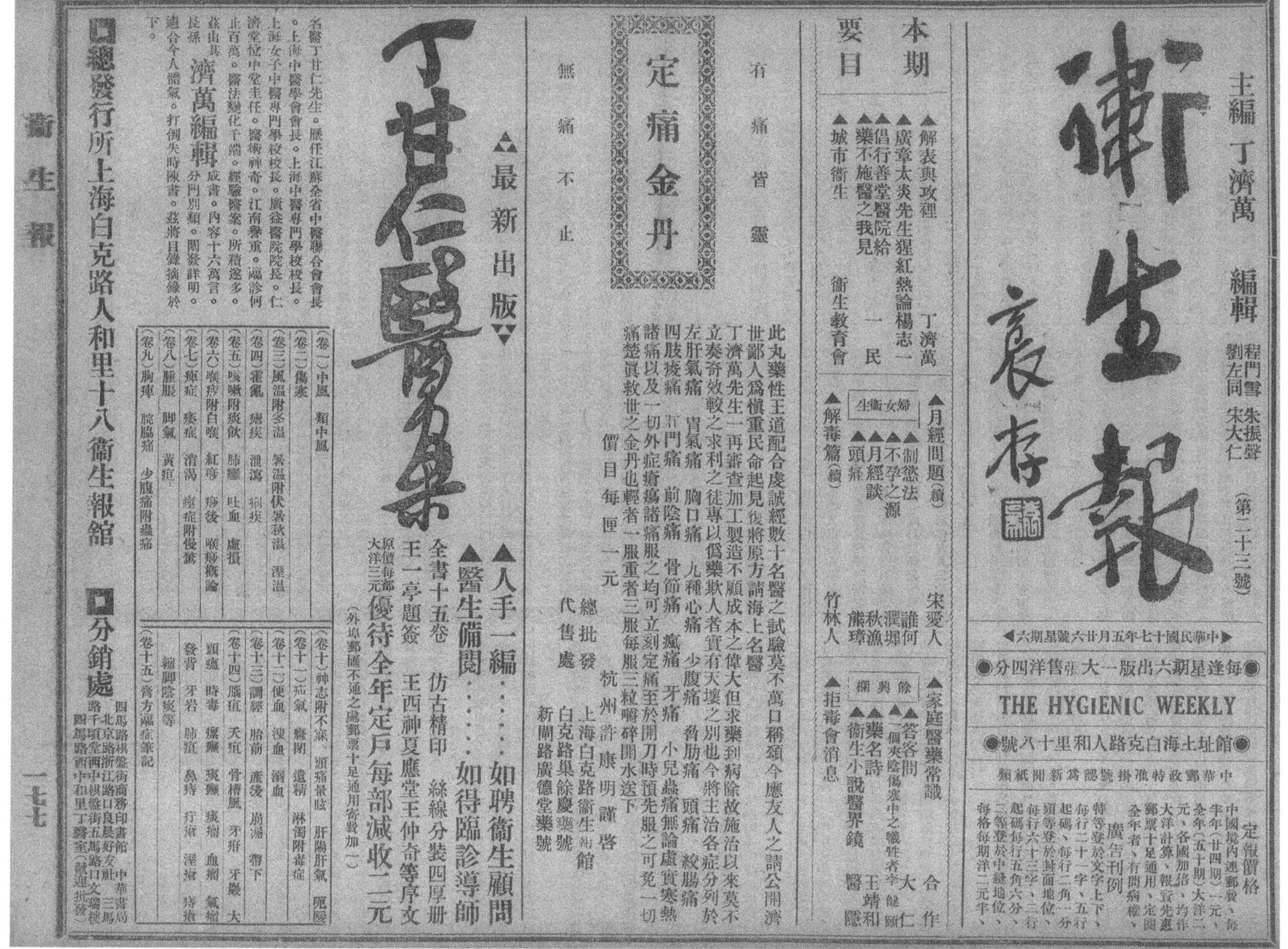

主編 丁濟萬

編輯 程門雪 劉左同 朱振聲 宋大仁

衛生報

（第二十三號）

中華民國十七年五月廿六號星期六

每逢星期六出版一大張 售洋四分

THE HYGIENIC WEEKLY

館址上海白克路人和里十八號

中華郵政特准掛號認為新聞紙類

定報價格

中國境內連郵費、每半年（廿四期）一元、全年（五十期）大洋二元、各國加倍、均作大洋計算、報資先惠、郵票十足通用、定閱全年者、有問病權、

廣告刊例

特等登於文字上下、每行二十一字、五行起碼、每行二角一分、頭等登於封面地位、每行六十三字、二行起碼、每行五角六分、二等登於中縫地位、每格每期洋二元半、

本期要目

▲解表與攻裡 丁濟萬

▲廣章太炎先生猩紅熱論 楊志一

▲倡行善堂醫院給藥不施醫之我見 一民

▲城市衛生 衛生教育會

婦女衛生

▲月經問題（續） 宋愛人

▲制慾法 誰何

▲不孕之源 潤垌

▲月經談 秋漁

▲頭癢 熊璋

▲解毒篇（續） 竹林人

▲家庭醫藥常識 合作

餘興欄

▲答客問 大仁

▲一個夾陰傷寒中之犧牲者 李健頤

▲藥名詩 王靖和

▲衛生小說醫界鏡 醫隱

▲拒毒會消息

倡行善堂醫院給藥不施醫之我見

一民

△慈善家與醫生一齊覺悟

凡一善舉。以積極者爲可貴。以消極者爲可賤。積極者如義務平民學校。平民習藝所。育嬰堂。養老院。乞丐遊民習藝所等。世皆有益之善舉。至於施衣施米施醫施藥等等。事非不佳。惜其弊多而利少。如衣米之施。在老年幼稚之人。無力謀生者。不無有益。然大數則多年之人。亦賴此生活。養成國民之倚情性。不思進取。其害甚大。至如施醫施藥。從表面觀之。一若慈善家之深仁厚澤。實則考察其裏。弊竇叢生。以生產機關之少。國民生計之窮。因貧生病者實繁。有徒大衆利善堂醫院施醫給藥之便宜。趨之若鶩。其中衣食雖足。偶患小恙。亦貪其便宜。爭相就診。雖欲辨別等差。不勝相煩。因有力者之分削窮民之利。不特養成千百無數之倚藥病夫。而善堂醫院本身力量之不足者。乃強醫生爲慈善而犧牲。隨給病者以低惡之藥劑。明爲慈善。暗中造孽無窮。是以施醫給藥一事。細按種種原因。實屬弊多利少。茲特大聲疾呼。告誡與正慈善家曰。果欲行善。宜從積極。一洗舊時老嫗煦煦之仁。庶幾社會可受其益。而醫生本身尤宜覺悟。在善堂醫院施診之無益。而有害。爰將醫士之害。詳晰言之。

(一)低落醫生人格　醫生受善堂醫院之僱備。朝而往。午而歸。少則診二三十人。多則診七八十號。問其所得。則月薪十番。二十番。多至三四十番。猶不如普通之工人也。將爲經驗乎。則于病者熙來攘往之場。應接不暇之際。安有潛摩心得之餘地。爲利則如彼。圖經驗則如此。清夜捫心。可以猛省。

(二)埋沒個人之獨立性　以善堂醫院低廉與金之羈縻。日於是。月於是。混一年又一年。年深日久之故。病家稍有餽贈。心滿意足。大有終老是間之旨趣。埋沒個人獨立之天性。奄奄毫無生氣。是又慈善家之間接殺人也。

(三)中醫學術之退化　中醫學術。本至精微。然非粗心率意者所能領會。就善堂醫院門診時間之迫促。就診號數之繁多。醫生應付不暇。兼以聲音嘈雜。仕女連翩。雖欲細意揣摩。而目送飛鴻。手揮五絃。不能不掉以輕心。草率開方。以圖速了。更以給藥之故。貴重之品。其善堂醫院所不備者。祇能遷就改移。不問其效驗與否。以此二因。其影響於中醫學術之退化。彰彰明甚。

由此觀之。施醫之弊。有害於醫生。無益於學術。在醫界宜以全力促其廢除。至善堂醫院。果有志於慈善。則施藥一事。不妨仍從舊例。移僱請醫士之資。爲改善藥劑之用。各醫門診。遇有窮乏者。送診之後。令向善堂醫院取藥。一轉移間。可以造福于醫界。可以造福於貧病。於善堂醫院慈善之旨趣。初無悖謬。當今革命潮流。日趨進步。苟有不明真理。頑固膠執者。勢在失敗淘汰之列。慈善家勉之哉。醫生勉之哉。

城市衛生

衛生教育會

緒論

人生如舟行巨海。有未登彼岸。遽遭傾覆者。推原其故。厥有三端。質料枯窳。機器朽壞。一也。船主失慎。管理無方。二也。大霧颶風。誤觸礁石。三也。人有生而羸弱者。力衰血薄。消化不強。與生俱來。非關人力。此質料枯窳之類也。有原於斲喪者。起居不時。飲食無度。內乘外襲。百病叢生。此管理無方之類也。幼生貧寒之家。長操卑賤之業。污濁之氣。彌漫天空。病菌微蟲。充斥腸腹。益以天災盛行。預防無術。一受傳染。遂蹈死亡。此由處境使然。狂風駭浪。誤觸礁石之類也。第一屬先天。責在父母。第二屬後天。責在己身。第三屬處境。關於地方社會。責在衆人。孟子云。居移氣。養移體。甚矣居之足以移人也。又諺云。疫癘猛於虎。然則公衆衛生之不可不講矣。

處境有善有不善。周身一切之物。如氣候。服食。親容。朋友。幷凡與健康有關者。皆屬處境範圍內事。其於健康有益者。謂之善境。否者謂之惡境。而富貴貧賤不與焉。昆蟲鳥獸。生息棲遲。咸得其所。如蠶織繭。蜂建房。獺掘洞。蟻穿穴之類。皆擇最適健康之所。儼然具有衛生知識者也。且有此處境則生。無此處境則死。壽命短長。專繫於處境之善惡。人類聰明。首出庶物。移峯谷爲平原。拓沙漠爲沃壤。使動物所不能者。而人類優爲之。奈何於衛生之理。反昆蟲鳥獸之不若耶。

人有集合團體。以求上文所謂之善處境。而謀健康之幸福者。是曰地方衛生。茲分論之。

據衛生家羅斯氏云。致病之由。什九由於口入。西國市場。槪受衛生局所監督。死畜不得入市。病人不得行商。一觀於中國市場。死畜縱橫。蠅蟲麕集。積塵厚錢許。雖花柳病者。麻瘋病者。亦公然設肆市廛。官吏不過問。人民不知懼。吾人偶偕西友道經其處。目覩此類情事。不禁爲之慚汗也。此不僅國體榮辱關係。直人民生命關係。至險且危。有不能不爲同胞告者。

死畜之肉。無益於人。不待言矣。而蠅蟲則爲逐臭之物。於麻瘋花柳霍亂痢症諸病者之溷池厠所。尤喜麕集。故最易帶病菌於食物之上。人誤食之。立得傳染。至於塵埃。恆帶痰涎溲便而來。尤爲傳染之媒介。

食物上積塵愈厚。微菌亦愈多。嘗見商人羅列食物。任意摩挲。而商人之患花柳癆病者。大多起居如常人。非留意不辨。倘主顧者。誤購其物。不惟傳染病狀。或尤過之。傳染之理甚奇。有先病傳染者。有後病傳染者。有不病傳染者。先病傳染。自己尚未察覺。而已傳染於他人是也。後病傳染。病愈數日。或十數日。衣服器用。未經消毒。猶能傳病於人是也。不病傳染。如由甲介紹乙病於丙。而甲終不受病之類是也。

總之。中國市場。當急改良。貽笑外人。其事小。遺禍同胞。其事大。余每與搢紳談及於此。咸以商人程度太低。未易辦到爲言。其實不然。法德和蘭。百年前。亦猶是耳。何以速有今日。况地方衛生。關於衆人之生命。孰不贊助。惟惜倡導無人耳。改良之方。首重教育。俾人人知污濁之可害。則凡不宜於衛生之物。自不購食矣。且污濁之物。最易惹人生厭。身心品格。莫不因是而退化。久之則精爽神頹。漸成習慣。而審美向上心。遂以消磨。關係亦至鉅也。

此當由官吏或鄉紳。設立模範商店。以爲舖戶倡。品物清潔。陳列整齊。仰各舖戶。皆知倣效。一切食物。由政府派員檢查。糕餅之屬。當貯入玻瓶。以免塵封蠅集。若枉以巾帕。非善法也。倘能準此實行。則公共衛生。自多進步。亦國體上之光榮矣。

第二章　食水衛生

食水衛生。較市場爲尤要。蓋水爲日用所必需。受污易而傳染速。雖對狠槍彈。猶有預防抵禦之方。惟水一染污菌。則遺禍無窮。此其事實。史册相望。姑舉其最著者論之。

昔倫敦城。霍亂盛行。一時死者達七百人。後查其故。皆由飲井水而然。蓋井旁有厠所。始患霍亂者。遺矢其中。由地下流入井泉。遂以致此。又德國韓薄城。有俄人傾糞土河中。居民食河水。死者八千餘人。又瑞士鄉人患傷寒。如厠。厠臨小河。大雨。積水汜河中。河通某城。城中七百八十人。因是而染傷寒者。百三十四人。且不必旁徵遠引。即中國南省某村。夙以人烟稠密聞於世。近數十年來。死亡相踵。繼及覈其故。則因井旁。時有患熱症者洗衣其處。致污水洩入井中也。

我國古時水政。較鄰國爲獨善。今與歐美相較。瞠乎其後矣。夫城市距河遠者。多仰給於井。井泉多漏。又近溝渠。上下四方。更無庇蔽。積潦淫雨。滿溢橫流。容垢納污。惟井是屬。而鄰近居民。或以滌病衣。或以滌尿器。病蟲毒菌。累萬盈千。豈猶能供人飲食乎。

某處有井。嘗滌溺流其中。味漸鹹。居戶用以灌豚肉。既增重量。又不敗味。其同業者多樂用之。夫居戶自爲計誠得矣。其如他人生命何。

嘗見村間溪河。行人任意洩溺。而村嫗淘米洗菜者自若也。河旁藩溷糞池。隨在而有。大雨傾注。流溢河中。居民飲之。烏得不病。幸我國人。專飲沸水。否則中華民數。未必有二萬萬耳。

最妙之法。城中用自來水。蓋自來水。水皆經濾滴。無復污泥。優者更澄以消毒之劑。雖糜費多。而獲利亦厚。美國開辦自來水公司。資本達一萬萬金元。可借鏡也。如急切不能辦到。當從速整理井政。凡井漏者。甃以石灰。井旁溷池污溝。皆當遠徙。汲水用轆轤。非徒事半功倍。亦衛生之一助也。嘗見用繩汲水者。繩溼而手污。往往帶垢入井。非法。至於除渴。則沸水較冷水妥矣。(未完)

解毒篇(續)

竹林人輯

解楊辣蟲毒
馬齒莧搗封。淡豆豉搗敷。白芷煎湯洗。海螵蛸末摻

解蚯蚓呵毒
濃煎鹽湯頻洗。石灰泡熱水候冷沐。靛汁洗。苧麻搗汁搽。鴨血塗

解蝸牛咬毒
青蓼子搗汁浸

解蛙毒
車前擂水飲

(解蠱毒)此毒含白礬不澀而反甘。嚼生黑豆不腥者是。濃煎石榴皮飲。胆礬半分熱茶化下。鬱金末三錢米飲下。先取甘草一寸嚼咽作吐。然後用炙甘草三兩生姜四兩水六盌煮二盌日三服。不吐則非此毒也。毒在上服升麻吐。毒在腹服鬱金瀉。或二味並服。白礬芽茶搗末冷水調飲。鰻鯉魚乾末空心服或炙香食。土當山馬兜鈴等分水煎服。畜刺蝟則蠱毒不入

鱗類

解諸魚毒
黑豆馬鞭草橘皮大黃蘆根各汁飲。煎朴硝飲。飲冬瓜仁汁。煮香蘇飲。煮大豆飲。煮蘆根根。多食青菓

解鱔魚毒
食蟹。犯荊芥服地漿

解豚魚毒
鴨血灌。飲薄荷浸水。服至寶丹。槐花濃煎服。又炒同乾燕支等分搗水灌。麻油灌。五棓子白礬等分研湯下。金汁灌。紫蘇橄欖各煎灌。茅去風藥後勿食市魚。煮臘鵝食解豚子毒。白芽根蘆根各一兩瓜蒂一個煮服

解鰍魚毒
豆豉一合煎濃汁頻飲

解守宮咬毒(即壁虎)
桑木炭研水煎滾濾汁調礬末敷。青苔塗。清水淋壁上汁傷處

解誤飲守宮溶水毒
守宮性喜淫。夜間遇桌凡上有茶水。即入相交。餘淫遺入盞。毒凡經宿茶水。渴極勿飲。如誤飲時。急覓地漿水解之。或吐或瀉。倘可極救一二

解蛇咬毒
銅青敷。胡粉和大蒜搗塗。嚼鹽塗。紫蘇葉搗飲。薄荷葉研酒並塗。鮮地榆根搗敷並飲汁。青木香煎服。竹筒合咬處鎔蠟灌。青麻嫩頭搗汁和酒等分服。針挑破潰敷。

(未完)

消息

皖北種烟之實況

中華民國拒毒會。以國民政府有在皖北設立檢查烟苗局。抽收烟苗捐稅之舉。特派幹事戴秉衡等。商同金陵大學農林科。選派農學統計專家喬啓明。於日前出發皖北一帶。實地考察種烟實況。此行將勾留兩月。必得有詳盡之統計。爲禁種烟苗之參考。茲將其第一次報告。公布如下。安徽北部素稱產烟之區。其煙苗面積之廣。及產生數量之多。有出吾人意料之外者。駐皖計僅三日。然調查所得。已大足驚人矣。茲將皖北各縣布種烟苗之面積。政府最近之禁烟設施。分列於後。敬祈國人公察。

(一)皖北如合肥。阜陽。亳縣。等十七縣。煙苗畝數。共計三五四・七五〇畝。(各縣煙苗特捐及畝數詳細表載拒毒月刊中茲從略)

查每畝地平均可產煙土五十兩。皖北各縣共約可產土一千七百七十三萬七千五百餘兩云。

(二)政府最近禁種設施

國民政府禁種之設施計有二起。初由財政部特派洪任材爲剷除皖北煙苗特派員。查鳳陽一縣本有煙苗一萬餘畝。現僅餘二三千畝。惟財政部近已變更政策。於三月念九日頒布皖北檢查煙苗辦事細則。將前之剷除煙苗機關。改爲檢查皖北煙苗局。負責檢查煙苗。征收煙苗特捐及收買所出煙土。並委包世傚爲特派員。統理一切。此局今已開始工作。將皖北各屬中七縣。分爲六區。置二十四分局。分別征收捐稅。所征之捐款。登記費檢查費每畝一元五角。煙苗特捐上田每畝七元。中田六元。下田五元。平均每畝約八元。按財部預算。共可收捐三百九十八萬元。至少亦可得三百餘萬元也。

以上僅指煙苗特捐而言。此外檢查局尚有收買煙土之計劃。將皖北所產煙土。運至外埠。如上海等處。所得收入。亦屬不貲。假定皖北各縣產一千七百餘萬兩。每兩在價值一元至外埠值二元。則由收買收入。亦將不下一千萬元。合上述煙苗特捐。財部由此一換政策。至少可得二千餘萬元。統言之。政府最近在皖北一切禁種之設施。目的不在剷除。而在加增收入也。

月經問題(續)

宋愛人

第四章　月經期內之綳帶問題

月經。爲婦女對於己身之發育及兒女之生育問題。皆有切身關係。而月經期內所用之綳帶。與月經之關係。亦至爲密切。經時之攝食。一見之於第五章、(經行時之神經感覺)。再見之於第七章。(室女初期行經之攝養)。似可得其大概矣。而又特設是篇者。以綳帶之實居重要也。蓋行經之時。子宮壁內。夥現新瘡瘍。而破裂斑痕縱橫。其抵抗力。極爲薄弱。故體外之病菌。亦致易感染。凡鄉婦無知。或村姑儉嗇。當自身之經血破體而流。濫於外焉。即以經久破爛之布。走騎兩股而繫之。今期用此。後期仍用此。不惟不知消毒爲何事。且洗滌亦不求清潔。夫萬物久蒸。厭氣必生細菌。而月經流溢。日久變積者。亦未有不生細菌。設此細菌。而感染於新瘡者。則夥有變生子宮內膜炎症。而如帶如淋如白淫如白濁等證。絲斯而起。不知者。一概認爲淫毒下注。或則竟有指其身染梅瘡。則尤冤乎枉矣。實則夥有緣於綳帶之染有黴菌性。而感染於新瘡者也。然又有過事矯枉者。如東都某醫生云。近有用脫脂綿。及消毒綿。等法。此誠清潔之要道。而含有衛生作用者。惜乎。夥有不解用法。往往誤會。此以置之膣腔淺處。可耳。迺有深入不毛。致見其入而不見其出。必不得已。然後假手於醫生。故竟有陷入其中。經三四日而後。施以手術。探指而去之者。然其結果。又往往引起子宮頸炎。喇叭管炎。卵巢出血。膣腔破裂。等證。甚致骨盤內部。全體百病叢生矣。此不善用綳帶之誤也。吾國舊習。其普通之家。夥以柔軟布帛。或摺疊加綫。如箸葉狀。內襯以略經揉耎之草紙。三四層。至經來之時。如法兜攬胯間。而前後兩端之帶。環繫於腰腹。迨至經來數小時。或經水已凝染殆徧者。於是換去前紙。而再如前法以更易之。若是。則旋去旋易。於脇不積。惟經帶仍須於經行後。嚴密洗淨之。此法行之已久。實有利而無害。然近時於通都大邑。維新家庭。其婦女。夥有用月經帶者。雖亦可效法。其式蓋來自外洋。以會經消毒之布帛製成。束於腰圍。而前面敷以橡皮紙。以防經水之外溢。然而於經行之三四日內。務須時時清潔。勤以溫湯輕拭下部。使陳厲之血點。不致有所停積。不然。轉不若舊式之便利焉。總之月經期內之綳帶。不論中國式。西洋式。均須有清潔之必要。

(未完)

衛生報

家庭醫藥常識

我家國庭。對於普通醫藥常識。極不注意。偶然患病。則以可貴之生命。皆付諸醫者之手。既不知病原。又不明藥性。設偶庸醫病必增劇。本報有鑒於此特將古今來各種驗方。經實地試驗後。而確有靈效者。一一披露於後。且說明其治病之所以然。用筆淺顯。務使家庭婦孺。一目了然。且歡迎讀者投稿一經登錄。酬資從豐。

■五十五■白喉驗方　耐修子

白喉症初起于北省。漸傳染于南。力其症與鵝喉不同。鵝喉祇覺紅腫。白喉則初起時惡寒發熱。頭痛背脹。遍身骨節疼痛。喉內或極痛或不痛。而喉內微硬有隨發而白見者。者有至二三日而白始見者。或由白點白條白塊。甚至滿喉皆白者。治之之法。宜養陰清肺。使積熱下行。方可告愈。切忌表散。表則不治。倘初起時誤服表藥。則急用鷺食過桑葉三片。或白欖核打五枚。加入養陰清肺湯中爲引。以解表藥之誤。是爲至要。

(一)養陰清肺湯

大生地一兩　麥冬六錢去心　白芍四錢炒　薄荷二錢五分　元參八錢　丹皮四錢　貝母四錢去心　生甘草二錢

此方乃治白喉之聖藥。宜日服二劑。重者日服三劑。若病勢無增。或似覺加甚。守方多服。自然全愈。切勿中改。小兒減半。孕婦亦可服。如喉間腫甚者。加石膏四錢。大便燥結。數日不通者。加青寧丸二錢。元明粉二錢。胸下悶者。加神曲二錢。焦查二錢。小便短赤者。加大通一錢。澤瀉二錢。知母二錢。燥渴者。加天冬三錢。馬兜鈴三錢。面赤身熱或舌苔黃色者。加「銀花四錢連翹」二錢。

(二)神仙活命湯

龍膽草二錢　元參八錢　馬兜鈴三錢　板藍根三錢　生石膏五錢　白芍三錢　川黃栢一錢五分　生甘草一錢　大生地一兩　瓜蔞三錢　生梔子二錢

凡白喉初起。即極疼且閉。飲水即嗆。眼紅聲啞。白點立見。口出臭氣者。方可照此方煎服。或已延誤二三日。症已危急。或誤服表藥。現出敗象者。均須此方。以洩其毒。日服三劑。俟病稍減。仍服養陰清肺湯可也。如舌有芒刺。譫語神昏者。加犀角尖二錢。大便閉塞。胸下滿悶者。加川樸二錢。枳實二錢。便閉甚者。再加萊菔子二錢。生大黃二錢。小便短赤者。加知母三錢。澤瀉二錢。車前子三錢。

(三)除瘟化毒湯

粉葛根二錢　金銀花二錢　枇杷葉一錢五分去毛蜜炙　薄荷五分　次生地二錢　冬桑葉二錢　小木通八分　竹葉一錢　貝母二錢去心　生甘草八分

白喉初起。症象輕而白未見。即服此方俟一見白點。即改服養陰清肺湯。如便閉者。加

解表與攻裏

——丁濟萬——

經曰。先治其本。後治其標。又曰。治病必求其本。本者。病之所由發而疾之所由起也。風寒之氣。從外收斂入內。初受在表。卽宜溫散。故雖有裏實之症。若表未解者。仍不可攻。恐其引邪入裏也。必也先解其表。後攻其裏。方爲順治之法。故云汗不厭早。下不厭遲。此乃傷寒症正治之法也。溫熱之氣。從中蒸達於外。初傳在裏。卽宜凉解。故雖有表邪。仍可淸裏。或於溫熱方中加荆防之類。必也先攻其裏。後解其表。庶免逆治之譏。故云下不厭早。汗不厭遲。此乃溫熱症正治之法也。總之傷寒之解表。治其本也。溫熱之攻裏。亦治其本也。其治法之或解或攻。由乎病原之或表或裏。故雖有內外之不同。要皆治本之道也。由此觀之。傷寒以解表透邪爲要。而溫熱以泄熱救陰爲主。顯然明矣。惟傷寒之表邪已解。而邪傳陽明之候。亦宜急下存陰。以救其幾竭之津液。若誤解其表。再刼其陰。勢必殆矣。而溫熱發斑之症。亦不可徒攻其裏。以遏其邪。必也透風於熱外。葉天士曰。斑疹爲邪熱外露之象。解後宜神淸熱退。方謂外解和。是則傷寒未嘗無攻裏之法。而溫熱未嘗無解表之理。要在學者之神而明之。

廣章太炎先生猩紅熱論

楊志一

讀本報十八號章太炎先生猩紅熱一篇。原原本本。精深透闢。不學如余。何敢復贊一詞。特泰山不讓土壤。河海不擇細流。此則吾之微意也。

總觀太炎先生大作通篇立意。不外數端。猩紅熱卽金匱所謂陽毒。此其一。風痧之作。見于皮毛。中間無留于肌肉。猩紅熱之作。咽喉爛腐。斑疹隱軫于肌肉。而後外達膚表。見象互異。此其二。風痧之候。必兼咳嗽。以肺爲主。猩紅熱必發斑疹。驗一切斑疹。日晡必潮熱。以潮熱爲陽明候。故以大腸爲主。此其三。猩紅熱本于伏氣。治宜內消。切不可外散。活人所用化斑湯。以白虎加人參玉竹。爲得其要。風痧只宜疏其肺。導其腸。治各不同。此其四。腸中發炎生痧。胆汁必不下行。腸之毒瘍。反藉胆以上逆。由是戰于咽中。牛黃本胆汁。宜爲胆藥。眞珠爲石灰質。兼合蛋白。西人治咽。或以石灰質注入。西略之用鼈甲。義亦同矣。此其五。仿升麻鼈甲湯義。而不用其方。用升麻連翹赤小豆玄參丹皮梔子牛黃眞珠芒硝甘草作散服之。此其六。

風痧爲現于皮毛。爲兼咳嗽。爲屬肺經。猩紅熱爲隱軫肌肉。爲咽喉爛腐。爲屬大腸。辨症之精。得未曾有。然謂猩紅熱本於伏氣。治宜內消。切不可外散。似有商榷之餘地。夫所謂猩紅熱者。其見症與昔賢所稱陽毒。固甚脗合。與近醫所稱爛喉痧、尤若合符節。特此痧乃咽喉爛腐。隱軫肌肉之痧。非現於皮毛之風痧。因世俗積習。故統名爛喉痧耳。爛喉痧既與猩紅熱同屬一症。余乃可言其病原與治法矣。

蓋爛喉痧初起。寒熱無汗。咽喉爛腐。中醫謂感受時氣不正之邪。蘊于肺胃之經。先宜發表。輕則荆防敗毒散。重則麻杏石甘湯。往往一汗之後。不必治其喉。而喉腫爛自衰。有汗則生。無汗則死。此丁師甘仁治喉經歷有得之言也。西醫謂喉症眞確病源。純是微菌。以血淸殺菌爲喉症第一治法。亦往往施之而有效。一以殺菌見效。一以發汗而愈。治各不同。取效則一。推原其故。無非用血淸治喉症者。是增加抗毒素之能力。以殺微菌也。用發汗治喉者。是使汗腺得發泄。腺體不病。抗毒之力強盛。以制微菌。其理一也。以故喉症治法。除陰虛伏之症白喉宜滋陰淸肺湯。切忌表散外。其餘若喉風喉痧各各。未有不宜發表者。苟拘於溫病忌表之說。當汗不汗。勢必不爲外解。轉而傳裏。或口渴舌絳。甚則神昏譫語。此乃熱毒由氣入營。宜黑膏湯淸營解毒。佐使疏透。仍冀邪從氣分而解。及舌色焦糙。痧疹布齊。轉發狎斑。氣分之邪已透。不可再行表散。當宜大劑犀角地黃湯淸營解毒。然則太炎先生所謂猩紅熱本于伏氣。治宜內消。不可外散。所列方治。爲斯症後半治法。非斯症初起而設也。且斯症初起汗法。非辛溫發表。乃辛涼發表。若誤用辛溫表散。則火炎愈熾。傷津刼液。肝火內動。神經失養。發爲急痙之變。後半寒涼治法。亦須投得其當。使早用寒涼。則邪遏在內。熱向裏攻。必至泄瀉神昏等逆症。救急之法。急宜瀉靑丸導赤散。泄瀉神昏。宜升麻葛根湯託裏舉斑湯。或可挽救萬一。嗚呼。醫操生殺之權。其審治先後緩急之分。間不容髮。醫豈易言哉。

衛生報　一九二

LADIES' HEALTH
婦女衛生
女子醫學研究會編輯

投稿章程
(一)[illegible]　(二)[illegible]　(三)[illegible]　(四)[illegible]　(五)來稿內容。以適合女子者爲宜。　(六)[illegible]

節慾法
日本三木　何　譯

春情——即色情——者。男女成長達一定年齡時。萌根發動。而由想像。追憶。聯想。視覺。聽覺等互異性。爲肉體的最高快樂。且此爲有更高尚之精神的快樂。自此交接而生之感情及慈愛。接之精慾。由生殖器特別之刺激。藉肉的感情及智的知識合成。然此交接若于適當方法之下。行于適當之事情下。時于肉體的快樂之外。更生高尚精神的快樂。然若不節。則生全反之結果。故就色慾上之適用如何。有幸福與不幸之異。且此不止幸不幸之原因。實言之。不可不謂大影響于社會。此節慾必要之故也。故吾人類。節慾以究自營交及于羣而來之害。誠爲最必要之舉。即向此目的而講求節慾之手段曰節慾法。爲預防情慾旺盛燃然而動。致陷于交接等之濫用。不可不講節慾法。節慾之不可不如此。

注意飲食。　飲食有亢進情慾者。即酒精性飲料及肉類。故不可不適用之。

要運動。　運動于制慾上乃有力者。即能精神集注于運動之一點。行之活潑時。不遑他念。運動時雜有能發慾之機會。然少之大效。要簡易生活。爲簡易生活。則不惟精神高尚。比較不受由以現代虛色之社會之誘惑。故臨之能減少情慾之機會亦少。

要修養精神。　修養精神能修養。則克己心高。得克己心。則不輕陷誘惑。能勝肉體之誘惑。情慾亦自然能節制矣。

月經談
秋謹

（二）月經之生理

月經又稱月信。月水。月事。經水。經行。經癸。天癸。婦人生殖器之成熟。此可爲其徵候。自子宮定期排出稍血液排洩。其能准期者。近百分之七十強。每二十八日而一反覆現來。婦女初見此月經至之時期。即學術上所謂破瓜期。由身體之發育狀態如何。生活狀態如何。及人種氣候及其居住地文明開化之度等而殊。於日本則達十四至十六歲初見者最多。自其初見始歷三十年之長歲月。其見也。亦由其人而殊。其始來時。突然而至。有不起何等微少之障害者。於中又有在其來前起北久之下腹部痛者。又有起頭痛嘔吐及胃腸障害全身疲勞等者。此等月經來前所現之病狀。于學術上醫學上特稱之曰前驅病。月經之消失。亦屢有突然而起者。然亦有徐緩及不規則者。無論如何此月經者。此時婦女至四十乃達五十歲時。則或止規則。或不正規則。或有突然竭止者。此時期特名經竭期。月經者。如前所述。繼續三四日乃至七日之久爲通例。然于中亦有僅一二日而止者。此爲極少之例。多爲子宮病之一種徵候。又于中有如此之例。即先于月經而漏多量粘液性分泌物。見出血。後其一日終後復繼續一二日而現者亦有之。

（未完）

不孕之源
調塤

求孕人有同情。有孕亦是易事。然易者自易。難者自難。男女之際。調攝兩得其方。則難者亦易。蓋男以保精爲主。保精貴乎寡欲。女以調經爲主。調經貴乎養性。寡欲則精氣足。腎不冲不逆。設或先天不足。只脈無力。以藥培之。精滑不藏。則益其氣。而男可恃求孕之源矣。惟女子調經。尤不易易。書云。婦人和平。則樂有子。和則氣血充。平則陰陽調。和平之氣。三句一見。書言甚不謬也。嘗見幽閑貞靜之女。守順從之義。無怨咨。無抗言。即或稍拂意。亦以達觀態度處之。且於飲食之間。抱衛生宗旨。斯氣血充旺。經脈自調。風和雨順。萬物化生。人道亦天道也。非然者。肝旺乘脾。久必食少而氣血兩虧。或經期不准。陰虛血寒。血熱氣滯等症。甚至淋濁帶下。希數頻滯。內熱血枯。遂期不至。如是雖有保精之男子。亦安能望其有孕耶。誠懷金閨女科要旨和平論一篇。一曰寡慾。二曰養和。三曰乘時。四曰投虛。其言誠是也。曰寡慾。則女子之經宜調。曰養和。則男子之精宜保。古今醫博所見略同。至乘時投虛。醫學常論及。謂必逐候者。或可達其目的。若色欲亢進之輩。淫思者飾之。夫人旣難言。彼亦不信。必乘時投虛。似可不必固執。脈息準調暢達。未嘗之可律。達夫氣血不發育和。大粒不長。男子寡欲。女子養性。此求孕之要者。而要者中之最尤在養性。女子能養性。必氣誠孕。榮衛調暢。絕不愆期。是爲而之孕。至若陰虧之女。身體孱弱。未聞有受孕者也。間有陰虧而中年不孕者。生乳乾竭而死。余之胞姑與胞姊皆是。余所諸醫術。未明其理。瞻前顧後而進而教之。

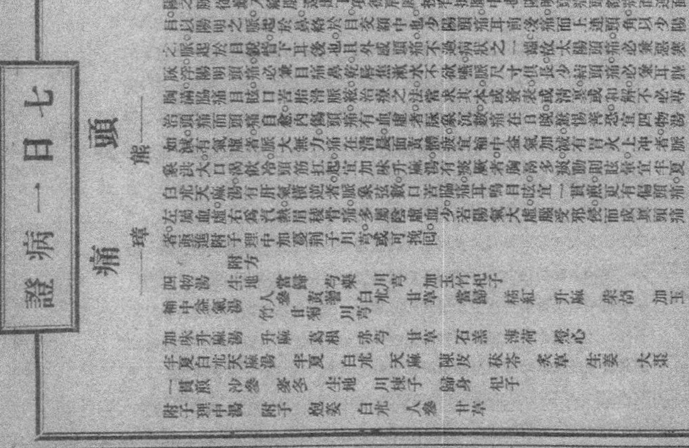

七日一病證
頭痛
——熊瑋——

頭痛有內傷外感之別。外感之頭痛。當辨何經。太陽之頭痛。頭腦痛而連項脊。以太陽之脈。從巔入絡腦。還出下項。循肩膊。挾脊抵腰中也。陽明頭痛。頭額痛而連面目。以陽明之脈。起於鼻。絡於目交額中也。少陽頭痛。耳前後痛而上連頭角。以少陽之脈。起於目銳眥。下耳後也。且外感頭痛。不過病狀之一端。故太陽頭痛。必兼惡寒脈浮。陽明頭痛。必兼目痛鼻乾。脈長。少陽頭痛。必兼耳聾脇痛。口苦。目眩。脈弦。治之法。當求其本。或發表或清裏。或和解。不必專治頭痛。而頭痛自愈。內傷頭痛。有血虛者。脈象沉數。痛在日晚。宜四物湯加味。有氣虛者。脈大無力。痛在清晨。宜補中益氣湯加味。有胃火上衝者。脈象洪大。口渴飲冷。頭筋扛起。宜加味升麻湯。有濕痰風痰者。脈滑。頭眩。宜半夏白朮天麻湯。有肝氣上逆者。脈象弦數。口苦脇痛。耳鳴。目眩。宜一貫煎。更有偏頭痛。左屬血虛。右屬氣虛。若陽氣大虛。陰受邪侵而成真頭痛者。爲不治。急進附子理中湯加葱白川芎。或可挽回。

附方

四物湯	生地　當歸　芍藥　川芎　加　玉竹　杞子
補中益氣湯	人參　黃耆　白朮　甘草　當歸　橘紅　升麻　柴胡　加玉竹
加味升麻湯	升麻　葛根　赤芍　甘草　石膏　薄荷　燈心
半夏白朮天麻湯	半夏　白朮　天麻　陳皮　茯苓　炙草　生姜　大棗
一貫煎	沙參　麥冬　生地　川楝子　歸身　杞子
附子理中湯	附子　炮姜　白朮　人參　甘草

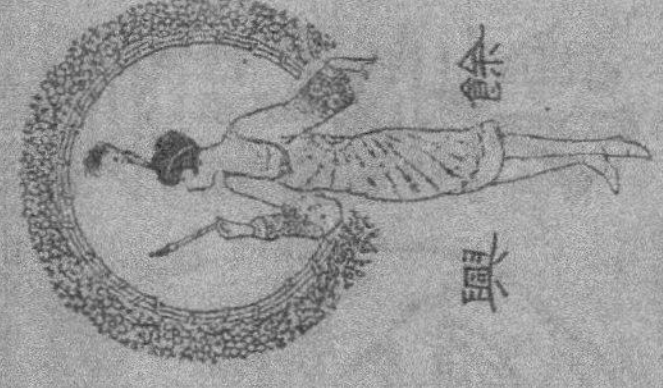

談話 答客問

大仁

客有問余曰。處今之世。每聞西醫攻擊六經。不留餘地。而我中醫界反緘口無言。置之不理。豈自知理窮而不謀辦正耶。抑反躬自省而相形見拙耶。余曰。噫嘻。斯何言歟。斯何言歟。要知嬰兒毆人。受者反以爲笑。優伶嘲人。中者不以爲恨。中醫界之所以無言。職是故也。時至今日。彼西醫者。竟組織醫報。專事攻擊。夫以一犬之吠影。致引萬犬之同聲。狺狺然不知所吠者何物。嗚呼。西醫。我不知其何所居心也。且彼之治疾。每遇陽虛下陷者。而用萆麻以攻之。虛陽上冒者。而用冰帽以鎮之。不明六經傳變之奧妙。徒襲西醫治法之皮毛。以塗炭我同胞。其害之廣。實甚于洪水猛獸也。客聞余言。唯唯而退。

一個夾陰傷寒中之犧牲者

李健頤

吾於五月望日。由齋回家省親。次日偶感熱病。陡覺頭痛身熱。腹痛體倦。我父憂心傷傷。即延某甲醫診視。且謂甲醫曰。吾兒昨始回家。必係少陰。勿用涼藥。甲醫順我父之意曰。診脈察色。推原病機。是爲內寒假熱之夾陰症者。非辛溫之藥不爲功。即與真武加桂枝。服後大熱熾甚。改延乙醫。我父又曰。夫婦同房。難免傷陰。乙醫曰。雖屬少陰。今已化火。投與黃連阿膠。病勢不減。再延丙醫與二醫會議。丙醫曰。脈象沉數。有舌紫帶絳。斷爲溫病。蔓延三焦。擬服熱藥。轉變陽明實症。擬與承氣白虎。無如我父執迷不悟。惟以少陰吻合。匪不敢不。而反時斥丙醫。丙醫既去。甲醫又曰。房勞傷風。風邪伏於腎臟。腎與膀胱表裏。以致陰寒內伏。陽熱外格。而投桂附膠地。自可奏效。連服二劑。遂覺心神昏瞀。睡即囈語不休。又兼便秘腹脹。病勢垂危。閉目靜臥。但聞囁嚅之聲。啼哭之音。或曰房勞傷風。十無一生。或曰少陰化火。盧扁莫療。舉家惶惶莫衷一是。我父怒目睜睜。叱我妻。母氏悻悻慚恨。無端呵斥鄙薄詈罵。妻氏頹顏。憔悴狼狽床簀。含羞而已。至夜半大熱如焚。烘燥難堪。少頃四肢攣急。瘛瘲而歿。自覺身出門外。不知所之。約有數日。噫魂魄飄飄。行到故家。忽聞家中哭訴。母云不幸娶此媱婦。殺我兒子。妻云。夫妻同衾。本爲生男育女。吾因醫以害我夫命。運乖舛。夫復何言。乃自悟曰。我豈已作物化耶。不覺淚漣。自思附着原尸。返魂無如尸存棺裏。軀體腐敗。嗚呼哀哉。我因傳染熱病。誤服熱藥。無故枉死。又陷淫慾之名。汚我心德。使我含枉九泉。無顏見我祖宗。無語對我戚友。但恨已死不能復生。倘能再生。必將此情告明世間。振聵發聾。功德無量。吁世人執迷少陰病屬於房事。誤害蒼生不知恆河沙數。然庸夫之愚。尚屬可原。醫爲濟世活人。當知陰症無發熱之理。仲景云。「發熱惡寒者。發於陽也。無熱惡寒者。發於陰也。」蓋少陰爲腎臟之代名詞。此症非獨有寒無熱、曾有寒熱之別。熱者是由熱病傳經。終爲熱病。涼藥宜投。寒症是因腎臟本虛。嚴寒直中。桂附爲君。凡直中之症。無論絕慾十年。守身如玉。偶觸風寒。亦能便成少陰。豈特房勞傷風。即爲少陰病哉。此真違規背矩。不讀傷寒論之庸醫也。夫房勞後患熱病。不過比平常熱病爲重。而治法無所差忒。與直中少陰病如風馬牛。奈何世人執迷不悟。又謂房後之傷寒爲陰症。誠可慨歎也。今之醫者。不明病理。不究脈學。率爾操觚。視人命如草菅。我不幸出此黑暗世界。其貴重軀體。一旦含冤苦海。上拋父母而罹不孝之罪。下棄妻兒而獲不義之名。與言及此。能不黯然傷心乎。塗鴉數語。忠告世人。亟當移風化俗。藉除紕謬。余雖死亦無憾焉。

按鄙人見世間多以房後有病。爲少陰。悞服熱藥而死者甚夥。故作此篇以提醒之。

編者按。程君門雪曾著夾傷寒辨正一篇。多所發明。讀者欲明此症病理。請參閱本報第二期。

藥名詩

王靖和

自酌壺觴不療愁。牽牛花著半籬秋。雁來紅遍江楓葉
無限離情草際留

香聞麥節入山深。欲翻黃精不易尋。斜倚短筇防己
滑石花荷薜染衣襟

竹葉陰濃覆草菴。風吹桂子落秋潭。尋常山色初紅雨
驟見松蘿滴翠嵐

枇杷葉大拂疏櫺。雪裏青山遠露尖。藏恐茄南香氣散
屏遮雲母更垂簾

錦地羅輕客子衫。麝香地鱉隔塵凡。離懷却比蓮心苦
豆蔻封花寄遠函

芎藭叢香惹芬鞋。松根絡石斷雲崖。蓬門何用蒺藜鎖
曲徑微通草滿階

我正相思子又來。孤山放鶴半天回。皓然一白前村路
萬樹寒梅雪裏開

衛生小說 醫界鏡（十一）

醫隱

弟兄。拉門面。鑽狗洞。脅肩諂笑。勸面孔。廣登報紙。當他老祖宗那等先生。靠此幾句訣兒。師弟衣鉢相傳。奉行不失。也能行到名聲赫赫的地位。然他雖廣於應酬。也不一昧朦包。於那些不中用的人。也不去係他。以爲這等的人。渾去應酬他。也是無用的。況且應酬那不用的人。被那要緊的人知道了。就要看輕了。所以又要會巴結。又要拉門面呢。此是後話。且按下不表。以後慢慢地講。他再說仲良自醫好了趙公子這等重病。封翁在後花園。請客飲酒。慶賀客人中有孫鳴鶴。乃杭郡名士。是浙江巡撫劉次廉的第一得意門生。常在撫署襄辦事務。劉公言聽計從。這劉次廉是劉中堂之子。今自九月初旬。患伏暑晚發之症。多醫廣藥。幾番叢生。鳴鶴自在趙家花園飲酒之日。已知道仲良醫好公子危症。次日即到撫署。說知此事。竭力推薦。撫署即刻着人來請去。到了花廳。有鳴鶴出來應接。說些病情。當即同到上房診視。診得脈微欲絕。神情時清時昏。身上時冷如冰。時熱如火。將成壞症。仲良看過。毫無把握。而事關重大。細細推問證據。方知病者神清時。述及每至晚來。即沈沈昏昏。似睡非睡。恍惚間見有一黑人立其前。張出血盆大口。欲吞之。即寒冷入骨。旁邊立一小兒。用扇驅之。道汝不怕霹靂火麼。黑人道。熱他三霹靂。其奈我何。小兒道。倘再加以十個西瓜。如何。黑人即惶恐而退。每晚都是如此。不解其故。仲良亦不明白。幸而見機尚靈。即向鳴鶴道。大人此病。從前諸位名醫的方子。尚無大錯。而一毫無效。妙其機尚靈在此界夢之中。今且從前醫諸方斟酌加減用之。無論效與不效。容弟回去細細推詳。其中必有竅妙。明日再當商酌。鳴鶴唯唯答應。當用變味輕清溫和之藥而回。回來前思後想。此等症我實未嘗見過。憑我本事。斷不能醫。如何是好。倘能僥倖再將此病醫好。大名大利。受用不盡了。忽然想到我用獨[illegible]丸。湊巧醫好趙公子。是因避雨在張善人廟。當時恰恰遇着趙家用人。或者是張善人有些靈感。我倘未去虔誠拜謝。今何不請些香燭。到善人廟去祝禱一回。當即向帳房付了兩塊洋錢。悄悄出門。買了些香燭。一徑來到張善人廟內。向善接着。仲良將香燭燃起。跪在拜墊上。一面叩首。一面將撫臺病由。暗暗祝告一番。起來將一塊洋錢。賞了向善。謝他前日糕茶之惠。悄悄回來。到書房內吃過晚飯。上床去睡。翻來覆去。那裏睡得着。直至打過四鼓。沈沈睡去。覺身仍在廟內。忽見張善人向他說道。你所祝告撫臺之病。我已知道。所云霹靂火者。

本報問答欄

簡章

(一)本欄除本報編輯自任答覆外并聘請章太炎君曹穎甫君任答王一仁君秦伯未君許半龍君擔任爲顧問

(二)所問病症。須確有研究之價值。否則恕不答覆。

(三)凡投函問病。不得隨意用信紙。或鉛筆申述。本報另印『衛生報問病用紙』一份。務須照其空白表格。一一塡明。此項問病用紙。惟定閱本報全年一份者。始贈一紙。如單購此紙。每一份實售大洋一元。

(四)非本報定戶。每題須納費一元。以示限制。

(五)問者須詳述病症之原因。及現在之狀態。經過之治療等等。

徐亞男問　蘇州光福鎮花園街

痧子愈後三月初六晨食鹹橄欖又復咳嗽鼻流清涕此種現象大約夜臥受涼所致惟近一星期中喉間痰聲漉漉嘔吐白痰甚則泛嘔將食入米粥傾吐而出夜十時咳嗽更劇須喉間得痰而止肌熱亦不淨面無華色兩目窠微有浮腫脉象弦舌苔薄白敬請審症賜方

答徐亞男問　朱振聲

脾爲生痰之源肺爲貯痰之器痰溼留戀肅降失司以致欬嗽咯痰不爽甚則泛嘔身熱不清面無華色兩目窠微有浮腫此乃痧後餘邪未楚復感風寒肺失清肅之令脾乏降和之權加以鼻流清涕痰聲漉漉其非痰熱之症可以知矣况舌苔薄白而無黃膩之象所以屢服養陰清肺之品而無濟於事也今擬疏解餘邪而化痰溼未識尊裁以爲如何錄方候正

銀州柴胡六分　赤茯苓三錢　象貝母三錢　清炙枇杷葉三錢（去毛包）

薄荷葉八分　仙半夏二錢　枳實炭一錢

淨蟬衣八分　陳廣皮一錢　炒竹茹二錢

水炙桑葉皮各三錢　光杏仁三錢　冬瓜子三錢

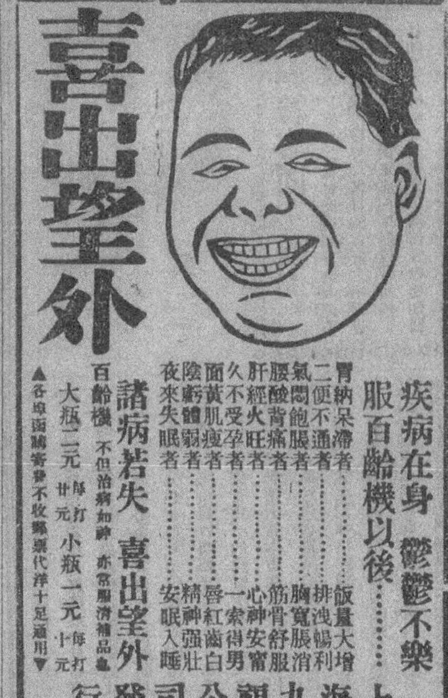

大造補天參茸丸

嘗考陰平陽秘太和翔洽化之機酌盈劑虛營衛春榮之象人非太上誰無六賊之侵醫縱扁盧終難三年之艾以上工治病選藥爲先忠愛方補丸最重第是良醫易得妙藥難求補益之劑眩目如毛丸散之名屈指難盡莫不侈譣秘授廣說神奇實則大言炎炎靈效渺渺欲求純一之良方幾等鳳麟之毛角遂使回春和緩舉興無米之嗟消渴文園或抱天年之恨言念及此戚然憂之因此督啓信心廣宏大願特請海上著名大醫丁甘仁老先生妙運靈心巧施國手憑歷年之經驗撰濟世之奇方丹轉九還光施一葉鎔鑄古今參合中西著此大造補天丸方劑又復妙選靈材虔加修合宰仙山之靈獸採閬苑之仙葩餘若海嶠荒遐之品山庄水府之珍無不盡入藥籠登之鑪鼎坎離匹合回濟成丸具旋天換日之奇功离濟困扶危之妙用凡先天不足後天虧損虛勞羸瘦種種怯疾宜服此丸常服自能立奏膚功掃八萬之尸蟲比三千之桃實伐毛洗髓人諳華元化之一刀主塡海補天此是女媧皇之五色石各界　君子幸勿河漢斯言

茲將主治各症列左

男婦

先天不足　後天虧損

房勞過度　骨蒸勞熱

手足冰冷　酸軟無力

胃虛氣痛　久洩不止

虛損吐血　半身不遂

黃疸水腫　大腹虛脹

久患痔瘡　自汗盜汗

心悸不寐　怔冲健忘

氣血衰弱　老年怕冷

腰膝酸痛　頭暈目花

久咳氣喘　傳尸勞病

思慮過度　神疲食少

體虛風痛　久瘧不愈

虛火牙痛　耳鳴耳聾

嘔吐酸水　小便頻數

童子勞傷　癰久不斂

男子

眞元虧耗　精滑易洩

久患白濁　腎虛遺精

老弱戒烟　軟酸嗜臥

陽痿不起　艱於子嗣

虛寒脫肛　日久疝氣

脫陽縮陽　添精益髓

婦女

子宮虛冷　久不受孕

經水不調　白帶白淫

乾血癆病　面黃髮脫

小腹冷痛　陰痿不起

常患小產　崩漏不止

廣嗣種子　經枯血少

此以上各藥引倘一時不便購買宜用滯滾水或稀飯湯丸均可酌用

丸大補兩天培養氣血添精益腦調經種子種種功效筆難盡述但受外感風燥及實熱傷寒等症切不可服

價目　每丸一元

上海裏鹹瓜街口第一號　大成記鳳參號主人謹識

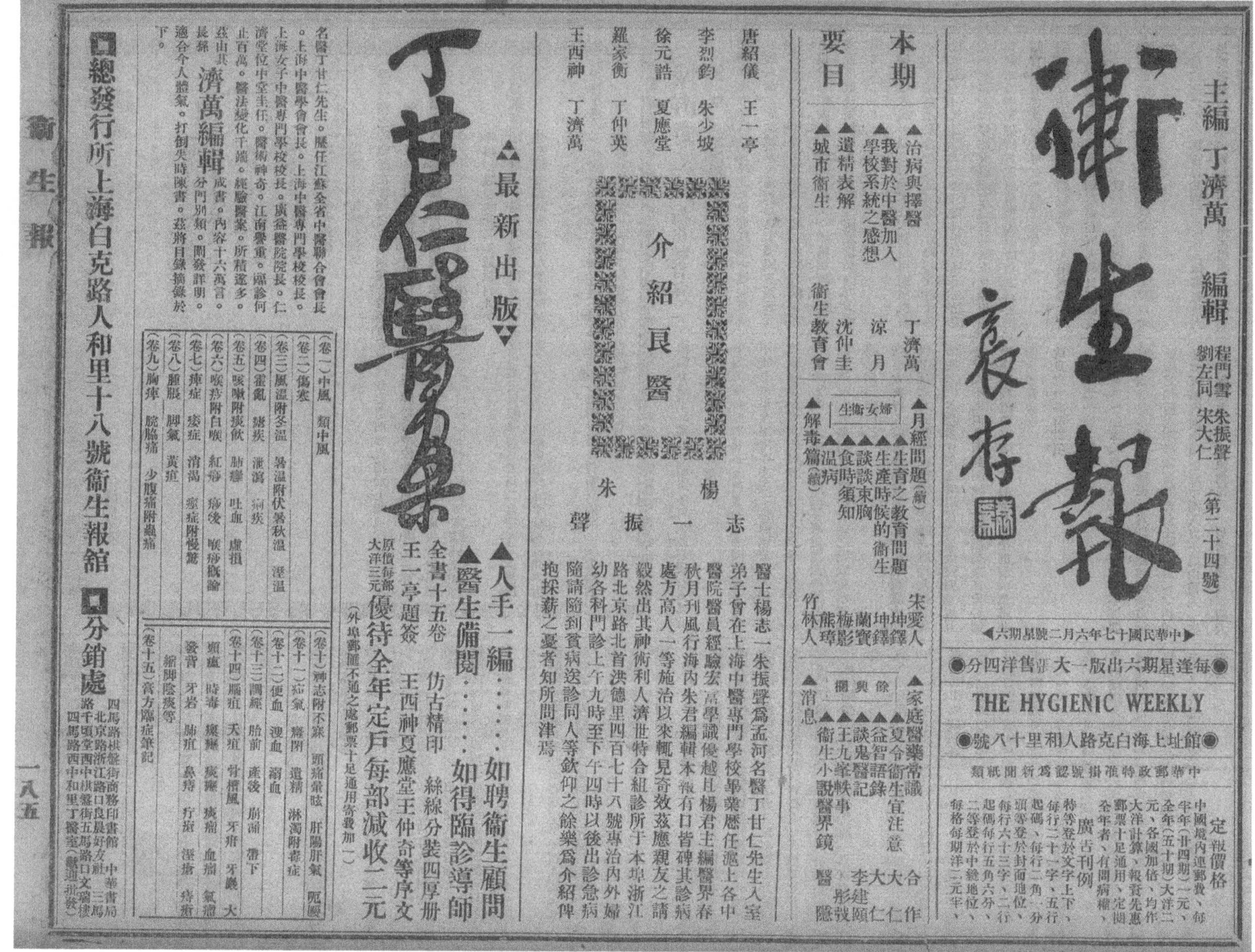

主編 丁濟萬
編輯 程門雪 朱振聲 劉左同 宋大仁
（第二十四號）

衛生報

裒存

中華民國十七年六月二號星期六
每逢星期六出版一大張 售洋四分
THE HYGIENIC WEEKLY
館址上海白克路人和里十八號
中華郵政特准掛號認為新聞紙類

定報價格
中國境內連郵費、每半年（廿四期）一元、全年（五十期）大洋二元、各國加倍、均作大洋計算、報費先惠、郵票十足通用、定閱全年者、有問病權、

廣告刊例
特等登於文字上下、每行二十一字、五行起碼、每行二角、一分頭等登於封面地位、每行六十三字、二行起碼每行五角六分、二等登於中縫地位、每格每期洋二元半、

本期要目

▲治病與擇醫　丁濟萬
▲我對於中醫加入學校系統之感想　涼月
▲遺精表解　沈仲圭
▲城市衛生　衛生教育會

婦女衛生

▲月經問題（續）　朱愛人
▲生育之教育問題　坤鐸
▲生產時候的衛生　坤鐸
▲談談束胸　蘭寶
▲食時須知　梅影
▲溫病　能璋
▲解毒篇（續）　竹林人

餘興欄

▲家庭醫藥常識　合作
▲夏令衛生宜注意　大仁
▲益智語錄　大顛
▲談鬼醫記　李建彤
▲王九峯軼事
▲衛生小說醫界鏡　醫隱
▲消息

唐紹儀　王一亭
李烈鈞　朱少坡
徐元誥　夏應堂
羅家衡　丁仲英
王西神　丁濟萬

介紹良醫

楊志一
朱振聲

醫士楊志一朱振聲為孟河名醫丁甘仁先生入室弟子、曾在上海中醫專門學校畢業、歷任滬上各中醫院醫員、經驗宏富、學識優越、且楊君主編醫界春秋月刊、風行海內、朱君編輯本報、有口皆碑、其診病處方、高人一等、施治以來、輒見奇效、茲應親友之請、毅然出其神術、利人濟世、特合組診所于本埠浙江路北京路北首洪德里四百七十八號、專治內外婦幼各科、門診上午九時至下午四時、以後出診、急病隨請隨到、貧病送診、同人等欽仰之餘、樂為介紹、俾抱採薪之憂者、知所問津焉

△最新出版▽

丁甘仁醫案

▲人手一編……如聘衛生顧問
▲醫生備閱……如得臨診導師

全書十五卷　仿古精印　絲線分裝四厚冊
王一亭題簽　王西神夏應堂王仲奇等序文
原價每部大洋三元　優待全年定戶每部減收二元
（外埠郵匯不通之處郵票十足通用寄費加一）

名醫丁甘仁先生。歷任江蘇全省中醫聯合會會長。上海中醫學會會長。上海中醫專門學校校長。上海女子中醫專門學校校長。廣益醫院院長。仁濟堂位中堂主任。醫術神奇。江南景重。臨診何止百萬。醫法變化千端。經驗醫案。所積遂多。茲由其長孫濟萬編輯成書。內容十六萬言。適合今人體氣。打倒失時陳書。分門別類。闡發詳明。茲將目錄摘錄於下。

（卷一）中風　類中風
（卷二）傷寒
（卷三）風溫附冬溫　暑溫附伏暑秋溫　溼溫
（卷四）霍亂　痧疾　泄瀉　痢疾
（卷五）咳嗽附痰飲　肺癰　吐血　虛損
（卷六）喉痧附白喉　紅痧　痧後　喉痧概論
（卷七）痺症　痿症　消渴　痙症附慢驚
（卷八）腫脹　脚氣　黃疸
（卷九）胸痺　脘脇痛　少腹痛附蟲痛
（卷十）神志附不寐　頭痛暈眩　肝陽肝氣　呃噦
（卷十一）疝氣　癃閉　遺精　淋濁附春症
（卷十二）便血　溲血　溺血
（卷十三）調經　胎前　產後　崩漏　帶下
（卷十四）臁疽　天疽　骨槽風　牙疳　牙癰　大頭瘟　時毒　瘰癧　痰癧　痰瘤　血瘤　氣瘤　發背　牙岩　肺疽　鼻痔　疔瘡　溼瘡　痔瘡　縮脚陰痰等
（卷十五）膏方臨症筆記

總發行所 上海白克路人和里十八號衛生報館

分銷處 四馬路棋盤街商務印書館 中華書局 北京路浙江路口良晨好友社 三馬路千頃堂 西中棋盤街五馬路口文瑞樓 四馬路西中和里丁醫室（郵遞批發）

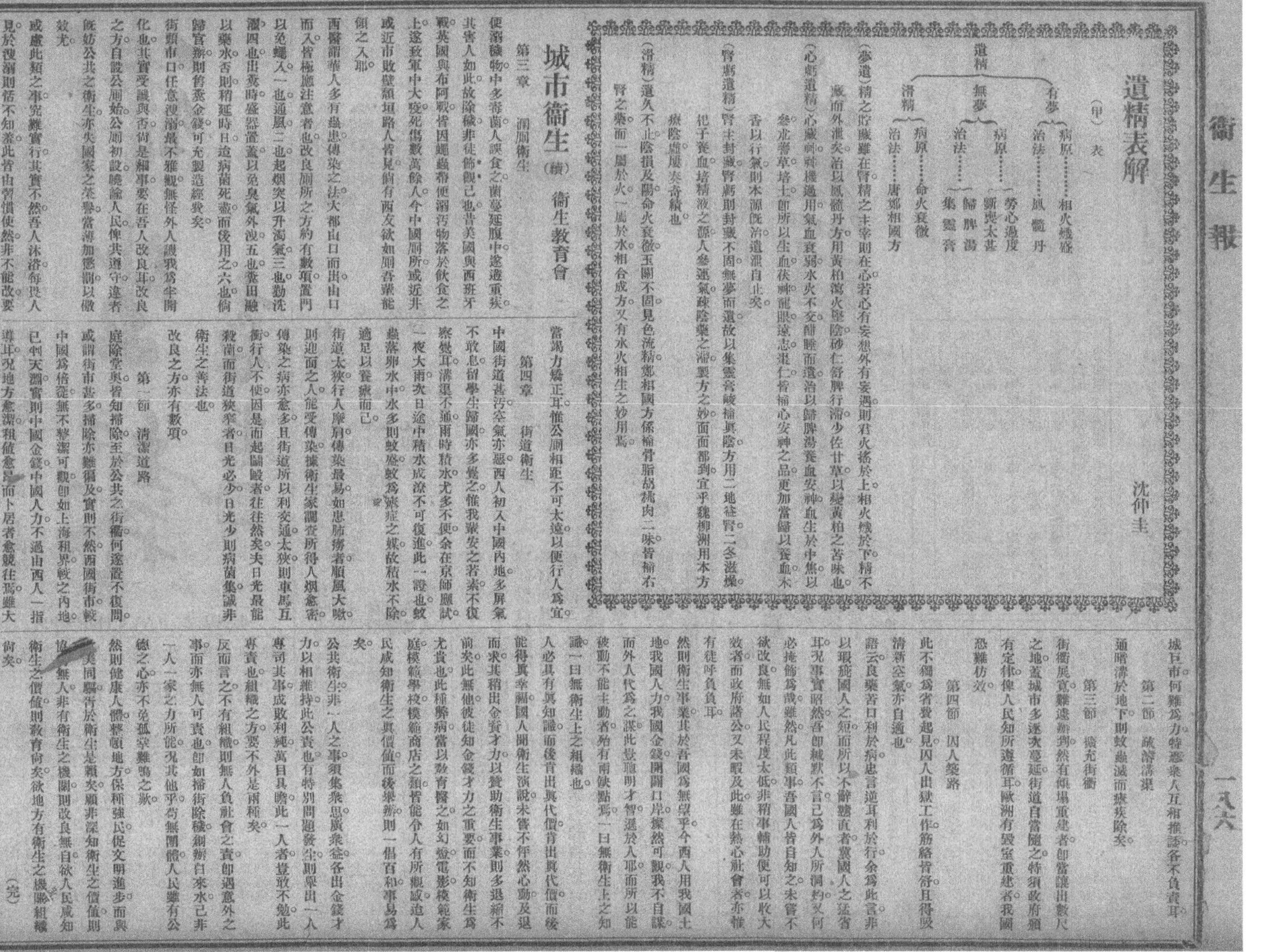

衛生報　　一八六

遺精表解

沈仲圭

（甲）表

- 遺精
  - 有夢
    - 病原……相火熾盛
    - 治法……鳳髓丹
  - 無夢
    - 病原……勞心過度 / 斲喪太甚
    - 治法……歸脾湯 / 集靈膏
  - 滑精
    - 病原……命火衰微
    - 治法……唐鄭相國方

（夢遺）精之貯藏雖在腎。精之主宰則在心。若心有妄想。外有妄遇。則君火搖於上。相火熾於下。精不藏而外泄矣。治以鳳髓丹。方用黃柏瀉火堅陰。砂仁舒脾行滯。少佐甘草。以緩黃柏之苦味也。

（心虧遺精）心藏神。神機過用。氣血衰弱。水火不交。酣睡而遺。治以歸脾湯。養血安神。血生於中焦。以參朮耆草。培土即所以生血。茯神。龍眼。遠志。棗仁。皆補心安神之品。更加當歸以養血。木香以行氣。則本源既治。遺泄自止矣。

（腎虧遺精）腎主封藏。腎虧則封藏不固。無夢而遺。故以集靈膏峻補真陰。方用二地。益腎。二冬。滋燥。杞子。養血。培精液之源。人參。運氣。疏陰藥之滯。製方之妙。面面都到。宜乎魏柳洲用本方療陰虛屢奏奇績也。

（滑精）遺久不止。陰損及陽。命火衰微。玉關不固。見色流精。鄭相國方係補骨脂。胡桃肉二味。皆補右腎之藥。而一屬於火。一屬於水。相合成方。又有水火相生之妙用焉。

城市衛生（續）

衛生教育會

第三章　溷厠衛生

便溺穢物。中多毒菌。人誤食之。菌蔓延腹中。遂遘重疾。其害人如此。故除穢非徒飾觀已也。昔美國與西班牙戰。英國與布阿戰。皆因蠅蟲帶便溺汚物落於飲食之上。遂致軍中大疫。死傷數萬餘人。今中國厠所。或近井。或近市。敗壁頹垣。路人皆見。倘有西友欲如厠。吾輩能領之入耶。

西醫謂華人多有蟲患。傳染之法。大都由口而出。由口而入。皆極應注意者也。改良厠所之方。約有數項。置門以免蠅入。一也。通風。二也。起烟突以升濁氣。三也。勤洗滌。四也。出糞時盛器覆蓋。以免臭氣外洩。五也。糞田穢以藥水。否則稍延時日。迨病菌死盡而後用之。六也。倘歸官辦。則鬻糞金錢。可充製造經費矣。

街頭市口。任意溲溺。最不雅觀。無怪外人譏我爲未開化也。其實受譏與否。尚是細事。要在吾人改良耳。改良之方。自設公厠始。公厠初設。曉諭人民。俾共遵守。違者既妨公共之衛生。亦失國家之榮譽。當薄加懲罰。以儆效尤。

或慮此類之事。究難實行。其實不然。吾人沐浴。每畏人見。於溲溺則恬不知羞。此皆由習慣使然。非不能改。要當竭力矯正耳。惟公厠相距不可太遠。以便行人爲宜。

第四章　街道衛生

中國街道甚污。空氣亦惡。西人初入中國內地。多屏氣不敢息。留學生歸國。亦多覺之。惟我輩安之若素。不復察覺耳。溝渠不通。雨時積水尤多不便。余在京師屢試。一夜大雨。次日途中積水成潦。不可復進。此一證也。蚊蟲落卵水中。水多則蚊盛。蚊爲瘧症之媒。故積水不除。適足以養瘧而已。

街道太狹。行人摩肩。傳染最易。如患肺癆者。順風大嗽。則迎面之人。能受傳染。據衛生家調查所得。人烟愈密。傳染之病亦愈多。且街道所以利交通。太狹則車馬互衝。行人不便。因是而起鬪毆者。往往然矣。夫日光最能殺菌。而街道狹窄者。日光必少。日光少則病菌集。誠非衛生之善法也。改良之方。亦有數項。

第一節　清潔道路

庭除堂奧。皆知掃除。至於公共之街衢。何遂置不復問。或謂街市甚多。掃除亦難徧及。實則不然。西國街市。較中國爲倍蓰。無不整潔可觀。即如上海租界。較之內地。已判天淵。實則中國金錢。中國人力。不過由西人一指導耳。況地方愈潔。租值愈昂。而卜居者愈競往焉。雖大城巨市。何難爲力。特恐衆人互相推諉。各不負責耳。

第二節　疏濬溝渠

通暗溝於地下。則蚊蟲滅而瘧疾除矣。

第三節　擴充街衢

街衢展寬。雖遭拆毀。然有傾塌重建者。即當讓出數尺之地。蓋城市多逐漸蔓延。街道自當隨之。特須政府預有定律。俾人民知所遵循耳。歐洲有毀室重建者。我國恐難仿效。

第四節　囚人築路

此不獨爲省費起見。囚人出獄工作。筋絡皆舒。且得吸清新空氣。亦自適也。

諺云。良藥苦口利於病。忠言逆耳利於行。余爲此言。非以瑕疵國人之短。而所以不辭戇直者。冀國人之猛省耳。況事實昭然。吾即緘默不言。已爲外人所洞灼。又何必掩飾爲哉。雖然。凡此類事。吾國人皆自知之。未嘗不欲改良。無如人民程度太低。非稍事輔助。便可以收大效者。而政府諸公。又未暇及此。雖在熱心社會者。亦惟有徒呼負負耳。

然則衛生事業。其於吾國爲無望乎。今西人用我國土地。我國人力。我國金錢。開闢口岸。燦然可觀。我不自謀。而外人代爲之謀。此豈聰明才智遜於人耶。而所以能被勤不能主動者。殆有兩缺點焉。一曰無衛生上之知識。一曰無衛生上之組織也。

人必具有真知識。而後肯出真代價。肯出真代價。而後能得真幸福。國人聞衛生演說。未嘗不怦然心動。及退而求其稍出金資才力。以贊助衛生事業。則多退縮不前矣。此無他。彼徒知金錢才力之重要。而不知衛生爲尤貴也。此種弊病。當以教育醫之。如幻燈。電影。模範家庭。模範學校。模範商店之類。皆能令人有所觀感。迨人民咸知衛生之真價值。而後舉辦。則一倡百和。事易爲矣。

公共衛生。非一人之事。須集衆思廣衆益。各出金錢才力。以相維持此公責也。有特別問題發生。則舉出一人專司其事。成敗利鈍。萬目具瞻。此一人者。豈敢不勉。此專責也。組織之方。要不外是兩種矣。反面言之。不有組織。則無人負社會之責。即遇意外之事。而亦無人可責也。即如掃街除穢。剷瓣自來水。己非一人一家之力所能。況其他乎。苟無團體。人民雖有公德之心。亦不免孤掌難鳴之歎。

然則健康人體。整頓地方。保種強民。促文明進步。而與[illegible]美同驅。胥於衛生是賴矣。顧非深知衛生之價值。則協[illegible]無人。非有衛生之機關。則改良無自。欲人民咸知衛生之價值。則教育尚矣。欲地方有衛生之機關。組織尚矣。（完）

解毒篇（續）

竹林人輯

·新汲水調香白芷末一兩儘灌·小青大青牛膝葉搗汁和酒服渣敷·蒼耳嫩苗搗汁和酒溫服渣敷·生檳榨汁塗·狼牙苗根或葉搗臘豬脂和塗·金線重樓六分積鹽子仁七粒搗酒服唾和少許塗·馬兜鈴根煎飲·啜酒淋洗·飲清油·蔥白燒灰敷·蘘末敷·嚼蒜封·蜘蛛搗敷·小茴搗敷·魚腥草雞面草槐樹葉草決明杵敷·胡荽苗合口椒等分搗塗·蒲公英搗敷·薤白搗汁服渣敷·桂心括蔞等分研敷·牛虱馬虱三七枚燒研煎服·吳茱萸末三錢冷水和服·活蝦蟆搗敷·生蠶蛾研敷·新剝羊肚一個帶糞將手入浸·梳垢一團尿和敷·尿洗去血牙垢封護·野鼠尿水調塗·人蔞封·人耳垢蝸屎和塗·烟桶燒熱滴油搽四邊留傷孔·柏油樹嫩芽搗汁敷·雞翎安咬處用艾灸又有將雞[illegible]破安咬處內變黑換內變黃又換三換愈·鹹酸草搗汁酒冲服渣敷·北細辛白芷各五錢雄黃五分麝少許研酒服二錢·絲瓜汁冲酒服並塗·旋花塗·猪耳垢塗·稻草燒灰菜油調塗·蓖麻仁嚼敷·穀樹葉搗汁井河水和服·半枝蓮草搗汁塗·又半邊蓮篩葉名金錢草用唾搽敷諺云有人識得半邊蓮終朝可伴毒蛇眠·烏桕樹苗葉根皮搗服並敷·莧菜根煎杵酒泡飲渣敷·五靈脂一兩水飛雄黃五錢研無灰酒開服二錢並敷忌服人參·川貝母末酒調服儘醉伏咬處水出盡再以渣敷·急用針刺咬處兩頭紮縛隨浸糞缸內食蒜飲酒令飽醉外或搗蒜敷艾團灸·五月五日菖蒲削成針陰乾遇症將針插咬處頗易·大藍汁一盌或小藍汁入乳雄黃末二錢調勻塗·

消息

上海藥業業務工會為提倡中國醫藥學宣言

何論這麼病症。中國醫藥都有療治的方法。和能力。不信看我們中國數千年來。人口衆多。佔全世界各國。第一個位置。這就是表示中國醫藥能力的真憑實據。提倡中國醫藥。就是保全固有的國粹文化。所以我們要想全中國民衆。將來繁殖和康健。唯有積極地起來提倡中國的醫術和藥品。那是誰也不能否認的。從前軍閥時代。不知帝國主義文化侵略的利害和經濟壓迫的危險。對於中醫學校。不准立案。任意毀滅國粹精華。所以全國教育會議。已經提出將中醫列入學系的議案。並議決交高等教育組審查。不料在此時間。竟有一二日本帝國主義走狗者。（聞係日本醫學士）建議消滅國粹中醫藥。完成他們販賣帝國主義藥品的願望。所以本會同人。為全國同胞將來康健計。對於利己媚外。破壞是項議案活動者。當視為全國人民的公敵。誓死對付之。謹此宣言。

日本對我之滅種政策

上海中華國民拒毒會。昨據報告。在舊歷三月廿六廿七廿八等日。有自日本商輪運來鴉片烟土六七百箱之多。暗通松滬緝私第四營海外緝私船長名唐先生者。及舊係吳淞海外水上警察之檢查員名李海蕃等。於小羊山海面上轉駁內地銷售。在唐李兩人向販烟土。於上年八月中旬曾在距瀏河鎮六里之海岸起貨四百餘箱。蓋日本人因進口須經海關檢查。遂勾結污吏。輸入煙土毒殺我同胞。行之已有三年之久。該會據報後。即據情函請當道嚴密查究。以除奸頑而維煙禁云。

拒毒會抗日之宣言

從中日戰爭到現在。日帝國主義者。利用其恫嚇欺騙的手段。攻取豪奪我國的利權。尤其是民四五七的二十一條。足以亡我國滅我種而有餘。我國民自從受了那種橫權威迫的奇辱以後。臥薪嘗胆永矢勿忘日帝國主義者。不但不稍萌悔禍之心。反益顯其暴戾的無人道的獸行。在我國民革命軍方才克復的濟南慘殺我國外交官吏和民衆了。如狼如虎的匪軍。竟敢在我國領土之內如此暴行。日帝國主義者的野心獸性。已完全暴露無遺了。他們為什麼這樣蔑視國民革命軍。不肯放棄山東和其他的權利。因為東北諸省。差不多是日本的外府。除勾結軍閥以外。最顯明的要算販賣鴉片毒物了。全世界的毒品。製造廠只三十餘家。日本占十三家。出品都以我國做市場。從大連到長春南滿路線二千餘里。都是日本毒品的市場。大連有日本鴉片商的大組合。濟南有日本販毒商一百六十六家。國際引起交涉的鯉川輪小楯丸。都是日人販毒的證據。去年津海關查獲日本運藏海羅因等三千兩在香港又截留由中來次郎運來足以毒殺二千一百二十五萬人的嗎啡精八千二百安士。濟南是日帝國主義者販毒的大本營。此次為國軍克復。他們不肯放棄販毒的市場。便釀成五三慘劇。日帝國主義者一方提出侵害中國主權的不平等條約。一方以無形侵略的毒物輸入以毒殺我同胞。一方更以大炮軍艦威嚇我軍民。估領我土地。以逞其野心。在這種環境壓迫之下。我全國民衆如不起來反抗。只有一條死路可跑了。同胞們呀。我們如果要救國。我們不要忘却恥上加恥的奇恥大辱。我們一齊起來反抗日帝國主義的殘暴行為。

▲抗日之主張　該會曾向上海各界反抗日兵暴行委員會提出下列議案。請求公決執行。（一）請國民政府對日強硬萬勿軟化。（二）請民衆實行準備犧牲一切。以便對付。（三）要求國民政府恢復運動民衆勿因停止羣衆運動以致斷送國土。（四）實行對日經濟絕交。（五）懸賞徵求私運日貨之奸商姓名。（六）請各報努力對日宣傳。（七）組織有統系之分區反日工作。（八）警告全國各項刊物拒登日本商家廣告。

▲國際宣傳　該會編輯部特將五月三[illegible]日兵慘殺我國外交官員及掃射國民革命軍事實譯成西文分別寄達。（一）國外拒毒機關。（二）國外拒毒同志。（三）國際聯盟鴉片顧問會。（四）各國著名報紙及雜誌。（五）各國政府機關。（六）各國宗教團體。（七）各國社會事業團體。（八）各國重要大學及圖書館。（九）各國商會工會農會學生會。（十）各國學術團體共計數千份。郵遞英美法德意瑞士各國。另函我國駐外公使及領事。我國留學生會各國華僑商會及其他華人公團努力宣傳。俾世人得明真相。喚起公論。共棄暴日云。

月經問題（續）

宋愛人

乙編　調經大要及心理療治

第一章　調經當先理氣

吾國古代醫書有七氣之說。此七氣者何。即『喜』『怒』『憂』『思』『悲』『恐』『驚』七者是也。喜是快樂而至於放縱不可收拾。怒是情志怫鬱而至於不可遏制。憂為戚然於心。思為縈慮於懷。若傷心欲死。涕泣隨之。則為悲。從中來矣。致恐則雖獨居一室而方寸之間似常有恐怖之狀。驚則入言雖微細而驚者似聞大聲。事理雖尋常而驚者似覩異狀。故方書謂驚出於心。恐生於腎。二者似同而實不同也。總之此七氣即生於七情。而七情為病。即近世通稱之為情志病也。情志病之劇烈者。必致變異常態。情同瘋癲。則謂之神經病亦無不可也。語云『女子善懷』。祇此四字大概已表盡女性之特性。但歷來解釋者夥。謬至有議其非者。不知此懷字切不可作有女懷春解。亦不可作嫉妒成性解。更不可作情志不遂。配非其偶解。尤其不可作狐媚善惑。慾壑難填解。良以婦女之敏慧者。其神經作用。統率較之男子為敏銳。（此理已詳甲編第五章經行時之神經感傷編）惟其敏銳故方寸靈臺。常有往來還復之思潮。縈繞於其間。（按譬之有兩個小孩。一個是男孩。一個是女孩。相聚在一處玩。如跳舞也。唱歌也。以及孩兒心理上之種種遊戲也。設有家長。間看兩孩之動作。則男孩夥靈直竟有跳浪不可止者。然試一還觀女孩則往往於天真爛漫嬉笑遊玩之間。總帶有幾分幽靜溫穆之姿態。此男女兩性之殊異。亦可見一斑者。）有一言則思之而不能去。有一事亦思之而莫能釋。思之既久。而精神之作用幾矣。於是思之若有所喜也。則不知其喜之所從來。思之若有所悲也。則不知其悲之所繇生。此無他。以其神經刺戟之敏銳。而七情相率而隨之矣。然而不曰此七情而兼曰此七氣者。以七情有所不如意。而氣亦隨之而互結。蓋喜而過度。則心氣耗散而難收。怒而太盛。則肝氣踞張而難御。憂則氣怯。思則氣結。悲則氣消。驚恐則氣皆亂而不能治。若是則始萌於七情之不如意。終成於七氣之俱鬱結焉。然而氣之與血。猶風之行水。氣有所鬱結。即血有所凝滯。衝脈之血。遂不獲充盛於胞宮。而子宮之充血。暨子宮壁膜之毫細血管。其分泌之黏液。亦不獲應時而推蕩。此月經不調之繇於七氣鬱結而然也。然而不獨斯焉。血結於胞宮則小腹痛。血結於肝絡則小便淋而寒熱瘀瘦。肌腐銷瘦。非特月經不調已矣。然世之月經不調者。未嘗悟及調經有時先要理氣。而惟以破血逐瘀為能事。其間有高出一等者。亦知月經之不調當先調氣。而惟以幾味香附、烏藥、木香、延胡等等（以上皆通氣藥）以為調氣之法盡於是矣。然十人中亦難療一二也。殊不知七氣者繇於七情也。彼香附、烏藥、木香、延胡者。雖能調七氣。其何以能適七情也。然則若何而可。曰『七氣既生於七情。七情實生於心理。心病莫妙於心醫。曠達其懷。順適其性。氣順血和。月經未有不調』。

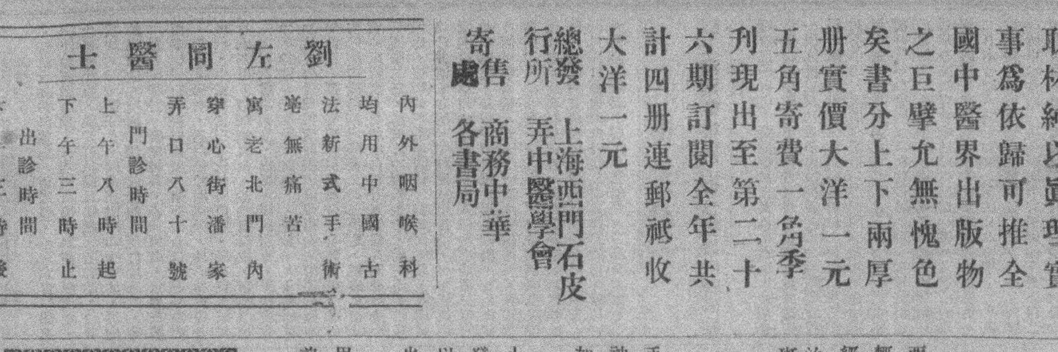

家庭醫藥常識

我家國庭對於普通醫藥常識。極不注意。偶然患病。則以可貴之生命。皆付諸醫者之手。既不知病原。又不明藥性。設偶庸醫病必增劇。本報有鑒於此。特將古今來各種驗方。經實地試驗後。而確有靈效者。一一披露於後。且說明其治病之所以然。用筆淺顯。務使家庭婦孺。一目了然。且歡迎讀者投稿。一經登錄。酬資從豐。

■五十六■治癬效方　犇雲臺

西人治癬之藥亦無大效。如患頸癬。以日本藥店及科發藥房癬藥治之。愈而輒發。發輒益大。李君伯猷之女。亦患頸癬。初僅如錢。以西藥治之。不能斷根。漸及全頸。延西醫經再三治。憂及胸背臂腕矣。天如偶用陳修園治癬方自治其癬。有效。告李君伯猷以治其女。半月而痊。茲幷錄方於下。

斑蝥三十個　蟾酥三錢　七槿皮五錢　白附子三錢　膽礬三錢　密陀僧三錢

右研極細末。以好燒酒固塞浸之。三月後。以新筆蘸塗三遍。或七遍。日夜三四塗。覺微辣癢。五七日斷根。或起泡出水。則愈更速。不損皮膚也。此方亦載瘍科大全中。

■五十七■手指足趾麻痺單方　李健頤

手指足趾麻痺作痛者。是由肝血衰。肝氣弱。筋脈不舒。血液不能營養四末。以致末梢神經失其功力故也。可用黑穭豆一兩。海風藤錢半。清水煎服。服至一月後。即可收功。如有患此病者。請試服之。方知余言爲不謬也。

■五十八■小兒盜汗外治法　李健頤

小兒患盜汗者。每因猥養太厚。溫煖過度。逼迫汗出。久之汗泄太多。衛陽虛疎。玄府開發。以致盜汗不止。可用牡蠣五倍子糯米共爲細末。以布包貯。臨睡時。括於體外皮膚。以塞汗竅。衛陽自固。汗可立止矣。至於衣服亦須適宜。切不可過厚。爲父母者當注意也。

■五十九■哮喘方　李健頤

用淨麻黃錢半。杏仁三錢。訶子肉二錢。欵冬花錢半。蘇子霜錢半。製礞石二錢。水一杯煎八分。食後溫服。服後腠理疎泄。須愼風寒爲要。

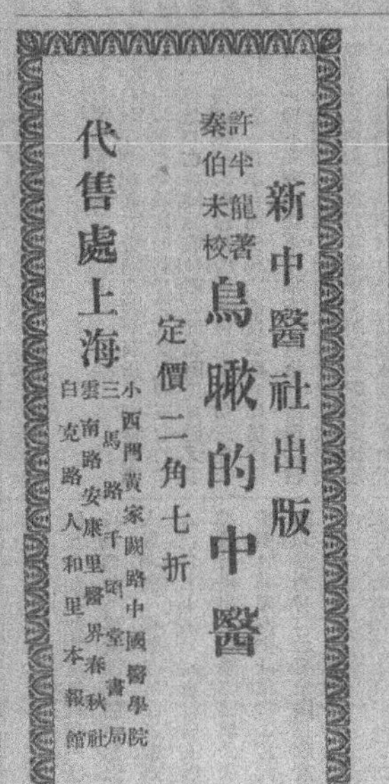

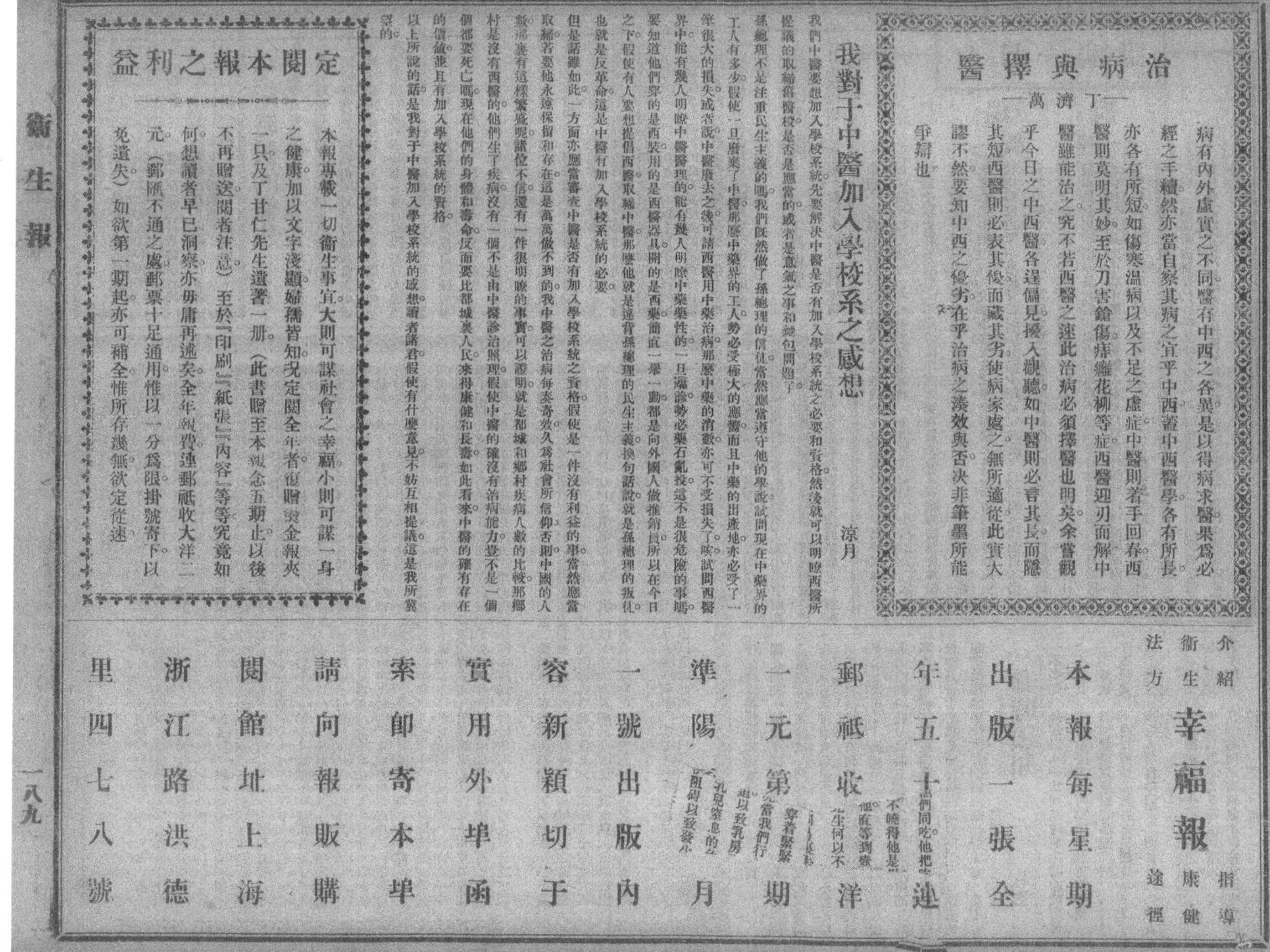

治病與擇醫

——丁濟萬——

病有内外虛實之不同。醫有中西之各異。是以得病求醫。果爲必經之手續。然亦當自察其病之宜乎中西。蓋中西醫學。各有所長。亦各有所短。如傷寒温病以及不足之虛症。中醫則着手回春。西醫則莫明其妙。至於刀害鎗傷。痔瘻花柳等症。西醫迎刃而解。中醫雖能治之。究不若西醫之速。此治病必須擇醫也明矣。余嘗觀乎今日之中西醫。各逞偏見。擾入觀聽。如中醫則必言其長。而隱其短。西醫則必表其優。而藏其劣。使病家處之無所適從。此實大謬。不然。要知中西之優劣。在乎治病之湊效與否。决非筆墨所能爭辯也。

我對于中醫加入學校系之感想

涼月

我們中醫要想加入學校系統。先要解决中醫是否有加入學校系統之必要和資格。然後就可以明瞭西醫所提議的取締舊醫校是否是應當的。或者是意氣之事和攬包問題了。孫總理不是注重民生主義的嗎。我們既然做了孫總理的信徒。當然應當遵守他的學說。試問現在中藥界的工人有多少。假使一旦廢棄了中醫。那麽中藥界的工人。勢必受極大的應響。而且中藥的出產地。亦必受了一筆很大的損失。或者說中醫廢去之後。可請西醫用中藥治病。那麽中藥的消數。亦可不受損失了。咳。試問西醫界中能有幾人明瞭中醫醫理的。能有幾人明瞭中藥藥性的。一旦臨診。勢必藥石亂投。這不是很危險的事嗎。要知道他們穿的是西裝。用的是西醫器具。開的是西藥。簡直一舉一動。都是向外國人做推銷員。所以在今日之下。假使有人要想提倡西醫取締中醫。那麽他就是違背孫總理的民生主義。換句話說就是孫總理的叛徒。也就是反革命。這是中醫有加入學校系統的必要。

但是話雖如此。一方面亦應當審查中醫是否有加入學校系統之資格。假使是一件沒有利益的事。當然應當取締。若要他永遠保留和存在。這是萬萬做不到的。我中醫之治病。每奏奇效。久爲社會所信仰。否則中國的人數。那裏有這樣繁盛呢。諸位不信。還有一件很明瞭的事實可以證明。就是都城和鄉村疾病人數的比較。那鄉村是沒有西醫的。他們生了疾病。沒有一個不是由中醫診治。照理假使中醫的確沒有治病能力。豈不是一個個都要死亡嗎。現在他們的身體和壽命。反而要比都城裏人民來得康健和長壽。如此看來。中醫的確有存在的價值。並且有加入學校系統的資格。

以上所說的話。是我對于中醫加入學校系統的感想。讀者諸君。假使有什麽意見。不妨互相提議。這是我所冀望的。

定閱本報之利益

本報專載一切衛生事宜。大則可謀社會之幸福。小則可謀一身之健康。加以文字淺顯。婦孺皆知。况定閱全年者。復贈資金報夾一只。及丁甘仁先生遺著一册。（此書贈至本報念五期止。以後不再贈送。閱者注意。）至於『印刷』『紙張』『内容』等等。究竟如何。想讀者早已洞察。亦毋庸再述矣。全年報費連郵祗收大洋二元。（郵匯不通之處。郵票十足通用。惟以一分爲限。掛號寄下。以免遺失。）如欲第一期起。亦可補全。惟所存幾無。欲定從速。

介紹衛生法方　指導康健途徑

幸福報

本報每星期出版一張。全年五十[illegible]連郵祗收[illegible]洋一元第[illegible]期準陽[illegible]月一號出版。内容新穎。切于實用。外埠函索即寄。本埠請向報販購閱。館址上海浙江路洪德里四七八號。

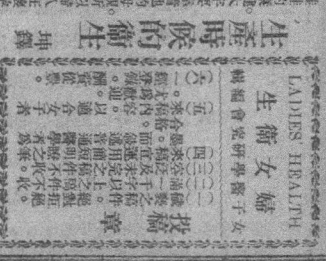

衛生報　一九〇

LADIES' HEALTH

婦女衛生

女子醫學研究會編輯

投稿章程

(一)猥褻之稿件。絕對拒絕不收。
(二)滿一千字以上之稿件。不收。
(三)空泛及未完之稿件不收。
(四)來稿宜運用簡短明瞭之筆墨。而叙述普通醫學者爲合格。
(五)來稿內容。以適合女子者尤爲歡迎。
(六)一經登錄。酬資從豐。

生產時候的衛生

坤鐸

娃娃的康健。大半要靠着他的母親。所以婦人在懷孕和生產的時候。應當好好的料理自己的身體。懷孕的時候。常常運動。但不可辛苦過度。當多喝滾水。不可拿很重的東西。不可在高低不平的道上坐車。凡要用勁或拚氣的事情。都不可行。衣服要寬大。腰裏更要解鬆。有人想懷孕的時候。用一根帶子。把腰束緊。就可生一個兒子。這實在太愚拙了。並沒有這樣的事。胎兒的男女。在母親沒有曉得受孕以先。已經定了。生產是一件正當的事。應當快樂。不要憂慮生接得不好。常有接死的。所以頂好是上靠得住的醫院去生產。或去請一位有經驗的醫生。或看護。若是不能。應當看着那產婆。叫他指甲剪短。擺淨兩手。浸在熱水裏。用胰子洗得十分清潔。不要給他多摸。有許多人死在月子裏。都因爲產婆手裏傳進去的黴菌。害的娃娃生後。等胞下來。頂少要等兩點鐘後。來才可讓產婆動手。產婆沒有伸手進去以前。當先在產婦的腹上。用手輕輕的磨擦。母親在懷孕和喂奶的時候。要吃好的東西。每日當吃菜蔬。大米。粉食等。雞蛋亦要常吃。孩子一生下來。母親就當餵養。有人在作月子的時候。吃得很少。這是於母親和孩子二人。都有害的。

談談束胸

高蘭寶

我平日很講求衛生的。所以一般同學的姊妹們。笑我是一個衛生家。近來我的未婚夫。定一份衛生報。時常寄給我看。這報滋料很多。處處脫不了衛生二字。而且編者都富有醫學經驗的。作品都很有研究價值的。所以我十二分的賞鑑。現在我也不揣固陋。做了一篇小作品。投寄衛生報的編者。請他披露在下面。

現在我們一般女子。樣樣都能革新。獨束胸這件事。究竟還沒有徹底解放。一到發育時候。胸前隆起。認爲最羞的。總要拿布來束將起來。或爲父母的小背心唤。這與纏足的惡習有何分別呢。經發育的時候。若是乳房受了纏繞的壓迫。陷沒他日授乳的時候困難非常。甚至有危險。而且胸部受了束縛。呼吸動作也很艱礙。種種疾病最容易發生的。就是肺癆病。往往有陷于不可救藥的。親愛的姊妹們。快快打倒這束胸惡習才好。(完)

『抑酬』

七日一病證

溫病

熊璋

溫病。一名春溫。雖見於春日。實伏于冬季。內經生氣通天論曰「冬傷於寒。春必病溫。」論疾診尺篇曰「冬傷于寒。春生癉熱。」金匱眞言論曰「夫精者。身之本也。故藏于精者。春不病溫。」凡此皆論溫病之源也。蓋冬令受寒。隨時而發者爲傷寒。鬱久而發者爲溫病。其所以能久鬱之故。良由當閉藏之令。性慾妄動。損其真陰。外感之邪。遂得乘虛而入。伏于少陰。鬱久化熱。至春陽上升之際。由內出外。即成溫病。其症形寒內熱。不惡風。骨節煩疼。熱渴少汗。治宜助陰气以托邪外達。如黃芩湯(黃芩芍藥甘草大棗)加元參豆豉最爲的當。如由時邪引動而發者。應辨所挾何邪。或風溫。或暴寒。于前法中加疏解新邪之品。上所論者。係就伏气而言。然春日氣暖多風。起居不慎。亦易致病。其症或惡風。或不惡風。必身熱咳嗽煩渴。緣風爲陽邪。必傷衛气。人身之中。肺主衛。又胃爲衛之本。是以風溫外搏。肺胃內應。風溫內襲。肺胃受病。其溫邪之內外有異形。而肺胃之專司無二致。故惡風。或有之症。而熱渴咳嗽。爲必有之象也。在表。此症見身熱。畏風頭痛。咳嗽口渴。脈浮數。舌苔白。宜辛涼解表(如薄荷前胡杏仁桔梗桑叶象貝)。身熱咳嗽。自汗口渴。煩悶。脈數。胎微黃。宜涼泄裏熱(如川貝牛蒡子連翹竹叶桑叶通草)。暴感春溫與伏氣春溫之不同點也。

生育之教育問題

坤鐸

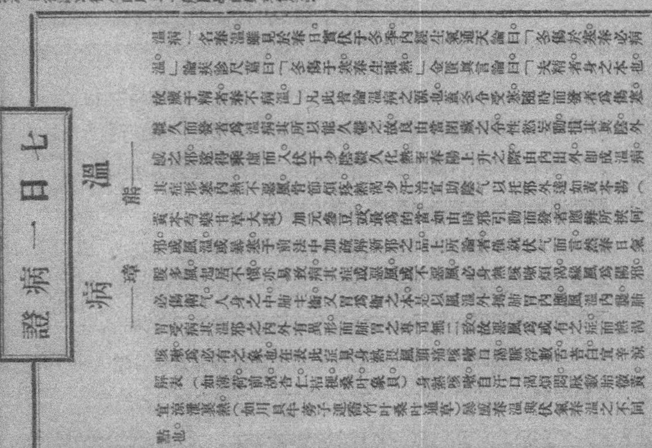

世界最要者爲生育小孩之事。世界最奇者亦爲生育小孩之事。其中精奧之理。大都無人知之。男人固不知。女人更不知。眞如至愚極蠢之物。不期然而然。莫之致而致。孰綱維是。孰主宰是。自古至今。未大有推究及之者。雖中國先哲亦曾發明。繁露曰。新壯十日而一遊於房。中年者倍新壯。始衰者倍中年。大衰者以月當新壯之日。期不極盛不相遇。此交合之道也。內則曰。妻將生子。不月辰居側室。庶人不側室者。及月辰。夫出居羣室。列女傳曰。古者婦人妊子。寢不側。坐不邊。立不蹕。不視惡色。不聽淫聲。不食邪味。夜則令瞽誦詩。道正事。此胎教之道也。內則又云。異爲孺子室於宮中。擇於諸母與可者。必求其寬裕慈惠溫良恭敬愼而寡言者。使爲子師。其次爲慈母。其次爲保母。皆居子室。他人無事不往。此育兒之道也。他如飲食衣服居處等法。不勝枚舉。大都不離乎強種者近是。奈何後人不知遵守。坐使人種退却。一至於此耶。彼女子未嘗學問者。姑不具論。卽有學校出身。至十八九歲出嫁。其於歷史地理聲光化電等科。或能升堂入室。若問以如何爲母。則茫茫然一無所知。此無他。爲父母先生者。以爲此事不便明言。爲子女學生者。亦以事不便求教。要知此乃根本問題。於其身其家其國。皆有密切之關係。豈可置之不議不論之列哉。嘗見爲新婦者。初次生子。人身五官百骸之所以然。尙不盡了了。如何能照看嬰兒。雖其時母親與姑嫜。非無相助之處。然亦無非舊時之習慣。未必能有改良之新法。蓋此事絕非淺見寡聞者所能幾及也。昔有德國著名眼科人。問其操術何精。曰我已醫壞眼睛一管矣。有此閱歷。始有此見識。然則吾儕眼睛幸未入彼儈中。生育嬰兒。較醫眼更爲鄭重。每年因未諳調理而死傷者。不知幾千萬人。卽幸而生存。亦不免有軟弱之患。則此中學問。豈可少哉。美國紐約城因立一學校。專爲凡爲新婦者講求生育之理。此校地點處於闤闠之中。車水馬龍。往來不絕。以其立法頗新。從學日衆。且皆富貴家女子也。其中教習。非爲母親者。非爲姑嫜者。乃皆著名之醫生科學家。及看護婦。誠以生育之事。非污穢事。亦非隱祕事。實清潔而名貴之事也。至於所定課程。極其周密。請爲約略言之。

一。日常之攝生。每日起居飲食各事。皆當有節制。二。受胎中之保養。使將來生子不致艱難。而子亦易育。三。分娩後之營養。最宜避身體之激動。必以安養精神爲要。四。初生兒身體之組織。感覺之發育。以及沐浴被服等法。最要在洗眼。初生小兒。如七日不洗眼。卽成瞎眼。世上患此而瞎者。十居其九。五。哺乳兒哺乳法。內分生母之乳。乳母之乳。牛乳三種。又生齒期及離乳期諸法。六。乳齒兒之食物被服沐浴運動睡眠言語玩具種痘及傳染症諸事。七。訓練如誠實仁慈剛毅忍耐克己習慣朋友賞罰之類。八。學齡兒之就學期及家庭與學校之關係。

弱肉強食。優勝劣敗。雖曰天命。亦關人事。況當此人種與人種相爭之世乎。故有識者必及時大倡人種改良之說。以避淘汰之厲。夫人種改良。何自始。亦曰造成健康小兒。以爲人羣之本。立國家之基礎耳。吾願我國教育家。於此加之意焉。

食時須知

梅影

一。不多食　每食以八分爲度。過飽則積滯而難消化。
二。不急食　食時心要定。不可急遽。以致胃氣受傷。
三。不怒食　怒則氣逆。氣逆而食。易致疾病。
四。不強食　不適口而強食。敗胃有損無益。
五。不勸食　饑飽人所自知。親友之勸食。是以病強人也。
六。不雜食　雜食使正食減少。不合衛生。
七。不冷食　菜飯以熱爲佳。已冷亟宜重溫。
八。不悶食　食於愁悶之時。則氣不舒。當食而嘆。危礙消化。

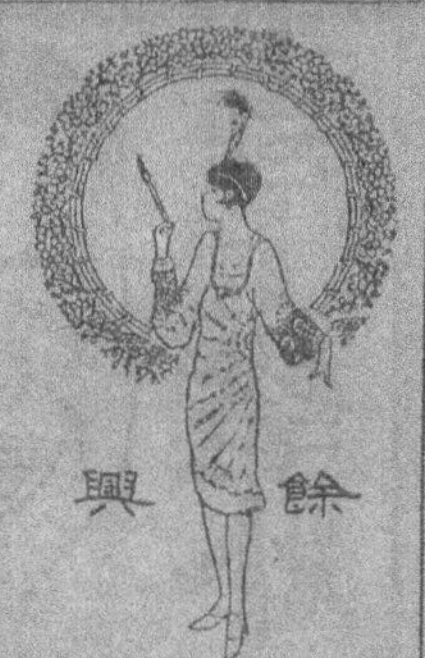

餘興

談話 夏令衛生宜注意

大仁

衛生之道。固隨時隨地。均宜注意。然于夏令期中。較平時爲尤甚。因夏令爲百虫生發之時。各種細菌。乘機活動。倘一不愼。卽易致病。是以霍亂吐瀉等病。惟夏令有之。良以天氣炎熱。畏熱貪涼。冰淇淋也。荷蘭水也。或開窗而睡眠。或深夜而兜風。病起猝然。施治不及。嗚呼。此皆平日不知衛生故也。經云。邪之所湊。其氣必虛。諺云。物必先腐。而後虫生。可見疾病之來。人自招之。不從事於平日之衛生。而徒亟亟于當時之治療。計亦末矣。當此炎暑將屆之時。病菌蠢動之候。凡我同胞。欲求將來之幸福。謀以後之康健。不可不未雨綢繆。預先注意。經云。聖人治未病。旨哉斯言。

談鬼醫記

李健頤

某醫者。善談鬼。每爲人療病。服藥無效。卽誘云鬼祟。致之禳厭。病果倖獲漸安。而至復原。因之皆稱爲善診鬼脉者矣。一日有王姓。患頭痛。夜甚於晝。流連兩日。服藥殆遍。均不減輕。延某醫診治。與補中益氣湯無效。再延診視。某醫乃搦衣入室。睥睨一切。舉手診脉。停思良久。愀然曰。君脉乍大乍細。夜甚而晝漸安。顯係鬼祟。病者傾耳側聽。不寒而慄。心胸跳動。勃然變色。髮直毛竪。至夜果見二鬼立床前。男女各一。笑容可掬。手拈梅玫一朵。少頃。男者遽起而去。而女就與同寢。擁抱柳腰。輕解裙帶。乃與相狎。天曙自去。夜來晝往。約有半載。以是精神委敝。甚極狼狽。急來延余診視。脉象虛緩。兼帶滑濇。明係溼邪上干腦頂而作痛。溼屬陰邪。故夜重。腦爲精神之運動。知覺之靈樞。腦宮有病。則思想複雜。邪念叢生。故見鬼形。夫鬼病究由腦想變成。生出幻境。誠非眞有魍魅之弄也。否君當未延某醫之前。僅見頭痛。及服藥不對。幷未聞有鬼事。迨聞某醫之談鬼。乃心疑臆斷。遂發種種之狀態。此是心理之病。與鬼無干。請君細思。先正其心。再修其身。摒除一切疑想。而後投清溼補腦之藥。就可奏效。王某猝然覺悟。邪念頓減。諸恙霍然。其鬼亦從此滑跡矣。

王九峯軼事

張彤弢

前清有一位名醫王九峯先生。有一次在秋天的時候。人家請他去看病。是一家新婚夫婦。第二天日上三竿。尙未起來。家人都以爲在睡鄉。未以爲怪。直到午飯時。猶未見動靜。方始驚慌。喊之不應。乃破而入。則已雙雙並死於床。細察毫無損傷。幸胸口尙溫。乃急命人延先生。他一進房。已知道八分致死的緣故。診過後。便叫主人煨了二盞酒。煮了幾斤蟹。擺在新房門外。主人只得照辦好了。又叫生一火爐。到新房裏去。將房門窗戶全行關得密不通風。主人沒法。亦照辦了。先生便邀了一位朋友來吃酒。主人便陪他們同吃。他把吃賸的蟹殼。落續叫人送入火爐裏。主人不曉得他是做什麼。方又不開。因是一位名醫。不好問他。直等到壺空蟹盡。竟起身告辭。主人實不能耐。便道。先生何以不設一方。豈己竟不救耶。他笑着說道。你叫人到房裏去看看。恐怕已經醒過來了。主人尙不信。便大家到房裏一看。果然已好。大家問他什麼緣故。他道。這房裏木器。都是新漆的。氣味很濃。加之晚上又是門窗緊閉。漆味嗅入。中了漆毒的緣故。蟹可以解漆毒。因此將其殼燒烟。使解他毒味。關閉門窗。不過恍烟氣外散罷了。

益智語錄

大仁

喜極發狂治法

明末高郵有袁體庵者。神醫也。有舉子舉于鄉。喜極發狂。笑不止。求體庵診之。驚曰。疾不可爲矣。不以旬數矣。子宜急歸。遲恐不及也。若道過鎭江。必更求何氏診之。遂以一書寄何。其人至鎭江而疾已愈。以書致何。何以書示其人曰。「某公喜極而狂。喜則心竅開張而不可復合。非藥石之所能治也。故動以危苦之心。懼之以死。令其憂愁抑鬱。則心竅閉。至鎭江當已愈矣。」其人見之。北面再拜而去。吁。亦神矣。（廣陽雜記）

螃蟹能療漆食

有一少年。新娶。未幾。發疹。徧身皆腫。頭面如斗。諸醫拱手。延崔默庵診之。默庵凡診一症。苟不得其情。必相對數日。沈思數晝。反覆診視。必得其因而後已。診此少年時。六脈平和。惟少虛耳。驟不得其故。沈思久之。屑與遠道。時已饑餓。卽在病者榻前設饌。對食。見病者以手擘目。看其飲啖。蓋目眶盡腫。不可開合也。問曰。汝思食否。曰甚思。奈醫者皆戒余勿食何也。崔曰。此症何礙於食。遂命之食。而飲啖甚健。愈不解。久之。視其室中牀廚桌椅。舉室皆新漆。氣薰人。忽大悟曰。予得之矣。亟命一人。以螃蟹數斤生搗。徧敷體上。不一二日。腫消疹見。則極顯之症也。蓋其人爲漆所咬。他醫皆不識云。（廣陽雜記）

衛生小說 醫界鏡（十二）

醫隱

附子也。附子古名薑附散。當先用附子人參童便以挽將脫的陽。陽回之後。急當轉關用西瓜汁以救將絕的陰。病卽愈了。予卽附之。前身衛今向後有十餘年大運。好自爲之。仲良再欲問時。忽被一隻貓兒跳上牀前桌子。將一盞洋燈玻璃罩子打落下地。豁琅一響。驚醒過來。見窗上紅日已升。急急起身洗漱。吃過朝飯。不多時撫署已差人來請。當卽坐轎前去。鳴鶴引進去診看病勢。如昨。仲良向鳴鶴道。昨弟回去想推此病。將有亡陽之變。非用附子人參不能挽回。俟陽回後再議救陰。保可無虞。卽用附子四錢。人參三錢。童便一盞煎好冲服。服下大效。又差人急覓西瓜兩個。儘其啖喫。不到三四日。病已全愈。撫署送上謝金三百元。妙手回春匾一方。用浙江巡撫牌銜。雇了樂工。吹吹打打。一路送到趙家。好不顯耀。仲良卽備了一桌酒席。及二十兩銀子。賞了來人回去。當時仲良聲名。杭城內外。早已傳徧得是個天醫星下凡。生意日漸興旺起來。連歷棧內房飯餘帳。封翁早已差人去算淸。金字招牌。與行李。早已取了過來。自此仲良在趙家行醫。封翁另撥自宅祟西間壁一宅房子三間。一進前後三進。與仲良作爲醫寓居住。過了幾日。仲良想起家眷。思欲接到杭州來同住。與封翁商議。封翁一力承當。卽差人雇了一隻大船。請仲良寫了一封書信。於廿六日差趙升到常州去接仲良。又到衣莊上去辦了妻子的幾件時新衣服。疊成一包。再包洋錢二十元。交代趙升帶去。說明住址在府城南門外小橫街上。卻說龐氏自仲良到杭州去後。家內剩有老嫗錢氏與三歲男孩文彬。辛辛苦苦。度日艱難。要做些女工生活。又因所有廿餘元。都被仲良拿去做了盤費。缺少本錢。外面親戚雖有幾家。想要去借貸些。而人情看冷煖。世眼逐高低。那一個肯雪中送炭。不免饑一頓飽一頓。看看挨到重陽節了。那左右東鄰西舍。家家插茱萸。人人吃糕餅。小孩文彬看見人家吃糕。牽娘衣襟。以手指着道。我也要吃。王氏道。兒阿。人家有錢可買糕吃。娘無錢買糕與兒吃。那小孩見無糕吃。不禁噭噭啼哭起來。龐氏一陣心酸。拋下淚來。抱了小孩入內。搜搜尋尋。找着三十餘錢。叫老嫗到街上買着三四塊糕來。與兒吃過。另把一塊與老嫗吃。自己卻不吃。留待小兒再要。如此困苦光景。日挨一日。轉瞬九月將盡。食既不給。棉衣又在當典內。日日抱兒飲泣。禱告天地。早晚天

本報問答欄

簡章

(一)本欄除本報編輯自任答覆外并聘請章太炎君曹穎甫君任答王一仁君秦伯未君許半龍君擔任爲顧問

(二)所問病症。須確有研究之價值。否則恕不答覆。

(三)凡投函問病。不得隨意用信紙。或鉛筆申述。本報另印「衛生報問病用紙」一份。務須照其空白表格。一一填明。此項問病用紙。惟定閱本報全年一份者。始贈一紙。如單購此紙。每一份實售大洋一元。

(四)非本報定戶。每題須納費一元。以示限制。

(五)問者須詳述病症之原因。及現在之狀態。經過之治療等等。

錢靖波問　海門茅家鎮協大和藥局

耳鳴不休。深夜亦是。勞則頭暈發作。遺洩頻頻。舌淨無苔。飯量不減。大小便通暢。然伏案稍久。頭覺不舒。

答錢靖波問　朱振聲

症屬腎陰不足。肝陽有餘。蓋陰不斂陽。虛陽上僭。則爲頭暈耳鳴。陽不攝陰。陰下泄。則爲遺洩頻頻。舌淨無苔。飯量不減者。因病在肝腎。而不在脾胃也。拙見當宜益腎養陰。平肝潛陽。未識尊裁以爲如何。

明天冬三錢　潼蒺藜三錢　青龍齒三錢　抱茯神三錢　熟女貞三錢

煅牡蠣三錢　大熟地三錢　金櫻子三錢　嫩勾勾三錢　山萸肉三錢

剪芡實三錢　白蓮鬚錢半

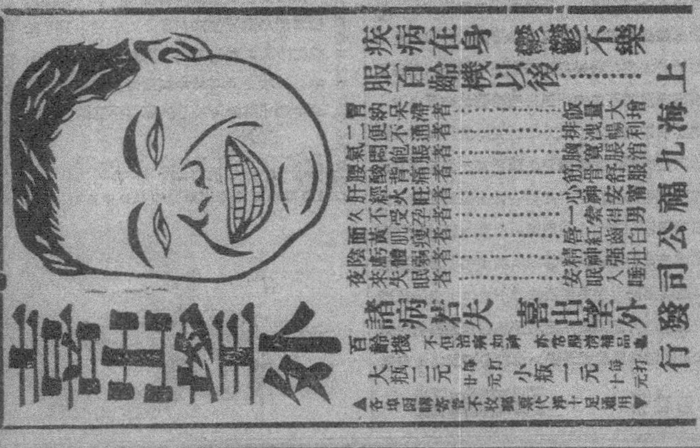

大造補天參茸丸

茲將主治各症列左

男 婦

先天不足　房勞過度　手足冰冷　胃虛氣痛　虛損吐血　黃疸水腫　久患痔瘡　心悸不寐　氣血衰弱　腰膝酸痛　久咳氣喘　思慮過度　體虛風痛　虛火牙痛　嘔吐酸水　童子勞傷

骨蒸勞熱　久瀉不止　半身不遂　大腹虛脹　自汗盜汗　怔忡健忘　老年怕冷　頭暈目花　傳尸勞病　神疲食少　久瘧不愈　耳鳴耳聾　小便頻數

男子

真元虧耗　久患白濁　老弱戒烟　陽痿不起

精滑易洩　腎虛遺精　艱於子嗣　日久疝氣

婦女

經水不調　子宮虛冷　乾血勞病　小腹冷痛　常患小產

久不受孕　白帶白淫　面黃髮脫　經枯血少　崩漏不止

每丸一元

上海大成參號主人謹識

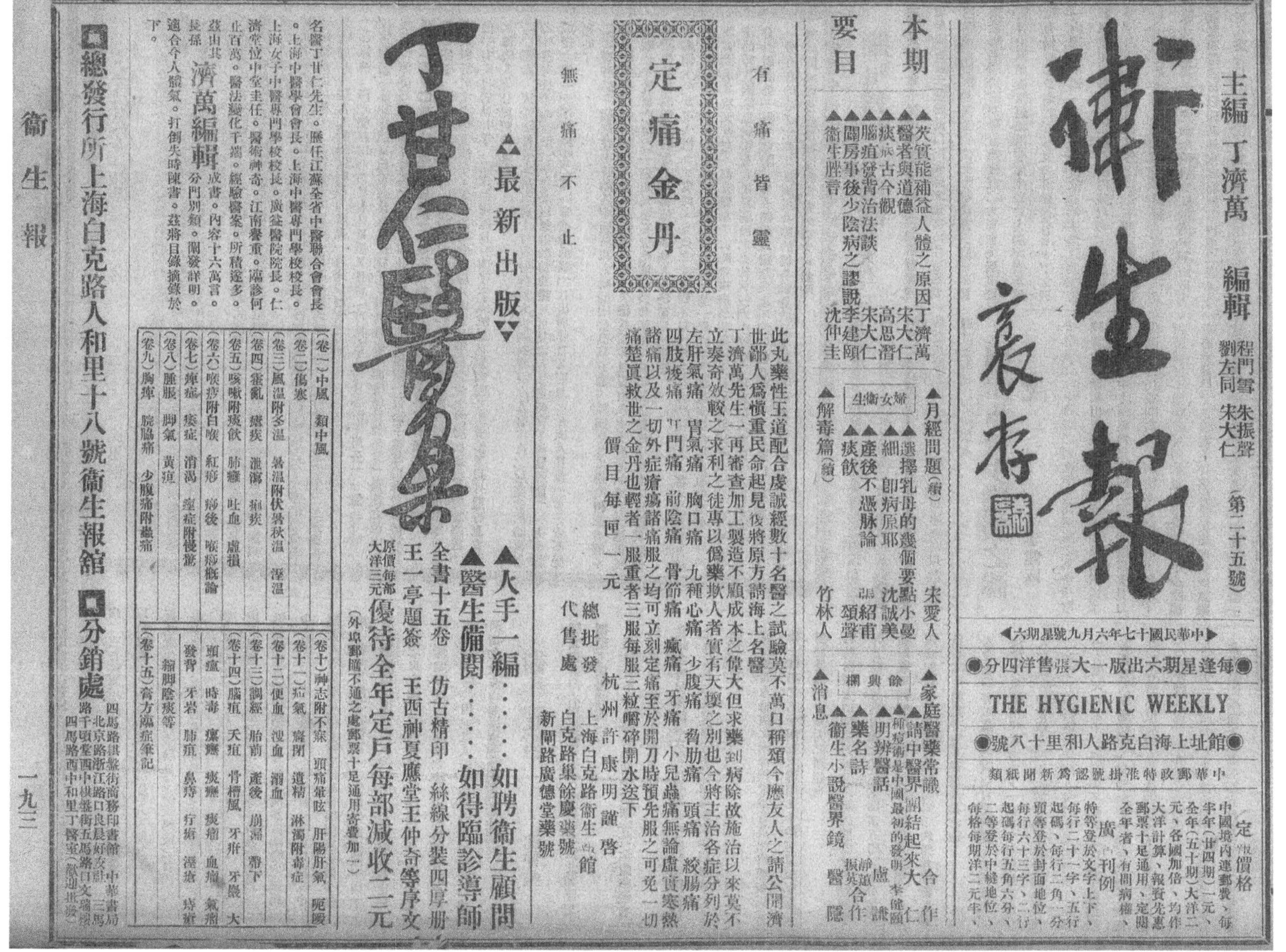

主編 丁濟萬　編輯 程門雪 朱振聲 劉左同 宋大仁

衛生報

（第二十五號）

◀中華民國十七年六月九號星期六▶

◉每逢星期六出版一大張售洋四分◉

THE HYGIENIC WEEKLY

◉館址上海白克路人和里十八號◉

中華郵政特准掛號認為新聞紙類

定價價格

中國境內連郵費、每半年（廿四期）一元、全年（五十期）大洋二元、各國加倍、均作大洋計算、報資先惠、郵票十足通用、定閱全年者、有贈病權、

廣告刊例

特等登於文字上下、每行二十一字、五行起碼、每行二角一分、頭等登於封面地位、每行六十三字、二行起碼每行五角六分、二等登於中縫地位、每格每期洋二元半、

本期要目

▲实實能補益人體之原因　丁濟萬
▲醫者與道德　宋大仁
▲疾病古今觀　高思潛
▲腦疽發背治法談　宋大仁
▲閨房事後少陰病之謬說　李建頤
▲衛生雅言　沈仲圭

▲月經問題（續）　宋愛人

婦女衛生

▲選擇乳母的幾個要點　小曼
▲細即病原耶　沈誠美
▲產後不憑脉論　張紹甫
▲痰飲　頌聲
▲解毒篇（續）　竹林人

▲家庭醫藥常識

餘興欄

▲請中醫界團結起來　大仁
▲種痘術是中國最初的發明　李健頤
▲明辨醫話　虛誠
▲藥名詩　静英 振道 合作
▲衛生小說醫界鏡　醫隱
▲消息

定痛金丹

有痛皆靈　無痛不止

此丸藥性王道配合虔誠經數十名醫之試驗莫不萬口稱頌今應友人之請公開濟世鄙人為愼重民命起見復將原方請海上名醫丁濟萬先生一再審查加工製造不顧成本之偉大但求藥到病除故施治以來莫不立奏奇效較之求利之徒專以僞藥欺人者實有天壤之別也今將主治各症分列於左肝氣痛　胃氣痛　胸口痛　九種心痛　少腹痛　脅肋痛　頭痛　絞腸痛　四肢痠痛　肛門痛　前陰痛　骨節痛　瘋痛　牙痛　小兒蟲痛無論虛實寒熱諸痛以及一切外症瘡瘍諸痛服之均可立刻定痛至於開刀時預先服之可免一切痛楚眞救世之金丹也輕者一服重者三服每服三粒嚼碎開水送下

價目每匣一元

杭州許康明謹啓

總批發　上海白克路衛生報館

代售處　白克路巢餘慶藥號　新閘路廣德堂藥號

▲最新出版▼

丁甘仁醫案

▲人手一編……如聘衛生顧問
▲醫生備閱……如得臨診導師

全書十五卷　仿古精印　絲線分裝四厚册

王一亭題簽　王西神夏應堂王仲奇等序文

原價每部大洋三元　優待全年定戶每部減收二元

（外埠郵匯不通之處郵票十足通用寄費加一）

名醫丁甘仁先生。歷任江蘇全省中醫聯合會會長。上海中醫學會會長。上海中醫專門學校校長。上海女子中醫專門學校校長。廣益醫院院長。仁濟堂位中堂主任。醫術神奇。江南譽重。臨診何止百萬。醫法變化千端。經驗醫案。所積遂多。茲由其長孫濟萬編輯成書。內容十六萬言。分門別類。闡發詳明。適合今人體氣。打倒失時陳書。茲將目錄摘錄於下。

（卷一）中風　類中風
（卷二）傷寒
（卷三）風溫附冬溫　暑溫附伏暑秋溫　溼溫
（卷四）霍亂　瘧疾　泄瀉　痢疾
（卷五）咳嗽附痰飲　肺癰　吐血　虛損
（卷六）喉痧附白喉　紅痧　痧後　喉痧概論
（卷七）痺症　痿症　消渴　痙症附慢驚
（卷八）腫脹　脚氣　黄疸
（卷九）胸痺　脘脇痛　少腹痛附蟲痛
（卷十）神志附不寐　頭痛暈眩　肝陽肝氣　呃噯
（卷十一）疝氣　癃閉　遺精　淋濁附毒症
（卷十二）便血　溲血　溺血
（卷十三）調經　胎前　產後　崩漏　帶下
（卷十四）腦疽　天疽　骨槽風　牙疳　牙癰　大頭瘟　時毒　瘰癧　痰癧　痰瘤　血瘤　氣瘤　發背　牙岩　肺疽　鼻痔　疔瘡　溼瘡　痔瘡　縮脚陰痰等
（卷十五）膏方臨症筆記

■總發行所上海白克路人和里十八號衛生報館

■分銷處

四馬路棋盤街商務印書館　中華書局　北京路浙江路口良晨好友社　三馬路千頃堂　西中棋盤街五馬路口文瑞樓　四馬路西中和里丁醫室（歡迎批發）

衛生報　一九三

痰病的古今觀

高思潛

痰之一病。在我國今日已成了一種最普通的病。患的人幾乎十中有九。上觀古時。不獨內難未言及痰病。就是周秦兩漢也還沒有這名詞。仲景的雜病論。始有痰飲二字。但先還作淡飲。後來如病源千金方祕要書中。才漸漸論痰的原因和治法。從宋到元明。痰病的說。遂日趨於完備。王隱君至有「內外百病皆生於痰」之說。可見痰病之盛了。

吾人觀痰病發達的歷史。不免有一種疑慮。蓋痰病在古幾乎沒有。到了近世。又幾乎無病不痰。是因為痰的魔鬼獨祟於今嗎。還是古書遺漏未曾說及呢。這固然是一個有價值的問題。但吾人一加以研究。也就不難解決了。

歐美各國人民大半能注意衛生。他的吸煙惰形較之吾國甚為減少。那麼痰病古少今多的原故。就可曉得是因於衛生了。吾嘗著痰的原因一篇。論生痰的原因有四。一是沐浴。二是空氣。三是運動。四是嗜好品。今將古人對於這四種的狀況。一一考據以徵實吾言。

(一)沐浴　湯之盤銘曰「苟日新。日日新。又日新。」可見古人每日必浴了。周公「一飯三吐哺。一沐三握髮」。沐和食同舉。他重視沐。有這個樣子。臣對於君。必浴而後朝。見如禮記「湯沐之邑」。論語言「沐浴而朝」。是了。曾皙「浴乎沂」。孔子且許與他。左傳謂「晉公子重耳出奔。於曹浴於負羈氏」。雖在亡命的時候還不忘清潔。綜觀古人勤浴之風。不較歐美各國有過之無不及嗎。

(二)空氣　詩經「灑掃廷內」。論語「弟子當灑掃」。禮上並且制出一種播灑的制度出來。可見古人對於居室。必務求清潔了。天子的明堂四闢八窗。就是平民的住宅。窗牖也是很多的。論語「伯牛有疾。自牖執其手」。臥床的附近。且有窗子。空氣流通也無容說了。至於作業以外。還有息有遊。那像後人終日埋頭伏案呢。

(三)運動　天子諸侯有大射賓射。士有賓射燕射。大夫四射都有。庶人有主皮之射。燕會的時候。射之外還有投壺的禮。至於學校裏以舞射御為功課。可見古人注重體育了。神農的話「一夫不耕。或授之饑。一女不織。或受之寒。」帝堯時的謠「日出而作。日入而息。」是庶人且無一男一女不勞動的了。

(四)嗜好品　煙草在明時始入中國。所以古時的嗜好品只有酒一種。煙草是沒得的。但雖有酒不過用於祭祀賓客的時候。就是無故飲酒亦以不失德為度。並且還有人主張廢他。如禹惡旨酒。湯戒酣歌。是了。殷朝亡後。有一班頑民很喜歡吃酒。周公作酒誥一篇。誥誡他們。內中至有不信話就殺他的話。你道他的酒禁利害不利害。他們那些人以後還敢吃酒嗎。

古人衛生的狀況大概如此。當時不見痰之形迹。固不足怪。現在是什麼樣呢。人人都不注意衛生。非但不注意。並且還和衛生背道而馳。舉世滔滔。總是一個樣子。人的痰多。痰的病多。也無足怪。我寫到這裏。我又發起一個感慨來了。古時無痰病。所以那時人民就強壯。國勢就隆盛。到了痰病發達的時代。國家也就跟着人民衰弱。因之夷狄就侵到中國來了。現在的人數雖號稱四萬萬。而十九有痰。簡直是一病夫之國了。外人輕視我。譏刺我。也不能怪。但我們今日甘心滅亡。那就算了。若是有一分存在的心。必定要先謀國民身體的健全。健全的法子。就是大家都講求衛生。共力合作的把痰病剷除成或少。然後國家和社會的事才可為哩。

腦疽發背治法談

宋大仁

蓋聞外症不離乎癰疽。而癰疽不離乎陰陽。紅腫焮熱者屬癰。癰發六腑為陽。白陷硬痛者屬疽。疽生五臟為陰。癰發速而疽起遲。癰毒淺而疽根深。書云陰滯於陽則發癰。陽滯於陰則發疽。此癰疽之大別也。夫腦疽發背皆由氣血凝結經絡阻滯而生。發於太陽經者為腦疽。有偏正之分。起於督脉經者為發背。有上中下之別。一由寒水不化。一由督陽不布。故其治法最忌寒涼。若誤服寒劑。誤敷涼藥。定然毒攻內臟。以致不救。然腦疽發背之治法果何如也。曰外症治法不外三層。即未潰初潰潰後是也。腦疽發背何獨不然。惟其宜溫而不宜涼。是則有異乎他症。如未潰者宜疎散消解。荊防敗毒散陽和湯之類。以疎其外束之邪。解其內蘊之毒也。外用八將丹以消散。初潰者宜消托兼施。托裏透膿湯之類。以消其未成之毒。托其已成之膿也。外用九黃丹以提毒。潰後者宜和榮托毒。十全大補湯之類。以和其榮衛托其未盡之毒也。外用海浮散以生肌。至於膏藥。則始終宜溫。如陽和膏是也。若因其根腳漫腫者。可用金箍散以箍之。因其癰塊不消者。可用沖和膏以散之。此腦疽發背治法之大要也。

關房事後少陰病之謬說

李健頤

少陰病有直中傳經之別。直中為傷寒病之真中少陰臟者。如脉微細但欲寐之類。治法宜溫通其陽。四逆通脉之類為主方。傳經為傷寒病之傳至少陰者。多見口燥咽乾而渴。或咽痛。或下利清水色純青。心下硬。或下利腸垢。目不明等症。可用承氣法下之。然直中少陰臟者。必無發熱之理。獨寒中於臟。風受於經。即見發熱。乃脉沉而無裏症。與熱病大相懸殊。傷寒論云。少陰病始得之。反發熱。脉沉者。麻黃附子細辛湯主之。又曰。少陰病得之二三日。宜麻黃附子甘草湯微發汗。以二三日無裏症。故也。可見少陰病有寒有熱。寒者宜以回陽為主。熱者可用承氣為君。世人不明其義。意為近色之後。有患病者為少陰也。又謂交媾後七日內皆屬少陰。禁用寒涼。治傳已久。誤治亦多時。醫又不能闡明少陰病有種種之原因。余甚譏焉。蓋男女媾精之後。感受風寒。是名色風。乃屬中寒。此症之變生最危險。又迅劇烈。豈可稍待延緩其日期者哉。然直中陰寒雖屬少陰。惟其症比少陰為險。古書立有治法。可以研究。今觀世人有病適於房事後者。無論熱病傷寒。皆謂少陰病。不特禁用清涼表散。且一切苦寒皆擯絕。遂至內熱騰發。臟腑敗壞而死。尚不悔悟。猶謂少陰病之利害。無特效之良方。誠可痛哉。嗚呼。男女媾精。為常情。熱病之發生無定時。豈特於媾精之後。即無熱病。而有病者。概可統於少陰哉。但願世人亟早覺悟。醫生須要認真施治。切勿故步自封。迷惑到底。殘害蒼生焉耳。

衛生臆言

沈仲圭

睡宜側身向右。因心位於左。左側而臥。心臟受其壓迫。循環不能暢利矣。

人之脊柱本帶曲勢。若枕頭太高。則脊骨愈曲。非惟有失儀度。抑且阻礙肺臟之發育。

食時食後勿多飲湯水。恐胃液被其沖淡。食物難於消化也。且五穀蔬菜原含水分。復經細嚼和以唾液。自不嫌乾燥矣。

食物細嚼。方易消化。而身體獲益。昔英相格辣斯頓。食物一口。嚼之二十四五次。壽至九十餘。可見細嚼緩嚥。對於長壽。固有[illegible]人之關係也。

舌胎白膩。大便穢臭。乃過食之鐵證。腹空喉癢。涎流吻外。食物甘芳。為胃強之佳兆。

豬肉需五時五十分消化。蓋淨雞鴨四時。牛肉四時。羊肉三時。飯與蔬菜三時至四時。觀此。吾人食品宜以植物為主。肉類為佐。俾胃腸負担不至過重。方克享健康長壽之福。

素食之益有四。蔬菜藉天氣日光雪露土質長成。其質清輕。其氣清。消化易。渣滓少。一也。牛羊畜類以草為生。人食其肉。即食草之精微也。然不如直接食植物為佳。二也。牛羊等畜。雖保無病。人食其肉。易致傳染。三也。殺生有傷天和。孟子曰。聞其聲不忍食其肉。君子自遠庖廚。蓋吾人亦動物之一。以動物之身體。快動物之朵頤。豈仁者所忍出此。四也。綜此四益。吾人實有戒絕肉食之必要。縱不能戒絕。亦當少食也。

人一呼一吸。能令二十九立方尺之清氣變為濁氣。故會場、梨園、學校、工廠等處。務宜注意空氣之流通。方於衛生無害。

（待續）

解毒篇（續）

竹林人輯

扁豆葉搗敷・用兩刀在水飲。金內磨取水絲蒿葉搗汁塗・急以利刀剜去所囓之死肉水洗淨拭乾膽礬白芷麝香等分研敷・咬破潰爛鳳尾草搗敷・婦人尿淋洗・鼈殼糯米半升家內男婦嚼爛敷所咬處出黑氣換敷出紫黑血愈・黃豆葉搗敷・酒磨紫金錠一個多飲取汗並磨敷・白礬甘草末等分冷水調服・櫻桃櫻葉取汁食渣敷

解蛇入孔不出

快錐橫穿其尾再將刀剖尾納川椒數粒繫定即出

避蛇法

燒羚羊角・燒雄黃・乾薑生麝雄黃等分搗勻絳囊盛佩男左女右

解誤飲蛇遺水

急服雄黃末

解魚蝦毒小便閉臍下痛

淡豆豉一合新汲水浸濃汁頓服

介類

解蟹毒

飲生藕汁・紫蘇汁煎飲・煎蘆根飲・[illegible]蒜食・丁香末薑湯服五分・煎橘紅飲・誤同柿食誤同荊芥食均煎木香飲・服冬瓜汁・飲豆豉汁・服[illegible]汁・飲黑豆汁・服靛青汁或小薊汁・飲蕹汁

解鱉毒

飲鹽水・飲靛青水・吳藍煎水飲

解鱉咬毒

白芷煎酒服

解田螺毒

飲鴨涎

禽類

解諸鳥肉毒

生扁豆末冷水服

解鴆鳥毒 中此毒白眼朝天身發寒戰心中明白口不能言一閉目即死

犀角磨水飲・金銀花八兩煎汁二盌入白礬寒水石花粉各三錢石菖蒲二錢麥冬五分煎灌待目不上視口中能言照方減半服二帖愈

解雞肉毒

飲醋・新汲水調生犀角末服

解誤吞雞骨

食隔年杜糖・香油煎滾溫服・生苧根搗汁飲

消息

反對皖北徵收煙苗特捐

按本地有識者言。政府以上辦法。非出于禁種誠意。如欲剷除烟苗至易事也。鳳陽一縣於至短之時間內。竟能剷除一萬畝左右之煙苗。可為明證。查煙苗開花。多在小滿以後。即五月二十一日至芒種。即六月六日前後。即可收成。距今尚有一月時間。如政府有意禁種。尚不爲晚。茲將即須剷除之理由。依據調查所得。臚列於下。

（一）所種烟土全非皖省所必需。主張不必剷除烟苗者。多以政府如欲禁烟。必從管理入手爲辭。惟所應管理者。係已有之私土。不應包括烟苗。蓋皖省既有私土爲數至鉅。當亦不下一千萬兩。如政府管理得法。則已不止供給禁烟用途所需之鴉片。今政府不獨將現有私土。毫無管理誠意。且復託辭管理。以法令准許鴉片之種植。足見所言不合事實。本年所種烟土。全非皖省所需要也。

（二）繼續種烟增加皖省烟禍 政府准許人民領照吸烟。本爲吾人所不能贊同。皖北一帶吸烟者買烟者即執照亦不需有。查蚌埠一市經營烟土者。不下五六百家。每家每燈每月納三元。由禁烟局給發燈證。此外烟土買賣只需貼足印花。即可完全自由。所定吸烟執照。在皖北一帶迄今尚未奉行之者。報告者曾親往蚌埠購買烟少許。並經各烟室調查。如近新舞台之人和土棧行及中和街鑑記烟室以及一切旅館客棧。均可自由吸烟。無須執照。至其他各縣。據本地人言。烟土已成爲應酬品。更是無所顧忌。推其原因。無非因皖北產土之多及烟價之賤也。長此以往。前途何堪設想。

（三）剷除烟苗農民毫無損失 查皖北農民種烟者。多係以所有田畝之小部份。用爲種烟。希由此博得額外利益。並無將所有田地全部用爲種烟者。今即將烟苗剷除。於農民糧食生計。均毫無影響。且種烟無須資本。所用資本。即政府官僚所取之捐稅。今若不收捐稅。即行剷除。農民毫無損失。足見剷除非難事也。

（四）烟苗剷除後尚可改種農產 據熟識農事者言。皖北各縣烟苗。此時如能剷除。尚可改種甚多穀植。農民由此所得收入。當亦不貲。茲將現在尚可改種之正當農產如左。穀。高粱。瓜。煙葉。棉花。長生菓及其他。足見皖北種烟情形。非雲貴可比。是政府不肯剷除。非不可剷除也。

（五）征收烟苗特捐明是違法之舉 財部在皖北一帶禁種之設施。明係違法之舉。此不可不辨也。國府第二次所頒修正禁煙條例。雖不能滿足吾人之期望。然亦無准許種煙及征收烟苗特捐之規定。且財部在未設檢查皖北烟苗局之前。所出布告。明是勸民剷除烟苗。所派剷除烟苗人員。亦多能認真禁種。今忽撤銷前議。不令剷除。反行征收酒苗特捐。其財部之命令。前後矛盾。更足見此舉爲非法也。原國民革命。純爲護法而起。今所謂國民政府。反出爾反爾。明知違法而故行之。此誠國民運動前途之大不幸也。

以上即須剷除皖北煙苗之理。係此次調查觀察所得。極爲可靠。或曰政府明知違法。然爲皖北伐軍費。乃不得不出此。非無可原也。不知此語似是實非。夫國以信而立。故自古有廢兵廢食不廢信之說。若政府以北伐爲辭。可行非法之舉。則與共黨之搶財害命有無迥異。故北伐經費及其他任何經費。均不得爲政府明令禁種而又行征收煙苗特捐之理由也。反之若政府有禁種之誠意。即行電令皖北各縣。如江蘇省政府限期剷除烟苗。另再委派專員前往查辦。則二星期之間。皖北數十萬畝之煙苗產地。將化爲良田也。

月經問題（續）

宋愛人

第二章 調經當先去病

吾敢秉筆直書。設一簡賅之談。夫女子年屆二七。汛。其生殖機能成熟之後。無有不月經應時而來者。其有不能應時而來。則可一言以括之。曰生殖機能有所障礙而已。致推求其所以發生障礙之故。則其身體上。必有一種隱微或顯著之病徵。使臟腑之精血。不能充盛。而衝脈之血海。亦時易乾枯不澤。卵珠不健全。卵巢細血管自無充血之可能。子宮黏膜。何繇分泌其黏液而爲月經。此月經不調所繇來也。然而又可貶其要而最進一層以說明之。曰世之婦女。先緣身有疾病而致月經不調者。十有八九。身無所苦而忽患月經不調者。十無一二。此尤顯著者也。若婦女而身無所苦。則其發育無有不充盛。發育既充盛矣。則月經自無不應時而下。世豈有發育充盛而月經轉爲不調哉。故調經必先去病。此亦度畫金針之語矣。然而調經非難事也。而獨難乎去病。去病非難事也。而獨難乎去隱微之病。夫隱微之病。亦有脈可切。有色可徵。醫之良者。自可推求而得。則去隱微之病。以猶非全屬難事。其最難者。爲隱微而兼以情志耳。本篇爲欲婦女界謀幸福。故再作切實之勸告曰。疾病之痛苦。於自己最爲切身。然亦惟自己最爲明瞭。與其假手於醫治。莫若自己早爲圖治。爲上策。圖治之法。其初本不必專賴醫藥。譬諸我身之病。是係於思慮而來者。則今既以思慮而病矣。病而至於月經不調矣。我何不調爽我思慮。放寬我心胸。有消遣之處者。我不妨逢場而作戲。有寬懷之時者。我不妨事過而情遷。如是思慮既蠲。疾病去而月經不藥可調。其爲飲食勞倦等因者。皆可作如是觀焉。或曰人非草木。誰能無思慮。然而所謂思慮者。亦須有調節之必要。其所謂調節者。吾可約分爲二。一爲積極的。一爲消極的。如求學業之進展。家業之隆盛。既勞其心。又悴其力。此爲積極的思慮。若是而爲月經不調。百病叢集者。其調節之法。當施以退一步法。以寬解之。則心曠體胖。自無災疚矣。如嬌奢淫佚。縱情逞意。珍珠華貴。百計求之。以誇富。月意風情。不惜精氣。以追歡。方寸縈縈。無終日安。此爲消極的思慮。若是而爲月經不調。百病叢集者。其調節之法。當陳述利害。潛移默化。科之以正當之事業。導之以高尚之志趣。務使心瑩若鏡。則心不搖而神不惑。病魔自退避三舍矣。所以人無男女。誰能無思慮。惟思慮而苟能自爲調節。其於身理的發育。心理的運用。誠有利而無害。此治病最上上乘。無有不愈者。設不此之求。而但欲經之調。就診於醫。醫之良者不易得。醫之庸者。無不以通經爲印板文字。桃仁歸尾山甲蒲黃等。（以上皆破血藥）莫不搖筆寫來。不惟投之而不效。且益增血氣之衰微。或不但經之不調。益變而爲經之不行。其體虛者。又往往經此猛劑。而氣血俱不能攝納。竟致於崩衝危殆者。願醫家病家。其各三致意也可。

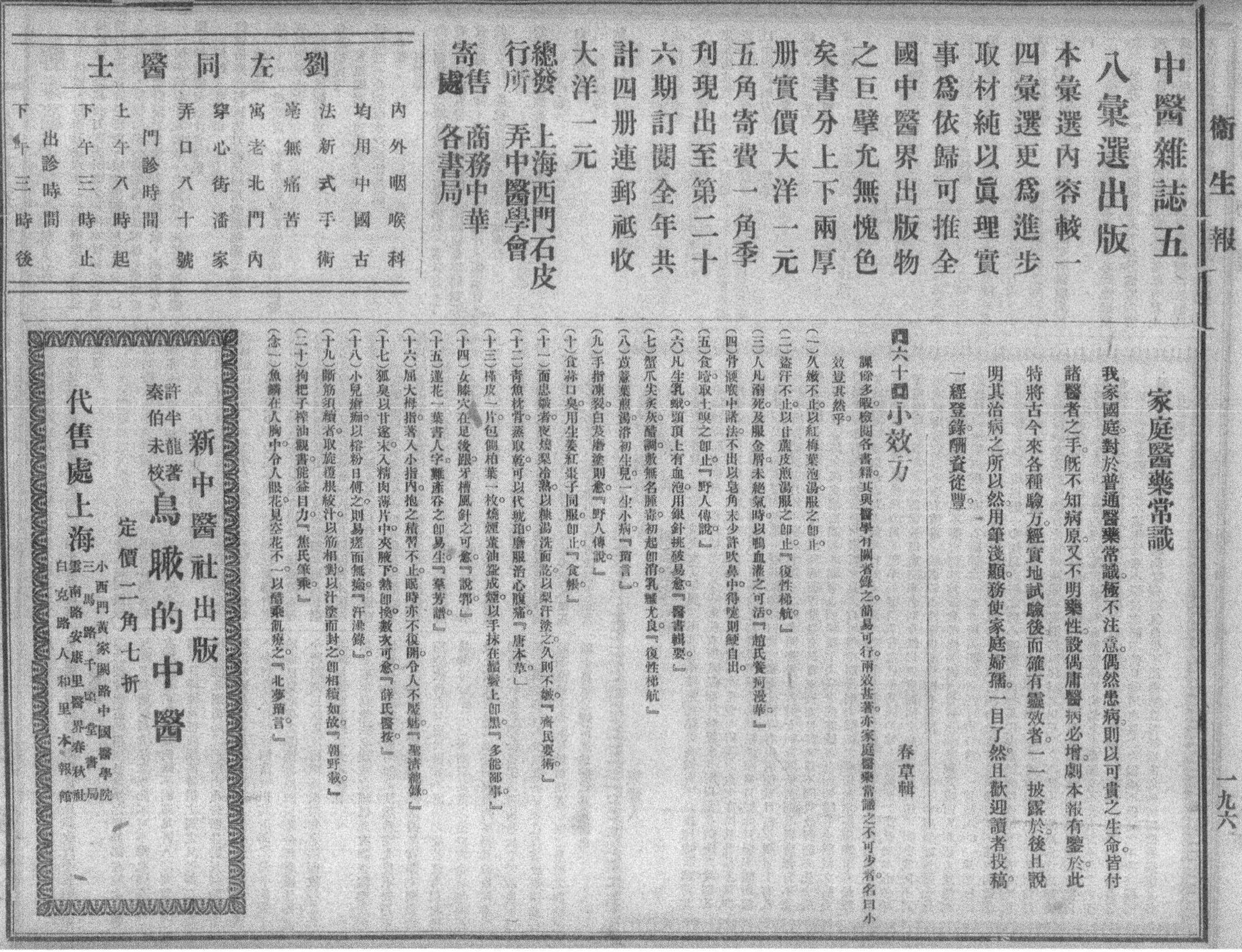

家庭醫藥常識

我家國庭。對於普通醫藥常識。極不注意。偶然患病。則以可貴之生命。皆付諸醫者之手。既不知病原。又不明藥性。設偶庸醫。病必增劇。本報有鑒於此。特將古今來各種驗方。經實地試驗後而確有靈效者。一一披露於後。且說明其治病之所以然。用筆淺顯。務使家庭婦孺。一目了然。且歡迎讀者投稿。一經登錄。酬資從豐。

六十四小效方

春草輯

課餘多暇。檢閱各書籍。其與醫學有關者。錄之。簡易可行。而效甚著。亦家庭醫藥常識之不可少者。名曰小效。豈其然乎。

(一)久嗽不止。以紅梅葉泡湯服之即止。

(二)盜汗不止。以甘蔗皮煎湯服之即止。『復性梯航』

(三)人凡溺死。及服金屑未絕氣時。以鴨血灌之可活。『趙氏養疴漫筆』

(四)骨鯁喉中。諸法不出。以皂角末少許吹鼻中。得嚏則鯁自出。

(五)食噎。取土吸之即止。『野人傳說』

(六)凡生乳蛾。頭頂上有血泡。用銀針挑破易愈。『醫書輯要』

(七)蟹爪尖。炙灰。醋調敷無名腫毒。初起即消。乳癰尤良。『復性梯航』

(八)荳蔻葉煎湯浴初生兒。一生少病。『瑣言』

(九)手指凍裂。白芨膏塗則愈。『野人傳說』

(十)食蒜口臭。用生薑紅棗子同服即止。『食療』

(十一)面患皴者。夜燒梨令熱。以糠湯洗面。訖。以梨汁塗之。久則不皴。『齊民要術』

(十二)青魚枕骨。蒸取乾。可以代琥珀。磨服治心腹痛。『唐本草』

(十三)樺皮一片。包側柏葉一枚。燒煙薰油盞成煙。以手抹在鬚髮上即黑。『多能鄙事』

(十四)女膝穴在足後跟。牙槽風針之可愈。『說郛』

(十五)蓮花一葉。書人字。難產吞之即易生。『群芳譜』

(十六)屈大拇指。著人小指內抱之。積習不止。眠時亦不復開。令人不魘魅。『聖濟總錄』

(十七)狐臭。以甘遂末入精肉薄片中。夾腋下。熱即換。數次可愈。『薛氏醫按』

(十八)小兒癬痢。以榕粉日傅之。則易瘥而無瘢。『汗漫錄』

(十九)斷筋須續者。取旋覆根。絞汁以筋相對。以汁塗而封之。即相續如故。『朝野僉載』

(二十)拘杞子榨油。觀書能益目力。『焦氏筆乘』

(念一)魚鱗在人胸中。令人眼花見空花不一。以橘皮煎服療之。『北夢瑣言』

芡實能補益人體之原因

——丁濟萬——

考芡實一味。俗多雞頭。肉色潔白。外皮紫紅。性溫而平。本不能大益大補。然世人多稱之。謂水硫黃。云其可以補腎陰益腎陽何也。蓋以人之食芡。每必枚齧而細嚼之。致舌頰脣齒均得嚼蠕。故未有多嚼而或噎者也。且芡無五味。既不酸不甜。亦不苦不辛不鹹。惟覺其潤腴而不滋膩。所以能致玉池之水。上承津液流通輸運於四肢百骸。積其力。亦可以勝於其他補品也。以此知人能澹食而徐補者。當有大益。不觀夫牧羊者。於黃岡之中。必驅羊於瘠土。云草短而有味。羊得細嚼。則肥而無疾。然則羊猶爾。況人乎。

醫者與道德

宋大仁

粵自皇帝織天立極。畫野爲井。使民盡力於農畝。天下始免沮飢之患。又如西陵嫘祖氏。始教民蠶織。文織縞衣。被羣黎。天下始免號寒之痛。然而不死於飢寒。終死於疾病。黃帝憫焉。乃與岐伯俞文雷公等。纂修僦貸季之業。內察藏府經絡。外辨溫涼寒熱。以期民不夭札。而醫學之興。乃到今而受賜。由此言之。古之人所以發明醫理。反復論議。惟恐不詳者。要由哀痛惻怛之心。爲之驅道而出也。是故醫者所以生人也。非因人而謀生者也。所以利物也。非狗物而自利者也。是無論辨症未精。不當鹵莽施治。即治法不誤。用藥不能盡量。使病者多一日之創痛。清夜自思。而尤有餘愧焉。雖上醫十活八九。中醫十活四五。下醫十活二三。原不必十全爲上。要惟求其生而不得。則死者與我皆無憾也。獨怪今之醫家。讀古人書。既不能好學深思。心知其意。一旦臨症。輒復用輕淡之藥。以圖病者之緩死。迨其日既久。邪者正氣消亡。亦不得加以殺人之名。而酬金已飽私囊矣。憚於用藥。巧於避謗。其如道德何哉。又其甚者。毀人嫉能。輒謂古方不治今病。而古方廢。謂輕可去實。而重劑廢。謂江南無正傷寒。而長沙之法廢。病家不幸。而遘重疾。有待死而已矣。抑吾聞之。醫爲仁術。豈可操仁術而無仁心也乎。故曰醫宜首重道德也。

定閱本報之利益

本報專載一切衛生事宜。大則可謀社會之幸福。小則可謀一身之健康。加以文字淺顯。婦孺皆知。況定閱全年者。復贈赤金報夾一只。及丁甘仁先生遺著一冊。（此書贈至本報念五期止。以後不再贈送。閱者注意。）至於『印刷』『紙張』『內容』等等。究竟如何。想讀者早已洞察。亦毋庸再述矣。全年報費連郵祇收大洋二元。（郵匯不通之處。郵票十足通用。惟以一分爲限。掛號寄下。以免遺失。）如欲第一期起。亦可補全。惟所存幾無。欲定從速。

介紹衛生方法

幸福報

指導康健途徑

本報每星期出版一張。全年五十期。連郵祇收大洋一元。第一期準陽歷六月一號出版。內容新穎。切于實用。外埠函索即寄。本埠請向報販購閱。館址上海浙江路洪德里四七八號。

婦女衛生

LADIES' HEALTH

女子醫學研究會編輯

投稿簡章

（一）穢褻之稿件。絕對拒絕。
（二）滿一千字以上之稿件。不收。
（三）空泛及未完之稿件不收。
（四）來稿宜運用簡短明瞭之筆墨。而敍述普通醫學者爲合格。
（五）來稿內容。以適合女子者尤爲歡迎。
（六）一經登錄。酬資從豐。

擇乳母的幾個要點

小曼

女子育兒以後。往往因爲身體孱弱。或者公事忙碌。或者囿於富貴的習氣。不能自己哺乳。所以必須雇用乳母。普通選擇乳母。往往拿乳汁的優劣來當標準。乳汁固然很重要。但是體格性情等也不可以不考察。現在我把選擇乳母的幾個要點約略的和諸位姊妹們談談。

（一）體格　體格取他強壯適度。不必過壯。因爲壯的人。脂肪質太多。對於小兒沒有大的益處。瘦的人不能夠耐勞。容易害病。面色應該滋潤帶紅色。口內沒有臭氣。眼珠潔白烏黑。至於疾病更加應該注意。有遺傳病和隱病的。也應當詳細考察。

（二）性情　俗語說「吃乳像三分」所以對於小兒。很有關係的。性情應該溫和慈祥。誠實耐苦。機警並且沒有邪念。沒有嗜好的。

（三）行動　不時常外出。沒有戚友來往的。清潔樸素。做事周到。沒有淫邪貪財的心意。沒有討厭小兒的行動爲合格。

（四）年齡　二十歲以上。三十八歲以下。因爲年紀太輕。就沒有充分的經驗。年紀太大。身體上就衰化。乳汁也必定較年輕時代爲差。所以在限定的時期。是最相宜。

（五）產期　產期應該在二個月以後。並且和小兒的產期相合。譬如乳母離產期太早。或者過遲。均屬不相宜的。

（六）乳汁　應該取乳汁濃厚。顏色潔白。味道甘美爲合格。如果乳汁清淡。色黃。有異味的。便是有病。再乳房必須膨大。乳頭高突。因爲乳房扁小。就不能含蓄多量的乳汁。乳頭陷落的。小兒吸乳。必定困難。恐釀成口腔炎等的疾病。可以不注意麼。

產後不憑脈論

張紹甫

凡產后百脈空虛。瘀血留滯。二語足以括盡產后諸病。其用藥也。補則足以填虛。溫則足以散瘀滯。溫補二字。在產后極爲穩當。而見之於脈。則未可以一格拘也。脈有遲濇者。有沉細者。有洪數弦。有弦緊者。夫脈之遲濇沉細者。則可溫可補。若脈之洪數弦緊。顯可漫無區別。而一於溫之補之乎。抑知瘀血壅塞脉道。血脈爲之沸騰。虛寒之體。轉化爲實熱之脈。倘憑脈以療病。則爲發爲汎爲汗爲涼。病症百端。藥餌肆應。非不經營慘淡。竭力彌縫。乃一病未已。一病旋生。卒至溫補難施。不可救藥。此可見專憑脈者。階之厲耳。故醫之異用藥。有從症不從脈之辨。有從脈不從症之分。拘成見者。趙括讀父書而喪師。荊公用周禮而亂宋。知變化者。孔明添竈而退兵。楚王破釜而取勝。豈能拘而不化乎。余家傳婦科秘本。細閱有實用之生化湯。擅去瘀生新之功。當歸。桃仁。川芎。乾薑。荊芥炙。草酒兌。童便兌服。藥黑豆引。若產後實症。肚腹大脹大痛。若先治之以去瘀。桃仁。歸尾。川芎。蒲黃。玄胡索。荊芥穗。五靈脂。藥黑豆。童便兌或紅糖兌。其於症之虛寒。若固不外乾薑。肉桂。當歸。焦白朮。川芎。茯苓。炙黃耆。炙草。卽症之大熱者。不離肉桂乾薑。但分量配合不同。屢試屢驗。此先王父授之於先君俊甫。先君俊甫復授於余。

細菌卽病源耶

沈誠美

西醫稱細菌。爲絕對的病原。其治療用藥。無一不在殺菌上用功。與崇拜偶像。敬信神佛者。同一迷信。然細菌一物。確爲人身之妨礙物。此吾人所承認者也。若認細菌爲絕對的病原。凡所患病。皆由細菌作祟而起。是則吾人所不敢領教矣。夫細菌一物。無處蔑有。飲食呼吸。在在可以混入。若謂細菌卽病原。則世界上將永無康健之人。是何言哉。實則人身雖有細菌混入。但有一種自然之抵抗力。以滅細菌。故亦不足爲患。迨至人身正氣衰弱。爲六淫所中而發爲病。細菌乃有趁火打刦之可能。及人身正氣恢復。病魔帚除。則細菌亦不戰自退。所謂正氣者。卽抵抗力是也。抵抗力旣恢復原有之量。則細菌當然無作祟之可能矣。

瘧之爲病。西醫謂有微生物作祟。非用殺滅瘧虫之藥。其病不愈。但吾中醫用藥治瘧。其目的非爲殺菌。而其病亦愈。豈瘧菌亦畏此草根木皮耶。抑不必用殺菌之藥。而亦能愈瘧耶。更有輕淺之瘧。患者往往並不延醫治療。而數發以後。其瘧亦止。在吾人則謂之正氣復。而外邪退也。若謂瘧菌之作祟而起。則豈有不殺瘧菌。瘧能自愈之理。不知西醫對此。尚能自圓其說乎。

傷寒一症。吾國有最高無上之治療法。西醫中不之達之士。亦有默認此言爲非沽譽者。傷寒症太陽病。爲傷寒病之最切步。（病在最表層。故曰太陽病。）因其病方開始。西醫名之曰前驅期。中醫對此所謂前驅期。（卽太陽病）卽有麻黃桂枝種種治療方法。對症發藥。其病立愈。反觀西醫治療傷寒。固以殺滅傷寒病菌爲前提。而對此前驅期。尚不能察其爲何種病菌。不能施其所謂根治法。必須聽病勢之自然進行。（名曰進行期）至能査出爲何種病菌時。方能開始用藥。至其病之能愈與否。須俟二十日後。方有把握。質之西醫。是否爾爾。且中醫治療太陽病。其用藥亦並非爲殺菌而設。何故亦能愈病。西醫欲調查病菌。一時殊無辦法。及至身體由實而虛。傳變旣深。然後治療。姑不問其用殺菌藥能奏效否。而病先已不堪問矣。是豈細菌謀之乎。要亦傷寒療法。尚未完全耳。

七日一病證

痰飲

——頌聲——

痰飲之病。源皆水也。經云。三焦者。決瀆之官。水道出焉。膀胱者州都之官。津液藏焉。氣化則能出矣。夫三焦失職。因之聚成痰飲。然痰卽水也。主在脾臟。夫脾爲生痰之源。肺爲貯痰之器。古人言之。有二飲。四飲。五飲之別。二飲者。卽留飲伏飲也。四飲者。懸飲。支飲。溢飲。痰飲也。五飲者。卽五臟之飲也。以水在何臟而名。分而言之。雖有二飲四飲五飲之異。合而言之。總名痰飲。夫痰與飲。可分爲二。水之稠者爲痰。稀者爲飲。水得陽煎而爲痰。水得陰凝而爲飲。然痰濁飲清。痰屬於火。飲屬於濕。此痰飲之別矣。夫痰生於脾。飲生於胃。脾爲溼勝則精微不運。胃爲寒阻則水液不行。然皆津液所化而成。故內經云。胃爲水穀之海。飲食入胃。游溢精氣。上輸於脾。脾氣散精。上歸於肺。通調水道。下輸膀胱。五經並行。則精液四布。氣血充足。何病生矣。然而不外三焦之失職。氣道否濇所致。以氣行卽水行。氣滯卽水滯。惟能宣通三焦。氣化則爲治其本矣。故仲聖云。病痰飲者。當於溫藥和之。脾胃失運。腎失化源。水濕所釀。陰寒所阻。非溫藥不能治。以助陽而勝濕。則脾胃調和。升降有權。而痰飲自除。然則飲清而不黏。化汗化小便。而未成者也。痰稠而極黏。化液化血。而未成者也。皆由命火之不足。蓋水穀精微。由脾氣傳化。達于肌肉。而爲血。以潤其枯燥。達于筋骨。而爲液。以利其屈伸。今脾氣不足。土不生金。臟中怯弱。則力不能達於肌肉。而停于腸胃而成痰飲。若多痰者。血必少。而胃腸屈伸。時或不利。此其故也。至於患飲之人。必兼有痰。患痰之人。亦或有飲。不知病各有所本。證各有所重。患飲兼痰者。治其飲而痰自消。痰重者。卽兼用治痰法可也。因痰生飲者。治其痰而飲自去。飲重者。卽兼用治飲法可也。此痰飲之大略也。

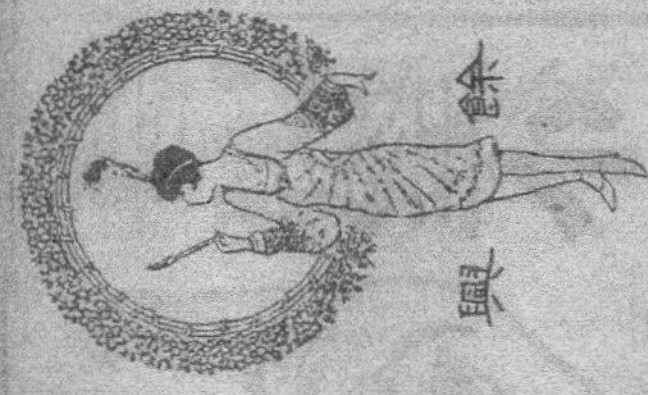

話談 請中醫界團結起來

大仁

折一矢易。折十矢難。此爲必然之理也。物既然。人亦何獨不然。是以國家之盛衰。事業之興廢。莫不以團結力爲依歸。我中醫成立以來。數千年來。同道中人。大都抱門戶自措主義。不嘗之志。以至西醫東漸。懷蠶食之野心。有排斥之運動。數典忘祖。幾必滿孜。而我中醫界中。仍酣然昧然。不知團謀以挽救。團結以抵抗。則吾輩之事業。勢必淘汰于無形之中。嗚呼。同志乎。同志乎。時危矣。勢迫矣。速醒迷夢。努力合作。振我國光。則彼西醫。不扯自散矣。

種痘術是中國最初之發明

李健頤

天花一病。考諸史籍。中國初未有也。自後漢馬援征武陵五溪之蠻。兵士多得此病而回。旋漸流傳全國。故當時呼爲虜瘡。醫者不知治法。以致有染皆死。其時西班牙人。死於此症者。數倍我國。爲甚歐西醫家。俱無能療治此症者。惟有公議衛生預防等法而已。至宋真宗時。有樞密院太保王旦者。發明痘痂種鼻孔之法。神效異常。彼時人民始信種痘之術。然猶未能普及。傳授以後。其術得行於世。然猶失十一於一二者。未能操券而十全也。未幾。傳爲西人所採。迄今七百十七年時。英國醫人猛登夫人。曾施此術於其子。得效。遂大爲全球醫所樂用。後有德國人者。爲輸苗古氏。因念種鼻之法。其效天花固已得占優點。而其缺點之處。亦向不少。蓋以患者不均計之。約十人之中。其占死亡數者一人。且其看護及攝養之法。手續煩繁。與患者身受之苦楚。則與天花無異。一經試驗。遺禍亦烈。以是潛心研究。試以小刀施種天花痘苗於人身。其發痘較輕。始知接種之後。確能免天花之感。且患者毫無苦痛。手續簡單。遂以筆記之。緣思此法雖善。於種痘一事。又因天花痘苗。含有毒質。種之未免有害。以是不敢創議施種。而又留待研究。者。後見業擠牛乳之女子。獨不感染天花。症又見牛身上。所患痘漿不多。甚至塗取其苗種於牛身上。較其漿痘時。再取牛痘苗。移種於人身。驗之則此天花痘苗爲害。且無遺毒之患。雖有英國人亦那氏再起研

究。遂得完善。荷見翔翔之術。羅由德國發明。其實得之中國痘苗之術。遂漸進悟。有以致之。誠夫爲中國最初之發明。而今之西醫。多數典忘祖。彼輩固未嘗知中國有最大成績於種痘術之大發明也。

明辨醫話

盧謙

一 論歷代醫學之源流

醫藥以神農爲鼻祖。爲世人所共知。而正史無明證。即有神農本草之書。然爲後人所作。先哲往往論之至云。醫學始於黃帝。正史無此明文。素問靈樞託黃帝岐伯之名而論醫事。究不知成於何世。其非黃帝之書。先哲亦已辨之。

或問於余曰。神農載於史記三皇本紀。歷史綱鑑等。十八史略亦載之。何云正史無明證乎。余答之曰。難者此等之史。自知其非。請辨之。

史記綱鑑本紀曰。神農氏嘗百草。始有醫藥。

淮南子脩務訓曰。神農乃始教民（中略）嘗百草之滋味。當此時一日而遇七十毒。由此醫方興焉。

歷史綱鑑曰。民有疾病。未知藥石。炎帝始味草木之滋（中略）嘗一日而遇十二毒。神而化之。遂作方書。以療民疾。而醫道立矣。

是即以神農爲醫藥之祖者也。如淮南子之說。則一日而遇七十和之毒。應發七十和之中毒症。神農雖異於常人。其能堪此中毒症乎。即能堪此中毒症。其能於一日之中而區別七十和之毒乎。此事之不無可疑。歷史綱鑑爲宋劉恕通鑑外紀之說。劉恕以七十毒爲過多。改爲十二毒。或云此毒云者。指五味之偏勝而言也。十八史略之註。以醫記其毒。是蓋鑿用嘗滋味之說也。史記三皇本紀爲唐之司馬貞所補之書。非太史公之史記之原有。此說原於帝王世紀。帝王世紀爲晉皇甫謐之書。其全部無一可信。而醫學始於黃帝云者。正史固無明證也。

藥名詩

振聲 英合作

牽牛織女別經年。安得長橋斷莫愁。呼喚空人不見。木通肯冷月朝朝。

瀟湘低倚竹縈縈。奚事日初遲百部。霜不冷玉人惆竹葉。茱萸甘菊自重陽。

天門冬日隱香蒼蓉葉。愁對滿地黃。消瘦肌膚憔悴面。蘼蕪鎖盡鬱金堂。

兔絲常附女蘿枝。分手車前又幾時。羞折紅花簪鳳髻。獨將青黛掃蛾眉。

（衛生詩）鈍自故齋集

漫身如處國其病如其亂。此軍將帥作將無罪者謂。減布呼吸恐驚寬綠缺人所忽不省我思實然漢衣良。不安席晨起當待旦。藥云親嘗石得失毋參半。人體贊一快。往往關到事收功實從遲遲。敗不可玩。

小說 衛生 醫界鏡（名醫故事）（十三）

醫隱

可憐見。能得丈夫簽定。甚不至餓於溝壑。此日吃過晚粥。天氣寒冷。抱兒上牀。迷迷睡下。忽夢身在河邊。見一塊搗衣帖石。浮在河面。中上發出火光。霎時火光四散。散了滿河。忽不見。鍾氏一見大船。船上數十個人。跳上河岸。將鍾氏搶去。鍾氏急得大號大叫。忽然驚醒。原來一夢。心想兀自突突地跳個不住。醒後轉輾反側。直到天亮起身。是日正是十月初一日。曉起備辦祭及夜間惡夢。不知是禍是福。丈夫去了杭州兩月。有餘沒有一個信來。一面滿腹。一面拿水洗面。纔然泡飯吃過。老媽正出來。拼洗碗水。忽聽門外有聲道。具仲良老爺在那一家。鍾氏道。我家老爺不在家。早到杭州去了。你們是哪裏來的。道。我們原來具老爺家。就在這裏。我們是杭州來。接具老爺家眷的。鍾氏道。到也巧。好了。好了。快請到裏面去。老媽引着他們進來。鍾氏問。那一頭領走到裏間。與鍾氏說了。來由鍾氏以手加額道。謝天謝地。念急亂到外面。卻叫出來。由他們一一說了。取出家信來包。及二十塊洋錢一併遞過。並說鍾氏道。請太太早些收拾。明早即好開船。一切食物裏面。已上齊了。我們到城內大街等。候要事。鍾氏道。謝謝你們。在此便飯。他們道。我們已吃過早飯。不必叨擾。我們去了。說着開了。朗同船家出來。鍾氏與老媽。把衣包洋錢拿進裏間。遂將包袱解開。一看有五六件綢綢衣衫。兩三件小孩衣服。着起來。恰好。將身上的衣裳什物。收拾起來。打疊成幾個包兒。將粗破器具無用者。擺在一邊。吃過午飯。再與老媽把零星件疊了一番。直至晚上方收拾停妥。次日清明。日頭身上。吃過早飯。雇了個小船。家已來。搬取大小物件。行李。了屁一頂轎子。一步步走子。將大門關鎖了。出來起身。一行人等。來到東門外。船邊停下。打發車轎回去。把東西搬下船。並扶了鍾氏等一齊下船。恰好西北順風。揚起滿帆。不數日已到杭城。停船上岸。這個地方。叫做什麼名字。橋子將到時。往來船隻。行到那裏。街沿非日此言。鐵器舖。失非無相傳不可氣數。故有此名。離城尚有十數里。是城外最大的碼頭。人煙稠密。估船雲集。當時下了船之後。並先上岸進城報與具仲良知道。又到西宅報與仲良得知。遂僱仲良從縣衙門裏回來。當即叫原轎又另雇轎子一頂。到那裏接了家眷什物。轎子回來進門。一直抬到廳上停下。老媽先鑽出了轎子。在門口廳下。先進來告知仲良。洋

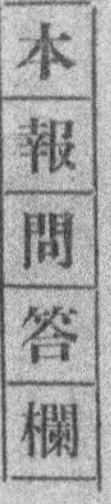

本報問答欄

簡章

(一)本欄除本報編輯自任答覆外并聘請章太炎君曹穎甫君任答王一仁君秦伯未君許半龍君擔任爲顧問

(二)所問病症。須確有研究之價值。否則恕不答覆。

(三)凡投函問病。不得隨意用信紙。或鉛筆申述。本報另印『衛生報問病用紙』一份。務須照其空白表格。一一塡明。此項問病用紙。惟定閱本報全年一份者。始贈一紙。如單購此紙。每一份實售大洋一元。

(四)非本報定戶。每題須納費一元。以示限制。

(五)問者須詳述病症之原因。及現在之狀態。經過之治療等等。

何鈺問

鹽城亭子巷坐北朝南

鈺年十七即犯手淫現年二十二尚未完姻夜眠多夢時有滑精時時眼花有五年之久兼之頭眩耳鳴。

答何鈺問

朱振聲

精藏于腎而主于心精生于氣而役于神神動于中精馳于下有夢滑泄不時舉發頭眩眼花右耳嘈鳴此乃腎陰不足肝陽有餘惟補精必安其神安神必益其氣平肝必潛其陽潛陽必育其陰姑宜益氣養陰安神泄固。

炒潞黨參三錢　硃茯神三錢　川黃柏一錢　剪芡實三錢

大熟地三錢　青龍齒三錢　熟女貞三錢　白蓮鬚錢半

大砂仁八分(研)　明天冬三錢　潼白夕利三錢(各)　金櫻子三錢(包)

清炙黃芪三錢

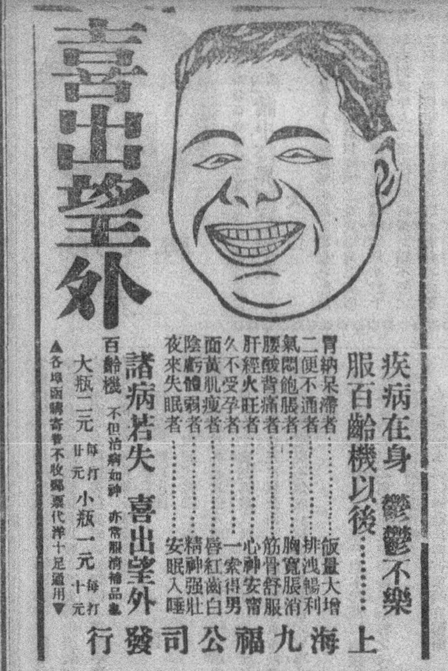

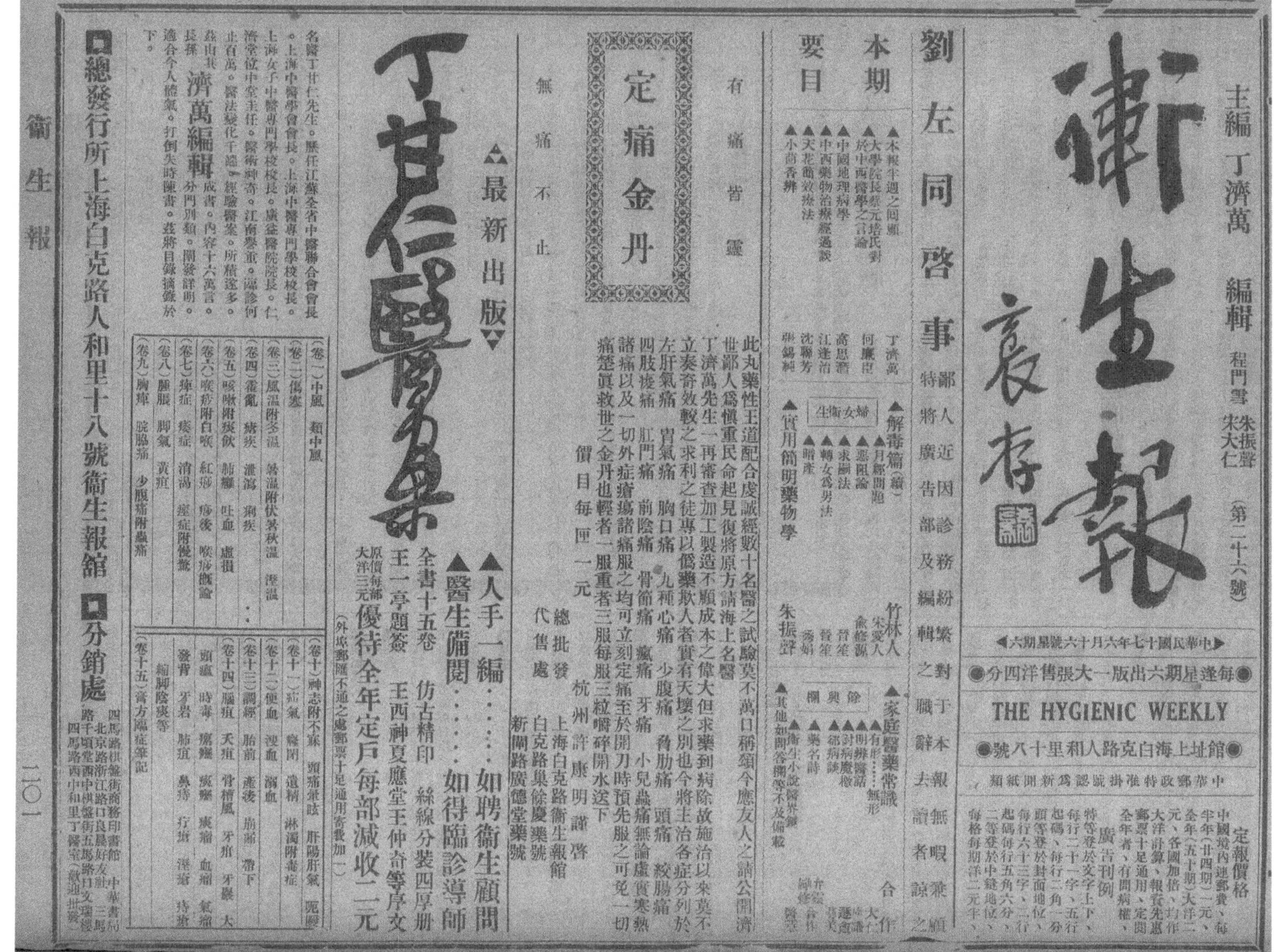

衛生報

裒存

主編 丁濟萬　編輯 程門雪 朱振聲 宋大仁（第二十六號）

中華民國十七年六月十六號星期六

每逢星期六出版一大張售洋四分

THE HYGIENIC WEEKLY

館址上海白克路人和里十八號

中華郵政特准掛號認為新聞紙類

定報價格

中國境內連郵費、每半年（廿四期）一元、全年（五十期）大洋二元、各國加倍、均作大洋計算、報資先惠、郵票十足通用、定閱全年者、有問病權、

廣告刊例

特等登於文字上下、每行二十一字、五行起碼、每行二角、一分頭等登於封面地位、每行六十三字、二行起碼每行五角六分、二等登於中縫地位、每格每期洋二元半、

劉左同啓事

鄙人近因診務紛繁、對于本報無暇兼顧、特將廣告部及編輯之職辭去、讀者諒之

本期要目

▲本報半週之回顧　丁濟萬
▲大學院長蔡元培氏對於中西醫學之言論　何廉臣
▲中國地理病學　高思潛
▲中西藥物治療經驗談　江逢治
▲天花簡效療法　沈聯芳
▲小茴香辨　秦錫純

▲解毒篇（續）　竹林人
婦女衛生
▲月經問題　宋愛人
▲惡阻論　俞修源
▲求嗣法　晉笙
▲轉女為男法　晉笙
▲暗產　秀娟
▲實用簡明藥物學　朱振聲

▲家庭醫藥常識　合作
餘興欄
▲有形……無形
▲明辨醫話
▲對病魔檄
▲病謎
▲藥名詩
▲衛生小說醫界鑑
▲其他如問答欄等不及備載

有痛皆靈　定痛金丹　無痛不止

此丸藥性王道配合虔誠經數十名醫之試驗莫不萬口稱頌今應友人之請公開濟世鄙人為慎重民命起見復將原方請海上名醫丁濟萬先生一再審查加工製造不顧成本之偉大但求藥到病除故施治以來莫不立奏奇效較之求利之徒專以偽藥欺人者實有天壤之別也今將主治各症分列於左肝氣痛　胃氣痛　胸口痛　九種心痛　少腹痛　脅肋痛　頭痛　絞腸痛　四肢痠痛　肛門痛　前陰痛　骨節痛　瘋痛　牙痛　小兒蟲痛無論虛實寒熱諸痛以及一切外症瘡瘍諸痛服之均可立刻定痛至於開刀時預先服之可免一切痛楚真救世之金丹也輕者一服重者三服每服三粒嚼碎開水送下

價目每匣一元

杭州許康明謹啓

總批發　上海白克路衛生報館
代售處　白克路集餘慶藥號　新聞路廣德堂藥號

△最新出版▽

丁甘仁醫案

▲人手一編……如聘衛生顧問
▲醫生備閱……如得臨診導師

全書十五卷　仿古精印　絲線分裝四厚冊
王一亭題簽　王西神夏應堂王仲奇等序文
原價每部大洋三元　優待全年定戶每部減收二元
（外埠郵匯不通之處郵票十足通用寄費加一）

名醫丁甘仁先生。歷任江蘇全省中醫聯合會會長。上海中醫學會會長。上海中醫專門學校校長。上海女子中醫專門學校校長。廣益醫院院長。仁濟堂施診主任。醫術神奇。江南學重。遍診何止百萬。醫法變化千端。經驗醫案。所積遂多。茲由其長孫**濟萬編輯**成書。內容十六萬言。分門別類。闡發詳明。適合今人體氣。打倒失時陳書。茲將目錄摘錄於下。

（卷一）中風　類中風
（卷二）傷寒
（卷三）風溫附冬溫　暑溫附伏暑秋溫　溼溫
（卷四）霍亂　痧痰　泄瀉　痢疾
（卷五）咳嗽附痰飲　肺癰　吐血　虛損
（卷六）喉痧附白喉　紅痧　痧後　喉痧概論
（卷七）痺症　痿症　消渴　痙症附慢驚
（卷八）腫脹　脚氣　黃疸
（卷九）胸痺　脘脇痛　少腹痛附蟲痛
（卷十）神志附不寐　頭痛眩暈　肝陽肝氣　呃噫
（卷十一）疝氣　癃閉　遺精　淋濁附毒症
（卷十二）便血　溲血　溺血
（卷十三）調經　胎前　產後　崩漏　帶下
（卷十四）腦疽　夭疽　骨槽風　牙疳　牙巖　大頭瘟　時毒　瘰癧　痰癧　痰瘤　血瘤　氣瘤　發背　牙岩　肺疽　鼻痔　疔瘡　溼瘡　痔瘡　縮脚陰痰等
（卷十五）膏方臨症筆記

■總發行所上海白克路人和里十八號衛生報館

■分銷處　四馬路棋盤街商務印書館　中華書局　北京路浙江路口良晨好友社　三馬路千頃堂　西中棋盤街五馬路口文瑞樓　四馬路西中和里丁醫室（歡迎批發）

衛生報　一〇一

衛生報

中國地理病學

高思潛

一　定義

地理病學。英文爲Nosogeography。他的意義。就是一種疾病。限在一個地方。不會跑到別處。或是那處的人。容易害這一種病。旁的地方。却不是這個樣子。不像流行病散在各處。不問何人。都是不能免掉的。研究這種學科。就叫做地理病學。又叫做風土病學。

二　古來研究地理病的人和他的學說

地理病學。在我國古時。爲最有價值的學科。研究本學科最古的人。就是黃帝。他的內經五常政大論說。

天不足西北。左寒而右涼。地不滿東南。右熱而左溫。……陰陽之氣。高下之理也。……東南方陽也。陽者其精降於下。故右熱而左溫。西北方陰也。陰者其精奉於上。故左寒而右涼。是以地有高下。氣有溫涼。高者氣寒。下者氣熱。故適寒涼者脹。之溫熱者瘡。下之則脹已。汗之則瘡已。

陰精所奉其人壽。陽精所奉其人夭。

西北之氣。散而寒之。東南之病。收而溫之。

這是說明天氣和地理的關係。治療學上。因爲這個關係。治法就生出差別來。他的異法方宜論又說。

醫之治病也。一病而治各不同。皆愈。何也……地勢使然也。

故東方之域。天地之所始生也。魚鹽之地。海濱傍水。其民食魚而嗜鹹。皆安其處。美其食。魚者使人熱中。鹽者勝血。故其民皆黑色疏理。其病皆爲癰瘍。其治宜砭石。

西方者。金玉之域。沙石之處。天地之所收引也。其民陵居而多風。水土剛強。其民不衣而褐薦。其民華食而脂肥。故邪不能傷其形體。其病生於內。治宜毒藥。

北方者。天地所閉藏之域也。其地高陵居。風寒冰冽。其民樂野處而乳食。藏寒生滿病。其治宜灸焫。

南方者。天地所長養。陽之所盛處也。其地下。水土弱。霧露之所聚也。其民嗜酸而食胕。故其民皆緻理而赤色。其病攣痺。其治宜微針。

中央者。其地平以濕。天地所以生萬物也眾。其民食雜而不勞。故其病多痿厥寒熱。其治宜導引按蹻。

也就是這個意思。不過說得較精密些。並且分部的方法。也和上頭不同。（未完）

中西藥物治療經過談

江逢治

黃帝嘗百草。辨明溫涼寒熱燥濕之性。用以治疾。迄今將五千年。嘗其功效。則亦云宏。而近歐西實驗主義盛。科學觀念昌。對于藥物。進而爲化驗分析。遂致應用原素之配合而療治疾病。且以防腐方法完備。其湯藥之保存。比較耐久。西藥隨西醫東漸。中國人士受科學洗禮者。均於疾病改服西藥。其急進者。甚且欲將中藥一齊打倒。而敵視西藥者。又復視西藥如蛇蠍。互相鬥爭。實則均無是處。蓋藥不分中西。治病爲上。性若反病。皆足致命。用而得宜。悉起沉痾。所以高明之中醫。間用西藥。精深之西醫。亦將中藥而變爲西式。西醫之勝。在穿出一件科學之衣。譬如甘草爲和劑中藥。分生用炒用。蜜炙用。而西藥則製爲甘草粉。治病則一。製造精粗之異而已。大黃爲瀉藥。於中藥中不肯單使。不肯生用。製而後取。於西藥中則精鍊之。去其雜質。其用以瀉則一也。然則西藥之爲西藥。應解釋爲西式之藥。論其性。則與中藥同屬治病。逢治行醫十有餘年。以學於德。當然用西藥。然經驗之餘。覺未經民族化之西藥。收效殊鮮。甚致以分量過重。反致危險。故中西醫界宜提倡國產良藥。加以精鍊。俾得適合民族性智體質之宜。則收效定必宏速。尚望中西藥業者。奮起研究。就中國固有物產。精仿西式藥物。而使民族化。不特病家受惠。抑且由販賣而進爲創造。是亦防止列國經濟侵略之一助歟。

天花簡效療法

沈聯芳

前年余女四歲。染天花。見點即服雄雞冠湯。越宿遍身密布。無一針之隙。灌漿不足。神氣已傷。誤以爲內虛下陷。未清其心。遽投補劑。適助其火。遂致氣逆痰凝。不可救藥。去歲余子三歲。先痞而後痘。聞醫家未忙先忙之言。舉家驚惶。不免胸無主見。某醫囑服懷山藥於朮等類。以培其土。一服即不能吮乳。再服遂致氣喘神昏。後知其誤。而已不及。嗚呼痛哉。庸醫殺人。雖律有明條。卻送官懲治。於事何裨。余懲于人命。甯神定意。徐徐待其發現。必先審其層次。然後用藥。得當今年正月。次兒健琛。身熱三日。頭額間隱現紅點。適至友吳君志和來談。舉薦湘華吳竹生先生來診。用藥極平淡。亦無張皇之色。五日而點齊。七日而漿足。又七日而卸靨。一切治理。在條理層次四字。牘列於後。古人以三折肱爲良醫。鄙人爲子女時症。經歷三次。二爲庸醫所誤。一爲良醫所活。用敢以經驗之言。傳布於世。籲願人之子女。共登仁壽。豈偏見哉。

■發熱

初起發熱二三朝。熱仍不退。須防天花。蓋風熱寒邪。得汗即解。其不能解者。煩灼必甚。用藥切忌溫燥。繼以清化表散爲主。能得大便每日一次。火毒內降。其痘必稀。

■見點

身熱三朝。隱隱見於頭面。最爲正色。其形如粟。其色甚紅。醫家一見時痘。便有許多未忙先忙之語。徒亂主人之意。最爲惡習。並囑用雄雞湯。羊肉湯。西河柳之類。切記緩投。夫時痘爲邪屬之氣。其勢本洶湧。再以大透大發。是助桀爲虐矣。小孩元氣未充。如春生之苗。譬如閉諸烘房。迫令未時先花。一旦毒液齊放。彼時正不敵邪。變難兼顧。其患何堪設想。祇要甯神靜意。待其漸漸而來。至四五朝後。頭面四肢。通身發現。向修腳匠購買腳皮。洗淨。用清水頻頻煎服。補助元氣。達其所不足。此物屢試屢驗。最爲得當。大凡發熱見點。上漿結痂。先後層次。必要按步就班。審之又慎。西河柳太涼。羊肉湯味厚。均不相宜。

■試漿

見點起五六朝。痘根已立。痘花已開。然後漸漸放白試漿。而轉爲濃漿。或慮其漿不足。可吃皮腳湯。煎濃頻服。此乃大補元氣。以濟其不足。且與滋膩之補劑不同。或用黃蓍皮一錢。以益其氣。此亦萬不得已而一用之。然必須佐以珠連翹。山梔炭。銀花。甘草。解其心火。化其淫毒。此時花已放齊。心火內熾。宛如盜賊。擒其所蓄。而發諸門外。內焰未息。而任其炎燥。豈不危哉。若不清其心火。勢必引動痰火。再以參蓍之類。專補氣血。適助其痰逆上升。遂致不可救藥。每每付諸內虛下陷。冤哉。

■上漿

放白一朝。漸成濃漿。仍服清化解毒之品。細考發現時。既有先後。其上漿亦有先後。諺云七漿八足九回頭。大致不外乎是。所謂鐘火純青。不煩主人焦灼。宜以銅鐵盛炭。燒紅韭子。香氣騰於室內。使小孩肌膚不癢。且於結痂相宜。（未完）

衛生報　二〇三

解毒篇（續）

竹林人輯

解蝙蝠尿毒

薺地作蝙蝠形刀取腹中土唾和塗・醋和胡粉塗・鹽湯浸・敗醬煎塗・蒺藜葉擣敷・蜈蚣窠水調敷・杵豆豉敷・燕巢上和猪脂苦酒調敷・梨葉擣塗乾易・槐白皮醋浸滌・鹿角燒研酒服・犀角磨塗・大黃末敷・烏雞翅燒灰油調敷・草茶臘茶生油調敷

獸類

解牛肉毒　食牛之報不爽理無可解但既有此方姑錄之以救暫時苦惱

飲人乳・煎甘草飲・菖蒲研水服・生疔茶花根煎洗・烏桕樹根皮酒煎服・菊花連根擣汁酒沖服・山查神曲大黃雷丸各三錢枳殼厚朴各一錢煎服並治犬毒肉

解羊肉毒

服甘草湯

解猪肉毒

猪牙焙研湯下一錢

解誤食猪骨

象牙末浮新汲水上吸之

解狗肉毒

煮蘆根服・甜杏仁去皮四兩研以百沸湯和仁絞汁作三服喫・喫冷粥一盌立解

解馬肉毒

煮蘆根汁或煎服並浴・鴨涎滴

解馬牛肉疔毒

飲澤蘭根汁・飲甘菊根汁・生菖蒲擣酒服・猪脂化湯服・甘草煎服

解馬肝毒

猪骨灰豆豉入頭垢杵水調服

解猘犬肉毒

擣苦杏仁一錢服・飲薤汁

解食死馬肉毒

頭垢丸棗核大含嚥

解六畜肉毒（自死肉毒同治）

小豆煮水服・白扁豆燒研水服・伏龍肝末水服吐・省頭草連根葉煎服。胡荽子煮汁冷服・擣韭汁飲・服薤汁・豆豉汁和人乳頻服。煮甘草飲取吐渴勿飲水・黃蘗末水調服未效再服・頭垢一錢丸吞可以起死回生・糞土黃土一錢煎飲

實用簡明藥物學

朱振聲

良醫用藥。首在辨性。蓋藥性不明。雖辨症明確。亦難起沉痾於日夕。是以青年學者。對于本草一門。尤當精心研究。當寰醫界同志。其研究學理者。固不乏人。而注意本草者。竟寥若晨星。鄙人有鑒于斯。特闢藥物學一門。以簡明之筆墨。寫本草之功用。務使讀者諸君。一目了然。某藥何以有此功效。某藥何以能治某病。至於前人誤解之處。則代爲更正。以免流弊。而內容所遇則處處根據實用。力避空泛。故名之曰『實用簡明藥物學』。雖不能盡善盡美。或亦可爲初學者之一助乎。

（一）人參　味甘微寒。入於脾肺。

補氣　氣有外氣。天之邪氣也。氣有內氣。人之正氣也。正氣者。生於脾。藏於肺。司人身之呼吸。人參稟天地沖和之氣以生。其味甘。其入脾。甘能生津。津能化氣。可挽氣於無有之鄉。有起死回生之功。故爲補氣獨一之上品。

安神　空而言之。變化不測謂之神。實而論之。腎水心火。水火既濟。存於心中。謂之神。神所以不安者。由心血虛。心血虛則心火旺。擾亂心神。不能內藏。人參甘補脾土。生津化氣。氣能化血。血上奉於心。血能養心。則神自安。與胃不和則臥不安者。迥然不同。

除邪　邪正不能並立。邪之所湊。其氣必虛。久病正虛。不能托邪外達。以致留連肌腠。人參甘能入脾。培補正氣。氣足則能托邪也。若暴病邪勢正在鴟張。早用有助邪爲虐之弊。

益智　智出於心。心血虧耗。則君主不明。智慧無所從出。人參能補氣化血。上奉於心。心血充足。則心開智長。

療心腹虛痛　痛因不一。有食積內停之實痛。有肝木乘脾之氣痛。有陽氣式微之寒痛。有正氣虛餒之虛痛。實痛宜攻。氣痛宜散。寒痛宜溫。虛痛宜補。人參所能治之痛。即虛痛也。蓋正氣虛則生內寒。寒充塞於心腹之間。心爲君火之臟。腹乃太陰之部。寒氣窒塞。氣機不宣。不通則痛。但痛喜按。按則痛止。人參能補正氣。氣足則寒自散。不治痛而痛自定矣。

除胸脇逆滿　胸爲肺之部分。脇乃肝之分野。正氣虛餒。虛氣散逆。漫佈胸脇。脹滿喜按。書所謂至虛有盛候也。人參能扶正培土。土厚則虛氣自斂。而滿可舒。

止消渴　消渴有三消之別。上消屬肺。中消屬胃。下消屬腎。亦有虛實之異。實症由邪熱內充。薰蒸肺胃。虛症由正氣不足。津少上承。人參味甘補脾。而生津液。輸潤於口。故能治脾津不升之消渴。况寒能退熱。而清虛火。

破堅積　臟腑之外。軀殼之間。或癥或瘕。痰濕瘀結。血凝氣滯。瘀口繼潰。壅塊堅積。久而不消。此正虛不能流通也。人參長於補氣。氣行則痰血亦隨之而行。故破堅積能奏膚功。

氣壯而胃自開　氣和而食自化　脾主運化。胃主受納。脾氣足則升。爲運化水穀。胃氣和則降。能受納水穀。人參能補正氣。治病後脾胃生氣不振（納穀衰少。神疲力乏。用之最爲適當。

小茴香辨

張錫純

古語云。問耕於奴。訪織於婢。此語誠信然也。吾直俗習。皆喜食茴香菜。又極喜用其子作食料。以調和飲食。是以愚於因寒小便不通。及奇經諸脈寒鬱作疼者。恆重用小茴以溫通之。誠以其爲尋常服食之物。雖多用之無傷也。後見紹興醫學報載。有用小茴香二三錢。即至誤人性命者。而醫界者亦多隨聲附和。謂小茴香含有毒性。不可輕用。而愚心甚疑之。回憶生平屢次重用小茴香。爲人治病。約皆隨手奏效。服藥後未嘗少有眼眩。且爲日用服食之物。何至有毒也。因之蓄疑於心。廣問醫界同人。亦未有能言其故者。後在奉醫院中。僱一鄒姓廚役。其人年過五旬。識字頗多。彼亦恆用小茴香調和食物。因與言及紹報所載之事。彼曰。小茴香原係兩種。有野生家種之分。此物若爲園圃中種者。其菜與子皆無毒。若爲野山自生者。其菜與子皆有毒。此地人不喜食茴香。街市所鬻之茴香。多係關裏人在奉者賣去。因本地人鑑於野生之茴香有毒。並疑園圃中種者。亦或有毒。而不敢輕食也。愚聞之。數年疑團。渙然冰釋矣。由斯知欲用小茴香者。若確知其爲園圃所種植者。不妨多用。若購自藥房。卻當慎用。少用。恐其爲野山自生之小茴香也。

由斯知天地之間。同是一物。而其或有毒或無毒。誠難確定。猶憶歲在丁卯。邑中叢樹林中多生蘑菇。其上皆有紫黑斑點。採取食之人。多吐瀉。且有多食致傷命者。此乃物之因形色偶異。而其性即迥異者也。又灰條菜（俗名灰菜）。爲農家常服之野菜。愚在籍時亦喜服之。後至奉天。見灰條菜各空地皆是。而人不敢食。詢之。答云。此菜人食之。則頭臉腫。其性與關裏生者迥別也。此亦物性之因地各異者也。又憶初學醫時。知蚤休之性有小毒。其用之極量不過二錢。至後初次用蚤休時。恐其有毒。親自檢驗。其形狀皮色。皆如乾薑。其味甘而淡。毫無刺戟性。嚼服錢許。心中泰然。知其分毫無毒。後恆用至四五錢。以治疔癰。其效。待至他處。再用此藥。其皮色紫而暗。有若紫參。其味辣而不甘。饒有刺戟之力。嚼服五分許。心中似覺不穩。乃恍悟方書所謂有毒者。指此等蚤休而言也。同是蚤休。而其性味貴如不同。凡用藥者。尚其細心。時時檢察。自能穩妥建功。不至有誤用藥品之失也。

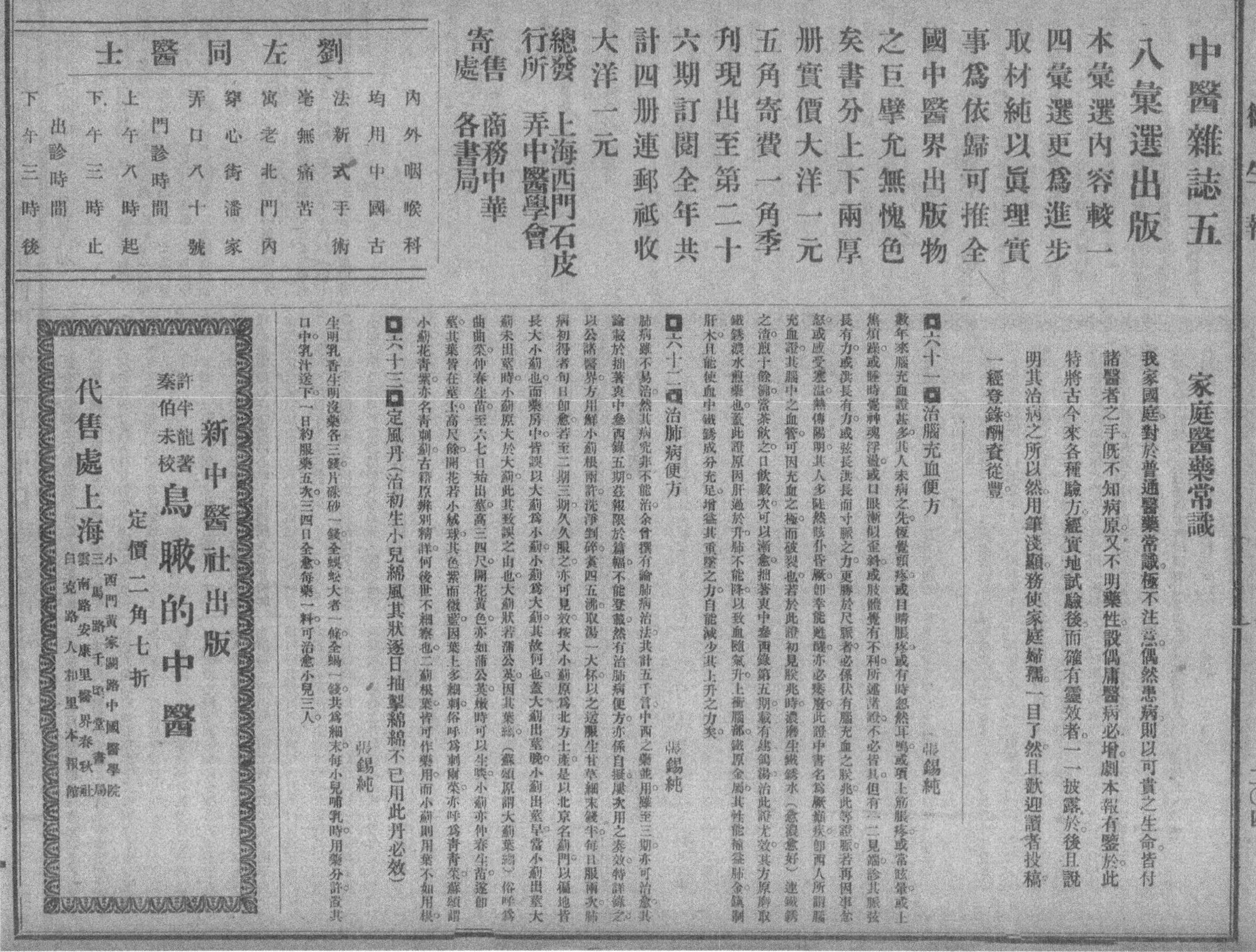

家庭醫藥常識

我家國庭對於普通醫藥常識。極不注意。偶然患病。則以可貴之生命。皆付諸醫者之手。既不知病原。又不明藥性。設偶庸醫。病必增劇。本報有鑒於此。特將古今來各種驗方。經實地試驗後。而確有靈效者。一一披露於後。且說明其治病之所以然。用筆淺顯。務使家庭婦孺。一目了然。且歡迎讀者投稿。一經登錄。酬資從豐。

六十一　治腦充血便方　　張錫純

數年來腦充血證甚多。其人未病之先。恆覺頭疼。或目睛脹疼。或有時忽然耳鳴。或項上筋脹疼。或常眩暈。或上焦煩躁。或睡時覺神魂浮蕩。或口眼漸似歪斜。或肢體覺有不利。所述諸證。不必皆具。但有一二見端。診其脈弦長有力。或洪長有力。或弦長洪長。而寸脈之力更勝於尺脈者。必係伏有腦充血之朕兆。此等證脈。若再因事忿怒。或感受溫熱。傳陽明。其人多陡然眩仆昏厥。即幸能甦醒。亦必痿廢。此證中書名為厥顚疾。即西人所謂腦充血證。其腦中之血管。可因充血之極而破裂也。若於此證初見朕兆時。濃磨生鐵銹水（愈濃愈好）。連鐵銹之渣。煎十餘沸。當茶飲之。日飲數次。可以漸愈。拙著衷中參西錄第五期。載有建瓴湯。治此證尤效。其方原磨取鐵銹濃水煎藥也。蓋此證原因。肝過於升。肺不能降。以致血隨氣升。上衝腦部。鐵原金屬。其性能抽益肺金。鎮制肝木。且能使血中鐵銹成分充足。增益其重墜之力。自能減少其上升之力矣。

六十二　治肺病便方　　張錫純

肺病雖不易治。然其病究非不能治。余曾撰有論肺病治法。共計五千言。中西之藥並用。雖至三期。亦可治愈。其論載於拙著衷中參西錄五期。惹報限於篇幅。不能登載。然有治肺病便方。亦係自擬屢次用之奏效。特詳錄之。以公諸醫界。方用鮮小薊根兩許。洗淨剉碎。煮四五沸。取湯一大杯。以之送服生甘草細末錢半。每日服兩次。肺病初得者。旬日即愈。若至二期三期。久久服之。亦可見效。按大小薊原為北方土產。是以北京名薊門。以遍地皆長大小薊也。而藥房中皆誤以大薊為小薊。小薊為大薊。其故何也。蓋大薊出莖晚。小薊出莖早。當小薊出莖。大薊未出莖時。小薊原大於大薊。此其致誤之由也。大薊狀若蒲公英。因其葉縐。（蘇頌原謂大薊葉縐）俗呼為曲曲菜。仲春生苗。至六七日始出莖。高三四尺。開花黃色。亦如蒲公英。嫩時可以生啖。小薊亦仲春生苗。遂即莖。其葉皆在莖上。高尺餘。開花若小絨球。其色紫而微藍。因葉上多細刺。俗呼為刺兒菜。亦呼為青青菜。蘇頌謂小薊花青紫。亦名青刺薊。古籍原辨別精詳。何後世不細察也。二薊根葉皆可作藥用。而小薊則用葉不如用根。

六十三　定風丹（治初生小兒綿風其狀逐日抽掣綿綿不已用此丹必效）　　張錫純

生明乳香　生明沒藥各三錢　片硃砂一錢　全蜈蚣大者一條　全蝎一錢　共為細末。每小兒哺乳時。用藥分許。置其口中。乳汁送下。一日約服藥五次。三四日全愈。每藥一料。可治愈小兒三人。

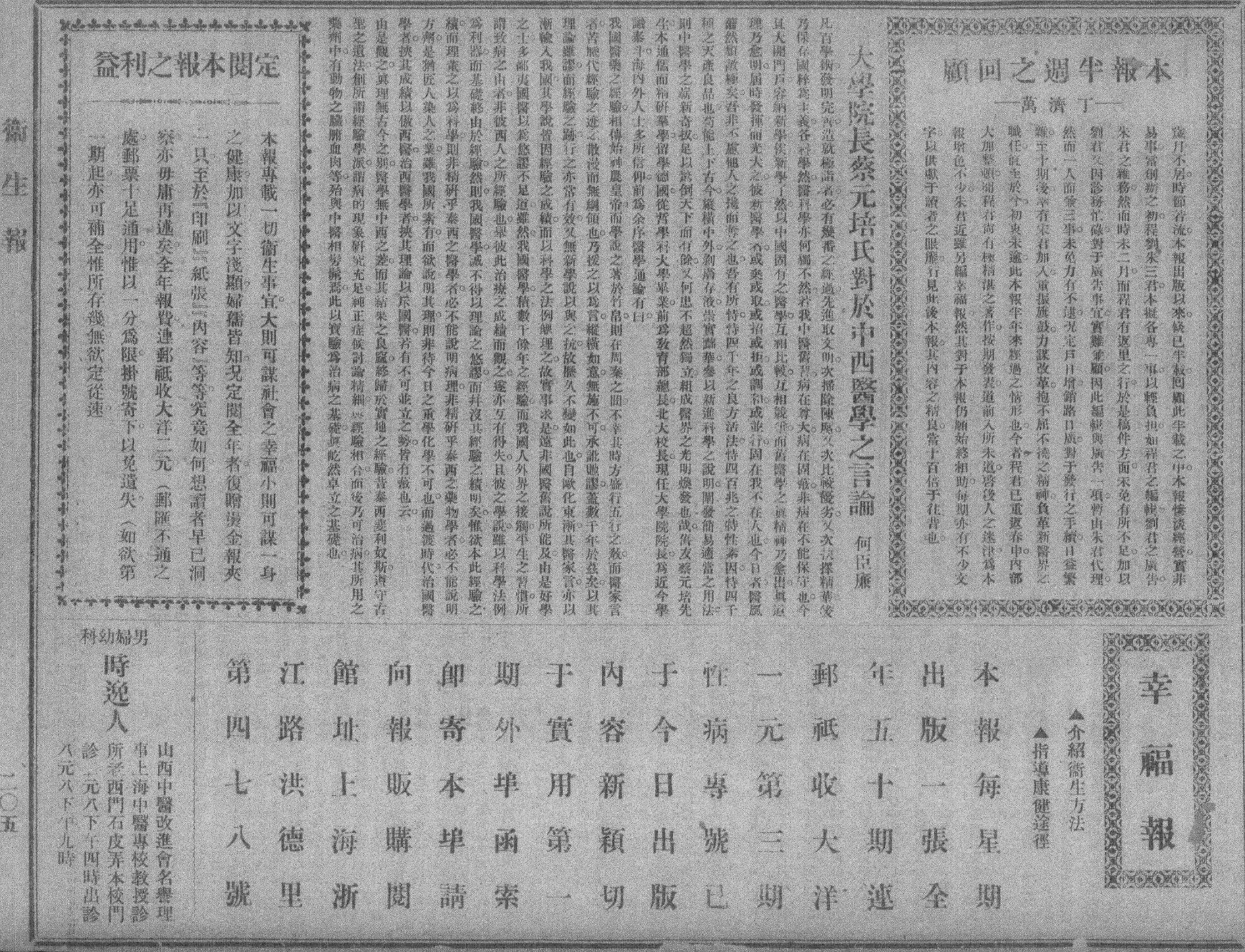

本報半週之回顧

—丁濟萬—

歲月不居。時節若流。本報出版以來。倏已半載。回顧此半載之中。本報慘淡經營。實非易事。當創辦之初。程劉朱三君。本擬各專一事。以輕負担。如程君之編輯。劉君之廣告。朱君之雜務。然而時未二月。而程君有返里之行。於是稿件方面。不免有所不足。加以劉君又因診務忙碌。對于廣告事宜。實難兼顧。因此編輯與廣告一項。暫由朱君代理。然而一人而兼三事。未免力有不逮。况定戶日增。銷路日廣。對于發行之手續。日益繁雜。至十期後。幸有宋君加入。重振旗鼓。力謀改革。抱不屈不撓之精神。負革新醫界之職任。但至於今。初衷未逾。此本報半年來經過之情形也。今者程君已重返春申。內部大加整頓。而程君尚有極精湛之著作。按期發表。道前人所未道。啓後人之迷津。爲本報增色不少。朱君近雖另編幸福報。然其對于本報。仍願始終相助。每期亦有不少文字。以供獻于讀者之眼簾。行見此後本報。其內容之精良。當十百倍于往昔也。

大學院長蔡元培氏對於中西醫學之言論

何臣廉

凡百學術。發明究竟。造就極詣者。必有幾番之錘造。先進取文明。次掃除陳腐。又次比較優劣。又次決擇精華。後乃保存國粹。篤主義。各科學然。醫科學亦何獨不然。若我中醫舊習。病在膏大。病在固蔽。非病在不能保守也。今且大闢門戶。容納新學。從新學了然以中國固有之醫學。互相比較。互相競爭。而舊醫學之真精神。乃愈出愈真。遠理乃愈明。屆時發揮而光大之。彼新醫學。或棄或取。或招或拒。或調和。或並行。固在我不在人也。今日者。醫風蘼然。類敵極矣。吾非不慮他人之挽而奪之也。吾有所恃。恃四千年之良方。活法恃四百兆之特性。素因特四千種之天產良品也。苟能上下古今。縱橫中外。剷腐存液。崇實黜華。參以新進科學之說明。闡發簡易適當之用法。則中醫學之嶄新奇拔。足以驚倒天下而有餘。又何患不超然獨立。組成醫界之光明煥發也哉。舊友蔡元培先生。本通儒而精研羣學。留學德國。從哲學科大學畢業。前爲教育部總長。北大校長。現任大學院院長。爲近今學識泰斗。海內外人士。多所信仰。前爲余序醫學通論。有曰。

我國醫藥之經驗。相傳始神農皇帝。而學說之著於竹帛。則在周秦之間。不幸其時方盛行五行之教。而醫家言者。苦歷代經驗之迹之散漫而無綱領也。乃援之以爲言。縱橫如意。無施不可。承訛襲謬。蓋數千年於茲矣。以其理論雖謬。而經驗之跡。行之亦常有效。又無新學說以與之抗。故歷久不變如此也。自歐化東漸。其醫家言。亦以漸輸入我國。其學說皆因經驗之成績。而以科學之法例整理之。故實事求是。遠非國醫舊說所能及。由是好學之士。多鄙夷國醫。以爲悠謬不足道。雖然我國醫學積數千餘年之經驗。而我國人外界之接觸。平生之習慣。所謂致病之由者。非彼西人之所經驗也。舉彼此治療之成績而觀之。遂亦互有得失。且彼之學說。雖以科學法例爲利器。而基礎終由於經驗。然則我國醫學。誠不得以理論之悠謬。而並沒其經驗之績。明矣。惟欲本此經驗之績。而理董之以爲科學。則非精研乎泰西之醫學者。必不能說明病理。非精研乎泰西之藥物學者。必不能說明方劑。是猶匠人染人之業。雖我國所素有。而欲說明其理。則非待今日之重學化學不可也。而過渡時代。治國醫學者。挾其成績以傲西醫。治西醫學者。挾其理論以斥國醫。若有不可並立之勢。皆有蔽也云。

由是觀之。真理無古今之別。醫學無中西之差。而其結果之良窳。終歸於實地之經驗。昔泰西斐利奴斯。遵守古聖之遺法。倡所謂經驗學派。謂病的現象研究。充是純正症候。討論精細。與經驗相合而後乃可治病。其所用之藥劑中。有動物之臟腑血肉等。殆與中醫相彷彿焉。此以實驗爲治病之基礎。真屹然卓立之基礎也。

定閱本報之利益

本報專載一切衛生事宜。大則可謀社會之幸福。小則可謀一身之健康。加以文字淺顯。婦孺皆知。况定閱全年者。復贈燙金報夾一只。至於『印刷』『紙張』『內容』等等。究竟如何。想讀者早已洞察。亦毋庸再述矣。全年報費連郵祇收大洋二元（郵匯不通之處。郵票十足通用。惟以一分爲限。掛號寄下。以免遺失）（如欲第一期起。亦可補全。惟所存幾無。欲定從速）

LADIES' HEALTH
婦女衛生
女子醫學研究會編輯

惡阻論

俞修源

惡阻一症。有謂肝病者。有謂胃病者。有謂痰濕者。有謂體虛者。議論紛紜。莫衷一是。沈堯封曰。人身臟腑。本是接壤。懷娠則腹中陡增一物。臟礙。故現嘔惡眩暈等症。說理雖較明暢。仍逃不出肝胃二字。且未能發明盡致。爰申述之。凡婦人受孕後。胎兒藉母血而逐漸長大。子宮亦漸脹大。衝受壓逼。其氣上逆。則胃首當其衝。胃被衝擠。消化機能。因之以減。則輔助消化之胃酸。至此停留胃中。一被衝氣上激。以致心泛嘔酸。且胃爲水穀之海。體既被窒。不能循序運化。則水聚爲濕。濕釀成痰。頭目眩暈。納鈍肢怠諸病。遂然起矣。是惡阻病。其主因在胎兒初長。障礙衝脈。追及胃部。諸家所論肝胃痰濕。乃成病之近因耳。故金匱曰。於法六十日當有此症。蓋六十日之胎氣正上衝胃部是也。三四月後。胎兒體量增重。重則下垂。始與胃衝無關。惡阻遂痊。其後子宮高聳。壓逼於膀胱之上。故四五月後之孕婦。往往有小便頻數。或竟不通者。職斯之由耳。故惡阻症有停藥自愈之說。明乎此。則知金匱竹茹橘皮湯。婦科準繩青竹茹湯。橘皮湯。縮砂散。千金半夏茯苓湯等之和胃消痰利氣平逆諸品。祇屬治標之劑。非根本解決之方也。金匱曰。設有醫者治逆。卻一月加吐下者。則絕之。推其所謂絕之者。謂絕止醫藥。俟其自安也。如病家不肯絕藥。則倣趙靜初先生醫話稿法。立疏氣降逆。養胃安胎。清芬平淡之劑。如連蘇飲加川黃草淡竹茹炒香鮮枇杷葉鮮建蘭葉等品出入加減。總以輕劑漸漸收功。雖無速效。亦斷不致貽害。蓋因懷妊惡阻本屬姙婦之常疾。如過藥傷胃。致現種種惡疾。轉見心胸煩懣。惡聞食氣。體重作痛。黃瘦倦臥。氣息奄奄者。所見甚多。爰爲發表拙見。以告世之患惡阻者。

月經問題（續）

宋愛人

第三章　月經色異之鑑別

從來醫家。都作月經就是純粹的血。於是丹方家幾視爲補養妙品。而竟美其名曰蓉米珠也。金鉛也。銀鉛也（俱見甲編第八章）。而其實皆誤也。醫家對於婦女之月經不調。或月事不來。其一知半解者。亦惟去血之是問。桃仁也。山甲也。通經破瘀也。而其實亦皆誤也。其辨月經之色。亦以紅若鮮血者爲無病。若是則試以婦女經色論之。恐婦女之有病者。十有八九矣。何者。吾再以實驗所得而說明之。蓋時攝生理家言。大概謂婦女下腹骨盤。有交感神經節。以調節全體血行之度數。而血之循環運行。每值生殖器血管中蘊積最夥。而血之原質。至此亦漸變異。紫血增益。赤血退化。而又以紫血環流較遲於赤血之故。於以積日四週。每有所贏餘。至一定時期。能使血管充滿。及至經行之期。其卵巢內之卵珠。因華拉夫氏細胞破裂。遂將卵珠輸送於子宮。時子宮黏膜。轉有夥脂而爲滑澤柔軟之毛細管。同時子宮頸亦因充血之故。而漸爲膨大。此時血管中之紫血。其環流之速率。益爲遲緩滯積難容。致子宮黏膜表面毛細管充血而致於破裂。兼之子宮壁膜之黏液。亦相與推蕩而下。月經適如潮之有汛矣。循斯而論。則月經明明含有子宮壁膜之黏液。不是純粹的血。月經之最初原質。明明是係於子宮血管環流較遲。變爲紫血而成。何能使其色亦鮮紅。此理一經道破。雖愚者亦知其謬。故以通常月經之色而觀察之。則無有不較之鮮血略帶紫黯。而其氣亦略帶腥穢。與血之純是血腥者。自亦殊異。然而月經之色。而欲其鮮紅若血。果非常理也。而月經經色之或黑。或淡。又爲疾病之特徵矣。大概色黑者熱甚也。淡白者血虛也。如米泔水。如屋漏水。如豆汁。或帶黃濁模糊者。濕痰流入胞中也。或成塊作片。血不變者。氣滯也。又或風冷乘入胞中也。（此數種病理。容詳細說明於後）則經來之色。亦不可不注意。及此者致其治法。可用『四物湯』加減如下。

四物湯方（本方效用已詳論於本報第十六號汪錦珍先生『四物湯之研究』中）

當歸　熟地（如血分熱者。當改用生地。分量大約各三錢）　川芎（分量大約錢半）　白芍（分量大約錢。各酒炒）

大法色黑而熱者。如黃芩黃連製香附。淡白而虛者。四物湯去地黃白芍。加人參黃耆製香附。有痰者。四物湯去地黃白芍。加白朮茯苓製半夏炙廣皮。如煙塵者。四物湯去地黃白芍。加白朮茯苓製半夏炙廣皮。炒秦艽。炒防風。製蒼朮。如豆汁者。四物湯（用生地）加香附延胡枳殼陳皮。

（按）本編所列方劑。其中消息用藥。皆根據所述之本證。分寒熱虛實以立方者。故對證發藥。宜有特效。惟設有他種兼證。或證同而因異者。皆須另求醫士。以昭慎重。是爲至要。

七日一病證

暗產

秀娟

生產是女子所必經的痛苦。但是同一生產。卻有『正產』『橫產』『小產』『倒產』種種奇形怪狀的產法。弄得產婦死去活來。生命幾乎不保。所以古時有句俗語說。『婦人臨產。一腳跨在陽間。一腳跨在陰間。』唉。這是何等可怕的事情呢。現在我所說的『暗產』。也是諸產中的一種。不過這種生產。比小產還要前幾個月。當時的胎還沒有成形。所以雖然產下來。連婦人自己都不知道。至於所以產生的緣故。大約因爲受孕之後。房事過度。或者是女子身體薄弱。不能涵養胞胎。我常見世上女子。有終身不育的很多很多。難道他們都是石女麼。這恐未必吧。完全是受胎之後。不能保養胎元。因此成爲暗產的。一定不少。這種暗產。假使不去預防。那麼恐怕終身沒有生育的希望了。講到預防的法子。第一應當禁止房事。因爲孕後動房。慾火就要擾動胎元。胎元不固。自然要成功暗產了。世間抱伯道無兒的男女們。要想享多子多孫的幸福嗎。請大家注意這種暗產纔好呀。

求嗣方法

晉萑

方書云。無子者用虎鼻懸門上一年。取然作屑。婦人飲便生貴子。勿令婦知。知則不驗。按內經云。古之治病。惟其移精變氣。可祝由而已。其術流傳至今。爲符籙禁咒。湖南辰州人優爲之。時有奇效。實則不但符咒也。蓋此等厭禳之法。皆假借乎天地萬物之氣。以治人之病氣。兩間之氣。莫不感應。其以針砭藥劑之治病。亦屬以氣化氣。原理相同。今以虎鼻懸門。是取義人生於寅。虎屬寅。又屬陽。鼻復爲全體始生之物之故。滿一年者。取其周遍四時。得氣全也。其法甚有意思。登之報端。爲世人告。妙在即使不驗。亦於人無害焉。

轉女爲男外用法

晉萑

既知婦人有孕。不知其爲男女也。而望子綦切者。或疑是女胎。欲其轉而爲男。致方書所載。用雄黃一兩。絳囊盛。帶婦人左臂。或繫腰下。百日去之。又方。萱草即宜男草。姙婦佩之。又方。雄雞長尾。拔三莖。置孕婦席下。勿令知之。以上三方。實皆移精變氣古之遺法。勿以爲毫無道理。疑而不信。試思古人何以重胎教。其子之智愚賢不肖。於婦人姙娠後一舉一動。所見所聞。盡有關係。然則欲得賢子孫者。何嘗不可以人力勝天工耶。

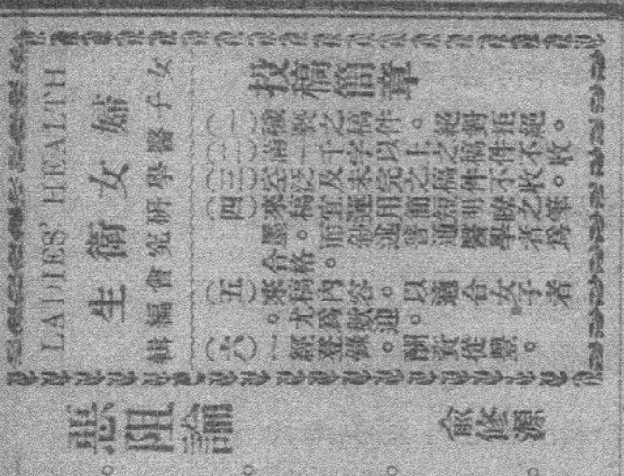

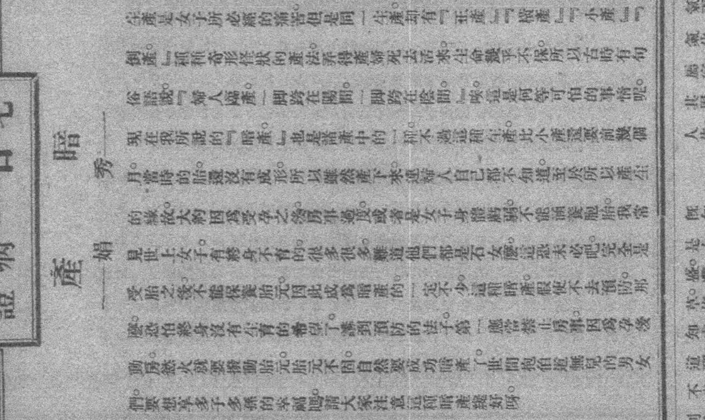

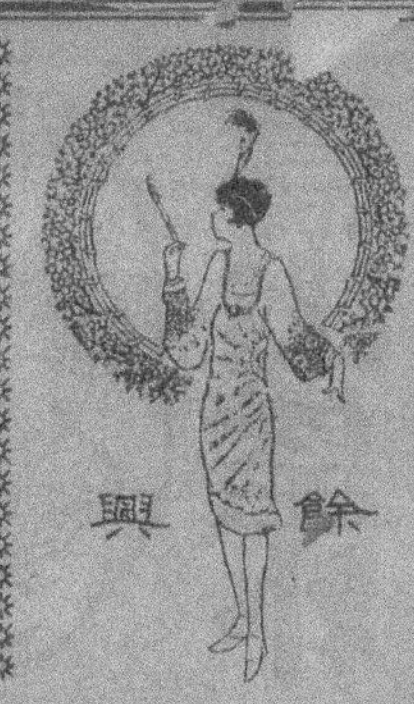

談話　有形……無形

大仁

鎗砲之害人。皆遠而避之。烟酒之毒人。皆近而愿之。此二者同爲殺身之利器。而一則憂之。一則愿之。何相去之遠耶。曰有形與無形之別耳。日本在濟南發生慘案。鎗殺我同胞。侵害我疆土。凡我同胞。莫不慾恨塡胸。大有頭可斷。身可殺。此仇不可不報之慨。然而反顧國內。洋貨充斥。歐西學術。正在大施其侵略手段。而國人反置之不顧。此無他。亦有形與無形之別耳。故今日中國之患。不在于有形之侵略。而在于無形之侵略。蓋有形之侵略愈多。則國人之刺激愈深。物理學所謂壓力大。則反抗力亦愈大。彼無形之侵略。在于不知不覺之中。猶烟酒之害人。而人反愿之。如今日之西醫。亦外人學術侵略之一也。凡我同志。其可不猛省乎。

明辨醫話（續）

虛謙

帝王世紀云。黃帝使岐伯嘗味木草。定本草經。造醫方以療衆疾。

嘗味本草。定本草經云者。與神農之說無異。帝王世紀爲西晉皇甫謐所著。謐爲醫中之一人。而好神仙道士之事。倡不老延年之說。則其杜撰妄誕。可推知已。

由以上所述觀之。則正說無明證。可斷言也。

蓋自周以前。醫事之如何。殆不能知。至周而分疾醫、瘍醫、食醫、獸醫之職。又置醫師而掌衆醫之政令。見於周禮天官。而周禮之書。爲先儒之說。秦漢諸儒以意損益者衆矣。非周公之完書也。或云劉歆附益以佐王莽者也。當周之末。戰國之時。春秋四百餘年間。左傳載醫和醫緩扁鵲之事。史記戰國策亦言之。此外子史不載醫人。又無醫書之傳。

討病魔檄（仿討武曌檄體）

遯盦

有所謂病魔者。非神非鬼。無姓無名。氣旺退居。據外神衰入舍。身中泊乎。傳染附於肌膚。潛形虛實之軀。陰圖淺深之病。入口噎嗌。米粒不肯輕留。徼熱速寒。食滋因之爲祟。窒中宮而氣閉。結大便而神疲。加以濕爲陰邪。食爲陽暴。心之主血。肝之主筋。肺之毛皮。脾之肌肉。五臟爲之騷擾。六腑爲之橫逆。綱衰微寒。徼熱夾痰夾濕。腎爲命主。水虧不能涵木（易動肝氣）。胃係命根。土弱何以生金（易於咸冒）。嗚呼。秦和緩之不作。漢華陀之已亡。臥睡飲熱。識陰分之因虛。涎泛頭眩。知氣機之未暢。代夫景岳素明。醫通久熟。本本草之藥性。應攻逐之病情。神農氏之辨嘗。良有以也。軒轅帝之問難。豈徒然哉。是用法按方書。味分佐使。因濕蒸之天氣。祛蘊感之病機。未攻表裏。先滌胃腸。化濕寬中。消食解熱。爰進疏通。莫先腸胃。枳實檳榔。消導之法無弱。黃柏米仁。燥利之功有效。潤達投而宿垢出。痰涎淨而噫氣除。滋化則便溺流通。熱退則精神起爽。以此制病。何病不安。以此圖功。何功不奏。君等（指藥）或產蜀川。或生閩廣。或因升降而酒鹽（酒炒則升。鹽炒則降）。或因燥濕而泡製。性誠可考。味豈無稽。數方之藥不靈。六脈之診無據。倘能原因氣旺。神爽體安。永久仁壽之鄉。無致疴瘵之累。凡諸鴻效。並著青囊。若其內擾諸經。外傳遍體。拒逆清理之法。必施燥刻之誅。試詢抱病之主人。每覺輕鬆而漸爽。

却病談（集陶菴錄）

尊美

余每觀宋李畋九河公語錄云。畋患若。既瘳。請謁公。公曰。子于病中曾會得移心法否。畋未對。公又曰。人能于病中移其心。如對君父。懷之靜之。自愈。畋如其言。後果得效。

又觀金史載楊雲翼嘗患風痺。得稍愈。哀宗問愈病之方。對曰。但治心耳。心和則邪氣不干。治國亦然。予謂此眞百病之良方也。未病時如此。可以不病。已病時如此。可以愈病。余昔在雲間。大病四體如炙。此心煩懣忙亂。因而自問曰。如此病不起。只索聽之。忙亂無益也。乃一念不動。至晚汗下如雨。病竟痊愈。且至老不發云。

藥名詩

許弁靈　丁勵修　合作

枯槐河柳暮含烟。凌亂浮萍誰見憐。莫訴款冬霜雪苦。恐將輕粉落花邊。

芙蓉偏不爲儂開。旋覆曉粧上鏡臺。續斷故鄉千里□。連翹有約未曾來。

蒲蘆醉詠自風流。獨釣天門古渡頭。劉寄有情知□□。不如楓葉影幽幽。

驚醒杜仲怨殘更。夢裏燈心無限情。雙淚決明眞□□。含愁背碎到天明。

半捲紅鹽月未斜。玉容寂寞淚枯花。東風惡得兜□□。雲母無涯月有涯。

淒風凄雨菊花殘。憶却牽牛不勝寒。燕子不知香閣暮。雙雙飛伴佩蘭杆。

淺君明月是歸身。恨我蓬莪落人。記得南星明月夜。提壺醉到鷓鴣春。

露似珍珠月似霜。重重花影細辛光。夜明猶有多情者。笑向金燈話斷腸。

落花流水白年年。底事相思倍惝然。獨活殘燈寫苦絲。怕聽梁上弄歌絃。

千行膩粉一行詩。客夢常山事事悲。料得白頭憔悴甚。恨償玉屑誤佳期。

衛生小說　醫界鏡（名醫故事）（十四）

醫隱

龐氏扶出。龐氏抱了小孩。與仲良相見。略談了些家常。仲良引龐氏到後面上房樓上去。龐氏上了樓。周洄一看。見樓是三間。東面一間外房。外間有春臺一張。抽屜臺一張。東西檀木方椅四張。大炕牀一張。鋪墊五色斑爛。炕几上小自鳴鐘一隻。揭起大紅綢門簾。進到裏間。見後面是臥房。貼裏安一張三面菱花的大牀。兩邊是欄杆。上掛一頂湖色縐紗帳。牀上疊起兩條錦被。側首放個衣架。搭着手巾。這邊放着個洗面盆架。一□金漆□子。放兩個錫燈台。對牀排着四把一字交椅。前面小台一張。靠壁四張杌子。動用傢伙。一應俱全。都是趙封翁預先辦就的。看了好不稱心滿意。帶救老媽將帶來物件也都搬上來安頓停妥。仲良又同龐氏下了樓來。到前面西邊醫室。掀開戶簾進去。一看中間擺一張花梨木大炕。鋪了大紅綢鋪墊。炕几上擺大自鳴鐘一只。蟹爪菊花一盆。炕上面掛了四幅工筆花卉。窗外一帶紗窗。中嵌玻璃。一張楠木方桌。桌上有個都盛盤。放着筆硯墨匣。旁邊許多鬧藥方紙頭。靠牆一個書架。放些零星物件。四張茶几七八張椅子。兩邊擺着。龐氏看了一回。回上房去。仲良出來。只見封翁同了兩個男用人兩個女用人。擡了一只紅皮箱進來。封翁向仲良道恭喜。替夫人到了。一桌便飯便菜。送來請替夫人嘗嘗。且充充飢。這箱內銀洋一千元。聊備家常零用。請先生收了。此奴僕四人。以備使用。仲良一一拜謝領受。訖封翁回去。當同龐氏吃過了飯。天色將夜。到黃昏又吃些夜飯。夫妻訴說衷情。前日困苦。今日安樂。另有那一番恩情。自不必說。過了兩日。仲良也辦兩桌酒席。請了封翁父子。與前在蓮韜館內飲酒行令的幾位客人。自此仲良夫妻老小。歡聚一堂。生意興旺。住了華堂大廈。與封翁園宅間壁。可通往來。花晨月夕。仲良暇時。封翁招呼過去。飲酒圍棋。煮茗談心。正是明月好同三徑夜。綠楊宜作兩家春。且聽下回分解。

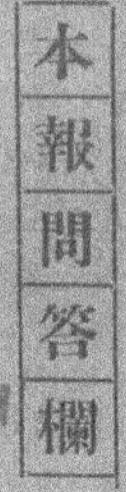

本報問答欄

簡章

(一)本欄除本報編輯自任答覆外并聘請章太炎君曹穎甫君任答王一仁君秦伯未君許半龍君擔任爲顧問

(二)所問病症。須確有研究之價值。否則恕不答覆。

(三)凡投函問病。不得隨意用信紙。或鉛筆申述。本報另印『衛生報問病用紙』一份。務須照其空白表格。一一填明。此項問病用紙。惟定閱本報全年一份者。始贈一紙。如單購此紙。每一份實售大洋一元。

(四)非本報定戶。每題須納費一元。以示限制。

(五)問者須詳述病症之原因。及現在之狀態。經過之治療等等。

何達夫問　　無錫戴奚橋

敝友王君素患頭眩前兩月起兩足浮腫甚紅或破爛時出水血行路不便近日神昏糊塗舌根強言語艱澀不清延醫診治數次未見有效舌薄黃脉則弦小而數敬請高明研究

答何達夫問　　宋大仁

陰虛質體肝陽升騰流火濕毒凝結下焦兩足浮腫色紅甚則破爛滲水出血不便步履神智不明舌根強言語蹇澁頭腦空虛舌苔薄黃脉象弦小而數症屬纏綿姑宜清榮化濕清泄厥陽未識能得應手否尚希裁正

紫丹參二錢　忍冬花三錢　川牛膝一錢　杜赤豆一兩
生赤芍二錢　連蠶沙三錢　南沙參三錢　絲瓜絡二錢
連皮苓四錢　木防己二錢　穭豆衣三錢
生苡仁四錢　川象貝各二錢　冬瓜子三錢

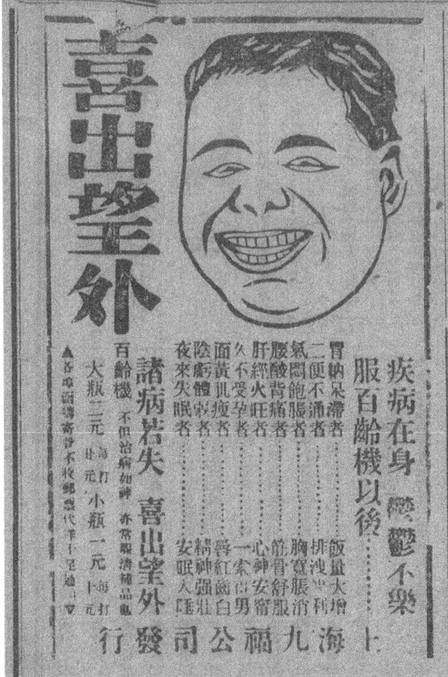

大造補天參茸丸

[illegible]

茲將主治各症列左

男婦

先天不足　後天虧損　房勞過度　骨蒸勞熱　手足冰冷　酸軟無力　胃虛氣痛　久洩不止　虛損吐血　半身不遂　黃疸水腫　大腹虛脹　久患痔瘡　自汗盜汗　心悸不寐　怔冲健忘　氣血衰弱　老年怕冷　腰膝酸痛　頭暈目花　久咳氣喘　傳尸勞病　思慮過度　神疲食少　體虛風痛　久瘧不愈　虛火牙痛　耳鳴耳聾　嘔吐酸水　小便頻數　童子勞傷　癰久不斂

男子

眞元虧耗　精滑易洩　久患白濁　腎虛遺精　老弱戒烟　軟酸嗜臥　陽痿不起　艱於子嗣　虛寒脫肛　日久疝氣　脫陽縮陽　添精益髓

婦女

子宮虛冷　久不受孕　經水不調　白帶白淫　乾血癆病　面黃髮脫　小腹冷痛　陰痿不起　常患小產　崩漏不止　廣嗣種子　經枯血少

以上各藥引倘一時不使購買宜用清凉水或稀飯湯均可酌用

此丸大補兩大培養氣血添精益腦調經種子種功效難盡述但受外感風她及實熱傷寒等症切不可服

價目　每丸一元

上海北京路東首第一號大成記鳳參號主人謹識

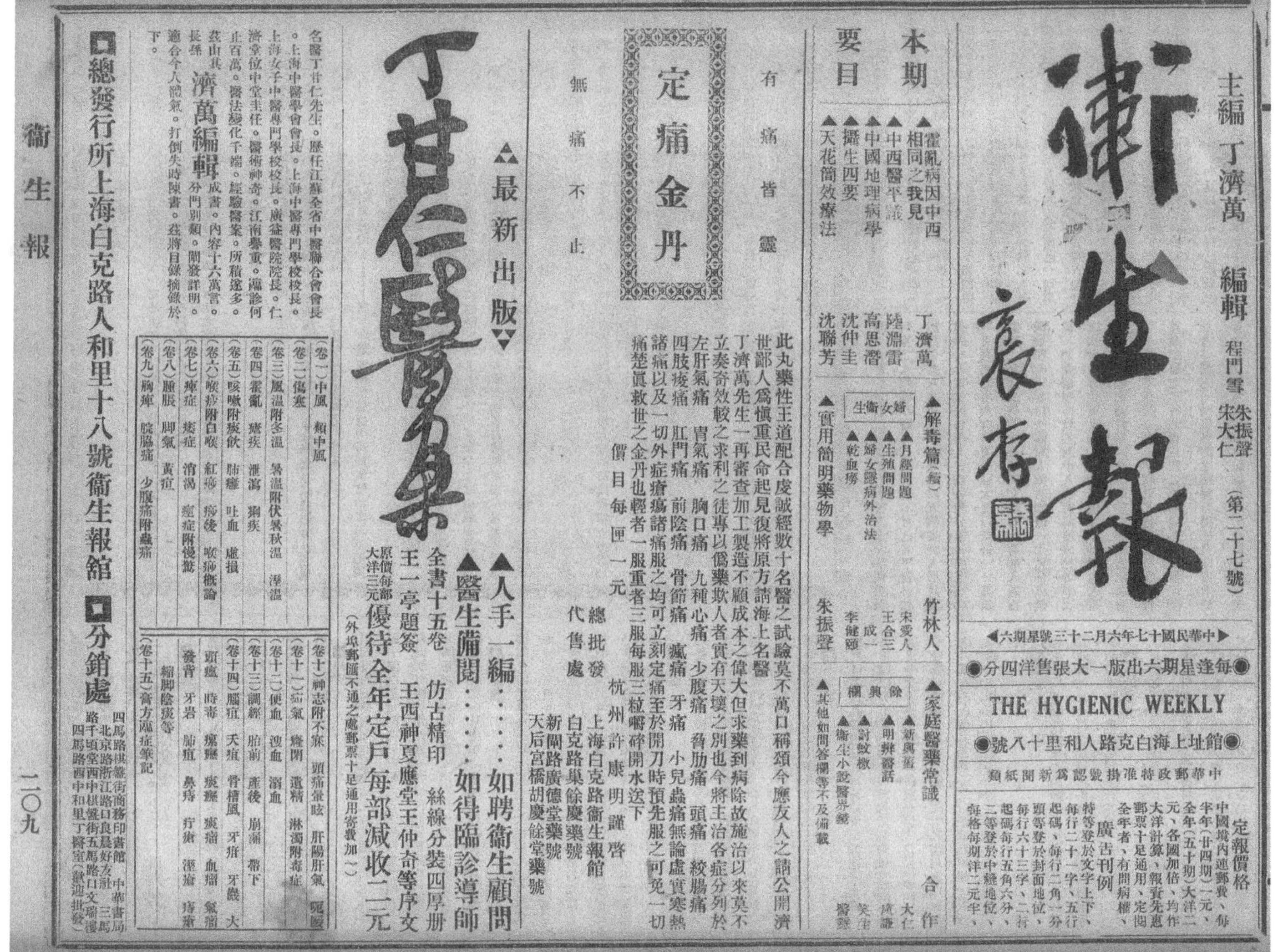

主編 丁濟萬
編輯 程門雪 朱振聲 宋大仁
（第二十七號）

衛生報

裛存

◀中華民國十七年六月二十三號星期六▶
◉每逢星期六出版一大張售洋四分◉
THE HYGIENIC WEEKLY
◉館址上海白克路人和里十八號◉
中華郵政特准掛號認爲新聞紙類

定報價格
中國境內連郵費、每半年（廿四期）一元、全年（五十期）大洋二元、各國加倍、均作大洋計算、報資先惠、郵票十足通用、定閱全年者、有問病權、

廣告刊例
特等登於文字上下、每行二十一字、五行起碼、每行二角一分
頭等登於封面地位、每行六十三字、二行起碼、每行五角六分、
二等登於中縫地位、每格每期洋二元半、

本期要目

▲霍亂病因中西相同之我見 丁濟萬
▲中西醫平議 陸淵雷
▲中國地理病學 高思潛
▲攝生四要 沈仲圭
▲天花簡效療法 沈聯芳
▲解毒篇（續） 竹林人
婦女衛生
▲月經問題 宋愛人
▲生殖問題 王合三
▲婦女隱病外治法 成一
▲乾血癆 李健頤
▲實用簡明藥物學 朱振聲
▲家庭醫藥常識 合作
餘興欄
▲新與舊 大仁
▲明辨醫話 成一
▲討蚊檄 笑生
▲衛生小說醫界鏡 瞽聲
▲其他如問答欄等不及備載

中國地理病學（續）

高思潛

從黃帝到戰國這時候研究地理病學的人。一定是很多的。但是他們的著述。都早已亡佚。我們是不能夠見的。如今從別的書上。來找幾條出來。也就可以曉得他們所說的大概了。

原來那時候研究地理病學的人。對於分區的方法。大家是不同的。把他綜合比較起來。約有四種。臚列在下面。

（一）對待說　就是內經五常政大論所說的。

（二）五方說　就是內經異法方宜論所說的。

（三）九州說　那時候中國分爲九州。所以地理病的學者。也就想用這個劃分區域的方法。不過因爲研究便利起見。內經五常政大論上。有一段話。足以代表他們的學說。

一州之氣。生化壽夭不同。其故何也。……高下之理。地勢使然也。崇高則陰氣治之。汙下則陽氣治之。……此地理之常也。

夏代纔分天下爲九州。黃帝時候。不會有州的名詞。所以決定這一條。爲夏代以後的人說的。

（四）氣類說　和上三說。全然不同。因爲他們的分部。只能渾渾大概。倘要詳細研究。不用這個法子是不能的。淮南子保留他們一些學說。在他墬形訓上。地各以其類生。是故山氣多男。澤氣多女。障氣多喑。風氣多聾。林氣多癃。木氣多傴。岸下氣多腫。石氣多力。險阻氣多癭。暑氣多夭。寒氣多壽。谷氣多痹。丘氣多狂。衍氣多仁。陵氣多貪。輕土多利。重土多遲。清水音小。濁水音大。湍水人輕。遲水人重。中土多聖人。皆象其氣。皆應其類。

這些話。精確的當。簡直是他們的定律了。

到了漢代。這種學問就漸漸衰了下來。只有晉朝人王冰註內經五常政大論的時候。發明五分說。和今日地理學上的五帶說。有點兒相像。很覺得特色的地說

中華之地。凡有高下之大者。東西南北各三分也。其一者自漢蜀江南至海也。二者自漢江北至平遙縣也。三者自平遙北山北至蕃界北海也。故南分大熱。中分寒熱兼半。北分大寒。南北分外。寒熱尤極。大熱之分其寒微。大寒之分其熱微。又東西高下之別亦三矣。其一者自汧源縣西至沙洲。二者自開封西至汧源縣。三者自開封縣東至滄海也。故東分大溫。中分溫涼兼半。西分大涼。大溫之分其寒五分之二。大涼之分其熱五分之二。溫涼分外。溫涼尤極。變爲大寒大熱也。

攝生四要

沈仲圭錄

致壽之道有四。曰慈。曰儉。曰和。曰靜。人能慈心於物。不爲一切害人之事。即一言有損於人。亦不輕發。推之戒殺生以惜物命。慎刈伐以養天和。無論冥報不爽。即胸中一段吉祥愷悌之氣。自然災沴不干。而可以長齡矣。人生享福。皆有分數。惜福之人。福常有餘。暴殄之人。易至罄竭。故老氏以儉爲寶。不止財用當儉而已。一切事常思節嗇之義。方有餘地。儉於飲食。可以養脾胃。儉於嗜欲。可以聚精神。儉於言語。可以養氣息非。儉於交遊。可以擇友寡過。儉於酬酢。可以養身息勞。儉於夜坐。可以安神舒體。儉於飲酒。可以清心養德。儉於思慮。可以蠲煩去擾。凡事省得一分。即受一分之益。大約天下事萬不得已者。不過十之一二。初見以爲不可已。細算之亦非萬不可已。如此逐漸省去。但日見事之少。白香山詩云。我有一言君記取。世間自取苦人多。今試問勞擾煩苦之人。此事亦儘可已。果屬萬不可已者乎。當必恍然自失矣。人常和悅。則心氣沖而五臟安。昔人所謂養歡喜神。真定梁公每語人。日間斷遇公事。每晚家居必尋可喜笑之事。與客縱談。掀髯大笑。以發舒一日勞頓鬱結之氣。此真得養生要訣。同文館時。有鄉人過百歲。公叩其術。答曰。予鄉村人。無所知。但一生只是喜歡。從不知憂惱。噫。此豈名利中人所能哉。傳曰。仁者靜。又曰。知者動。每見氣躁之人。舉動輕佻。多不得壽。古人謂視以世計。聽以時計。能以日計。動靜之分也。靜之義有二。一則身不過勞。一則心不輕動。凡遇一切勞頓憂惶喜樂恐懼之事。外則順以應之。此心寂然不動。如寒潭如古井。則志一動氣。外間之紛擾。皆退聽矣。此四者於養生之理。極爲切實。較之服藥引導。奚啻萬倍哉。服藥則物性易偏。或多燥烈。引導吐納。則易至作輟。必以四者爲根本。不可捨本而務末也。道德經五千言。其要旨不外於此。術之高者。時時體驗。當有裨益耳。

天花簡效療法

沈聯芳

□結痂

漿濃而足。一二日後。方可結痂。大凡漿濃結痂易。不濃結痂難。其於漿足而未結痂之際。名曰轉漿。此可停藥三天。待遍身結痂。可服金銀花、茯苓、澤瀉、杏仁、川貝等。清養脾胃。不宜濫補。須知結痂是回漿後元之際。先行清心瀉火。而從治補其元可也。

□剝斑

結痂後四五日。漸次剝斑。先結先剝。其理甚明。大凡痘面平而白。是元陽虛弱。宜以六君子湯。稍稍加減。如色紅而潤。可服鮮生地、歸身、元參。潛補養氣。乘此內臟空虛。調養氣血。則體氣精可速爾。豈不美哉。但亦宜於身體虛弱者。在一月後服之。小兒純陽之體。大可不補。

□大小便

醫家每謂見點後。不可大便。不可放屁。無非恐其洩氣而漿不足。但是放屁大便。是人生臟腑自然之由來。豈可禁阻。大便照常一日一解。能導火下降。最爲相當。小便總以通暢爲主。若溏大便而小便短。須得健脾運化。分其清濁。或於痘前先停食物。或於痘後熱傷脾陽。均須參酌用藥。至謂脾虛下陷。而投補劑。慎勿孟浪。

□不眠

先起發熱。其不得眠也。宜發表解外。遂其不得眠也。亦宜表。至於上漿後將痂時。必是其心火未降。宜用燈芯湯一味。便可貼然安枕。大凡結痂之際。周身皮膚燥緊可知。更有鼻內生花。不通而啼。此種情形。均須主人留意。隨時詳察。勿必遽用藥餌。使醫家之心無定也。

□不吮乳

發熱口渴。吮乳必較往日爲甚。迨至痘點蓬密。多者口、鼻、唇、吻、眼、舌、喉、關。無所不至。其餘均無妨。惟生在眼內。須用牛蒡子研末。蔴油打餅。敷在顖穴（俗謂囟門穴）。可以移至他處。生在舌上。即不能吮乳。須以真珠黃散塗舌。或有心火熾甚。舌爲心之苗。帶痛而不能吮乳。亟服味連翹、銀花、山梔、燈心、珠粉。清其心火。一睡而後可吮。

□氣逆

痘花遍齊。其臟外盛。從心經而來。心火必甚。心火甚而引動發火。發火甚而致氣逆。亟應清其心火。勿貽他患。若誤以氣虛而投補劑。是速其死矣。可不慎哉。

□預防良方

三豆飲。即綠豆、赤豆、黑豆。三種不計分量。將此三種之豆煮熟。另加白糖些少。當痘疫流行之際。使小兒當點心常常服之。未發能預防。發能稀。已見點者加生甘草五分。銀花一錢。或喫乳娘多服。功效甚大。（完）

實用簡明藥物學（續）　朱振聲

（一）生地黃　氣味之甘寒　入心肝與脾腎

涼血補陰　心生血。肝藏血。血虛生內熱。血得熱則妄行。或為吐衄。或為崩漏。生地寒能清血熱。血熱能清。則陰分不受其消爍。涼血即所以補陰。且甘能生津化血補陰。

去瘀生新　生地色黑味甘。能生津液。津能化血而新血生。亦能化氣。氣能流通。則瘀自去。

養筋骨　肝主筋。腎主骨。肝腎陰虧。精血不足。血虛則攣筋。精虛則骨痛。攣動不能自如。生地專補陰分。生精化血。灌溉於筋骨之間。

益氣力　氣方之根。賴精血充。生地長於補陰。益精益血。精血充足。則能長氣於陰平陽秘之間。氣力自大。

理胎產　胎前血多虧不足養胎。致胎熱不安。產後每失血過多。血虛生內熱。生地甘補陰。寒退熱。熱退血足。病何由生。

主勞傷　久行傷筋。久立傷骨。致精血兩衰。生地入肝補血。入腎補精。精血封填。其勞可愈。至於勞傷脾胃。正氣虛餒。宜補正氣。生地又不可用。

通二便　腎為胃關。開竅二陰。腎氣充。能蒸動氣化。則小便通利。腎精足。能滋潤大腸。則大便暢快。生地能補腎陰。故能通利二便。

益煩渴　煩屬於心。心血虛。則心火上炎。擾亂神明。乃煩不安。血熱上升。亦能令人渴。但口雖乾不多飲。生地既能補陰養血。又能涼血生津。

心病而掌心熱痛　手掌通心。蓋掌者為心包絡經所過之路。心包絡為君主臣使之官。心血虛則心火旺。移熱於心包絡之經。故掌中熱痛。生地甘能生血。損心心受血榮。而熱不移。掌掌痛自可蠲除。

脾病而痿躄貪眠　脾主四肢。脾陰虧耗。不能下達於足。則行走之間。軟弱無力。時左時右。是為痿躄。弗克洒陳於肢體。故解墮貪眠。生地長於補陰。脾陰受補。水精四布。諸恙自瘳。若係濕留經絡之痿躄與濕困脾土之貪眠。又在禁例。

骨髓能填　精足則髓足。髓足則骨強。生地養陰補精。生髓填骨。

肌肉可表　肌肉者。脾之合也。脾胃為生化氣血之海。脾陰不足。則不能為胃行其津液。遂致形質消瘦。生地治此。不過取其甘能補脾。化生津液與精血而已。

恩息山人譚少雲之畫

（本館可代收件）

解毒篇（續）　竹林人輯

解瘋狗咬毒

刮碡青和牛糞敷．蝦蟆作膾食．雄黃二錢麝五分研酒下．膽礬末敷．紫蘇叶嚼敷．蓼葉搗敷．地黃搗汁飯餅藥塗百度．川椒水調蕎麥末敷．蔓青根搗服．刮瓦上青苔敷不見日色者佳．白果仁嚼塗．烏梅肉酒服二錢．紫荊皮末沙糖調塗．梔子皮燒硫黃等分研敷．蟾酥灌．自死蛇一條燒研搽．虎骨刮末水調服並敷或煅研摻．蝟皮頭髮等分燒研煎服．婦人尿澆．鼠屎燒研敷．七日一發三七日不發乃脫急於無風處冷水洗淨服韭汁一碗七日又一盞四十九日共服七盞百日忌酸鹹一年忌魚腥終身忌狗肉．被咬後頂心必有紅髮務尋拔去渴煎陳麥稈陳蒸豆水陳松蘿茶飲．乳香藤連根葉搗酒冲服渣敷．血田沙糖明礬搽無血雞屎搽．錫灰敷舊錫器刮末亦可．瓦松雄黃搗貼．金絲荷葉搗沙糖調服．劉寄奴五錢番木鱉一個酒水煎服．蚓糞水調塗．地榆煮飲並研敷．威靈仙酒煎服．尿淋頭垢敷熱牛屎塗四圍．鹽水浸蓖麻子研貼．蒼耳葉搗酒冲服．半夏末擦．飲薑汁韭汁．刮肉店板上油膩沙糖敷．細辛蓽茇雄黃各三分麝五厘共研酒調服．野葡萄根搗汁酒服．獨莖防風大南星泡七次晒乾等分研每服二錢白湯下稍停再進一服汗愈．斑蝥三個去頭翅足研末黃酒煎半杯空心服打下肉狗四十個為盡如少數停兩日再一服．荔枝肉貼．杏仁沙糖等分搗敷．桃樹頭搗敷．元眼核去漆皮煅灰搽．洋糖同蔥搗敷．青布煎汁服．搗栗子敷．野菊花香附胎髮焙研末酒服儘醉

解貓咬毒

雄鼠屎燒灰油和敷．薄荷汁塗

解鼠咬毒

貓頭毛燒灰油調敷．貓屎揉敷．麝封．斑蝥去頭足翅燒灰麝少許津調塗．香椿樹皮搗汁一酒杯黃酒下

解虎咬毒

頻飲青松汁渣敷．常飲酒醉．燒青布熏傷口生葛煮汁頻洗並研煎頻服．內多服薑汁外用尿淋白礬末敷．服沙糖並塗．蜻蜓搗塗．土蠶搗敷．蔥湯洗生多瓜皮搽敷頻易．薤白搗汁飲並塗．真香油灌並洗．嚼栗塗．雄黃硫黃紫石英等分研末搽

解馬咬毒

益母草切醋炒研搽．馬齒莧煮食．獨顆栗燒研敷．雞冠血塗牡馬用雌牝馬用雄．人屎馬糞鼠糞焙研豬油調搽．豬肉同飯自嚼敷．薄荷汁塗．童便和韭汁服寒水石末敷踏傷同治．皂莢子燒灰香油調搽

解豬咬毒

松香熬貼．龜板燒研香油調搽．薄荷湯洗白礬棉臘末搽．屋漏中泥塗

解狼烟毒

服白蘿蔔汁

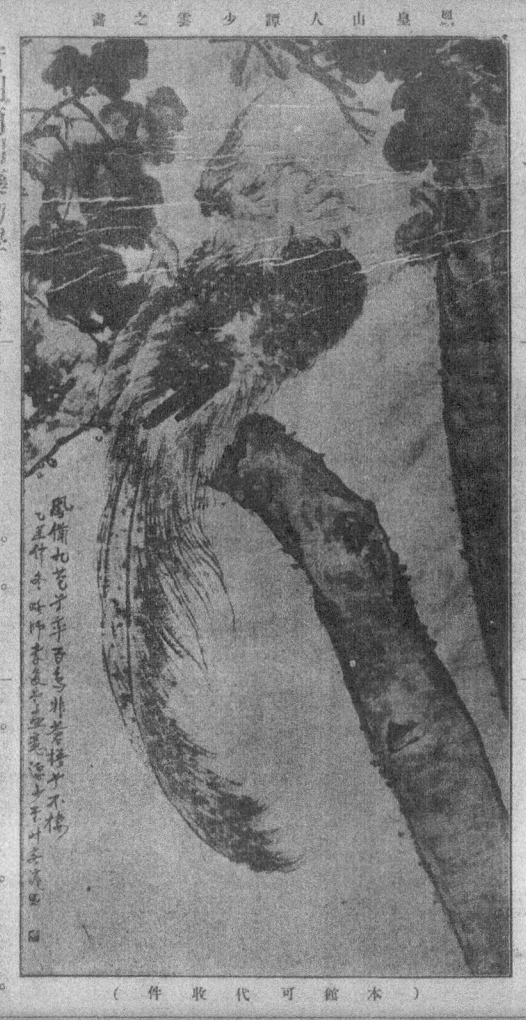

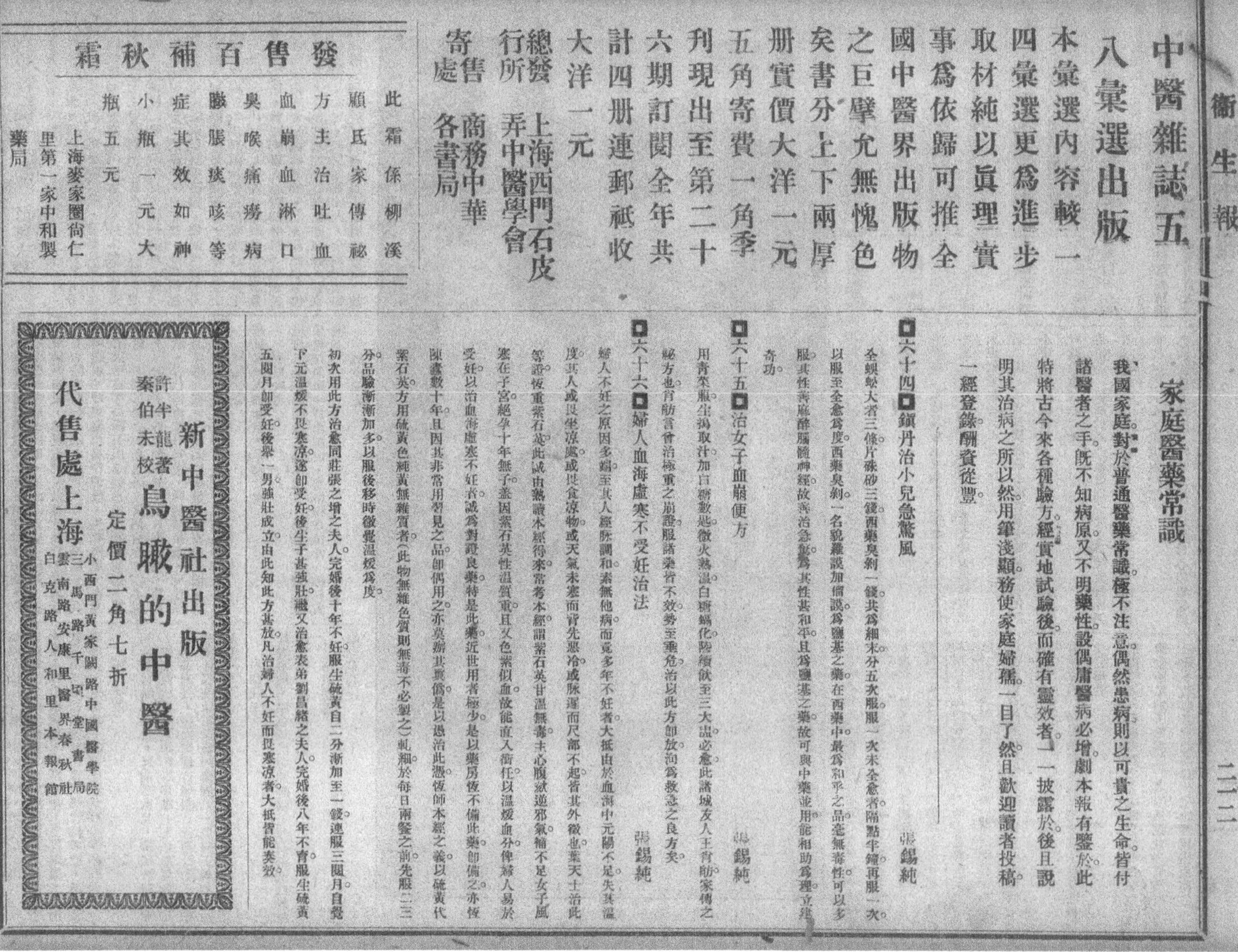

家庭醫藥常識

我國家庭。對於普通醫藥常識。極不注意。偶然患病則以可貴之生命。皆付諸醫者之手。既不知病原。又不明藥性。設偶庸醫病必增。劇本報有鑒。於此特將古今來各種驗方。經實地試驗後。而確有靈效者。一一披露。於後且說明其治病之所以然。用筆淺顯。務使家庭婦孺。一目了然。且歡迎讀者投稿。一經登錄。酬資從豐。

□六十四□鎭丹治小兒急驚風

張錫純

全蜈蚣大者三條。片硃砂三錢。西藥臭剝一錢。共爲細末。分五次服。服一次。未全愈者。隔點半鐘再服一次。以服至全愈爲度。西藥臭剝。一名貌羅謨加僧謨。爲鹽基之藥。在西藥中最爲和平之品。毫無毒性。可以多服。其性善麻醉腦髓神經。故善治急驚。其性甚和平。且爲鹽基之藥。故可與中藥並用。能相助爲理。立建奇功。

□六十五□治女子血崩便方

張錫純

用靑柔瓶。生搗取汁。加白糖數匙。微火熬溫。白糖鎔化。隨稍飲至三大盅。必愈。此諸城友人王肯舫家傳之秘方也。肯舫言曾治極重之崩證。服諸藥者不效。勢至垂危。治以此方。卽放洶爲救急之良方矣。

□六十六□婦人血海虛寒不受妊治法

張錫純

婦人不妊之原因多端。至其人經脈調和。素無他病。而竟多年不妊者。大抵由於血海中元陽不足。失其溫度。其人或見坐涼處。或見食涼物。或天氣未寒而背先惡冷。或脈遲而尺部不起。皆其外徵也。葉天士治此等證。恆重紫石英。此誠由熟讀本經得來。嘗考本經謂紫石英甘溫無毒。主心腹欬逆邪氣。補不足女子風寒在子宮。絕孕十年無子。蓋因紫石英性溫質重。且又色紫似血。故能直入衝任。以溫煖血分。俾婦人易於受妊。以治血海虛寒不妊者。誠爲對證良藥。特是此藥近世用者極少。是以藥房恆不備此藥。卽備之。亦恆陳蓄數十年。且因其非常用習見之品。卽偶用之。亦莫辦其眞僞。是以愚治此證。恆師本經之義。以硫黃代紫石英。方用硫黃色純黃無雜質者。（此物無雜色質則無毒不必製之）軋細。於每日兩餐之前。先服二三分。品驗漸漸加多。以服後移時微覺溫煖爲度。初次用此方治愈同莊張之增之夫人。完婚後十年不妊。服生硫黃自二分漸加至一錢。連服三閱月。自覺下元溫煖。不畏寒涼。遂卽受妊。後生子甚強壯。繼又治愈表弟劉昌緒之夫人。完婚後八年不育。服生硫黃五閱月。卽受妊。後舉一男。強壯成立。由此知此方甚效。凡治婦人不妊而畏寒涼者。大抵皆能奏效。

二二二

衛生報

霍亂病因中西相同之我見

—丁濟萬—

時屆夏令。各病叢生。而其中尤以霍亂爲最甚。余近日診治中。已時有發現者。霍亂之病因。西醫謂由於霍亂菌。其治法不外內服哥羅顛。十滴水。注射鹽水針而已。中醫之學說。雖各各不同。然綜其大要。亦不外時疫之外侵也。如傷寒直解云。霍亂者。不從表入。大邪從口鼻而入。直中於內。爲病最急。又云。痧者。天地間不正之氣。溼熱薰蒸。從口鼻而入。不吐不瀉。腹中絞痛。是謂絞腹痧。沈明宗金匱注云。中惡之症。卽臭穢惡毒之氣。直從口鼻入於腸胃臟府也。以上所謂大邪。所謂不正之氣。所謂臭穢惡毒之氣。與西醫之所謂霍亂菌之傳染。求何別耶。惟一則爲前賢之舊學說。一則爲歐西之新學說。所不同者。惟新舊之界限而已。至于其病因治法。中醫更有寒、熱、乾、溼之分。與西醫之徒治其標者。又不可同日而語也。

中西醫平議

陸淵雷

鄙人研究醫學。向來不存中西門戶之見。西醫的病理。處處根據科學。有憑有據。當然是不錯的。不過他的治療方法。實在覺得不敢恭維。中醫的學說。可謂不健全極了。但是一碗黑水喝下去。居然也會醫好病。吾發起狠來。捧了內難傷寒論拚命讀。讀了半年。一點得不到頭緒。後來從了一位有創造精神的先生學醫。才得了門徑。漸漸能夠用科學方法解釋中國醫理。研究了幾年。也有一二樁心得。值得發表的。再看看近來醫界所出的報紙。却是中醫西醫。判若鴻溝。免不了彼此謾罵。吾可要說句得罪人的話。像這種報紙。何嘗是討論學術。無非爲了營業問題。彼此製造空氣罷了。醫報既抱了入主出奴的主義。像吾這種不中不西的學說。當然是個蝙蝠騎牆派。兩方面都要排擠。所以從來不敢把吾的作品去請求登載。吾自己不肯罵人。也希望中醫西醫不要彼此相罵。大家開誠布公。研究學術。豈不是好。所以吾做這篇「平議」之前。先要聲明。并且對於慣會罵人的幾位先生。先要解析解析他的心理。

社會醫報上登載了一篇江于闓先生的大作。叫做新醫學是科學。是物質文明。他說「舊醫界中幾個酸子。從灰堆裏爬出來。昏頭搭腦。」「抱定鐵飯碗主義。」「什麼春呀秋呀的亂叫。」「烏烟瘴氣。」「我來教導幾句。你們閉了以後的鳥嘴罷。」這江先生想必是位頂刮刮的新醫。毒到透了。怎麼開出口來。宛像梁山泊裏好漢一樣。凡的不教人嚇煞。社會醫報上罵人的文字多着哩。難道新醫的科學程度高了。罵人的程度也跟着高麼。看官們休厭煩瑣。聽吾把「新醫」的心理解析一下。

新醫路遠迢迢。跑到外國。化上成萬塊本錢。五六年辛苦。好容易掙得個毒到透的頭銜。回到中國。又化上成千塊本錢。新齊了器械。設立診所。掛起牌子。滿望把「舊醫的鐵飯碗」手到擒來。鑄成自己的鋼飯碗。詎奈瞎了眼的病家。偏偏不肯光顧。偶然弄到個把病人。就欽遵外國先生傳授的對症治療法。如法泡製。冰帽子一帶。強心針一打。不上三天。嗚呼哀哉死了。一次兩次之後。把些病家嚇得遠走高飛。稍光大吉。回頭看看那些「舊醫」並沒化多大的本錢。不過在老先生那裏吃上三年飯。寫上兩年方紙。胡亂替人家治病。却也會有成績。漸漸的門庭若市起來。還有些並不從師學習。只看看麻沙舊板的醫書。一般也會醫好病。那尤其是沒本錢生意。頭等便宜貨。相形之下。那得不氣到發昏章第十一。心中實在不甘。只得拚命罵罵「舊醫鐵飯碗」。也算出了一口鳥氣。這種心理解析的是不是。要聽諸非醫界的社會公判了。

舊醫受罵的癥結。無非是五行運氣。不合科學的理論罷了。却不能說舊醫把病人一個個醫死。新醫呢。果然科學程度高了。什麼細菌哩。傳染媒介哩。消毒豫防哩。裝滿了一腦子。却不曾見病人一經新醫之手。便一個個不死。說句公道話。一般是不完全的醫學。還有一層。五行運氣儘荒謬。須不是現在的舊醫杜撰出來。是前輩老先生所傳授。現在的舊醫。不過人云亦云罷了。細菌消毒儘高明。也不是自稱新醫的發明出來。是外國老先生所傳授。自稱新醫的。也只亦步亦趨罷了。一樣是老守成法。沒有什麼創造發明。誰也不能驕傲誰。怎見得拾了些外國人的唾餘。就配罵自家人呢。社會醫報裏幾位大作家。若有司康霖氏、哈佛氏、淳邱氏、一類人的本領。發明了寄生菌、血液循環、細胞病理學。不知要狂妄到怎樣地步。一定是撒癡撒嬌。央逼着政府。把舊醫一個個捉來槍斃了。才泄得一腔醋意。光是印幾張報紙。罵罵人。那裏就燥得脾胃。

在下這篇文字。題目是中西醫平議。如今只平議了新醫隊中少數的人物。還沒說到學術的本身問題。篇幅已經很長了。並不是在下有意賣關節。委實寫得手酸了。休息一回。下期再說罷。

衛生報

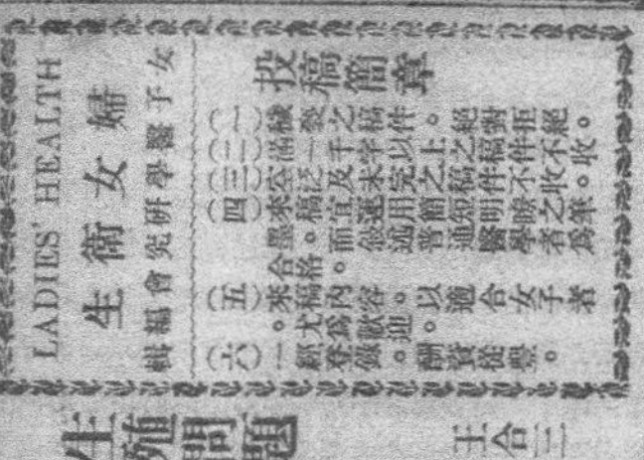

婦女衛生
LADIES' HEALTH
女子醫學研究會編輯

投稿簡章

（一）穢褻之稿件。絕對拒絕。
（二）滿一千字以上之稿件不收。
（三）空泛及未完之稿件不收。
（四）來稿宜運用簡短明瞭之筆墨。而敍述普通醫學者爲合格。
（五）來稿內容。以適合女子者尤爲歡迎。
（六）一經登錄。酬資從豐。

生殖問題

王合三

古人云。不孝有三。無後爲大。均是人也。何以有有後者。有無後者。推厥其故。由於天者十之一。由於人者十之九。夫男子無精蟲。女子無卵巢。似此天然無生殖機能者。千百人中僅見一二。外此者皆病也。有病而治其病。病愈而即能有子。此區區一管之窺。願與中外之醫學專家共商榷之。

甲。亂經。種子必先調經。此定理也。未有婦人之月經不調。而能受孕者。月經不調。其候不一。有趕前者。有趕後者。若在四十日以下。二十五日以上。每皆如是者。不得謂病。惟十日一至。或半月一至。無定準時期者。病也。其病維何。名之曰亂經。遲之不理。則變爲紛紅水。不但不能受孕。而乾血癆之病。即起於是。閱者疑吾言乎。請先言月經。月經者。子宮之卵珠成熟胞破而血出者也。其成熟之期。約在四星期左右。似血非血。中醫名之曰天癸。若其人之身體。有寒有熱。或有他種障礙。使卵珠不待成熟而即破裂。如果實未熟。焉能發芽。雖有卵巢。亦與無卵巢相等。所以淋漓不斷。終年無已。不受孕。猶其小焉者耳。

乙。白帶。帶爲何物。無論中醫不知。即西醫亦不能指其物。反觀金匱要略。婦人雜病篇。有云。婦人經水閉不利。臟堅癖不止。中有乾血。下白物。礬石丸主之。夫白物者何帶。何由成。由於子宮之有乾血也。礬石丸效與不效。另一問題。則帶爲瘀血所化。斷然無疑。何以言之。婦人之經血。遺留子宮。子宮中分泌一種液體。與之化合。其顏色或青或黃或赤或白與黑。所以醫書中有五帶之名。觀瘀之所以化膿。即知經之所以化帶。故帶症處女無有。惟中年產育過多之婦人。十居八九。蓋因其子宮之四壁多皺紋。容易有積瘀血故也。彈丸之地。積物常存。既妨卵珠。又妨精蟲。往往見中年婦女。外觀之無甚病症。而不受孕。即受孕亦易小產。即此故也。總之無後之原因。尚有種種。其最大最普通者。即不外此。世有欲繡麟者乎。倘能注意令關亂經白帶之症。自已淸心寡慾。不犯問花尋柳之事業。一索必娠之成績。可操左券矣。

月經問題（續）

宋愛人

第四章 調經之心理療治

南史載劉繪妹爲鄱陽王妃。伉儷甚篤。婚未經歲。王科於法。爲明帝所誅。妃追傷欲絕。奄臥不起。而每欲以身殉焉。劉繪竊焉憂之。百思不能愈妹疾。會有善繪畫者。設硯於市。且操藝極精。一經寫勾。莫不呼之欲出。劉偶有所感。悟覓得王遺像一幀。囑繪畫者圖王像。右置一寵姬。豆蔻年華。風姿亦娟麗殊甚。不王斜倚香肩。手握玉臂。作絮語狀。姬亦俯首投王懷。狀殊媟褻。圖後則錦帳鴛枕。皆備焉。圖成。劉密令媼婦轉以示妃。紿謂此圖得之姬處。而齎以獻妃者。妃見斯圖。唾而罵曰。輕薄兒。造孽若斯。毋怪其死於非法。撕圖而擲諸地。曰。我不願爲此輕薄兒作地下鴛鴦焉。遂將王生前所在遺跡。不日視之如親手澤者。悉付之以一炬。而前日奄臥牀第。百藥不獲效者。竟旦暮立愈。此王妃悲哀太甚。劉則故觸其怒。使一反悔其前日之悲哀。作心理上之解脫。而適以療其心疾也。不圖天下事無獨有偶。曾有某氏婦。以夫壻久客滬江。形單影隻。不幸而爲商人之婦。其處境亦至可憐。而其夫壻又經歲不一歸。且捐資百金。另築香巢。以慰客旅淒涼。夫事洩於婦。婦大爲抑鬱。莫知所可。未數月而月經不調。又數月而百病蝟集矣。婦又自怨自艾。雅不欲求治於醫藥。後其母就商於余。余亦無法以應。繼思一法。姑脩書云函於其夫。賺述婦病之可危。續述婦病之所係。來後則婉辭以勸其還。憶鴻案情深。定情良夜。决難忍心坐視其香消玉損。再後則附述一法。囑其如法泡製。以全活此可憐之婦。而君亦一無損失也。書去一星期後。而余法果已施行矣。蓋一則社會新聞焉。余急以此份報紙。囑女母呈至病榻。使女披而閱之。聊以消遣此病裏歲月。女於無意中偶閱得此項新聞。不覺芳心怦然。恍如夢境。初則悠然而思。繼則若有所喜。再則朗聲誦讀至三四。忽謂其母曰。母乎。彼娼以不在人世矣。遂舉以告母。其母果亦即天稱慶。而此母女者。遂哭笑並作矣。會郵役遞一函。爲其夫自滬江寄來者。婦啓而視之。其事實與報紙所載者若合符節。且述大夢已覺。懺悔無絲。准於數日內。當摒擋一切。暫作歸計。屆時儘可與卿握手言歡矣。婦讀竟。笑握母手。談笑竟夜。幾不復憶病裏歲月。至晨而臨鏡整裝矣。後半月。夫果歸。時婦雖瘦損腰肢。爲郎憔悴。幸飲食無損。起舉如常矣。而其夫者見其婦之帶雨梨花。不勝其憔悴可憐之態。頁情流露。遂不可遏。歡聚累月。復整行裝。不知香夢重溫之候。竟爲珠胎暗結之時。今春婦舉一雄。頗爲英物。僉謂此兒寧馨。何殊天上石麟也。遂呼天生。爲此兒之乳名云。致措置之法。其內幕尹爲若何。路楡遙之。蓋僞謂某君娼婦。以醋海風波。而致吞金以斃。并囑小報記者爲之屬稿登載焉。夫采婦以鬱而致病。余故以喜解其鬱。誠未一勞醫藥。而奏效若是偉大。苟能充其義而廣徵之。則病之可生者夥矣。豈僅月經不調已哉。

七日一病證

乾血癆

——李健頤——

乾血癆。是婦女最重之症。如治不得法。即有性命之危。豈可不懼哉。然此症之多。而療法實少。爲醫者當如何研究。庶可也。吾謂欲求對待良藥。必先明其病因。乃世之婦女無衛生常識。醫家無研究實際。所以無善良之效果。余甚惆焉。每遇有患此症者。必加細審病情。考驗原因。既歷十餘載之苦心研究。然其病之原因。尚不明瞭。憂心惕惕。關閱林家婦服辛熱食物。致成癆症。及鄭女因患癆症。服黑木耳蘿蔔汁川膝而愈者。其詳細情節。錄於下。以作參考。

林婦素體乾燥。掌心多熱。略感風寒。即咳嗆。月餘。肢體衰瘦。兩顴常赤。十三歲月經適至。色帶紫黑。十餘日淋漓不絕。父母兩人年近百餘。只此一女。鍾情愛甚。如掌上明珠。見其體弱肌瘦。即投參茸桂附數大劑。隔月經停不來。咳嗆頭痛。熱度增高。口渴煩悶。該女因隱情含醜。不敢告說。父母不以爲意。置之不究。竟成癆症。幸根蔕未固。猶可救治。余用黑木耳鮑魚紅菰鮮冬瓜同豬瘦肉蒸服。月餘諸症若失。

鄭女二十歲。因產後。恣服辛辣熱補之物。而得癆症。瘀血蒞結。月經不行。初爲小兒哺乳。月經停止。久之漸覺身熱口渴。骨蒸煩燥。咳嗽嗆痰。夜間不寐。白帶淋漓。臭穢難堪。其夫深知醫理。斷爲熱灼陰虧。龍火上騰。與黑木耳蘿蔔汁川膝服之。其症霍然。

由此觀之。此症是由於女子月經初行。父母過於愛惜。恢與辛烤炸炒食物。以致成癆。獨不知女子到二七之齡。任脈通。月經行。乃自然性者。勿庸熱補。若投熱補助紂爲虐。誠有害而無益耳。

（未完）

婦女隱病外治法

成一

婦女陰戶有病。每隱忍不言。以致小病釀成大病。大病變爲不可治之病。如其初起。即行治療。何至若是。余因彙輯外治各方。登諸報端。俾得患恙者。依方自療。消大患於無形。其不癥煎劑者。以煎劑有誤。無法吐出。外治方覺不相宜。立可除去不用也。如陰腫由於風腫者。其身體必瘦長。乃肝旺生風。復由外風引動使然。可用桑葉。菊花。荊芥。防風。煎湯熏洗。陰腫由於濕腫者。其身體必肥胖。乃脾濕下流使然。可用牆上白螺螄殼煅研末。加蛇牀子。杉木片。煎湯熏洗。陰腫由於血虛而滯者。必更作痛。可用生地。當歸。乳香。酒炒赤芍。煎湯熏洗。產後陰腫。可用白綠蘆服。蓮蓬殼。煎洗。又陰中作癢。由於風濕使然。可用小薊。川楝子。蛇牀子。白礬。煎洗。或不效。內生蟲矣。用雞肝或豬肝。切成條。播入陰戶。過夜取出。以引蟲。或用桃仁杏仁。炒研爛。綿裹如指。納陰中。以殺蟲。仍不放。則須重用殺蟲藥。以一尺長鯉魚一條。去頭肉。取骨搗末。焙成黃黑色。加入雄黃。苦參子末。豬脂和勻。絹袋盛滿。納陰中。又陰戶生瘡。由於濕熱鬱結。其人口渴嗜飲。並能飲冷者。熱勝於濕。可用活蚌一個。剖開。將有肉半個。子伞對陰戶撒任過夜。其人口雖渴而不能多飲者。濕勝於熱。可用煅牡蠣。飛滑石。黃柏。枯礬。共研細末。塗入。其濕熱盛。而陰爛者。用陳蚌殼。人中白。牡蠣。龍骨。均煅過。加滑石。均研末。稍入冰片摻之。其爛而至於臭者。須加象牙末。珍珠末。兒茶末。雄黃末。於前方內。

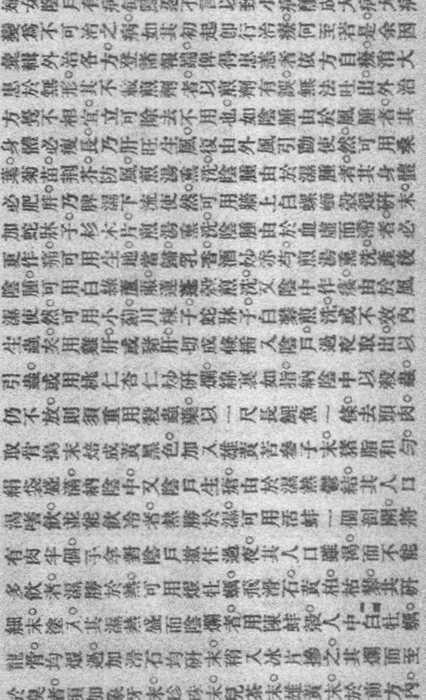

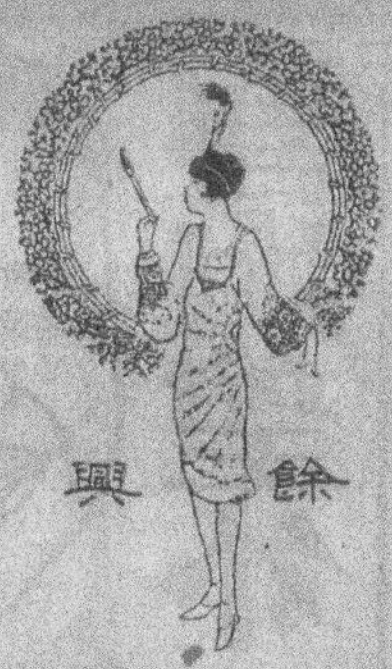

諧話 新與舊

大仁

新與舊的界限本來沒有什麼大分別。因爲舊就是新的過去。新就是舊的現在。新未見得都是是的。舊未見得都是非的。但是現在一般新人物。大都不問是非。惟問新舊。而尤其是現在醫界中人。他們腦筋中祇有一個新字。好像新是萬能的。新醫的人才。個個都是優秀份子。新醫的學理。件件都是顛撲不破。把歐西的學術。捧到三十三天。不問他是否適合國情。是否適合民生。一味盲從。這又何苦呢。要知道中醫西醫同是不完全的醫學。半斤八兩。本來沒有什麼上下。好像纏足　高跟同是一件不合公理的事情。所以吾說現在的醫界要想達完善的地步。首當破除迷新。

明辨醫話（續）

處謙

書經說命篇云。若藥弗瞑眩。厥疾弗瘳。孟子曾引此語以取譬。由此觀之。自周以前無醫而施服藥。若有疑則試之。

曲禮云。若有疾飲藥。臣先嘗之。親有疾飲藥。子先嘗之。

鄉黨篇云。康子饋藥。拜而受之。曰。丘未達。不敢嘗。以論語及曲禮之語推之。可知當時之醫藥。爲民間藥。或如今之賣藥者。何則。康子聞孔子之疾。遣醫診療可耳。只饋以藥。可知無醫。然當時非無醫也。如左傳所載之醫和醫緩扁鵲等。皆與孔子爲同時之人。特此等醫不易多得耳。

秦始皇三十四年。丞相李斯上書請燒天下之藏書。所不去者。醫藥卜筮種樹之書。而至今無醫事之明證者何耶。蓋在三國擾亂之時。乃遭後漢之遷徙。西晉懷帝之奔逃。文籍散失殆盡。千不遺一。陶弘景已辨之。

自春秋戰國之末至秦漢。有道士或方士者。倡神仙飛騰。延年不老之術。而盛行一世。秦始皇依方士徐福之請。至蓬萊山求仙人不死之藥。

蓬萊山即日本之富士山也。日本國史載孝靈帝七十二年。秦人徐福歸化。是爲與海外交通之始。徐福之墓在紀州。

當此時神仙道士之方術。混入醫學。遂至醫學與仙術不能辨別。至漢而陰陽五行之說。盛行。又混入醫學。五行之說。始於戰國時騶衍之言也。

史記封禪書云。自齊威宣時。騶子之徒論著終始五德之運。又云騶衍以陰陽五運顯於諸侯。

漢之末。有仲景著傷寒論。此仲景者。後漢書三國志等不特無仲景之傳。且無載仲景之事者。

三國時魏有華陀。體中不快。起作五禽之戲。此爲運動術之始。又針藥之所不及者。則使飲麻沸散以刳割之。此爲用麻醉劑而施外科手術之始。但是等只載於史傳。不能知其詳。

西晉有王叔和。編次仲景之傷寒論。距仲景時四五十年。主張陰陽五行之理。而著脈經。論脈之失。以此人爲嚆矢。

葛洪亦晉人也。著肘後方。尊信仙方道術。而著神仙傳。觀其書可知其人。

梁有陶弘景。其傳出於陶九成輟耕錄。此人尊信葛洪。增補肘後方而成篇。或補葛洪所遺。撰次肘後百一方。是基於佛說之一百一病之說也。佛說地水火風。各有一百一病。四百四病之名由是起。

又悅葛洪之神仙傳。即主倡養生之神仙家也。此人修飾本草之殘缺。而作別錄。本草書之種類。不知有幾許。皆不能脫離神仙不老等之說。此陶弘景之糟粕也。

隋有巢元方。著病源候論。基素問靈樞之意。守陰陽五行之說。難之以道家之事。後世論病因病候者。皆巢元方之餘唾也。

唐有孫思邈。著千金方。幷千金翼。此人唐之名進士也。

討蚊檄

笑生

告江淮父老。平望鄉有黎民氏者。嘯聚之日久矣。在昔夏始春餘。寄生水國。伏跡榛荆。力未可以負山。狡還能乎成陣。行如盜賊。每於黑夜招搖。性等豺狼。偏在中宵肆虐。近復包藏禍心。肆無忌憚。潛隱肘腋之間。陰圖膏血之飽。秉之身輕似絮。繞鬢忽覺其飛鳴。嘴利如針。嗜膚難堪其痛癢。而况廬煤豹脚。厥類猶多。利己害人。爲惡不少。宥難盡宥。防不勝防。嗚呼。露筋祠畔。烈女之貞節徒存。貧士家中。孝子之膏脂且盡。此父老之所同惡。天地之所不容。安可不伸天討。以遏賊子亂臣。重體民心。以合安良去暴。但爪牙互助。猶須共起共怵。羽翼成。更望羣策羣力。義旗所指。淨我江淮。奸孽所居。攘彼漢北。從此宴安高枕。徜徉黑甜。掃盡妖氛。奠光明之宇宙。誅斯民賊。享安樂之韶華。凡我父老昆季無忽此檄。

衛生小說 醫界鏡（名醫故事）（十五）

醫隱

第四回　光棍感恩除瘧疾　大王設計請醫生

却說貝仲良自接家眷以來。常住趙家西宅。行醫名聲日大。生意日廣。定了診規。出診兩元。門診半圓。每日門診出診。多則三四十號。少則二十餘號。家財日積日多。更兼賺氏善於作家。凡銀錢出入。一手經理。毫無苟且。滲瀉光陰。迅速不覺過了三四年。又是二月初旬天氣。一日仲良乘轎自鳳山門看病回來。正是黃昏時候。剛剛進得城來。近城街旁有一座水龍宮。平日都是一夥光棍潑皮居住。那時一個光棍吳阿三患瘧寒冷。正在那裏當街烘火盆。轎夫撞了仲良走得急了。不提防一脚踏翻了火盆。掀得火炭滿地。只聽得大喝道。你這個直娘賊。將我火盆踏翻。你老子正因發瘧寒抖烘火。你這狗食的跑那裏去。一手揪住轎夫。那頂轎子一歇。幾乎把仲良攧出轎來。轎夫遂乘勢歇下。仲良聽得他說發瘧寒抖。即說道。你那人不要動氣。你說發瘧寒抖。我送一方子與你。包你一兩服就好。不必烘火盆。阿三聽得仲良說與他方子。即放了手說道。既是郎中先生亦好說。然我吳阿三贖藥亦無錢。仲良道不妨。我再與你藥錢。當時出來。即在水龍宮前凳子上。討些火照了。開出一方。是柴胡八分。黃芩一錢半。桂枝五分。白芍一錢半。草菓仁六分。知母一錢半。花檳榔一錢半。生薑兩片。紅棗二枚。此方是仲良祖上傳下來的。治日日瘧。間日瘧。百發百中的妙方。服在瘧發前一個時辰。或不用柴胡。用青蒿一錢半亦好。分兩不可加減。至於伏暑轉成的瘧。宜服竹葉石膏湯。暑瘧加入香薷一味。溫瘧但熱無寒的。用桂枝白虎湯。亦無不靈。仲良祖傳。惟此等方法最好。以外都平常了。當時開好了方子。又取出洋錢兩塊。一同交與阿三。阿三轉怒爲喜道。如此叨光先生。只是不當的。仲良道好說。即乘轎回去。阿三拿了方子。將洋錢收入袋內。一徑到濟生堂藥鋪。贖了兩劑。洋錢却不肯打散。等藥贖停當。取了藥。說聲登。一登帳。一直出店去了。店內見是個光棍。只得由他去了。阿三回到水龍宮內。將兩劑藥合煮了一鍋。分三大碗。一齊吃下。當夜出了一身大汗。瘧疾霍然好了。歇了兩日。阿三自思道。我幾日不到李三郎家去賭錢。前幾天輸光了。正

衛生報

本報問答欄

簡章

(一)本欄除本報編輯自任答覆外并聘請章太炎君曹穎甫君任答王一仁君秦伯未君許半龍君擔任爲顧問

(二)所問病症。須確有研究之價值。否則恕不答覆。

(三)凡投函問病。不得隨意用信紙。或鉛筆申述。本報另印『衛生報問病用紙』一份。務須照其空白表格。一一填明。此項問病用紙。惟定閱本報全年一份者。始贈一紙。如單購此紙。每一份售大洋一元。

(四)非本報定戶。每題須納費一元。以示限制。

(五)問者須詳述病症之原因。及現在之狀態。經過之治療等等。

黃敬仁問　廣東高明

初起因公遠行四十餘里。肛門脇墜下。及至下午二時許。肚微痛因往大便。隨即下血。有如噴射。所下之血約有一碗。大便常閉。約三五日一次。不等。即有遺精頭痛。至本年元月企圖大便下血更甚。色帶紫黑。經延醫服藥雖暫止不下。惟又常由口吐出。其色紅淡而稀。神倦不堪。今謹呈明。請示治法。

答黃敬仁問　朱振聲

據述始因遠足。以致氣併血脈。歸後即肛門下墜脹痛。便血如注。色帶紫黑。大便秘結。遺精心悸。頭痛諸症之後。便血雖止。而反上逆。其色淡紅而稀。神倦不堪。此乃陽虛不能導血歸經之故也。蓋血不潤腸則便秘。血不養心則心悸。血不涵木。肝陽上升則頭痛。氣隨血衰。攝納無權則關鍵不牢。則遺精。今仿經旨上下交病治在乎中之意。擬歸脾湯合金匱側柏葉湯加減。是否有當。尚希明政。

全當歸　五錢　側柏炭　二錢　土炒白芍　二錢

潞黨參　三錢　酸棗仁　三錢　土炒白朮　二錢

清炙黃芪　三錢　青龍齒　三錢　炙烏梅　五分

炮薑炭　五分　生牡蠣　五錢　肉蓯蓉　三錢　清炙草　五分

再答問油浸白果法　宋大仁

本報第十期載鄙人『肺病治驗談』一篇。讀者陶李兩君來函詢問油浸白果法。鄙人以催促者屢。故將白果之功用及普通浸法答之。且告以非經醫者診斷。須慎用此方。今接若干君來函。將其經驗之治法相告。並謂有患肺癆者。寄中西藥無效。後用鮮小劑菜油浸白果。每服一枚。即覺快感。腹痛消除。服至十二枚。病即霍然云。茲將該法錄出以告讀者。

(製法)在小暑節前。將樹上銀杏採摘下。浸入極純菜之菜油內。愈陳愈妙。至少須在三年以上方有效。

(服法)每日早晚各服二枚。連外肉一併嚼爛。用淡鹽湯送下。或開水送下亦可。連服三四日。其病若失。

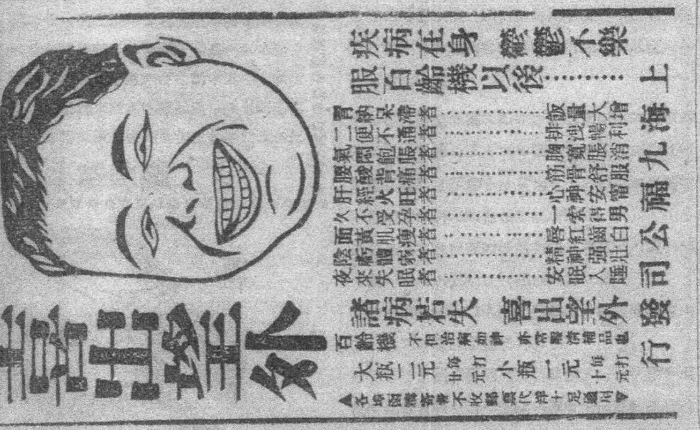

大造補天參茸丸

[illegible]

茲將主治各症列左

男婦

先天不足　房勞過度　手足冰冷　胃虛氣痛　虛損吐血　黃疸水腫　久患痔瘡　心悸不寐　氣血衰弱　腰膝酸痛　久咳氣喘　思慮過度　體虛風痛　虛火牙痛　嘔吐酸水　童子勞傷

後天虧損　骨蒸勞熱　酸軟無力　久瀉不止　半身不遂　大腹虛脹　自汗盜汗　怔忡健忘　老年怕冷　頭暈目花　傳尸勞病　神疲食少　久瘧不愈　耳鳴耳聾　小便頻數　[illegible]

男子

真元虧耗　久患白濁　老弱戒煙　陽痿不起　虛寒脫肛　脫陽縮陽

精滑易洩　腎虛遺精　[illegible]　艱於子嗣　日久疝氣　添精益髓

婦女

子宮虛冷　經水不調　乾血癆病　小腹冷痛　常患小產　廣嗣種子

久不受孕　白帶白淫　面黃髮脫　陰痿不起　崩漏不止　經枯血少

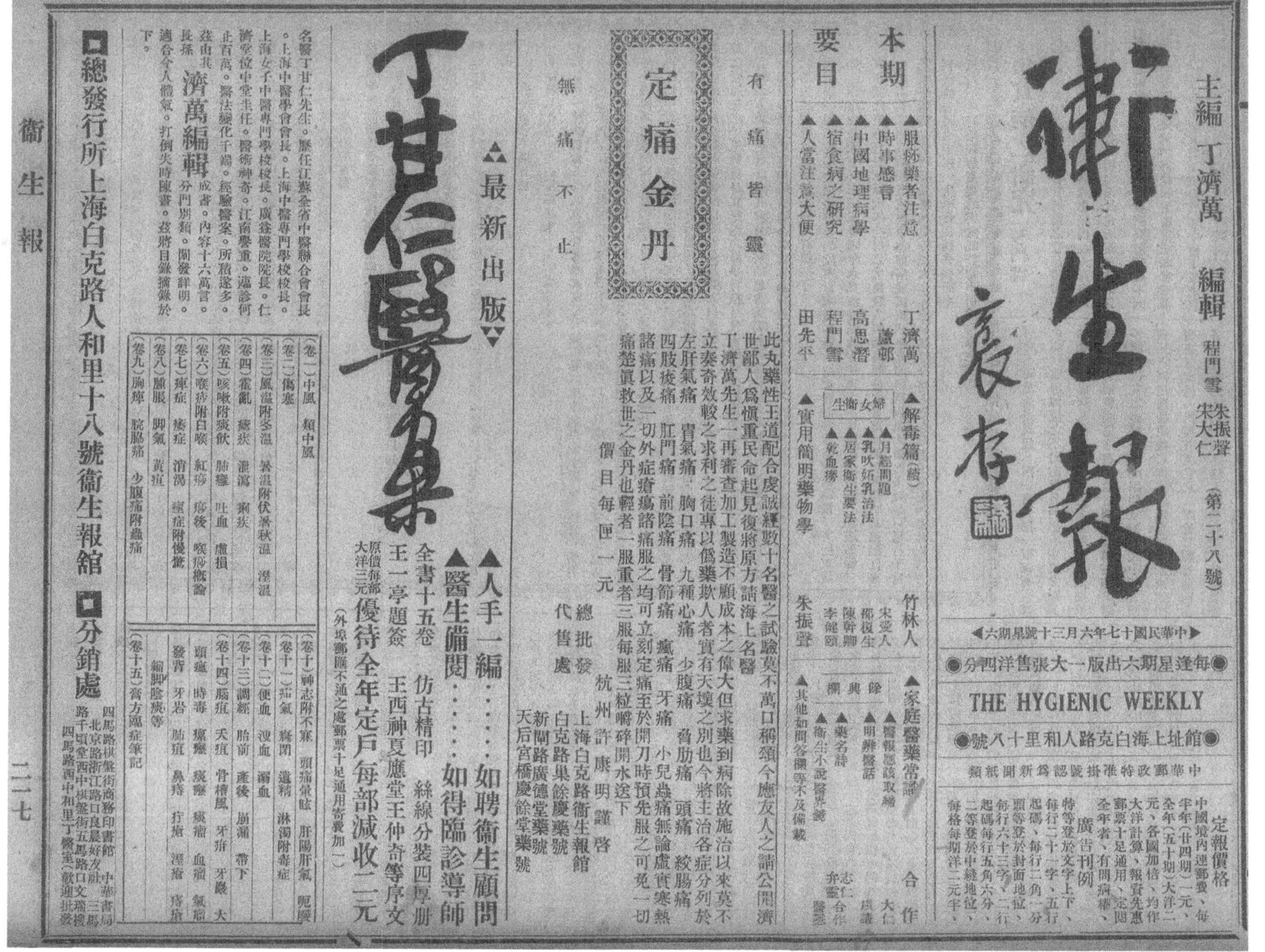

主編 丁濟萬
編輯 程門雪 朱振聲 宋大仁
（第二十八號）

衛生報

裒存 [seal]

◀中華民國十七年六月三十號星期六▶
◉每逢星期六出版一大張售洋四分◉
THE HYGIENIC WEEKLY
◉館址上海白克路人和里十八號◉
中華郵政特准掛號認爲新聞紙類

定報價格

中國境內連郵費、每半年（廿四期）一元、全年（五十期）大洋二元、各國加倍、均作大洋計算、報資先惠、郵票十足通用、定閱全年者、有問病權、

廣告刊例

特等登於文字上下、每行二十一字、五行起碼、每行二角一分、頭等登於封面地位、每行六十三字、二行起碼、每行五角六分、二等登於中縫地位、每格每期洋二元半、

本期要目

▲服痧藥者注意 丁濟萬
▲時事感言 盧郁
▲中國地理病學 高思潛
▲宿食病之研究 程門雪
▲人當注意大便 田先平

▲解毒篇（續） 竹林人

婦女衛生

▲月經問題 宋愛人
▲乳吹妬乳治法 邵復生
▲居家衛生要法 陳幹卿
▲乾血癆 李健頤

▲實用簡明藥物學 朱振聲

▲家庭醫藥常識 合作

餘興欄

▲醫報應該取締 大仁
▲明辨醫話 廣識
▲藥名詩 志仁合作
▲衛生小說醫界鏡 弁靈

▲其他如問答欄等不及備載

有痛皆靈

定痛金丹

無痛不止

此丸藥性王道配合虔誠經數十名醫之試驗莫不萬口稱頌今應友人之請公開濟世鄙人爲愼重民命起見復將原方請海上名醫丁濟萬先生一再審查加工製造不顧成本之偉大但求藥到病除故施治以來莫不立奏奇效較之求利之徒專以僞藥欺人者實有天壤之別也今將主治各症分列於左肝氣痛 胃氣痛 胸口痛 九種心痛 少腹痛 脅肋痛 頭痛 絞腸痛 四肢痠痛 肛門痛 前陰痛 骨節痛 瘋痛 牙痛 小兒蟲痛無論虛實寒熱諸痛以及一切外症瘡瘍諸痛服之均可立刻定痛至於開刀時預先服之可免一切痛楚眞救世之金丹也輕者一服重者三服每服三粒嚼碎開水送下

價目每匣一元

杭州許康明謹啓

總批發 上海白克路衛生報館
代售處 白克路巢餘慶藥號 新閘路廣德堂藥號 天后宮橋慶餘堂藥號

△最新出版▽

丁甘仁醫案

▲人手一編……如聘衛生顧問
▲醫生備閱……如得臨診導師

全書十五卷 仿古精印 絲線分裝四厚册
王一亭題簽 王西神夏應堂王仲奇等序文

原價每部大洋三元 優待全年定戶每部減收二元

（外埠郵匯不通之處郵票十足通用寄費加一）

名醫丁甘仁先生。歷任江蘇全省中醫聯合會會長。上海中醫學會會長。上海中醫專門學校校長。上海女子中醫專門學校校長。廣益醫院院長。仁濟堂位中堂主任。醫術神奇。江南畢重。臨診何止百萬。醫法變化千端。經驗醫案。所積遂多。茲由其長孫濟萬編輯成書。內容十六萬言。分門別類。闡發詳明。適合今人體氣。打倒失時陳書。茲將目錄摘錄於下。

（卷一）中風 類中風	（卷十）神志附不寐 頭痛暈眩 肝陽肝氣 呃嗳
（卷二）傷寒	（卷十一）疝氣 癃閉 遺精 淋濁附溺症
（卷三）風溫附冬溫 暑溫附伏暑秋溫 溼溫	（卷十二）便血 溲血 溺血
（卷四）霍亂 瘧疾 泄瀉 痢疾	（卷十三）調經 胎前 產後 崩漏 帶下
（卷五）咳嗽附痰飲 肺癰 吐血 虛損	（卷十四）腦疽 夭疽 骨槽風 牙疳 牙巖 大頭瘟 時毒 瘰癧 痰癧 痰瘤 血瘤 氣瘤 發背 牙岩 肺疽 鼻痔 疔瘡 溼瘡 痔瘡
（卷六）喉痧附白喉 紅痧 痧後 喉痧概論	縮脚陰痰等
（卷七）痺症 痿症 消渴 痙症附慢驚	（卷十五）膏方臨症筆記
（卷八）臌脹 脚氣 黃疸	
（卷九）胸痺 脘脇痛 少腹痛附蟲痛	

◘總發行所上海白克路人和里十八號衛生報館

◘分銷處

四馬路棋盤街商務印書館 中華書局 北京路浙江路口良晨好友社 三馬路千頃堂西中棋盤街五馬路口文瑞樓 四馬路西中和里丁醫室（歡迎批發）

中國地理病學(續)

高思潛

他的要點就是把熱帶析為南分和南外分。不能得南外分。南邊還有南溫帶。南溫帶南邊還有南寒帶呢。但是那時地理學沒有今人的進步。他還知道南北分還有外圍之。以中國為天下的人。究竟是眼光高等的。

從唐代到今日論地理病的人。固然是不少的。但是他們的學說和方法。幾乎全沒有價值可言。怎見得呢。因為他們的學說沒有方法。稍說到地理病學上。只有（南北異治）四個字。還帶在治療學內。還不是專為本病發的。推求學術進步的原因。雖說是山川阻隔交通不便。但是我們的祖宗又怎麼樣子發明這個學科。並且還有精采的學說呢。唉。不想我們祖宗遺下來好地理病學的種子和模範。到了我們後人。既不能學到再進一步。反鬧出笑話來。這不是辱沒祖宗羞煞自己嗎。

二　地理病學的重要

地理病學是怎麼樣子重要呢。內經五常政大論說。

治病者。必明天道地理。陰陽更勝。氣之先後。人之壽夭。生化之期。乃可以知人之形氣矣。

又陰陽應象大論說。

治不法天之紀。不用地之理。則災害至矣。

照這樣看來。地理病學的重要。是因為他和治療學有密切的關係。這個關係。只是異法方宜論上所說的。

一病而治各不同皆愈

一句話。我且把這一句話解剖出來。

不問是那一類病。把古人的處方集合起來。必定是有幾百道的。至少也得數十道。這就因為一病有種種原因。這原因又限於地理條件出來。是各有各的樣子的。所以甲的處方不合於乙處。丙的處方不合於丁處。丙丁從新處方。戊己……地方也是不合的。其實他們的處方起初在本處都是很有效驗的。不過因為地理的關係。就還地不良了。古方不適今。也是這個緣故。

我再把他申說一番。一種病雖是區別中又有區別。那麼我們在幾個地方治一種同原因的病。要想達治愈的目的。是不能一律而的混同施治了。譬如患瘧疾的。諸因是熱。自然是用白虎湯了。要是在容易受濕的地方。夾帶些微濕象出來。就要用蒼朮白虎的法子。不然是無功的。但是這個還在北方。若差之毫釐。失之千里的。就是食積。保和湯平胃散是食積的效方。但這是指著普通的說。若是在容易受涼的地方。就要加發汗藥。在容易中寒的地方。就要加溫燥藥。並之熱地。加清涼藥。濕地。加消利藥。寒地。加芳香藥。這才藥和病相適合。病就容易痊愈。倘如不細細審察他的處地。只是死守著他的病因。我恐怕越治邪正氣就越傷。邪氣就越熾了。

我再舉一個不懂得地理病重要的故事出來。做本篇的結束。張侶升翁醫話說。蒐嶼千方（因東坡先生作序。由是天下神之。）宋末辛未年。永嘉瘟疫。服此方被害者。不可勝紀。余閱葉石林避暑錄云。宣和間。此藥盛行於京師。太學生信之尤篤。殺人無數。醫頓廢之。昔東坡謫居黃州時。其地瀕江多卑濕。而黃之居人所感者。或因中濕而病。或因雨水浸淫而得。所以服此藥而多效。是以通行於世。遺禍于無窮也。弘治癸丑年。吳中疫癘大作。吳邑令孫磐令醫人修合聖散子。遍施街衢。並以其方刊行。病者服之。十無一生。率皆狂躁昏瞀而卒。

這就是不懂得地理病重要的害處。我們能不引為前車之鑒嗎。

宿食病之研究

程門雪

何以謂之宿食。宿者昔也。謂昔日所進之食品停留不化。因以致病。故曰宿食。宿食者病之主因也。人身自口納以至便出。均為飲食所經之地。飲食所經之地。則食物可滯之鄉。宿食之滯也無定處。因雖同而病處不同。故分三脘。金匱本文云。宿食在上脘。當吐之。宜瓜蒂散。上脘宜吐。則宿食宜下者。自當屬中脘下脘。上脘腸中脘必下。下脘勝上。則三脘者。辨其病之所在也。

病雖不同。治法亦異。然其因於宿食則一。宿食有宿食之病狀。雖因部位之不同而異其見狀。然必有主要之點。其點如何。則滿痛是。故宿食在上脘者。則胸膈滿悶而痛。在中脘者。則胸腹滿痛。在下脘者。則臍腹滿痛。滿處雖不同。然宿食之必痛一也。或謂仲景宿食文中。無言腹滿痛者。何以遽其主徵耶。抑言者過也。曰。仲景列腹滿寒疝宿食於一門。原有深意。以三者皆有腹滿痛而因治各別。互相比較。以明其治。後人移易。每失原狀。非其道。

互訣不得其解。篇中云。病者腹滿。按之不痛為虛。痛者為實。可下之。舌黃未下者。下之黃自去。腹滿不減。減不足言。當下之。宜大承氣湯。按之心下滿痛者。此為實也。當下之。宜大柴胡湯。凡此諸條。均為宿食外著之明證。何以知其為宿食。明證本文云。脈數而滑者實也。此有宿食。下之愈。宜大承氣湯。既云實者有宿食。則上文之云實者。均屬宿食無疑。況陽明病胃家實。胃家實有燥矢。燥矢已有明文。燥矢與宿食相去一間耳。燥矢是熱邪入胃。熱結而成實。宿食是消滯不消。化熱而成實。一篇之中。從一條實字斷為宿食者。而推斷各條實者為宿食。以本文證本文。無疑義矣。觀此則知三症雖均有滿痛。而按之痛者為宿食。按之不痛者非宿食。腹滿不減者為宿食。滿減如故者非宿食矣。舌黃未下者為宿食。不黃或黃而已下者非宿食矣。或又謂本篇大建中症亦痛。而手不可觸。何以非實。不知大建中症之主文。在上下痛三字。上下走痛。則是無形之虛氣。故宜溫塞。宿食有形之物。走竄不移。既知上下之痛為虛寒。則更知不上下不移動之痛為實。滯為宿食矣。拒按一也。不減二也。不移三也。有此三症。何患其辨之不清哉。

既於滿痛不移不減拒按四者斷其決為宿食。然猶恐之以脈。經云。上部有脈。下部無脈。其人當吐。不吐者死。謂食塞於上。而脈絕於下也。宿在上脘。胸膈滿痛者見此脈。即可決其當吐。瓜蒂散在所必用。仲師於此段經文。深有悟會。因上脘而推及中下脘。曰。寸口脈浮而大。按之反澀。尺中亦微而澀。故知有宿食。大承氣湯主之。寸口上部也。食塞於中。氣窒於上。故脈見浮大。尺中下部也。食滯於內。脈澀於外。微者稀也。食塞下脘。故脈見微澀。正所謂關證似陰。大實似虛也。宿在中下脘。腹滿痛者。則此脈即可決其當下。大承氣在所必用。若浮澀見於右關一部。則胃熱有餘。脾津不足。宿垢不得下達。傷寒論所謂浮則胃氣強。澀則小便數。其脾為約是也。當變大承氣為麻仁丸例矣。脈滑數者為陽。宿食見之。為熱實。宜大承氣。脈沉緊為陰。宿食見之。為寒實。當變大承氣為附子大黃例矣。苟不辨別明審。見弦緊而誤投寒下。增下寒則氣衰。損中陽則陰寒。必致變成壞症。如本文總腹滿必有風寒。穀氣不行。而反下之。其氣必衝。不衝者。心下則痞是也。既辨其症狀。又參合其脈象。應下應吐。應寒應溫。方有一定之法。更當審其變象合病。乃稱全備。如宿食有腹滿痛而下利。不能食者。不能食則熱結之徵。能食者但利耳。熱結而見下利。即旁流也。熱結旁流。本宜承氣下之。若以下利不能食而誤為脾胃虛寒。則誤矣。有腹滿而吐。如嘔。升氣上衝。溯空也。可下之。幽門道而見上逆。如為其高逆。勿而去之。勿見嘔痛而投益數。仍從宿食作治。若頭痛而見脈浮身熱。則是外感風寒。內傷食滯。兼有頭痛之狀。亦當表裏並治。本文云。病腹滿發熱十日。脈浮而數。飲食如故。厚朴七物湯主之。用桂枝湯以解表。承氣法以攻裏。即是此意。推而廣之。則邪在少陽。內有宿食者。又當和解攻下。一如大柴胡湯例。更為合病變症合病。能一一分斷不誤。明白無疑。則宿食之治。如指上觀紋矣。豈非道珠之快矣。

衛生報

解毒篇（續）

竹林人輯

解馬咬毒

益母草切醋炒研搽。馬齒莧煮食。獨顆栗燒研敷。雞冠血塗牡馬用雌牝馬用雄。人屎馬糞鼠糞焙研豬油調搽。豬肉同飯自嚼敷。薄荷汁塗。童便和韭汁服塞水石末敷踏傷同治。皂莢子燒灰香油調搽

解豬咬毒

松香熬貼。龜板燒研香油調搽。薄荷湯洗白礬搽

解狼煙氣

臘末搽。屋漏中泥塗

服白蘿蔔汁

解虎熊猳爪傷毒

生藏蒸水洗。山漆研米飲服三錢並嚼塗。接骨草一大把浸水飲渣敷。嚼小米塗。乾薑末敷。刺蝟油敷服香油

人類

解人咬毒

熱尿洗去牙黃淤血蟬酥塗。嚼生白果塗。鱉頭燒灰菜油調服。水洗後嚼生栗柿餅敷。龜板鱉肚骨各一片煅研香油調搽。溏雞屎塗。豬脊髓鼠屎蔥白搗敷。兩頭尖鼠屎七粒荔枝肉一個紅糖搗勻敷。大糞燒三錢生大黃花蕊石蘆甘石各二錢輕粉一錢甘草半錢冰片五分研細搽。白蘿蔔葉嚼敷。浸人尿內一宿

解吞髮

雄黃五錢研香油調敷。自已亂髮煅灰一錢開水下

解皮膚中毒

醋和燕窠土敷

附

老少頭眩昏倒

生白果頻頻嚼嚥

立解頭痛

大鮮紅蘿蔔皮貼太陽穴

痧症腹痛

誤服生薑湯無藥可解

疔瘡忌

誤服火麻花無藥可解

骨蒸似怯症

誤服生他黃無藥可解

渴極思水

誤飲花瓶內水無藥可解。旱道無水嚼蔥一寸可當水一升

青筋脹卽烏沙脹

誤認爲陰症投藥無藥可解

驢肉荆芥並食

一時誤于並食無藥可解

鱉莧並食

不飲白馬溺無藥可解

茅簷漏水

滴在肉上食之無藥可解

食三足鱉

誤食無藥可解

餳饑過荆林

誤食無藥可解

老雞食百虫久則有毒

誤食無藥可解

蛇虺涎毒暗入飲饌

誤食無藥可解

解盛夏大熱症

黃芩一兩煎汁一茶鐘微温一氣飲之立愈（完）

海陵老人書北碑

麐書毓瑞初垂功世
之文爲紐爲章爰易
剖符之制玉階仙仗
綰綠綬以顯尊

實用簡明藥物學

朱振聲

生地黃　稟氣味之甘寒。入心肝與脾腎

滋腎水封填骨髓　腎屬水而藏精。且主骨。水足則生精。精足則生髓。髓養於骨。則骨堅強。熟地富有滋膏之品。爲補陰之君藥。陰精充。起骨髓可填。

利血脈補益眞陰　血脈乃君火所主。眞陰乃天一之水。腎爲水。心爲火。水火相濟。則血脈通利。而眞陰亦充。熟地甘能化津生血生精。培養心腎。

久病餘脛股痠痛　自胯至膝曰股。俗謂之大腿。自膝至踵曰脛。俗謂之小腿。久病陰分必虛。陰虛則精血缺乏。不能下養股脛。致痠痛無力。熟地專長補陰。腎精下注。股脛得其營養。其痛自定。

新產後臍腹急疼　新產之婦。血分婦虛。年少體實。陰氣未字。纔臨盆失血過多。倘無大礙。至於六七左右。營血已虧。若再失血。則臍腹之間。無血灌溉。虛痛生焉。凡虛痛無塊。按之稍愈。宜養血。實痛有塊。由產後受寒。血瘀氣滯。按之更痛。宜温散。熟地善於補陰。血虛痛可治。實痛不宜。

人當注意大便

田先平

衛生之在今日。尚云重且要矣。吾人所易忽略者。厥爲大便。但大便之通降。於衛生關係甚大。人能每日大便暢解一次。則身體康健。血液清爽。設一日不通。或通而不爽。致成便秘。而不圖治。必使全身榮衛失調。腸內糟粕不清。濁氣充滿體內。諸病由此而生。蓋大便秘結。積糞在腸。則糟粕穢濁之氣。充滿體內。易成胃滯頭痛口臭等症。此當注意者一也。女子子宮之血。宜通行無阻。如大腸糞積。陰戶亦必被壓。於是發血之症。因此而生。男子腸因積糞太多。肛門與胃盤。均受擠壓。於是舉陽遺精之症。因此而生。此當注意者又其一也。然此屬偶然之病。不常有也。願人通病。每注意於食物之多寡。而不注意於大便之通暢。可見衛生常識。仍未普及。是以人欲身體康健。必須每日至少大便一次。習以爲常。則諸病可免矣。

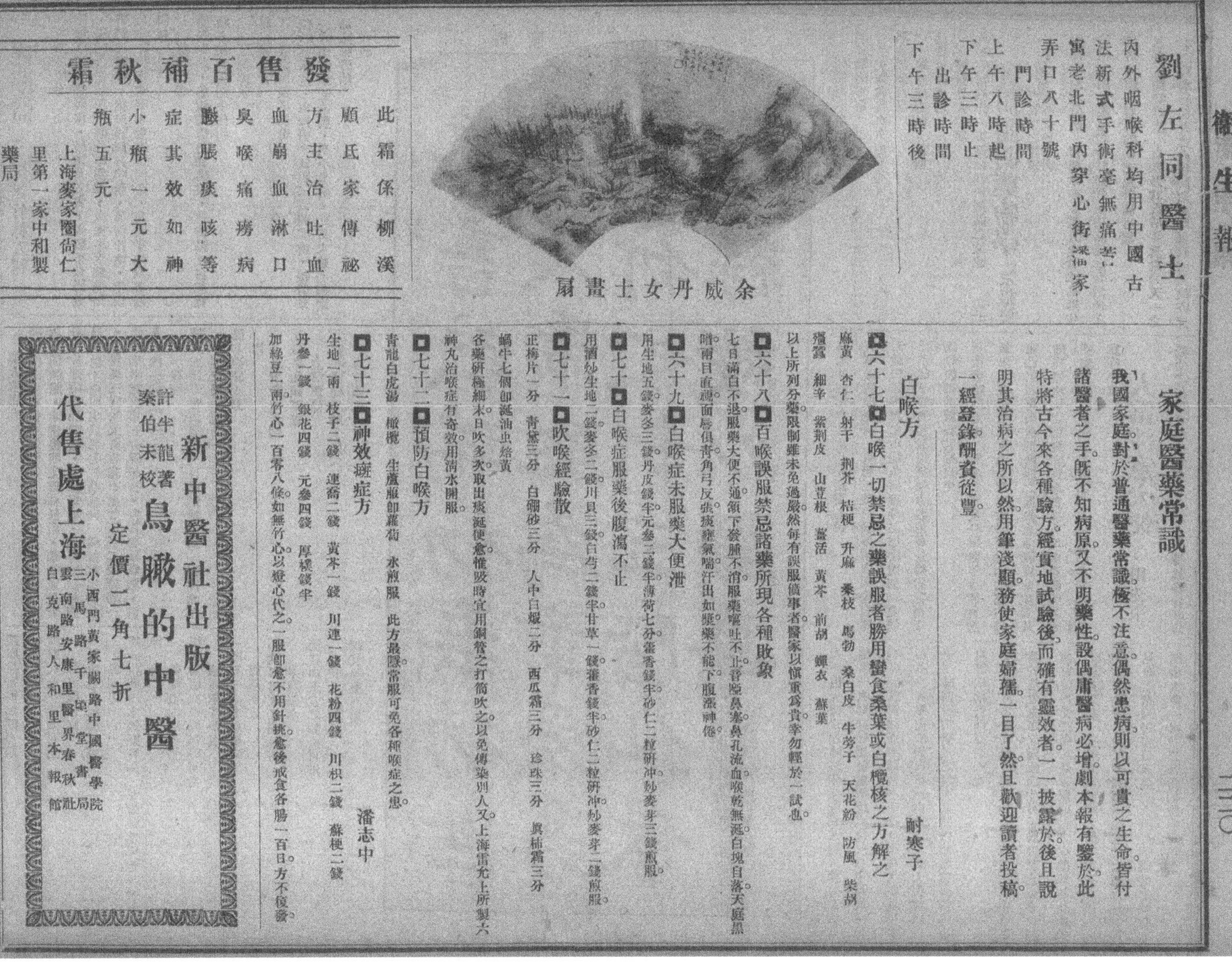

余威丹女士畫扇

家庭醫藥常識

我國家庭。對於普通醫藥常識。極不注意。偶然患病。則以可貴之生命。皆付諸醫者之手。既不知病原。又不明藥性。設偶庸醫病必增。劇本報有鑒於此特將古今來各種驗方。經實地試驗後。而確有靈效者。一一披露於後。且說明其治病之所以然。用筆淺顯。務使家庭婦孺。一目了然。且歡迎讀者投稿一經登錄。酬資從豐。

白喉方

耐寒子

□六十七□白喉一切禁忌之藥誤服者勝用鬱食桑葉或白欖核之方解之

麻黃 杏仁 射干 荆芥 桔梗 升麻 桑枝 馬勃 桑白皮 牛蒡子 天花粉 防風 柴胡 殭蠶 細辛 紫荆皮 山荳根 羗活 黃芩 前胡 蟬衣 蘇葉

以上所列分藥。限制雖未免過嚴。然每有誤服僨事者。醫家以愼重爲貴。幸勿輕於一試也。

□六十八□百喉誤服禁忌諸藥所現各種敗象

七日滿白不退。服藥大便不通。頷下發腫不消。服藥嘔吐不止。音啞鼻塞。鼻孔流血。喉乾無涎。白塊自落。天庭黑暗。兩目直視。面唇俱青。角弓反張。痰壅氣喘。汗出如漿。藥不能下。腹漲神倦。

□六十九□白喉症未服藥大便泄

用生地五錢。麥冬三錢。丹皮錢半。元參二錢半。薄荷七分。藿香錢半。砂仁二粒研冲。炒麥芽三錢。煎服。

□七十□白喉症服藥後腹瀉不止

用酒炒生地二錢。麥冬二錢。川貝三錢。白芍二錢半。甘草一錢。藿香錢半。砂仁二粒研冲。炒麥芽二錢。煎服。

□七十一□吹喉經驗散

正梅片一分 青黛三分 白硼砂三分 人中白煅二分 西瓜霜三分 珍珠三分 真柿霜三分 蝸牛七個即涎油虫焙黃

各藥研極細末。日吹多次。取出痰涎便愈。惟吹時宜用銅管之打筩吹之。以免傳染別人。又上海雷允上所製六神丸治喉症有奇效。用滴水開服。

□七十二□預防白喉方

青龍白虎湯 橄欖 生蘆服即蘿蔔 水煎服 此方最隱當服可免各種喉症之患。

□七十三□神效癧症方

潘志中

生地一兩 枝子二錢 連翹二錢 黃芩一錢 川連一錢 花粉四錢 川枳二錢 蘇梗二錢 丹參一錢 銀花四錢 元參四錢 厚樸錢半

加綠豆一兩。竹心一百零八條。如無竹心。以燈心代之。一服即愈。不用針挑。愈後戒食各腸一百日。方不復發。

服痧藥者注意

——丁濟萬——

痧藥爲夏令必要之藥。如遇猝然眩暈。目黑昏花。甚則人事不知。速備僅作。若不急投痧藥。每致不立。是以通關散。紅靈丹。諸葛行軍散。痧氣蟾酥丸等藥。幾乎家家必備者。痧藥之所以能治夏令之急病者。在乎利用腦麝之大香大開。更以皂莢之辛烈。蟾酥之迅行。所以噴嚏一聲。神識自清。蓋時疫之作。大都由於穢濁之氣。阻塞脈絡。氣血因之停滯。今痧藥既有走竄之功。所以能應手必效。藥到回春也。至於中風之跌仆。其見證雖與時疫相同。其病原則迥然不同。若誤服痧藥。反能助氣血以上冲。而變爲不治之症。世之喜服痧藥者。其可不一注意乎。

時事感言

盧郁

□鴛鴦繡取從君看

□不把金針度與人

鴛鴦是人人歡喜看的。也不是人人都能自己動手去學繡的。單把繡成的鴛鴦給人看。而不肯把金針教人。那是不大度的行爲。但是天天一針一針的學繡。始終不肯繡鴛鴦。或是把外國買來的金針。當做賣弄的工具。或許那是[illegible]的手鎗。[illegible]不能開口哈哈笑。這爲了什麼

自稱「新醫」的「外國博士」（沒有得到中國政府許可的證明。總究是外國貨）很盡孝的承繼他難忘的師長。諾諾天天的宣傳教育。非將中醫介紹他們。這種虛空的學科學架子。儘管你費盡九牛二虎之力。而在社會的生活思想上有什麼影響發生呢

他們自以爲打倒醫學上的奴隸。但是他所用的施葯器械。都用器電療機械。高度X光。太陽燈紫光燈和一切針劑藥品。那幾位是我們中國的「外國博士」自製的。仍舊脫不了買辦階級的圈套。

他們自以爲提倡國產藥物。但是他所用的水浸散丸錠膠膏各劑。生藥。健腦。[illegible]。尤其是巴黎斯德。加爾茂精片。拉克沙疫苗（係大日本的新藥見社會醫報）那幾位是我們中國的「外國博士」自製的。仍舊是脫不了買辦階級的圈套。

他們自以爲科學的醫家。他對於科學實在是莫名其妙。常言道「三句不離本行」。我就把他對於人們作品的態度和發表的文字估量之。他並不是和科學家研究一個生物一樣的來研究。把時代。周圍人物。同時刊的要素。靠科學批評（Sciencific Criticism）的能事。很運用先滿石灰質的頭腦。舞弄「進步化」的陰帶百劑。什麼靴子什麼帽頭。搭配什麼羅本格。什麼鐵脫。隨什麼洋鬼子什麼斷章取義。（他是沒有看見大學院頒布的國民政）什麼高頭講章。更說什麼迷魂湯。什麼孟婆亭。哈。這都是你們本行的術語麼。物質文明麼。虧你老人家知道。虧你老人家說得有聲有色。也要感謝[illegible]來倒印刷材料的那某醫報。明明「紹介世界醫藥」。居然把一片鬼話原原本本的登載。不是又添了一種副業麼。但是「迷魂湯」是什麼。「孟婆亭」在那裏。也許要能「知」能「說」的「博士大醫師」指導了。

醫學上物質需要。脫不了買辦。學理上的著作。也是脫不了抄襲和販賣。不要抵死盲目的否認。實在是不可誣。不可諱的事實。

爲什麼鴛鴦繡取從君看。不把金針度與人。

休了。我且從（The Becoming of Movement）在科學的事實上說。普通所謂外部現象。可以分做二種。第一種就是我們所說的物質。其形態有固體液體氣體三種。第二種如熱。光。聲。電。運動等。與第一種是比性質。叫做Energy，這二種現象的性質是怎樣。依近來科學研究的結果。已示我們以完滿的解答。

新醫既是科學。爲什麼他他物質還是還要 Energy。已足盡新醫學的內涵麼。

討論學術自有正軌可循。就是這樣陳腐中西醫不相容。都不是新中國的好現象。我也趁熱鬧說一句。

鬼相打。難爲病人。

讀者福音

欲得本報之全璧者

趁此機會從速購買

衛生報彙刊第一集出版了！

本書自本報第一期起至念五期止彙訂洋裝一厚册。內容都二十餘萬言。撰述者都壹百五十餘人。集各人之心得經驗著爲學識。對于人體各症。莫不詳述無遺。所以人手一篇。猶如聘請常年之醫藥顧問。更有女子作品。爲他報所不載。而爲本報所獨有。良以女子諱病。凡屬隱病忌醫者多。今由女子口中。曲曲寫出。不留餘言。故本書不但爲病家所必備。而亦爲醫林之南針也。存書無多。欲購從速。

全書定價二元四角 優待讀者照碼對折 祗收大洋一元二角

注意郵票以一分爲限九五計算寄費加一

上海衛生報館出售

衛生報

乳吹妬乳治法

邵復生

乳房陽明所屬。乳頭厥陰所屬。乳母不知調養。忿怒鬱悶。故厥陰之血不行。竅閉而汁罷。陽明之血沸騰。故熱甚化膿。亦有乳兒膈有滯痰。口氣焮熱。含乳而睡。熱氣吹入。遂成結核。名曰乳吹。治法於初起時。便須忍痛。乳間揉令稍軟。吮令汁透。自可消解。失此不治。必成癰癤。嬰兒未能吮乳。或遇兒口氣吹入。或斷乳之時。捻出不盡。致令乳汁停蓄。與血氣搏。始而腫痛。繼而結硬。甚且手不能近。則謂妬乳。 又乳吹在產前結核。名謂內吹。在產後結核。名謂外吹。並宜芷貝散。

芷貝散 白芷一錢 川貝一錢 天花粉二錢 金銀花二兩 皂角刺一錢 炒穿山甲一錢 歸尾二錢 瓜蔞仁三錢 甘草節一錢 酒水煎服

產後宜勤擠乳汁。不宜令乳汁蓄積不去。便結惡汁於內。引熱結堅掣痛。大渴引飲。乳腫急痛。手不得近。以成妬乳。治法應橘皮散。

橘皮二錢。去白。麵炒爲細末。麝香研少許。酒調二錢服之。一服即效。二服可愈。

外治製法 並治乳吹妬乳。連根葱白搗爛。鋪患處。上用瓦罐盛灰火。蓋葱上一時。蒸熱出汗。即愈。

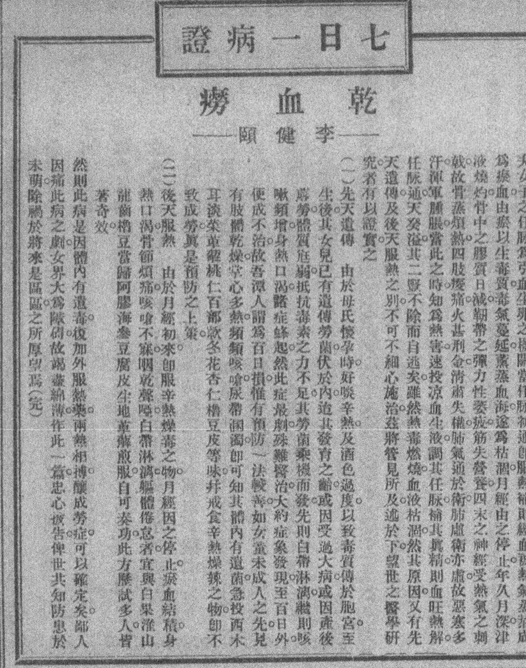

七日一病證

乾血痨

——李健頤——

夫女子之任脈。爲引血生卵之機關。當任脈初通。即服熱補。則經血被熱氣蒸熬。成爲瘀血。由瘀以生毒質。毒氣蔓延。薰蒸血海。遂爲枯涸。月經由之停止。年久月深。津液燒灼。骨中之膠質日減。韌帶之彈力性萎疲。筋失營養。四末之神經受熱氣之刺戟。故骨蒸煩熱。四肢痠痛。火甚刑金。清肅失權。肺氣通於衛。肺虛衛亦虛。故惡寒多汗。渾軍腫脹。當此之時。知爲熱害。速投涼血生液。調其任脈。補其真精。則血旺熱解。任脈通。天癸溢。其二豎不除而自逃矣。雖然熱毒燃燒。血液枯涸。然其原因。又有先天遺傳及後天服熱之別。不可不細心施治。茲將管見所及。述於下。望世之醫學研究者有以證實之。

(一)先天遺傳 由於母氏懷孕時。好啖辛熱。及酒色過度。以致毒質傳於胞宮。至生後。其女兒已有遺傳勞菌。伏於內。迨其發育之齡。或因受過大病。或因產後蓐勞。體質虛弱。抵抗毒素之力不足。其勞菌乘機而發。先則白帶淋漓。繼則咳嗽頻增。身熱口渴。諸症蜂起。然此症最劇。殊難醫治。大約症象發現至百日外。便成不治。故吾粵人謂爲百日損。惟有預防一法。較善。如女童未成人之先。見有肢體乾燥。掌心多熱。頻頻咳嗽。尿帶混濁。即可知其體內有遺菌。急投西木耳、淡菜、韓桃仁、百部、款冬花、杏仁、穭豆皮等味。并戒食辛熱燥辣之物。即不致成勞。真是預防之上策。

(二)後天服熱 由於月經初來。即服辛熱燥毒之物。月經因之停止。瘀血結積。身熱口渴。骨節煩痛。咳嗽不寐。咽乾聲啞。白帶淋漓。軀體倦怠者。宜與白菓、淮山、龍齒、穭豆、當歸、阿膠、海參、豆腐皮、生地、萆薢煎服。自可奏功。此方屢試多人。皆著奇效。

然則此病是因體內有遺毒。復加外服熱藥。兩熱相搏。釀成勞症。可以確定矣。鄙人因痛此病之劇。女界大爲[illegible]。故竭盡綿薄。作此一篇。忠心懇告。俾世共知防患於未萌。除禍於將來。是區區之所厚望焉。(完)

月經問題(續)

宋愛人

丙編 經之病理及療治

第一章 經至先期

經至先期係於陰虛血熱者

人身固有適度之體溫。焉而熱度增高者。則又病於太過矣。蓋其周身經脈流行之度數。勢必因熱度之增高而較爲速率。於是子宮綱之充血較之常人亦易於破裂。故月經每每先期而至也。惟其所以有此增高之熱度。則大膠係於陰分先虧。陽氣獨亢。陰不能涵陽。則經脈臟腑自然發出一種不合常理之熱度。故熱度者。原非體溫之謂也。夫所謂陰分者。其用意至廣。似非片言所能盡其奧。今且以腎中之真水而言。焉此真水亦可爲之陰精。就是從變化於穀肉之精微而來。亦即爲卵珠發育之原質。推而廣之。即如月經內之分泌黏液。臨產時之胞漿破裂。乳母時之乳汁滋養。亦無非藉此腎中之真水以爲之灌溉榮澤也。其所謂陽氣者。其包涵亦廣。亦非片言所能盡其義。今且以命門中之元陽而言。焉夫命門中間腎氣所繫。此氣即爲溫暖之一點元陽。設一無此氣。即無生存之可能。猶之鰲山之燈。有此一點火發。輕氣上升而燈中人影如舞者騎者。始得前後往來而莫息。設此火一熄。必至萬象俱寂。而生趣全無矣。然火之發發者。非有膏油則不可。恃而人亦猶是也。故命門之元陽。非有腎中之真水以爲之涵養。則勢有飛越不靜而轉爲亢陽者矣。(按本篇所謂『真水』『元陽』之說。不是完全出於哲學。即歸納到歐西的科學。亦未始不然。不過名辭稍異耳。據近日最精之生理家言。謂副腎皮質之分泌素。即從胞中分泌而出者。此分泌素有引血下行之作用。名之曰『確靈』。是悟出腎中真水之用也。副腎髓質之分泌素。即從命門分泌而出者。此分泌素有追血上行之作用。名之曰『副腎靈』。是悟出腎中真火之用也。此論原文詳是醫界春秋。) 惟其陰分不足。則陰精反易走洩。惟其亢陽有於。故元陽終至耗散。於是血熱沸騰。不循常度。未及二旬而月經復行矣。或竟有半月而月經又行矣。如此則入陰血。必大耗而亢陽益亢。旺久之。必經行如崩。又久之。必血枯經閉而虛勞成矣。歐醫所謂『月經過勝者。祇有極烈之子宮出血性。絕對無排卵之可能』。此說極是。(另詳戊編第二章) 故經至先期者。不可不圖治於早也。其證多有面赤口渴。心中煩熱。夜寐嘈儀。舌苔光絳。脈搏帶數。經色紫黑或竟成塊。氣息臭惡。平時白帶亦夥。腰膝痠軟等證。難以盡述。治法必滋養腎水。使真陰來復。自然上濟亢陽。而陽亦不亢。治法例後

兩地湯(傅青主方)治經來先期

大生地(一兩酒炒) 京玄參(六錢) 白芍藥(三錢酒炒) 麥冬肉(三錢) 地骨皮(錢半) 清阿膠(三錢) 清水煎服

(按)此方甘寒養陰。極爲周貼。如血熱甚者。可每隔一日照方服一劑。或每星期服兩劑。均可。隨其證情斟酌之。分量亦可隨證遞減。

居家衛生要法

陳幹卿

一房屋務必灑掃。勿使厭污。四壁宜用石灰刷新。或兼用蒼朮白芷焚燒。以杜濕毒之患。

一各種生冷之物。俱有微生虫含其中。故食物必須煮透煮熟。各物勿越宿再食。且勿與未煮之物置在一處。庶微生虫不致侵入。水未煮過。慎勿入口。嗜嚼冰凍水。皆與人有害。瓜果亦易致病。均宜少食。

一蚊蠅最能傳病。故食物必須遮蓋。以免蚊蠅散毒。碗盞用候。須先洗淨。外宿必垂帳子。勿使蚊虫吮血。致生傳染之病。

一罐罎瓶鉢一切器皿。積儲宿水。最易生蚊。內地已設自來水。宜將此項屏棄弗用。天井陰溝。須時常沖洗。勿任閉塞。若將火油灌入陰溝。以免穢溼。斯爲更妙。

一有汗之衣。亟宜洗濯。切勿於汗乾之後。再穿身上。致滋疾病。

一吐痰於地。最爲穢德。且易傳病。宜向水盂吐之。方可無患。

一垃圾爲穢氣所乘。不宜任意傾倒。宜倒在桶內。候清道夫挑除。挑後勿再作踐。大街小巷。時常清潔。可免一切疫癘。

一晨起須將窗戶洞開。以出炭氣而入養氣。夜則不然。臥不息燈。與貪涼露宿。均宜切戒。

一早起早睡。爲養生要訣。貪逸畏勞。乃致病根本。講衛生者。起居飲食。均宜有節。

一小兒當種牛痘。若依舊法用痘痂塞入鼻孔。雖一人不染天花之毒。而其餘則被彼傳染。爲患不淺。

一停柩於家。最能遺患。設死者係患傳染之症。其害更不堪設想。故喪家宜將棺柩速葬爲要。

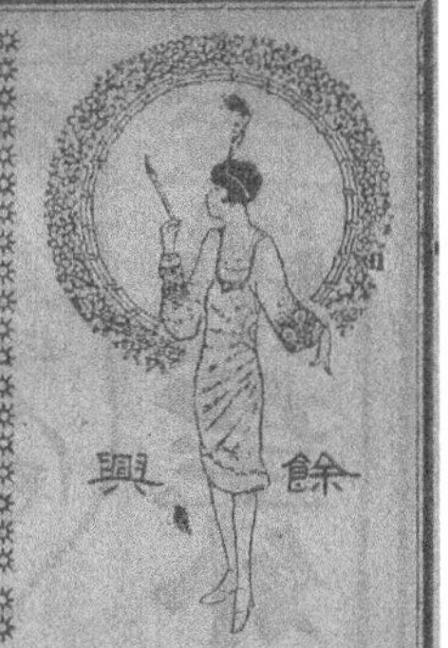

餘興

醫報應該取締？（話談）

大仁

現在社上的醫報風起雲湧。實在多極了。物多則濫。當然應當取締。像他們專替西藥作推銷。以的醫報。假使仍舊一天一天的存在。將來中國民衆的生命。勢必完全要被外人所操縱。一旦來源斷絕。豈不要坐以待命嗎。你出風頭的西醫們。你們既然有能力有本領。爲什麼不拿中藥來製造出幾種西醫所用的藥品呢。自己不去努力發明。反要想拿中醫的醫報來取締。這不但是從來推選展出來。簡直是在夢裏說夢話呢。所以我說要想取締人家的醫報。先要從整頓自己的醫報着手。這纔是正理呀。

明辨醫話（續）

慎謙

朱子小學纂註云。思邈爲唐名進士。因知醫。既爲技術。惜哉。

主陰陽五行之說。始於道術。且參以佛說。以此人爲最。

醫書中有四百四病之語。以此人爲始。

千金方云。凡四氣合德。四神安和。一氣不調。百一病生。四神同作。四百四病。同時俱發。

以上列舉者。皆可屈指之人。而遺弊於後世者甚大。其後至趙宋之時。性理之學盛行。又以此學混入醫學。此後金有張劉李氏。元有丹溪朱氏。以致成明。以爲諸病之源。皆想像之空論耳。至其論病理。則不離陰陽五行相方佛說等。是皆皆醫學之弊也。

業古昔醫者有三。曰疾醫。曰陰陽醫。曰仙家醫。周禮所謂疾醫者。見定病毒之所在。而施其方治諸病者。扁鵲仲景之所爲是也。陰陽醫者。不視病之所在。惟以陰陽五行相生相剋經絡等。而論病者。之太倉公是也。仙家醫者。煉氣成丹。使人與造化均行之者少。而其亦少。葛洪陶弘景孫思邈等是也。

二　論古來醫業之位置

醫業之於社會公衆。其責任大而且重。不惟能救一人之病苦。推而論之。可爲一國富強之基。蓋國家由人民之集合而成。人民之病弱。即國家之病弱也。族之健全。即使國家健全也。醫業之關係。豈不大哉。故在高尚之地位。而不在他之工商之下。然而回顧往時。醫家現世則有不堪見不忍聞者。今就其所見聞而槪述之。

古人評孫思邈曰。名士不得志。多隱醫卜之間。

賈誼曰。古至人不居朝廷。必隱於醫卜。

以高尚之醫業。而與卜筮並稱。此不過爲隱遁者糊口之一術耳。其與社會公衆。初無有何等之關係也。

又以醫術與他之技藝混稱者不少。

唐書方技傳序曰。凡推步卜相醫巧。皆技也。前聖不以爲教也。

又有以巫醫二字連用者。

論語子路篇曰。人而無恆。不可以作巫醫。

說苑修文篇曰。以巫醫匈御救之。

呂覽盡數篇曰。巫醫毒藥。逐除治之。故古之人賤之也。爲其末。

又不惟巫醫並稱。有巫而施醫術。醫而行巫術者。

康熙字典引山海經曰。開明東有巫彭巫抵巫陽巫履巫凡巫相。註曰。皆神醫也。

劉向說苑云。上古之爲醫者曰苗父。苗父之爲醫也。以菅爲席。以芻爲狗。北面而發十言耳。諸扶而來舉而來者。皆平復如故。

是皆醫以巫名者也。又醫字或作毉。從巫。日本村井琴山亦記巫醫衆行之說。

藥名詩

許弁靈　萬志仁　合作

故園楊梅綻紅荷。萬朶白露蓋宮牆。長憶吳堤傳箏折。續斷吳王八醉歸。

天竹漿絲排綢卓。淨蝦黑陳日光對。桃膠迎夏香豬珀。自課檀催荊茶瓜。

溫泉沒瓞露坐陵。曲岸浮萍作船。遲美酒木蘭根葉蓋。獨容五倍荊菱餅。

畢竟今朝盛，總無名後曲臥春風。含滿竹葉書字。老去蒲公作釣翁。

蒲柳先衰已廿年。笑他松柏亦春然。銀仁惟有琵琶賦。一字相思難管紘。

一杯香酒高行詩。賦物消金一片。悲霜斷故鄉慈姑月。誰能更壁報佳期。

眼科

太阿

甲問眼科曰。余是火眼。抑風眼。眼科即取紙一張貼其眼上。久之曰。君之眼既非火亦非風。覔其故。眼科曰。倘是火眼。此紙必焦。風眼此紙早已吹去矣。

衛生小說　醫界鏡（名醫故事）（十六）

醫隱

第四回　光棍感恩薦醫生　大王設計請醫生

從奈何惠得這位先生。如此憔悴進來。說是過金門內大街上貝仲良先生等我。贏了些。買些禮物去謝謝他方好。當夜即到鳳山門外李二耶家去押搭寶。恰好贏了七八塊洋錢。明日買了些鮮餅之類。包成四包紅包。一徑來到仲良家內。送上正值仲良出來看門診。當時收了。又賞他兩塊洋錢。阿二謝謝而回。去自此阿二時常買些零星小物。以候仲良。家來家送。恁懸仲良的錢。仲良落得用些小費。做些人情。在此等人身上。等他到說些好話。所以越加幾倍信他。阿二遂人告訴仲良好處。仲良醫名。所以上下都說他好的。以後阿二在街坊吵鬧。打傷了人。逃出不知去向。過了五六年。仲良因先前已納一妾。今年八月初一妾生一子。取名湖麟第三日。設席請客。慶賀三朝。到晚客散。正收拾時。當只見門外走進一人。看似軍官模樣。手提一個大包。進來對仲良唱了一個大喏。說道先生多年不見了。仲良仔細一看。道你好像是阿二。今日從那裏來爲何如此打扮。阿二道今特來提台軍門之命。來請先生去診病。我自四五年前。離了杭州。到了寧波。因有一個舍親在提台轅門當差。我因說求舍親保薦。做了一個親兵。嘗護提拔。現今做了哨長。因軍門大人自七月以來。生了一伕怪重病。因想到先生眞好本領。盡力上薦。今特差我。齎了名帖與謝封。一百兩。請先生早早起身。現有兵船一隻。泊在錢塘江口。務求明日撐篙前去。當時仲良答應。即收了請封。留阿二吃過晚飯。宿在書房內。準備明日開船。原來阿二自那年逃去。東竄西奔。無處安身。後來合着一夥強盜。到了一個山頭。名喚錢山。俗名叫做山此山是江浙交界之處。江蘇、浙面到此山。恰要過此山。即浙江界。江浙捕盜官兵。每每你推我讓。不敢正眼覷他所以做強盜的。往往聚集此山。今山頭上有一個大王。名叫張保。是廣東海盜鄭一嫂的餘黨。自稱頭目爲總督百齡招降。後他保縱瞞騙。逃粤海。官軍上下一千餘里。殺了一總兵一參將。三遊擊。其爲猖獗。皆搶擄錢糧。無如之何。其先本在粤海一帶。後來越及浙海。常踞此山。今年自七月患病。因其阿二說起。貝仲良醫道精明。無人能及。便欲來請。又恐公然直遣。請他不動。所以假托兵船。提台遣請。當時仲良不知就裏。貪名慕利。明日黎明。至明日吃過早飯。帶了長子湘帆。及兩個用人。坐了兩乘轎子。同阿二一徑到錢塘江口。就下了船。打發轎子回去。當下

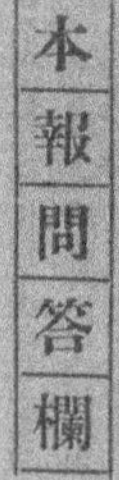

本報問答欄

簡章

(一)本欄除本報編輯自任答覆外并聘請章太炎君曹穎甫君任答王一仁君秦伯未君許半龍君擔任爲顧問

(二)所問病症。須確有研究之價值。否則恕不答覆。

(三)凡投函問病。不得隨意用信紙。或鉛筆申述。本報另印『衛生報問病用紙』一份。務須照其空白表格。一一塡明。此項問病用紙。惟定閱本報全年一份者。始贈一紙。如單購此紙。每一份實售大洋一元。

(四)非本報定戶。每題須納費一元。以示限制。

(五)問者須詳述病症之原因。及現在之狀態。經過之治療等等。

李德民問

本埠閘北寶山路義品里三十二號

舍姪初起發熱五天熱勢甚灼痧子約現未佈咽喉腫紅及白爛神色迷矇喜寐脉象模糊苔薄膩未曾出過汗大便則溏薄家人惶急萬分敬請賜示良方

答李德民問

宋大仁

內經云。體若燔炭汗出而散。又云。善治者治皮毛。蓋一則言發汗卽所以散其熱。一則言治表卽所以防其傳裏也。風邪外束。伏溫內發。身熱五天。未曾得汗。故熱不退而痧隱隱未佈也。失表不治。風溫之邪。而反由氣入榮。蒙蔽心包。神明無以自主。則神迷思寐。脉象糢糊。邪入少陰。伏熱乘勢上升。則咽喉腫紅白爛。邪陷厥陰。則便泄色黑臭。又可溫病有汗而再汗之例。良以氣分有一分之邪。卽宜先治其表。况此症始終未曾得汗。痧子未佈。表之有邪也明矣。急宜升麻葛根湯加減。透氣分之痧。托陷榮之邪。若拘於白喉忌表之說誤矣。

煨葛根 二錢	生甘草 六分	硃茯神 三錢
川升麻 三分	苦桔梗 一錢	鮮石菖蒲 八分
薄荷葉 八分	京赤芍 二錢	金銀花 三錢
京元參 二錢	炙姜蠶 三錢	連翹殼 三錢
鮮竹葉 卅張		活蘆根 一尺去節

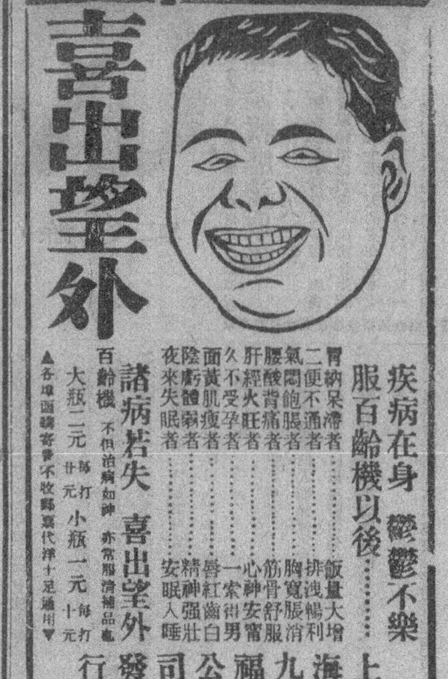

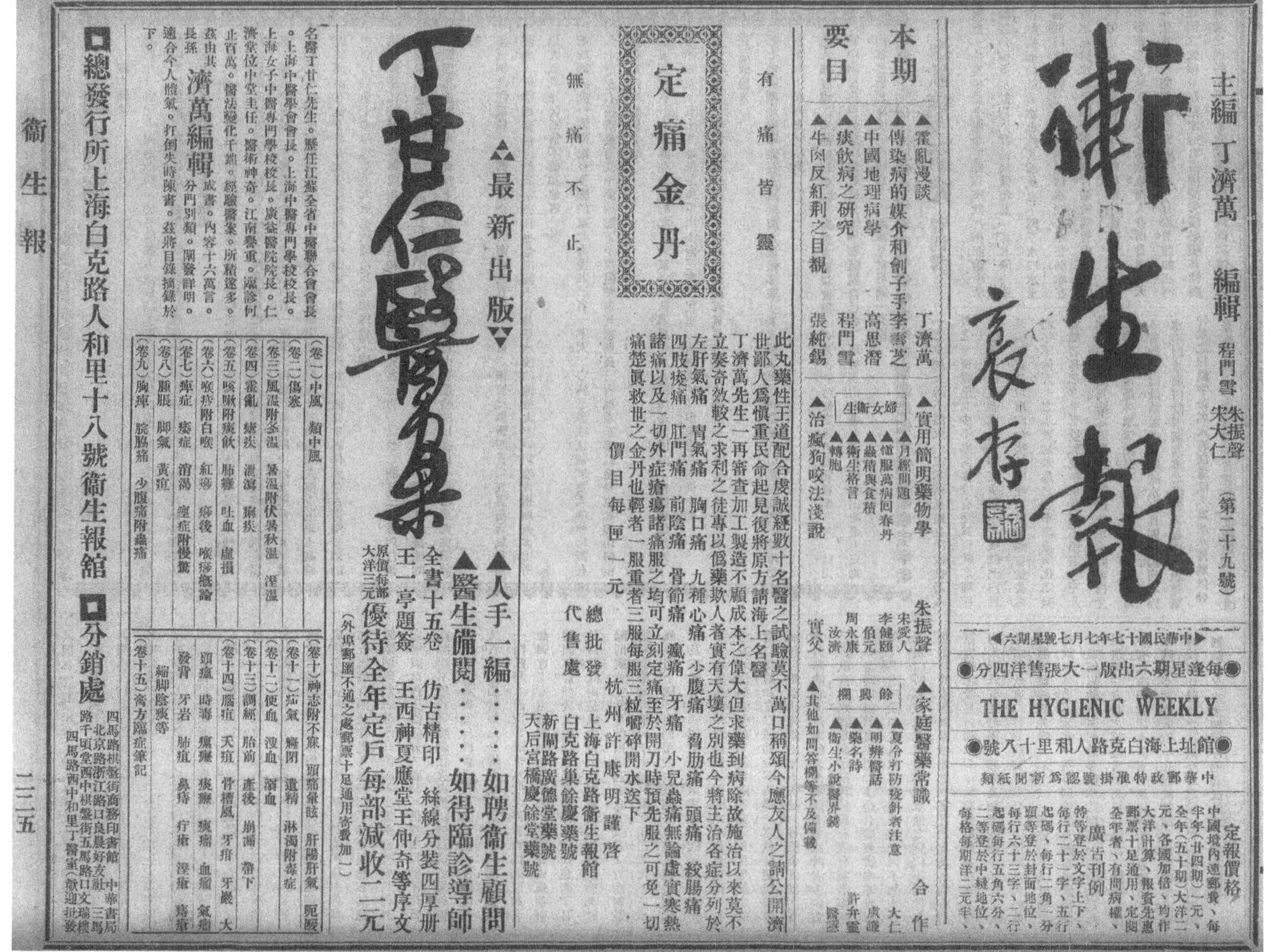

主編 丁濟萬
編輯 程門雪 朱振聲 宋大仁
（第二十九號）

衛生報

袁存

◀中華民國十七年七月七號星期六▶
●每逢星期六出版一大張售洋四分●
THE HYGIENIC WEEKLY
●館址上海白克路人和里十八號●
中華郵政特准掛號認爲新聞紙類

定報價格：中國境內連郵費、每半年（廿四期）一元、全年（五十期）大洋二元、各國加倍、均作大洋計算、報資先惠、郵票十足通用、定閱全年者、有問病權、

廣告刊例：特等登於文字上下、每行二十一字、五行起碼、每行二角一分、頭等登於封面地位、每行六十三字、二行起碼、每行五角六分、二等登於中縫地位、每格每期洋二元半、

本期要目
▲霍亂漫談　丁濟萬
▲傳染病的媒介和劊子手　李壽芝
▲中國地理病學　高思潛
▲痰飲病之研究　程門雪
▲牛肉反紅利之目觀　張純錫
▲實用簡明藥物學　朱振聲
婦女衛生
▲月經問題　宋愛人
▲憧服萬病回春丹　李健頤
▲蟲積與食積　倪元
▲衛生格言　周永康
▲轉胞　汝濟
▲治瘋狗咬法淺說　實父
▲家庭醫藥常識　合作
餘興欄
▲夏令打防疫針者注意　大仁
▲明辨醫話　虞謙
▲藥名詩　許升靈
▲衛生小說醫界鏡
▲其他如問答欄等不及備載

定痛金丹

有痛皆靈　無痛不止

此丸藥性王道配合虔誠經數十名醫之試驗莫不萬口稱頌今應友人之請公開濟世鄙人爲慎重民命起見復將原方請海上名醫丁濟萬先生一再審查加工製造不顧成本之偉大但求藥到病除故施治以來莫不立奏奇效較之求利之徒專以僞藥欺人者實有天壤之別也今將主治各症分列於左　肝氣痛　胃氣痛　胸口痛　九種心痛　少腹痛　脅肋痛　頭痛　絞腸痛　四肢痠痛　肛門痛　前陰痛　骨節痛　瘋痛　牙痛　小兒蟲痛　無論虛實寒熱諸痛以及一切外症瘡瘍諸痛服之均可立刻定痛至於開刀時預先服之可免一切痛楚眞救世之金丹也輕者一服重者三服每服三粒嚼碎開水送下

價目　每匣一元

總批發代售處　上海白克路衛生報館　白克路集餘慶藥號　新閘路廣德堂藥號　天后宮橋慶餘堂藥號

杭州許康明謹啓

最新出版

丁甘仁醫案

▲人手一編……如聘衛生顧問
▲醫生備閱……如得臨診導師

全書十五卷　仿古精印　絲線分裝四厚冊
王一亭題簽　王西神夏應堂王仲奇等序文
原價每部大洋三元　優待全年定戶每部減收二元
（外埠郵匯不通之處郵票十足通用寄費加一）

名醫丁甘仁先生。歷任江蘇全省中醫聯合會會長。上海中醫學會會長。上海中醫專門學校校長。上海女子中醫專門學校校長。廣益醫院院長。仁濟堂位中堂主任。醫術神奇。江南譽重。診治何止百萬。醫法變化千端。經驗醫案。所積遂多。茲由其長孫濟萬編輯成書。內容十六萬言。分門別類。闡發詳明。適合今人體氣。打倒失時陳書。茲將目錄摘錄於下。

（卷一）中風　類中風	（卷十）神志附不寐　頭痛暈眩　肝陽肝氣　脘腹
（卷二）傷寒	（卷十一）疝氣　癃閉　遺精　淋濁附毒症
（卷三）風溫附冬溫　暑溫附伏暑秋溫　濕溫	（卷十二）便血　溲血　溺血
（卷四）霍亂　痢疾　泄瀉　瘧疾	（卷十三）調經　胎前　產後　崩漏　帶下
（卷五）咳嗽附痰飲　肺癰　吐血　虛損	（卷十四）瘍症　天疽　骨槽風　牙疳　牙巖　大頭瘟　時毒　瘰癧　痰癧　痰瘤　血瘤　氣瘤　發背　牙岩　肺疽　鼻痔　疔瘡　溼瘡　痔瘡　縮脚陰痰等
（卷六）喉痧附白喉　紅痧　痧後　喉痧概論	
（卷七）痺症　痿症　消渴　癭症附慢驚	
（卷八）腫脹　脚氣　黃疸	
（卷九）胸痺　脘脇痛　少腹痛附蟲痛	（卷十五）膏方臨症筆記

□總發行所上海白克路人和里十八號衛生報館

□分銷處　四馬路棋盤街商務印書館　四馬路千頃堂書局　北京路浙江路口良友社　棋盤街中華書局　四馬路西中和里丁寓（迎文社）……

衛生報　二三五

衛生報

中國地理病學（續）

高思濬

四　部分

我們今日研究中國地理病。對於分的部方法。應該怎麼樣呢。對待說五方說五分說都太簡單了。氣類說。又嫌散漫。九州說。是不適用了。我的意見。是根據畝州說的意思。採用今日地理家分部的方法做經。把五方說氣類說拿來做緯。

地理學家。依天氣的不同種類的各異。江河的分佈。把中國分成八部。一黃河流域。二長江流域。三珠江流域。四滿洲。五蒙古。六青海。七新疆。八西藏。我且把這八部的省分天氣和地勢。略略的表說一番。

第一部黃河流域　本部處在全國的中間。共六省。一直隸。二山東。三河南。四山西。五陝西。六甘肅。氣候夏天不甚熱。冬天卻冷的很。山西的西邊。冷的更厲害。地勢陝西甘肅山西。據黃河上游。地多高峻。直隸河南在他下游。有大平原。縱列其中。山東一角。突出海外。甘肅西北半省。伸到蒙古青海新疆的中間。所以地土多沙。雪荒漠。天氣也就酸冷異常。和內地不同了。

第二部長江流域　本部處在黃河流域和珠江流域的中間。共七省。一江蘇。二浙江。三安徽。四江西。五湖南。湖北。七四川。天氣大抵溫和。夏熱不過九十度。冬寒不下二十度。地勢平坦。長江橫貫他的中間。因此近水的地方就窪下些。只有四川地勢獨高。全省山嶺叢錯。所以冬日不甚冷。夏天就很熱的。

第三部珠江流域　本部處在全國的南面。共五省。一廣東。二福建。三廣西。四貴州。五雲南。天氣和煦。南邊入熱帶。更覺得炎熱異常。冬日也是溫暖。不容易見水雪的。地勢大半平坦。惟貴州廣西多山。所以天氣就寒暖無常。不能和他省一致。

第四部滿洲　本部處在全國的東北方面。共三省。一奉天。二吉林。三黑龍江。氣候夏天極熱。均數在九十度左右。冬季最冷。甚至到冰點下十度。但熱期短。寒期長。三省都差不多的。地勢東北多山。西南從奉天到海邊是平地。

第五部蒙古　本部處在全國的北方。天氣冬天常寒。夏季天裏雖然是熱。但到了夜間就依然冷了。冷熱相差。有五十度。地都是高原。出海面三四千尺。有一塊極大的沙漠。橫貫在本部中間。

第六部青海　本部處在長江黃河流域的西面。天氣是很寒的。地勢是多山的。長江黃河的來源。都在這個地方。

第七部新疆　本部血在全國的西方。氣候多寒少暑。多風少雨。地勢高峻。天山橫亙他的中間。西北方多大川。東南方有沙漠。

第八部西藏　本部處在全國的西南方面。氣候頂不齊。夏冬的時候。高地方嚴寒。就像冬天一樣。山谷中卻又蒸熱。如焚。空氣乾燥。食物不要曬就自己乾了。地勢多山。南邊有喜馬拉雅山。北邊有崑崙山。都是世界極大的山。所以人說西藏是世界第一高原。

痰飲病之研究

程門雪

痰飲一症。莫備於金匱。金匱雖以痰飲并稱。而篇中所論。每每偏重於飲。以六淫論痰飲。特其一耳。其餘均單指飲病而言。飲者水也。故其論飲也。不離乎水。曰水走腸間。曰水流脇下。曰水流四肢。曰水在心。水在肺。水在肝。水在脾。水在腎。無一不從水言。是飲病皆由於水。治飲但治其水可矣。惟是水也。從何而生。從來善擇金匱者。首推嘉言喻氏。喻氏之論飲也。曰人身所貴者水。天一生水。乃至充周流灌。無處不到。一有瘀蓄。即如江河迴薄之處。穢莖積聚。水道日隘。橫流旁溢。必順其性而利導之。庶得免乎泛濫。此說誠是。惟以痰飲之水為天一之水。則大謬不然。天一之水。精也。血也。津液也。乃人身之至寶。惟患其少。不患其多。安有變為痰飲之理。即右津液不化。讓而成痰者。亦在少數。不在痰飲例內。且其病極重。日以增劇。如痰飲所吐之痰。動輒盈盆盈盞。連年不休。天一之水。豈能若是之賤乎。津液所化之痰。豈能若是之多乎。又豈能連年舉發。而不殞其生乎。凡此種種。均屬可疑之點。照此而斷。則此水也。斷非內生。既非內生。當是外來無疑矣。本以字義論。凡流質從口入者。均名曰飲。語孟冬日則飲水。夏日則飲湯。病本因水。不曰水而曰飲者。明其水之從外入也。顧名思義。則仲景之以飲字命名。大有深意。飲。入為水。水停為飲。仲景痰飲門中之屢屢言水者。著其病也。標題為飲者。明其因也。一言決矣。惟其水自外來。故曰走。曰停。曰流。曰在。種種字面。內發者不當也。重中之。曰病人飲水多。必暴喘滿。又曰食少飲多。水停心下。其於痰飲之飲。屬於外來之水飲停聚。不啻若自其口出。何後賢之聚訟蘭亭。紛紛不息耶。是飲病一症。在金匱本極明顯。乃喻氏一註之後。反使正義不彰。邪說橫行。開後人濫用溫補之惡習。其罪喻氏實尸之也。再論痰飲二字。合而言之。是一病也。積飲成水。水聚成痰。分而言則稠者為痰。清者為飲。痰因於火。有熱無寒。飲因於濕。有寒有熱。其實痰飲之源。均屬水濕。世俗相辨。但以經火灼者則稠而成痰。不經火灼者則清稀而成飲耳。且有熱痰有寒飲。即有寒痰有熱飲。徒亂人意。分與不分何異。然以鄙意臆斷。則痰飲之分。不在清稠。不在寒熱。當假定為內外之辨。痰自內生。飲從外入。脾精不供為痰。腎液不化為痰。肺津不佈為痰。脾鬱化火。火煨津液為痰。心陽抑遏。氣凝津緊為痰。痰自內發者。皆屬之。若積水停飲。從外入者。均當屬飲。如此分辨。則明白通暢。無粘滯矣。痰飲一門。飲為主。而痰為附。惟水飲之停。每因痰而起者。如脾胃素有濕熱。濕熱交蒸。津液不化。讓而成痰。頑痰膠固。不能然後入胃之水。遏痰而停。不能疾趨而下。日積月累。飲由是成。由淺入深。遂成痼疾。初則痰病及飲。繼則痰重於飲。是飲因痰起者也。若飲食入胃。清者散積於上。濁者排泄於下。由膀胱氣化而出。氣化不足。水無出路。下既不出。則蓄於中。飲病亦成。是飲因於氣化不及而起者也。一則因痰礙水。水停成飲。一則因氣化不及。水留成飲。停之因雖不同。而水之自外來則一也。至論治法。則大多數奉飲為陰邪。非溫不化。痰飲之病。當以溫藥和之二語。為金科玉律。一遇飲症。便報溫補。猶自以為取法仲景。至死不悔。試一披覽金匱飲門各方。治熱飲者多。治寒飲者少。攻飲者多。和飲者少。前文己言飲自外來。實重於虛。飲因於濕。有寒有熱。若專用溫藥。是為寒無熱矣。專用和法。是有虛無實矣。非言行倘反乎。或曰飲即水也。水為陰類。非寒至何。不知水飲誠寒。而所以致水之原因不同。水飲之變化不同。仲景所謂飲為陰邪者。專指水之一字言之也。及其病成。則原因變化。兼見每與本病相雜。而失原狀。非獨寒矣。飲病大別。只有寒熱兩種。寒飲易知。熱飲難曉。姑先言其熱者。熱飲有二。有新病即熱者。有久而化熱者。久則易知。新者難曉。更先辨其新者。試一回憶。前不云飲病成於飲水多乎。不云食少飲多。則成飲乎。飲多成飲。吾知之矣。何以飲水多。何故多飲水。此則成一問題。欲為此問題得一良好之答案。當然屬於口渴。渴多飲。致其因亦有二。有屬脾津不升者。有屬胃熱消渴者。脾津不升。亦飲多。亦能成飲。惟不在熱飲範圍之內。胃熱消渴。則為飲病屬熱者之主因。今為之說曰。胃有熱則消渴。渴則飲水多。水多則停。停則為飲。飲為未熱為因也。「未完」

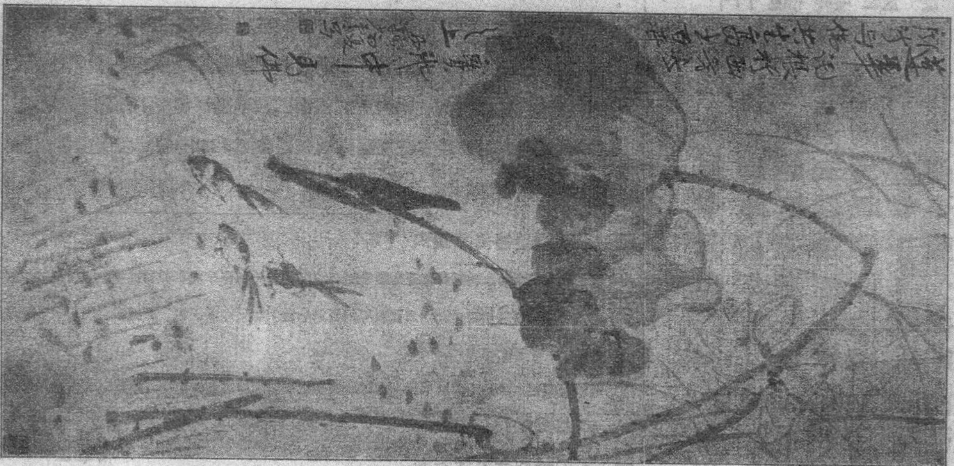

實用簡明藥物學

朱振聲

天門冬 氣味甘寒，入肺與腎

定喘定嗽，肺痿肺癰，是潤燥之力也。肺病有內傷外感之分。外感當疏解。內傷宜滋補。故同是一種肺病。而受病之來源各殊。則治法亦因之互異。如肺金津液不足。清肅之令弗能下行。上逆爲喘。陰虛生內熱。灼津液而爲痰。始而咳嗽。久嗽不已。肺津愈耗。化源告竭。則葉不得津液輸布。如是肺痿葉焦於內。毫毛畢直於外。或痰火蘊肺。肺上生癰。胸膺疼痛。口吐臭痰。如膿之狀。但肺痿屬虛。肺癰屬實。天門冬含有滋膏。專能補陰。且甘生津。寒清熱。肺金津液不受虛熱所耗。津液可以保留。故治此四症。咸爲補陰潤燥之力。若外邪客肺喘嗽等證。誤投早用。反易成肺痿肺癰。不可不慎。

益精益髓，消血消痰，非補陰之力歟。精藏有腎。髓生於精。精不足則腰痛。髓不充則骨疼。肺爲水之上源。天門冬入肺與腎。金水並補。母子相生。陰精易生。精足則生髓矣。肺津不佈。凝聚爲痰。痰阻氣機。咳嗽吐痰。甚則久咳肺絡受傷。痰中帶血。天門冬甘能養肺陰。寒能清血熱。故亦爲可用之品。

善殺三蟲。三蟲爲蚘、赤、蟯三種。凡蟲由濕熱得風木之化。然後生焉。天門冬以能補肺。肺金有權。則金能剋木之意。實非殺蟲之要藥。

能通二便。肺與大腸相爲表裏。腎竅二陰。肺腎陰虧。精微不能下潤。遂致大便艱難。大溲短少。腹無所苦。與陽明實病。膀胱癃閉者不同。天門冬能補陰潤二便之功也。

治伏尸以奏効。伏尸蟲者。癆病沒後飛出之蟲也。飛入他人臟中。食人之精血。後亦必同病而死。伏尸虫由癆而生。癆病由陰虛而成。天門冬甘寒之品。可滋補腎肺之陰。故能治此。

祛風濕而有功。濕爲陰邪。寒風亦爲陰邪。天門冬滋膩陰寒。且爲寒涼之味。用之恐助其邪。並易引邪入內。似不相宜。惟風燥濕熱客於皮膚肌熱作痒。方可佐用。

牛肉反紅荊之目覩

張錫純

敝邑多紅荊。而縣北泊莊又多。各地阡皆有荊叢繞護。歲乙巳季春。牛多瘟死。剝牛客棄其臟腑。但食其肉。未聞有中毒者。獨泊莊因食牛肉。同時中毒者二百餘人。迎愚爲之解救。既至（相距七里許）死者已三人矣。中毒者之現象。發熱。惡心。瞑眩。脈象緊數。投以黃連、甘草、金銀花、天花粉諸藥。皆隨手奏效。細詢其中毒之由。緣洗牛肉於溪中。其溪中多浸荊條。水色變紅。洗後復晾於荊條所編壩上。至煮肉時。又以荊爲薪。及竊此肉食者皆病。食多則病劇。食少則病輕耳。愚聞此言。因恍憶老牛反荊花。原係邑中相傳古語。想邑中古人必有中此毒者。是以其語至今留詒。人多知之。特其事未經見。雖知之亦淡然若忘耳。特其相反之理。究係何因。須俟深於化學者研究也。因又憶曩時閱小說。見有田家婦饁於田間。以荊芥中所饁之飯有牛肉。食者遂中毒。疑荊芥即係紅荊之訛。不然。豈牛肉反荊花而又反荊芥耶。醫界諸大雅。有能確定之者。又期不吝指教也。

治瘋狗咬法淺說

實父

吾國向不重視獸醫法。故處置瘋狗。惟有擊斃之一法。迄無云以藥餌治瘋狗者（雖有猫犬病以烏藥統治之說。惟以治瘋狗恐未必效）。此實吾國醫家所亟應注意者也。至瘋狗咬人。爲毒極厲。其症狀先寒熱。繼發狂。聞金屬聲益烈。不能飲食。體力漸衰。終至虛脫死。西人名之曰恐水病。以患者於病勢沈篤時。不獨不能進食。且滴水難以入口。狀如見水即恐怖。因得此名。至其治療。西法尤不完備。故多目爲不治之症。吾國醫家對於是症。時有絕效之治法。不觀夫十室之邑。必有以家傳治瘋狗毒神效等字樣揭橥其室者乎。考其治療奏效甚奇。且能明指其受毒之分量。以視西法之不完備。實可雄視一世。惟若輩對於療治之法。私於一己。絕對不能明示他人。故其傳僅僅限於此輩目不識丁之愚氓。縉紳先生難言之。良可慨也。僕有鑒於此。平日見有能治此症者。輒詳加咨詢。久乃識其概要。大概此病之原。在被瘋狗咬傷。故創口之消毒尚矣。消毒之法。可用膽礬水或硼砂水。將污血洗淨。然後用烙鐵燙之。惟鐵燙一法。病家深以爲苦。不妨以新汲水痛洗。時時換水。約千百次。至污血盡去。筋肉變色。毒亦盡去矣。內服以解毒藥爲主。重量之銀花、菊花、黃連。皆可奏效。忌烟酒、牛肉、房事。百日後可保無虞。往者吾友汪君。罹瘋狗咬症。醫治得法。將就痊矣。忽不戒酒色。疾遽復。數日卒。今述此篇。曷勝悼惜。

鳳皇山人譚少雲之畫

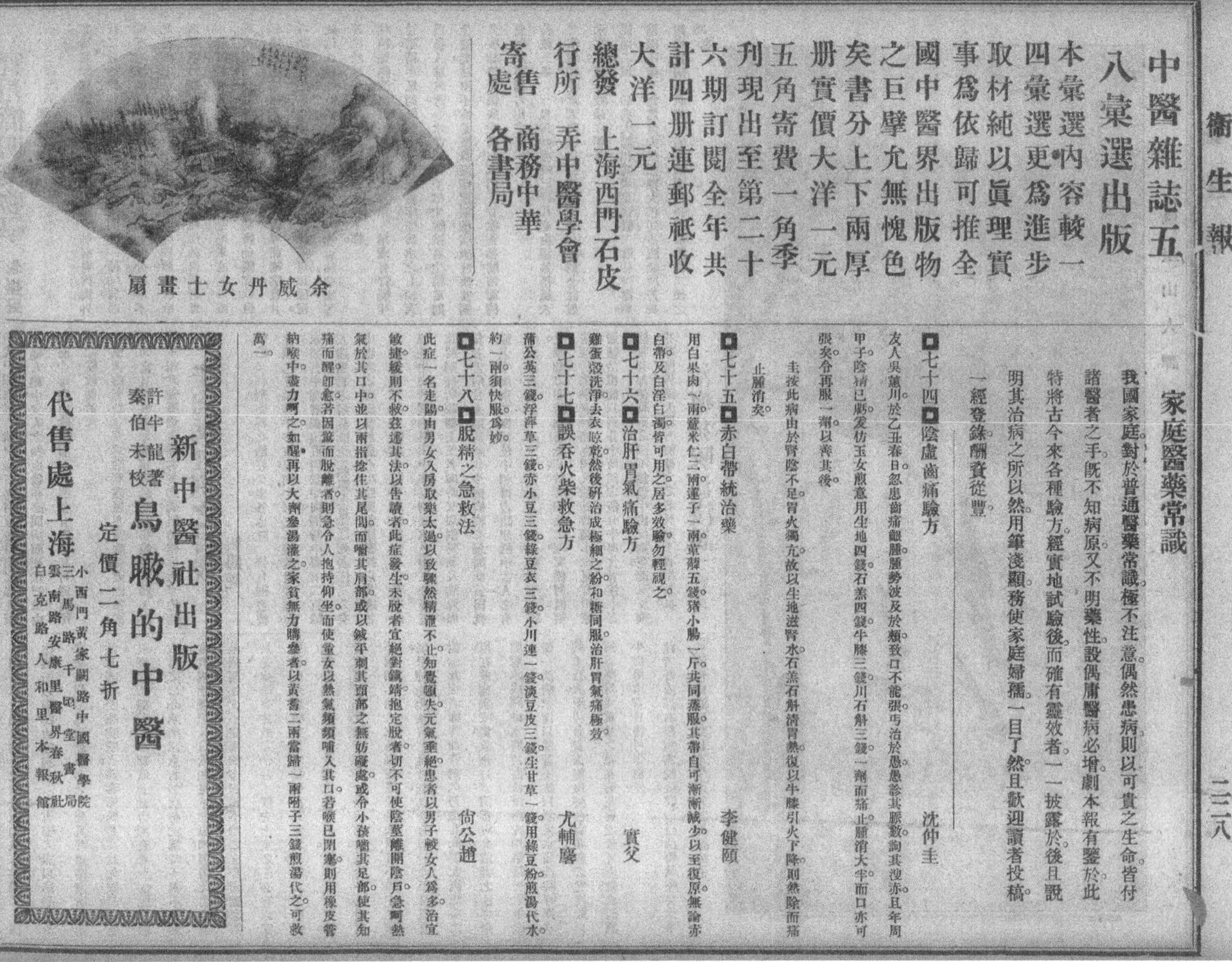

余威丹女士畫扇

家庭醫藥常識

我國家庭對於普通醫藥常識。極不注意。偶然患病則以可貴之生命。皆付諸醫者之手。既不知病原。又不明藥性。設偶庸醫病必增劇本報有鑒於此特將古今來各種驗方。經實地試驗後。而確有靈效者。一一披露於後。且説明其治病之所以然。用筆淺顯。務使家庭婦孺。一目了然。且歡迎讀者投稿。一經登錄。酬資從豐。

◘七十四◘陰虛齒痛驗方　沈仲圭

友人吳蕙川。於乙丑春日。忽患齒痛齦腫。腫勢波及於頰。致口不能張。丐治於愚。愚診其脈數。詢其溲赤。且年周甲子。陰精已虧。爰仿玉女煎意用生地四錢。石羔四錢。牛膝三錢。川石斛三錢。一劑而痛止腫消大半。而口亦可張矣。令再服一劑。以善其後。

圭按此病由於腎陰不足。胃火獨亢。故以生地滋腎水。石羔石斛清胃熱。復以牛膝引火下降。則熱除而痛止腫消矣。

◘七十五◘赤白帶統治藥　李健頤

用白果肉一兩。薏米仁二兩。蓮子一兩。萆薢五錢。猪小腸一斤。共同蒸服。其帶自可漸漸減少。以至復原。無論赤白帶。及白淫白濁。皆可用之。居多效驗。勿輕視之。

◘七十六◘治肝胃氣痛驗方　實父

雞蛋殼洗淨。去衣晾乾。然後研治成極細之粉。和糖同服。治肝胃氣痛極效。

◘七十七◘誤吞火柴救急方　尤輔廖

蒲公英三錢。浮萍草三錢。赤小豆三錢。綠豆衣三錢。小川連一錢。淡豆皮三錢。生甘草一錢。用綠豆粉煎湯代水。約一兩。須快服。爲妙。

◘七十八◘脫精之急救法　尙公趙

此症一名走陽。由男女入房取樂太過。以致驟然精泄不止。知覺頓失。元氣垂絕。患者以男子較女人爲多。治宜敏捷。緩則不救。茲述其法。以告讀者。此症發生未脫者宜絕對鎮靖。抱定脫者。切不可使陰莖離開陰戶。急呵熱氣於其口中。並以兩指捻住其尾閭。而嚙其肩部。或以鍼平刺其頭部之無妨礙處。或令小孩嚙其足部。使其知痛而醒。即愈。若因驚而脫離者。則急令人抱持仰坐。而使童女以熱氣頻頻哺入其口。若喉已閉塞。則用橡皮管納喉中。盡力呵之。如醒。再以大劑參湯灌之。家貧無力購參者。以黃耆二兩。當歸一兩。附子三錢。煎湯代之。可救萬一。

霍亂漫談

—丁濟萬—

霍亂爲夏令最危之症。良以病起陡然。若投藥不慎。勢必差之毫厘。謬以千里。故同一脈伏肢冷。上吐下瀉之霍亂症。若腹中緊痛。而吐瀉之氣不甚臭穢者。虛證也。亦卽寒證也。治宜附片炮姜等溫中回陽之品。蓋稟體素虧之人。則風邪易襲。或寒煖不節。飲食不愼。忽觸疫癘不正之氣。卽直中三陰。所以一時揮霍撩亂。氣機爲之窒塞。且陰邪固閉。中陽不伸。故非用大劑溫中回陽。不爲功。然此乃寒證也。至於熱霍亂。則迥然不同。發狂臭惡逼人者。實證也。亦卽熱症也。乃因平日所受之邪。久鬱化熱。一旦觸發。勢將燎原。故此症先厥者。後必發熱。乃濕遏於外。熱伏於內。經雖寒而臟不寒也。經云。厥深者熱亦深。厥微者熱亦微。卽此意也。法當清熱滌邪爲主。輕者黃連解毒湯。重者承氣湯之類是也。以同一手足厥冷之症。其治法之不熱如斯。警告病家與醫家。對於夏令之病症。其可忽略乎。

傳染病的媒介和劊子手

壽芝自蕪湖寄

固然中醫有一部份腦筋上銹。生活簡單的人。不曉得傳染病的厲害。而嚴行消毒。很不介意的做了蚊蠅蚤虱。而外一個特種媒介。這個我很佩服新醫家目光如電。罵得痛快。因爲這種腐化份子。我們革新的中醫。異也十二分的反對。他不過這是個人的關係。決不能擴充到一切。而包含到所有。譬比社會上人家也有衛生的。也有隨便的。新醫也有到地的。也有起碼的。人格也有高尙的。也有卑污的。不能說某新醫到某家去診一次白喉。便武斷業中醫者。完全是媒介。理論上有時可舉一反三。事實上卻不能以一例百啊。倘使以片面的狹觀來批評中醫。如此。可是我也有一得之愚。提出相當的證據來。詰問新醫。

商務印書館職員舒消泉。患了虎鬚疔。鍾博士很辣的開了一刀。出血不少。痛得非常。第二天。腫到頰車以上。硬得更利害。博士說。怎麼我不到膿。于是又惡很很地割上一刀。外面塗了一些油膏。第三天。可就不對了。腫了半邊臉。博士還要麻醉着再開刀。他痛得實在不敢領教了。回來。飯不能吃。熱度增高。二便不下。氣促嘔噁。口中穢氣衝人。別人也替他危險起來。有個汪姓的朋友。介紹他到我這裏看。他有一寸長的創口。根腳散漫。腫硬險惡的現象居多。當時用了立馬回疔丹。敷上些釜墨膏。用綢布膠布粘好。裏面服了瀉劑。到晚大小便通了。熱也去了。飯也能進。膿也出了。腫也消些。逐漸的治下去。一星期後。刀口也完全合起了。這個我不敢自誇。可是在許半聾兄新著作「爲歐的中醫」十五面上說得很好。

『西醫自謂長于治外症。又有未盡然者。中醫有專治疔瘡者。對于疔毒。但按成法醫治。獲愈者可十人而九。西醫治疔。則往往失敗。其最謬之點在割。（中醫用針剌。不用刀割。）他種外症。或有可割。惟疔則一割之後。勢必增劇。胡景翼之死于疔。卽死于割。此事人人知之。又不獨胡景翼爲然。凡生疔而經中醫治療者。其結果安全者多。而經西醫開割。以致不救者。又不勝枚舉也。』

新舊的爭執和存廢。我都不管。因爲這是國家的行政範圍。我們只曉得根據妥善的學理及經驗。將病醫好。解除人的痛苦。自己良心上也不受呵遣。假使新醫一定要學山膏善詈。那我也奉還一句。你們都是「劊子手」。

定閱本報之利益

本報專載一切衛生事宜。大則可謀社會之幸福。小則可謀一身之健康。加以文字淺顯。婦孺皆知。況定閱全年者。復贈燙金報夾一只。至於『印刷』『紙張』『內容』等等究竟如何。想讀者早已洞察。亦毋庸再述矣。全年報費連郵。祇收大洋二元。（郵匯不通之處。郵票十足通用。惟以一分爲限。掛號寄下。以免遺失。）

衛生報

LADIES' HEALTH

婦女衛生

女子醫學研究會編輯

投稿簡章

(一)穢褻之稿件。絕對拒絕。
(二)滿一千字以上之稿件不收。
(三)空泛及未完之稿件不收。
(四)來稿宜運用簡短明瞭之筆。而敘述普通醫學者爲合格。
(五)來稿內容。以適合女子者。尤爲歡迎。
(六)一經登錄。酬資從豐。

慎服萬病回春丹 李健頤

古人製一方。僅能治一病。如兼病者。宜用加減之法。庶可矣。豈將此一方。可統治萬病者哉。如萬病回春丹。時醫皆云此丹能治小兒萬病。由是世之病家。信其言無論何病。概以此丹投之。偶一倖獲效。便轉教他人。相沿至今。皆以此丹爲眞有回春之功效。庸詎知回春丹僅能療風痰而已。如熱病溫疫。恐未盡獲效。蓋回春丹內用一切燥痰却風之藥。及麝香牛黃。夫燥痰却風。最傷血液。如陰耗液枯之人。投之立傾。且麝黃能引邪入裏。溫病初起甚忌。又無治陽明熱病少陰寒病及傷食痞積。此理甚明。云何能治萬病者哉。吁。亦痴矣。願時醫勿朦昧不明。盡信此丹有回春萬病之功。則貽害豈淺鮮哉。但望亟早會悟。是亦將來幼稚之幸福也。

蟲積與食積 伯元

虫積食積之病。小兒常多有之。蓋小童腸胃脆薄。艱於消化。況小兒又喜食生冷甜料水菓等物。爲父母者。不解衛生之道。又復啖之以魚肉。餌之以肥膩。於是腸胃滯塞。久而成積。積久成虫。虫積食積之病。雖有分別。究之二積之原。在於食飲不化。而虫之生。則由於積之腐。二症雖異。其實相因。而症像之不同。亦各有可見。蓋虫積無定位。虫之去留。或左或右。或上或下。以虫之聚散爲聚散。肚中常痛。按之堅硬。口吐清水。唇口上下。必呈青色。脈必紘緩。而食積則有定位。積在胃者。則現於上。積在腸者。則現於下。或左或右。不能移動。按之堅硬。亦時常作痛。脈必沉結。大便則呈酸臭。此虫積食積之大略情形也。

月經問題(續) 宋愛人

第二章 經至先期繇於脾虛氣弱者

人生之元陽。雖繫之於命門。(此理已略見上篇。)而脾胃實主一身之元氣。脾胃壯旺。自然元氣強固不衰。脾胃虛弱。則元氣自無不委靡不振。而臟腑經絡之氣血。悉爲弛緩矣。何以脾胃爲元氣之本。蓋人之所賴以有生者。於空氣外。厥爲飲食。飲食由咽入胃。惟賴胃氣之消化。脾氣之轉運。因爲脾之與胃。確有互助之可能。然而五臟六腑。其生理的組織。處處皆能互爲扶翼。以化精微而爽精粕。惟脾胃之組織。更爲有密切之職務。譬如飲食既傳達到胃中。經胃壁之磨擦。脾氣之鼓動。然後漸化爲乳糜。於是乳糜中之含有不潔成分者。遒由胃腑而下達於小腸。乳糜中之含有精良分子者。遒繇脾氣輸運而上承於心肺。於是心得之而成血液。肺得之而爲氣液。氣布血和。精神內充。而元氣亦爲之強固不衰矣。故合言之。脾胃皆有消化飲食之能力。分言之。則既消化之後。又各有專司。胃爲通調二便。其氣以下行爲順。脾爲敷布精微。其氣以上行爲順。故脾氣虛弱。則精微自不獲上布心肺。設脾虛氣陷。則血氣益難收攝矣。此經至先期之所以有繇於脾氣虛陷者也。衝爲血海。(見甲編第二章)然血之統系。實出於脾胃。衝脈麗於陽明。陽明者胃之絡。故胃氣盛。則血海亦盛。(見甲編第三章)而諸血又統攝於脾。故脾氣壯旺。則血之循環。亦自有常度。蓋健全婦女之月經。完全繇於紫血充滿。原非純粹之血液。卽卵巢內卵珠成熟。亦有一定之時期。一面子宮充血而至於血管破裂。一面卵巢中之卵珠。繇成熟而至於輸送到子宮。其中皆有一定之歷程。故月經爲生理上應有之問題。惟脾氣虛陷者。其氣不能攝血。血隨氣行。如水之有風。今脾不統血。則下焦之血。卽繇衝脈而移注胞中。行之既速。積之自易。故月經遂先期而至矣。然而經行合於常度。是生理然也。若不合常度。則不待紫血充滿。而其血溢瀉。遑論卵珠成熟。其危險尤可立而待。其證虛羸少氣。(如肥盛之婦。外有餘而內不足者。亦有之。然虛中夾挾痰濕。與本證稍異。另詳本編第四章。)食少便溏。(或解而不暢。氣覺下墜。)舌胎虛白。(與陰虛血熱者異。當參看上篇。)脈亦虛軟。其經來之色。亦不甚黑。口亦不甚渴。法宗濟生歸脾湯。(亦可作丸。照下方分量加十倍。)凡勞傷脫力者。皆可服。

白歸身(錢半酒炒)潞黨參(錢半)雲茯苓(錢半)炙綿耆(一錢)炒白朮(錢半)桂圓肉(八枚)炒棗仁(錢半)廣木香(五分)炙甘草(五分)煎時取生薑一小片。紅棗子兩枚。

七日一病證

轉胞

——汝濟——

小便不通之症。有肺虛蓄水之分。及下焦宿寒與蘊熱之別。不可執一法施治。肺虛者兩寸脈微弱。氣短聲嘶。因小便不利。積成水腫。宜重用生耆。再少加以利水之藥治之。蓄水者小腹脹滿。欲便不得。宜以加味五苓散治之。下焦宿寒者。小腹及腿膝時常覺冷。兩尺脈沉遲無力。受寒尤甚。小便滴瀝不通。宜以溫通之。如椒目小茴威靈仙桂枝之類。下焦蓄有蘊熱者。膀胱臃脹。尿管閉塞。小便滴瀝不通。脈沉而有力。宜以滋陰濟火法治之。如黃柏知母白芍滑石海金砂之類。若夫婦人轉胞一症。前法皆不相宜。惟用升提溫補之法。始可收效。考金匱云。婦人病飲食如故。煩熱不得臥。而反倚息者。何也。師曰。此名轉胞。不得溺也。以胞系了戾。故致此病。乃用溫補升提法。提其胞而轉正之。俾胞系不了戾。小便自利矣。蓋人身之氣化。卽天地之氣化。天地將雨之時。必陽氣溫暖上升。而後陰雲四合。大雨隨之。小便不利者。亦往往因氣化不升。鬱於下焦。阻其升降流行之機。蓋非升則不能降耳。故醫者遇斯症。用一切利小便藥。俱不得愈者。投以升提溫補之劑。屢獲奇效。曾治一鄭氏婦。年二十八歲。懷孕七月。患斯症。兩日不愈。晝夜呻吟不絕。立臥不安。遍投以利水滋陰諸藥。卒不得通。後延余診治。其婦言有時惡心嘔吐。或欬逆。可通少許。余曰。此轉胞症也。必因力小任重。以致氣虛下陷。胞系下戾。故小便不通。偶因嘔吐欬逆。則氣機上逆。胞系有旋轉之勢。故小便可以稍通也。爲擬溫補升陷湯方。卽生耆八錢。潞黨三錢。升麻八分。當歸三錢。柴胡一錢。乾薑五分。水煎服。一劑而小便通。

衛生格言 周永康錄

(一)寒暑不時則疾。「周禮」
(二)良醫知病人之死生。「戰國策秦山范子獻書」
(三)酒極則亂。「史記淳于髡傳」
(四)精神淡則血氣和。嗜欲勝則疾疹作。「唐書孫思邈傳」
(五)養生以不傷爲本。「抱朴子又論衡」
(六)匿病者不得良醫。「繁露執贄」
(七)良醫常治無病之病。故無病。「淮南子說山訓」
(八)毋以嗜欲妨生。「說苑說叢」

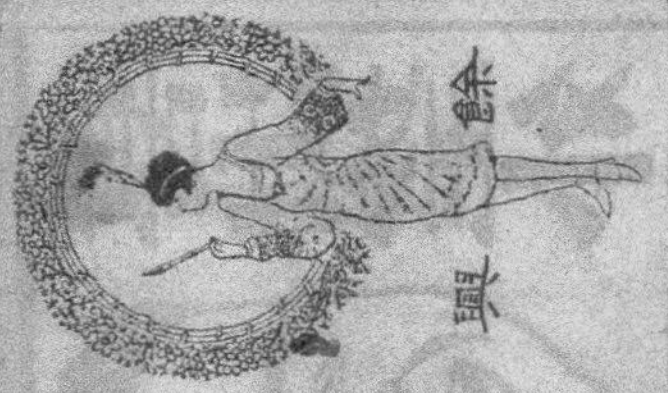

話談 夏令打防疫針者注意

大仁

夏令到了。時疫又將發生了。要想預防時疫。當然應當預先打防疫針。但是我既然想起了去年一個朋友的車夫因為打防疫針反而將強健的身體由防疫針的介紹。來了幾個黴菌後來竟至一命嗚呼。這事的發生是在某西醫的診。時疫期時。疫醫院因為一則貧苦的病人太多。某西醫見了已有八分麻煩了。所以對于病人。當然也不十分細心。當他（指醫生）一針一針的打下去。不幸我朋友的車夫的前一人。是患的急性霍亂。病已很危險了。因此那車夫。就做了他（指病人）的伴侶了。這種事本來是偶然的。因為照理打一針就應當消毒一次。這醫生因為渺視貧病之緣故。在無形之中。就斷送了一命。豈不冤哉枉也。所以我特地寫出來給那般視貧病的西醫們看看。

明辨醫話（續）

盧謙

醫道二千年眼目篇云。自周以前。巫醫之術兼行。至周代文明已啓。故巫醫分為二職。巫有司巫。掌羣巫之政令。醫有醫師。掌五醫之政令。巫醫雖並稱。然二職也。

是依周禮所載也。史記倉公之言。六不治中。有信巫不信醫。六不治也之語。以巫醫已相別而不混。然亦有不然者。至明代巫居醫之十三科之一。如祝由科即巫也。古專行祝由之術。

素問移精變氣篇云。古之治病。惟其移精變氣。可祝由而已。

同賊風篇云。先巫知百病之勝。先知其所從生者。可祝而已也。

其他有疾病行祈禱者。

儀禮旣夕禮有五祀之說。

書經金縢篇云。周公禱武王之疾而瘳。

論語子路篇云。子疾病。子路請禱。

自秦漢以後。信巫醫而行祈禱者不少。

陶弘景云。病亦別有先從鬼神來者。則宜以祈禱祛之。雖曰可祛。猶因藥療致愈。大都鬼神之害則多端。疾病之源惟一。蓋有輕重者耶。

左傳昭公二年。晉侯占卜為祟。至後漢此說行。晉唐之間益盛。

王叔和脈經論祟鬼祟土祟之別。

由以上所論述者觀之。吾醫術殆為巫術所困。而醫業之位置甚卑。途至蒙小技賤業之名。良哉。今之為醫者之心。恐多陷於卑下者。皆自古相傳之流弊也。

二　論醫為司命之職

德國扶氏著醫戒有三。其一對病者之戒。其二對世間之戒。其三對同道之戒。

日本三宅博士則論列為對於自己之義務。對於病者之義務。對於公衆之義務。對於同業之義務。對於道德之義務。

余論義務。亦以義務為主。而欲論義務。則先論醫業之本分。

醫業之本分無他。在救治疾病而已。

扶氏醫戒云。凡行汝術。宜達汝之目的。目的者何。保全生命。回復健康。解除痛苦是也。

三宅博士曰。凡業醫者不論其地位之在朝野。宜以保全生命。治愈疾病。寬解患苦為目的。苟有求救於吾者。則自負其責任。而服膺士為知己者死之一語。士為知己者死。女為悅己者容。此史記司馬相如傳之語也。余今加醫為顧己者盡之一語。蓋渚靠救治之策也。

凡人之貴重者。豈有過於生命者乎。嗚呼。醫之為業。關於生命大而且貴。可不慎歟。故吾人指醫為司命之職。指醫為司命。始於唐之孫思邈千金方。是基於史記扁鵲倉公傳。扁鵲雖司命無奈之何之語也。韓非子亦有之。然其謂氣非直指醫為司命。蓋後世依此語而始云司命也。醫術之關於生命。固不論。而指醫為司命之得當與否。固不可不攷究也。

藥名詩

許半盦

燕底金沙我見憐。一般五味玉生煙。地年也說劉寄奴。

都村青箱怨遠志。

帳中美蓉夢覺閒。幾枝芍藥眼中來。多情惟有雙蝴蝶。

旋覆雨飛上鏡台。

苔蘇隨波左右流。多情香附遞相求。畫中青黛還偏聚。

海水迢迢夜旖樓。

一枝玉竹寬懷悄。白露帶霜正五更。兜鈴草也知離別。

蘭閨號泣到天明。

牽牛兩地月西沉。寂寞當歸對落花。猶憶當年甘遂在。

合歡雄步已無涯。

凄涼風雨半天麻。惆我紅花已自芽。伸首依依山雞動淚。

愁心偏上佩蘭軒。

昔據一夜白頭人。村與梅花雪月身。記得江南無紅豆。

幽魂來報夜明春。

滴漏沾濕夜夜長。冰片凉簾月如霜。猶溪惟有川斷淚。

梅雨巫山也斷腸。

衛生小說 醫界鏡（名醫故事）（十六）

醫隱

第四回　光緒戀思除讒疾　大王設計請醫生

扶上了船。船家忙忙起椗開行。一路穿江入海。仲良於江浙海面。路徑本不熟悉。任其所之。不數日。將近陳錢山。只有半日路程。阿三方將說明來歷。仲良大驚。道阿三你陷害我嗎。阿三道不妨不妨。先生所以不說明者。恐先生不肯去也。今但去只要醫得好大王。必有重謝。仲良此時亦無可奈何。只得由他行去。看看船到山口。只見依山傍水。蘆花蕩內。排有大小船隻二十餘號。山邊都是合抱的大木。那船到山下。日內泊定。早有小嘍囉探知。報上山去。不多時。跑下兩三頭山蠻來。見阿三。請仲良父子上岸。扶入轎內。一徑擡上山。四轎了幾灣。來到一座關口。關前擺著刀槍劍戟。弓弩戈矛。兩邊都是擂木礮石。從進關來。夾道列著許多嘍囉。一旗旗捕列兩行。一路過去。又進了一重關。方纔到寨門口。仲良看時。見四圍山嶺雄壯。中間似鏡面的一塊平地。週遭多是木柵為城。進得木柵。到正門口。只聽得鼓聲三響。寨門開出正門。轎子一直擡進到廳前下來。當時請仲良父子在旁面交椅上坐定。茶房獻茶。茶已畢。即有帳房內書記等陪坐。敘談說些病情。用過點心。即時擺出酒席。三四人陪侍吃了。請到側房內坐下。即有家人來請到上房診病。仲良到得上房。只見滿床擺設保險。見那大王。吾若熊羆。頭腦股膜。渾身壯熱。內是依然當即開了一依茶查方。叫人過海去贖了兩帖回來為煎服。一帖如水投石。毫無影響。又服一劑。反見脈弦硬。舌焦黑。不時囈語。過了兩日。仲良精急起來。是日吃過午飯。左思右想。無法可施。倒在床上朦朧睡去。忽覺身在一片荒野。青草地上。旁邊許多竹林。正在看玩。野草叢中只見前面來了兩個人。一個武裝打扮。身穿黃色戰袍。手執寶劍。一個文官打扮。鬚髮皆白。紗帽玉帶。紅袍。武裝者睜圓眼。怒氣勃勃。以劍指著仲良大喝道。你這個庸醫。平日賺人錢財。殺人多矣。今日須吃我一劍。這文官者以手攔住在旁解勸道。此人本領雖低。心地尚好。今日姑赦他一命。武官怒氣未息。一劍正欲砍仲良。嚇得仲良大叫救命。跌倒在地。哭然驚醒。口裏尚叫救命。呢喃。見子文彬陪醫道。父親是夢魘麼。彼此相對。叫救命。仲

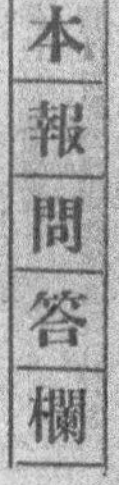

本報問答欄

簡章

（一）本欄除本報編輯自任答覆外并聘請章太炎君曹穎甫君任答王一仁君秦伯未君許半龍君擔任爲顧問

（二）所問病症。須確有研究之價值。否則恕不答覆。

（三）凡投函問病。不得隨意用信紙。或鉛筆申述。本報另印『衛生報問病用紙』一份。務須照其空白表格。一一填明。此項問病用紙。惟定閱本報全年一份者。始贈一紙。如單購此紙。每一份實售大洋一元。

（四）非本報定戶。每題須納費一元。以示限制。

（五）問者須詳述病症之原因。及現在之狀態。經過之治療等等。

馬甫文問

本埠鄭家木橋永記號

初起胸部作痛煩悶坐臥不安吐血甚多約有一盆氣迷上逆臥則甚難脈弦數

答馬甫文問

宋大仁

天下無逆流之水。人身無倒行之血。水之逆流者因乎風。血之倒行者因乎氣。氣有餘便是火。氣火升騰於上。神明失於清曠。故膺胸疼痛煩躁不安也。氣爲血之帥。氣行則血亦行。氣升則血亦隨之而上逆。故吐血成盆。氣逆難於平臥也。血去陰傷。肝火上升。故脈來弦數。先賢治血必先去瘀。盖離絡之血不致上逆。姑擬清肝肺以去瘀。助以順氣養陰之品。俾其血止氣平乃吉。

冬桑葉　三錢　茜草根　二錢
粉丹皮　錢半　側柏炭　錢半
生石决　八錢　山茶花　錢半
鮮枇杷葉　四張去毛包　鮮藕汁　一兩燉溫冲
全福花　錢半包　眞新絳　八分
懷牛膝　二錢　白茅根　二札去節
茅花　一錢包

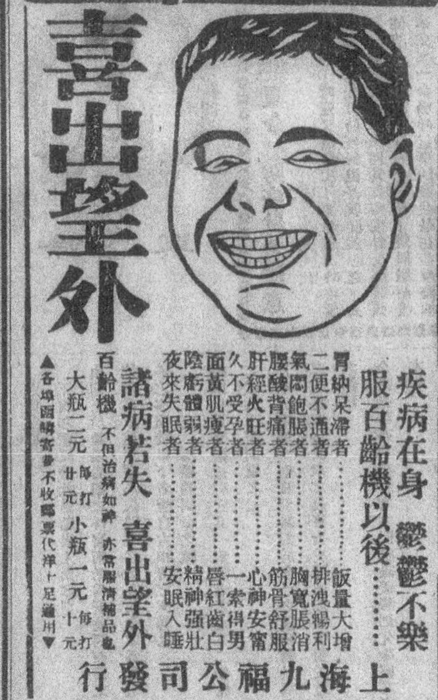

大造補天參茸丸

嘗考陰平陽秘太和翔置化之機，劑虛養發春榮之象，人非太上，誰無六賊之戕，醫經扁盧，籍頹三年之艾，以上工治病，選藥爲先，聖忠製方，補丸最重。第是良醫易得，妙藥難求，補益之劑，眩目如毛，丸散之名，屈指難盡，莫不侈誇秘授，廣說神奇，實則大言炎炎，靈效渺渺，欲求純一之良方，幾寺鳳麟之毛角，遂使回春和緩，羣興無米之嗟，消渴文園，咸抱天年之恨。言念及此，成然變之，因此鶩啓信心，廣宏大願，特請海上著名大醫丁甘仁老先生，妙運靈心，巧施國手，憑繼年之經驗，撰濟世之奇方，丹轉九還，光施一藥，鎔鑄古今，參合中西，著此大造補天丸方劑，又復妙選靈材，應加修合，宰仙山之靈顆，採閬苑之仙葩，餘若海嶠荒遐之品，山居水府之珍，無不盡入藥籠，登之鑪鼎，扶離繼合，圜濟成丸，具斡天換日之奇功，寫濟困扶危之妙用。舉凡先天不足，後天虧損，虛勞羸瘦，種種袪疾，宜取此丸，常服自能立奏膚功，掃八萬之尸蟲，比三千之桃實，伐毛洗髓，人跻華元化之一刀圭，填海補天，此是女媧皇之五色石，各界君子，幸勿河漢斯言。

茲將主治各症列左

男婦

先天不足　後天虧損
房勞過度　骨蒸勞熱
手足冰冷　酸軟無力
胃虛氣痛　久洩不止
虛損吐血　半身不遂
黃疸水腫　大腹虛脹
久患痔瘡　自汗盜汗
心悸不寐　怔冲健忘
氣血衰弱　老年怕冷
腰膝酸痛　頭暈目花
久咳氣喘　傳尸勞病
思慮過度　神疲食少
體虛風痛　久瘧不愈
虛火牙痛　耳鳴耳聾
嘔吐酸水　小便頻數
童子勞傷　癰久不斂

男子

眞元虧耗　精滑易洩
久患白濁　腎虛遺精
老弱戒烟　軟酸嗜臥
陽痿不起　艱於子嗣
虛寒脫肛　日久疝氣
脫陽縮陽　添精益髓

婦女

子宮虛冷　久不受孕
經水不調　白帶白淫
乾血癆病　面黃髮脫
小腹冷痛　陰痿不起
常患小產　崩漏不止
廣嗣種子　經枯血少

以上各藥引倘一時不便購買宜用清滚水或稀飯湯均可酌用

此丸大補兩天培養氣血添精益腦調經種子種種功效筆難盡述但受外感風熱及實熱傷寒等症切不可服

價目　每丸一元

上海口第一號裏鹹瓜街大成記參號主人謹識

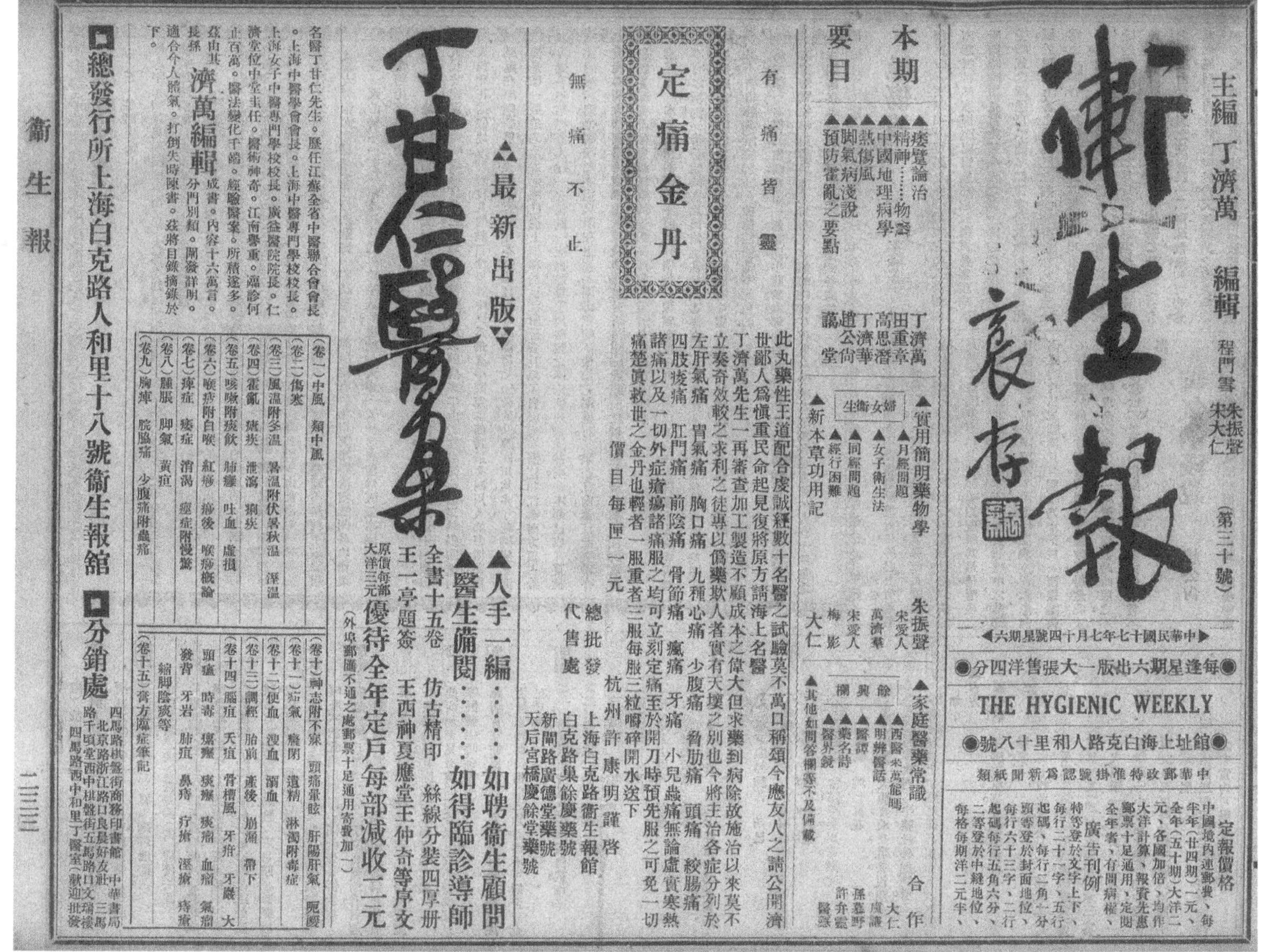

主編 丁濟萬　編輯 程門雪 朱振聲 宋大仁

衛生報

襃存 [seal]

（第三十號）

▶中華民國十七年十月十四號星期六◀

●每逢星期六出版一大張售洋四分●

THE HYGIENIC WEEKLY

●館址上海白克路人和里十八號●

中華郵政特准掛號認為新聞紙類

定報價格

中國境內連郵費、每半年(廿四期)一元、全年(五十期)大洋二元、各國加倍、均作大洋計算、報資先惠、郵票十足通用、定閱全年者、有問病權、

廣告刊例

特等登於文字上下、每行二十一字、五行起碼、每行二角一分、頭等登於封面地位、每行六十三字、二行起碼每行五角六分、二等登於中縫地位、每格每期洋二元半、

本期要目

▲痧暨論治　丁濟萬
▲精神……物醫　田重章
▲中國地理病學　高思潛
▲熱傷風　丁濟華
▲脚氣病淺說　遺公尚
▲預防霍亂之要點　讜堂

▲實用簡明藥物學　朱振聲

婦女衛生
▲月經問題　宋愛人
▲女子衛生法　萬濟華
▲同經問題　宋愛人
▲經行困難　梅影

▲新本草功用記　大仁

▲家庭醫藥常識　合作

餘興欄
▲西醫未嘗能賜　大仁
▲明辨醫話　廣譴
▲醫譚　孫慕野
▲藥名詩　許弁雲
▲醫界鏡　醫憨
▲其他如問答欄等不及備載

有痛皆靈

定痛金丹

無痛不止

此丸藥性王道配合虔誠經數十名醫之試驗莫不萬口稱頌今應友人之請公開濟世鄙人為愼重民命起見復將原方請海上名醫丁濟萬先生一再審查加工製造不顧成本之偉大但求藥到病除故施治以來莫不立奏奇效較之求利之徒專以偽藥欺人者實有天壤之別也今將主治各症分列於左肝氣痛　胃氣痛　胸口痛　九種心痛　少腹痛　脅肋痛　頭痛　絞腸痛　四肢痠痛　肛門痛　前陰痛　骨節痛　瘋痛　牙痛　小兒蟲痛無論虛實寒熱諸痛以及一切外症瘡瘍諸痛服之均可立刻定痛至於開刀時預先服之可免一切痛楚眞救世之金丹也輕者一服重者三服每服三粒嚼碎開水送下

價目每匣一元

杭州許康明謹啓

總批發　上海白克路衛生報館

代售處　白克路巢餘慶藥號　新聞路廣德堂藥號　天后宮橋慶餘堂藥號

△最新出版▽

丁甘仁醫案

▲人手一編……如聘衛生顧問

▲醫生備閱……如得臨診導師

全書十五卷　仿古精印　絲線分裝四厚册

王一亭題簽　王西神夏應堂王仲奇等序文

原價每部大洋三元　優待全年定戶每部減收二元

（外埠郵匯不通之處郵票十足通用寄費加一）

名醫丁甘仁先生。歷任江蘇全省中醫聯合會會長。上海中醫學會會長。上海中醫專門學校校長。上海女子中醫專門學校校長。廣益醫院院長。仁濟堂位中堂主任。醫術神奇。江南譽重。臨診何止百萬。醫法變化千端。經驗醫案。所積遂多。茲由其長孫濟萬編輯成書。內容十六萬言。分門別類。闡發詳明。適合今人體氣。打倒失時陳書。茲將目錄摘錄於下。

(卷一)中風　類中風
(卷二)傷寒
(卷三)風溫附冬溫　暑溫附伏暑秋溫　溼溫
(卷四)霍亂　痢疾　泄瀉　瘧疾
(卷五)咳嗽附痰飲　肺癰　吐血　虛損
(卷六)喉痧附白喉　紅痧　痧後　喉痧概論
(卷七)痺症　痿症　消渴　痙症附慢驚
(卷八)腫脹　脚氣　黃疸
(卷九)胸痺　脘脇痛　少腹痛附蟲痛
(卷十)神志附不寐　頭痛暈眩　肝陽肝氣　呃噎
(卷十一)疝氣　癃閉　遺精　淋濁附毒症
(卷十二)便血　洩血　溺血
(卷十三)調經　胎前　產後　崩漏　帶下
(卷十四)腦疽　天疽　骨槽風　牙疳　牙巖　大頭瘟　時毒　瘰癧　痰癧　痰瘤　血瘤　氣瘤　發背　牙岩　肺疽　鼻痔　疔瘡　溼瘡　痔瘡　縮脚陰痰等
(卷十五)膏方臨症筆記

□總發行所上海白克路人和里十八號衛生報館

□分銷處

四馬路棋盤街商務印書館　中華書局　北京路浙江路口良晨好友社　三馬路千頃堂西中棋盤街五馬路口文瑞樓　四馬路西中和里丁醫室（歡迎批發）

衛生報　一三三

中國地理病學(續)

高思潛

五　各部疾病的略說

鄙人年紀幼稚見聞隘陋外面情形大都不知道何況全國的疾病呢不過已且把平日看過的書有關於地理病的思索出來寫在下面充充篇幅罷。

第一部　地處在寒帶所以離赤道各省的熱症地勢高燥溼病也是沒有的只是天氣冷洌食差些乳往往不能得節度因此消化器病最多了天氣寒冷直接受寒是本部獨有的病別的病大概因寒的也較多地勢既高雨澤又少氣候乾燥常常潰決水旱的災患年年不息人民受盡恐亂饑的困苦加以平時不講衛生所以疫癘就容易發生並且容易傳染靠能自除救濟時有所聞山東沿海一帶亦利為鼠疫的流行病前年肺炎性鼠疫到了山西北部幸虧不久就撲滅未致蔓延不然就不堪設想了婦女習慣大半終日坐在炕上陰鬱一點就是這一部所獨有的北京天津和濟南鄭州各埠商業興盛一天的繁華一天所以花柳病從外埠輸入的也就一天多一天肺癆病因為天氣高燥的關係究竟要比第二部少些

第二部　地和熱帶相接極易流行熱性傳染病江浙在濱海處地勢窪下溼邪傷人最易土地豐饒的人民安樂遂不免嗜烟酒貪美色又加以濕熱傷陰所以熱病多半由於陰虛從前借濕熱侵陰虛的人都住在這個地方肺癆殺人的數目世界算中國為最多中國算本部為最多四川人的習慣嗜(?)等處在卑濕的房屋裏面更容易生本病除江蘇外本部肺癆死的又算四川為多了花柳病上海算是唯一釀造的地方近來已從上海移於長江附近各口岸了自從霍在浙江和江蘇兩方面占勢力幾乎年年都要流行一次霍亂一症也是幾乎無年無之赤痢瘧疾諸濕熱病在本部已成了夏秋間的流行病惟喉痧吧亦倒只限在上海一隅腳氣病不像第三部盛行又限在江南惟江北有時亦發現本病大約因為天氣潮濕的原故真傷寒症在湖南湖北或有之若三江兩廣罕覯浙江的蕭山紹興等縣獨產羅片蟲江蘇的崇明獨產麻瘋病這皆是純粹的地理病

第三部　本部位在熱帶凡赤道熱帶傳染病像霍亂鼠疫紅痧瘧疾赤痢諸疾腳氣中炎病等病無不有之沿海一帶受他的害比內地更甚廣州香港廈門汕頭等處華洋雜處商務興盛所以花柳病肺癆病也就跟他暴盛相州居民多患膀胱石症雲南為產生鼠疫的地方貴州和廣東西一部分爽者不審山林放瘴旅居的人嚴他侵襲是不能免的

第四部　本部的疾病和第一部略同牛莊為本部的口岸外來傳染病像鼠疫霍亂等症常常見之而前清宣統年間的鼠疫尤為利害才起的時候在滿洲後來蔓延到各地方死的人有十餘萬之多聞說俗名滿洲病就是從本部傳遞到各處的

熱傷風

丁濟華

傷風而有寒熱之分可異也冬令嚴寒之時人身體溫不能抵抗外寒因而感冒寒邪以致傷風鼻塞頭痛咳嗽則時時所見者此若令天之氣下降地之氣上升人受時氣之蒸遏皮毛開張體溫盡量放散何由而得傷風於理論上言之熱傷風之病症殊有出乎於事實上察之不獨有之且數見不鮮其最初之現象頭暈鼻塞不異常見然醫者每以治寒者治之亦不能速愈故除熱傷風之名外又名之為真傷風真傷風云者亦是表明熱傷風較寒傷風難治皆有其眼之分也蓋冬令之傷風由於外寒之侵襲服一二劑發散藥即可告愈熱傷風則不因於外而因於內天氣悶熱之時人身之體溫受外熱之蒸遏不能盡量放散以致體內之蘊熱能亢盛體溫既不能盡量排泄於外勢必上衝薰蒸肆擾於是為鼻塞頭痛咳嗽鼻流黃膿涕相繼而至矣其治法一切祛風藥皆不能取效必以清解透熱之法清解透熱之輔要藥以蘆根為最佳蘆根之為物其味甘其性涼其中空不但能去肺胃中之熱抑且能透熱於肌表誠涼而不滑之妙品我友黃君患熱傷風時時鼻流膿涕且有腥味乃求治於某西醫某醫云是病因於鼻竇皆有膿當割去其膿方可得愈我友不願乃轉求余治余即以一味蘆根促彼時時服之不二日即愈世不乏患熱傷風者盍一試之方知余言不謬也

腳氣病淺說

趙公尚

定義　病從腳起有氣注於兩腿或兩腳(膝後彎曲處)故名腳氣病

發見　此病多見于東南卑濕之地如我國廣東福建浙江江蘇安徽等省及日本南洋羣島等處

原因　(一)地氣卑溼(二)風溼乘隙而入(三)常食白米缺乏維他命乙(四)病後失調

症狀　此病初起自足脛至膝蓋或麻痺冷痛或痿弱攣急或浮腫按之如泥而早輕夜重或不浮腫而步履無力或脚部痿痹或足冷如冰或腫延膝上有物如指發自腨胖(腨足跟也胖脛腨也俗稱腿肚)而氣上攻心

併發症　此病除上述主症外又間有頭痛寒熱腹痛嘔吐不能食氣閉胸悶心悶神昏等併發症

脈象　病起於風其脈浮弦病起于濕其脈濡弱病起於熱其脈洪數病起於寒其脈遲澁病在筋骨其脈沉而伏病在血分其脈指下濇澁不調夏暑脈滕冷痛其脈陽濡陰弱者屬濕溫

危候　此病如若見有胸悶煩昏氣上攻心發為喘急等併發症時每多不治

治法　此病首宜祛風利濕繼宜清血行氣務期再議滋補以竟其功但症之急者治不可緩否則危在旦夕

用藥　(一)濕兼風　防風羌活獨活白芷細辛
(二)濕兼寒　烏附肉桂
(三)濕熱　黃柏蒼朮
(四)濕痺　木瓜
(五)除濕去風熱　苦參
(六)涼血去濕熱　黃芩
(七)滲利濕熱　白朮赤苓豬苓澤瀉茵陳木通
(八)腰下濕熱腫甚　防己
(九)氣不流行　木香檳榔枳殼香附烏藥
(十)氣虛　人參黃耆白朮
(十一)血虛　當歸芍藥川芎熟地
(十二)血凝　桃仁紅花
(十三)浮腫　大腹皮桑皮乳香沒藥
(十四)筋骨軟弱　牛膝杜仲虎脛骨

處方　腳氣藥方古今甚夥茲擇其用而有效者錄之如下

▲古方

雞鳴散　治腳氣疼痛及風濕流注足痛筋脈浮腫等證

檳榔七枚　陳皮(去白)一兩　木瓜一兩　吳茱萸三錢　紫蘇葉三錢　桔梗(去蘆)五錢　生薑(連皮)五錢　用清水三大碗文火煎至一碗半去滓再入清水二碗煎滓取一小碗兩次藥汁相和放于床前次日五更時分作三服皆冷服之冬月略溫服

(按)如係因風濕而起之腳氣病無論體質之虛實均可服用此方

實用簡明藥物學　朱振聲

△麥門冬　味甘微寒　入肺與心

退肺中伏火　肺爲嬌臟。性喜清肅。固畏寒侵。亦惡火刑。陰虛生熱。熱極生火。伏於肺中。消耗津液。麥冬色白入肺。甘寒養陰。而退伏火。是其特長。

止渴益精　伏火內蘊。暗灼精微。津液無以上潮則口渴。腎爲肺子。肺爲腎母。母病累子。腎精亦必因之而虛。麥冬甘味生津。寒性清火。火退津增。其渴自止。金能生水。腎精亦豐。

清心氣驚煩　心血虛則君火旺。擾犯於神明。則虛煩生。火能生風。風動則驚。麥冬補陰。陰能制陽之義。然由外邪而生驚煩者。宜透邪清解。此不可用。

定血療咳　咳嗽之病。午前甚者。多屬胃火。午後劇者。多屬陰虛。蓋午後木陰氣當令之際。若人陰虛則不能與天氣相應。陰必愈虛。邪必愈亢。故病反重也。陰虛久咳。肺絡受傷。則痰中帶血。麥冬養陰清肺。金潤氣降。不獨帶血可止。即咳嗽亦可瘳。但必舌質光絳無苔之咳嗽痰血方可用。

心腹結氣傷中傷飢是之取爾　陰虛生痰。火阻塞於心腹之間。肺胃之氣。肅降失司。是曰結氣。中焦屬脾胃。脾胃陰傷。燥氣內熾。損精微。削肌肉。是曰傷中。飲食入胃。時入時飢。津液難存。如中消症。是曰傷飢。麥冬甘寒。能補肺胃之陰。中宮陰陽絕和。則飲食如常矣。

胃絡脈絕羸瘦短氣識不宜焉　胃之大絡。名曰虛里。邪傷胃陰。絡脈空虛。虛里跳躍。振動外衣。欲絕之狀。夫肥人多濕。胃燥和平。所化津液。易生肌肉。瘦人多火。胃燥亢烈。水穀所生之精微。多被消耗。外達鮮少。故形肉羸瘦。土爲金母。肺統全身之氣。土病則不能生金。肺因之亦病。所以短氣。況胃燥更能傷氣。麥冬養陰。專長胃陰。能足則內達於絡。外佈於肌。土本於肺。土能生金。氣何患不長哉。

新本草功用記　大仁

解暑草　即廣東萬年青。其根下小如麥冬。入藥用。清咽利喉。潤肺養胃之藥。配頭梅冰搗汁。定小兒熱痙。合鮮石斛代茶。潤肺胃。液燥。海甯周世任曰。此草根下子。大冷子宮。凡婦人欲斷產。取子百粒。搗汁服。永不再孕矣。

蛤什蟆。如蝦蟆。而足長。南中視爲補品。市上售者價亦甚廉。余喜食之。顧此物不見於前人記載。或謂產於海非也。近人魏聲和雞林舊聞錄記甚詳。因節其言以餉博物君子。蛤什蟆產吉林東南長白山係谿谷中。遍體光滑。尻無竅。幷不辨其雌雄。土人云。雄者值山中新雨後。腹生涎沫。雌雄常黏合。雖力劈之不解。即其交尾時也。飲而不食。無排洩器。寒霜既降。輒膨脹死。剖之滿儲黑粉。如石灰之屑。惟兩肋具肥膏。瑩白。有脂肪質。烹食味鮮美。或謂此物飲參水而生。故蛤什蟆所在山必產蔘。

伸筋草　粵東藥肆均備。在廣東乃山草。附於斜坡。或石上。葉嫩蓬鬆。如筋。行瘀。清火。舒筋。向於跌打入藥。眼痛搗[illegible]眼胞用之。近日乃漸加入通經舒筋。祛風散濕。生新活瘀之劑。

寬筋藤　乃王不留行藤根。切之成片。亦是行氣逐瘀。祛風去濕。穿通經絡妙藥。內外科俱用之。

預防霍亂之要點　蔚堂

霍亂症盛行於夏秋之際。係由虎列拉菌所傳染。然亦因不潔之食物所得來也。是症死亡之速。猛烈可畏。久矣盡人皆知。故不待余之贅述。而人民認爲危險疾焉。吾人提倡衛生。孳孳不倦。而是症每至夏秋之時。蔓延無已。勞動界與各界比較之。勞動界染此症者。實八與二之比例。足見勞動界不講衛生。不知防範。相率死亡。殊可慨也。余特撰預防法臚陳於後。爲勞動界下一針砭焉。

一不宜多食生冷瓜果之物。

二不宜用冷水沐浴。

三饑食絕不宜食。

四渴時不宜飲冷水。

五夜間不可在露天下眠睡。

六忌食油膩不消化不清潔之食物。

七不宜赤膊。

八屋內不可置穢濁之物。使蒼蠅叢集。傳染病症。

九不宜過飽。

十勿與病霍亂者接近。

以上十則。勞動界易於侵犯。故霍亂症勞動界獨多也。望讀是篇者。代爲勸告。以盡吾人之天職。勞動界苟能有所警覺。而霍亂病菌之消滅。當日趨於無形也。

海陵老人撫石鼓文

蘇州女科醫社啓事

(一)第四屆招收學員　本社爲昌明醫學。振興女科起見。故特徵集女科專家采取中西精華。編輯講義二十五種。設立實習函授兩部。現屆招收新學員及插班生之期。凡有志學醫者。無論男女。皆可入社。女生另備宿舍且爲提倡女子學醫起見。女生實習。學費減半。且函授部畢業之後。來社實習。男女學費。均再減半。惟本社爲注重實地證起見。故學額不多。如欲入社。務宜從速報名。章程載第一期雜誌中。函索即寄。

(二)第三期雜誌出版　本社婦女醫學雜誌。係專門研究女科醫學。及婦女衛生。俱是最新發明之著作。及學員之優等成績。爲醫界及女界不可不閱之雜誌。第三期業已出版。內容益加精良。每年四期。預定大洋四角。三年十二期。預定大洋一元。郵費另均不另加。郵票代洋。十足通用。

(地址)蘇州城內白塔子橋　主任王愼軒　經理康壽　啓

壽石山房山水潤例

余威丹女士工壽山水筆意蒼秀功力深厚直入四王之室求壽者接踵爲定潤例如左

堂幅　四尺　八元　五尺　十二元
　　　六尺　十八元　八尺　二十六元

屏條每條照堂幅對折橫披照堂幅加半斗方冊頁扇面每件尺內者一元

手卷每尺一元半三尺立軸照四尺堂幅八折

以上點景工細青綠泥金均加倍

紙潤先惠　約期取件

丁卯年季春

蕭蛻公
黃濱虹　代訂
汪聲遠

收件處本埠西門石皮弄亦仁里一號及各大扇莊

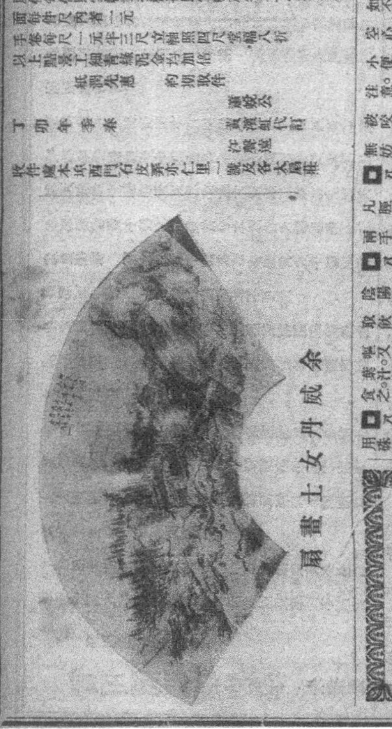

余威丹女士畫扇

家庭醫藥常識

我國家庭對於普通醫藥常識。極不注意。偶然患病。則以可貴之生命。皆付諸醫者之手。既不知病原。又不明藥性。設偶庸醫。病必增劇。本報有鑒於此特將古今來各種驗方經實地試驗後。而確有靈效者。一一披露於後。且說明其治病之所以然。用筆淺顯。務使家庭婦孺。一目了然。且歡迎讀者投稿一經登錄。酬答從豐。

◘七十九◘治瘋狗咬傷方(一)　　　　詹允階

眞秦艽三錢。羌活三錢。獨活三錢。紅柴胡三錢。枳殼二錢。炒桔梗二錢。甘草三錢。撫芎二錢。生地楡一兩。前胡三錢。茯苓三錢。生薑三錢。紫竹根一大握。

凡瘋狗頸硬頭低。尾落尾垂。被其咬者。沾受毒氣。必畏鑼聲。聞聲即驚惕不安。及畏扇風。見風即身縮戰慄。急照此方服。食孕婦亦可服。如生地楡紫竹根難得。即用乾楡等常竹根代之。服藥後可試嚼生黃豆。如口作生氣。心惡欲嘔。是毒已盡除。不必再服。若嚼生豆時如食熟豆。不作嘔吐。急再服一劑。然後照前嚼試。必使留毒盡除爲止。倘不早爲醫治。則日後毒氣發作。心腹絞痛。嚼舌齧指。慘狀難言。道光間湘潭有米船夥伴發病危急。牙關緊閉。鄰船醫人。獨以鐵器撬去門牙。急灌此方數劑。遂愈。嗣後遠近喧傳。百發百中。洵有起死回生之功。閱者幸勿輕視。

◘八十◘治瘋狗咬傷方(二)　　　　管懷如

又好狗被瘋狗咬。急用此方加烏藥一兩。濃煎與食。亦愈。

生軍三錢。桃仁(去皮尖)七粒。地鼈蟲(炒去足)七只。右三味研末。加白蜜三錢。用酒一碗。煎至七分。連渣服之。如不能飲酒者。用水對和亦可。小人減半。孕婦不忌。

空心服此藥後。別設便桶一隻。以驗大小便。大便必有惡物。如魚腸豬肝之類。小便如蘇木汁。數次後。藥力盡。大小便如常。再服則無物。又下不拘帖數。總要大小便無纖毫惡物爲度。不可中止。留餘毒在腹中。以致復發。切切注意。

被咬者。倘不明其狗之瘋與非。不妨服藥以驗之。若是瘋狗。必下惡物。若是好狗。則大便略瀉而已。藥性和平。决無妨礙。

◘八十一◘膣部拘攣簡妙法　　　　梅　超

凡膣部患拘攣者。如在左膣。則用右手將腎囊與睪丸往上托。即可止。如在右膣。則用左手行之。兩膣者則左右兩手同用。婦人則照上法托乳即效。

◘八十二◘痧症救急簡便法

陰陽水。生水半杯。百沸湯半杯。和勻服。地漿。于牆陰掘地作坑深二三尺。去污泥。入新汲水一二桶。攪之。俟澄清取飲。去痧。陳佛手煎湯。或陳香櫞更妙。二蠶沙煎湯。止痛清痧。蕎麥麵開水調。待冷服。或蕎麥煎湯服。白礬湯。止嘔。又引吐。或和鍋底煤服。熱童便。溫服涼血行血止痛。蚌蜓湯。亦溫服。治痧脹。青蒿汁。井水和服。治暑痧。鮮扁豆葉汁。和童便服。治一切痧。雲耆菜子油。取農家眞者。飲一小杯。如係暗悶痧。必不惡心。且能敗毒清心。生芋艿嚼食之。甘美不腥者痧也。再生食一個更妙。

◘八十三◘治小兒夜啼方

用燈心淡竹葉二味。服之頗效。或灸灰塗母乳上亦效。

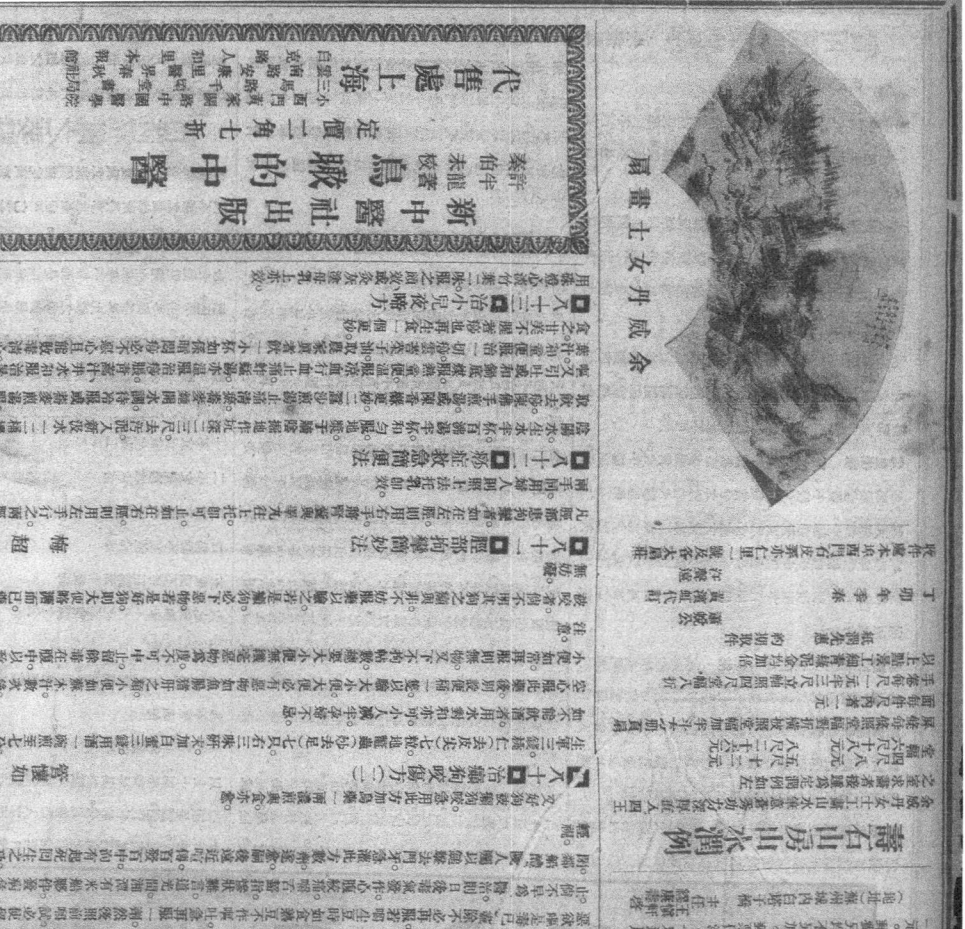

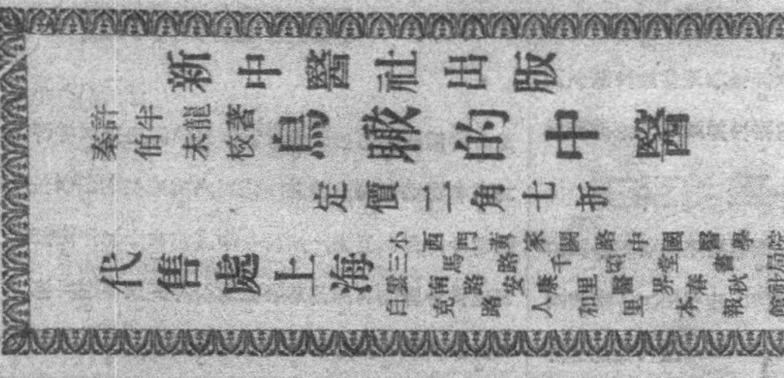

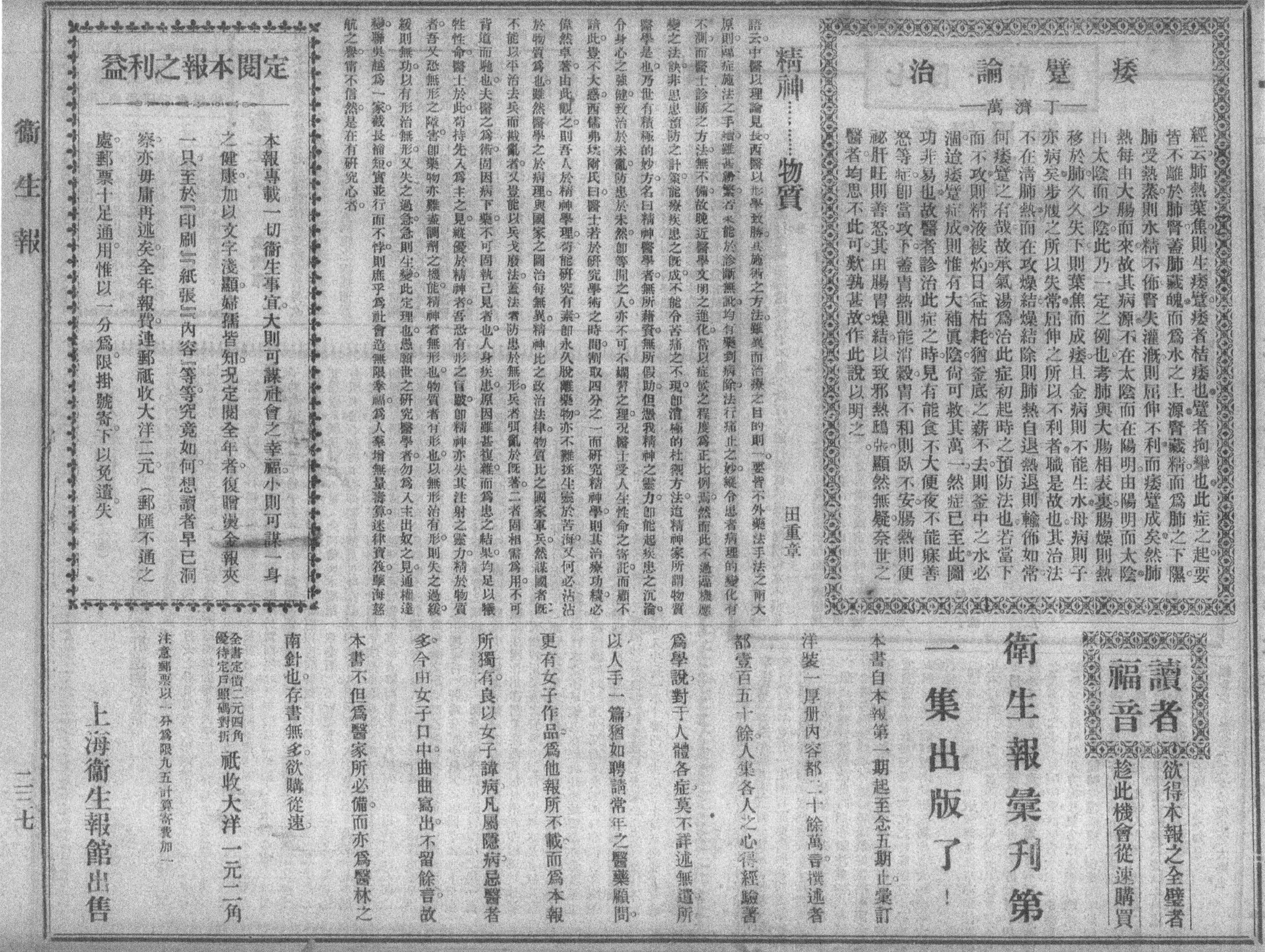

痿躄論治

——丁濟萬——

經云。肺熱葉焦。則生痿躄。痿者枯痿也。躄者拘攣也。此症之起。要皆不離於肺腎。蓋肺藏魄。而爲水之上源。腎藏精。而爲肺之下隰。肺受熱蒸。則水精不佈。腎失灌溉。則屈伸不利。而痿躄成矣。然肺熱每由大腸而來。故其病源不在太陰。而在陽明。由陽明而太陰。由太陰而少陰。此乃一定之例也。考肺與大腸相表裏。腸燥則熱移於肺。久久失下。則葉焦而成痿。且金病則不能生水。母病則子亦病矣。步履之所以失常。屈伸之所以不利者。職是故也。其治法不在淸肺熱。而在攻燥結。燥結除則肺熱自退。熱退則輸佈如常。何痿躄之有哉。故承氣湯爲治此症初起時之預防法也。若當下而不攻。則精液被灼。日益枯耗。猶釜底之薪不去。則釜中之水必涸。迨痿躄症成。則惟有大補眞陰。尚可救其萬一。然症已至此。圖功非易也。故醫者診治此症之時。見有能食不大便。夜不能寐。善怒等症。卽當攻下。蓋胃熱則能消穀。胃不和則臥不安。腸熱則便祕。肝旺則善怒。其由腸胃燥結以致邪熱鴟張。顯然無疑。奈世之醫者。均思不此。可歎孰甚。故作此說以明之。

精神……物質

田重章

語云。中醫以理論見長。西醫以形學致勝。其施術之方法。雖異而治療之目的則一。要皆不外藥法手法之兩大原則。隨症施法之手續。雖甚繁。若未能於診斷無訛。均有藥到病除。法行痛止之妙。縱令患者病理的變化有不測。而醫士診斷之方法。無不備。故晚近醫學文明之進化。常以症候之程度爲正比例焉。然而此不過臨機應變之法。缺非思患預防之計。僅能療疾患之旣成。不能令苦痛之不現。卽消極的杜禦方法。迨精神家所謂物質醫學是也。乃世有積極的妙方。名曰精神醫學者。無所藉資。無所假助。但憑我精神之靈力。卽能起疾患之沉淪。令身心之強健。致治於未亂。防患於未然。卽等閒之人。亦不可不嫻習之理。况醫士受人生性命之寄託。而顧不請此。豈不大惑。西儒弗琺尉氏曰。醫士若於研究學術之時間。剸取四分之一。而研究精神學。則其治療功績。必偉然卓著。由此觀之。則吾人於精神學理。苟能研究有素。卽永久脫離藥物。亦不難拯生靈於苦海。又何必沾沾於物質爲也。雖然。醫學之於病理。與國家之圖治。每無異。精神比之政治法律。物質比之國家軍兵。然謀國者旣不能以平治去兵。而戡亂者。又豈能以兵戈廢法。蓋法者防患於無形。兵者弭亂於旣著。二者固相需爲用。不可背道而馳也。夫醫之爲術。固因病下藥。不可固執己見者也。人身疾患。原因雖甚複雜。而爲患之結果。均足以犧牲性命。醫士於此。苟持先入爲主之見。縱優於精神者。吾恐有形之官骸。卽精神亦失其注射之靈力。精於物質者。吾又恐無形之障害。卽藥物亦難盡調劑之機能。精神者無形也。物質者有形也。以無形治有形。則失之過緩。緩則無功。以有形治無形。又失之過急。急則生變。此定理也。愚願世之研究醫學者。勿爲入主出奴之見。通權達變。聯與越爲一家。截長補短。實並行而不悖。則庶乎爲社會造無限幸福。爲人群增無量壽算。迷律資筏。孽海慈航之舉。當不信然。是在有研究心者。

定閱本報之利益

本報專載一切衛生事宜。大則可謀社會之幸福。小則可謀一身之健康。加以文字淺顯。婦孺皆知。况定閱全年者。復贈燙金報夾一只。至於『印刷』『紙張』『內容』等等。究竟如何。想讀者早已洞察。亦毋庸再述矣。全年報費連郵。祗收大洋二元（郵匯不通之處。郵票十足通用。惟以一分爲限）。掛號寄下。以免遺失。

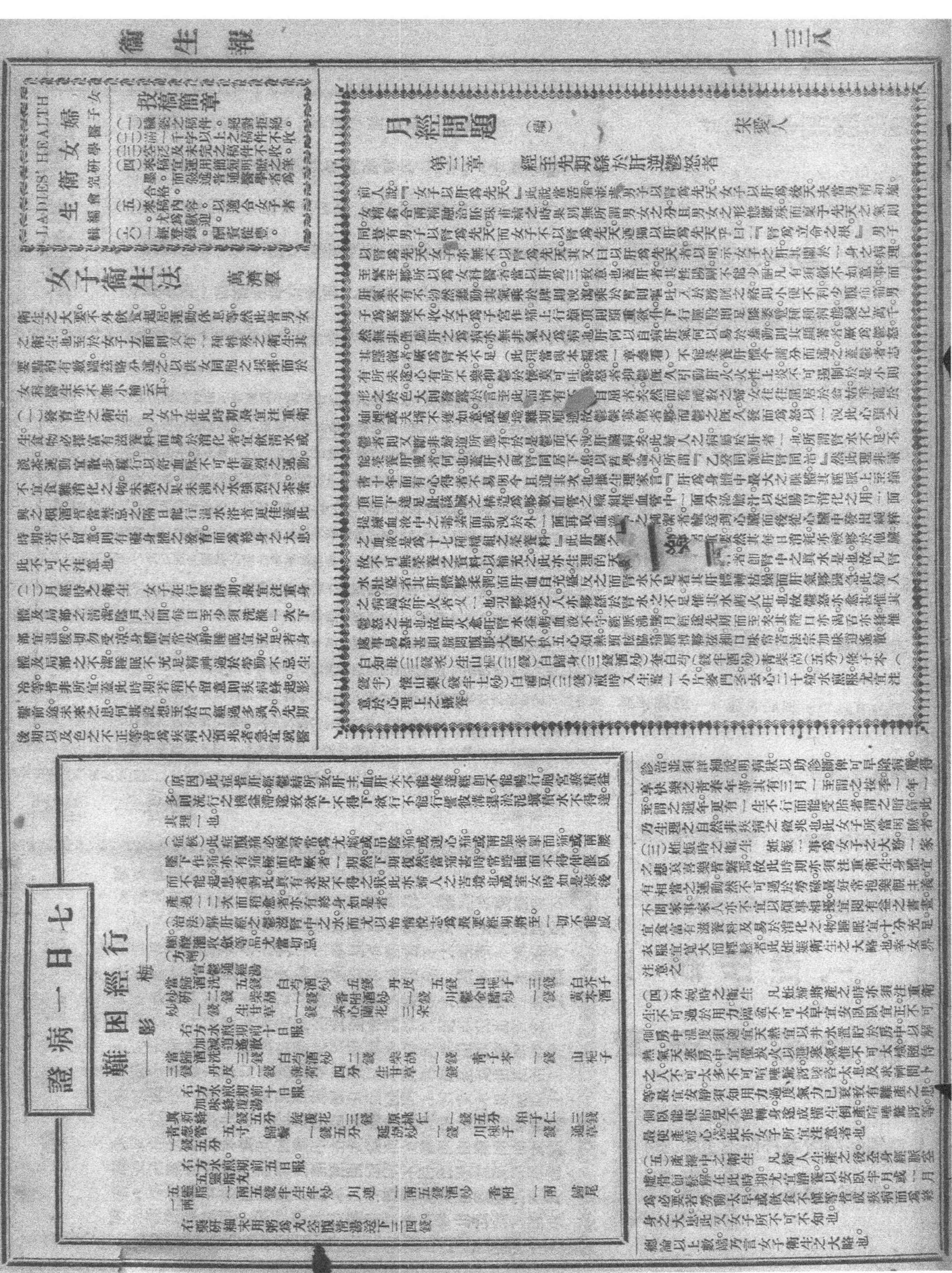

LADIES' HEALTH
婦女衛生
女子醫學研究會編輯

投稿簡章

(一)穢褻之稿件。絕對拒絕。
(二)滿一千字以上之稿件不收。
(三)空泛及未完之稿件不收。
(四)來稿宜運用簡短明瞭之筆墨。而敍述普通醫學者爲合格。
(五)來稿內容。以適合女子者。尤爲歡迎。
(六)一經登錄。酬資從豐。

女子衛生法

萬濟羣

衛生之大要。不外飲食。起居。運動。休息。等然此皆男女之衛生也。至於女子方面。則又有一種特殊之衛生。其要點約有數端。玆略分述之。以供女同胞之採擇。而於女科醫生。亦不無小補云耳。

(一)發育時之衛生　凡女子在此時期。最宜注重衛生。食物必擇富有滋養料。而易於消化者。宜飲淸水或淡茶。運動宜散步緩行。以舒血脈。不可作劇烈之運動。不宜食難消化之物。未熟之果。未沸之水。強烈之茶。奮興之烟酒。皆當禁忌之。隔日能行溫水浴者更佳。蓋此時期。若不留意。則有礙身體之發育。而爲終身之大患。此不可不注意也。

(二)月經時之衛生　女子在行經時期。最宜注重身體及局部之淸潔。陰戶之間。每日至少須洗滌一次。下部宜溫暖。切勿受涼。身體宜常安靜。睡眠宜充足。若身體及局部之不潔。睡眠不充足。精神過於勞勵。不忌生冷等。皆非所宜。蓋此時期。若稍不留意。則疾病蜂起。影響前途。未來之患。何堪設想。至於月經過多過少。先期後期。以及色之不正等。皆爲疾病之預兆者。急宜就醫診治。並須詳細說明病狀。以助診斷。俾可早除病魔。得享快樂之靑春年華。其有三月一至。謂之按季。一年一至。謂之避年。更有一生不行而能受胎者。謂之暗經。此乃生理之自然。非疾病之徵兆也。此女子所當明瞭者。

(三)妊娠時之衛生　妊娠一事。爲女子之大務。一家之悲哀喜樂。皆繫焉。故此時期。亦須注重衛生。身體宜有相當之運動。然不可過於勞碌。最好常抱樂觀主義。不問家事。家人亦不宜以煩事相擾。宜閱有益之書畫。宜食富有滋養料及易於消化之物。睡眠宜十分充足。衣服宜寬大而輕鬆者。此妊娠衛生之大略也。幸女界注意之。

(四)分娩時之衛生　凡妊婦將產之時。亦須注重衛生。不可過於用力。臨盆不可太早。宜安臥。臥宜正。不可側。房中溫度須適宜。天熱宜以井水置貯於房中。以解熱氣。天寒房中宜置炭火。以避寒氣。惟不可太熾。隨侍之人。不可太多。不可喧嘩。驚訝。咨嗟。太息。及求神問卜等。最宜安靜。須知用力過度。氣力已衰。致有難產之患。側臥能使胎兒不能轉身。遂成橫生倒產。喧嘩驚訝等。最使產婦心慌。此亦女子所宜注意者也。

(五)產褥中之衛生　凡婦人生產之後。全身經脈空虛。骨節鬆解。在此時期。尤宜靜養。以安臥半月或一月爲必要。若勞動太早。或飮食不慎等。皆成疾病。而爲終身之大患。此又女子所不可不知也。

總論以上數端。乃言女子衛生之大略也。

月經問題（續）

宋愛人

第三章　經至先期繇於肝逆鬱怒者

前人說。『女子以肝爲先天。』此說當活看。並非男子以腎爲先天。女子以肝爲後天。夫當男精初施。女精翕合。兩精融洽。胚珠甫結之時。果別無所謂男女之分。且男女之形態雖殊。而稟于先天之氣則同。豈有男子以腎爲先天。而女子不以腎爲先天。迺獨以肝爲先天乎。曰。『腎爲立命之根。』男子以腎爲先天。女子亦無不以腎爲先天。其又曰以肝爲先天者。以明示女子之肝。其關於一身之病理。至繁至夥。所以爲女科醫者。當以肝爲三致意也。蓋肝者其性陽剛。不能少耐。凡有須微不如意事而肝氣未有不勃然蠢動。其氣乘於脾則洩瀉。乘於胃則嘔吐。入於膀胱之絡則小便不利。少腹痛痛。男子爲褻縱不收。女子爲子宮作痛。上行巔頂則頭重欲仆。下行腿股則足膝萎躄。種種病態。變化萬千。然無非僞屬肝之爲病。亦無非氣之爲病也。肝何以自病。肝氣何以易於蠢動。則其顯著者厥爲鬱怒。其隱微者厥爲腎水不足。(此理當與本編第一章參看。)不能榮養肝體。今請分而述之。蓋鬱者志有所未遂。心有所不樂。抑鬱於懷。莫可吐露。怒者抑鬱既久。引動肝火。火性上炎。不可遏制。於是小則形之於色。大則發露於言。至此而情有不[illegible]自屈者矣。然而爲臧獲之婦女。往往屈居於翁姑。爭寵於妯娌。或夫壻不獲如意。或處境難期順適。故鬱鬱寡歡者夥。而鬱之既久。發而爲怒。以一洩此心頭之鬱者。則又斷非婦道所應有。於是鬱而不洩。肝臟病矣。此婦人之病屬於肝者一也。所謂腎水不足不能榮養肝臟者。何也。蓋肝之與腎同居下焦。以哲學論之。所謂『乙癸同源。肝腎同治。』然此理非讀書十年。而有心得者。不易明。今且述其次也。據生理家言。『肝爲身體中最大之腺體。其經脈上至巔頂。而下達足趾。該臟之構造。爲夥數血管之纖組。惟血管中一面分泌膽汁。以佐腸胃消化之用。一面提練血液中之毒素而排洩於外。一面再取血液[illegible]之純潔者。輸送到心臟而後從心臟中發出純粹之血液。是爲十七種纖組之榮養料。』此肝臟之[illegible]重要。然其每日消耗亦較夥於他臟。故不可無榮養之資料。以補充之。此亦生理的天[illegible]者。即腎中之眞水是也。故凡腎水壯盛者。其肝體夥柔潤。而肝血自充盛。反之而腎水不足者。其肝體轉枯燥。而肝氣夥躁急。此婦人之病屬於肝火者又一也。況夥怒之人。亦夥繇於腎水之不足。惟其水虧火旺也。故鬱怒亦愈甚。惟其鬱怒之甚也。故肝火愈旺。腎水益虧。血液不守經脈。沸騰。月經遂先期而至矣。其證口亦渴。舌亦絳。惟處事易怒。甚則脘悶腹脹。大便不快。五心煩熱。頭眩脇痛。脈搏夥弦細。口味常苦。法宗加味逍遙散。白知母(三錢炙)生山梔(三錢)白歸身(三錢酒炒)奎白芍(錢半酒炒)青柴胡(五分)條子芩(一錢半)懷山藥(錢半七炒)白扁豆(三錢)煎時入生薑一小片。麥門冬去心二十粒。水煎服。尤宜注意於心理上之攝養。

七日一病證

行經困難

——梅　影——

(原因)此症皆肝經鬱結所致。肝主血。肝木不能條達。經即不能暢行。胞宮瘀積益多。則流行之機益滯。遂致欲下不得下。欲行不能行。譬彼溝渠。淤泥填積。水不得達。其理一也。

(症候)此症腹痛必較尋常爲尤劇。或吊陰痛。或連心痛。或兩脇牽掣而痛。或兩腰墜下作痛。亦有痛極而昏厥者。一期然。下期復然。當痛甚時。常踡曲而不得伸。偃臥而不能起。患者對此。眞有求死不得之狀。此亦婦人之苦境也。或室女時如是。嫁後產過一二次而稍愈者。亦有終身如是者。

(治法)解肝經之鬱。滋腎中之水。而尤以怡情悅志爲最要。經期將至。一切不能感觸酸澁收斂等品。尤當切忌。

(方劑)

宣鬱通經湯

當歸酒洗五錢　白芍酒炒五錢　丹皮五錢　山梔子三錢　白芥子炒研二錢　柴胡一錢　香附酒炒一錢　川鬱金醋炒一錢　黃芩酒炒一錢　生甘草一錢　素心蘭花三朶

右方水煎。期前十日服。

加減逍遙散

當歸酒洗三錢　白芍酒炒二錢　柴胡一錢　青子芩一錢　山梔子一錢　丹皮二錢　薄荷四分　生甘草一錢

右方水煎。期前十日服。

加味絳覆湯

眞新絳一錢五分　旋覆花三錢　原桃仁一錢　柏子仁一錢　青葱管五寸　歸鬚一錢五分　延胡炒一錢　川楝子一錢五分　通草三錢

右方水煎。期前五日服。

五靈脂丸

五靈脂一兩五錢半生半炒　川連一兩五錢酒炒　香附一兩　歸尾一兩

右藥研細末。用粥爲丸。空腹淸湯送下三四錢。

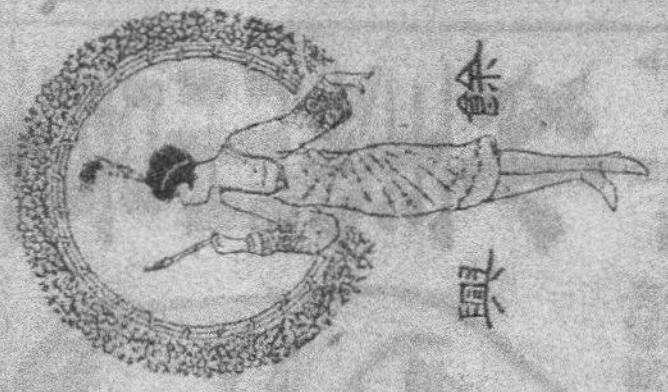

（談話）西醫果萬能嗎？

大仁

西醫果萬能嗎。這一個問題我知回答的人。一定分爲二派。一派是承認的。一派是否認的。但是我以爲他們無論是承認或者是否認。總脫不了爭閒氣的意見。我是一個不學無術的人。當然不能解決這個重大的問題。然而我拿最近的目光來觀察。西醫的確是萬能。這並不是個人的諂諛。諸位不信。不妨拿幾件事實寫在下面。

（一）煽惑衛生局。禁止中醫加入衛生運動大會。

（二）聯絡教育部。推翻中醫列入教育系統之提議。

（三）取締中醫界之宣傳刊物。使民衆不知中醫之優點。

（四）封閉中醫學校。使中醫界不能再造就人材。

（五）……………

哈哈。以上的幾件事情。有的已經實行了。有的方在提議中。你看西醫的手段。究竟如何。恐怕從前的齊天大聖。也沒這樣的神通廣大呢。咳。佩服得很。外國學來的本領。確乎比中國高明得多。我在這裏預祝你們勝利！！成功。那麼將來的中國人。也可省却一筆出洋費。而數年不見的師生。也可以同居一處了。留諸西醫同志。你們以爲我的話對嗎。

明辨醫話（續）

咸謙

夫死者。人之所不能免也。然死有種種。有正命與非命者。桎梏及死罪等。固非命之死也。依於病而死者。則謂之正命。然有由醫之誤治而死者。則非可云正命矣。然則正命者。將如何之死而言乎。將以身體諸機構老衰而死。爲命數之盡歟。以學理論之。則老衰者亦因病的變常。則無老衰之理也。不可以之爲命數之終。蓋學術上未得明之之道也。

人未有能千年之壽者。詩經有壽考萬年之語。特祝詞耳。非實有此壽也。古人已定大略之命數矣。莊子盜跖篇云。上壽百歲。中壽八十。下壽六十。禮記檀弓篇有長殤中殤下殤之語。是只由古往之經驗。論其大數也。各人當受之命數。固不能知。至死後始附命數之名耳。今有爲下壽而死者。是其於生時即冀下壽之命而來耶。有以爲冀上壽之命而死於非命者。其謂果何在耶。

孟子盡心篇云。莫非命也。順受其正。是故知命者不立於巖牆之下。盡其道而死者。正命也。桎梏死者。非正命也。

由莫非命也之語觀之。則雖有正命與非命之二種。而皆歸於天命。故佛家有定業之說。

凡人有疾病。則委身於醫。死生安危。在醫療之如何。醫之負擔。可謂重任。若不治必死。則可云醫爲司命。治之而死。則不可云醫爲司命。若以死生爲醫之所不與。則其弊也。因誤治而死者。亦必至歸於天命。

史記扁鵲傳云。越人非能生死人也。此自當生者。越人能使之起耳。

王充論衡云。良醫能行其針藥。使方術驗者。遇未死之人。得未死之病也。如命窮病困。則雖扁鵲末如之何。

若主張此說。則醫者對於病者之責任甚輕。殊令可恐之弊害。

若以盡十分之醫術而死爲天命。則其十分云者。果有程度之可言乎。現時之醫學。其十分滿足乎。蓋人之罹疾病而死者。皆醫學未達於十分之高度。而醫療之所不及也。追想往時不治必死之疾病。隨醫術之進步而治愈者。不少。如肺結核。如實扶的里。如那兵蘆斯。如補瀉之功。致奪是也。此後學術益進步。則不治之病必益減少。是非捕風之空論。想像之臆說。有可據之證者焉。即死亡之統計表是也。依此表而比較十年之前後。則從醫學及衛生學之進步。可知平均命數之如何矣。雖然。我國醫學。尚在黑暗時代。衛生行政。尚未實行。無司命之醫者。無死亡之統計表。可慨也夫。（完）

藥名詩

許弁靈

檀柳吳江暮影寒。釣魚台有木蘭杆。狂歌流水蘇州夢。風景天葵一帶霜。

無端嫌玉簪兩指。付與當歸滿地黃。一別羅愁多難惜。傷心千古怨秋霜。

一射烏珠夢莫尋。雁空扇底已消沈。松摧青女情如月。照切光明冰雪心。

羌活鵑聲斷五更。夜山塞外馬啼聲。蘇方戰事無消息。盤火江州上蒼城。

松葉搖月上西牀。緩步從容不自由。芳卿未曾商量路。王孫同事太流留。

哀根歸身淚滿衣。江東流水落依稀。秋來浩待茱萸恨。牛膝君行牛自歸。

小說 醫界鏡（名醫故事）（十六）

醫隱

第四回　光棍戀思除雜疾　大王設計請醫生

良道原來是一場夢。即在床翻來覆去。剛三四更方睡着。直至日上三竿。起身洗漱。吃過早飯。自在房內納悶思想。忽然大悟道。武裝執劍者。將軍也。大黃有將軍之稱。文官整白納明者。國老也。甘草有國老之號。推詳此夢。莫非此病要用調胃承氣湯麼。且再去將病情細細看一看。來當真與阿二再到上房。將張保原恙略診之。得證硬倍常。揭開衣被。以手捫到胸臍肚腹一按。有些脹起。起來按到少腹。便覺鼓起。不時神昏氣喘。問侍者知二十餘天未曾更衣。說道不錯了。一定要用承氣湯。即開了大黃一兩。芒硝六錢。甘草二錢。青竹葉三十片。以合夢中竹林之意。仍差人趕緊煎了兩劑。當夜先服一服。吃下即須頻嘔出一陣臭屁。不多時。解出焦黑色糞子六者二十餘枚。以頭夢陶逕暗歇。樂蓋大退。明日再服第二劑。又解下結糞無數。遂神清熱退。能食稀粥。再用些原質山參麥冬。青蒿。竹茹。竹葉六一散。花粉之類。調理所餘藥不數日即能起身。張保本是強壯身體。只要病一退。即能出來到前後。帶進要散。心比日後。將到仲良房內拜謝。誠心而看見文彬。一表堂堂。人物非俗。問起知是仲良之子。忽想起一件心事。欲說之時不覺。盡吐衷曲。說是我也不是爲盜。因迫於那些貪官污吏。暴虐百姓。迫於衆兵。以蓋小弟的事情。即欲拔刀向前。那年因殺了兩個害民的貪官污吏。犯罪亡命。入湖依附那賊。從後自稱一艘。現立山寨。今又聲勢已歸降朝廷。受了招撫。將來雖有此心。而一時未得其便。目前正在進退兩難。且保止有一女。年紀尚幼。小女一個。現年十六。到也學些武藝。綠林中無可與爲配的。爲觀令郎英俊秀雅。與小女到也恰好一對。細緣意欲仰攀。將小女配與令郎。未知先生能俯允否。仲良心雖不欲。一時難於回答。正在沉吟。忽見小嘍囉急忙忙進來。說道路上大王山下忽來一隻官船。船上有一個書廳好到的。說是鄰省差來的。即刻要面見大王。有要緊話說。請大王定奪。張保即別了仲良。出來分付大小嘍囉。將求救船隻圍住。一行人。帶到廳前。以待我自出來。看他的動靜。正是強盜殺人猶殺氣。刀鋒利更顯。畢竟來歷如何。且聽下回分解。

衛生報　　一三九

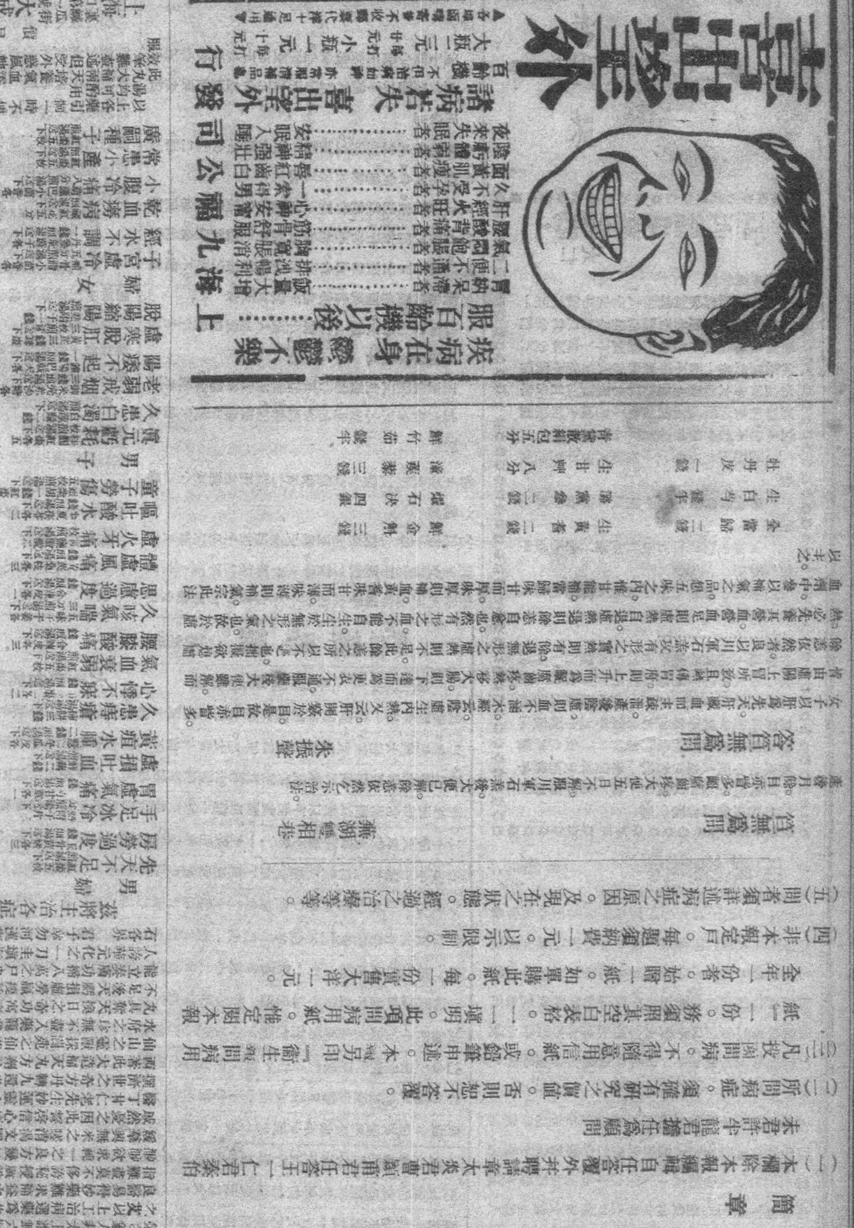

本報問答欄

簡章

(一)本欄除本報編輯自任答覆外并聘請章太炎君曹穎甫君任答王一仁君秦伯未君許半龍君擔任爲顧問

(二)所問病症。須確有研究之價値。否則恕不答覆。

(三)凡投函問病。不得隨意用信紙。或鉛筆申述。本報另印「衛生報問病用紙」一份。務須照其空白表格。一一塡明。此項問病用紙。惟定閱本報全年一份者。始贈一紙。如單購此紙。每一份實售大洋一元。

(四)非本報定戶。每題須納費一元。以示限制。

(五)問者須詳述病症之原因。及現在之狀態。經過之治療等等。

筲無爲問

蕪湖雙相巷

產後月餘目赤皆多。齦腐齒疼。大便五日不解。服川軍石羔後大便已解。除恙依然乞示治法。

答筲無爲問

朱振聲

女子以肝爲先天。肝藏血而主疏泄。產後陰虛。則血不涵木。經云陰虛生內熱。又云肝開竅於目。是故目赤皆多。皆由虛陽上冒所致。且熱傳胃府。則上升而爲齦腐齒疼。熱移大腸。則下達而爲更衣不通。服藥後大便雖解。而餘恙依然者。良以川軍石羔攻有形之實熱則有餘。退無形之虛熱則不足。此餘恙之所以不退也。揣擬欲熄虛熱。必先養其營血。營血足則虛熱自退。虛熱退則餘恙自愈也。然有形之血不能自生。生於無形之氣也。故於虛血劑中。參以補氣之品。但五味之內。惟甘能補。當歸味甘而厚。味厚則補血。黃耆味甘而薄。味薄則補氣。宗此法以主之。

全當歸　二錢	生黃耆　二錢
生白芍　錢半	潞黨參　二錢
牡丹皮　一錢	生甘艸　八分
鮮金斛　三錢	煅石决　四錢
潼蒺藜　三錢	鮮竹茹　錢半
青黛散絹包五分	

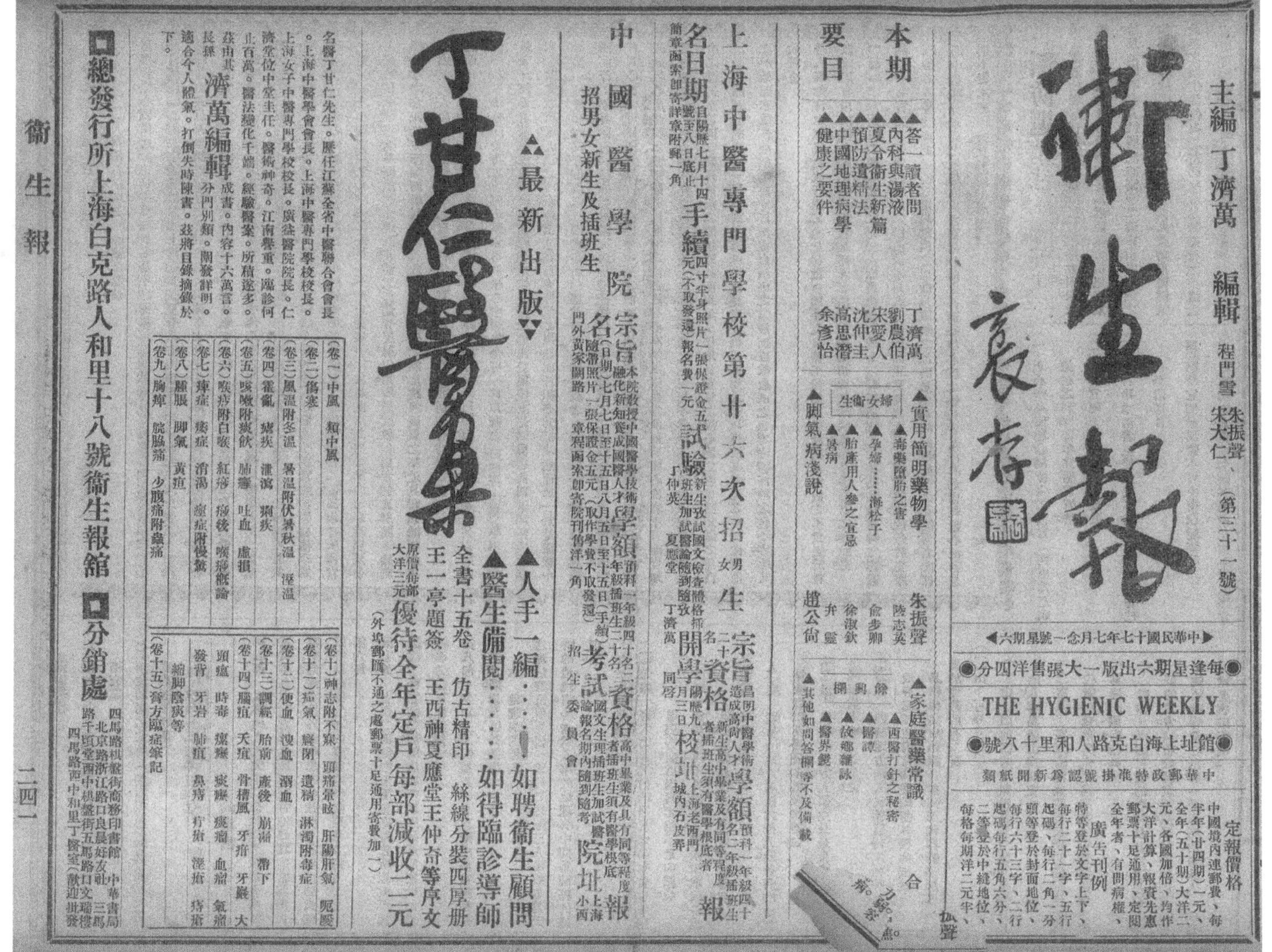

主編 丁濟萬
編輯 程門雪 朱振聲 宋大仁
（第三十一號）

衛生報

裒存

◀中華民國十七年七月念一號星期六▶

◉每逢星期六出版一大張售洋四分◉

THE HYGIENIC WEEKLY

◉館址上海白克路人和里十八號◉

中華郵政特准掛號認為新聞紙類

定報價格 中國境內連郵費、每半年（廿四期）一元、全年（五十期）大洋二元、各國加倍、均作大洋計算、報費先惠、郵票十足通用、定閱全年者、有問病權、

廣告刊例 特等登於文字上下、每行二十一字、五行起碼、每行二角一分、頭等登於封面地位、每行六十三字、二行起碼、每行五角六分、二等登於中縫地位、每格每期洋二元半、

本期要目

▲答一讀者問　丁濟萬
▲內科與湯液　劉農伯
▲夏令衛生新篇　宋愛人
▲預防遺精法　沈仲圭
▲中國地理病學　高思潛
▲健康之要件　余彥怡
▲實用簡明藥物學　朱振聲
▲毒藥墮胎之害　陸志英

婦女衛生
▲孕婦……海杜子　俞步卿
▲胎產用人參之宜忌　徐淑欽
▲暑病　弁靈
▲腳氣病淺說　趙公尚

▲家庭醫藥常識
▲西醫打針之秘密

餘興欄
▲醫諺
▲故鄉雜詠
▲醫界鏡

▲其他如問答欄等不及備載

上海中醫專門學校第廿六次招（男女）生

宗旨 昌明中醫學術、造成高尚人才
學額 預科一年級四十名、二年級插班生二十名
資格 新生高中畢業及有同等程度者、插班生須有醫學根底者
開學 陽歷九月三日
校址 上海老西門城內石皮弄
報名日期 自陽歷七月十四號至八月底止
手續 四寸半身照片一張、保證金五元（不取發還）、報名費一元
試驗 新生攷試國文、檢查體格、插班生加試醫論、隨到隨攷
簡章函索即寄、詳章附郵一角
丁仲英 夏應堂 丁濟萬 同啓

中國醫學院 招男女新生及插班生

宗旨 本院教授中國醫學技術、融化新知、養成國醫人才
學額 預科一年級四十名、二年級插班生二十名
資格 高中畢業及具有同等程度者、插班生須有醫學根底
報名 （日期）七月七日至十五日、八月五日至十五日（手續）隨帶照片一張、保證金五元（取作學費、不取發還）
考試 國文、生理、論文、插班生加試醫學、報名期內隨到隨考
院址 上海小西門外黃家闕路
章程函索即寄、院刊售洋一角
招生委員會

丁甘仁醫案

▲最新出版▼

▲人手一編……！如聘衛生顧問
▲醫生備閱……如得臨診導師

全書十五卷　仿古精印　絲線分裝四厚冊
王一亭題簽　王西神、夏應堂、王仲奇等序文
原價每部大洋三元　優待全年定戶每部減收二元
（外埠郵匯不通之處郵票十足通用寄費加一）

名醫丁甘仁先生。歷任江蘇全省中醫聯合會會長。上海中醫學會會長。上海中醫專門學校校長。上海女子中醫專門學校校長。廣益醫院院長。仁濟堂位中堂主任。醫術神奇。江南譽重。臨診何止百萬。醫法變化千端。經驗醫案。所積遂多。茲由其長孫濟萬編輯成書。內容十六萬言。分門別類。闡發詳明。適合今人體氣。打倒失時陳書。茲將目錄摘錄於下。

（卷一）中風　類中風
（卷二）傷寒
（卷三）風溫附冬溫　暑溫附伏暑秋溫　溼溫
（卷四）霍亂　瘧疾　泄瀉　痢疾
（卷五）咳嗽附痰飲　肺癰　吐血　虛損
（卷六）喉痧附白喉　紅痧　痧後　喉痧概論
（卷七）痺症　痿症　消渴　痙症附傴僂
（卷八）腫脹　腳氣　黃疸
（卷九）胸痺　脘脇痛　少腹痛附蟲痛
（卷十）神志附不寐　頭痛暈眩　肝陽肝氣　呃逆
（卷十一）疝氣　癃閉　遺精　淋濁附毒症
（卷十二）便血　溲血　溺血
（卷十三）調經　胎前　產後　崩漏　帶下
（卷十四）腦疽　夭疽　骨槽風　牙疳　牙巖　大頭瘟　時毒　瘰癧　痰癧　痰瘤　血瘤　氣瘤　發背　牙岩　肺疽　鼻痔　疔瘡　溼瘡　痔瘡　縮腳陰痰等
（卷十五）膏方臨症筆記

◘總發行所上海白克路人和里十八號衛生報館

◘分銷處 四馬路棋盤街商務印書館、中華書局、北京路浙江路口良晨好友社、三馬路千頃堂、西中棋盤街五馬路口文瑞樓、四馬路西中和里丁醫室（歡迎批發）

衛生報　二四一

夏令衛生新篇

宋愛人

（一）靜養心志以減輕心臟之燃燒

高事當從心頭做起而消暑亦然消暑之法不在華扇招涼飲冰啖瓜而自有心理之應付語曰『心靜自然涼』心靜二字誠為消暑無上妙諦蓋夏令之時開腠理不密汗液大泄人身精工上的耗費殊甚而盒以天地間自然界之空氣而論（根據章太炎先生霍亂論）養氣愈少游氣日增人在氣交之中亦自難且因營養常欲如春秋佳日天高氣爽者相殊時遠而人身的體工自然大受影響肺為呼吸器官受養氣以營養料心為循環器官中含適度之炭氣為體徹的燃料得著新鮮之養氣養炭合化以製造周身之血液是有最寶貴之體工作用惟夏令則養氣之及游氣不充分惟其養氣少故人類的呼吸器官亦減縮而消耗惟其游氣多故人類居於天地間其呼吸官能常覺板他等為苦悶然以游氣之增多而致於苦悶則人類的驅體須保守游氣之壓迫而至於殊甚加以呼吸器官之養氣缺乏心臟之炭氣其貯納之角量又不克與養氣平均於是血液之燃燒漸熾所以時屆夏令人類的耗費倍他季為多然而受迫既甚體工即起有反射作用所謂反射作用者即支府開泄腠理疏通洋洋之汗液從汗腺而散徹排泄者此即消散體外之熱度諸泄游氣之壓迫且藉以減輕炭素之燃燒此人類體工對待時令之自然變化故夏月之汗液排泄亦屬應付時令之應有者

然而汗液排泄要亦有適度之衛生試問夏令何以夥日渴苦飲何以夥小溲短澀其甚者何以夥身體倦怠不勝勞役尤其甚者何以夥食不甘味心中煩熱余可一言以蔽之曰即汗液耗散太過之故夫汗腺為消散熱度諸泄游氣誠體燃燒以平汗之排泄於驅體上起無窮害此則未明汗液之緣來也飲食之所賴滋潤之所蒸藉皆目能自有排泄之出路而汗獨亦為排泄途徑之一於是從漿中分泌一種液體而為汗俗謂之汗垢者亦與相稱然而汗之體質或者有若干成分之鹽垢以相與排泄而汗之原質誰有一種液體分泌而成此液體從何而來據醫家之化驗而根據於靈樞所載曰『汗為心液』可見汗之原質即從心液中分泌而來心液者何心為循環系凡所營之血液皆從心房經過靜心房壁膜之泄滿瓣膜而血液之清濁遂分心本無液惟血為液即所謂心液者不言而可知為血液也血液何以變為汗之原質血液之色赤而汗液之色何以不赤則其中又有原理今即就夏令之體工而言因為體外游氣之壓迫殊甚而炭氣又倍增於養氣之故心臟之燃燒猶鍋爐之蒸汽於是自然而然的時有一種汽液如露珠之四散從汗腺以排泄於外以懈泄其燃燒之勢汗從血液之燃燒而來故汗液即是血液汗液從血液中之氣液而成故血液之色本赤而汗液之色不赤此其大較也

吾人既知汗之原質矣故汗液之過於耗散者斷非夏令體工當然之事故欲求汗液之不致過於耗散當思有以減輕心臟之燃燒而於是消暑之法不在華扇招涼飲冰啖瓜而在乎心君之泰然矣『靜』之對面曰『煩』常人之每於炎熱狀態當石流金之時而心理之煩躁無甚未嘗神定志寧然默坐者實繁其選然而炎熱之侵襲決不以人之煩躁而稍衰轉以人之煩躁而益甚故每於交際酬酢之時勞役奔走之後雖當以電汽之扇欲以洪淋之冰而焦渴如故終無絲毫之裏減何者此即心中煩躁有以致之也煩者火之動故以煩之甚而益增心臟之燃燒於是汗淋如雨耗散心液若是則不但不能消暑且將病於暑矣

預防遺精法

沈仲圭

保前草遺精表解刊於本報當中祇列治療方劑未及攝生之道然思患預防藥餌奚一者非重方能迅奏膚功且世風不古人欲横流而繁華之都叶引動性慾之物事尤夥故病遺精者往往十人而九茲將英西醫家公認之衛生法條次於左已病者足補藥石之不逮未病者可預防其發生諒亦讀者所樂聞乎

（一）正心修身使慾念無發生之機會（性書為造成遺精之利器青年宜懸為厲禁）

（二）寢具宜硬下部勿使過於暖溫

（三）能行冷水浴者更佳如或不能以冷水摩擦會陰流滌陰部日一二次

（四）臥時宜側身屈膝不可仰卧致起淫夢

（五）夜睡勿飽食睡前勿飲茶湯中夜倘有尿意務宜起而排泄

（六）醒即興起切勿戀衾如嫌睡眠不足不妨午睡以補充之

（七）禁食助陽之食物（如鰻鱺貝類葱蒜韭椒姜芥濃茶酒類等是）

中國地理病學（續）

高思潛

第五節　本部的人民大半以畜牧為業惟其生活無定食事也就隨之無定所以蒙古的地理病當算消化器病為最多此外若疫患亦往往而有前年的肺炎性鼠疫就是發生在內蒙察哈爾綏遠等地方的

第六節

第七節　上面二節從來未看見過報告所以就不能臆說了料想這二節既屬寒帶則疾病屬於寒性的當較多這是可想而知的

第八節　亦和上同惟據某外人言藏中多白喉痢疾食滯皮膚以及眼科諸病

六　地理病的原因

地理病有三個原因一天時二地勢三人事前者為天時的地理病後者為人事的地理病中間為純粹的地理病

屬於天時的有三種

（一）光線　窖穴山谷坑內的居民容易發貧血腺病佝僂等病就因為光線不足的原故

（二）空氣　常居室內不外出的人體素吸取減分或困乏就容易發痨瘵咳嗽貧血等病

（三）氣候　可分三種

（A）寒　寒帶的地方居民大抵強壯各病的中間算凍傷和感冒最多風濕痺痛屬之

（B）溫　溫帶的地方人類生長最良諸病都有呼吸器病尤多溫熱屬之

（C）熱　熱帶地方的人民體質薄弱精神洩散血液分配不正消化機遲鈍對外因的抵抗力弱容易罹傳染病熱病日射病消化器病泌尿器病

屬於地勢的有二種

（一）山　可分三種

（A）山　山的高處空氣稀薄養氣缺少久居高山的人容易發山病和充血

（B）高原　空氣清淨地質乾燥所以能催進新陳代謝增盛其作用為肺癆療養最好的地方惟易罹心臟病和精神病

（C）森林　溫寒二帶的森林夏日清涼是避暑最好的地方熱帶森林就不然寄居其中的還是毒蛇猛獸時常出沒一種瘴癘的氣味人一觸著就要害瘴癘病咧

健康之要件

余彥恰

當然一個人很希望健康的，但是要求健康，對于他的衣服、飲食、空氣、睡眠、住宅、光線、工作、沐浴、嗜好等，都有很密切的關係。如能適宜的處置他，就可以得到了。下面數則，是洽個人所得經驗之見，當然不能沒有舉一漏百的弊病，尚望諸君加以指教。

（一）衣服　衣服有遮去塵垢、調節身體上的溫度、防止外傷的功效，所以是身體上的必要物。冬天要用毛織，夏天要用棉織，但不可著得過多和過重，因為過多了，能使皮膚減少其天然的抵抗力，過重了，就不能運動，並且能壓迫血液。

（二）飲食　飲食中所含的物質同身體中所含的物質是相同的，如炭氣、養氣、淡氣、硫、黃、鈉、鉀、鎂、燐、鐵等，都和身體中物質相吻合。如果此物質不能吻合，就要變成非營養，非但無益，反而有害身體，所以必定要混合起來，才能變成蛋白質、脂肪質、糖分、鹽類、水類、維他命六種營養要素。但是不可偏於一端，如只吃肉類，就多脂肪質和蛋白質，而少糖分，不食蔬菜果子，則少鹽分和維他命。所以一方面吃肉，一方面也要吃蔬菜，能調劑後，才可有健全的身體。

（三）空氣　食物到胃，空氣到肺，要空氣當然同飲食一樣的需要，但是不純潔的空氣中含有塵埃、細菌等，吸了就能生病，並且病者呼出的不良氣，由他人吸收，就容易傳染。其外如空氣有幽靜的氣溫、氣濕、氣壓、風動等，對于身體都有重大的影響。所以要選擇適合的健康地（即空氣新鮮，非無氣濕、氣溫等的地方）而居住。房中要放些花，可以吸收呼出的炭氣。家中如有隙地，最好要設立花園。

（四）睡眠　睡眠是恢復精神的唯一良法，若沒有一定的時間，就要生病。從前有一個人拿一只狗來試驗，常[illegible]叫到東，叫到西，一連五天五夜不能睡眠，就非且[illegible]使他睡眠，後來[illegible]，經過五天以後就死了。可見八小時工作，八小時休息，八小時睡眠，實在是不可減的定律。

（五）住宅　住宅不必定要十分大，只要空氣能流通，光線能充足，厭宜高燥，房能防蠅，廁所能清潔，天井中能隔陰溝，可以排出污水就好了。因為住宅的功用是避暑防寒，遮風蔽雨，保護身體的，只要得乎中庸，十分廣大倒不必的。

（六）光線　光線對於精神上、肉體上都有很重大的關係，所以室內要多開窗戶，使日光射入，可以殺滅室內的細菌。大凡光線不足的地方，不能工作，以防止目疾，但是太強也不對。

（七）工作　工作要有定的時間，不能因為今天精神好，就做了二天的工作，明天身體不好，就玩一天，因為這種沒有一定的工作，於健康上是很有妨礙的。

（八）沐浴　沐浴能增加血液的循環、身上的溫度，洗去皮膚上的塵垢，所以夏天要沐浴，冬天也要沐浴，但是於食後、酒後、空腹時不宜沐浴，浴後半小時不可進食。

（九）嗜好　凡是有害而沒有益處的東西，都叫做嗜好品，如酒、煙等，因有毒性，吃了容易中毒，以致發生各種疾病，在腹空時就難消化，運動後更加有害，所以有嗜好的人，一定不能保持他的健康。不過葡萄酒可以醫治結核及病後衰弱，煙不吸進去，只含在口中，可以預防白喉及各種微菌的侵入。

右邊九則，是一種最簡單的健康法，照著如能永久的進行著，可以盡享天年，永遠沒有疾病的痛苦。

腳氣病淺說（續）

趙公尙

羌活導滯湯　治腳氣初發，一身盡痛，或肢節腫痛，二便阻隔。

羌活五錢，獨活五錢，防己（酒洗）三錢，當歸尾三錢，大黃（酒煨）一兩，枳實（麸炒）二錢。每服五錢至七錢，清水二盞，煎至七分，溫服，微利即止，量虛實加減。後用當歸拈痛湯除之。

（按）此方惟實體人因風濕而起之腳氣病可服，若係風濕兼腎虛而起之腳氣病，不可輕試。

當歸拈痛湯　治腳氣濕熱，足脛赤腫，重痛，腿部游風腫痛。

當歸身二錢，羌活五錢，炙甘草五錢，黃芩（酒炒）五錢，茵陳蒿（酒炒）五錢，人參二錢，苦參（酒洗）二錢，葛根二錢，升麻（多汗換黃耆）二錢，白朮（土炒）二錢，蒼朮（米泔水浸炒，自汗換桂枝）二錢，澤瀉三錢，豬苓三錢，防風（下腫換防己）三錢，知母（酒洗，熱甚換黃柏）三錢。清水煎，不拘時熱服。

半夏湯　治腳氣入腹，衝胸氣急欲絕者。

半夏一升，桂心八兩，乾薑五兩，炙甘草二兩，人參二兩，細辛二兩，附子二兩，蜀椒二合。清水一斗，煮取三升，分服，初時不可[illegible]服，恐氣逆，稍稍服以通人氣。

（按）此為救急良方，有是重症，故用是重藥。

茱萸木瓜湯　治腳氣衝心，悶亂不識人，手足脈欲絕。

吳茱萸五錢，乾木瓜一兩，檳榔二兩。每服八錢，清水一中盞半，加生薑五片，煎至一盞，去滓，不拘時溫服。

虎潛丸　治腳氣腎虛，筋骨痿軟，步履不便。

敗龜板（酥炙）四兩，黃柏（鹽酒炒）三兩，知母（鹽酒炒）二兩，熟地黃二兩，牛膝（酒蒸）三兩半，白芍藥（酒炒）一兩五錢，鎖陽（酒潤）一兩，虎脛骨（酥炙）一兩，當歸（酒洗）一兩，陳皮（鹽水潤）七錢，冬月加乾薑五錢。共研為末，熟羊肉一斤，酒煮搗膏為丸，如梧桐子大，每服三錢，空腹時淡鹽湯送下。

（按）此方重於滋陰，凡腿足不健而係氣血不和、步履不便者宜之。

實用簡明藥物學

朱振聲

（一）白朮　甘溫而苦　入脾胃經

健脾進食　脾主運化，喜溫惡濕，脾虛生濕，濕困中焦，脾陽不振，則弗能運化水穀。白朮甘能補脾，溫能燥濕，濕去脾健，則食自化，而胃自開。

消穀補中　內經謂脾胃者倉廩之官，五味出焉。能化而不能食，乃胃虛；能食而不能化，為脾弱。蓋胃主納，脾主運也。白朮甘溫，健脾之品，治能食而不能化者，最為相宜。

化胃經痰水　脾胃相為表裏，脾為濕土，胃為燥土，脾濕太盛，則胃燥反從濕化，飲食入胃，不能得其正化，而為津液，反變痰聚水停於胃中，嘔吐泛噁。白朮甘溫燥濕，能振脾陽，脾陽與胃燥其氣相通，脾陽健則胃燥足，痰水自難留迹。

理心下急滿　心下為膈腹之地，半表半裏之分，脾土不健，土不勝水，水逆上泛，循居陽位，濁氣在上，則生急滿。白朮健脾扶土，土厚則能制水逆之患。

利腰臍血結　帶脈起於季脅，循腰臍，周身一周，束約衝任督三脈，衝為血海，腰臍為脾腎所繫，寒濕入於帶脈，血得寒則凝。白朮甘溫，能振脾陽，散寒燥濕，陽氣能流通，血結自消。

祛周身濕痺　風寒濕三氣雜至，合而為痺，濕重者為濕痺，亦名著痺，一身重著，肢體疼痛，乃濕邪客於經絡或肌肉，氣血閉塞不通所致。白朮長於健脾化濕，則濕無稽留之地。

君枳實以消痞　難經云：脾之積，名曰痞氣，在胃脘，覆大如盤。究痞之所以生，由脾陽不振，致水濕聚積，實塞。若能降氣，濕痰水下達，以治其標，白朮甘溫，溫能健脾，祛痰水之源，以杜其本，標本兼顧，効驗易彰。

佐黃芩以安胎　任主胞胎，上連陽明，陽明有熱，移於任脈，胎中得熱，則胎妄動。黃芩苦寒，白朮甘溫，一則瀉熱，一則補脾，濕中有熱，則苦寒之味不致傷正氣而能安胎；補中有濕，則甘溫之品不致助胞熱，而與附寒溫並用，大有深意存焉。

蘇州女科醫社啓事

(一)第四屆招收學員　本社爲昌明醫學。振興女科起見。故特徵集女科專家采取中西精華。編輯講義二十五種。設立實習函授兩部。現屆招收新學員及插班生之期。凡有志學醫者。無論男女。皆可入社。女生另備宿舍且爲提倡女子學醫起見。女生實習。學費減半。且函授部畢業之後。來社實習。男女學費。均得减半。惟本社爲注重實地臨證起見。故學額不多。如欲入社。務宜從速報名。章程載第一期雜誌中。函索卽寄。

(二)第三期雜誌出版　本社婦女醫學雜誌。係專門研究女科醫學。及婦女衛生。俱是最新發明之著作。及學員之優等成績。爲醫界及女界不可不閱之雜誌。第三期業已出版。內容益加精良。每年四期。預定大洋四角。三年十二期。預定大洋一元。郵費另均不另加。郵票代洋。十足通用。

(地址)蘇州城內白塔子橋　主任 王愼軒 繆康壽 啓

張錫純先生醫學衷中參西錄五期出版

此書前已出版四次。山西醫誌稱爲醫學中第一可法之書。奉天醫誌載高麗人安鳳軒稱爲至貴至寶之救命書。今先生又集十餘年登各省醫學誌報之論說。約二十餘萬言。輯爲五期書。洋裝上下兩鉅册。凡千古難治之證。莫不立有名論。製有專方。用之必效。誠濟世之慈航。也定。價兩元郵買者不加郵費掛號費。總發售處天津東門裏中西匯通醫社

▼醫界春秋二週紀念特刊出版

中國醫學空前唯一的評論刊物▲

歲月不居時節若流本刊出版以來倏已二週年矣深爲社會人士之不棄讀者得以熱烈之歡迎咸謂本刊持論公正文字純粹對於中西醫界之興論國醫前途之發展以折衷眞理實是求是爲依歸內容共闢十餘門有評壇言論學說專著研究討論筆記特載常識等幷有各界之題詞名人之序文材料豐富印刷精良誠醫界之實筏不可不讀之書也精裝一册定價大洋一角六分訂閱全年十二册連郵祇收大洋一元以示優待月刊樣本函索卽寄

總發行所　上海二馬路雲南路口安康里二三七號　醫界春秋社

分售處　上海南京路文明書局　國民書局　上海棋盤街上海三馬路千頃堂書局

家庭醫藥常識

我國家庭對於普通醫藥常識。種不注意。偶然患病。則以可貴之生命。皆付諸醫者之手。既不知病原。又不明藥性。設偶庸醫。病必增劇。本報有鑒於此。特將古今來各種驗方經實地試驗後。而確有靈效者。一一披露於後。且說明其治病之所以然。用筆淺顯。務使家庭婦孺。一目了然。且歡迎讀者投稿。一經登錄。酬資從豐。

◘八十四◘急救霍亂經驗方　袁偉

霍亂西名虎列拉。中名癟螺痧。初起時惡寒頭昏。胸中脹悶。繼而腹痛筋轉。吐瀉大作。手足麻冷。冷汗如雨。終則手指螺紋癟陷。人事不知。無論夏秋。皆有此症。有吐而不瀉。瀉而不吐者。又有吐瀉不出者。名曰乾霍亂。最爲危險。治不得法。皆不能救。凡遇此症。斷不可與以飲食。卽米湯亦不可飲。並忌食薑。薑一入口。卽不可救。方用白礬兩錢。研末。用溫水沖服。(孕婦不忌)如是霍亂。礬味卽變成甜味。再服礬水。總以知覺礬味爲止。病卽愈。如夜間無溫開水。卽乾嚼礬塊咽下亦可。雖極劇之症。皆立刻見效。眞神方也。有人發此症。服十滴藥水。毫不見效。照方服白礬數錢。果卽全愈。歷年以來。救活多人。幸勿漠視。

◘八十五◘下疳秘方　竹餘祥

敝友張某。患下疳症。陰莖爛蝕已寸許。小便疼痛如劇。百藥罔效。奄奄待斃。適有丐者過其門。見張某。曰。君有惡疾。苟肯賜米一斗。當爲治愈。張某曰。若能包愈。豈惜區區斗米哉。丐遂書方一紙。如車前子。寄良紅花。牛膝。通草。生甘梢等味。另加草根一束。同煎一劑知。二劑已。三劑竟安然若失。張某欣欣然與米。曰。方中諸品。余已嘗遍。不知何物草根。有此神驗。汝肯實告。當以十金爲壽。丐曰。小丐豈爲利而秘其方哉。今之求米。爲度日計耳。君既有濟世婆心。小丐何敢隱。此乃馬胡鬚草根。又此根與大麥穗。清酒煎飲。可治魚口便毒。君當切記無忽。焉張友見祥閱醫藥報。特書此方。請贅報尾。以廣流傳云。

◘八十六◘治瘧特效方　包逸清

時值夏令。瘧魔施威。患者每以常症忽之。而因此致命者。時有所聞。今得一方。試之有特效。敬錄於左。以告閱者。常山二錢。海南子二錢。烏梅三個。甜茶二錢。茶葉二錢。甘草八分。煎服。

◘八十七◘胃氣方　逸清

如係三陰瘧疾。除服上方外。另用陳皮一錢。煎水服。鼈甲煎丸。用丹參三錢。沉香一錢五分。蔻仁二錢。煎服。

◘八十八◘急治歪嘴神方　逸清

比鄰董某。去秋忽患歪嘴。延醫服藥無效。後于鄉間得一方。連服二劑。卽正如常。敬錄其方於左。以告患者。防風一錢。當歸一錢。蒼朮一錢五分。半夏一錢五分。橘紅八分。甘草一錢。茯苓一錢五分。棗仁二錢。勾籐一錢五分。要僵勾。秦九一錢。黄耆一錢五分。桂枝八分。天麻一錢五分。菊花一錢。馬料豆一撮。生姜三片。患者照方服。嘴正卽止。不可多服。多年患者無效。

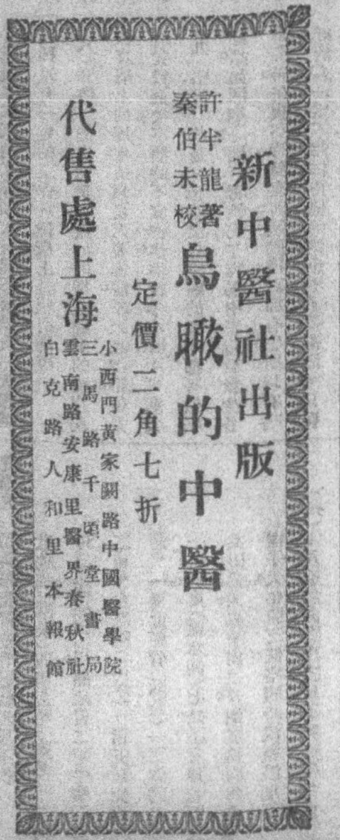

答一讀者問

——萬濟丁——

余於上期有痿躄論治一文發表之後。有一讀者來函詰問。據云內經言肺熱葉焦。則生痿躄。既屬肺熱。何以金匱方治反有乾姜甘艸湯一方。豈非大相矛盾乎。尙希示我以南針云云。余乃于診餘之暇。略述概要如下。

夫肺居上焦。主氣而藏魄。朝百脈而主皮毛。喜潤而惡燥。宜溫而畏寒。寒從太陽外襲。寒則津液凝澀。燥由陽明內出。燥則津液斷耗。故虛寒濕聚。陽氣不宣。卽成肺痿之證。虛弱急薄。皮膚燥著。卽成痿躄之症。經云肺熱葉焦。則生痿躄是也。丹溪於此症用瀉南補北之法。蓋南方瀉則肺不受刑。北方補則心火自降。俾西方清肅之令下行。庶肺氣得佈之力自復。故清其熱。卽所以治其痿也。

至於金匱方治有乾姜甘艸湯者。並非治法之錯誤。實因病原之不同也。蓋肺爲嬌臟。雖畏火刑。亦惡寒冷。猶之草木久旱。則枯燥。淫雨則黃萎。卽此意也。夫太過與不及。均非中庸之道。故肺受寒冷。則上焦陽虛。不能約制下焦之陰水。以致上泛而成痿症。其用乾姜甘艸湯者。以溫散肺寒也。此二證雖同曰肺痿。而病情之屬寒屬熱。治法之宜溫宜涼。迥然不同也。

雖然。痿之一症。五臟皆有之。如血虛則生脈痿。憂淫則生筋痿。濕盛則生肉痿。大熱則生骨痿。而總名之曰肺痿者何也。蓋肺者五臟之長也。爲心之蓋也。有所失亡。則所求不得。故五痿皆歸于肺。而肺之所以痿。實由於胃。胃者五臟六府之海。化生津液之處也。土虛則不能生津以潤肺。乃生肺痿。故經云治痿者獨取陽明。旨哉斯言。

內科與湯液

劉農伯

學術之進步。必由具體而爲抽象。由形質而入氣化。然談抽象不能遺具體。談氣化不能廢形質。卽知有具體而不知抽象。知有形質而不知氣化者。亦猶是也。卽是以推中西醫之短長過不及。斷可識矣。中國醫學。最初則有祝由。其次則有針砭。又其次則有湯液。其針砭盛行之世。解剖學已極其精。臟腑經絡。已能分別部居。而得其氣化升降分合之機。素問靈樞之微言奧旨。卽於是時發明。是書之作。蓋在成周時代。職業於醫者。因師師相傳之學。視爲軒岐問答。以闡發其秘奧。若黃帝之時。猶屬解剖初興時代。醫學未能如是明備也。殆氣化大明。觀表足以知裏。無事解剖。而生理病理。自能了然。故解剖之學漸廢。世入文明。人之嗜欲。日以繁衍。而內病每較外症爲多。治內病者。莫如湯液。故湯液之用繁。而針砭亦衰。此進化遞嬗之階級也。針砭與形質相緣。而湯液則與氣化尤適。針砭與湯液。馴至爲九與一之比例。而形質之學微。氣化之說盛。至宋以後。學者著書。但斷斷於氣化。而五臟六腑。至不能舉其形。而談氣化者。叩虛課寂。有類鑿空。蓋不根據於形質。而其術爲已荒矣。上世扁鵲華佗。治術稱神。要其所以神者。在於形質氣化之關鍵。而明之。表裏洞然。所謂見垣一方者是也。其所言病理。其所施治法。常人見之。驚以爲神。其實病理如是。治法當如是。由彼自視。無所謂神也。常而已矣。近世西醫。於剖症至精。其奏刀之技。雖扁鵲無以過。然症有非剖不愈者。亦有不必剖。但用藥治而可愈者。亦有剖之而先愈。後復至於不救者。往年有蒙古人患頭痛。至西人醫院診治。經各西醫考察。斷爲腦病。剖其額角。剖去腐潰之一部分。而其病若失。此則非剖不愈者也。又許文肅公出使法國時。其隨員某爲汽車輾傷左足。延頭等醫生治之。以他出未到。改延二等者至。竟去其足。而頭等者旋至。以已剖不復言。使館中人與之談話。謂貴國醫生頭等二等之優劣。於何辨之。醫怫然曰。要自有別。此君若經我治。可不必剖。而足以存。此不當剖而剖者也。至於膨症淋症。先經剖治而愈。其後續發。乃卒無救。舉所見聞。何可僂指。因是而思靈樞之言針法詳矣。然王燾則痛詆用針之害。蓋其時針醫辨症不確。手法不精。流弊適以殺人。故求治者少。而其術遂微。然則西醫形質之解剖。將來需爲軍醫獨有之學術。而社會治病。必有漸趨於湯液之一日。可斷言也。蓋言內病較外症爲多。實則內症之受因。亦較外症爲複雜。湯液之妙。在用藥複雜錯綜。施治酌盈劑虛。其效以神。古人製方。實有化學之功能。非後世之雜糅無法者所能擬也。審是則湯液之精諳。斷斷當於中國醫書中求之。欲治湯液。則不能不進究氣化之學。若墨守形質之解剖。而恝置中醫古籍爲不屑道。智識通敏之士。必不如此。總之中西醫學。互有遷變。以解剖言之。中國已爲過去時代。而西醫則爲現在專門學科。湯液者中醫普通之治法。而安知西醫將來不更發明之耶。現在教育當辦專門醫學校。一切用西醫教授。而回顧中醫。則任其若斷若續。不爲之所。竊謂中醫古籍。光華燦爛。薪雖盡。火自傳。必無絕滅之理。他日醫校中。或有通人。必能兼考我國固有之醫學。而參證西書。以發其蘊。然而爲時則已遠。惟冀各地同志。爲圖存國粹計。多設醫學研究會。綜中西醫學。努力研究。則中醫學之興。指日可待矣。

LADIES' HEALTH

婦女衛生

女子醫學研究會編輯

投稿簡章

（一）穢褻之稿件。絕對拒絕。
（二）滿一千字以上之稿件不收。
（三）空泛及未完之稿件不收。
（四）來稿宜通用簡短明瞭之筆。而能適合普通醫學者為合格。
（五）來稿內容。以適合女子者。尤為歡迎。
（六）一經登錄。酬資從豐。

毒藥墮胎之害

陸志英

嗚呼世間最不平之事。莫如無子而求之不得。致有伯道無兒之嘆。多子而生育不已。致有毒藥墮胎之害。此實不平之甚也。嘗見年逾不惑。膝下無兒。或入廟侫神以求子。或請醫服藥以求子。此以無而求有。不生而求生。猶如天心好生。人心好有之常理。無足怪也。獨怪有生而欲其死。有胎而欲其墮。甚致毒藥墮胎。子母俱亡。實屬最可憐惜者也。雖因生育過多。教養困難。或家境清寒。撫育無力。或懼產難。或惡生育。或因其他種種原因。遂思毒藥墮胎之法。庸詎知攻胎之藥。俱屬峻厲。既能傷其胎兒。豈獨不能傷及母體乎。且如水銀硼砂等藥。皆是腐爛其胎之毒藥。近世竟有不顧天理。不知罪惡之穩婆。妄用此等毒藥。以取厚利。殊不知毒藥之能爛胎者。豈獨不能爛及母體乎。况小產重於大產。蓋大產如瓜熟蒂落。由於自然。小產猶如生採其瓜。傷其根蒂。且毒藥墮胎之小產。尤重於普通之小產。每見因此而墮胎者。多致藥毒上衝。遂成牙關緊閉。口不能言。兩手強直。握拳自汗。身熱腹痛。下血不止等症。勢甚危急。醫治莫及。因此而死者不啻凡幾。良可悲也。夫胎產乃天地化育之常。本無危險之理。今用毒藥以召其禍。良由人所自作耳。嗚呼好生惡死。誰無此心。生之不遂。殺之何辜。一藥下咽。兩命俱傷。其害豈淺鮮哉。

胎產用人參之宜忌

徐淑欽

藥合其病。則硝黃猶稱良藥。不合其病。則苓朮亦足殺人。蓋以醫道貴乎機變。非可固執偏見也。嘗觀女科方書。有產後禁用人參之說。吾鄉風俗。有胎前忌服人參之說。此誠拘泥而不化者也。夫虛則宜補。實則宜攻。對症下藥。安有胎產必不可用人參之理。抑胎產必無可補之症乎。况懷孕則一身之氣血。分養兩人。產後則榮養之氣血。驟然大虛。正宜重用人參之時。孰謂不宜用乎。設遇元氣大虛之症。不用人參。豈不誤人生命哉。惟氣血無虧。身體強健。自不須乎峻補氣血。設誤補之。反有損而無益。常見富貴之家。往往於胎前產後之時。自以為身體大虛。妄服人參。實其所實。致有種種危險。或致胎兒肥大而不下。或致瘀血凝滯而不行。甚則及於死亡者。固可悲也。殊不知富貴之體。好逸惡勞。氣血不行。正宜活血行氣之不暇。安可反服人參以壅氣阻血乎。此所以宜禁者也。然世人拘執其弊。不知其益。當元氣虛脫之症。亦謂禁用人參。卒至夭札者多矣。可勝歎哉。夫以人參之性味。甘苦微溫。大補元氣而益脾土。如胎前素體虛弱。氣血不敷榮養。以致胎兒不長。至期而不分娩。或臨盆之時。兒將下地。元氣血液不充。不能產下等症。苟無實邪。正可服用人參。以助其氣。氣旺則血自充。如魚得水而順矣。若產後下血如崩。血去過多。正氣將脫。卒然昏厥。不省人事。面色皖白。手足逆冷。六脈俱微。此虛脫之象。危在片刻。急於此時進獨參湯。往往轉瞬之間。即收回春之效。蓋非人參大補元氣之品。將何以救血脫哉。况無陽則陰無以生。血脫者益氣。古有明訓。故胎前氣血不足。必賴人參以培養之。產後脫血。必補元氣以挽救之。際此不用。安望其有濟哉。大凡用藥之道。當用則用。當忌則忌。胎產妄用人參。禁用人參。實皆拘於一隅之偏見者也。豈可不辨明哉。

七日一病證

暑病

弁靈

內經熱病論云。凡病傷寒而成溫者。先夏至日為病溫。後夏至日為病暑。此以節氣合溫病暑病也。暑字以日為首。熱邪也。陽症也。夏日亢烈。焦沙礫石。人若觸之。則成暑病。致說文云。夫暑熱也。又曰暑煮也。如水煮物也。熱爇也。如火燒爇也。觀其字上從日。可知暑為陽症。似有熱而無寒矣。然潔古東垣有動靜之論。張氏景岳有陰陽之說。各宜細辨。其理亦甚充足。但暑病一症。又宜分傷暑中暑之別。致內經云。氣盛身寒。謂之傷寒。氣虛身熱。謂之傷暑。傷暑者。外傷于暑也。猶冬月之傷寒也。然傷暑中有兼傷風者。名曰風暑。有兼傷寒者。名曰寒暑。有兼傷濕者。名曰濕暑。有兼傷飲者。名曰夾食暑。治之之法。兼風者。必頭痛。宜散其風。兼寒者。必腹痛。宜散其寒。兼濕者。必身重。宜化其濕。兼食者。必脹滿。宜消其食。此傷暑病原之治法也。更有中暑一症。觸然昏仆。猶中風之中也。若中暑而四肢厥冷。名曰暑厥。若中暑而四肢搐搦。名曰暑風。治之之法。兼風者。必四肢不舉。宜逐其風。兼厥者。必不言。宜回其厥。此中暑病原之治法也。然以余觀之。傷甘者。即謂暑熱之時。無病之人。或避暑熱。或納涼于深堂大廈得之者。名曰傷暑是也。中暑者。即謂行人或農夫。于日中勞役過度得之者。名曰中暑是也。今將各方分述于下。以便讀者之加察焉。

（香薷飲）香薷　厚朴　扁豆　甘草

（大順散）乾姜　甘草　內桂　杏仁

（六一散）甘草　滑石

（白虎湯）石羔　粳米　甘草　知母

（清暑益氣湯）炙黃耆　人參　白朮　蒼朮　青陳皮　麥令　猪苓　黃栢　乾葛　澄瀉　神曲　五味子　甘草　大棗　生姜

（生脈散）人參　五味子　麥冬

孕婦……海松子

俞步卿

昔日仲景謂婦人妊娠。宜常服當歸散及白朮散。蓋所以防胎病。胎動。小產難產等患也。然無病而預服藥劑。必非人人之所欲也。惟常食海松子仁。既可免除胎產諸疾。又可免除服藥之苦。誠良法也。但世人未知此法。且亦未知其益。故特論之。蓋松子仁辛香甘潤。與當歸之性味相似。能補血以養胎。其益一也。以仁補心。與柏子仁之性味相同。能補心以養胎。其益二也。海松經冬不凋。食之能使胎兒堅強。其益三也。巨大而長。食之能使之兒長大。其益四也。溫而不燥。體熱者食之無妨。其益五也。潤而不寒。體寒者食之無害。其益六也。且芳香而不苦。能醒脾胃。勝於和胃安胎藥之砂仁。其益七也。甘潤而不苦。能導大便。勝於潤腸安胎藥之知母。其益八也。補而不滯。可補虛弱。其益九也。補而能潤。可防難產。其益十也。由此觀之。孕婦常食松子仁之益。豈淺鮮哉。

餘興

談話 西醫打針之秘密

大仁

人身之血管有二。其自心臟輸出至各部者。名之曰『動脈管』。其經過之血管曰『靜脈管』。其中之血純紅而鮮明。然此動脈血分佈各部後。復取別道而還流于心。此時之血液色帶深暗。略兼青赤。其性甚稠。不若動脈血之流動。故名之曰『靜脈血』。其經過之血管曰靜脈管。可知人身之血液可分二種。但中國人向犯『囫圇吞』之病。至今祇知血液為紅色液體而不能鑑別者。恐仍居大多數。於是一般滑頭西醫得施其伎倆矣。予嘗數見彼輩為患梅毒淋疾諸人行注射後。輒視其針中殘留之靜脈血而詔病者云『汝試自視汝自己之血液混濁至斯。蓋毒已深矣。為今之計。更宜添打清血針以清血中之毒』。於是隨意昂索其診金。病者見己血之果有異於尋常所見者。每不塞而慄。實則此為靜脈血應有之顏色。又何懼哉。至若真正血液之檢查手續煩瑣。茲不述。

醫譚

孫慕野

卷頭小言

醫譚一書。乃慕野治診餘暇。由典籍中搜召而成。其間主旨。偏於醫事。故名醫譚。閱之既可啓發思想力。又能增進新方術。何則。蓋以症皆怪誕。方都離奇。頗可供後學者之揣摩焉。爰蒐集成篇。以作醫書觀可。作筆記小說觀亦未始不可。博雅君子。幸勿以抄襲家譏哉。

民國十七年黃岡七十二烈士紀念節雲閣孫慕野識

□治疽

郭駿聲九折臂而成醫。尤神治疽。不循古方。獨出新意。得回生訣。許甘南先生幼時出痘。尊君與郭厚。往邀之。曰。是不可為。然君祇此子。我何忍坐視。君能買人參三斤乎。曰能。能覓肥豬三頭。各重百斤者乎。曰能。遂取豬油將參打爛。與豬調和。周身包裹。令置地穴中。隔日成黑色。爇中皆細蟲。洗滌其體。痘即現出。又竹學匯王氏子。六月染痘。疾挺臥如屍。郭謂急治尚得十半。但不宜居華屋。環觀麗綺。密不中用。後至審酒所。蚊聲如雷。卑溼昏沸。見空令鋪稻草抱兒眠其上。扃鑰便出。日旰。開泣聲。闢戶視之。蚊噆兒體無絲毫空。曰。藉蚊可毒去。然後施為。後果痊。又鄰兒不幸短命。郭請進視。撲荒爪幕探其氣斷矣。按其脈無矣。捫其胸冷如冰矣。捨至足。

曰未消也。其家破蕩為笑。問何如。曰多擣甘蔗藕薺汁灌之。灌至半盞。有一滴下咽。復灌之。三日而霍然起。是其外孫增范公星聚所談（明齋小識）

□庸醫

東關吳氏婦偶發寒熱。邀醫視之。曰暑也。為治其暑不愈。易醫視之。曰濕也。曰風寒也。為治濕治風寒。又不愈。纏綿四五月。四肢漸腫。腹漸大。心衣不能約。則曰榮衛不和。虛矣。極力補之。腫不退。凡城中讀靈樞素問者。悉延之。悉袖手無策。乃請專治蠱症者來。曰此蠱也。久為庸醫所誤。攻之瀉之。如故。踰旬腹痛。復問前醫。曰痞耳。至晚生子。乃知前此有身也。然以攻補亂投。母與子俱不能生（明齋小識）

□世醫

何氏業醫。歷天穊。星上世如中台嗣宗鐵山諸公。皆聲聞江左。近元長能繼其業。有金山人就診。睞曰。爾溺于水乎。與方去。已而其鄉人來。詢之。霍然矣。因問某疾先生何自知之。元長曰。望其色黑。切其脈湛。非溺而何。嘉興沈某妻久病。醫者咸曰瘵。元長曰。非瘵也。妊也。可勿藥。時沈無恙。乘便亦請治。按之曰。爾胃氣絕。我無附後方也。去即暴亡。妻果產子。城中徐顧兩姓同舟就治。顧極羸棘。徐祇微嗽無病狀。乃謂徐不治。顧可旬盡愈。未半月。語皆驗。崇明何氏子患咯血。既與方。翼日復來。易衣入稠人中。已忘之矣。及出方與前無少異。其處方好參錯古今。不專一家。所著治病要言四卷。醫案二十四卷。刪君其祟藏之（明齋小識）

故鄉雜詠

許弁靈

近水珠簾隔幾重。綠波迢遞夕陽中。闌窗莫攏闌杆立。碎打疎紅細雨東。（淨荷）

遮住西湖古月潭。執來風味嫩虛寒。一杯碧水調茗碗。瘦煞人間寂寞甘。（藕粉）

黃山古寺白雲封。指點蔚幅半壁鋒。煙雨做成甘露潤。曉來清詠入雞鉏。（毛峯）

千丈烟波吊月潭。白雲迢遞臥松嵐。當年故老曾膾事。一返芳村暮影寒。（石耳）

豔說龍山與虎山。相公潭有石欄杆。儂家也有胡麻飯。收拾蒼鮮臥一般。（白翠）

柴門老圃醉春風。愛種幽花學放翁。寄語江東老才子。斜風細雨打西東。（桃腦）

美竹窗前風舞飄。揭窗幽影入窗搖。不知昨夜侍春雨。今日園中葉殘焦。（毛竹）

夏來風味說洋蘅。少小兒童快剪刀。一醉不知何處去。吟香吟玉付揮毫。（洋蘅）

輕身膩粉翠帷中。惆悵無端說豔紅。記得白蘋州下問。摘來嫩骨怨春風。（豔紅）

刀剖三橫又四橫。甜涼滋味美云云。清晨浮浸清泉裏。獨倦茄之解暑紛。（西瓜）

衛生小說 醫界鏡（名醫故事）（十七）

醫隱

第五回 劉廷枏山上說降 貝仲良江邊遇盜

卻說有一個廣東知州劉廷枏。河間府人氏。歷官廣浙。文武全才。緯有膽略。為兩省上司所器重。大吏倚他如左右手。他前官潮州時。有那務民何阿常、李阿七等。倡為天地會。聯合八十餘鄉。分為二股。每股各二萬人。欲圖殺官起事。已躍躍欲動。劉公單騎赴賊中。以編查保甲為名。將山川形勢私自圖畫。信宿而歸。歸即率兵討之。賊兵七千餘人。皆屯聚於赤巖頭。官兵只五百人。離賊五里紮營。夜間賊四面吹螺包抄而來。官兵喧譁欲潰。皆道賊至了。劉公急號令於衆。有敢妄動者斬。於營中羅列子母礮。兩邊翼以烏鎗轟發擊之。賊即奔逃。乘勝斬首千餘人。收隊住宿。候五更時。大家飽食。率隊登山。窮搜賊巢。照前所圖之路徑門戶。一一搜剿。賊黨駭為神。無一能竄匿的。或斬或擒。潮賊遂平。後又擒獲姚阿麻、李崇玉等十餘人。亦用此法。大抵盜賊竊據山穴。負嵎抗拒。所恃者山峒險峻。岐途百出。此剿彼竄。如廣西之四十八峒、五十二峒等。險惡之地。重巒疊嶂。箐深林密。叢叢鳥道。奇險灣環。處處可通。非熟悉其形勢門戶。瞭如指掌。斷難搗穴擒渠。劉公教平盜賊。以圖畫地理深諳形勢為第一先著。故所至成功。威震廣浙。今浙閩總督聞張保屯聚陳錢山。探知有悔罪欲降之意。故特地調劉公到來。差他到山上去說張保投降。當時劉公乘了一隻大船。竟到山口停泊。叫喚岸上小嘍囉道。今有浙閩總督差知州劉廷枏。特地到汝山上。要見你大王。有要緊話說。快去通報。小嘍囉去報了多時。只見船隻排開。刀戟旗幟耀人眼目。上得山來。又見關前旌旗插滿。兩邊擺列隊伍。露刃以待。舉目看時。關內虎皮交椅上。坐着張保。白淨面皮。微有些鬚。四十五六年紀。頭戴一頂皁紗轉角帽。身穿一領紫繡團胸繡花夾袍。腰繫一條玉玲瓏嵌寶玉環帶。足穿一雙金線抹絲環帶。睜開虎目。威風凜凜。劉公從容而前。長揖不拜。兩下衆嘍囉齊聲叱詫道。跪。吾王。劉公張目答道。吾乃天子命吏。豈屈汝膝。汝曹知有靡擒海盜不怕死的劉讓木麼。即我是。嚮汝曹作此大逆不道的勾當。且平民百姓之不若。何言王。麼即斜睨張保道。我以你為海上的英雄豪傑。今乃效匹夫怒目嚇人嗎。我劉讓木是河間男子。若怕死者不來了。今日之來。乃為你闢一條好生路。

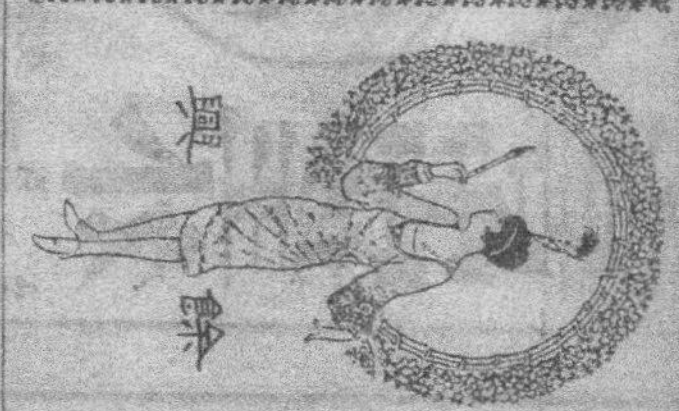

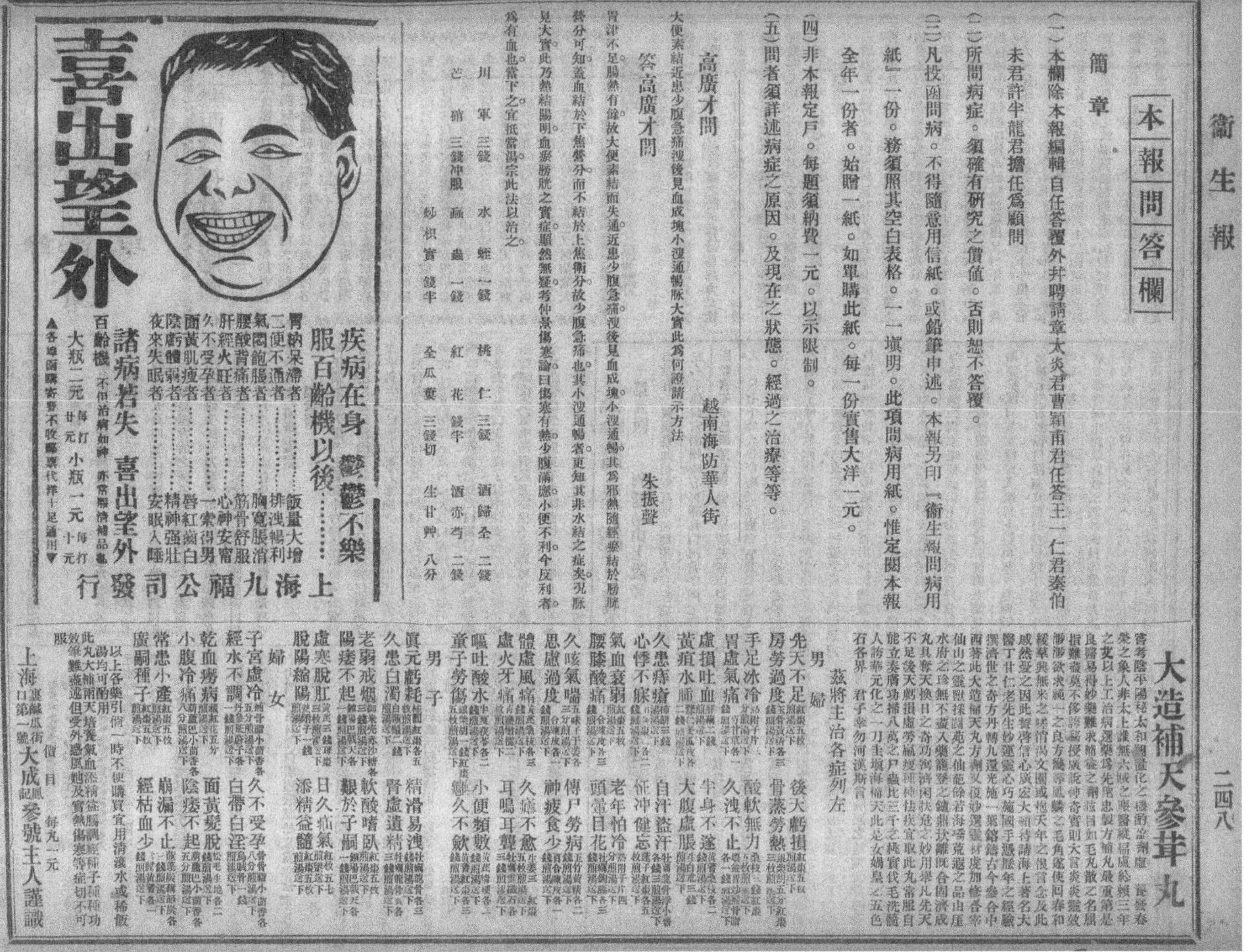

本報問答欄

簡章

(一)本欄除本報編輯自任答覆外并聘請章太炎君曹穎甫君任答王一仁君秦伯未君許半龍君擔任爲顧問

(二)所問病症。須確有研究之價值。否則恕不答覆。

(三)凡投函問病。不得隨意用信紙。或鉛筆申述。本報另印『衛生報問病用紙』一份。務須照其空白表格。一一塡明。此項問病用紙。惟定閱本報全年一份者。始贈一紙。如單購此紙。每一份實售大洋一元。

(四)非本報定戶。每題須納費一元。以示限制。

(五)問者須詳述病症之原因。及現在之狀態。經過之治療等等。

高廣才問　越南海防華人街

大便素結近患少腹急痛溲後見血成塊小溲通暢脉大實此爲何證請示方法

答高廣才問　朱振聲

胃汁不足。腸熱有餘故大便素結而失通近患少腹急痛。溲後見血成塊小溲通暢。其爲邪熱隨經瘀結於膀胱者分可知蓋血結於下焦營分而不結於上焦衛分故少腹急痛也其小溲通暢者更知其非水結之症矣。况脉見大實此乃熱結陽明血瘀膀胱之實症顯然無疑考仲景傷寒論曰傷寒有熱少腹滿應小便不利今反利者。爲有血也當下之宜抵當湯宗此法以治之

川軍三錢　水蛭一錢　桃仁三錢　酒歸全二錢
芒硝三錢沖服　虻蟲一錢　紅花錢半　酒赤芍二錢
炒枳實錢半　全瓜蔞三錢切　生甘艸八分

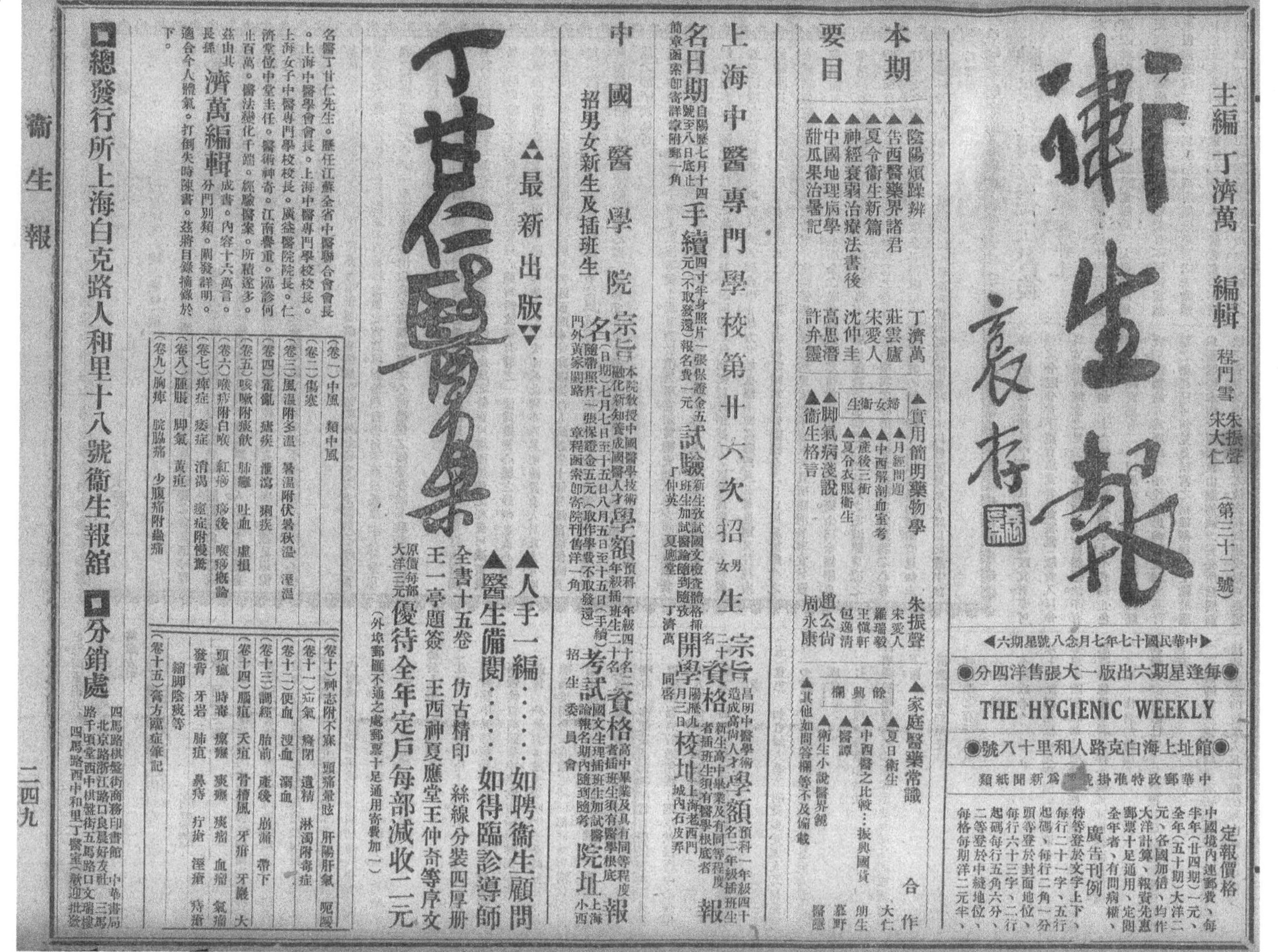

主編 丁濟萬

編輯 程門雪 朱振聲 宋大仁

衛生報

衰存 [seal]

（第三十二號）

中華民國十七年七月念八號星期六

每逢星期六出版一大張售洋四分

THE HYGIENIC WEEKLY

館址上海白克路人和里十八號

中華郵政特准掛號認為新聞紙類

定報價格

中國境內連郵費、每半年（廿四期）一元、全年（五十期）大洋二元、各國加倍、均作大洋計算、報資先惠、郵票十足通用、定閱全年者、有問病權、

廣告刊例

特等登於文字上下、每行二十一字、五行起碼、每行二角一分、頭等登於封面地位、每行六十三字、二行起碼每行五角六分、二等登於中縫地位、每格每期洋二元半、

本期要目

夏令衛生新篇

宋愛人

（一）靜養心志以減輕心臟之燃燒（續）

吾今以習俗相尚之所謂避暑者而言之。如呼朋嘯侶。載酒攜觴。作汗漫之遊。集衆聚餐之會。甚則呼盧喝雉。狎於狹邪。日事風流韻逸而有之。甚或蕩槳湖心。挹清風而迎明月。登臨崇閣。憑瞰湖山以壯遊色。當此之時。不拘夜光之杯。左擁蠻腰之姬。情意綿綿。歡謔達旦。雖不知炎威之逼人。然而未必然也。蓋味之甘於香滑者。酒之辛熱濃厚者。適足以增添胃腸之燥熱。肝膽之鬱火。腎之陰虛者。誠足以使我耳而靡靡。動我心之炎炎。攝者誠足以使我目而金碧眩亂。使我精神既不能常靜於酬酢。我心復纏綿於聲色。而欲求清涼之道。難矣。

是故欲求却暑。非靜我心不可。靜心原非難事。祇要調養修身。怡情物外。如禪定之老僧。效三年之面壁。志意不亂。雖處熱如此。則雖未必披襟當風。北窗高臥。而怡然自得。自不遜於羲皇上人。於是以我之清靜寧謐之心。而一室之炎暑盡消。以我之清曠無慮之心。而燃燒之熱勢亦減其狀。効之速。豈在雪窖冰窟下哉。

良以能心靜則言語之煩囂自解。能心靜則嗜慾之愛好自除。能心靜則飲食眠睡之適度自調。而調息我呼吸則空氣之濁者可以清者可導。安適我形體則血液之營養可增。而燃燒之耗費可減。蓋炎暑之時。明知勝工之耗費殊甚。而要以心臟為最。故惟有靜之一法。為攝養心臟之妙術也。蓋心臟之燃燒。尚以體外炎暑之逼迫而生。今得心性清靜之工夫而減。此理亦殊易明。設有人於此。方寸明爽。悠閒靜坐。雖炎威如故。而時覺涼風習習迎面而來。此非虛構。吾人試靜坐十餘分鐘。自能領略其境。不然心煩意亂。心頭之火不能按副。雖有清風入戶。涼月當窗。而煩熱如故。即有雪藕在握。冰桃在案。而煩熱仍如故。此安涼熱要在心頭一轉移間耳。世有欲求玉液瓊漿以一消心腸乎。曷不一問下遠之靜字訣也可。

友有自號漫遊子者。貴家子而又風流博雅士焉。其對於消暑事宜。頗為精究。湖心亭之泛棹。也桐陰山莊之避暑。偶也心中煩熱。日渴之甚。能醫者則飲以荔枝之漿。玄冰之丸。長日如年。殊慮之苦不能解者。則泰以消露之時。秋霜之曲。今晨載酒。諸河朔之飲。明夜扇拂。招帖子之風。遂良朋以三五。挾麗姝以清歌。消夏伊始。非至鬪鳴秋柳者無或中止。然方其始也。無不興高采烈。及其終也。則又往往樂極悲來。且涼秋既至。金風乍來。而彼其之子。每罹小病。狀皆顯為燥熱。驗余之日日周旋於病生之家。雖衆樂酣適。而不知事煩或怡坐斗室。甚覺處境(?)難。悠然思余。而不羨其苦。且所謂消暑事宜。竹簟蒲扇而外。遂不如漫遊子之精究也。而余之眠食如故。余之情態又如故。詰而叩余術。余曰余無術也。惟清靜我心而已。我之心如太空之清曠。雖幕天席地。無我若也。我之心如枯井之寂滅。雖炎涼之時變。而莫我亂也。即當此隔窗諸戲。聒我之心非一。於茲我之心仍清淨也。感觸思索(?)。惹我之心非一。注於文字。我之心仍清淨也。往遊余必得處境之靜者。而我亦始可靜。今則以有聞如無聞。有見如未見。雖在稠人廣坐。塵囂紛擾之時。仍不足擾我慮而亂我懷也。吾子不以為聞見寡者。請以此靜字訣為贈焉。

神經衰弱療養法書後

沈仲圭

本書係日本井上正賀原著。陸義淨(?)譯。中華書局出版。論神經衰弱之療法。以睡眠食餌為二大要件。固屬至理名言。對症良劑。患者按法行之。未有不霍然(?)者也。但謂眠食二者可以統治萬病。斯未免言之失當。矯枉過正矣。蓋病之進退。變幻莫測。人之體質。萬有不齊。詎有執一方持一法。而可統治萬病之理哉。此西人之特效藥所以見拙於中醫也。且病有不能眠食者。亦可強之令眠令食乎。更有忌食者（如霍亂）。飲有入口。命且立殆。豈仍能意之是。云即本篇所舉之自然療法。亦有可商之處。如二十六條謂神經衰弱之人。不必抑止色慾。按神經衰弱有二種。曰腦神經衰弱。曰生殖性神經衰弱。然無論其為腦或生殖性。其患神經衰弱者。其腎精之虧耗。已可想見。蓋精管之精。旋循脊髓上輸於腦。以養腦髓。本病之原因。良由腦髓缺乏營養分所致。腦髓缺乏營養分。又由精液虧損之故。夫精既損矣。豈可更縱色慾而重損其精乎。譯者不揣冒昧。立論若是。吾恐讀者信其說而貽害也。爰草此篇。以正其失。未審盧氏見之。或亦許為諍友乎。

中國地理病學（續）

高思潛

（二）水　可分三種

（A）水　不潔地方的水。甚而含的病菌和蟲卵極多。飲用這水的人。容易罹傳染病和寄生蟲病。若是含有他種雜質。更是各種地理病發生的根源。

（B）海濱　空氣清潔。氣候溫和。所以能亢進新陳代謝機能。發靜作用。為精神病肺癆病療養適當的地方。只是交通便利。則地的傳染病。容易輸入。

（C）低地　空氣濕潤。濕熱病最多。

屬於人事的有五種

（一）生活　瘠地多窮。沃土多富。貧人多患流行病。風濕骨痛。中暑。肺病。腸胃病。富人多患肥胖病。消渴病。慢性胃病。眼病。中風。陰痿。梅毒。淋濁等病。

（二）飲食　分量太多或太少。咀嚼不全。時候不正。冷熱過度。調合失宜。像這種種。都能妨害消化器。叫消化器生病。其他食腐敗肉類。就發胃腸炎。食腐敗穀類。就發麥奴中毒和腳氣病。

（三）嗜好　多飲茶酒。能夠[illegible]胃腸。使害神經。易發胃病和腦病。若過用鴉片烟草。就使害中心神經。促人壽命。較茶酒更利害了。

（四）職業　如漆工易患漆瘡。石匠多罹呼吸器病等類。

（五）意思　如貴婦人帶下病就多。寡老人耳目雖病多。寡小兒。小兒病就多。病的多少。是由人意思造成的。

七　地理的診斷和治法

古來關於地理病的診斷和治法。有種種的成語。臚舉在下面。

活潑潑地如盤走珠

神而明之存乎其人

不拘一格

不殼成心

以上的話。都是條治地理病的法眼。我們對於地理病要想診斷明瞭。治法效驗。這些話就要仔細咀嚼。反復思維。和他像金科玉律一般。那才能達到目的咧。

我說到這裏。話已完了。於是把我著這編的希望寫在下面。

八　作者的希望

（一）醫師對於地理病素有研究。臨床上自可不拘成法。收治愈的效果。人民每年的死亡率。定必減少。

甜瓜果治暑記

許弁靈

甜瓜果。一名石棠。又名石壁果。其根極細。其葉極大。反覆縱橫。環繞石上。春日開花。夏日結果。其味甜而辛。其性香而緩。出於安徽歙縣之黃山。生於天都峯下石壁之間。相傳昔有僧人道雲。盤居古寺。夏日曾患霍亂急症。頭痛腹痛。發熱胸悶。嘔吐泄瀉等症。就醫不治。鬱鬱盤桓。或有一夜。曾夢得一老人。徘徊石泉下。乃指道雲曰。此病亦危矣。無醫可救。無藥可治。即古人所謂膏肓耳。道雲聞之。憧然驚恐。乃跪拜而求救。老人對曰。吾知子仁心慈孝。積德善施。庸夫人而猶平。已得平。已而庸夫人今有一果。即可救子之病。當斯在此峯之下石壁之間。俗名甜瓜果是也。夢醒而怪之。道雲乃如老人之言。於是至峯下石壁間果得一艸。形如菖蒲之狀。上有果數枚。摘而食之。竟得其艸效。後病遂若失。又有一婦人。採茶於峯頂。一時觸熱。跌仆厥地。不能言。口吐白沫。有僧人見之。大驚惶無頭緒。乃聞前有道雲夢一老人言甜瓜果之事。遂疾走至峯下石壁間。摘而與之食。未幾。竟回。此二事余聞鄉老至今尚未忘。故濡筆以記其事。

按。甜瓜果香能僻穢惡氣。辛能發散一切暑邪。甜能補脾胃不運。故其有治暑之功用也。

脚氣病淺說（續）

趙公尙

▲時方

（一）用活甲魚（即鼈）一隻。放開水中。候其自死。再取出。去其青衣。洗淨。放砂鍋內。煮後用手開其腹。（不可用刀。）不要內臟。分爲數塊。連甲放入大瓦鉢內。（忌鐵器。）一面用菉豆八錢。薏米一兩半。木瓜五錢。陳皮五錢。金釵石斛一錢五分。牛膝五錢。煎湯加入甲魚內。隔水透四句鐘。趁熱服之。又一方。如前法將甲魚用手破開。不分塊。以冬蒜頭三四兩納入甲魚腹中燉爛。不放鹽。連渣湯服之頗效。

（二）赤小豆。不拘多少。燉爛。空心食之。不用糖。亦有效驗。

（三）用礬石一兩。水煎。倒入新杉木桶中。洗脚亦效。

（四）炒熟生鹽。趁熱用布包裹。自膝熨至脚趾。如有汗出。可揩去。日熨數次。兼服甲魚方。取效尤速。

（五）陳葫蘆。生薑。麥柴。各適量。入水煎沸。倒入桶中。先薰後洗。五六次可見痊愈。

（六）陳扁豆一升。（新者忌用。）通草一兩。同煮爛。連豆湯當茶飲。二三日可效。

（七）米泔泡蒼朮四錢。木通二錢。金毛狗脊（去毛）四錢。熟附子一錢。沒藥二錢。桃仁（去皮）二錢。淮牛膝二錢。五加皮二錢。青皮二錢。淨水煮和。渴者蒼附減半。加花粉二錢。桑白皮二錢。不欲食者加乾薑一錢。神麯一錢五分。有汗加生黃耆二錢。便濇加白朮一錢。

宜忌

患此病者宜食糙米及麵類。凡鹽酒魚肉凝滯之品。以及菜類果類生冷之物。在病未愈時。宜絕對暫時不食。尤宜愼房事。戒惱怒。安心靜養。勿乘電車及一切車輛。飯後最好緩行數百步。如飲食起居不愼。則藥物難爲力矣。有斯疾者其注意及之。

（完）

實用簡明藥物學

朱振聲

蒼朮 辛溫而苦 入於脾經

燥溼消痰 外感寒溼。客於脾胃。積溼生痰。咳嗽痰白。蒼朮辛溫。專長燥溼。溼爲痰之本。痰爲溼之標。燥溼即所以消痰。但蒼朮祛外邪有形之溼。舌苔厚膩。白朮治脾虛無形之溼。舌苔薄膩。用法略有不同。

發汗解鬱 溫邪挾溼。蘊蒸脾胃。溫居溼中。而被溼戀。致氣鬱於內。邪不能達於外。身熱朝輕暮重。有汗不解。蒼朮非發汗之藥。以能燥溼。溼祛則溫熱之勢。邪隨汗而解。乃間接發汗之味也。

除山嵐瘴氣 滇黔之省。高山叢林。天之暴熱。與地之濕氣。濕熱相聚。化成汚濁之氣。名曰山嵐瘴氣。人中其氣。從口鼻入內。邪鬱中焦。乍熱乍寒。是爲瘴瘧。伏藏於筋骨之間。腫硬如木石。是爲瘴疽。蒼朮性溫。可以燥濕。氣香可以辟濁。既入者能除。未入者能免。

弭災沴惡疾 災沴濕氣。最甚染於皮膚。則成黃水瘡之惡疾。蒼朮辛溫。能燥濕健脾。脾主肌肉。濕能內化。則濕瘡自從外痊。

衛生格言

周永康

（九）待扁鵲乃治病。終身不愈。「魏子」

（十）嬰兒常病。傷于飽也。「潛夫論貴忠」

（十一）有以用藥而死者。而禁天下之醫。非也。「亢倉子兵道」

（十二）救寒莫如重裘。療暑莫如親冰。「中論虛道」

（十三）聖人不治已病。治未病。「素問四樞調神大論」

（十四）行坦途者肆而忽。故疾走則蹶。行險道者愼而故徐步則不跌。「勸戒全書」

（十五）病從口入。「傅弈口銘」

（十六）保身者寡欲。「林逋」

（十七）多欲則傷身。「呂邦獻」

（十八）養生者戒傷生。「陸樹聲」

（十九）寡欲省多少勞擾。「程顥」

（二十）精神不運則愚。血脈不運則病。「陸象山」

（廿一）早起有無限好處。「荊園小語」

（廿二）常親小勞則身健。「荊園小語」

（廿三）好勝者必敗。恃壯者易疾。「荊花小語」

（廿四）久逸則筋脉皆弛。心膽亦怯。「胡林翼」

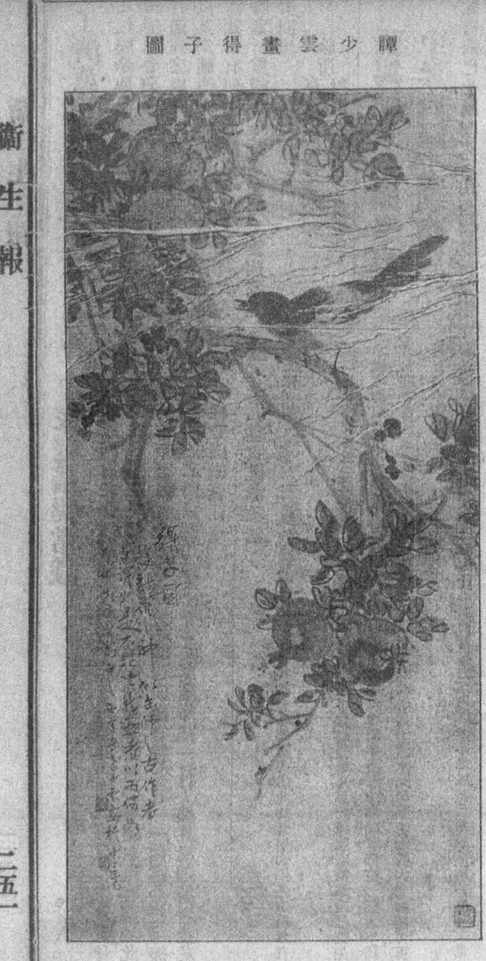

譚少雲畫得子圖

收件處上海南市鈎橋九福堂

衛生報

丁濟萬為介紹門人張之仁啓事

之仁隨余臨診多年。經驗學識。高足平日頗能悉心研究。精於內外科臨診處方。實有獨到之處。且對於婦科一道。又為專長。以其為祖傳女科專家之後。故於閨女淑媛。無論有何隱病險症。均能診治。為余平時素所重視者。今特為介紹。以便病家知所問津。

診所　克能海路華童公學對過存厚里二弄

張錫純先生醫學衷中參西錄五期出版

此書前已出版四次。山西醫誌稱為醫學中第一可法之書。奉天醫誌載高麗人安鳳軒稱為至貴至寶之救命書。今先生又集十餘年登各省醫學誌報之論說。約二十餘萬言。輯為五期書。洋裝上下兩鉅册。凡千古難治之證。莫不立有名論。製有專方。用之必效。誠濟世之慈航。也定。價兩元。郵買者不加郵費掛號費。總發售處天津東門裏中西匯通醫社

▼醫界春秋…彙訂第二集出版

中國醫學界空前唯一之評論刊物▲

光陰荏苒。歲月不居。本刊自出版以來。倏已二載。回憶第一集彙選出版之時。蒙讀者不棄。紛紛購閱。是以出版未久。銷售一空。今者第二集彙訂又屆出版。本社同人自問。較第一集之內容更有進境。因關於各門皆由當代醫學家所著述。宗旨純正。切於實用。非可與東抄西襲及圖利者比。本彙訂並有名人題詞及序文等。生色不少。凡喜研究中醫學術諸君及愛閱本刊之讀者。欲得本刊之全璧。乎幸勿失此良機。再者第一集彙選祇存五十部。欲購從速。售完不再添印。尚希注意。

（價目）第一集實價一元四角。第二集實價一元二角。寄費一角。

（總發行所）上海雲南路安康里二百念七號醫界春秋社

家庭醫藥常識

我國家庭。對於普通醫藥常識。極不注意。偶然患病。則以可貴之生命。皆付諸醫者之手。既不知病原。又不明藥性。設偶庸醫。病必增劇。本報有鑒於此。特將古今來各種驗方。經實地試驗後而確有靈效者。一一披露於後。且說明其治病之所以然。用筆淺顯。務使家庭婦孺。一目了然。且歡迎讀者投稿。一經登錄。酬資從豐。

◻八十九◻霍亂急救法　　無名子

凡霍亂初起。必感胸悶泛噁。腹鳴腹痛。亦有僅僅泛噁者。亦有僅僅腹鳴者。此時為病尚不甚劇。病者往往不以為意。第二步吐瀉交作。或先瀉後吐。或先吐後瀉。此時胸悶愈甚。手指必覺麻。凡見此證狀者。霍亂證已確。先服十滴水。繼進辟瘟丹（中國藥店中有買）可以應手而愈。十滴水至少須半小瓶。少則無效。辟瘟丹輕者半粒。重者一粒。尤重者兩粒。用溫開水磨服。胸脘即不悶。少服亦無效。或者與十滴水先後服。若藥後仍覺胸悶。可再進辟瘟丹。至胸不悶為度。第三步若第二步不清。則入第三步。大汗淋漓。面青唇白。爪甲泛紫。手足麻甚而冷。氣則漸急。此為至危極險之候。可用十滴水一瓶。辟瘟丹一粒。先服。繼即予下面之方。生附子二分。姜半夏錢半。鮮霍香錢半。吳萸四分。枳實八分。乾姜四分。川連三分。厚朴三分。炒

右藥煎濃。一次頓服。可以起死回生。

若第三步再失治。則入第四步。手腳牽動。昏不知人。螺門皆癟。不可救藥矣。以上方法。只要病未到第四步。可以萬舉萬全。且無流弊。切勿自誤。

◻九十◻小兒患頓嗽屢效單方　　陸晉笙

慈孝竹連葉。治頓嗽。此方不記見於何書。聞自何人。前在魯省陸固年家小兒患此。久藥不愈。託人自南方寄此二物來。煎飲獲效。嗣伊本家陸步霄孫。亦患此。僅剩慈孝竹單飲。此味亦效。慈孝訛音。實在名治哮竹。

◻九十一◻舌腫脹麻木實驗方　　周永康

余家有一使女。名祥鳳。年十三歲。舊冬臘月。其舌忽然腫脹麻木不仁。厚倍常舌。滿塞其口。急請內科診察。謂為少陰之火。服清解劑。病如故。改請外科。用針刺之。出血少許。亦不見效。幸而飲食如常。言語亦如常。洵奇症也。惟並不覺痛苦。故暫置之。念彼使女。因為父母貧乏。故忍痛割愛。而為人役。既寄居我家宇下。豈忍坐視。設或再有變化。蔓延亦甚堪虞。余因悉心推究其故。舌為心之苗。或係心胞之火上炎于舌。其血凝而不行。是以有此現象。竊思蒲黃一物。功能活血。即購生蒲黃二錢。摻於舌上。使緊閉其口。日敷三次。未一日。其舌已回復原狀。靈活如故。半載奇症。于今一旦治愈。此余實驗之良方也。攷蒲黃一物。生者能活血。炒者能止血。或言中藥無速效。吾不信也。滿筆記之。以實本報。俾同病者可試治也。

◻九十二◻牙痛簡方　　陳亨岳

患牙痛者。言不能宣。食不能進。甚至夜寢不安。可取氷硼散少許。放痛處。立可見効。

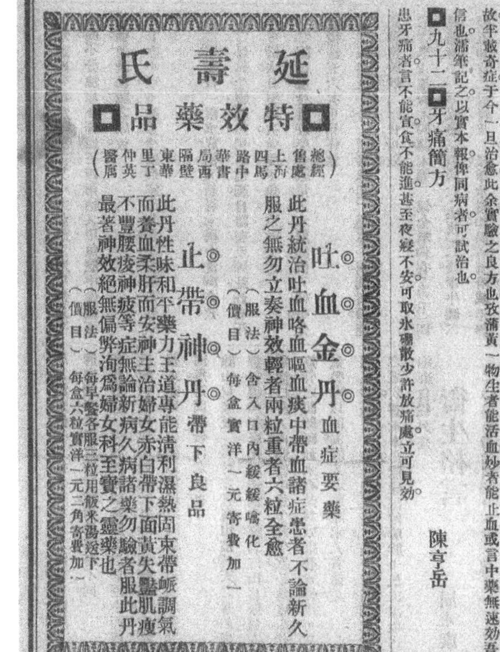

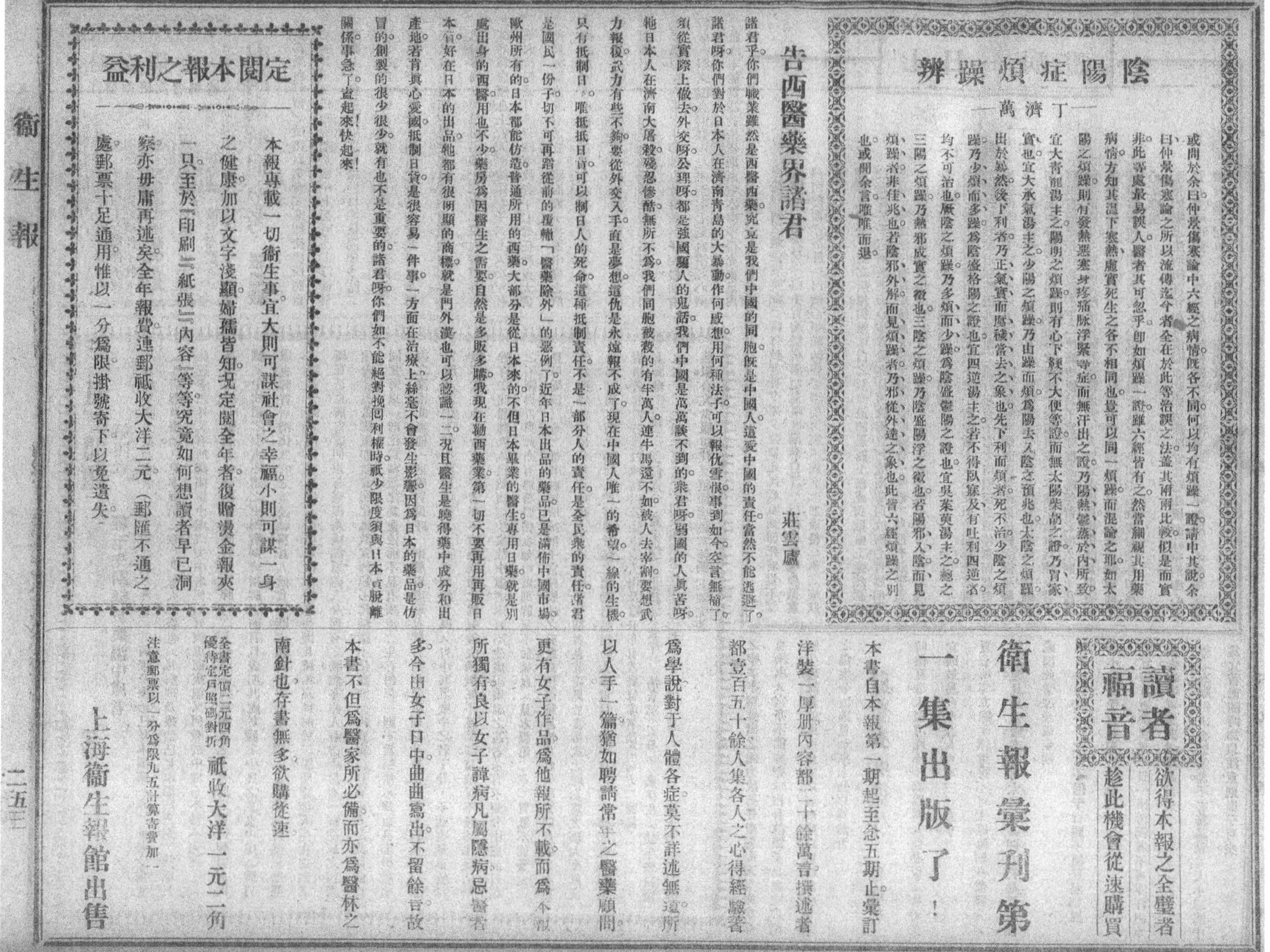

陰陽症煩躁辨

—丁濟萬—

或問於余曰。仲景傷寒論中六經之病情。既各不同。何以均有煩躁一證。請申其說。余曰。仲景傷寒論之所以流傳迄今者。全在於此等治誤之法。蓋其兩兩比較。似是而實非。此等處最易誤人。醫者其可忽乎。即如煩躁一證。雖六經皆有之。然當細視其用藥病情。方知其溫下寒熱虛實死生之各不相同也。豈可以同一煩躁。而混論之耶。如太陽之煩躁。則有發熱惡寒身疼痛脉浮緊等症。而無汗出之證。乃陽熱鬱蒸於內所致。宜大青龍湯主之。陽明之煩躁。則有心下鞕不大便等證。而無太陽柴胡之證。乃胃家實也。宜大承氣湯主之。少陽之煩躁。乃由躁而煩。爲陽去入陰之預兆也。太陰之煩躁。出於暴然後下利者。乃正氣實而腐穢當去之象也。先下利而煩者。死不治。少陰之煩躁。乃少煩而多躁。爲陰盛格陽之證也。宜四逆湯主之。若不得臥寐。及有吐利四逆者。均不可治也。厥陰之煩躁。乃多煩而少躁。爲陰盛鬱陽之證也。宜吳茱萸湯主之。總之三陽之煩躁。乃熱邪成實之徵也。三陰之煩躁。乃陰盛陽浮之徵也。若陽邪入陰而見煩躁者。非佳兆也。若陰邪外解而見煩躁者。乃邪從外達之象也。此皆六經煩躁之別也。或聞余言。唯唯而退。

告西醫藥界諸君

莊雲廬

諸君乎。你們職業雖然是西醫西藥。究竟是我們中國的同胞。既是中國人。這愛中國的責任。當然不能逃避了。諸君呀。你們對於日本人在濟南青島的大暴動。作何感想。用何種法子。可以報仇雪恨。事到如今。空言無補了。須從實際上做去。外交呀。公理呀。都是強國騙人的鬼話。我們中國是萬萬談不到的。衆君呀。弱國的人真苦呀。牠日本人在濟南大屠殺。殘忍慘酷。無所不爲。我們同胞被殺的有半萬人。連牛馬還不如。被人去宰割。要想武力報復。武力有些不夠。要從外交入手。直是夢想。這仇是永遠報不成了。現在中國人唯一的希望。一線的生機。只有抵制日。唯抵抵日貨可以制日人的死命。這種抵制責任。不是一部分人的責任。是全民衆的責任。諸君是國民一份子。切不可再蹈從前的覆轍「醫藥除外」的惡例了。近年日本出品的藥品。已是滿佈中國市場。歐州所有的。日本都能仿造。普通所用的西藥。大部分是從日本來的。不但日本畢業的醫生。專用日藥。就是別處出身的西醫。用也不少。藥房爲因醫生之需要。自然是多販多購。我現在勸西藥業第一切不要再用再販日本貨。好在日本的出品。牠都有很明顯的商標。就是門外漢也可以認識一二。况且醫生是曉得藥中成分和出產地。若肯真心愛國。抵制日貨是很容易一件事。一方面在治療上絲毫不會發生影響。因爲日本的藥品。是仿冒的。創製的很少很少。就有也不是重要的。諸君呀。你們如不能絕對挽回利權時。祇少限度須與日本貨脫離關係。事急了。盍起來！快起來！

定閱本報之利益

本報專載一切衞生事宜。大則可謀社會之幸福。小則可謀一身之健康。加以文字淺顯。婦孺皆知。况定閱全年者。復贈燙金報夾一只。至於『印刷』『紙張』『內容』等等。究竟如何。想讀者早已洞察。亦毋庸再述矣。全年報費連郵。祇收大洋二元。（郵匯不通之處。郵票十足通用。惟以一分爲限。掛號寄下。以免遺失。）

讀者福音

欲得本報之全璧者

趁此機會從速購買

衞生報彙刊第一集出版了！

本書自本報第一期起至念五期止。彙訂洋裝一厚冊。內容都二十餘萬言。撰述者都壹百五十餘人。集各人之心得經驗。著爲學說。對于人體各症。莫不詳述無遺。所以人手一篇。猶如聘請常年之醫藥顧問。更有女子作品。爲他報所不載。而爲本報所獨有。良以女子諱病。凡屬隱病。忌醫者多。今由女子口中。曲曲寫出。不留餘言。故本書不但爲醫家所必備。而亦爲醫林之南針也。存書無多。欲購從速。

全書定價二元四角 優待定戶照碼對折 祇收大洋一元二角

注意郵票以一分爲限九五計算寄費加一

上海衞生報館出售

LADIES' HEALTH

婦女衛生

女子醫學研究會編輯

投稿簡章

（一）穢褻之稿件。絕對拒絕。
（二）滿一千字以上之稿件不收。
（三）空泛及未完之稿件不收。
（四）來稿宜運用簡短明瞭之筆。而發揮普通醫學者為合格。
（五）來稿內容。以適合女子者尤為歡迎。
（六）一經登錄。酬資從豐。

中西剖解血室考

羅端毅

血室為榮血停留之所。經血集會之處。即衝脈所謂血海是也。其脈與任脈皆起於胞中。上循脊裏。其浮而外者。循腹上行。會於咽喉。別而絡唇口。並足陽明少陰二經之間。按內經痿論逆順肥瘦篇動輸篇海論諸篇之義。衝脈之下行。雖會於陽明之氣街。而實並於足少陰之經。且其上自頸下自足。後自背前自腹。內自谿谷外自肌肉。陰陽表裏。無所不涉。十二經之氣血。皆貫注於此。故名為血室也。上古天真論謂女子二七天癸至。任脈通。大衝脈盛。月事以時下。故有子。七七任脈虛。大衝脈衰。天癸竭。地道不通。故形壞而無子也。蓋中醫之所謂衝脈血室者。即西醫剖解生殖器之卵巢也。太衝脈盛。月事以時下者。即卵巢充血。巢內之顧拉甫氏胞破裂而排出其中之卵子。血液緩緩流出。此名月經。故月經之根源。在卵巢之生卵珠也。此時與男子交接。倘有精虫與卵珠混合。則妊子也。年至七七。氣血消耗。心藏之血液。不能貫注於衝任。則血室空虛。不得充血。巢內之卵子。亦無排出之能力。故衝任虛弱而天癸竭矣。雖有精虫入宮。亦不能與卵珠相合。故無子也。血室之剖解生理。既如前述。而血室之病理療法。則詳於張仲景之傷寒金匱。鄙見如斯。未知以為然否。

月經問題（續）

第四章　經至先期係於痰濕中虛者

朱愛人

凡月經不調先期而來者。人莫不謂此血之熱也。（其病理及療治已見本編第一章）此氣之虛也。（其病理及療治已見本編第二章）此氣火之盛也。（其病理及療治已見本編第三章）然而於此三者之外。又有所謂痰濕中虛者。夫中虛何以有痰濕。而痰濕又何致於中虛。余不得不先進一言。謹為謀婦女衛生者一讀也。中者。脾胃是也。脾胃之上。有心之與肺。脾胃之下。有肝之與腎。脾胃居四臟之中。故謂之中宮。亦謂之中州。實則皆指脾胃而言。且表明其處於臟之中央之意也。中虛者。脾胃虛也。脾胃居消化器官之重要職務。吾人飲食下咽。必賴脾津胃液以濡潤之。更賴脾氣胃壁以磨運之。經若干時之消化。於是吸其精微。以散佈於心肺。出其糟粕。以排洩於二腸。所謂後天生化之源者。厥在是也。脾胃虛何以有痰濕。蓋痰濕原非人身應有之物。然亦非人身之中另有一種生成之痰。及生成之濕。蓋痰濕即飲食所化也。飲食何以不化精微。不化血液。而化為痰濕。且有兩人於此。同飲而同食。何以一則化為精微。化為血液。而不見有痰濕之生存。何以一則不為精微。不為血液。而但覺痰濕之凝漬。此無他。一則脾胃健旺。一則脾胃虛弱也。脾胃何以虛。虛何以生痰濕。考厥原因。大夥係於胃腑之消化不健全。脾臟運輸之力亦衰弱。飲食既入胃中。其乳糜中之若干分子。不能盡量蒸變精微。其飲食中之含有水分者。亦不能蒸騰而化為氣液。夫精微既不獲榮澤。氣液又不獲循化。凝漬於脾胃之間。醞釀既久。自然痰濕生矣。故中虛者。未有不生痰濕。痰濕之甚者。未有不益令中虛。而月經之不調與否。與此亦有連帶關係也。如中虛則脾氣不能統血。（見本編第二章）胃氣不能養血。（見甲編第三章）惟其血無所統。則子宮壁膜內之充血。日積而益易。惟其血失所養。則月經之次數。流行而益速。此所以痰濕中虛之體。亦有經至先期者也。其證見於貴俗式之婦女為尤夥。大率飲食甘美。胃腸之消化轉滯。安閒好逸。身體之運動廢弛。脂肪太夥。重量日增。平日白帶亦夥。而經來夥有清冷者。其舌苔淡白而黏滑。若痰濕漬久。傷及陰分。亦有舌底絳赤者。法宗局方二陳湯。

上潞參（一錢）　冬白朮（一錢土炒）　雲茯苓（錢半）　清炙草（五分）　廣橘皮（錢半去白鹽水炙）　宋製半夏（錢半如痰濕重者可用至三錢為止）　老生薑（一小片）　黑大棗（三枚）

水煎服。合丸常服更佳。又須節嗜慾。常運動。其效尤著。

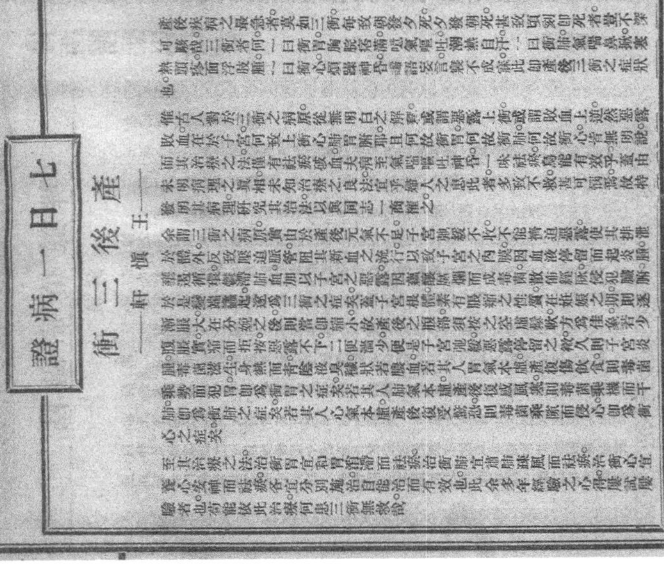

七日一病證

產後三衝

——王慎軒——

產後疾病之最急者。莫如三衝。每致朝發夕死。夕發朝死。甚致頃刻即死者。豈不深可駭哉。三衝者何。一曰衝胃。胸脘痞滿。噯氣嘔吐。潮熱自汗。一曰衝肺。氣喘鼻掀。寒熱頭疼。面浮肢腫。一曰衝心。煩躁神昏。譫語妄言。寐不成寐。此即產後三衝之症狀也。

惟古人對於三衝之病原。從無明白之解釋。或謂惡露上衝。或謂敗血上逆。然惡露敗血。在於子宮。何致上衝心肺胃臟耶。且何故衝胃。何故衝肺。何故衝心。皆無明說。而其治療之法。僅有祛瘀破血。夫病至氣喘嘔吐神昏。一味祛瘀。烏能有效乎。蓋由未明病理之真相。未知治療之良法。宜乎婦人之患此者。多致不救。甚可憫焉。故特發明其病理。研究其治法。以與同志一商榷之。

余謂三衝之病原。實由於產後元氣不足。子宮弛緩不收。不能擠迫惡露。使其排泄於體外。反致壓迫脈管。阻其新血之流行。以致子宮之內膜。因血液停留而起炎腫。經過循環。鬱滯肺血。加以子宮之惡露。因蘊釀腐爛而成毒菌。散佈經脈。侵犯臟腑。於是變端蠭起。遂為三衝之症矣。蓋子宮根體。素有脹縮之性質。在妊娠之期。則逐漸脹大。在分娩之後。則當即縮小。故產後之腹部。須按之空虛鬆軟。方為佳象。若少腹脹實。痛而拒按。惡露不下。二便澀少。便是子宮弛緩。惡露停留之徵。久則子宮炎腫。毒菌滋生。身熱面青。陰液臭穢。狀若膿血。若其人胃氣本虛。產後復傷飲食。則毒菌乘勢而犯胃。即為衝胃之症矣。若其人肺氣本虛。產後復感風寒。則毒菌乘機而干肺。即為衝肺之症矣。若其人心氣本虛。產後復受驚恐。則毒菌乘隙而侵心。即為衝心之症矣。

至其治療之法。治衝胃宜和胃消滯而祛瘀。治衝肺宜肅肺疏風而祛瘀。治衝心宜養心安神而祛瘀。各宜分別施治。自能治而有效也。此余多年經驗之心得。屢試屢驗者也。苟能依此治療。何患三衝無救哉。

夏令衣服衛生

包逸清

時值夏令。天氣涼暖不一。衣服為人生必須之物。若失宜則最易致疾。吾人可不三致意乎。夏令所穿衣服。須慎選擇。不可太厚。厚則身體難受新鮮空氣。且易受暖。亦不可太薄。薄甚則毛孔易受風侵。或因此受涼。致成疾病。以適中為宜。不可太大。大不但手行路不便。且易招風。若小則身受束縛。阻止血脈流行。更宜每日更換。至多二日一換。汙濁者不可穿。汗濕水濕者。均不可穿。穿者最易致病。總之衣服但求合體清潔。不必務講精美。大小以適中為宜。若能隨時加以注意。則庶乎可矣。

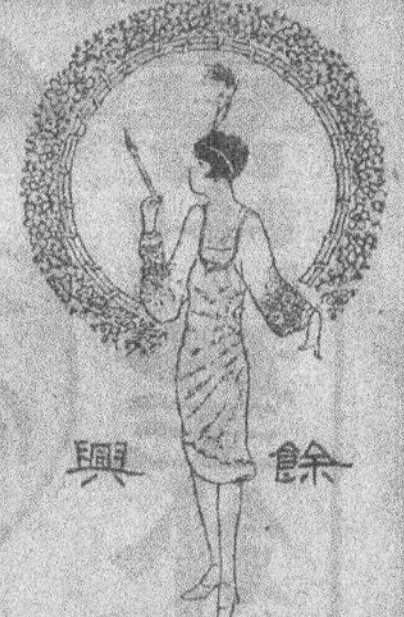

談話　夏日衛生　大仁

各種疾病含有傳染性質的。大概係一種微小蟲類爲多。夏日天氣酷熱。此種小蟲發現獨盛。考近日醫家新論。說著氣蟲類微生菌三種。於夏日衛生關係最大。不像天寒地凍的時候。蟲鬬都蟄藏不出。所以疾病蔓延較少。當天氣漸熱。各種蟲豸蠕蠕而出。生殖的繁。每以數百萬計。可知暑日是我們極危險的時期了。假使不豫爲防禦。受牠的害怎可言喻。茲將防禦的法子。大略談談。

(一)飲食　夏日飲食宜略減少。不宜多食油膩類食物、常須更易菜蔬。最爲合宜。肉食當減少。不覺飢餓。不可進食。未飢時宜使腸胃休息。勿令過勞。即進食時亦不宜過多。況且我們不但宜慎選食物的種類。又宜留心食品的潔淨與否。店鋪所售的肉類。大都經蚊蠅等類飛集過的。遺有無數的微生蟲。又如不煮熟而食。對於衛生上大有關礙。間或傳染傷寒諸瘟疫種種危險症狀。天時最熱的時候。宜慎食各種果實。如葡萄、香蕉、西瓜之類。恐所帶的微生蟲最易傳染霍亂等症。暑熱蚊蠅微菌此三者。實我們夏日的大敵呀。

(二)運動　運動身體。亦係衛生的善法。如果冬天從事操習。夏天一到。即行放棄。殊非衛生家所該如此。要知人在夏天。更宜操練俾得汗孔勿令閉塞。且人在夏時。飲食或較多。運動能助消化力。不致有食積的疾病。如少運動。人必疲乏。且生活力亦必減少。易受外界種種病症了。

以上所說。雖是老生常談的衛生方法。本來不必我來多說。但係因爲常談。每每容易人令生厭。一生厭就容易忽略了。古人有「毋臨渴掘井」「防患於未然」「不治已病」的遺訓。我所以拾人餘唾。向讀者面前嘮嚦。取人厭惡。就是因爲這個緣故罷。

中西醫之比較　曹明生

□振興國□

吾國自海禁開放以來。東西各國皆視爲世界唯一之銷貨商場。是故每年運入數萬萬金之舶來品。如棉織類。毛織類。五金類。醫療器具藥品類。並一切無益之消耗物類等等。概行裝以鉅大海輪而來。遂即換將吾國金錢滿載而去。年復一年。致成弱國。雖云異邦抱定商戰。亡人國之政策。然皆吾華人民缺乏愛國心有以所致也。較彼日本等國之民。無論需用何種物品。莫不樂用己國之貨者。真有天壤之別也。吾國國民因爲缺少愛國心。而致所受之奇恥大辱。已非五次十次矣。爲何至今尚未清醒。言之實堪痛心也。

[illegible]

觀之吾國自命爲無上光榮之西醫。而祇知購用種種舶來品之器具者。(如怎麼燈呀。怎麼光呀。怎麼刀呀。針呀。紙呀。筆呀。瓶呀。布呀等等)未知看見國貨運動。有感於心否。余想自己既無發明之能力。當竭力仿造。不能發明。又不肯仿造。僅知購用外貨。真正可恥孰甚。中醫(雖無怎麼燈怎麼光)然而亦能運籌擬策出奇致勝。大有治愈一切疾病之功效。且所用者又是吾國自製之品。由此觀之。中醫可算不被全國愛國人士冠以蛀蟲國寶之蛀蟲頭銜矣。

醫譚　孫慕野

□兩醫士

青有兩醫士。一內科何元長。一外科陳學山。皆負重望。何以豪奢自喜。陳則檢約治生。產兩不相得。丙寅秋。何染瘧疾。疽發于頸。邀陳治。陳已抱病。先邀何切脈而後治。何瘡既。何自謂家人曰。陳公疾不可爲矣。陳出亦曰瘡難瘳。淹至九月而何即世。未半年陳亦不祿。(明齋小識)

□陰陽面

泗涇陳鶴巖。精岐黃術。有南匯人邀治病。其家無男子。閨內紀綱請某相公伴客。陳端坐以俟。既而庭外軒然至。峨冠博帶。亦恂恂儒雅。及覿面。審容半如骷髏。陳膺撫肌慄。兩股戰戰。有舉其人曰。先生畏我乎。我客歲訓蒙某村。炎暑納涼庭畔。至乙夜。有貂冠衣服。自西北來。經籬外。異之。明日拭目蹤跡。見在半里許。從棺中出。予潛去。以周易置棺四面。皆封固。返遇諸途。裂眥來搏。以手掌嘴。至數百下。餘僕東來尋。幸而得脫。從此被掌處肉盡削去。(明齋小識)

衛生小說　醫界鏡（名醫故事）（十七）　醫隱

第五回　劉廷柟山上說降　貝仲良江邊遇盜

保聞言。即刻立起。下交椅來。揖請劉公上坐。劉公道有要言相告。請暫且屏退左右。保即叱兩邊衆嘍囉退去。劉公道。十年來海上著名的劇盜。若姚阿麻李崇玉諸人者。今有存的嗎。保不應。少頃答道。已沒有了。然今君到這裏奈何。劉公道。我來勸你歸降啊。保道。李崇玉不過殺掠平民。尚被官府誅殺。況保縱橫海上十餘年。殺二總兵。一參將。三遊擊。罪在不赦。今棄山寨而歸降。朝廷將魚肉我哩。劉公道。你何見識不廣呢。現今朝廷幷包海外。誅逆賞順。以勸來者。猶恐人不肯歸降。若你今日悔罪去逆。投順大官。可馬上到手。何害之有。且智莫大於知幾。行莫虧於食言。禍莫酷於殺已降。你見劉讓不豈誘人敝巧者嗎。順之與逆。吉之與凶。在此須臾。你即決定。勿再猶豫。保即再拜道。謹受教命。但求容保屏擋一切家事。限保七日。親詣總督大人轅門來降。當與劉公折箭爲誓。遣人護送劉公歸去。自己直到仲良房內。一一說知。仲良大喜道。恭賀恭賀。正合老兄之意。可稱天遂人願了。適纔老兄言令愛不結塞檄。許配小兒。弟亦深願結朱陳之好。保亦大喜。當即辭了仲良。出來到上房。與夫人賈氏及女兒叔秋小姐說明一切。情由賈氏歡喜。自不必說。那叔秋小姐亦暗自歡喜。張保因七日要到督署投降。所有山寨內外大小人等。器用財賦。然費安置。心內想道。何不分作三分。一分作遣散衆人的資。一分留在自己。一分作女兒贈嫁裝奩。計畫已定。即一一分撥。整頓了兩三日。然後到仲良房內。向仲良說道。小女姻事。既蒙允諾。保本武夫。不省得繁文縟節。鄙見欲將小女即令拜見親翁。隨同親翁同去。目下年紀尚輕。日後緩緩結親如何。仲良道。如此深合弟意。於是當日就聚義廳上懸燈結綵。地上鋪了紅氍毹。桌子上繫着金綉紅臺圍。正中兩把交椅。上罩着團龍金線大紅椅披。坐下鋪了紅呢墊子。中間屏風上還着大紅綉緞。擺了五六桌席面。當請仲良到交椅上坐下。請出叔秋小姐來。仲良擡頭一看。只見桃腮杏臉。細身長。雙鬟膩綠。高髻盤雲。柳眉韋武而帶媚。鳳眼含威而有情。穿一件大紅金線綉花衫。一條桃紅百摺湘裙。滿頭珠圍翠繞。真個玉暖花香。不覺喜逐顏開。當有管家婆鋪下紅毡。扶了小姐。行過拜見之禮。侍女扶進

衛生報　二五五

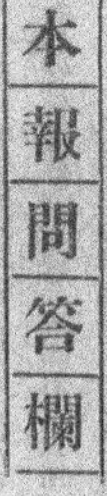

本報問答欄

簡章

（一）本欄除本報編輯自任答覆外并聘請章太炎君曹穎甫君任答王一仁君秦伯未君許半龍君擔任爲顧問

（二）所問病症。須確有研究之價值。否則恕不答覆。

（三）凡投函問病。不得隨意用信紙。或鉛筆申述。本報另印『衛生報問病用紙』一份。務須照其空白表格。一一填明。此項問病用紙。惟定閱本報全年一份者。始贈一紙。如單購此紙。每一份實售大洋一元。

（四）非本報定戶。每題須納費一元。以示限制。

（五）問者須詳述病症之原因。及現在之狀態。經過之治療等等。

範松年問

本埠愛而近路春陣里二〇六號

敝友嘗飲酒卒然嘔吐大小便如常但胸悶脉滑自飲姜湯則稍愈請賜良方

答範松年問

宋愛人仁

酒客卒然嘔吐大小便如常但胸悶脉滑者痰濕內壅濁氣上逆也飲姜湯稍愈可知其非痰熱之症矣。經云脉滑爲痰濕上衝則嘔吐痰濕內壅則胸悶其大小便如常者。邪在上焦故也宜溫中降逆法。吳茱萸湯加味是否有當尚希明正。

吳茱萸四分　陳廣皮一錢　炒竹茹錢半　生姜二片

仙半夏二錢　白蔻殼八分　江枳殼一錢　枳椇子三錢

全福花錢半　代赭石四錢　大腹皮二錢

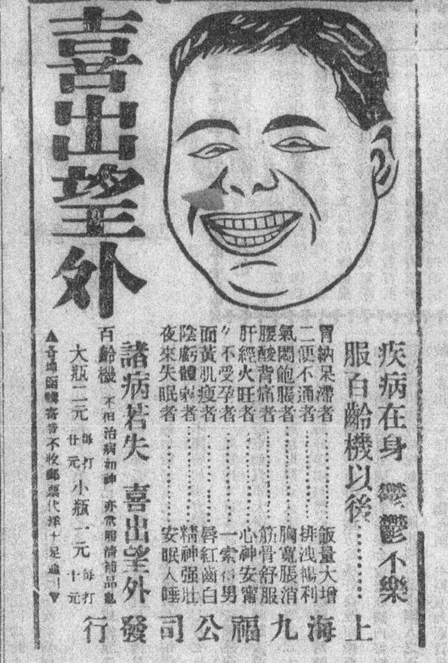

大造補天參茸丸

茲將主治各症列左

男婦

先天不足　後天虧損

房勞過度　骨蒸勞熱

手足冰冷　酸軟無力

胃虛氣痛　久洩不止

虛損吐血　半身不遂

黃疸水腫　大腹虛脹

久患痔瘡　自汗盜汗

心悸不寐　怔忡健忘

氣血衰弱　老年怕冷

腰膝酸痛　頭暈目花

久咳氣喘　傳尸勞病

思慮過度　神疲食少

體虛風痛　久瘧不愈

虛火牙痛　耳鳴耳聾

嘔吐酸水　小便頻數

童子勞傷　癰久不斂

男子

真元虧耗　精滑易洩

久患白濁　腎虛遺精

老弱戒烟　軟酸嗜臥

陽痿不起　艱於子嗣

虛寒脫肛　日久痛氣

脫陽縮陽　添精益髓

婦女

子宮虛冷　久不受孕

經水不調　白帶白淫

乾血癆病　面黃髮脫

小腹冷痛　陰痿不起

常患小產　崩漏不止

廣嗣種子　經枯血少

價目 每丸一元

上海□□裏□□街第一□號 大成記鳳參號主人謹識

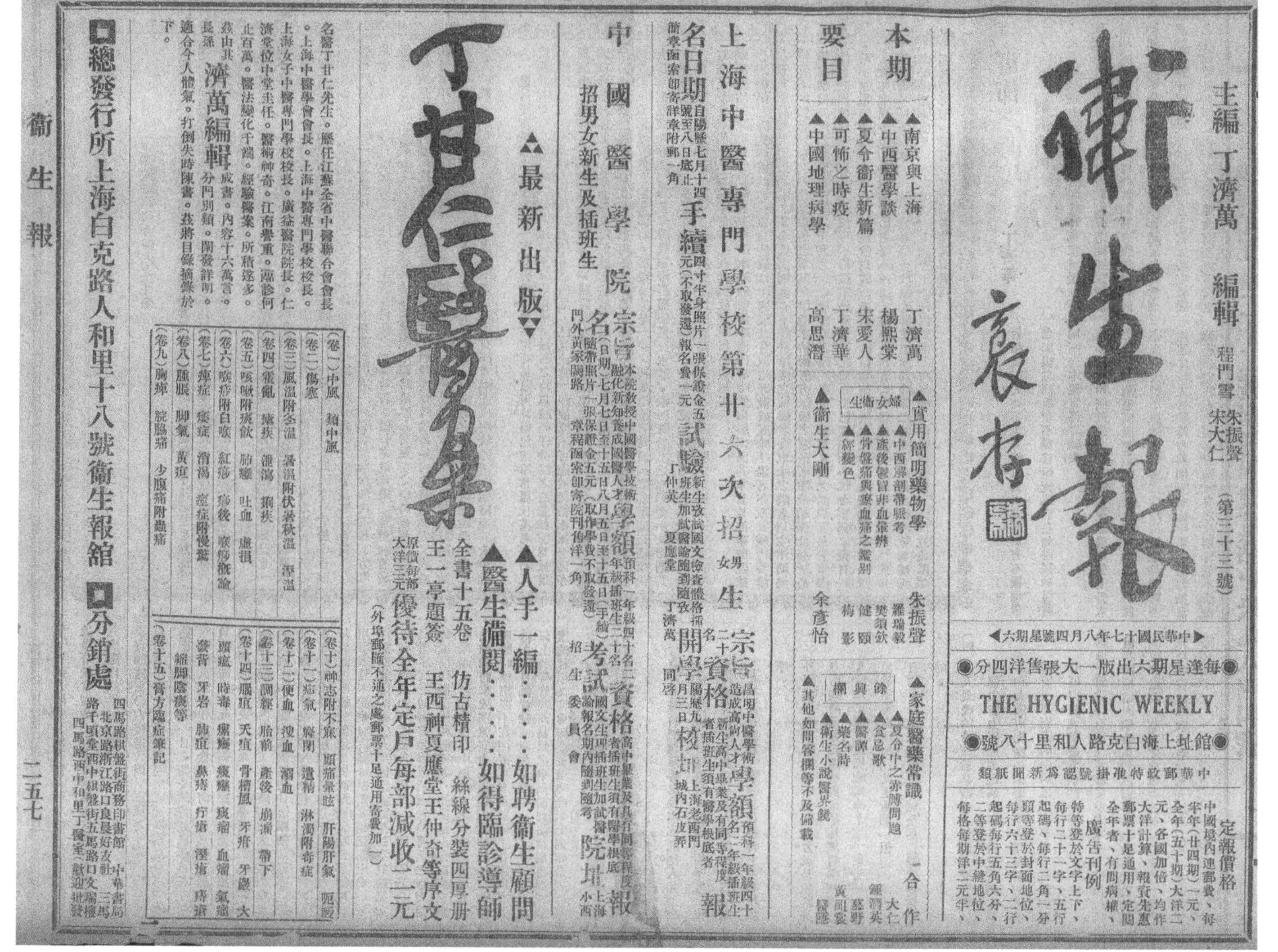

衛生報

主編 丁濟萬

編輯 程門雪 朱振聲 宋大仁

（第三十三號）

袁存（印）

▶中華民國十七年八月四號星期六◀

◉每逢星期六出版一大張售洋四分◉

THE HYGIENIC WEEKLY

◉館址上海白克路人和里十八號◉

中華郵政特准掛號認爲新聞紙類

定報價格

中國境內連郵費、每半年（廿四期）一元、全年（五十期）大洋二元、各國加倍、均作大洋計算、報資先惠、郵票十足通用、定閱全年者、有問病權、

廣告刊例

特等登於文字上下、每行二十一字、五行起碼、每行二角一分、頭等登於封面地位、每行六十三字、二行起碼每行五角六分、二等登於中縫地位、每格每期洋二元半、

本期要目

▲南京與上海　丁濟萬

▲中西醫學談　楊熙棠

▲夏令衛生新篇　宋愛人

▲可怖之時疫　丁濟華

▲中國地理病學　高思潛

▲實用簡明藥物學　朱振聲

【婦女衛生】

▲中西辯割帶脈考　羅瑞毅

▲產後鬱冒非血暈辨　樊須欽

▲骨盤痛與瘀血痛之鑑別　健頤

▲經變色　梅影

▲衛生大剛　余彥怡

▲家庭醫藥常識

【餘興欄】

▲夏令中之赤膊問題

▲食忌歌

▲醫譚

▲藥名詩

▲衛生小說醫界鏡

▲其他如問答欄等不及備載

合作　大仁　鍾灣英　慈野　黃凱雲　醫隱

上海中醫專門學校第廿六次招男女生

宗旨　昌明中醫學術造成高尚人才

學額　預科一年級四十名二年級插班生二十名

資格　新生高中畢業及有同等程度者插班生須有醫學根底者

報名日期　自陽歷七月十四號至八月底止

手續　四寸半身照片一張保證金五元（不取發還）報名費一元

試驗　新生考試國文檢查體格插班生加試醫論隨到隨考

開學　陽歷九月三日

校址　上海老西門城內石皮弄

簡章函索即寄詳章附郵一角

丁仲英　夏應堂　丁濟萬　同啓

中國醫學院招男女新生及插班生

宗旨　本院教授中國醫學技術融化新知養成國醫人才

學額　預科一年級四十名二年級插班生二十名

資格　高中畢業及具有同等程度者插班生須有醫學根底

報名（日期）七月七日至十五日八月五日至十五日（手續）隨帶照片一張保證金五元（取作學費不取發還）

考試　國文生理插班生加試醫論報名期內隨到隨考

院址　上海小西門外黃家闕路

章程函索即寄院刊售洋一角

招生委員會

△最新出版▽

丁甘仁醫案

▲人手一編……如聘衛生顧問

▲醫生備閱……如得臨診導師

全書十五卷　仿古精印　絲線分裝四厚册

王一亭題簽　王西神夏應堂王仲奇等序文

原價每部大洋三元　優待全年定戶每部減收一元

（外埠郵匯不通之處郵票十足通用寄費加一）

名醫丁甘仁先生。歷任江蘇全省中醫聯合會會長。上海中醫學會會長。上海中醫專門學校校長。上海女子中醫專門學校校長。廣益醫院院長。仁濟堂位中堂主任。醫術神奇。江南譽重。臨診何止百萬。醫法變化千端。經驗醫案。所積遂多。茲由其長孫濟萬編輯成書。內容十六萬言。分門別類。闡發詳明。適合今人體氣。打倒失時陳書。茲將目錄摘錄於下。

（卷一）中風	類中風			
（卷二）傷寒				
（卷三）風溫附冬溫	暑溫附伏暑秋溫	濕溫		
（卷四）霍亂	痢疾	泄瀉	瘧疾	
（卷五）咳嗽附痰飲	肺癰	吐血	虛損	
（卷六）喉痧附白喉	紅痧	痧後	喉痧概論	
（卷七）痺症	痿症	消渴	痙症附慢驚	
（卷八）腫脹	脚氣	黃疸		
（卷九）胸痺	脘脇痛	少腹痛附蟲痛		
（卷十）神志附不寐	頭痛暈眩	肝陽肝氣	呃噯	
（卷十一）疝氣	癃閉	遺精	淋濁附毒症	
（卷十二）便血	溲血	溺血		
（卷十三）調經	胎前	產後	崩漏	帶下
（卷十四）腦疽	夭疽	骨槽風	牙疳	牙疼
大頭瘟	時毒	瘰癧	痰癧	痰瘤
血瘤	氣瘤	發背	牙岩	肺疽
鼻痔	疔瘡	溼瘡	痔瘡	縮脚陰痰等
（卷十五）膏方臨症筆記				

□總發行所上海白克路人和里十八號衛生報館

□分銷處　四馬路棋盤街商務印書館　中華書局　北京路浙江路口良晨好友社　三馬路千頃堂　西中棋盤街五馬路口文瑞樓　四馬路西中和里丁醫室（歡迎批發）

衛生報　二五七

夏令衛生新篇

宋愛人

（二）選擇飲料以切合個人之宜忌

唾腺者。所以分泌口津。潤澤液體。爲天然之解渴神丹。修養家所謂掘華池。餌舌下津者。是也。然而生理之功能。組織互助之需要。如汗腺之與唾腺。亦如泉流之互相灌溉。故夏令而汗腺有充量之排洩者。其唾腺之潤澤。每緣斯而轉爲枯燥。於是解渴之必要方法。既不獲求濟於自然的榮養。而夏令之飲料。幾爲一不可缺少之需要品矣。

考夏令習常之飲料。厥於數類。一爲徵取辛涼之品。以助汗腺之疏洩。如香薷飲。薄荷湯之類是也。一爲專取酸澀之味。以增添唾腺之分泌液素。如五味子。酸梅湯之類是也。一爲滑利之品。以利膀胱尿之道分泌。而減輕過量之汗液。且兼以解心臟之煩渴者。如六一散之類是也。致於專取寒涼。浸入心脾之冰泄淋。增益胃機。兼助消化之荷蘭水。果子露等。然往往以人之體質不同。而亦有宜於辛涼而不宜於寒涼者。有宜於酸澀而不宜於滑利者。餘如各種花露。亦均有選擇之必要。請略陳如後。

香薷飲。爲陳香薷一錢。薑製川樸五分。炒白扁豆五分。薑製川連三分。滾水泡冷。常飲代茶。按此方既以香薷爲正藥。自當研究香薷性味。對於消暑有何種之利益。考香薷稟有辛散皮膚之蒸熱。即有疏散汗腺之功能。蓋夏令之空氣。自較秋冬爲稀薄。而淡氣則獨爲濃厚。人居氣交之中。時覺異常昏悶者。厥爲受迫於淡氣之故。且心臟以若氣之鬱蒸。炭氣之燃燒。性特爲熾甚。外內交蒸。而其人又或毛孔緊閉。汗腺不開。此時之昏悶煩渴。可想而知。於是必思有以輕泄汗液。以宣洩此鬱蒸之熱。猶之欲得涼風。先開窗牖。則香薷之發汗透表。爲不可缺矣。厚朴。扁豆。能消暑中之濕。黃連苦燥。能清心臟之鬱熱。而減輕其燃燒之性。然此方溫燥。總不宜於體虛有汗者。惟近日則飲此絕尠。姑略陳其大要如此。

六一散。爲桂府滑石六兩。生甘草一兩。細研爲末。通常用時。每服兩許。絹包泡冷。常服代茶。考滑石味淡。性滑利。通行水道。爲其特效。其用於夏令者。蓋藉其通利之功。以減輕汗分泌之液量。轉而爲尿道之排洩。是亦清解暑熱之一法。然而汗者心液也（已見前篇）。汗液原不可過於耗散。而尿分泌亦膀胱中之液體也。亦斷不可無故而強爲分利。設其人之津液既傷。而其汗液又強令其下趨於水道。則口渴必殊甚。飲六一散而欲求解渴者。其結果又爲適得其反矣。然則如何而可。曰必其人既傷於暑。而又重感於濕。濕與暑交蒸而蘊遏不宣。上焦之肺更不清。中焦之脾氣不化。下焦膀胱之氣不能通調而下輸水道。三焦之清氣。同時不能散佈。於是一身之精氣津液。皆爲暑濕之邪所蒙蔽。而煩渴大作。甚則肌膚灼熱。煩躁殊甚。此時投以滑石而使通行水道。下輸膀胱。暑濕之邪。悉從小便出。則其功效實偉。故六一散雖似輕淡之品。然亦宜於體肥夥濕。小溲短赤。陰分不虧者。庶可供飲料之用。若舌胎光絳。汗液常洩。小溲清利者。斷非所宜。陸氏冷廬醫話云。滑石遺精家服之。則精關不守。其言亦可概見。致甘草佐滑。凡胸腹不舒者。尤在禁例。故純取滑石。似較妥善。

酸梅湯法。取陳年梅醬。服時即取白開水或砂糖湯沖淡。待冷時飲。以解煩渴。其味甘芳而帶酸澀。雖昏悶煩渴之時。偶一嘗試。即覺頭目清醒。口津四溢。其有取生脈散或五味子湯者。亦取其酸澀養津之意。此法於解渴似得治本之法矣。蓋渴則無有不繇於津液之枯燥者。今取味之酸者。以生津則渴無有不解。然而猶未盡善也。良以渴之爲渴。有津液之枯燥者。有津液之蒙蔽者。津液枯燥。此繇於心臟之燃燒過熾。此而渴者。當飲以甘寒之品（即西瓜之類）。亦可稍助以甘酸之品。以其易於生津故也。設津液蒙蔽者。以其人津液原不枯燥。不過爲暑濕之邪。感受已深。蘊結不化。如雲霧之蔽日。一時不獲散佈。而口爲之渴。如此而或飲以酸澀。轉爲暑濕留邪。而津液之被困也愈難透達。其危險殊甚。故非虛羸少氣。灼熱煩渴。舌胎光絳。小溲清長。確無表邪者（表邪即指體外之暑濕而言）。此類飲料。決不可妄服。總之凡味之酸者。皆有收斂表邪之患。而其生津之功。亦不過借此酸澀。戟剌唾腺之分泌。原非完全治本之計。設有人奔走正急。汗出煩渴之時。即授以青梅數枚。使其入口。立盡。雖煩渴暫時可解。而聲有暗啞不揚者。此其明徵焉。

可怖之時疫

須慎爲預防

丁濟華

人身是有抵抗外邪之能力。天氣寒冷。則皮毛緊閉。不使體溫外泄。以保其暖。天氣溫暖。則皮毛開張。放散體溫以減其內溫。有穢物入胃則胃知嘔。有塵埃觸肺則肺知嗆。其所以釀成疾病者。大致飲食起居失其常度。以致臟腑各器官失其抵抗之能力耳。當此時疫發動之時。如霍亂也。痧氣也。痢疾也。腸辟泄瀉也。濕溫病也。皆相繼而起。苟不潔其飲食。慎其起居。焉有不罹而置之床榻之間哉。今不憚言煩。贅述於左。如能採納芻言。則不失本報宣傳之職矣。

莫多飲生冷腥穢○夏令之時。天氣蒸遏。地氣上升。人受時氣之蒸遏。體溫盡量放散於外。脾胃之造溫功能亦衰弱。大抵不思飲食。若多食生冷瓜果之品。脾胃不能運化。下入於腸。腸有熱。則變成痢疾。腸辟無熱。則泄瀉腹痛。完穀不化。若多腥穢腐臭之品。則胃氣不清。濁氣上冒。使人悶煩。若挾有食滯。則上吐下瀉。釀成霍亂。故夏令飲食。宜少不宜多。宜清潔不宜穢濁。雖處處留意。病魔自然退避三舍矣。

莫貪涼露宿。○古醫書云。因於露風。乃生寒熱。由是可以知寒熱病之來源。大抵因於感冒風露。夏令之納涼露宿。在所不免。蓋一日之間。受諸苦楚。已不可言喻。及至晚間。又無工作。清風徐來。明河在天。焉有不攜長椅負短榻。而消受此清涼福乎。若樂而忘返。宿於風露之間。樂則云樂。迨夫紅日東升。華胥夢回。暗暗之中。不知病邪已侵入體內。及至工作之時。而病大發。甚而釀成濕溫瘧疾等症。纏綿床笫。湯藥日進。雖知前過。亦已晚矣。須知人體睡眠之後。皮膚知覺神經。大抵失其功能。寒邪雖重重外束。祇能起退避作用。不能起抵抗作用。以致體溫不能放散。造溫機能則照常功作。夢回陽氣用事。寒熱不能並均。自然身熱頭痛相繼而至矣。

注意空氣之清潔○人身因空氣而生長。空氣雖能生人。亦能殺人。如水能載舟。亦能覆舟。吸清呼濁。乃自然之循序。反是則病。當此梅雨漸過。暑熱將至之時。天閟地濕。種種微菌。皆相繼而起。苟不設法避免。則病菌由呼吸而入。潛於血液之中。風痧也。瘧疹也。濕毒也。白喉也。相繼而來。故空氣宜力清潔。晨間除呼吸清氣以外。晚睡時樓窗亦不宜閉。常可多蓋被褥。工作室內亦宜清潔。不可亂堆穢物。以污空氣。

以上種種。皆輕而易舉之事。如能如法泡製。自然強盛康健。若以余言爲河漢。及至呻吟床笫。則非余之罪矣。

中國地理病學

高思潛

（續）

（二）蒙古青海新疆西藏等處。與本部隔絕。人民不相往來。感情淡薄。好像異域。一般地理病學家。倘出發該處。實地研究。對於該處人民的感情。自必融洽。庶乎合五族爲一家的話。在精神上能夠現出來。

（三）外國亦道病學研究家。所到的地方。就是彼國勢力所到的地方。我遠祖黃帝是地理病學創始的人。所以史書上說。那時候的土地「東至於海。西至於空桐。南至於江。北逐葷粥」。但這必須政府有能力。爲醫家後盾。是不能全然責備我們醫家的。

（四）鄙人最後的希望。就是讀我這篇的人。受了我的影響。去實力研究地理病。有了心得。就送到本報上。和大家研究。請一個著名學者。用科學的系統。編出一部完備的中國地理病學出來。叫我們都有個方針。那就是我們的幸福了。

我這一篇紕繆百出。甚不勝警。我本來是不願出醜的。但我既抱這四個希望。若默而不言。這希望怎能夠達到呢。韓愈說「莫爲之前。雖美弗彰」。胡適說「自古成功在嘗試」。我本着這兩句話。所以就不揣鄙陋冒昧發表了。（完）

譚少雲畫蟠桃

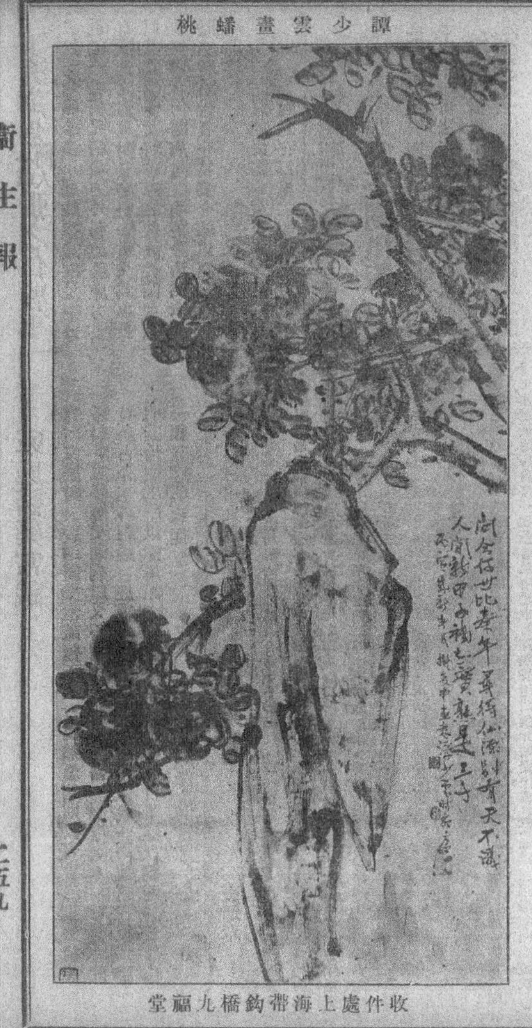

收件處上海帶鈎橋九福堂

衛生大綱

余彥怡

▲第一節　運動

(一)運動須視人之年歲強弱而異。老弱者其運動當較幼強者為柔軟。因年老之人體氣不若少年強壯。故不能作強壯之運動也。然年老之人。擇柔軟者運動之則可。因老而不運動則不可。因運動為健康所必需。切不可因老而竟廢棄也。

(二)運動須合乎培養健康為目的。運動之種類繁多極矣。然須擇其能合乎健康者。(所謂不能健康者。如每日行走數十里。於身體宜若有益。然每因勞疲不堪而疾病。則反有害矣。)尤須擇其於健康無關係者。詳言之。即所擇之運動。須以能助血液之流動。食物之消化。呼吸之增加。節制體中熱度機關及神經作用之練習者為適宜。

(三)須劇烈而能持久。且不致過勞。運動能劇力繼續。不致頃刻即息。則健康始克發生。若太柔軟或不久。則對於健康上並無較大効力。故接連行數里急速之行走。於身體有益。若僅行散步。則並無若何利益。於呼吸作用及血液之活動。亦不能得若何之助益。惟須不其過勞。蓋於上段詳之矣。

(四)運動不可偏用數種筋肉。接生理學云。人生體之種種筋肉。各須與以適當之運動。則可發達均勻。不致有數種筋肉極其強大。他種筋肉則太形小弱。故急速之行走。游水。搖船等。能全身筋肉並用。故屬適當之運動。至於舉重物。跳高等。不免偏重數種筋肉。故為衛生計。不如遊水搖船等為宜。

(五)須使筋肉伸縮合時而不過久。如所擇之運動。能使筋肉一伸一縮。合於時宜。而不使收縮過久。則不致勞乏。且能得愉快之感覺。而助血液之活動。例如行走時。筋肉伸縮得宜。故為最佳之運動。至於二人角力。其筋肉當收縮過久。故角力非適當運動。可知且運動者。所以助其血液之流動。呼吸之增加。食物之消化等事。不可與練武混合也。

▲第二節　休息

(一)吾人何以需要休息。

夫筋肉既與以適當之運動。則神經系須與以適當之休息。因吾人全體種種之器官。均由神經系指揮。神經系健全。能盡指揮能力。則各器官功用得宜。而身體因以健康。神經系過勞而不得休息。則指揮不周。身體因之受其影響。健康上尤有妨礙。故吾人萬不可使神經過勞。而不[illegible]以休息。所以勞用之後。必須繼以休息。俾能復其原度。不致過勞受傷也。

(二)休息與不用腦之別

神經既不宜過用。然以為用神經有害軀體。不覺不用。則大謬矣。因神經亦特別器官一種。猶手足等之器官。手足不使用久過度。則毫無妨礙。神經何獨不然。且好學深思之士。攻艱難之學問。繁複之思想。苟能知保養之道。則健康上決無妨礙。此即證也。故吾人用腦。於衛生上實無抵觸之處。若能與以適當之休息。則知識上既獲長進。於健康上絕無妨礙。詳言之。真正之患。不在神經之用。而在用之過久耳。

(三)休息之方法。

休息之方法。當以睡眠為最佳。因非睡眠時。筋肉不能完全不用。至睡眠時。則筋肉得完全弛放。而神經亦完全不用。由此可知須得適當之睡眠。為衛生上最重要之事。睡眠不足。必發生危險。科學家考得壯年之人。每日睡七小時至八小時。少年幼童尤當較此為多。且愈幼則愈當多睡。此生理所必然也。(未完)

實用簡明藥物學

朱振聲

甘草　甘草之味入於脾經

補脾以和中　脾胃屬土。位居中焦。土爰稼穡。稼穡作甘。甘草炙用。味甘氣溫。能生津液。津能化氣。補脾土正氣。而調和中都。

潤肺而療痿　肺有五葉。右三左二。氣賴肺以輸佈。津液以灌溉。則呼吸張縮。方能自然。若肺為火刑。清肅不行。津液不布。煅煉為痰。肺失所養。日漸枯燥。於是肺葉日痿。肺中小管日窒。甘草生用。生能瀉火。甘能生津。津液足。肺火清。葉痿不舉。自可日振。但肺痿一症。有寒痿熱痿之別。寒痿乃肺寒。脈濡遲。宜溫肺散寒。甘草乾薑湯(甘草乾薑)主之。熱痿為肺熱。脈虛數。宜育陰清火補肺。阿膠湯(阿膠兜鈴甘草牛蒡糯米杏仁)主之。

止瀉退熱　脾虛濁氣下陷。則生濡瀉。虛熱外越。則腐發熱。甘草炙用。能補脾土。土得敦厚。中都砥柱有權。清氣不陷。則瀉止。土厚火斂。熱不外越。則熱退。惟久病之瀉熱可用。暴病之瀉熱不宜。

堅筋長肌　肝血足則筋堅。脾津足則肌長。甘草炙用。補土生津。津化血。筋得血即堅。津外達。肌得津即長。

解一切毒　甘草味甘。甘者能和能緩。可使無論藥毒虫毒。不致峻烈傷人正氣。且有毒之品。性熱。生草更能下熱。下熱即其解毒之功。故有和事老之稱。

和一切藥　有病宜攻或宜汗或宜溫者。不用攻汗之藥。則病不祛。用攻汗溫之藥。又恐傷正氣。者顧此失彼之弊。欲使其不傷正氣。當佐以甘草。味甘能和能緩。令諸藥祇能去其病而不[illegible]正。觀調胃承氣湯(大黃芒硝甘草)中之制大[illegible]。桂枝湯(桂枝芍藥甘草生薑大棗)中之制桂枝。四逆湯(附子乾薑甘草)中之制附子。均用甘草和藥之意。可以知之矣。

梢止莖中作痛　溼熱鬱於膀胱。移於陰莖。溺時管痛。甘草梢乃甘草最上之一段。取前進之力。去管中溼熱。通則不痛。且以形治形之意。

節醫腫毒諸瘡　風濕科癰疽瘰癧所生之處。必為穴道。蓋穴道中空。痰濕方能乘虛凝結為患。甘草節亦為甘滋膏所注之所。以類相近。藉為引導。所謂醫者意也。

丁濟萬為介紹門人張之仁啟事

之仁隨余臨診多年。經驗學識。富足平日。頗能悉心研究。精於內外科臨診處方。實有獨到之處。且對於婦科一道。又為專長。以其為祖傳女科專家之後。故於閨女淑媛。無論有何隱病險症。均能診治。為余平時素所重視者。今特為介紹。以便病家知所問津。

診所 克能海路華童公學對過存厚里二弄

張錫純先生醫學衷中參西錄五期出版

此書前已出版四次。山西醫誌稱為醫學中第一可法之書。奉天醫誌載高麗人安鳳軒稱為至貴至寶之救命書。今先生又集十餘年登各省醫學誌報之論說。約二十餘萬言。輯為五期書。洋裝上下兩鉅冊。凡千古難治之證。莫不立有名論。製有專方。用之必效。誠濟世之慈航。也定。價兩元。郵買者不加郵費。掛號費。總發售處天津東門裏中西匯通醫社

中國醫學界空前唯一之評論刊物

▲醫界春秋…彙訂第一集出版

光陰荏苒。歲月不居。本刊自出版以來。倏已二載。回憶第一集彙選出版之時。叢讀者不棄。紛紛購閱。是以出版未久。銷售一空。今者第二集彙訂又屆出版。本社同人自問。較第一集之內容。更有進境。因關於各門皆由當代醫學家所著述。宗旨純正。切於實用。非可與東抄西襲及圖利者比。本彙訂並有名人題詞及序文等。生色不少。凡喜研究中醫學術諸君及愛閱本刊之讀者。欲得本刊之全璧乎。幸勿失此良機。再者第一集彙選祗存五十部。欲購從速。售完不再添印。倘希注意。

（價目）第一集實價一元四角。寄費一角。第二集實價一元二角。寄費一角。

（總發行所）上海雲南路安康里二百念七號醫界春秋社

家庭醫藥常識

曹炳章

我國家庭。對於普通醫藥常識。極不注意。偶然患病。則以可貴之生命。皆付諸醫者之手。既不知病原。又不明藥性。設偶庸醫。病必增劇。本報有鑒於此。特將古今來各種驗方。經實地試驗後。而確有靈效者。一一披露於後。且說明其治病之所以然。用筆淺顯。務使家庭婦孺。一目了然。且歡迎讀者投稿。一經登錄。酬資從豐。

■時疫應用丸散之寒熱鑑別法■

近有好仁不好學者。流辇集桂附猛厲之品。雜合為劑。不辨痧疫之屬寒屬熱。重施於人。多致輕症轉重。重症者死。人謂服藥最難。吾謂施藥亦不易。必須擇其藥品無偏寒偏熱之味。選藥道地。配分均勻。倘可作普通藥施送。猶須刊列專治證狀。說明屬寒屬熱。如是行之。斯為有功而無弊。苟如酷暑烈日之中。中途卒倒。如行軍散。紫雪丹。亦當選用。若確是中霍亂。應溫則溫。應熱則熱。亦不為忌。然此皆為特性藥。尤宜詢問病狀若何。以審定其屬寒屬熱。然後給以當病之藥。茲選完普通可治痧疫丸散。分普通平性藥。特別涼性藥。特別熱性藥。為三類。每種錄其藥性之寒熱及緩猛與和平效用之擅長。服法及用法。臚列於後。

（甲）普通平性藥之用法

凡普通藥者。性味和平。無偏寒偏熱。為通治暑熱濕穢霍亂痧脹等症。如病人舌苔白或灰白灰黃者。垢滑潤者。皆可用之。蓋悶痧烏痧。一切急痧。及中惡中暑。猝然昏迷悶倒。牙關緊閉。或身軟如綿。即用痧氣開關散。吹鼻取嚏。則牙關即開。另用此散二分。開水調服。即能吐去痰水。立甦人事。又如中惡觸穢。暴厥悶痧。絞腸心腹急痛。急痧萬寶丹一二分。開水調灌。立即蘇解。症輕者。蟾酥痧氣丸。平安散。亦可用。若中暑穢腹痛如絞。胸膈痞脹。太乙紫金片為最妙。兼心煩昏蒙。五絕暴厥者。則太乙紫金丹。見效更速。如霍亂初起。未吐瀉。或已吐瀉。胸痞腹痛者。辟瘟丹。純陽正氣丸。服之皆效。若腹痛水瀉。溲短。以藿香露吞太乙救苦丹四粒。泄瀉獨止。若濕遏熱伏。陰陽反錯。鬱悶成痧。絞腸腹痛。或吐瀉。肢冷身熱。邪遏內閉。外脫之象。即服飛龍奪命丹。能開閉透伏。妙在人中白引濁下行。症輕者。觀音救急丹亦可服。如暑穢濕熱霍亂。泄瀉黃水。痢。但看舌胎白膩或灰黃相兼。邪在三焦氣分。皆以消暑七液丹泡服。兼有食滯者。加查麴平胃散同泡更妙。

（一）痧氣開關散○夏秋之令。寒暑雜感。或吸臭毒。或中惡氣。釀成時疫諸痧。及霍亂腹痛如絞。手足木痲。牙關緊急。目閉不語。懊憹昏悶。際此血凝氣閉之間。先用此散吹氣。得嚏者生。牙關亦開。再用此散二分。開水調服。立能關開通竅。頃刻回生。屢試輒效。

（二）萬應平安散○猝中暑穢。痧脹腹痛。或霍亂絞腸。頭目昏暗。心口閉悶。四肢厥冷。不省人事等症。即用此散一分。開水沖服。

（三）蟾酥痧氣丸○猝然觸穢中痧。頭目昏眩。絞腸胸痛。吊脚縮筋。霍亂吐瀉。四肢厥冷等症。輕症及小兒服七丸。重症念一丸。孕婦忌服。

（四）飛龍奪命丹○凡痧痧脹痛。霍亂轉筋。肢冷脈伏。神昏危急之症。及中暑疫穢。惡穢亂昏狂。卒倒不語。身熱瘀凝。內閉外脫之症。即以此丹一分。開水調下。立能開閉透伏。孕婦忌服。

（五）急痧萬寶丹○凡一切痧疫觸穢。中惡中暍。暴厥悶痧。霍亂轉筋。絞腸腹痛。并治痰塞癲厥諸急症。即用此丹一分。陰陽水下。立見奇效。

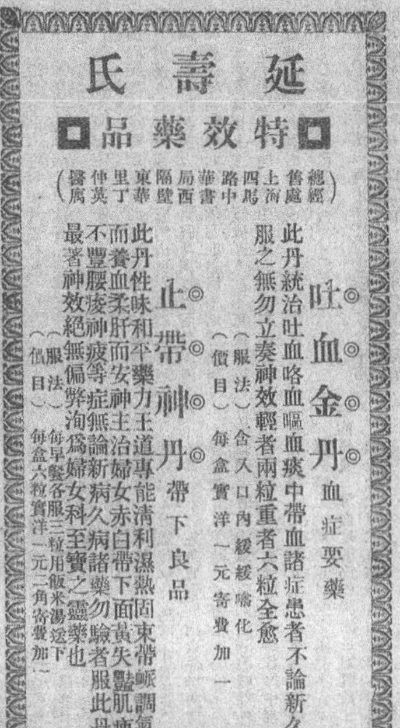

中国近现代中医药期刊续编·第一辑

南京與上海

——丁濟萬——

余讀七月廿八日各報。見有南京市政府限期禁絕娼妓及卜筮星相與麻雀牌之舉。讀悉之下。不勝雀躍。蓋此等有害無益之事。本無存在之價值。苟能一旦禁絕。未始非吾民之幸也。

夫娼妓爲造成梅毒之原素。賭博爲喪身亡家之利器。至於卜筮星相之流。則專事煽惑病家。不知延醫以服藥。而反乞憐于鬼神。以致病人枉死於此者。每年來不知幾許人也。今幸而有此禁令之公布。余不禁爲南京之市民。額手相慶也。

雖然南京之市民。果屬可慶可賀。然而還顧春申。則娼妓林立。星相如雲。賭聲應耳。卜筮遍地。余不知上海之市政府。亦能下嚴厲之手段。以禁絕之乎。否則余知南京禁令絕止之時。卽上海之娼妓及卜筮星相增加之日也。蓋此輩在南京既無立足之地。勢必遷易春申。此乃必然之理也。余望上海市政府中之執事諸君。注意及之。則幸甚矣。

中西醫學談

楊熙棠

孟子曰。惻隱之心。人皆有之。以不忍人之心。而行不忍人之政。其爲醫學之道乎。夫生命至重也。果醫者認症不精。投劑必誤。因之戕傷生命。其具不忍人之心。又安在哉。故醫學之道。非洞明虛實表裏之理。生理診斷之機。藥物寒熱之分。不足以臨症。是以醫學之道。誠非涉空談而能事也。吾中華醫學。發始於神農。經唐皆而迄於今日。歷數千年之學術。不能行諸世界。實因多泥於古訓。不事研究闡發新月理。使其日新日異。俾吾中華醫學漸有進步之發展。準繩自補。良可歎也。二十世紀以來。西醫學術之進步。大有一日千里之勢。其輸入於中華。不過百年。考其學理之新穎。解剖之精微。藥物之實驗。皆能得乎心而應諸手。多爲昔人之意所不預者。日新月異。遍行於世界。職因精益求實。注力研究。以致是耳。然中西醫學進步。雖有遲速之別。而其理則一也。業醫者往往偏其異而不求其實。習西醫者。詆諷中醫專重天干地支五行生尅之說。憑意想而不求實驗。學中醫者。排譏西醫謂西醫多用金石劇烈之藥。精外治而不善內科。是皆井內之蛙。一孔之見。偏執之論也。中醫注意干支五行之說。雖屬虛涉空談。而其藥物效驗之明確。實可手屈一指。試取西醫藥物。細察考之。爲所言之性質與主治。同中醫相合符者。殆占十之四五。如鐵質劑能補血。爲西醫之發明。而中醫久用之以療黃疸白血等症。西醫藥物中之碘化鉀。取質於昆布。主治結核腺炎之症。尊爲不可少之藥品。而中醫則早用昆布以治癭瘰諸疾。如此之類。仍復不少。古人研究之精深。殊令後人學所不及。而東西各國。採取中華之藥料。用科學方法以精製之。變其原有之狀態。而稱名爲新藥。我國之國粹。爲外人所用。殊屬可惜。而國人之習西醫者。反詆諷之。觀諸前述。能知無研究之價值乎。如若實事求是。安知其不能與各國並駕於世耶。故學西醫者。詆諷中醫固爲無識。若習中醫而排毀西醫。亦同爲無見。西醫藥物雖多金石。若非極庸劣之醫士。苟不逾量。必無見害於人之處。又精外治而不善於內症。如近世之肺結核。其死亡率。較之先日無少減乎。又如梅毒等症。較之中醫無確實徹捷根本之治療乎。又豈知他種內科病症之不能治療耶。總而言之。中西醫學。法雖不同。而道則一也。如研究中醫者。其書籍相傳之理。語論不詳。參考西醫學說。則覓委窮源。瞭如指掌。考之而益明。習西醫者。得發明之學說。詡爲新理論。若考於中醫視爲習常者。證之則益信。故研究各有深淺。融會而貫通之。實事求是。以發展真正之學理。而利濟於世人。安有中西之可別。他人之所長。補我之所短。以我之所長。補他人之不足。俾益於世。衆實我醫者之重責。望海內外同志。共味斯言。其不忍人之心。我儕其勉之。

（宋愛儕按）讀楊君偉論後。先得我心之所同然。曷勝佩服。余思凡人有一技之長。當然爲社會盡一分義務。無論藝之高下。均應兢兢業業。各善所事。方不愧爲國民一份子。他業如此。於醫又何獨不然。醫能活人。祛能死人。臨症偶一不慎。禍卽隨三指而生。方自警勵之不暇。又何可互相攻擊乎。語云同藝相嫉。旨哉斯言之謂也。余嘗謂醫不問中西。苟能除去病人之痛苦者。卽是良醫。余本西醫。有時亦用中藥。竟獲不可思議之效果。今舉二例於左。扁桃腺炎。余用西法治之。兩日未見功效。後用中藥山豆根元參等藥治之。未兩日而痊愈矣。又一老年婦人患偏癱。試令其服再造丸。每日服一丸。以觀病變。三日後已愈大半。余又用三臭劑以善其後。未兼旬而沉疴霍然。於此可見中西不可不並重也明矣。惟我華人只知互相攻擊。不知互相研究。苟學得外人皮毛。卽有昂然不可一世之概。以爲學業已造絕詣矣。可勝浩歎哉。吾謂他種學業可云畢業。惟醫無畢業之期。藥日新月異。余不敢自矣。對於新藥。尚屬一知半解。可云畢業乎。考日本在歐戰以後。政府極力提倡發明新藥。甚多每有驚人之奇效。有由化學製成者。有由漢藥中製出者。余甚望中國之中西醫界。羣策羣力。共同研究可也。

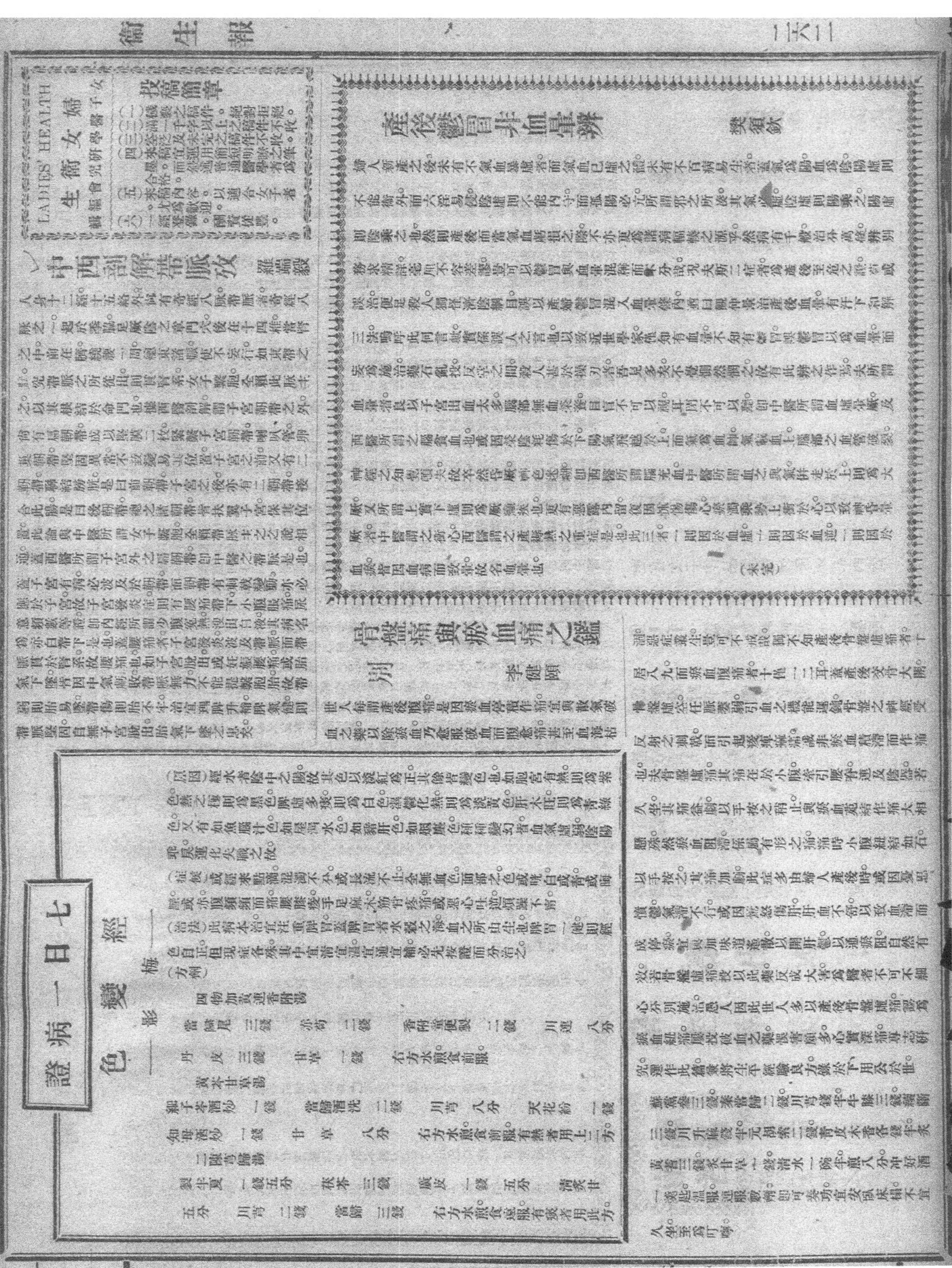

LADIES' HEALTH

婦女衛生

女子醫學研究會編輯

投稿簡章

（一）譏諷一對之稿件。絕對拒絕。
（二）滿紙千字以上之稿件不收。
（三）空泛及未完之稿件不收。
（四）來稿宜運用簡短明瞭之筆。
（五）來稿內容。以適合女子者爲合格。
（六）一經登錄。尤爲歡迎。酬資從豐。

（附註：第四條「而宜以適用普通醫學者爲準」）

中西剖解帶脈攷

羅端毅

人身十二經。十五絡外。尚有奇經八脈。帶脈者。奇經八脈之一。起於季脇足厥陰之章門穴。後在十四椎。當腎之中。前在臍。繞腰一周。總束諸脈。使不妄行。如束帶之狀。究帶脈之所從出。則貫腎系。女子繫胞。全賴此脈主之。以其根結於命門也。據西醫剖解。謂子宮韌帶之外。尚有扁韌帶。以堅膜二枚。緊繫子宮。韌帶喇叭管、卵巢。韌帶堅固異常。不致變易其位置。子宮之前。又有二韌帶。聯結膀胱。是曰前韌帶。子宮之後。亦有二韌帶。接合此腸。是曰後韌帶。總之諸韌帶。皆扶翼子宮。保其位置。此論與中醫所謂女子繫胞。全賴帶脈主之之說相通。蓋西醫所謂子宮外之扁韌帶。即中醫之帶脈是也。蓋子宮有病。必波及於韌帶。而韌帶有刺戟變動。亦必應於子宮。故子宮發炎症。則有腰痛。帶下。小腹脹痛。尿意頻數等證。即內經所謂少腹寃熱。溲出白液。其病名爲赤白帶下是也。蓋腰痛者。子宮發炎。波及帶脈。而帶脈貫於腎系。故腰痛也。如子宮脫出。或妊娠腰痛。或胎氣下墜。皆因中氣虧敗。帶脈無力。不能提繫胞胎。故帶弱則胎易墜。帶傷則胎不牢。治宜理脾升補。脾氣健。則帶脈堅固。自無子宮脫出。胎氣下墜之患矣。

七日一病證

經變色

梅影

（原因）經水者陰中之陽。故其色以淡紅爲正。其餘皆變色也。如胞宮有熱。則爲紫色。熱之極則爲黑色。脾虛多痰。則爲白色。濕鬱化熱。則爲淡黃色。肝木旺則爲青綠色。又有如魚腦汁色。如屋漏水色。如豬肝色。如烟塵色。種種變幻。皆血氣虛弱。陰陽乖戾。運化失職之故。

（症候）或經來點滴。混濁不分。或長流不止。全無血色。面部之色。或晄白。或青。或晦黯。或赤。腹頻頻而痛。腰膝痠。手足麻木。筋骨疼痛。或惡心吐逆。煩躁不寧。

（治法）此病本治宜注重脾胃。蓋脾胃者。水穀之海。血之所由生也。脾胃一健。則經色自正。但現症各殊。其中宜清宜溫。宜通宜補。必先按證而分治之。

（方劑）

四物加黃連香附湯

當歸尾 三錢　赤芍 二錢　香附童便製 二錢　川連 八分
丹皮 三錢　甘草 一錢　右方水煎。食前服。

黃芩甘草湯

細子芩酒炒 一錢　當歸酒洗 二錢　川芎 八分　天花粉 一錢
知母酒炒 一錢　甘草 八分　右方水煎。食前服。有熱者用上二方。

二陳芎歸湯

製半夏 一錢五分　茯苓 三錢　廣皮 一錢五分　清炙甘
五分　川芎 二錢　當歸 三錢　右方水煎。食遠服。有痰者用此方。

產後鬱冒非血暈辨

樊須欽

婦人新產之後。未有不氣血暴虛者。而氣血已虛之體。未有不百病易生者。蓋氣爲陽。血爲陰。陽虛則不能衛外。而六淫易侵。陰虛則不能內守。而孤陽必亢。所謂邪之所湊。其氣必虛。陰虛則陽乘之。陽虛則陰乘之也。然則產後而當氣血虧損之際。不亦更爲諸病輻輳之源乎。然病有千般。治分萬緒。辨別務求精詳。毫厘不容差謬。豈可以鬱冒與血暈混稱而弗分哉。况夫斯二症者。爲產後至危之證。苟或誤治。便足殺人。獨怪濟陰綱目。誤以產婦鬱冒混入血暈條內。而曰觀仲景治產後血暈。有汗下和解三法。嗚呼。此何言歟。實係誤人之言也。以致近世學家。祗知有血暈。不知有鬱冒。誤鬱冒以爲血暈。而妄爲施治。藥石亂投。反掌之間。殺人甚於操刃者。吾見多矣。不覺惻然憫之。故有此辨之作焉。夫所謂血暈者。良以子宮出血太多。腦部無血榮養。目盲不可以視。耳閉不可以聽。即中醫所謂血虛暈厥及西醫所謂之腦貧血也。或因榮陰耗傷於下。陽氣飛越於上。而氣爲血帥。氣載血上。腦部之血管破裂。神經之知覺頓失。故卒然昏厥。神色迷糊。即西醫所謂腦充血。中醫所謂血之與氣。併走於上。則爲大厥。又所謂上實下虛。則爲厥癲疾也。更有惡露內留。復因怵惕傷心。瘀濁乘勢上衝於心。以致神昏暈厥者。中醫謂之衝心。西醫謂之產褥熱之重症是也。此三者。一則因於血虛。一則因於血逆。一則因於血瘀。皆因血病而致暈。故名血暈也。（未完）

骨盤痛與瘀血痛之鑑別

李健頤

世人每謂產後腹痛。是因瘀血停積作痛。宜與散氣破血之藥。以除瘀血。乃愈。服破血而腹愈痛。甚至血海枯涸。惡症叢生。豈可不戒哉。獨不知產後骨盤虛痛者。十居八九。而瘀血腹痛者。十僅一二耳。蓋產後交骨大開。骨盤虛空。任脈萎弱。引血之機能遲鈍。骨盤之神經受反射之刺戟。而引起痠痺痛。誠非瘀血積滯而作痛也。夫骨盤虛痛。其痛在於小腹。牽引腰脊。連及陰器。著久坐。其痛益劇。以手按之稍止。與瘀血苑結作痛大相懸殊。然瘀血阻滯。係屬有形之痛。痛時小腹紐結如石。以手按之。其痛加劇。此症多由婦人產後時。或因憂思憤鬱。氣滯不行。或因惱怒傷肝。肝血不舒。以致血滯而成停瘀。宜與加味逍遙散。以開肝鬱。以通瘀阻。自然有效。若骨盤虛痛。投以此藥。反成大害。爲醫者不可不細心分別施治。愚人因此世人多以產後骨盤虛痛。認爲瘀血紐痛。屢投破血之藥。誤害頗多。心實深痛。專志研究。運作此篇。兼將生平經驗良方。錄於下。用公於世。

蘇黨參三錢。秦當歸二錢。川芎錢半。牛膝三錢。續斷三錢。川升麻錢半。元胡索二錢。青皮。木香。各錢半。炙黃耆三錢。炙甘草一錢。清水一碗半。煎八分。沖好酒一羹匙。溫服。連服數劑。即可奏功。宜安臥床榻。不宜久坐。至爲叮嚀。

餘興

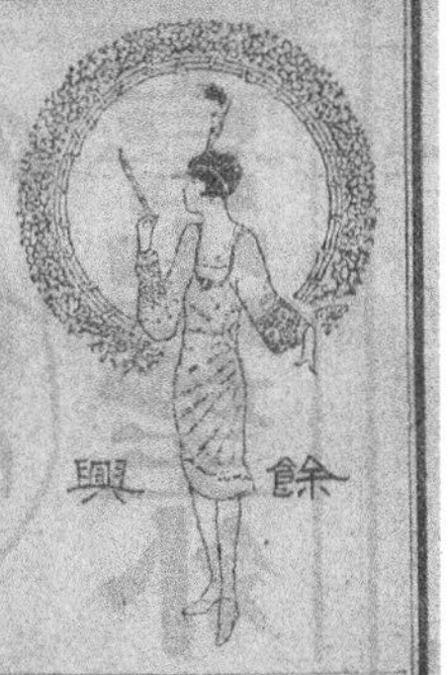

談話 夏令中之赤膊問題

大仁

時屆夏令。天氣炎熱。商店夥友。每因之而實行其赤膊主義。以爲非此不足以祛暑。非此不足以取涼。此實大謬不然。要知夏之所以炎熱者。一因空氣中熱度之增高。二因人體內熱度之增高。故祛暑之法及取涼之道。一方須定心以清內熱。（古諺心定自然涼。誠良法也。）一方須穿褐以禦外熱。（據物理學云。白色有反射熱光。使熱度不致侵入人體之能力。）今不此之務。而反實行其赤膊主義。既不雅觀。又難取涼。實非計之得也。世之愛好赤膊者。盍三復斯言。

食忌歌

（錄呂羣宇遊宦新誌）　鍾濬英

蒲（菖蒲）夏（半夏）反羊犬。反商（商陸）烏梅連（黃連）。桔（桔梗）反猪肪。黃瓜最忌長生果。榧子還同黃豆防。當杏仁椒閉口（食之殺人）。楊梅肉桂會發狂。枇杷肉雞發黃疾。茄蟹同殖必着忙。荊芥反魚驢蟹肉。耕牛（牛肉）牛膝（藥名）遇芥薤。猪肝芥菜糯冬（天冬）麥（麥冬）。若犯即魚定不良。莧菜團魚（即脚魚）雞子忌。（雞子亦忌鱉）蜈蚣雞栟食之殭。（夏日緊防蜈蚣入雞籠內）香蔥猪肉同殖病。蜜鮮蔥同食暴亡。（生蔥魚鮮俱忌蜜）但句吾言切勿哂。流傳個個保年康。

按日食諸物之中。相忌相反。不可並食。人不能盡知焉。即知而疎忽者。衆若會合而嚥之。輕則致疾。重則喪身。世間向無歌傳。今讀遊宦新誌。有食忌歌一篇。即錄登本報。使人人得而知之。日食之物。有所遴忌。於衛生實不無小補也。

醫譚

孫慕野

◻異疾

陳蘭堂妃聘爲雲瑞先生慢長子。偕其弟霞齋妃望來寓于青。咸以詩字鳴。人稱杞梓韋趙。後二十年。蘭堂得異疾。口瘖。手足痿痺不仁。而心思耳目如常。晤人則淚潸潸下。痛楚三年。綿惙以終。（明齋小識）

◻割股

割股療疾。顯違不敢毀傷之意。然詭詐矯色。世俗類然。獨能不惜肢體。藉報罔極。亦天性之厚者矣。族叔祖周翰自振。少時因母疾。于雪中拜斗。額上墳起如卵。至第七夜。口銜左臂。右手執刀。以割臠而進。焉母病頓痊。後廖女士織雲。割以療姑。方諸生位三。割以療母瘋疾。在臂亦的的有徵也。至縣諸生沈以誠。割股療父。憤肉無靈。復連臠其臂。更可哀已。（明齋小識）

◻割心

甯陽氏李養曾。父病且死。割股作羹而愈。未期年。母又病。藥石不效。養曾沐浴禱天。以刀剖胸取肉作粥。隨食隨愈。事聞於官。遣醫生汪姓者療之。回去胸間瘡裂五寸餘。氣蒸蒸出。痛不可言。汪敷以藥。飲食無恙。期月而平。（說部精華）

藥名詩（美人八相）

黃祖棠

亭亭背立牡丹前。瘦影纖纖暮景天。惆悵大風無限恨。凝看芍藥闌枝旋。　背相

月下旁窺荳蔻粧。鬢邊斜插桂花香。嬌慾故把王孫惱。斜望空青晚送涼。　旁相

粧殘欲採蘼蕪子。斜靠松蘿對暮霞。漫道合歡鬟影樂。紅顏自古白頭遴。　倚相

郎懷遠志隔他鄉。續斷頻年客寓忙。赤箭光陰怨促去。牽牛織女怕梳粧。　愁相

連朝積雪壓梅香。郎道奴顏怨白花。鉛粉不施奴色豔。芙蓉採碎鄭狂郎。　怒相

肌如璧玉媚嬌身。巧笑天門萬物春。漫道馬兜輕粉淚。紅顏亦有木蘭人。　笑相

進仕桃花映雨腮。婷婷躑躅醉顏香。素心一片丹砂覺。獨對連翹着玉觴。　醉相

石牀橫靠小池東。陣陣香脂嬌夢濃。春雨打窗聽未覺。風情誰識玉芙蓉。　睡相

衛生小說 醫界鏡（名醫故事）（十七）

醫隱

第五回 劉廷柟山上說降 貝仲良江邊遇盜

去了。仲良也請張保坐在交椅上。教兒子文彬也行過拜見之禮。然後大家入席飲酒。鼓樂喧闐。珍肴紛疊。直飲到二更方散。到了第七日。張保撥兩隻大船。送女兒及仲良父子回杭。仲良父子先叩別了張保。坐了山轎。同家人先下船去。隨後張保將所有贈嫁的珍珠寶貝金銀器具衣裳什物。裝了十餘箱。又將紉秋小姐及侍女陪秋侍秋平日所習練的刀彈劍器等件。另裝兩箱。一一扛下船去。當下紉秋小姐依戀父母。不肯下船。無奈迫於父命。賈氏又勸慰了無數話頭。只得哭泣拜別。張保親送女兒下船。又與仲良父子握手揮淚而別。回到山寨。將所分金銀財寶。分散衆人。自己帶了家眷財賦及頭目數十人。投降浙閩總督去了。不在話下。單說仲良開船向西南行去。行了幾日。已近錢塘江口。正值黃昏時候。到了一個所在。名划子口。一片蘆葦蕩蕩。杳無人家。滿汊紛歧。正是那個私商的出沒之處。將船急急開去。正行之間。只聽得唿哨一聲。斜港內搖出三四隻強盜船來。大叫識時務者。快快將船撥下。不識時務者。留下腦袋兒。放你回去。原來錢塘江邊划子口素常有一個著名的大盜。姓燕。名飛來。時常在此打劫來往客商人等。故錢塘江上曾有幾句口號云。錢塘江上風雨寒。划子口邊行路難。雨雨風風都不怕。只怕無風無雨燕飛來。當時仲良父子聽得有強盜船闖來。已嚇得魂不附體。只叫得苦。那紉秋小姐及陪秋侍秋二婢聽得有盜。急將外面寬衣脫去。叫船家快將兩船並攏。將身子束一束緊一緊。三人取出彈子多枚。藏了飛刀。紉秋小姐吩咐二婢在後梢抵敵。自己走到中艙。說聲公公不要驚怕。有小奴在此。這裏由他千百人來。也不怕他。何愁這些小醜。說罷。飛身出去。正值燕飛來手執朴刀。欲搶過來。紉秋一彈飛去。正中燕飛來的朴刀上。噹琅一響。火光迸射。覺得有些沉重。啊唷一聲。倒退了三四步。紉秋小姐隨手又飛去三彈。如流星貫月的一般。被他用朴刀格落水內。紉秋小姐一面仍用連珠彈法。如雨點般飛去。左手舉出飛刀。覷得準的一刀飛去。那燕飛來早已被彈打得眼花撩亂。只提防着彈子。那裏還提防着飛刀。斯時烟時籠寒水。月照平沙。忽見一道白光。如閃電般飛來。恰恰正中燕飛來的咽喉。於戲

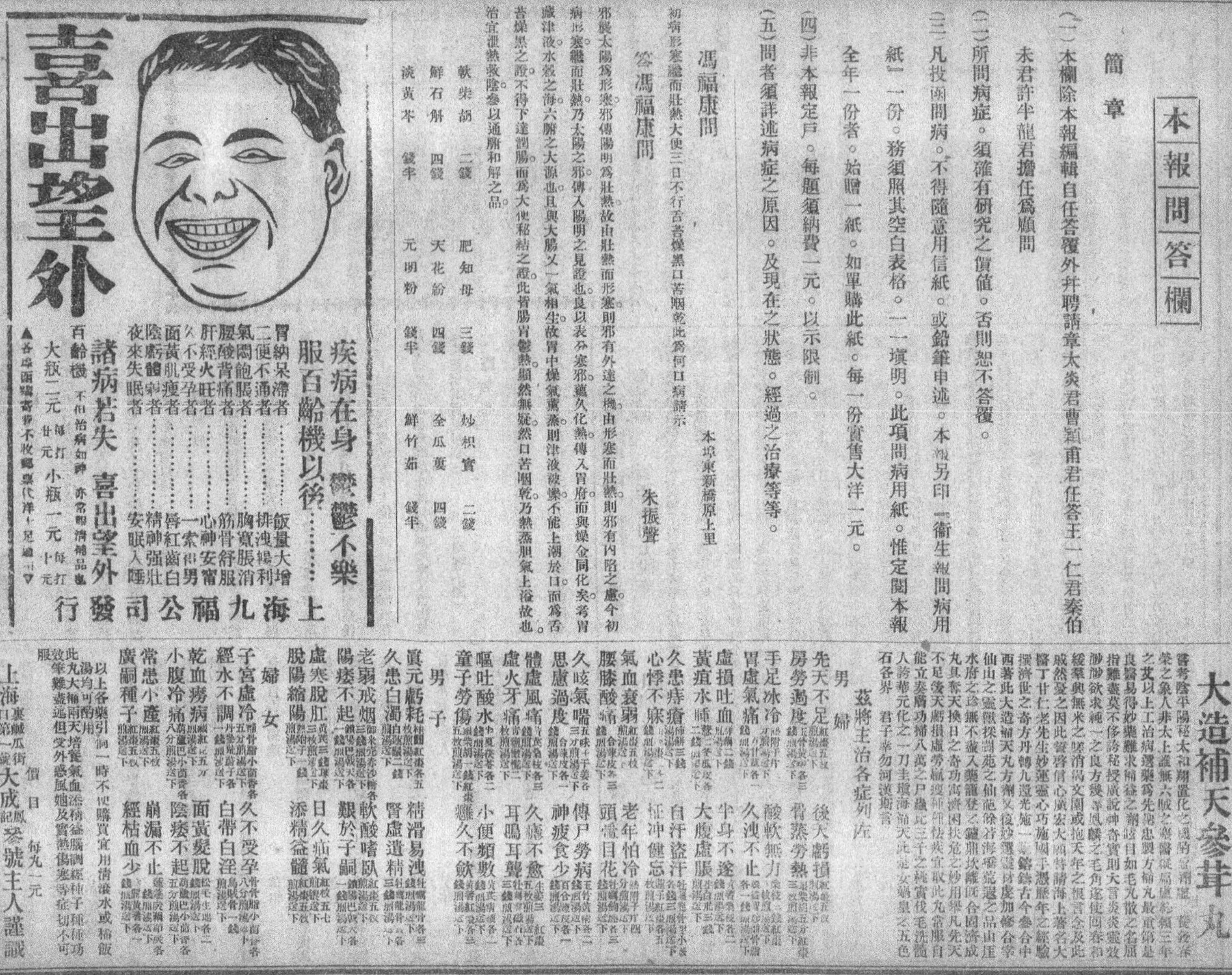

本報問答欄

簡章

（一）本欄除本報編輯自任答覆外并聘請章太炎君曹穎甫君任答王一仁君秦伯未君許半龍君擔任爲顧問

（二）所問病症。須確有研究之價值。否則恕不答覆。

（三）凡投函問病。不得隨意用信紙。或鉛筆申述。本報另印『衛生報問病用紙』一份。務須照其空白表格。一一塡明。此項問病用紙。惟定閱本報全年一份者。始贈一紙。如單購此紙。每一份實售大洋一元。

（四）非本報定戶。每題須納費一元。以示限制。

（五）問者須詳述病症之原因。及現在之狀態。經過之治療等等。

馮福康問

本埠東新橋原上里

初病形寒繼而壯熱大便三日不行舌苔燥黑口苦咽乾此爲何口病請示

答馮福康問

朱振聲

邪襲太陽爲形寒。邪傳陽明爲壯熱。故由壯熱而形寒。則邪有外達之機。由形寒而壯熱。則邪有內陷之慮。今初病形寒繼而壯熱。乃太陽之邪傳入陽明之見證也。良以表分寒邪。蘊久化熱。傳入胃府而與燥金同化矣。夫胃爲藏津液水穀之海。六腑之大源也。且與大腸又一氣相生。故胃中燥氣熏蒸。則津液被爍。不能上潮於口。而爲舌苔燥黑之證。不得下達潤腸。而爲大便秘結之證。此皆腸胃鬱熱。顯然無疑。然口苦咽乾。乃熱蒸膽氣上溢故也。治宜泄熱救陰。參以通腑和解之品。

軟柴胡　二錢　肥知母　三錢　炒枳實　二錢

鮮石斛　四錢　天花粉　四錢　全瓜蔞　四錢

淡黃芩　錢半　元明粉　錢半　鮮竹茹　錢半

喜出望外

疾病在身　鬱鬱不樂

服百齡機以後

胃納呆滯者	飯量大增
二便不通者	排泄暢利
氣悶飽脹者	胸寬脹消
腰酸背痛者	筋骨舒服
肝經火旺者	心神安甯
久不受孕者	一索得男
面黃肌瘦者	唇紅齒白
陰虧體弱者	精神強壯
夜來失眠者	安眠入睡

諸病若失　喜出望外

百齡機　不但治病如神　亦常服滋補品也

大瓶二元　每打廿元　小瓶一元　每打十元

▲各埠函購寄費不收郵票代洋十足通用▼

上海九福公司發行

大造補天參茸丸

嘗考陰平陽秘太和翔置化之盛納盈濟竄後養脊榮之象人非太上誰無六賊之變醫擬扁盧終輾三年之艾以上工治病選藥爲先思忠製方補丸最重第是良醫易得妙藥難求補益之劑眩目如毛丸散之名屈指難盡莫不侈誇秘授廣説神奇實則天言炎炎靈效渺渺欲求純一之良方幾等鳳麟之毛角遂使回春和緩羣興無米之嗟消渴文園或抱天年之恨言念及此戚然憂之因此發啓信心廣宏大願特請海上著名大醫丁甘仁老先生妙運靈心巧施國手憑歷年之經驗援濟世之奇方丹轉九還光施一壽鎔鑄古今參合中西著此大造補天丸方劑又復妙選靈材虔加修合挚仙山之靈隱採瀛苑之仙葩餘若海嶠荒遐之品山庄水府之珍無不蒐入藥籠登之鼎鑪坎離既合固濟成丸具奪天換日之奇功爲濟困扶危之妙用舉凡先天不足後天虧損虛勞癥瘕神怯疾宜取此丸常服自能立奏膚功掃八萬之尸蟲此三千之純實伐毛洗髓人誇華元化之一刀圭環海補天比之女媧皇之五色石各界　君子幸勿河漢斯言

茲將主治各症列左

男婦

先天不足　後天虧損
房勞過度　骨蒸勞熱
手足冰冷　酸軟無力
胃虛氣痛　久泄不止
虛損吐血　半身不遂
黃疸水腫　大腹虛脹
久患痔瘡　自汗盜汗
心悸不寐　怔冲健忘
氣血衰弱　老年怕冷
腰膝酸痛　頭暈目花
久咳氣喘　傳尸勞病
思慮過度　神疲食少
體虛風痛　久瘧不愈
虛火牙痛　耳鳴耳聾
嘔吐酸水　小便頻數
童子勞傷　癰久不斂

男子

眞元虧耗　精滑易洩
久患白濁　腎虛遺精
老弱戒烟　軟酸嗜臥
陽痿不起　艱於子嗣
虛寒脫肛　日久疝氣
脫陽縮陽　添精益髓

婦女

子宮虛冷　久不受孕
經水不調　白帶白淫
乾血癆病　面黃髮脫
小腹冷痛　陰痿不起
常患小產　崩漏不止
廣嗣種子　經枯血少

以上各藥引　洵一時不便購買宜用清滾水或稀飯湯均可酌用　此丸大補兩天培養氣血添精益腦調經種子種功效雖盡述但受外感風媼及實熱傷寒等症切不可服

價目　每丸一元

上海裏馬路口瓜街第一號大成紀鳳參號主人謹識

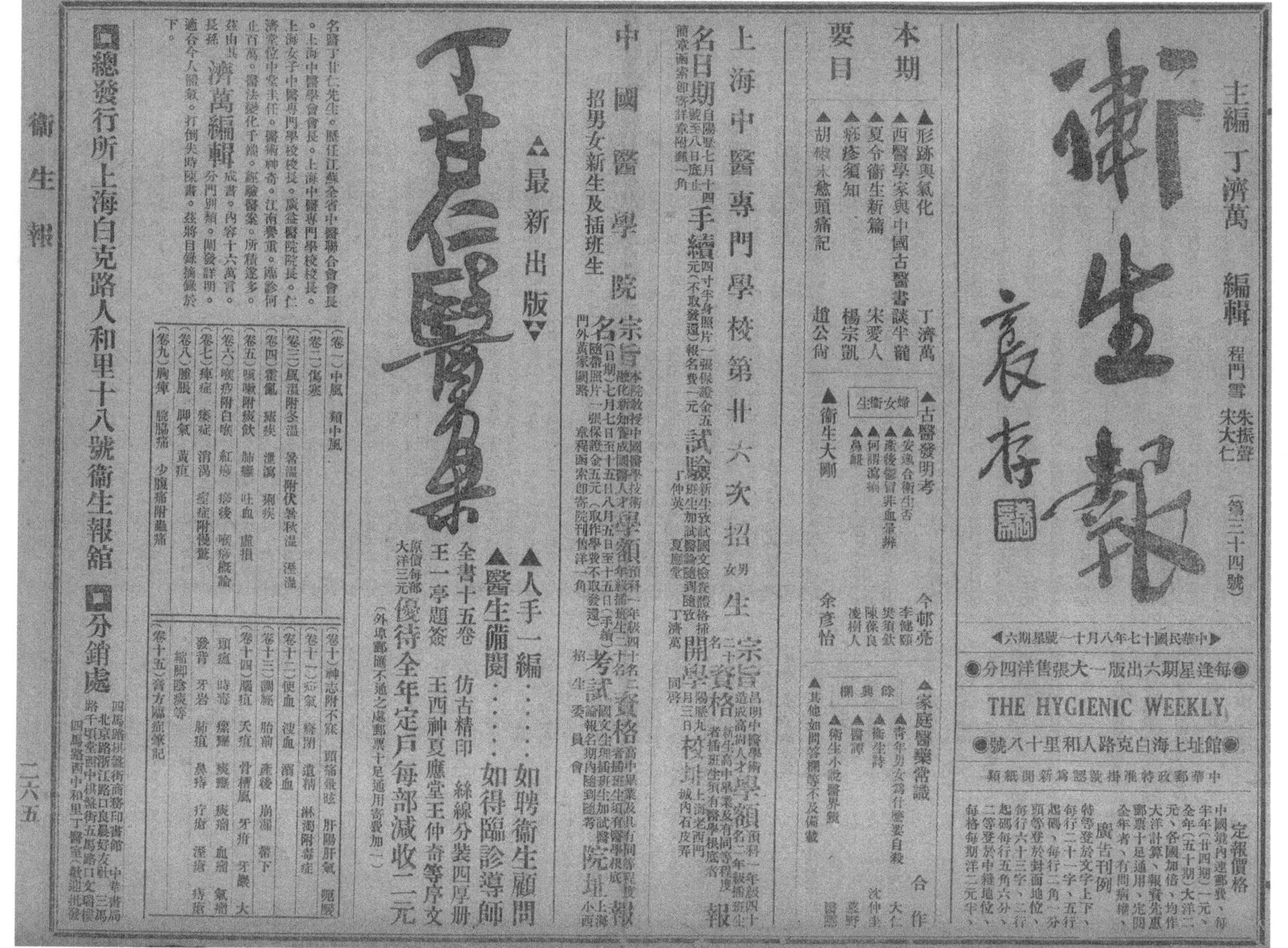

衞生報

褒存（印）

主編 丁濟萬
編輯 程門雪 朱振聲 宋大仁

（第三十四號）

中華民國十七年八月十一號星期六

每逢星期六出版一大張售洋四分

THE HYGIENIC WEEKLY

館址上海白克路人和里十八號

中華郵政特准掛號認為新聞紙類

定報價格
中國境內連郵費、每半年（廿四期）一元、全年（五十期）大洋二元、各國加倍、均作大洋計算、報費先惠、郵票十足通用、定閱全年者、有問病權、

廣告刊例
特等登於文字上下、每行二十一字、五行起碼、每行二角一分、頭等登於封面地位、每行六十三字、二行起碼、每行五角六分、二等登於中縫地位、每格每期洋二元半、

本期要目

▲形跡與氣化　丁濟萬
▲西醫學家與中國古醫書談 　半龍
▲夏令衞生新篇　宋愛人
▲痧疹須知　楊宗凱
▲胡椒末愈頭痛記　趙公尚

▲古醫發明考　令郁亮

婦女衞生
▲安逸合衞生否　李健頤
▲產後鬱冒非血暈辨　樊須欽
▲何謂瀉痢　陳葆良
▲鼻衄　凌樹人

▲衞生大剛　余彥怡

▲家庭醫藥常識　合作

餘興欄
▲青年男女爲什麼要自殺　大仁
▲衞生詩　沈仲圭
▲醫諺　裘野
▲衞生小說醫界鏡　

▲其他如問答欄等不及備載

上海中醫專門學校第廿六次招男女生

宗旨 昌明中醫學術造成高尚人才

學額 預科一年級四十名 二年級插班生二十名

資格 新生高中畢業及有同等程度者 插班生須有醫學根底者

報名日期 自陽曆七月十四號至八月底止

手續 四寸半身照片一張 保證金五元（不取發還）報名費一元

試驗 新生致試國文 檢查體格 插班生加試醫論 隨到隨考

開學 陽曆九月三日

校址 上海老西門城內石皮弄

簡章函索即寄 詳章附郵一角

丁仲英 夏應堂 丁濟萬 同啓

中國醫學院招男女新生及插班生

宗旨 本院教授中國醫學技術 融化新知 養成國醫人才

學額 預科一年級四十名 二年級插班生二十名

資格 高中畢業及具有同等程度者 插班生須有醫學根底

報名 （日期）七月七日至十五日 八月五日至十五日（手續）隨帶照片一張 保證金五元（取作學費 不取發還）

考試 國文 生理 插班生加試醫論 報名期內隨到隨考

院址 上海小西門外黃家闕路

章程函索即寄 院刊售洋一角

招生委員會

丁甘仁醫案

▲最新出版▼

▲人手一編……如聘衞生顧問
▲醫生備閱……如得臨診導師

全書十五卷　仿古精印　絲線分裝四厚冊
王一亭題簽　王西神 夏應堂 王仲奇等序文
原價每部大洋三元　優待全年定戶每部減收二元（外埠郵匯不通之處郵票十足通用寄費加一）

名醫丁甘仁先生。歷任江蘇全省中醫聯合會會長。上海中醫學會會長。上海中醫專門學校校長。上海女子中醫專門學校校長。廣益醫院院長。仁濟堂位中堂主任。醫術神奇。江南譽重。臨診何止百萬。醫法變化千端。經驗醫案。所積遂多。茲由其長孫 濟萬編輯成書。內容十六萬言。分門別類。闡發詳明。適合今人體氣。打倒失時陳書。茲將目錄摘錄於下。

（卷一）中風	類中風					
（卷二）傷寒						
（卷三）風溫附冬溫	暑溫附伏暑秋溫	溼溫				
（卷四）霍亂	瘧疾	泄瀉	痢疾			
（卷五）咳嗽附痰飲	肺癰	吐血	虛損			
（卷六）喉痧附白喉	紅痧	痧後	喉痧概論			
（卷七）痺症	痿症	消渴	痙症附慢驚			
（卷八）腫脹	脚氣	黃疸				
（卷九）胸痺	脘脇痛	少腹痛附蟲痛				
（卷十）神志附不寐	頭痛眩暈	肝陽肝氣	呃噦			
（卷十一）疝氣	癃閉	遺精	淋濁附毒症			
（卷十二）便血	溲血	溺血				
（卷十三）調經	胎前	產後	崩漏	帶下		
（卷十四）腦疽	夭疽	骨槽風	牙疳	牙巖	大頭瘟	時毒
	瘰癧	痰癧	痰瘤	血瘤	氣瘤	發背
	牙岩	肺疽	鼻痔	疔瘡	溼瘡	痔瘡
	縮脚陰痰等					
（卷十五）膏方編症筆記						

◼總發行所上海白克路人和里十八號衞生報館

◼分銷處 四馬路棋盤街商務印書館 中華書局 北京路浙江路口良晨好友社 三馬路千頃堂 四馬路中棋盤街五馬路口文瑞樓 四馬路西中和里丁醫室（歡迎批發）

衞生報　二六五

夏令衛生新篇

宋愛人

（二） 選擇飲料以切合個人之宜忌 （續）

冰淇淋。 以冰爲原質。而以牛乳。雞子黃。糖精。香水等。爲之佐。設有製冰之機器一架者。製法亦甚易。先將杯盛牛乳。隔水燉溫。漸將雞子黃與糖精。同傾一杯。攪和再傾入盛乳之杯。換著以緩緩調勻。使糊乳交溶。而又用冷其煑沸。待其略爲膠凝。然後停止。再以各種香水。隨量而傾注之。置之待冷。一并傾入機器之筒內。上爲蓋。蓋外則置三寸之冰。一寸之鹽。倫置已竣。適握機器之柄。旋轉搖動。繼續而轉旋。約二十餘分鐘之久。則牛乳等漸變爲細粒。而所謂冰淇淋者。宜告成功。一杯觴飲。寒生齒頰。十倍於冰橇雪糕也。然而其主要成分。厥賴於冰。其牛乳等不過爲甘芳之佐。雖有解渴之功。而脾胃虛弱者。務宜少飲。致於設擱者。自稱價廉物美之冰淇淋。飲之適爲霍亂菌之媒介。蓋物美勢不能價廉。價廉必不得物美。既物美而又價廉。天下斷無此便宜事也。毋貽人患我智。而漫然嘗試也可。

荷蘭水。 其主要成分。爲檸檬酸與（□□）。二者併合而成。其餘如糖精。薄荷油。香焦油等。亦不過爲佐味之用。製法極易。惟手法亦須敏捷。全賴檸檬酸與（□□）之輕汽作用。而始有劇烈之彈力。若檸檬性涼味酸。產於粵廣者佳。英醫合信氏曰。暑月身熱。用檸檬汁七錢。或檸檬二枚。滚水一斤。浸入加白糖一兩。冷服最宜。是檸檬不但增添胃酸。且有卻暑之功也。致（□□）則與檸檬酸適相反。英國所取（□□）之原料。悉從鹽水中提鍊而出。故其味極鹹。與玄明粉極相類。惟玄明粉則味鹹而性寒。（□□）則味鹹而略帶澁。澀同爲安胃劑。惟一與酸合。即起有變化。如製造汽水時。二者初投一處。即交爲化合。水珠四濺。輕氣上奔。此即起有變化之明徵也。然藉此變化作用。轉有調協腸胃之功能。蓋胃液之消化。厥爲鹽酸之是賴。檸檬酸既能增添胃酸。而非合以（□□）。則不足以使鹽酸二素。調劑於均平。故荷蘭水斷爲於消化方面極爲有益。飲之而得舒氣作噯者。即消化器官之旋運也。惟攤販之荷蘭水亦斷不可服。所用之水料。以蒸汽水爲最佳。煑至沸滚者次之。其穢惡之水。雖煑沸亦不可用。各種果子露亦側重於消化。而於消暑之功用。僅得其間接之功耳。何者。以消化不滯鈍。則汗液之耗費。自可以飲食之精微爲補充也。

消暑之品。要以西瓜爲最佳。蓋其味甘甜而又不酸澀。其性涼潤而又不滑利。古人譽之謂天生白虎湯。以其滋養胃陰。功不在乎白虎湯之下。而暑日倚碧欄杆。捧珠漆盤。快刀切瓜。聲如碎玉。掬而啖之。如飲上池。洵屬生平之快事焉。然味之甘甜在中心之瓤。而性之清涼洩熱。則以四周之青皮爲勝。故西瓜翠衣。尤爲暑劑中之妙品也。致各種花露。雖有宜忌。對於卻暑。要以白荷花露爲最佳。其餘如蘆根。茅根。竹葉。綠豆等。皆佳。總之消暑飲料。於西瓜外。（此指瓜之佳者。）均有選擇之必要。體之肥盛夥濕者。宜滲濕。不宜酸澀。如六一散是也。（惟甘草亦須酌用。）體之陰虧質弱。而無感冒暑邪者。宜甘酸。不宜滑利。如五味子湯。生脈散之類是也。（如偶有感冒者。先進清解暑熱之劑數服以去表邪）香薷飲。總非尋常飲料。如勞役藜藿之體。感暑煩悶而汗不出者。薄荷葉泡湯服最佳。冰淇淋涼則涼矣。而斷不宜於脾胃虛弱之體。荷蘭水。果子露等。於消化確有功效者。消暑而兼有滋養胃液之功者。則遠不如西瓜之佳。此夏令飲料選擇之大要也。然而清我心。滌我慮。自可誠惕心臟之燃燒。自然爲卻暑之妙訣。則所謂飲料者。不過卻暑中之佐品耳。然亦不可不講。

痧疹須知

楊宗凱

小兒天福。生甫九閱月。餘前後患痧計兩次。天瘡一次。藥石遍嘗。中西共診。庸距知第二次出痧。竟將天眞爛漫。憨態可掬之天福兒。而遽折矣。粵稽痰火內閉。（俗名急驚）實緣痧毒未清。曾一再留心針對之方。俾公布之。庶幾患同樣症候者。不再夭折。斯大幸矣。查痧疹之出。往往餘邪留戀。甚則發而不暢。透而倒靨。以致邪火內攻。變生口乾舌刺。五液不通。二便閉癃。胸高鼻煽。神昏痙厥。危象百出。當是時也。庸不雜藥亂投。事愈殭矣。偶閱張純錫先生之衷中參西錄。曾以羚羊片單用至二三錢。煎湯灌救。屢奏靈效。惜乎余之相見恨晚也。又羚羊角價値頗昂。貧苦者殊難購致。則南貨店包白糖等物之粗草紙。亦有托痧透毒之功能。但可否於貼危中春回再造。則尚未試過。惟于出痧之始。即每用四分之一張。或半張。煎湯予服。確能令其發透。防其倒靨。則已有人試驗矣。愛就所見所聞。投諸醫報。苟能得時賢之研究。製較善之驗方。則造福羣兒。即所以華衍民族也矣。

胡椒末愈頭痛記

趙倚公

予友謝君。年二十餘。江西人也。體質素弱。每遇傷風。即患頭痛。據云。惟胡椒可治。予初不之信。蓋以本草載胡椒僅爲溫中下氣快膈消痰之用。並無治頭痛之說也。不意謝君日前因傷風復發頭痛。左太陽突有筋牽及左額。疼不能支。當風更甚。用熱手巾按之。略搓同時左鼻時流清涕。而稍塞。以滬上氣候水土。非其家鄉可比。且時際炎夏。胡椒大辛大熱。未敢遽服。嘗進中藥前胡桔梗荊芥防風羌活川芎蔓京等無效。幾進西藥阿司匹林及米格來靈等。亦痛如故。最後無法可止。乃請人代購胡椒銅元二枚。用開水冲服之。而病即霍然當時。予親在旁服見。殊難索解。再四思之。謝君又有便秘痰多之宿疾。意其頭痛或因便秘所濁氣上冒。痰多而陰寒凝絡。故需此溫中下氣快膈消痰之胡椒辛以散之也。至於前胡阿司匹林等服之無效者。以其體質甚虛。非辛涼發散之藥所能治之耳。再攷之古書云。頭痛一症。有由痰涎風火鬱遏經絡。氣血壅滯所致者。則謝君之以肉椒治頭風。其病與體虛便秘痰多大有關係無疑矣。予以其事屬罕見。因記之以告同道云。

衛生大綱

余彥怡

第三節 飲食。

關於飲食之注意點

飲食關係人身極爲緊急。能使人體長發及修補。且人體種種能力之供給。體中高熱度之保持。皆須賴之。故注意飲食之適宜。消化之便利。乃衛生之切圖。茲將飲食得宜及消化便利之道。擇要言之於下。

（一）食物應選擇得當。

一般人對於食物。皆擇其心之所喜而任意食之。此種辦法。對於衛生實非善策。因食物中所需之滋養料。約爲蛋白質一百二十七克。炭水化合物四百九十四克。油類一百十三克。然一物能食此滋養料者極少。且人之以嗜食者。比較有刺激性之香辛類居多。故吾人實際上須擇數種食物合併而食。使爲彌相濟。以其有餘。補其不足。則體中之滋養料不致缺乏。消化器官不致需多量之意外工作。此食物選擇之得當與否。所以爲衛生之要道也。

（二）食物必先烹煑而後食

食物除水果外。其餘皆應先經烹煑而後食。因烹食於衛生上有三益。

（a）殺除微生物。

此種微生物必須先經烹煑。使熱度過高而死亡。否則入肚易致疾病。

（d）能增加食物滋味。

食物一經烹煑後。其味加美。入口時易助各種消化液體發生。（如有美味在前。則口中不覺發生多量之液體即是）故消化作用着加甚也。

（c）能使食物消化。

因動物質經烹煑後。其中之結蒂組織。吸水而膨脹。變爲柔嫩之質。植物質經烹煑後。則細胞中之澱粉質膨脹。胞膜破裂。亦變爲柔嫩。於是消化液與之接觸而起作用。故消化作用能較易中。

（三）食物不可過多。並須有一定之時間。

古醫發明考

日本今邨亮著
無錫周小農錄

漢士醫術精覈詳密。超絕諸蕃。至於外治。則蕃亦不無可取。但其所用之方。漢既皆有。從來漢醫或用焉。或否焉。從人人所見而至。其法制救精。歷然悉可檢按。彼徒未曾覩漢籍。自誇開創。固無足答。乃醫不學者。從而和之。遂使世人言蕃醫精細窮理。新奇取功。非漢學所企及也。可甚笑矣。抑內景之說。出於素靈。導尿之術。創於千金。寅螯起泡。螞蟥咂血。等皆唐方書屢稱其功。今舉數條。以授生徒。顧微引率略。罣一漏百。庶博雅之士。觸類蒐集。非固與彼抗。特示漢無不備耳。是書脫稿。會聞梯窗喜多村先生。既有著辨之。恨予未及聽知。不免遼家之譏焉。

■解剖■

靈樞經水篇曰。夫八尺之士。皮肉在此。外可度量。切循而得之。其死可解剖而視之。其藏之堅脆。府之大小。穀之多少。脈之長短。血之清濁。氣之多少。十二經之多血少氣。與少血多氣。與其皆多血氣。與其皆少血氣。皆有大數。解剖之言。始見於此。漢書王莽傳。莽誅翟義之黨。使太醫尚方與巧屠共刳剝之。度量五藏。以竹筵導其脈。知所終始。云可以治病。文獻通考載五藏存眞圖。趙與時賓退錄云。廣西戮歐希範。及其黨凡二日。剖五十有六腹。宜州推官靈簡皆詳視之。爲圖以傳於世。晁公武郡齋讀書志載存眞圖一卷。崇甯間。泗州刑賊於市。郡守李夷行遣醫並畫工往視。決膜摘膏。曲折圖之。盡得纖悉。今校以古書。無少異者。張杲醫說云。無爲軍張濟善用針。得訣於異人。能親解人而視其經絡。則無不精。因歲饑疫。人相食。凡視一百七十人。以行針無不立驗。赤水玄珠載何一陽說云。余先年精力時。以醫從師征南。歷剖賊腹。考驗藏府。心大長於豕心。而頂平不尖。大小腸與豕無異。惟小腸上多紅花紋。膀胱是眞脬之室。餘皆如難經所云。無所謂脂膜如手掌大者。漢土辨藏府經絡。取之實驗如此。本邦平安山脇氏。講官始有觀藏之舉。著藏志。嗣後三谷氏橘氏杉田氏解觀。皆有圖說。宜就其本書見其詳。

按古昔有醫經之學。有經方之學。醫經論藏府經絡。人所以成形體。如素問靈樞是也。經方者辨吐下溫涼。主在施治。如傷寒金匱是也。主在施治者。隨證立論。故其如藏府。則曰心曰胃曰膀胱曰血室耳。非故省略。言有所主也。然從事經方者。不精醫經。從事醫經者。多疏經方。自昔而然。要之醫經則論常。經方則說變。是所以岐而爲二也。惟夫上古神聖。闡造化之秘。究人身之理。辨藏府經絡所在。審其官能機關。以爲養生治病之標準。其玄妙至精。非所測焉。余往年解剖屍。檢視內藏。與古書所說如合符節。當時有所私記。贅附於此。以爲蒙學之一助。肺者位諸藏之上。充胸肋之中。上連喉嚨。下蓋心。分左右爲二大葉。其色青縹帶微紅。其官主呼吸。以管吹氣。道則兩肺皆怒張。鮮澤似蟬翼。九鍼篇曰。肺者五藏六府之蓋也。病能篇曰。肺者爲心之蓋。心者在胸膛之上。兩乳之間。臟肺葉之中。其色鮮赤。形如菡萏之倒掛。上圓下尖。左右有一室。其一名經脈。自心之左而出。蓋送血之官。其一名絡脈。納血於心之右。蓋收血之官。一往一復。流動周身。機發幹旋。莫有間斷。是爲至貴之地。九鍼篇曰。心主脈。津液別論曰。五藏六府。心爲之主。邪客篇曰。心者五臟六府之大主也。精神之所舍也。其藏堅固。邪不能容。容之則心傷。心傷則神去。神去則死。心尾動而應乳下。庸里是也。平人氣象論曰。左乳之下。其動應手。宗氣泄也。脾者其色紫赤。其形如牛舌。其質如肉。位左脇下。在胃背側。其官造膽汁。出津液。消磨飲食。化熟水穀。太陰陽明篇曰。脾與胃以膜相連。厥論曰。脾主爲胃行其津液。肝者其色赤褐。在腹右季脇之下。擁護絡脈。抱持膽囊。傍胃側藉心下。其形大。其氣燥臭。其質尤重。其官納血於心。又製膽汁。調經論曰。肝藏血。金匱眞言論曰。肝其味酸。痿論曰。肝主身之筋膜。膽者其色青白。橢而如卵。在肝內。其官盛苦汁。化水穀。四時氣篇曰。膽液泄則口苦。天年篇曰。五十歲。肝葉始薄。膽汁始減。胃者其色薄黃。在膈膜之下。肝脾之間。位腹之中央。其形圓而長。於左方。其中空虛。如大囊。上連食道。下接小腸。其官容受水穀。主磨盪輸之小腸。腸胃篇曰。胃紆曲屈伸。平人絕穀篇曰。胃橫屈受水穀。五藏別論曰。胃者水穀之海。六府之大源也。腎者其色紫黯。有兩枚。位五藏之下。六府之後。其官主泌別水血。痿論謂之水藏。上古天眞論曰。腎主水。其下有小腎二。曰命門。（案與素問所謂命門異）三十六難曰。命門者。男子以藏精。女子以繫胞。膀胱其色黯黃。位少腹之下。在橫骨之上。直腸之前。其狀如倒壺盧。上腹圓大。下頸窄小。其官瀦水。下連尿道。小腸其色淺黃。其形如管。膜包其外。以曲尺計之。長二丈許。比之大腸。其形差細。其質薄。名曰薄腸。其上口屈曲而連胃下口。自右臍左脇迂洄轉上屈曲。少腹。腸胃篇曰。小腸回運環反十六曲。大腸其形如竹根。長僅五尺許。比之小腸差大。其質堅厚。故曰厚腸。小腸盤踞於內。大腸環曲於外。其狀爲大腸纏小腸。其官其主化精微。輸之膀外。泌精粕。導之肛門。本輸篇曰。大腸屬上。小腸屬下。三焦者。內經詳其名狀。而難經言無形。後人疑之。紛紛不決。然難經問難疑義之書。有與素問往往不相合者。徐遁陳無擇張季明張介賓之徒。皆以爲有形。近於是矣。今驗之實物。上焦者蕃所謂奇繼管是也。中焦者大機里爾是也。下焦者奇縷科曰是也。其官傳化飲食。造釀氣血。非六腑之數而何也。五藏別論曰。胃大腸小腸三焦膀胱。此五者名曰傳化之府。上焦連脾藏。在胃後。膝橫膜。緣脊臍上行胸中。會左肩下。而入絡脈。營衛生會篇曰。上焦出於胃上口。並咽以上貫膈。而布胸中。又曰。中焦亦並胃中。而出上焦之後。此所受氣者。泌糟粕。蒸津液。化其精微。上注於肺脈。化而爲血。故曰營血之府。下焦者別迴腸。注於膀胱而滲入。故水穀常並居胃中。成糟粕而俱下於大腸而成下焦。其官主決瀆。其名雖有三等。所以致其功績即一也。此其大較。見於經文。而歷可徵者。素難古書也。且詞致簡遠。非深於醫者不易遽曉。苟能熟讀之。則足以覘醫經之一斑矣。夫精神之運。氣血之行。係天機之呼吸。而至其所以然。則所謂有眞宰存焉。自然之大數。非人力可得而量知也。乃聖人且就其可知者。立名數。曰精神。曰魂魄。曰藏府。曰經絡。曰氣血。曰津液。諄諄說示。令人知處活物之理。其精密非後醫所能及也。今探死藏而求其理。猶剖死馬而驗騏驥。觀之無益。不觀亦無損。如藏府經絡。軒岐既已講明之。蕃醫雖精。拘於新制。不知其所以立教。而索諸毫釐紛賾之中。此荀卿所云。以指測河。以戈舂黍之類。多見不知其量焉。余嘗言醫經者。天地性命藏府經絡之學。故語常者居多焉。經方者。陰陽虛實攻補溫涼之書。故論變者居多焉。此二者猶兩輪之不可偏廢矣。知常通變。而醫之能事畢矣。

（許）著者明察內景。推闡眞理。足爲學者參考之資。其異同姑不具論。僅言三焦著者。於文久元年（即前清咸豐十一年）已證明有形。返觀我國今日。尙有不盡然者。學識不齊。詬病之原。論中於精神之運氣。血之行。再三致意。所謂今探一死腸而求其理云云。描摹蕃醫刻舟求劍之弊。令人一讀一擊節。

譚少雲錦雞老少年

收件處上海帶鉤橋九福堂

衛生報

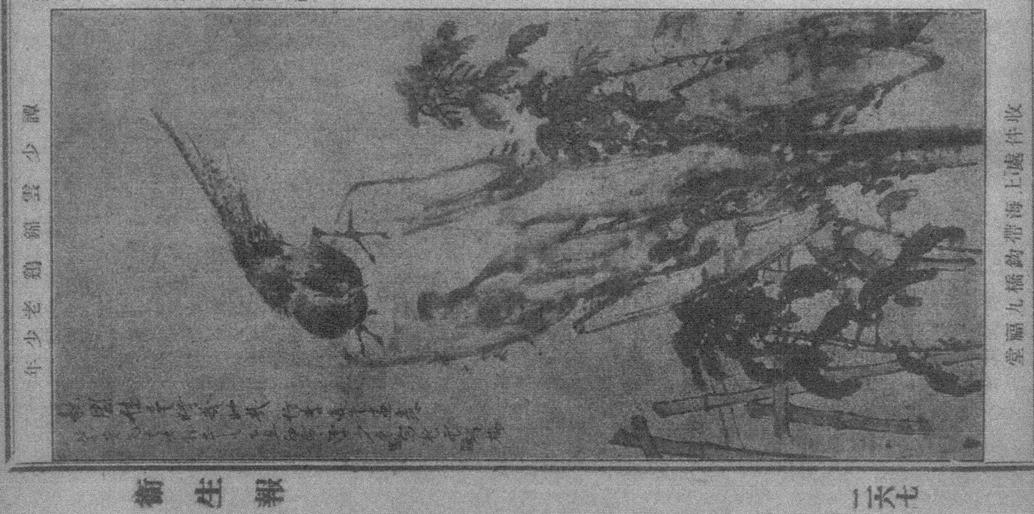

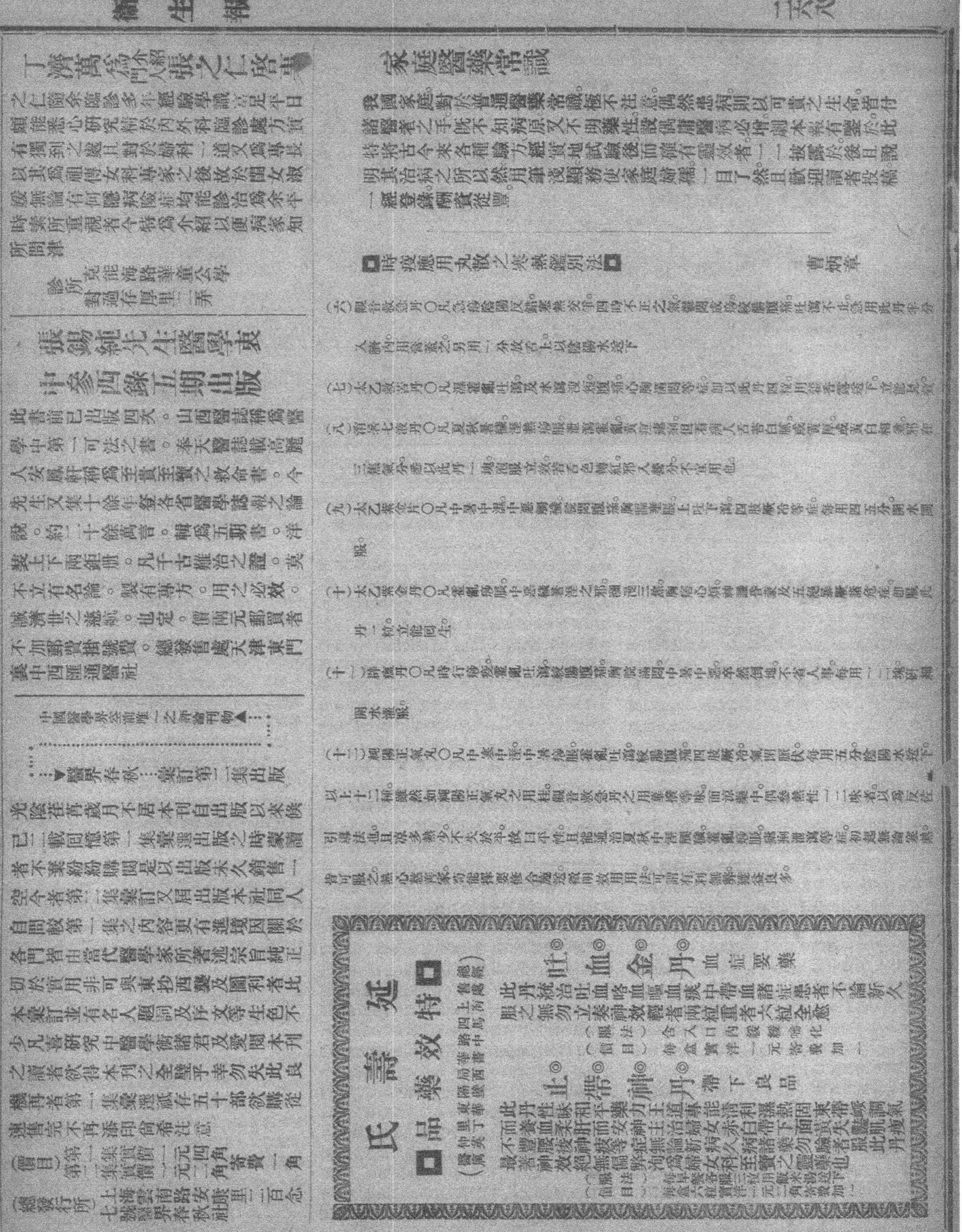

丁濟萬為余門人紹張之仁啓事

之仁隨余臨診多年。經驗學識。富足平日頗能悉心研究。精於內外科臨診處方。頗有獨到之處。且對於婦科一道。又為專長。以其為祖傳女科專家之後。故於婦女經癥痼疾。無論有何隱病險症。均能診治。為余平時素所重視者。今特為介紹。以便病家知所問津。

診所　克能海路華童公學對過存厚里一弄

張錫純先生醫學衷中參西錄五期出版

此書前已出版四次。山西醫誌稱為醫學中第一可法之書。奉天醫誌載高麗人安鳳軒稱為至貴至寶之救命書。今先生又集十餘年登各省醫學誌報之論說。約二十餘萬言。輯為五期書。洋裝上下兩鉅冊。凡千古難治之證。莫不立有名論。製有專方。用之必效。誠濟世之慈航。也定。價兩元郵費者不加郵費掛號費。總發售處天津東門裏中西匯通醫社

中國醫學界空前唯一之新論刊物

醫界春秋……彙訂第二集出版

光陰荏苒歲月不居本刊自出版以來倏已二載回憶第一集彙選出版之時讀者不異紛紛購閱是以出版未久銷售一空今者第二集彙訂又屆出版本社同人自問較第一集之內容更有進境因關於各門皆出當代醫學家所著述宗旨純正切於實用非可與東抄西襲及圖利者比本彙訂並有名人題詞及序文等生色不少凡喜研究中醫學術諸君及愛閱本刊之讀者欲得本刊之全璧乎幸勿失此良機再者第一集彙選祇存五十部欲購從速售完不再添印倘希注意

（價目）第一集實價一元四角　第二集實價一元二角　寄費一角

（總發行所）上海雲南路安康里二百念七號醫界春秋社

家庭醫藥常識

我國家庭。對於普通醫藥常識。極不注意。偶然患病。則以可貴之生命。皆付諸醫者之手。既不知病原。又不明藥性。設偶遇庸醫。病必增劇。本報有鑒於此。特將古今來各種驗方。經實地試驗後而確有靈效者。一一披露於後。且說明其治病之所以然。用筆淺顯。務使家庭婦孺。一目了然。且歡迎讀者投稿。一經登錄。酬資從豐。

時疫應用丸散之寒熱鑒別法

曹炳章

（六）觀音救急丹〇凡急痧陰陽反錯。寒熱交爭。四時不正之氣。霍亂或痧脹腹痛。吐瀉不止。急用此丹半分入臍內。用膏藥蓋之。另用一分放舌上。以陰陽水送下。

（七）太乙救苦丹〇凡濕霍亂吐瀉。及水瀉泄瀉腹痛。心腹痛悶等症。即以此丹四粒用溫吞湯送下。立能見效。

（八）消暑七液丹〇凡夏秋暑濕。逆熱痧脹。並霍亂。或嘔吐泄瀉。但有病人舌苔白膩。或黃厚。或黃白相兼。病在三焦氣分者。以此丹一兩調服立效。若舌色絳紅。邪入營分。不宜用也。

（九）太乙紫金片〇凡中暑中濕。中惡觸穢。症見腹痛。痧脹。脘悶。上吐下瀉。四肢厥冷等症。每用四五分開水調服。

（十）太乙紫金丹〇凡霍亂痧脹。中惡。穢濁之邪。瀰漫三焦。觸犯心胞。神識昏蒙。及五絕暴厥諸危症。即服此丹一粒。立能回生。

（十一）辟瘟丹〇凡時行痧疫。霍亂吐瀉。絞腸腹痛。胸悶脘悶。中暑中惡。卒然倒地。不省人事。每用一二塊研細開水送服。

（十二）純陽正氣丸〇凡中寒中暑。中濕痧脹。霍亂吐瀉。絞腸腹痛。四肢厥冷。氣閉脈伏。每用五分。陰陽水送下。

以上十二種。雖然如純陽正氣丸之用桂。觀音救急丹之用蟾酥麝香。而諸藥中偶參熱性一二味者。以為反佐引導法也。且涼多熱少。不失於平。故日平性。且能通治夏秋中暑觸穢。霍亂痧脹。諸痢泄瀉等症。初起雖參熱藥。皆可服之。然必詳察病情。審其寒熱。明其效用。用法可謂有利無弊。獲益良多。

延壽氏

延壽藥品特效

（總發售處四馬路中西藥房 / 上海四馬路中華大藥房 及仲景里丁氏醫寓）

吐血金丹　血症要藥

此丹統治吐血咯血。嘔血痰中帶血諸症。患者不論新久服之無勿立奏神效。輕者兩粒重者六粒全愈。

（服法）（價目）每盒八粒實洋一元　外埠寄費加一

止帶神丹　帶下良品

此丹性味和平。藥力專主治婦女帶下赤白。久病諸症。專能清利濕熱。固束帶脈。調氣不而養血柔肝而安神。並無偏弊。為婦科至寶之藥也。最善補肝。疏泄無論新久帶下。服此丹後效應勿論者。

（服法）（價目）每日早晚各服三粒。用米湯送下。每盒大洋一元二角　寄費加一

形跡與氣化

——丁濟萬——

西醫重形跡。中醫主氣化。形跡淺近而易知。氣化深奧而難明。惟其淺近。故不能明六經氣化之作用也。氣化不明。疾何能愈。此西醫之所以遜乎中醫也。夫六經氣化各有不同。有從本從標從中之辨。不可不明也。內經言少陽太陰從本。其故何也。曰少陽之其病口苦咽乾目眩也。蓋少陽肝膽風火用事。本火而標陽。故從乎本也。良以肝膽之火上走空竅。乃成口苦咽乾目眩之症。至於太陰脾肺。濕土用事。本濕而標陰。故亦從乎本也。觀傷寒之提綱云。太陰之爲病。腹滿而吐。食不下。自利益甚。時腹自痛。蓋脾濕有餘。脾陽不足。則運化無權。而成腹滿而吐食不下之症。脾陽下陷則自利。腹爲脾之部位。故自痛也。觀此則內經從本之說明矣。故仲景一則用小柴胡以利樞機。一則用理中湯以溫濕土。蓋亦從內經之旨以立方也。若夫少陽之大柴胡。太陰之大承氣。均爲與陽明合病之變症。非從本之治。此又不可不知也。

西醫學家與中國古醫書

半龍

時疫大熾。西醫無聞員矣。大批外貨絡繹進口矣。中醫之著名者。診脈處方。亦終日無片刻之暇矣。西醫特打針以救急。中醫辨寒熱以療疫。死者死。不死者不死。西醫所治愈者。中醫未必不可能。甚有病家徘徊乎中西之間。不能自決。貽誤而致命者。或忽中忽西。藥物雜投。因而死於非命者。不一而足。雖官廳之扶助。名人之揄揚。中醫不及西醫。而病黎之呼號。於斗大醫室也有限之壽堂也。中醫院也。何啻千百。衍衖壞籍。㦸哀寒抱。半龍憚其煩。乞假對歸。偶覽當代之名著。嘗慨夫濕醫之喪號。沿街則醫招日新。報紙則廣告月異。衣服歐西。滿口德日。甚發表於雜志及書籍也。非詆中醫爲不合科學。卽指爲與世界新潮相抵觸。或截取中國舊醫書之章節。以爲攻擊之資。不知科學應從實驗。時人郭任遠云『凡沒有在心理學實驗室做過幾年實驗的工夫的人。都沒有做文章談心理學的資格。』然則西醫苟未於中醫室完全有幾年之實驗者。亦無罵中醫批醫理之資格。其理甚明。或摭一二庸醫之治案。以概全體。無論其與演繹歸納之原則有所未合。而其心術之如何。已可概見。反客以爲主。不知所以獨立。吾聞弦之不諧也。易無頁張未聞有易弦而更其琴者。因願西醫進而讀中國之古醫書。故先紹介治學之常識。以爲一闡之舉。雖所言非醫。而學者尤不可不知焉。

(甲)對於中國古醫書應有之概念

江恒源先生云……『古人有古人的環境。古人有古人的知能。在古人所下的一切觀察研究論斷。自然要受他的環境和知能所支配。以限制我們生在千百年後。論述千百年以前人的學說。似乎不能一筆抹煞。竟認定他是無一毫價值的廢物。須知後人的成功。皆是由於前人的失敗。後人的精詳。皆是由於前人的殘缺。「後之視今亦猶今之視昔」世界大地本是一個前後比較競爭的廣場。人類知識本是一個推演進化不斷的長流。……』(中國先哲人性論)

(乙)對於中國古醫書應持之態度

梁啓超先生云『……科學所以成立。全恃客觀的研究精神。——吾儕既以治史爲業。宜常持極冷靜的頭腦。專務忠實介紹古人思想之眞相。而不以絲毫自己之好惡夾雜其間。批評愈少愈妙。必不得已而用。亦僅採引申說明的態度。庶乎有當。此其一。國故之學。曷爲直至今日乃漸復活耶。蓋由吾儕受外來學術之影響。採彼都治學方法。以理吾故物。於是乎昔人絕未注意之資料。映吾眼而忽瑩。昔人認爲不可理之系統。經吾手而忽整。乃至昔人不甚了解之語句。旋吾腦而忽暢。質言之。則吾儕所恃之利器。實『洋貨』也。——雖然吾儕慎勿忘格林威爾之格言「畫我須是我」。吾儕如忠於史者。則斷不容以己意絲毫增減古人之妍醜。尤不容以名實不相副之解釋。致讀者起幻蔽。此在百學皆然。——吾儕所最宜深戒也。此其二。……』(先秦政治思想史)

(丙)對於中國古醫書應爲之工作

胡適先生云『……我的理想中。以爲要做一部可靠的中國哲學史。必須要用這幾條方法。第一步須搜集史料。第二步須審定史料的眞假。第三步須把一切不可信的史料。全行除去不用。第四步須把可靠的史料。仔細整理一番。先把本子校勘完好。次把字句解釋明白。最後又把各家的書貫串領會。使一家一家的學說。都成有條理有統系的哲學。做到這個地位。方纔是『述學』。二個字然後把各家的學說。攏統研究一番。依時代的先後。看他們傳授的淵源。交互的影響。變遷的次序。這便叫做『明變』。無後研究各家學派興廢變遷的原故。這便叫做『求因』。然後用完全中立的眼光。歷史的觀念。一一尋求各家學說的價值。這便叫做『評判』。』(中國哲學史大綱卷上)

LADIES' HEALTH
婦女衛生
女子醫學研究會編輯

投稿簡章

(一)[illegible]之稿件。絕對拒絕。
(二)滿一千字以上之稿件不收。
(三)空泛及未完之稿件不收。
(四)來稿宜運用簡短明瞭之筆墨。而敍述普通醫學者為合格。
(五)來稿內容。以適合女子者尤為歡迎。
(六)一經登錄。酬贄從豐。

安逸否衛生合

李健頤

人當食後。六腑即起消化之作用。故宜運動以助其力。夫消化器無有障礙。則筋脈活潑。血液通流。身體強健。病安從來。世人不知勤勞即為運動之基礎。乃反以偷閑為樂。不事生業。因之消化不良。血液閼滯。年久月深。遂成痞積及血枯筋疲之症。諺云富貴三十早亡。即此之謂歟。夫農夫晨興即到山林。受清潔之空氣。夜間早眠。調養精神。故能體健而長壽矣。而富貴之家則不然。其惟安逸為樂。意為祖上遺產之錢可以免終身不飢不寒之慮。是以一切事業置之膜外。遂至顛倒床笫。俾晝作夜。故消化薄弱。胃氣失敗。血液閼阻。肌肉衰瘦矣。內經云「久坐傷肉」。旨哉言乎。再觀夫囚獄罪人。少有運動。食後即坐。坐後就臥。所以形容大變。如鬼似魅。此與欲求安逸之人。何以異乎。孔子云。居無求安。此雖勉人勵志為學。其中亦寓教人無過安逸。恐傷身體。然不特身體受傷已也。如人人皆求安居逸樂。則謀生之事均疲懶不為。玩愒自喜。酣樂因循。豈不悞事哉。

產後鬱冒非血暈辨(續)

樊碩欽

至若鬱冒之病。因症狀皆異於是。決不可同日而語焉。乃因產後血弱氣衰。腠理空疏。寒邪襲於肌表。正氣不能外達。反致上冒而為眩暈。傷寒論所謂諸乘寒者則為厥。鬱冒不仁。金匱所謂亡血復汗寒多。故令鬱冒者是也。由此觀之。則鬱冒由於感冒。血暈由於血病。二者大相懸殊。故仲景不以鬱冒為血暈。而另立鬱冒之病名也。奈世人目不閱軒歧之典。口不讀仲景之書。以鬱冒為血暈。血暈為鬱冒。無怪其操仁術而殺人也。況金匱論曰。產婦鬱冒。其脈微弱。嘔不能食。大便反堅。但頭汗出者。小柴胡湯主之。夫小柴胡為升散和解之劑。乃治外邪內鬱之方。如係血暈之症。既無外邪。豈可大汗乎。論又曰。病解能食。七八日發熱者。此為胃實。大承氣湯主之。夫大承氣為攻下蕩滌之劑。乃治邪滯內停之方。如係血暈之症。當無邪滯。豈堪攻蕩乎。是則仲景之所謂鬱冒者。必非血暈。不待辨而自明矣。昧者不察。以為仲師於鬱冒之後。復申以血虛而厥。厥而必冒。於是舉世囂囂然以為鬱冒非血暈而何。曾不知血虛之易於招襲外邪。故仲師既以血虛揭示後人。即明之曰亡血復汗寒多。奈何即其一不究其十耶。若果鬱冒而即血暈。是不亦仲師以血暈而謂可汗可下乎。苟以二方誤治血暈。則柴胡之升散發表。硝黃之猛烈峻攻。不將使浮越之陽。益令外脫。下虛之血。益令重虛乎。反之。即以治血暈者而治鬱冒。則固氣也。補血也。養陰也。潛陽也。降逆也。行瘀也。皆非祛邪之法。適足助邪負嵎之勢。藉寇兵而齎盜糧耳。非徒無益而又害之矣。夫治病必先其所因而伏其所主。苟或未明其因。誤治其疾。未有不致僨事者。曷可昧然不察者哉。噫。人徒知產後血虛而厥則為血暈。而不知虛中更有實邪。則病鬱冒。此其所以鬱冒與血暈誤認為一症歟。此治之所以鮮有效者歟。

何謂瀉痢

陳葆良

古人言泄瀉之症。總不離乎濕。然有因寒而瀉者。外感寒邪。內侵於脾。脾胃受寒。則清陽之氣不升。反下陷而為瀉。有因熱而瀉者。暑熱傷中。健運失司。火性急數。以致卒暴而注瀉。有因食而瀉者。脾為濕困。不能健運。而陽明胃府失其消化。遂致食積太倉。而成便瀉。由是觀之。瀉之不獨因於濕也明矣。今再論夫痢疾。痢疾之發生。每多於夏秋之時。其病由於熱鬱濕蒸。內傷脾胃。脾不健運。胃不消導。濕熱交阻。蘊釀中州。而成滯下。有熱勝於濕者。則傷血分而為赤痢。有濕勝於熱者。則傷氣分而為白痢。初起之時。治貴得當。若治之不得其法。則變症百出。或兜澀太早。積熱未清。或元氣下陷。滑泄不止。或飲食不進。下痢無度。或屢發屢止。久而不愈。以致脾氣暗傷。元氣告竭。遂成不治之症。可不慎乎。

七日一病證

鼻衄

——凌樹人——

鼻為肺竅。鼻根上接太陽經脈。鼻孔下夾陽明經脈。內通肺而司呼吸。乃清虛之道。宜通不宜塞。宜出氣不宜出血者也。衄血者。鼻出血也。此血從經絡中溢出而上行於清虛之竅。金匱云熱傷陽絡則衄血。陽絡者。太陽陽明之絡脈也。蓋太陽陽明統主人身軀殼之外。陽絡之血。受熱蒸迫。傷於太陽經者。由背上循經脈至鼻為衄。仲景所謂春夏發太陽者是也。傷於陽明經者。由胸而上循經至鼻。蓄於清道。仲景所謂秋冬發陽明者是也。

鼻衄之不甚者。俗名鼻紅。不足慮也。陰虛多熱之體。或操勞多火之人。常常有之。以濕紙搭鼻衝。或以涼水拍項後額際。用燈芯棉紙塞鼻孔。須臾即止。或飲馬蘭草汁一杯亦止。不必服藥。倘來時次數較多。可用鮮生地搗汁。茅草根。去心藕節等涼血藥料。煎湯代茶。再外用黑山梔。百草霜。龍骨。京墨。牡蠣。血餘灰。六味各等分。研細末。用紙撚水蘸藥入鼻孔頗效。

衄甚而久者。等名鼻嘯。有似山崩海嘯之勢。則與吐血無異。此必其人內傷勞役。或外感瘟毒所致。血分熱邪沸湧。溢出清道。甚則身發塊斑。紫紅大似棊子。此時若猝然以水噀其面。使驚。則衄或可倖止。治法當用犀角地黃湯(犀角 生地 白芍 丹皮)加黑荊芥。牛膝炭。連翹。甘草。生用治之。或用玉女煎(生地 石膏 知母 麥冬 牛膝炭)加童便。竹葉。茜根。仙鶴草治之。若內傷勞役。脫血後而脈不澤。脈必細數弦。發當用小建中湯(桂枝 白芍 甘草 紅棗 生薑 砂糖)再參入滋陰降火之品。無不效如桴鼓。至若大衄血後。大便秘結。腹脹如服者。此必其人當衄時。血由口鼻嚥入腹中。致令離經之血瘀凝作脹。急以破血行瘀之品。通其大便。使瀉下燥矢黑物。方不致釀成蠱脹也。此雖衄後之變證。然醫者往往忽略。故特表而出之。

衛生賸言

熊璋

博物家云。烟葉一磅含毒六錢五分。可殺三百餘人。呂宋煙一枝。如將其毒提出。可速斃二人。故終日紙煙不離口者。直自殺政策也。

余於辛亥夏。忽患咯血傾盆者三日。家人惶甚。嚴君素知醫。即以白及數兩煎汁治之。尋愈。今年春以感冒咯痰久。又引起舊疾。趨浙江病院求治。錢崇潤先生令服白阿膠和食鹽水。一劑亦愈。致白阿膠之性。厥能促血液之凝結。使不至再有破綻。而中醫治法之白及。其汁中亦含膠汁。此其所以有同效歟。

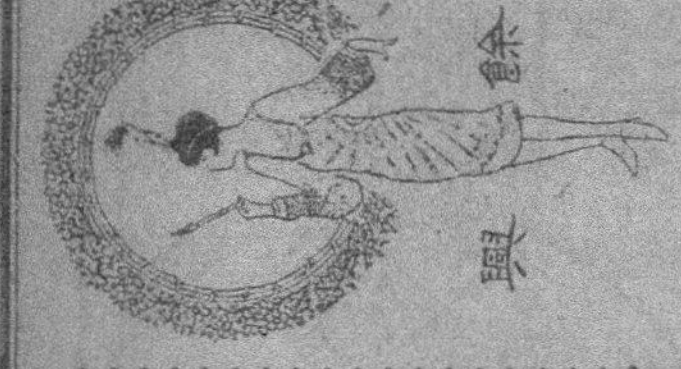

餘興

談話 青年男女爲什麼要自殺 大仁

最近幾天上海各報上時常發現男女青年自殺的事情。唉。他們爲什麼要自殺呢。爲什麼要抱悲觀主義呢。因爲愛國而犧牲嗎。因爲愛情的失敗嗎。因爲經濟的壓迫嗎。因爲……我道知他們自殺的原因雖各各不同。但是總而言之。大都由於不能得到人生眞正的樂趣和幸福。因此受一時間熱血的衝動。就出於自殺一途。唉。這不是由社會而造成的嗎。假使馬振華不遇汪世昌。陳秀英不遇陳昌財。姚繁嫜不遇乃兄乃嫂。也決不至於自殺。所以自殺並不是自己造成的。完全是由萬惡的社會而產生的。現在要補救這種弊端。第一應當宣傳人體生理上種種應知之常識。試問馬振華不是因爲處女膜而死的嗎。陳秀英不是因爲眞操問題而死的嗎。（他遺書中有兒本潔來還是潔去之句）由此觀之。宣傳醫學常識。豈是不最要的事務嗎。

衛生詩 沈仲圭輯

（一）世人個個學長年。不悟長年在目前。我得宛邱平易法。只將食粥致神仙。（陸放翁）

（主按）每日空腹食淡粥一甌。生津益胃。最合衛生。

（二）爽口物多終作疾。快心事過必爲殃。知君病後能服藥。不若病前能自防。（邵康節）

（主按）健時常作病想。可以却疾病。時不以爲病。可以速愈。所謂常作病想者。卽飲食起居處處留意。喜怒哀樂。毋令過度。節精神。遠房幃是也。所謂不以爲病者。卽白香山之千可却也。人能學到此步。自然身心康寧。病魔遠避矣。

（三）自身有病自心知。身病還將心藥醫。心境靜時身亦靜。心生還是病生時。

（主按）昔郭康伯遇神人。授以是言。郭終生恪守。康強逾恆。年百餘歲。

（四）老去自添腰腳病。山翁服栗舊傳方。客來爲說晨興晚。三咽徐收白玉漿。（蘇子由）

（主按）腰膝無力。腎氣不足也。栗形如腎。故能補腎虛。每於冬月以袋盛生栗。懸高處乾之。晨起吃數顆。再以豬腎粥助之。久則奇效。然須細嚼。連液吞嚥。

（五）一帚常在旁。有暇卽掃地。既省課童奴。亦以平血氣。按摩與導引。雖善亦多事。不如掃地法。延年直差易。（陸放翁）

（主按）掃地。腰腹手足同時運動。允爲體操良法。放翁年躋九秩。雖非盡由於此。而晨夕掃地。習以爲恆。亦長壽之一因也。

（六）多色多迷人。人惑總不見。龍麝暗熏衣。脂粉黯斂面。人呼爲牡丹。佛說是草箭。射人入骨髓。死而不知怨。

（主按）血爲飲食所化生。精爲血液所釀成。故四十滴之血液。僅抵一滴之精液。不僅爲生育之原素。抑亦立命之根基也。好色者假紅倚翠。旦旦而伐。其能免於夭札耶。

醫譚 孫慕野

□ 西醫

滬有泰西醫士設肆市藥。其治恆施刀鍼。不按脈。不立方。嘗見一鄉人病腸。求治。醫授藥數粒。歸服之。覺腸胃燥裂。偏體如焚。頃吐二物。狀類蠶而大倍之。蠕蠕尚動。明日復診。詢得其故。曰。症不可療矣。腹中似此者無數。服藥則吐出者應死。內伏者亦死。今雖吐出而物尚生。是非藥所能殺矣。鄉人涕泣求救。醫出一函。拜銀餅四枚。令至某處轉求某醫。鄉人持往某閭。書竟。徐出藥水少許。塗其兩乳下及囟前。醫卽令仰臥於椅。椅有機鈕。手足如繫。醫出利刃。劃塗藥處。以指探覓。而無所得。復用藥封之。鄉人自言受刃時。心雖戰慄。殆不甚痛。然病仍未愈也。又一人以目疾求治。醫便出二蟲。形似蠶而小。謂目食翳膜殆盡。而舊患頓失。然其法大都以藥力勝。內症固非所宜。卽瘡瘍之屬。每見其在肉割肉。強壯者尚可。若施於衰弱之體。正恐爲禍轉烈耳。

雨蒼氏曰。讀素靈等書。知醫必窮陰陽之奧。至漢末華元化。以刀斧易藥石。究是醫家外乘。今已不傳其書。西醫殆得其一體。而術不甚驗。則猶似是而非歟。

□ 醫驚瘧 （墨餘錄）

秦鏳明泗涇人。以醫名。於瘡科尤驗。一日應鄰邑之招。泊舟郭外。朝暾初曜。見一少女於橋陰織布。謂有僮曰。汝試往抱其腰戲之。僮曰。有父兄在。必飽老拳。秦曰。我在何懼。僮如其言。潛往女後力抱之。女大駭呼救。村人畢集。將執僮。秦於鷁首遙呼曰。吾所使也。村人所趨秦者。相將登岸。詢以何故。秦問是女尚未出痘乎。曰然。秦曰。是將出痘。然毒伏於腎。見點復隱。則不可藥。吾故驚之。俾毒提於肝。乃可着手。衆愈擁之。求爲作劑。秦曰。某家病方亟。盼我如歲。離此間數里。有某姓者。術頗工。可延之來。某至。卽舉手賀曰。是兒吾早知其痘險。今幸作驚。痘非絕症矣。衆告以秦事。某乃皈心捧手。執弟子禮終身。

衛生小說 醫界鏡 （名醫故事）（廿三） 醫隱

第五回 劉廷柟山上說降 貝仲良江邊遇盜

撲通的一聲下水去了。那陪秋侍秋在後梢頭彈打刀鍼也打翻了。爲首的數人。其餘嘍囉見勢頭不好。撲水的撲水。四散逃走去了。紉秋小姐進到中艙。神閑氣靜。說道。公公受驚了。仲良方纔定神答道。今日幸虧我的賢媳。不然我父子性命休矣。快到後艙去歇息歇息罷。紉秋小姐到了後艙。同二侍女一面將外面衣服穿好。一面吩咐船家將船緩緩趁着月色開行。自此一路平安。到了拱宸橋邊下椗。仲良此行。虧得了一注強盜大財。又得了一個能幹美貌的媳婦。好不懽喜。卽刻教家人上岸去雇了五乘轎子。幾十夫子。自己同兒子先坐轎進城回家。教家人在後照料紉秋小姐及箱子物件。隨後慢慢地回來。仲良到了家內。先與廉氏一一說知。廉氏方知就裏。亦喜不自勝。少頃箱子物件扛到。轎子到廳前歇下。陪秋侍秋扶了小姐出來。拜見廉氏。廉氏見紉秋小姐生得如天仙一般模樣。千種溫存。百般憐惜。眞要喜到盡頭。仲良賞了船家洋二百元。又替他到船埠頭處掛了號。卽在拱宸橋裝載來往客商生意。自此仲良竟成了鉅富之家。郎中名氣更加大了。竟有做不開交的日子。診例愈加愈大。出診竟加到二十塊洋錢。就那些貧賤人家。竟請不起他來了。那知復極必剝。泰極則否。自然漸漸生起變端來。正是只見眼前人似玉。豈知簾外雨侵花。且聽下回分解。

第六回 張壽人衛生談要略 錢塘縣發票拿名醫

却說貝仲良因看病忙碌。自己發了勞倦病了。數天有十餘日未能看病。日日心緒不佳。一夜夢見張壽人來拜。諄諄告誡道。你之債已收盡。可以回去了。我卽你之前身。姓張名壽。遠祖居杭州。家世素豐富。平生最喜憐憫人之急。濟人之困。凡遇瘟疫的年歲。施送靈藥。因而救活的也不少。而我張氏一族染疫氣的。從來不多。因我最講究衛生的法子。時時教導族人。族人也多感化講究。故張氏一族子孫。今最繁衍。卽衛生的效驗。甚顯可歎者。習俗移人。賢者不免。至今日亦漸漸不講究了。今年杭城內外。又將遭瘟疫慘禍。其故由於街道汚穢。一切惡毒之氣。釀成微生物。一逢天雨。遂從溝渠流入河內井內。人吃了這水。便着穢毒。重的時候。卽生疫病了。至於平常衛

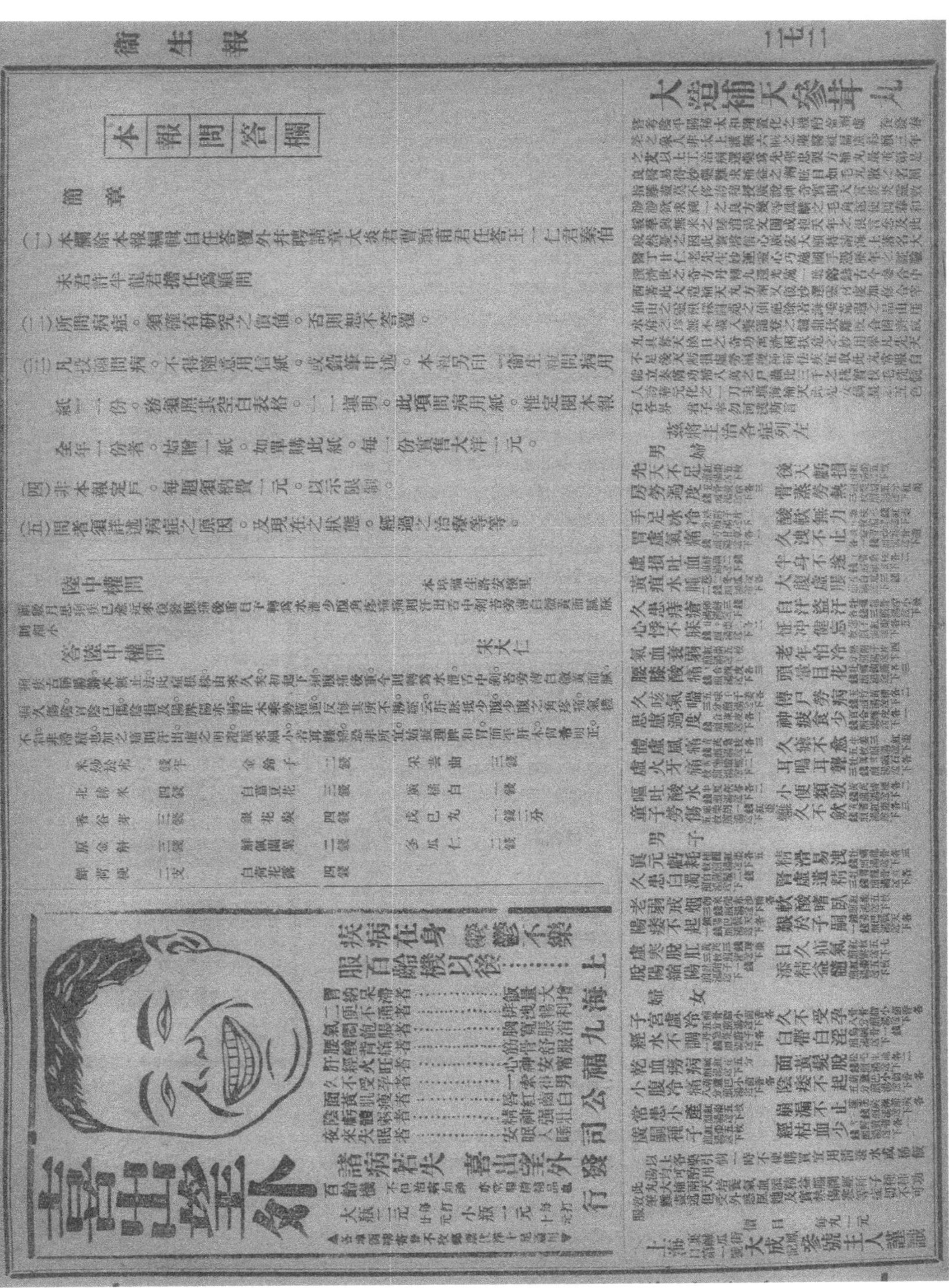

本報問答欄

簡章

(一)本欄除本報編輯自任答覆外幷聘請章太炎君曹穎甫君任荅王一仁君秦伯未君許半龍君擔任爲顧問

(二)所問病症。須確有研究之價值。否則恕不荅覆。

(三)凡投函問病。不得隨意用信紙。或鉛筆申述。本報另印「衛生報問病用紙」一份。務須照其空白表格。一一塡明。此項問病用紙。惟定閱本報全年一份者。始贈一紙。如單購此紙。每一份實售大洋一元。

(四)非本報定戶。每題須納費一元。以示限制。

(五)問者須詳述病症之原因。及現在之狀態。經過之治療等等。

陸中權問

本埠福生路安懷里

新發月患痢疾已愈近來復發腹痛後重且下轉爲水泄少腹角疼痛痛則汗出舌中剝苔旁薄白微黃而膩脈則細小

答陸中權問

朱大仁

痢疾古稱腸澼。本無止法。此症根株。由來久矣。初起下痢。腹痛後重。今則轉爲水泄。舌中剝苔旁薄白微黃而膩。痢久傷陰。胃陰已傷。陰損及陽。脾陽亦弱。肝木乘勢橫逆。反侮其所不勝。經云。肝脉抵少腹。少腹之角疼痛。氣機不和。非滯積也。加之痛則汗出。虛之明證。脈來細小。若再纏綿。恐非所宜。姑擬理脾和胃而平肝木。尙希明正。

米炒於朮	錢半	金鈴子	二錢
北秫米	四錢	白扁豆花	三錢
香谷芽	三錢	銀花炭	四錢
原金斛	三錢	鮮佩蘭葉	二錢
鮮荷梗	二支	白荷花露	四錢
采芸曲	三錢		
廣橘白	一錢		
戊已丸	一錢二分		
冬瓜仁	二錢		

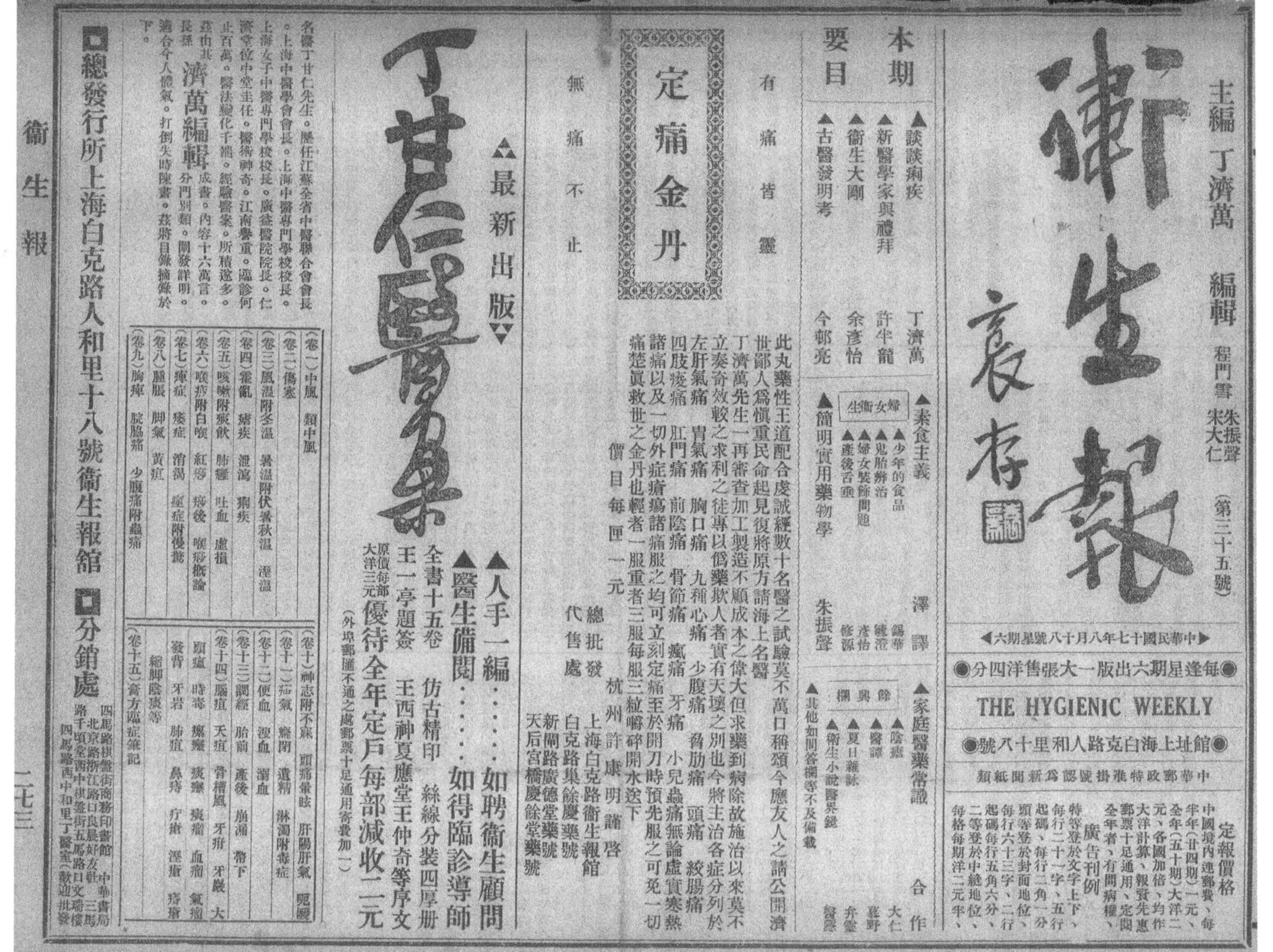

衛生報

主編 丁濟萬
編輯 程門雪 朱振聲 宋大仁
（第三十五號）
中華民國十七年八月十八號星期六
每逢星期六出版一大張售洋四分
THE HYGIENIC WEEKLY
館址上海白克路人和里十八號
中華郵政特准掛號認為新聞紙類

定報價格
中國境內連郵費、每半年(廿四期)一元、全年(五十期)大洋二元、各國加倍、均作大洋計算、報費先惠、郵票十足通用、定閱全年者、有問病權、

廣告刊例
特等登於文字上下、每行二十一字、五行起碼、每行二角一分、頭等登於封面地位、每行六十三字、二行起碼、每行五角六分、二等登於中縫地位、每格每期洋二元半、

本期要目
▲談談痢疾 丁濟萬
▲新醫學家與禮拜 許半龍
▲衛生大團 余彥怡
▲古醫發明考 今郁亮
▲素食主義
婦女衛生 ▲少年的食品 ▲鬼胎辨治 ▲婦女裝飾問題 ▲產後舌垂
▲簡明實用藥物學 朱振聲
譯 錫華 鏡澄 彥怡 修源 澤譯
▲家庭醫藥常識 合作 大仁
餘興欄 ▲除瘧 ▲醫譯 ▲夏日雜詠 ▲衛生小說醫界鏡
▲其他如問答欄等不及備載

定痛金丹

有痛皆靈 無痛不止

此丸藥性王道配合虔誠經數十名醫之試驗莫不萬口稱頌今應友人之請公開濟世鄙人為慎重民命起見復將原方請海上名醫丁濟萬先生一再審查加工製造不顧成本之偉大但求藥到病除故施治以來莫不立奏奇效較之求利之徒專以偽藥欺人者實有天壤之別也今將主治各症分列於左 肝氣痛 胃氣痛 胸口痛 九種心痛 少腹痛 脅肋痛 絞腸痛 四肢痠痛 肛門痛 前陰痛 骨節痛 瘋痛 牙痛 頭痛 小兒蟲痛 無論虛實寒熱諸痛以及一切外症痛瘍諸痛服之均可立刻定痛至於開刀時預先服之可免一切痛楚真救世之金丹也輕者一服重者三服每服三粒嚼碎開水送下

價目每匣一元

總批發 上海白克路衛生報館
代售處 白克路集餘慶藥號 新閘路廣德堂藥號 天后宮橋慶餘堂藥號
杭州許康明謹啟

丁甘仁醫案

▲最新出版▲

▲人手一編……如聘衛生顧問
▲醫生備閱……如得臨診導師

全書十五卷 仿古精印 絲線分裝四厚冊
王一亭題簽 王西神夏應堂王仲奇等序文
原價每部大洋三元 優待全年定戶每部減收一元
（外埠郵匯不通之處郵票十足通用寄費加一）

名醫丁甘仁先生。歷任江蘇全省中醫聯合會會長。上海中醫學會會長。上海中醫專門學校校長。上海女子中醫專門學校校長。廣益醫院院長。仁濟堂位中堂主任。醫術神奇。江南舉重。臨診何止百萬。醫法變化千端。經驗醫案。所積遂多。茲由其長孫濟萬編輯成書。分門別類。闡發詳明。內容十六萬言。適合今人體氣。打倒失時陳書。茲將目錄摘錄於下。

(卷一)中風 類中風
(卷二)傷寒
(卷三)風溫附冬溫 暑溫附伏暑秋溫 溼溫
(卷四)霍亂 瘧疾 泄瀉 痢疾
(卷五)咳嗽附痰飲 肺癰 吐血 虛損
(卷六)喉痧附白喉 紅痧 痧後 喉痧概論
(卷七)痺症 痿症 消渴 痙症附慢驚
(卷八)腫脹 腳氣 黃疸
(卷九)胸痺 脘脇痛 少腹痛附蟲痛
(卷十)神志附不寐 頭痛暈眩 肝陽肝氣 呃噦
(卷十一)疝氣 癃閉 遺精 淋濁附帶症
(卷十二)便血 溲血 溺血
(卷十三)調經 胎前 產後 崩漏 帶下
(卷十四)腦疽 天疽 骨槽風 牙疳 牙巖 大
頸瘟 時毒 瘰癧 痰瘤 血瘤 氣瘤
發背 牙岩 肺疽 鼻痔 疔瘡 溼瘡 痔瘡
縮腳陰痰等
(卷十五)膏方 臨症筆記

總發行所上海白克路人和里十八號衛生報館
分銷處 四馬路棋盤街商務印書館 中華書局 北京路浙江路口良友社 三馬路千頃堂 西中棋盤街五馬路口文瑞樓 四馬路西中和里丁醫室 歡迎批發

衛生報 二七三

夏令衛生新篇

宋愛人

（三）謹慎飲食以清潔胃腸之宿滯

天地一大鎔爐也。人生一小天地也。自其小者而觀之。則吾人寄身天地。如滄海之一粟。自其大者而觀之。則人稟天地以生。其生雖然小。蓋人墨客其氣足以貫長虹。其事足以轉古今。而人之生。靈與天地間自然界之物質變化。又莫不息息相關。聯爲一片。是天人本一致也。天地間自然界之變化。春暖而秋涼。冬寒而夏熱。而四季遷以夏令之變化最爲複雜。六氣之說。創自中醫。而實則與現在之科學不相背。且足以互相闡發也。（說理詳見醫界春秋叢書第一集拙著心農先生著述之『新詳推原陰陽五行六氣是科學』中）惟夏令則地之濕氣。從下而上蒸。天之熱氣。從上而下蒸。上下交蒸。人居於中。已覺不堪。益以若悶而又風塵燥火之雜氣。以相爲乘。穢惡臭惡之氣。以相與鬱蒸。則人類臟外之侵害。有實甚於洪水猛獸者。惟其雜氣鬱蒸已久。於是天空中空氣彌漫。濁氣瀰漫。化爲微菌。飛揚瀰漫。爲時疫之媒介。爲人類之大敵。於是欲求人類之生存者。則衛工之防禦。有不可緩者矣。

防禦之法。莫妙於衛生。而衛生有關於社會主義者。有關於個人主義者。所謂社會主義者。大致如開闢公園。廣植森林。清潔市井。改爲宣傳。居無擁擠。處無濁流。昔木無息。應之變。人民無夭亡之患。能如是。則人間之醜態盡消。而天空之濁氣自然失其憑藉。則空氣轉爲新鮮。微菌自然消滅。不惟免疫且足永年。依社會衛生而能創新。徹底主持永久。則確有挽回造化之功能。變悲苦惱醜不堪之世界一轉移而爲光明清潔快活之世界也。然欲竟此全功。尚須少待時日。於是不得不求其次焉。乃退而人衛生之事宜。且爲夏令時疫之防禦。苟能廣爲宣傳。華相研求。其功亦不在社會衛生之下。

所謂個人衛生者。如聲色。嗜慾。衣服。居住。隨處皆須注意。今請略述飲食之適合於衛生者。飲食爲人類之營養料。飲食之制。太過不及。皆非衛生所宜。近日衛生家。莫不主持素食。其說理不尚。當不踏迷信。而一以最新的科學的學說爲衛生之首要。良以食料之所以足供吾人之營養資料者。皆提取其精力。精力之充富。莫蘇維他命（以精力之原有份子）悉從陽光所自出。惟植物則承雨露之滋。日受陽光之照。而其吸收也最爲充富。故其中含有蛋白質。糖質。鹽質。脂肪質。等俱備。且最爲純潔。植物之中。要以豆麥爲最佳。而以豆餅製成之醬。黃豆蓄成之豆腐等。於素食中皆爲上品。惟肉類則大不然。

食料之最不宜於衛生者。莫如豕類。而普通社會之食料。又適以豕類爲大宗。肉類有纖微之寄生蟲。繁以人目所不能見。而實即胃腸病肺病之大半皆肇於此中。特豕且夏月之窒扶斯菌。亦有寄生於豕類者。而尤以條蟲爲繁。條蟲爲肺病之一。而其造成肺癆至易蔓延。尤其甚者。肉類之有腐化性。質食之能令原有清潔之血液。轉爲混濁。久之而迎肝加里性之毒質。能必因腐化食料之發酵溫於肉類腸而至於完全衰敗。使人類失抵抗之能力。殷毒菌以殺人之利刃。此最爲可危者也。故素食與肉食比較之。肉食者血液濁。易罹瘋病。素食者血液清。富有抵抗力。肉食者神經遲鈍。體必肥而肌肉鬆無彈力。素食者思想敏捷。而頭腦靜。體健康。筋肉富有彈力。肉食者脂肪太鬆。故其情慾熾。遺而生殖力又極爲薄弱。素食者精氣內充。其情慾清淡。而生殖力又極爲強固。肉食者持久力缺乏。

衛生大綱（續）

余彥怡

凡吾人所食之物。須適當而止。不可過多。因食物之用。在於供給身體之滋養料及補助能力。故食物須達此目的而止。且過多能使消化器受意外之勞動。於身體有損無益也。惟用力或作適當運動之人。飲食應稍多。但須聽其自然。總之食物須有一定之時間。未至其時。不當亂食。則消化器得勞逸得當。且免過勞之患。

（四）食物應細嚼而後下嚥。

吾人之生齒。所以備咬嚼之用。可知消化之第一步爲將食物切成小塊。所以使於細嚼。而與口中唾液相和。且能下嚥後。亦易與胃液相和而消化。得以敏速。是故吾人食物。萬不可急促。須緩緩細嚼。而後下嚥。此雖小事。關係衛生實大。不可不知也。

（五）勞動或出汗之後不可進膳。

我人勞動之後。不可即行進膳。因食物之消化器。須由神經指揮。勞動之後。神經亦被乏。若即行進膳。則須強勞神經。不能於神經有益。且消化作用亦不完善。出汗後則體中水量缺少。胃液亦不能如尋常發生之易。若即行進食。則有不易消化之患。故爲衛生計。吾人每日飲水頗多。而當大熱時。則以稍減食量爲宜。

（六）進膳後不宜用腦及運動。

吾人膳後若遽用腦。則於消化不甚相宜。因消化作用。須需多量之血液。若膳後用腦。則多量之血必移於頭部。中而消化力因以不足。又膳後不宜遽作運動。若亦係此理。蓋運動時節肉中需要多量之血液。致消化力不足也。

除上述數節之外。尚有數種注意之點。因限於篇幅。故不贅。總之果能如是行之者。則健康可易如反掌。而衛生之道盡矣。（完）

古醫發明考

日本今井豐澤著　無錫周小農節譯

製礬之法。創見於周禮天官瘍醫。鄭玄注云。五毒五藥之有毒者。今醫方有五毒之藥。作之合黃堥。置石膽丹砂雄黃礬石磁石其中。燒之三日三夜。其煙上著。以雞羽取之。以注創惡肉破骨則盡出。此即輕粉銀朱之始生。

生乳之訛。塗外傅能殺虫。其末久炙。內服之則以中藏毒。明月丹爲粉。本草圖經曰。蔡游求銀爲輕粉。劉醫宗下膈。最爲要藥。惡方在指方皆用輕粉。遂元戍醫學綱目而非。稱其效。李時珍曰。水銀乃至陰毒物。因火煅丹砂而出。加以鹽礬煉而爲輕粉。加硫黃升而爲銀朱。輕飛靈變。化純陰爲燥烈。其性走而不守。善劫痰涎。消積滯。故水腫風痰濕熱毒瘡。皆被劫。從齒齦而出。邪鬱爲之暫開。而疾亦因以愈。若服之過劑。或不得法。則毒氣被竄入經絡筋骨。莫之能出。痰涎既去。血液耗亡。筋骨失所養。營衛不從。變爲筋攣骨痛。發爲癰腫疳漏。或手足皸裂。蟲癬頑痹。經年累月。遂成廢痼。其害無窮。而士所嬰疾於此。世眾加羅護兒等與輕粉。往往死亡。今試之遺禍於後世。神效靈藥非仙藥所及。使當局慎疾。收功於數旬之間。可謂奇特者。但用之須慎。不失其機矣。

附製輕粉法

水銀（一兩）白礬（二兩）食鹽（一兩）

右三味同研。不見星。鋪於鐵器內。以小烏盆覆之。篩竈灰鹽水和。封固盆口。用炭火煅二炷香。取開。則粉上附於盆。而其白如雪。（今世製法分量不與古法同。蓋從簡便也）又按日本紀。

元明天皇和銅六年。伊勢國始獻水銀粉。今藥舖所賣者。亦出於勢州射和製生汞乳法。

詳見於黴瘡秘錄。然其法迂曲。後學不易通曉。蓋館氏奇其術。乃老友尾泰士傳其訓餘秘法。簡爲簡易。因錄之於左

消石（十六錢）　礬石（十二錢）　綠礬（十八錢）

食鹽（三錢）　青鹽（三錢五分用戎鹽）　鹽皓（二錢五分用滷水蒸發鹽水日乾爲末）　礬石（三錢火煅爛爲度）　水銀（十二錢）

右八味各研爲末。合入水銀。鐵用淬器搗數千杵。以不見星爲度。安放瓦器中。（即今瓦盆）向底附著。乃蓋之。鋼線縛之。鹽泥固封。曬過五旬。倒器埋之地中。底出地寸許。加火其上。用炭薪三斤。炭盡起器。待火氣消。除封。乳滴著蓋。其狀如英針。取出聽用。

（評）藥限水銀合方。於內服之際。恰如吾人所欲言。上海蒼門張伯生命多矣。用者慎之。

熨法

溫散凝塞。通暢血氣。是熨法之所主。故古昔於灸代用。拘急攣縮。痛滯不仁。凡係血氣之凝結者。一切用之。血氣形志篇曰。形苦志樂。病生於筋。治之以熨引。（註云。熨謂藥熨。引謂導引。）壽夭剛柔篇曰。寒痺之爲病也。留而不去。時痛而皮不仁。以藥熨之。用淳酒二十升。蜀椒一升。乾薑一斤。桂心一斤。凡四種。皆㕮咀。漬酒中。用棉絮一斤。細白布四丈。並內酒中。置酒馬矢熅中。蓋封塗。勿使泄。又刺節真邪篇曰。治厥者。必先熨調和其經。掌與腋。肘與腳。項與脊。以調之。火氣已通。血脈乃行。扁鵲傳號太子尸厥。爲五分之熨。見於史記本傳中。又熨曰。宜蒸熨而不蒸熨。則令人冷氣潛伏。漸成痹厥。不當蒸熨而蒸熨。則使陽氣偏行。陰氣內聚。千金及翼方外臺。載熨諸方。悉用蔥白熨斗下。又用蒸豆熨前後心。或炒鹽醋灰赤小豆玄參爲熨。斷方又有熨白炭熨卸風方。書醫以爲溫熨。必瘀即效。畏冷露熨法。

（評）蓋者溫散凝塞。通暢氣血二句。足明熨法之宜。治痛兼用。不無小補。偏風火熨熱搏絡熨之益反加甚。

衛生報　二七五

欲長壽者請注意

素食主義

澤譯

飲食之道。不徒肆夫口腹之慾。貴乎養生也。吾人所食。宜取其精力之富者。顧精力爲陽光所自出。得陽光之熱。能吸收其精力者。厥維植物。是故攝熱蘊精。莫富於種子果實也。其所蓄之精力。無不具有澱粉。蛋白質。糖質。鹽質。脂肪等。惟植物之脂肪及蛋白質與動物大異。蓋動物之脂肪及蛋白質。均有礙於消化也。最適宜於消化者。特卵及植物之蛋白質耳。穀類等物。皆含有之。而豆類獨富。蔬菜含蛋白質甚少。果類則除胡桃外則無之。屬於動物者。則以卵爲最多矣。至於其他動物之蛋白質。非獨不宜於消化。且已組織成機關之用。養育之生機。不具於人體。毫無裨益。於此可見動物之蛋白質與植物之蛋白質。其新陳優劣。顯然甚明。矧食物宜取其新潔者。天地生長植物。足供養生。又焉取彼陳腐無益之肉食耶。

動物性陳腐之食物。既不宜於消化。則吾人之食物。當求之於植物性無疑義矣。雖然。植物中亦有不可食者。要以各種顆粒之穀物及種子果實爲最適。若夫肉食則於人之齒牙及胃。均極不宜。食之者以西洋民族爲最著。吾國素以農食爲主。今乃謬從陋俗。取有害之肉食。距非大惑。植物中之莖與葉。多纖維質。食之亦有妨於消化。與肉相等。世謂肉食於消化無礙者。乃爲故常之醫學陋說所蔽也。蓋肉食者。其所食之肉。於胃中潮溱其液。致體積縮小。其液迴漱腹中隙地。似覺腹內空虛。飢腸欲鳴。實則非消化也。既縮之後。篩成渣滓。排洩而去。故肉食之營養分。足以滋養人體者甚少也。動物之油。亦不宜食。蓋油類在胃中。浮遊於上。與食物不相水乳。膠黏胃壁。妨胃液之分泌。其留滯在口內者。猶礙唾液與澱粉之溶化。爲消化之梗也。

夫人之生活。賴於食物。不食則不能生。雖然。食物之良者。固能生人。其惡者亦能殺人也。是以吾人應何食而後有益無害。斯固不可不詳加審慎。而知所去取也。吾人之所宜食者。不外蔬果穀類。其所不宜食者。則肉類是也。

吾人之所以肉食者。其意亦不外攝取肉中之營養分也。然肉之營養分。固較他種食物爲少。且渣滓多而消化難。毒物之侵入亦甚易。肉食既多。渣滓則易於腐敗。能遲鈍人之精力。甚至月臻於衰弱。是肉食者欲求益而反損之。殊可憫焉。

世人多嗜肉食。曾不一究其利害。大凡通常食肉中。皆含有一種疲毒。此疲毒當畜類死亡之際而生。即使殺一壯碩無病之牲。於其將死未死間。亦能生此種疲毒。人食之必爲大患。故肉食一事。洵有損而無益。肉食者鄙。前哲所言。近世宗教家與教育家。日講道德倫理。自謂救世度人。而於飲食問題。未聞以肉食爲戒。何其謬耶。

考近世多數學者之說。均謂肉滯及肉之腐壞物質。在胃腸內不具白血球。且能敗血液中之亞爾加里性。白血球與亞爾加里性。有滅菌之本能。今既無此。則人體內無抗毒之具。是不宜肉食之證也。據英倫調查市民死亡率。視村舍爲多。以村舍人肉食者少於市人也。此又一肉食不宜之證也。

人與動物之病。能互相傳染。實例甚多。如縧蟲病。肺病等。爲傳染病之最重者。世人但知縧蟲出自豕肉。不知由牛肉而來者不少。如美國調查統計表。人之縧蟲病。其原因於牛肉者。居十之九。而牛之有肺病者復夥。故人之肺病從食牛肉而得者亦甚多。美國所驗之牛。甚至有半數罹肺病者。吾國尚無此等檢驗。而牛之病者必不少於美國。惜皆盲冥而不之見耳。虎列拉中有一種名豚虎列那者。則又明其病出於豚肉矣。食肉者可投也。

近世又有風行一時之罐頭肉食。更不堪其惡。啓封數小時輒變敗。易成毒質。食之輕則病。重至殺人。而其毒無異色臭味。人不之覺。每受其害。

英國之痛風症。向謂酒毒所致。今則知其生於肉矣。又飲茶食肉。能致腎臟炎症腫症。亦原因於豚肉。緣肉食能弱人體反抗癌腫之力故也。抑肉食者能使體中尿酸增加。血行遲鈍。失其向腦循環之常態。則癲癇症於是而起。人果能將葷肉二者屏去。則尿酸不增。而癲症可治也。肉食之於人。既無養生之益。且爲介病之媒。而嗜嗜者方甘嗜之。以爲非此不飽。迨食肉受毒。償間接之穀業。始幡然悟肉食之非。抑亦晚矣。

吾人主張素食。既可養生。且免毒害。素食云者。非惡草具之謂。乃取天然真味。鮮潔甘美。有足資生者焉。吾國民食。素以穀粒爲主。垂數千載於茲矣。惟近日據學者之研究。以爲長食米。能致脾氣症。然此指米之過白者而言。若食彼稍糙之白米。則無此患。且每食宜以豆麥補助之。甚佳。醬、醬油、豆、豆腐。其功效視卵爲勝。一合之豆。其營養分可敵肉雞及二兩。其他爲牛所無之營養分。豆乃悉備之。豆之皮殼。食之健胃益精力。豆腐之養分固甚多。其未下鹽滷或石羊凝固者。曰豆腐漿。用代牛乳。更有奇效。

按以上皆係最新的衛生學說。可見佛制食肉。亦不僅戒殺。乃深合乎衛生也。

簡明實用藥物學

朱振聲

黃耆　味甘微溫　入於脾肺

補肺氣而實皮毛　肺內主全身之氣。而外合於皮毛。人一呼一吸。則玄府一開一閉。肺氣虛則皮毛失衛外之權。邪易乘虛而入。炙黃芪走中焦。甘溫補脾。生津益氣。脾氣散精。上歸於肺。輸氣於皮毛。則腠理緻密。

斂汗托瘡　汗本心之液。故外出有形之汗。即體內無形之津液與氣也。是故汗出過多。即傷津液與氣。陽氣虛。失於外護。不能固心液。則汗外泄。所謂陽虛自汗是也。黃耆皮走外表。補肌膚之衛氣。使皮毛充實。則汗無外出之路。外科無論癰疽。腫硬數月。殰塊不消。膿亦不潰。是正氣虛餒。托化無能。黃芪生用。補而不膩。培養正氣。消未成之膿。托已成之毒。

譚少雲畫歲朝圖

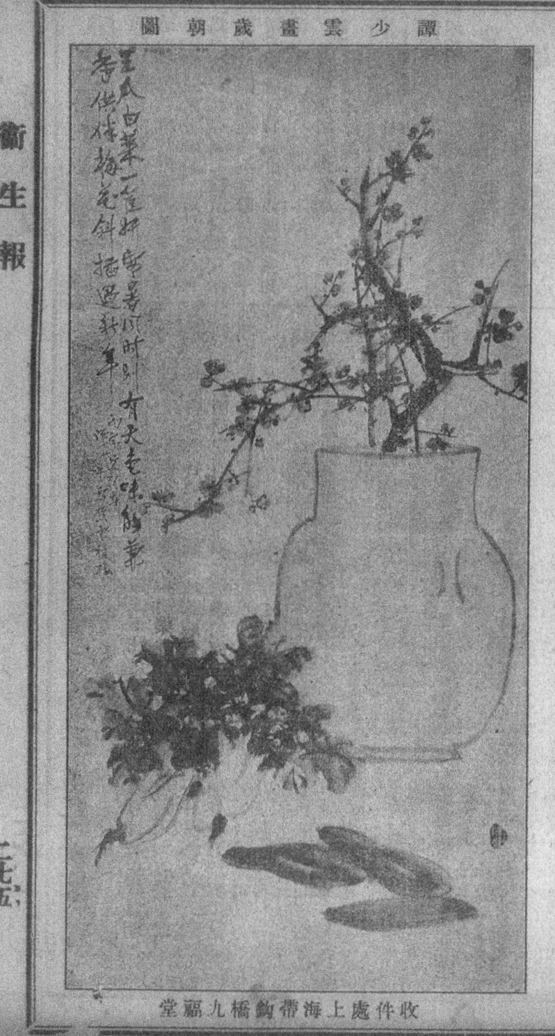

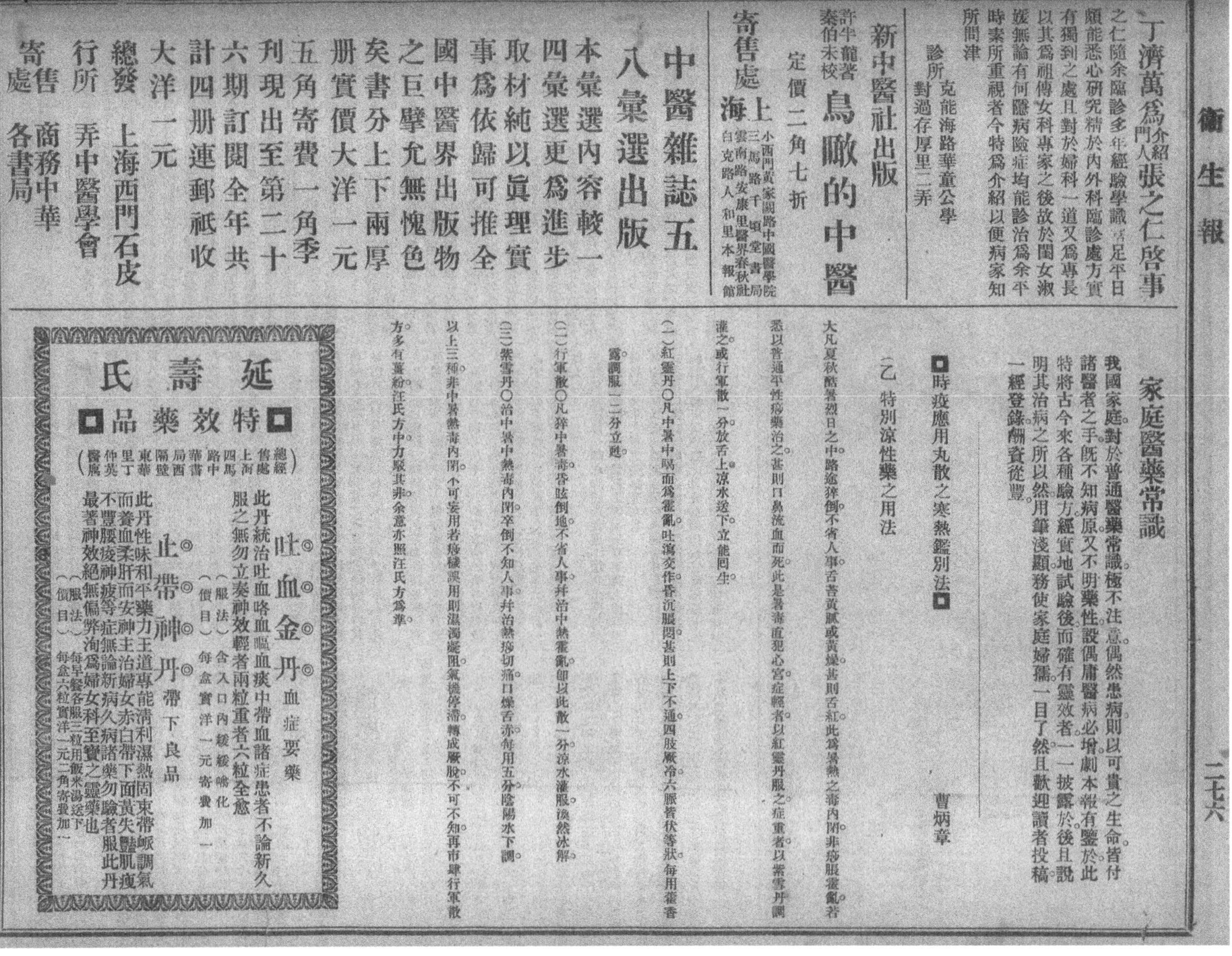

丁濟萬為門人介紹張之仁啓事

之仁隨余臨診多年。經驗學識。尚足。平日頗能悉心研究。精於內外科。臨診處方。實有獨到之處。且對於婦科一道。又為專長。以其為祖傳女科專家之後。故於閨女淑媛。無論有何隱病險症。均能診治。為余平時素所重視者。今特為介紹。以便病家知所問津。

診所　克能海路華童公學對過存厚里二弄

新中醫社出版

許半龍著　秦伯未校

烏瞰的中醫

定價二角七折

寄售處　上海　小西門黃家闕路中國醫學院　三馬路千頃堂書局　雲南路安康里醫界春秋社　白克路人和里本報館

中醫雜誌五八彙選出版

本彙選內容較一四彙選更為進步。取材純以眞理實事為依歸。可推全國中醫界出版物之巨擘。允無愧色矣。書分上下兩厚冊。實價大洋一元五角。寄費一角。季刊現出至第二十六期。訂閱全年共計四冊。連郵祇收大洋一元。

總發行所　上海西門石皮弄中醫學會

寄售處　商務中華各書局

家庭醫藥常識

曹炳章

我國家庭。對於普通醫藥常識。極不注意。偶然患病。則以可貴之生命。晋付諸醫者之手。既不知病原。又不明藥性。設偶庸醫病。必增劇。本報有鑒於此。特將古今來各種驗方。經實地試驗後。而確有靈效者。一一披露於後。且說明其治病之所以然。用筆淺顯。務使家庭婦孺。一目了然。且歡迎讀者投稿。一經登錄。酬資從豐。

■時疫應用丸散之寒熱鑑別法■

（乙）特別涼性藥之用法

大凡夏秋酷暑烈日之中。路途猝倒。不省人事。舌苔黃膩。或黃燥。甚則舌紅。此為暑熱之毒內閉。非痧脹霍亂。若悉以普通平性痧藥治之。甚則口鼻流血而死。此是暑毒直犯心宮。症輕者以紅靈丹服之。症重者以紫雪丹調灌之。或行軍散一分。放舌上。凉水送下。立能回生。

（一）紅靈丹〇凡中暑中暍而為霍亂。吐瀉交作。昏沉服悶。甚則上下不通。四肢厥冷。六脈皆伏等狀。每用藿香露調服一二分立甦。

（二）行軍散〇凡猝中暑毒。昏眩倒地。不省人事。并治中熱霍亂。即以此散一分。涼水灌服。渙然冰解。

（三）紫雪丹〇治中暑中熱。毒內閉。卒倒不知人事。并治熱痧切痛。口燥舌赤。每用五分。陰陽水下調。

以上三種。非中暑熱毒內閉。不可妄用。若痧穢誤用。則濕濁凝阻。氣機停滯。轉成厥脫。不可不知。再市肆行軍散方。多有羼紛。汪氏方中力駁其非。余意亦照汪氏方為準。

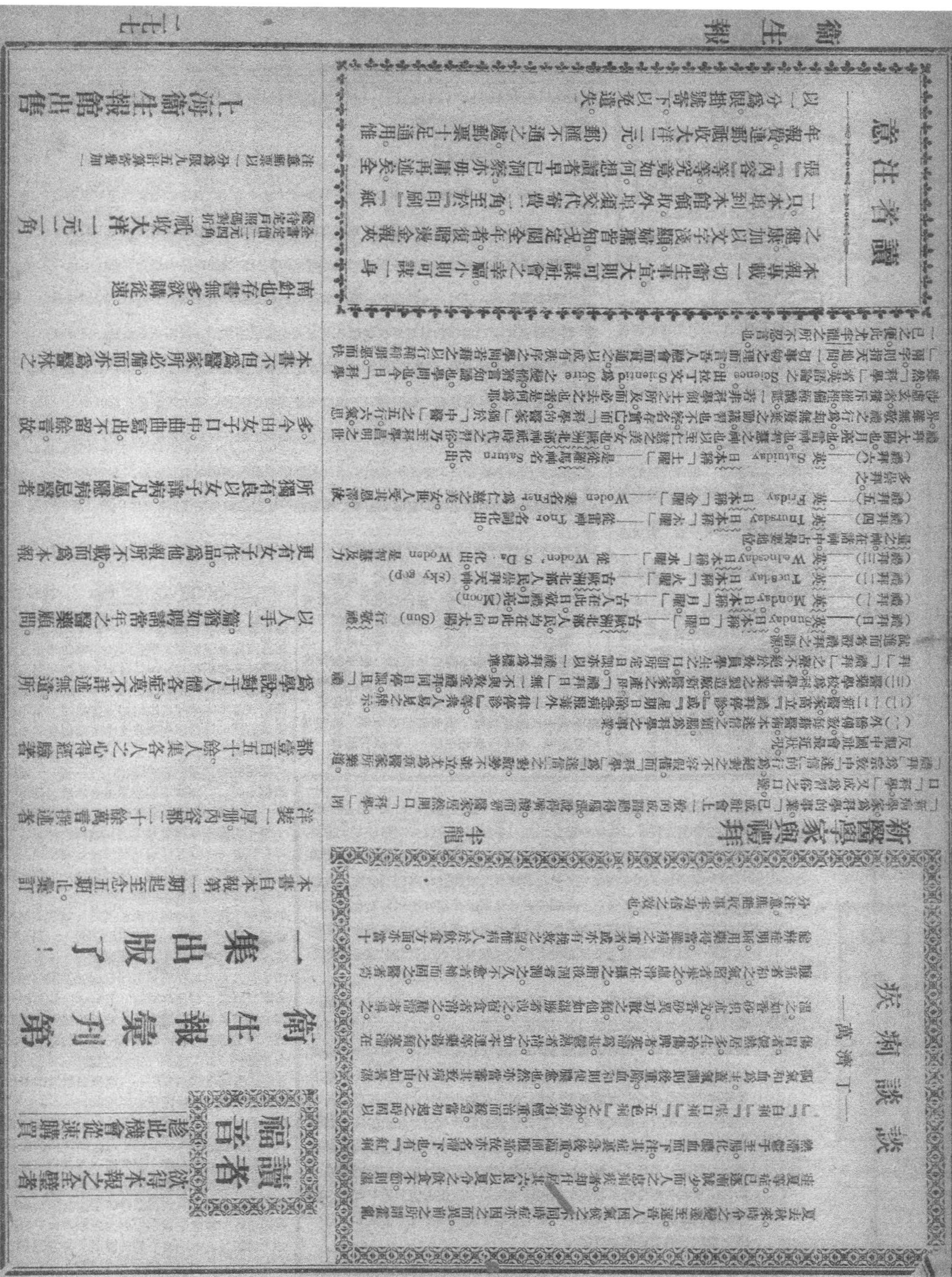

讀者注意

本報專載一切衛生事宜。大則可謀社會之幸福。小則可謀一身之健康。加以文字淺顯。婦孺皆知。況定閱全年者。復贈送全報夾一只。本埠到本館領取。外埠須交代寄費一角。至於印刷紙張『內容』等究竟如何。想讀者早已洞察。亦毋庸再述矣。全年報資連郵祇收大洋二元（郵匯不通之處。郵票十足通用。惟以一分為限）掛號寄下。以免遺失。

新醫學家與禮拜

半龍

[illegible]

疾痢談

——萬濟丁——

夏去秋來。時令之變遷至速。吾人因氣候之不同。時症亦因之而異。前之所謂霍亂疰夏等症。已逐漸減少。而人之患痢疾者。卻什居其六。良以夏令之飲食不節。則濕熱鬱于腸。化膿血而下。往往其症裏急後重。腹痛頻頻。故亦名滯下也。有『紅痢』『白痢』『噤口痢』『五色痢』之分。病有輕重。治有緩急。當初起之時。固以調氣和血為主。蓋氣調則後重除。血和則便膿愈也。然亦當審其致病之由。如暑濕傷胃者。[illegible]溫之。如香砂枳朮丸。香砂平胃散之類。他如濕勝者滲之。宿食者消之。積滯者導之。腹痛者和之。氣陷者舉之。虛滑在攝之。脂液涸者潤之。久不愈者。補而固之。醫者苟能辨症明晰。用藥得當。雖病之重者。亦有挽救之望。惟病人於飲食方面。亦當十分注意。庶能收事半功倍之效也。

衛生報彙刊第一集出版了！

本書自本報第一期起至念五期止彙訂。洋裝一厚册。內容都二十餘萬言。撰述者都壹百五十餘人。集各人之心得經驗著為學說。對于人體各症。莫不詳述無遺。所以人手一篇。猶如聘請常年之醫藥顧問。更有女子作品。為他報所不載。而為本報所獨有。良以女子諱病。凡屬隱病忌醫者多。今由女子口中曲曲寫出。不留餘蘊。故本書不但為醫家所必備。而亦為醫林之南針也。存書無多。欲購從速。

全書定價二元四角 現為優待定戶照碼對折 祇收大洋一元二角

注意 郵票以一分為限 九五計算 寄費加一

讀者福音 欲得本報之全璧者 趁此機會從速購買

上海衛生報館出售

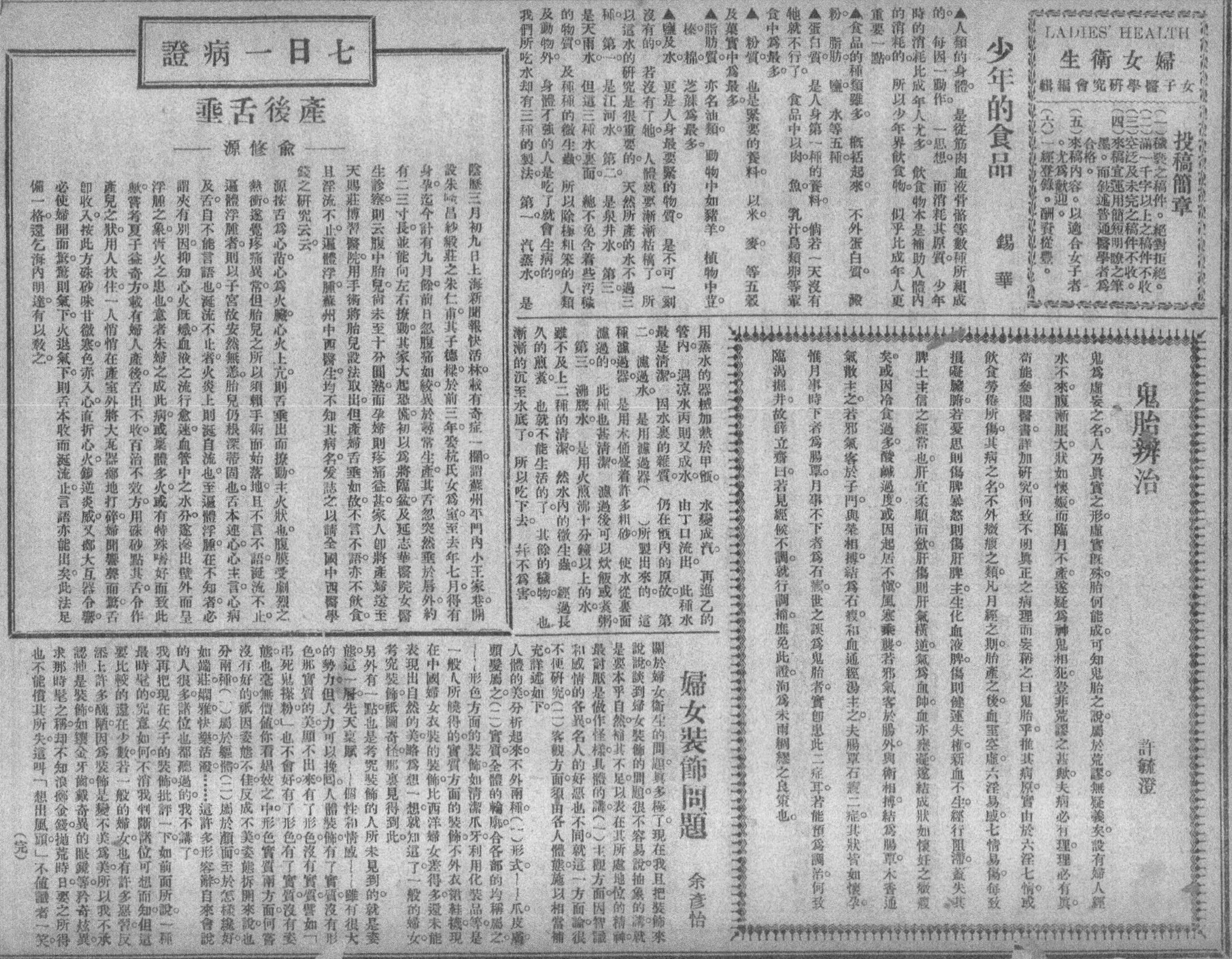

LADIES' HEALTH

婦女衛生

女子醫學研究會編輯

投稿簡章

(一)穢褻之稿件。絕對拒絕。
(二)滿一千字以上之稿件不收。
(三)空泛及未完之稿件不收。
(四)來稿宜運用簡短明瞭之筆墨。而宜敘述普通醫學者為合格。
(五)來稿內容。以適合女子者尤為歡迎。
(六)一經登錄。酬資從豐。

少年的食品

錫華

▲人類的身體。是從筋肉血液骨骼等數種所組成的。每因一動作。一思想。而消耗其原質。少年時的消耗比成年人尤多。飲食物本是補助人體內的消耗的。所以少年界飲食物。似乎比成年人更重要一點。

▲食品的種類雖多。概括起來。不外蛋白質。澱粉。脂肪。鹽。水等五種。

▲蛋白質。是人身第一種的養料。倘若一天沒有牠就不行了。食品中以肉。魚。乳汁。鳥類卵等輩食中為最多。

▲粉質。也是緊要的養料。以米。麥。等五穀及菓實中為最多。

▲脂肪質。亦名油類。動物中如豬羊。植物中荳。榛。棉。芝蔴為最多。

▲鹽及水。更是人身最要緊的物質。是不可一刻沒有的。若沒有了牠。人體就要漸漸枯槁了。所以這水的研究是很重要的。天然所產的水不過三種。第一。是天雨水。第二。是江河水。第三。是泉井水。但這三種水裏面。總不免含着些污穢的物質。及種種的微生蟲。所以除極粗笨的人類及動物外。身體不強的人是吃了就會生病的。我們所吃水却有三種的製法。第一。汽蒸水。是用蒸水的器械加熱於甲甑。水變成汽。再進乙的管內。遇涼水丙則又成水。由丁口流出。此種水最是清潔。因水裏的雜質。仍在甑內的原故。第二。濾過水。是用濾過器( )所製出來的。這種濾過器。是用木桶盛着許多粗砂。使水從裏面濾過的。此種也甚清潔。濾過後可以炊飯或烹粥。第三。沸騰水。是用火煎沸十分鐘以上的水。雖不及上二種的清潔。然水內的微生蟲。經過長久的煎煮。也就不能生活的了。其餘的穢物。也漸漸的沉至水底了。所以吃下去。並不為害。

鬼胎辨治

許鎮澄

鬼為虛妄之名。人乃真實之形。虛實既殊。胎何能成。可知鬼胎之說。屬於荒謬無疑義矣。設有婦人經水不來。腹漸脹大。狀如懷娠。而臨月不產。遂疑為神鬼相犯。豈非荒謬之甚歟。夫病必有理。理必有真。苟能參閱醫書。詳加研究。何致不明真正之病理。而妄稱之曰鬼胎乎。推其病原。實由於六淫七情。或飲食勞倦所傷。其病之名。不外癥瘕之類。凡月經之期。胎產之後。血室空虛。六淫易感。七情易傷。每致損礙臟腑。若憂思則傷脾。暴怒則傷肝。脾主生化血液。脾傷則健運失權。新血不生。經行阻滯。蓋失其脾土主信之經常也。肝宜柔順而欲。肝傷則肝氣橫逆。氣為血帥。血亦瘀凝。遂結成狀如懷妊之癥瘕矣。或因冷食過多。酸鹹過度。或因起居不慎。風寒乘襲。若邪氣客於腸外。與衛相搏。結為腸覃。木香通氣散主之。若邪氣客於子門。與榮相搏。結為石瘕。和血通經湯主之。夫腸覃石瘕二症。其狀皆如懷孕。惟月事時下者為腸覃。月事不下者為石瘕。世之誤為鬼胎者。實即患此二症耳。若能預為調治。何致臨渴掘井。故薛立齋曰。若見經候不調。就行調補。庶免此證。洵為未雨綢繆之良策也。

七日一病證

產後舌垂

——俞修源——

陰歷三月初九日上海新聞報快活林。載有奇症一欄。謂蘇州平門內小王家巷開設朱時昌紗緞莊之朱仁甫其子德樑。於前三年娶杭氏女為室。至去年七月。得有身孕。迄今計有九月餘。前日忽腹痛如絞。異於尋常。生產。其舌忽突然垂於唇外。約有二三寸長。並能向左右撩動。其家大起恐慌。初以為將臨盆。及延志華醫院女醫生診察。則云腹中胎兒尚未至十分圓熟。而孕婦則疼痛益甚。家人即將產婦送至天賜莊博習醫院。用手術將胎兒設法取出。但產婦舌垂如故。不言不語。亦不飲食。且涎流不止。遍體浮腫。蘇州中西醫生。均不知其病名。爰誌之以請全國中西醫學錢之研究云云。

源按。舌為心苗。心為火臟。心火上亢。則舌垂出而撩動。主火狀也。腹膜受劇烈之熱衝。遂覺疼痛異常。但胎兒之所以須賴手術而始落地。且不言不語。涎流不止。遍體浮腫者。則以子宮故安然無恙。胎兒仍根深蒂固也。舌本連心。心主言。心病及舌。自不能言語也。涎流不止者。火炎上則涎自流也。至遍體浮腫。在不知者。必謂夾有別因。抑知心火既熾。血液之流行愈速。血管中之水分。遂滲出壁外而呈浮腫之象。皆火之患也。意者朱婦之成此病。或稟體多火。或有特殊嗜好而致此歟。嘗考夏子益奇方。載有婦人產後舌出不收。百治不效。方用硃砂點其舌。令作產兒之狀。用人扶住。一人悄悄在產室外將大瓦器擲地打碎。婦聞響聲而驚。舌即收入。按此方硃砂味甘微寒。色赤入心。直折心火。鎮逆炎威。又擲大瓦器令響。必使婦聞而驚。驚則氣下。火退氣下。則舌本收而涎流止。言語亦能出矣。此法足備一格。還乞海內明達有以教之。

婦女裝飾問題

余彥怡

關於婦女衛生的問題。真多極了。現在我且把裝飾來說說。談到婦女裝飾的問題。很不容易說。抽象的講。就是要本乎自然。稍其不足以表在其所處地位的精神。最討厭是做作怪樣。具體的講。(一)主觀方面。因智識和感情的各異。名人的好惡也不同。就這一方面論。很不便研究。(二)客觀方面。須由各人體態施以相當補充。詳述如下。

人體的美。分析起來。不外兩種。(一)形式——爪。皮膚。頭髮屬之。(二)實質。全體的輪廓。合各部的均稱屬之。

——形色方面的裝飾。如清潔爪牙。利用化裝品等。是一般人所曉得的。實質方面的裝飾。不外衣鞋襪。現在中國婦女衣裝的裝飾。比西洋婦女差得多。還未能表現出自然的美。略為想一想。就知道了。一般的婦女考究裝飾。祇圖奇怪。那裏見得到此。

另外有一點。也是考究裝飾的人所未見到的。就是姿態。這一層先天稟賦——個性和情感——雖有很大的勢力。但人力可以挽回。人體裝飾有了實質。沒有形色。那實質的美。顯不出來。有了形色。沒有實質。譬如「弔死鬼搽粉」。也不會好。有了形色有了實質。沒有姿態。也毫無價值。你看娼妓之中。形色實質兩方面。何嘗沒有好的。祇因姿態不佳。反成不美。姿態拆開來說。也分兩種。(一)屬於軀體。(二)屬於顏面。至於怎樣纔好。如端莊。嫺雅。快樂。活潑。……這許多形容辭。自來會說的人很多。諸位也都聽過的。我不講了。

我再把現在女子的裝飾。批評一下。如前面所說。一種最時髦的。究意如何。不消我判斷。諸位可想而知。但這要比較的還在少數。若一般的婦女。也有許多惡習。反添上許多醜陋。因為裝飾是變不美為美。所以我不承認牠是裝飾。如鑲金牙齒。戴奇異的眼鏡。等。矜奇炫異。求那時髦之稱。却不知浪擲金錢。拋荒時日。要之所得也不能償其所失。這叫「想出風頭」。不值識者一笑。(完)

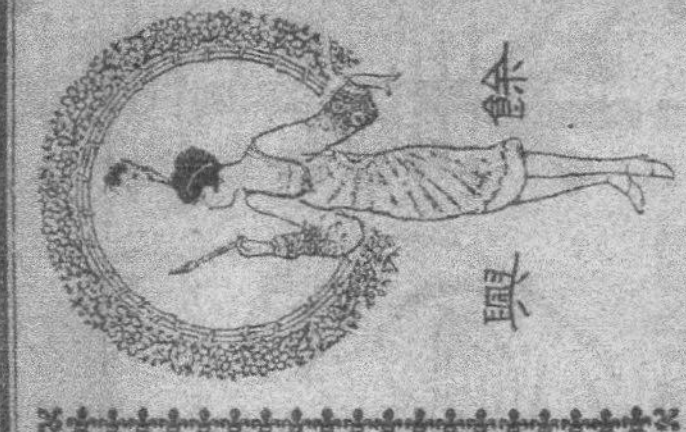

醫談 **陰瘧** 大仁

什麼叫作「陰瘧」呢。恐怕普通的人。大家都不十分明瞭吧。我以爲這種醫學常識。也不可不略知一二。

瘧疾病共分淺深二種。淺的邪在三陽。深的邪在三陰。若平常天天發的或在間日發的。都是三陽瘧病。其邪尚淺。所以治之亦易見效。惟有這種邪在三陰的瘧疾。每隔二日發一次。所以稱之謂「陰瘧」。這種病大都發在處暑之前。冬至之後纔得愈呢。去之亦遲。大凡發的時期。沒有一定。這病就將近要好了。當初起的時候。最忌用刦劑。如「常山飲」「七寶飲」之類。因爲吃了之後面色大都要萎黃。況且留餘邪在裏面。要變成「勞熱」「蒸瘵」等不治之症。所以這種病。切不可貪其速效。亂服刦劑。至於這病的原因與治法。將來有空再談罷。

醫譚

孫嘉野

□李中梓

李中梓字士材。已諸生也。有文名。並精醫理。名重一時。時金壇王肯堂字泰亦精岐黃術。年八十患脾泄。羣醫咸以年高體衰。輒投滋補。病愈劇。乃延李診視。診畢。語王曰。公體肥多痰。愈補則愈滯。當用迅利蕩滌之。能勿疑乎。王曰。當世知醫。惟我二人。君定方。我服藥。又何疑。遂用巴豆霜。下痰涎數升。疾頓愈。魯藩某病寒。時方盛暑。寢門重閉。床施氈帷。懸貂帳。身覆貂被三重。而猶呼冷。李往診之曰。此伏熱也。古有冰水灌頂法。今姑通變用之。乃以石膏三斤。濃煎作三次服。一服去貂被。再服去貂帳。服三次而盡去外圍。體蒸蒸流汗。遂呼進粥。病若失矣。其醫之神效類如此。特蒸自矜。豈非當貴家不能致也。(蒸餘鐵)

□封肝

閔茂元字霞湖。烏程南潯人也。父病亟矣。而茂元呼天求代。偏嚐湯藥。居氏弗能救。越日。若父之患非肝莫治也。茂元大喜。持刀以出其肝。念翌兒上。血涔然流。忽悶絕仆地。家人無知者。遍覓由來。問於其人之從。遲方知其刲胸也。既而復蘇。因雜藥以進父。服之少間。而茂元不數日創竟合矣。時順治壬寅歲秒冬十七日也。

□奇症一

先達李其姓。歸德府柘城人也。世爲農家。癸卯舉於鄉。伊父以喜故。失聲大笑。及春舉進士。其笑彌甚。歷十年擢諫垣。遂成痼疾。初猶間發。後宵旦不能休。大諫甚憂之。從容語太醫院某。因得所授。命家人紿乃父云。大諫已歿。乃父慟絕幾殞。如是者十日。病漸瘳。佯爲郵語云。大諫治以趙大夫。絕而復甦。李因不悲。而笑症永不作矣。蓋醫者意也。過喜則傷。濟以悲而和。技乎進乃道矣。(說部精華)

□奇症二

烏程姚莊顧文虎。某素善飲。好香。豐郁。忽一日。係家人持竹批屏。謬受杖二十。後習爲故常。間用稍輕。輒加呵責。或反以杖杖之。必重下。乃呼快。如是數年。漸覺瘀痛而止。醫者聞之曰。過嗜辛辣。發物。則熱毒內訌。因成奇癖。適打數不致上攻。否則疽發背而死矣。此富貴人烟癖也。(說部精華)

夏日雜咏

附黃山避暑

青溪一曲唱漁家。隔岸高山流水賒。瀑點泉聲清若琴。
嬋娟六月不飛花。

逍遙苦茗細毫峯。疏散青雲隔幾重。消遣休耽名利事。
毫情千古付芙蓉。

輕羅執扇避炎生。竹榻風凉石簟橫。烟雨一宵眠不起。
黃山天氣勝清明。

清歌依節伴嬋娟。風景無踰逗九天。卧聽白雲依畫戟。
逍遙一半門蟬娟。

冰晶滌果石榴紅。且要冰輪不要風。何以熱來同所味。
竹籃自裂碧香濃。

天都石上已消暑。久臥松雲小閣陀。寄語仙靈還不覺。
一時步步念山歌。

甜瓜白果清梅樁。雕就消風五味來。消暑月樓無限佳。
竹籠攜桂也須開。

心清地靜兩相融。一陣香風木閣空。坐有幽人能解事。
點茶飛翠畫堂中。

冰桃雪藕泛金罍。玉露餘津也作詩。想起翠峯千點碧。
深陰綠粉看攀瓜。

峯亭高臥仰羲皇。幾度風傳滿盞香。多少繁華真隱士。
可曾身得許清涼。

衛生小說 醫界鏡（名醫故事）（十四）

醫隱

第五回 劉延柵山上跳降 貝仲良江邊遇盜

生的法則。尤與疫病有關係。今試將要緊數條講給你聽聽。第一要洗不潔。凡這疫虫的來路。每每隱伏那汚穢屋之內。人若有隙。總可進他即乘勢而入。所以住宅之內。宜時時灑掃。內外衣服。宜常常洗滌。與房之中。尤要清潔。那些腐敗及隔宿的食物。斷斷不可入口。坑廁。不可接近。蒸溜更當除淨。庶幾瘟疫濁氣無路可入。是爲第二要訣。一血脈偏行。因而飲食停滯。遇事則懶惰因循。細細毛病。亦每每從此生出來。宜使身體時時小勞。則元氣順暢。血脈流通。飲食亦易於消化。疾病亦無從生了。第六要擇食物。人之所以要食物的緣故有二。一。使身體長大。二。補身內所耗費的各料。三。增添身體的熱度。惟食物消化的時刻。有遲速難易之分。如稻米則一時便能消化。魚與蔬菜及豚肉。均一時三十分。生雞子熟雞蛋。豆。均二時。牛奶。二時十五分。雞肉。二時三十分。牛肉羔羊。雞雞肉。馬鈴薯。均三時。麵包。胡蘿蔔。三時十五分。牛酪。牡蠣。三時三十分。雜菁菜。三時三十分。鹹牛肉。四時十五分。豬肉。四時三十分。物之消化的時刻。不過大約如此。人常常揀容易消化的食之。則於身大有益處。以上各節。不過講些衛生大略。然要端已不外乎此。你須切記在心。除自己奉行。并廣勸世人。使人人曉得衛生的道理。雖不能長發不生。總可以減少了。我因衛生有功。遂於此一方作眼我的終身埋首到此一方大行醫道。將衛生的法令。愈加倍倍收。遂退回去。無戀戀於開第二要得日光。各種的病菌。微生物等類。一逢日光。即行消滅。故住室臥房。總要使太陽光線透明。非但病菌微生物可以除却。而人身內大氣。得陽光照著。一切陰濕之氣。自能消散。新鮮之氣。常能旺盛。尤可使身體強健。試看牧童樵夫。終日在太陽之中。曝而其身體比平人好幾倍。即是這個道理。第三要勤換氣。人之一呼一吸。攝取空中的養氣。排出體內的炭氣。人身氣血。方能清淨。若此地炭氣混入大氣內愈多。則能害人大家。一室之內。有炭氣千份之一份。爲合度。若室內稀狹小而聚住多人。則空氣不足。炭律愈積愈多。必至呼吸迫促。頭痛毛病。從此生了。至於夜間炭火油燈。最容易燃燒室中之氣。早起尤必開窗放換。不使再吸入肺內。方免生病。第四要勤洗浴。使身體潔淨。不染垢污。塵埃不積。則可耗久人身亦然。天熱

本報問答欄

簡章

（一）本欄除本報編輯自任答覆外并聘請章太炎君曹穎甫君任答王一仁君秦伯未君許半龍君擔任爲顧問

（二）所問病症。須確有研究之價值。否則恕不答覆。

（三）凡投函問病。不得隨意用信紙。或鉛筆申述。本報另印『衛生報問病用紙』一份。務須照其空白表格。一一塡明。此項問病用紙。惟定閱本報全年一份者。始贈一紙。如單購此紙。每一份實售大洋一元。

（四）非本報定戶。每題須納費一元。以示限制。

（五）問者須詳述病症之原因。及現在之狀態。經過之治療等等。

齊慶元問

杭州四牌樓

濕溫下後餘濕未盡面目發黃舌苦燥脉滑數

答齊慶元問

朱振聲

濕爲有形之邪。熱乃無形之氣。濕熱薰蒸。則發黃。治之之法。不外乎汗下清三法而已。據述濕溫下後。面目發黃。可見此證初起。顯係面合色赤。醫者誤行攻下。致鬱遏在經之熱邪。不得外解。而爲是證。然小便之利否。亦爲重要見證。蓋治濕而不利小便。非其治也。且此人必胃燥太盛。故攻下之後。尚有舌燥脈數等證。可見其所蘊之熱。亦未盡去。治宜解表淸裏。

大連翹　三錢	川黃蘗　一錢
赤苓　三錢	生梔子　錢半
肥知母　錢半	澤瀉　三錢
鮮竹茹　錢半	活蘆根　一尺去節

★代郵★詠白君鑒凡自本報念五期出版後所有定戶一律由念六期起因一至念五期已載在彙刊中欲觀全璧請閱封面下辦法可也

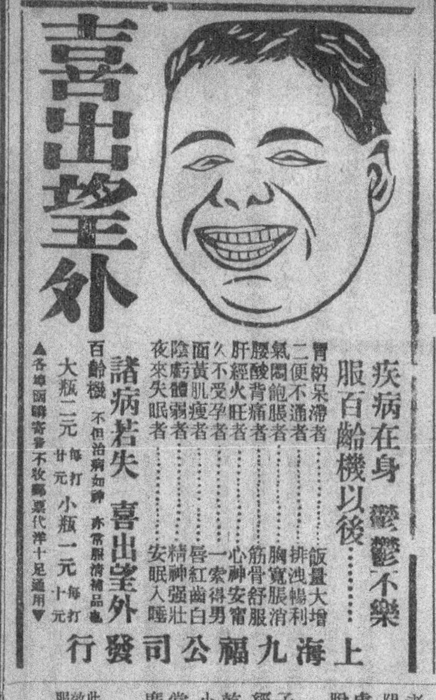

大造補天參茸丸

嘗考陰平陽秘太和翔洽化之機酌盈劑虛發陳審榮之象人非太上誰無六賊之廓醫家稱扁盧紹軒三年之艾以上工治病選藥爲先聖忠製方補丸最重弱是良醫易得妙藥難求補益之劑眩目如毛丸散之名相指難盡莫不侈誇秘授廣說神奇實則大言兼夷靈效渺渺欲求純一之良方幾等鳳麟之毛角遂使回春和緩舉興無米之嗟消渴文園或抱天年之恨言念及此戚然憂之因此督啓信心廣宏大願特請海上著名大醫丁甘仁老先生妙運靈心巧施國手選變年之經驗撰濟世之奇方丹轉九還光施一葉鎔鑄古今參合中西著此大造補天丸方劑又復妙選靈材虔加修合宰仙山之靈獸採閬苑之仙葩餘若海嶠荒遐之品山厓水府之珍無不盡入藥籠登之鑪鼎扶離旣合固濟咸丸具奪天換日之奇功寓濟困扶危之妙用舉凡先天不足後天虧損虛勞羸瘦種種怯疾宜取此丸常服自能立奏膚功掃八萬之尸蟲比三千之桃實伐毛洗髓人詡華元化之一刀圭塡海補天此是女媧皇之五色石各界　君子幸勿河漢斯言

茲將主治各症列左

男婦
先天不足　後天虧損
房勞過度　骨蒸勞熱
手足冰冷　酸軟無力
胃虛氣痛　久洩不止
虛損吐血　半身不遂
黃疸水腫　大腹虛脹
久患痔瘡　自汗盜汗
心悸不寐　怔冲健忘
氣血衰弱　老年怕冷
腰膝酸痛　頭暈目花
久咳氣喘　傳尸勞病
思慮過度　神疲食少
體虛風痛　久瘧不愈
虛火牙痛　耳鳴耳聾
嘔吐酸水　小便頻數
童子勞傷　癱久不飲

男子
眞元虧耗　精滑易洩
久患白濁　腎虛遺精
老弱戒烟　軟酸嗜臥
陽痿不起　艱於子嗣
虛寒脫肛　日久疝氣
脫陽縮陽　添精益髓

婦女
子宮虛冷　久不受孕
經水不調　白帶白淫
乾血癆病　面黃髮脫
小腹冷痛　陰痿不起
常患小產　崩漏不止
廣嗣種子　經枯血少

此效服以上各藥引倒一時不便購買宜用清滾水或稀飯湯均可酌用

丸大補兩天培養氣血添精益腦調經種子種種功難盡述但受外感風邪及實熱傷寒等症切不可服

價目　每丸一元

上海口裏瓜街第一號　大成記鳳參號主人謹識

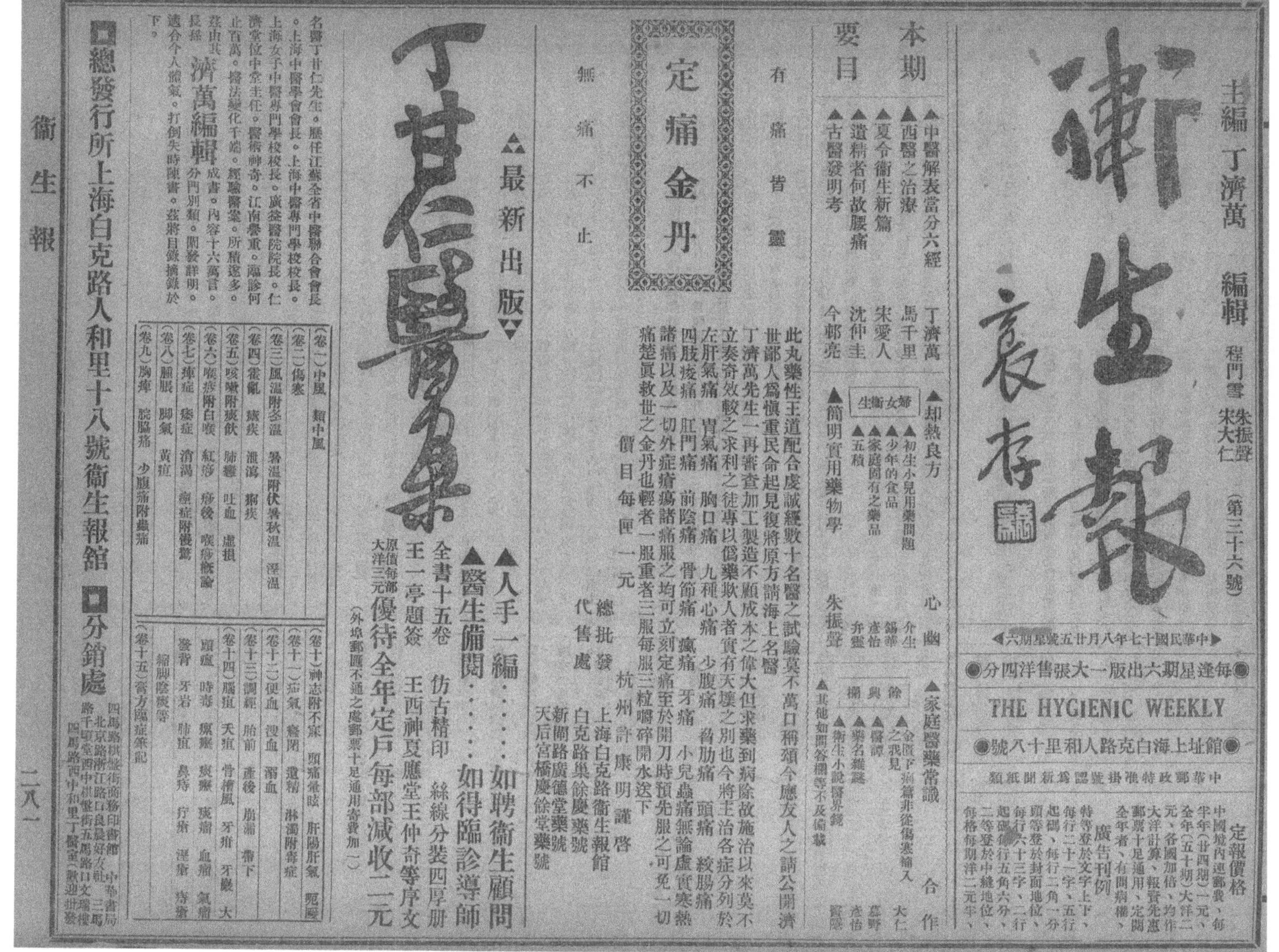

主编 丁济万　编辑 程门雪 朱振声 宋大仁

衛生報

衷存

（第三十六號）

◀中華民國十七年八月廿五號星期六▶

◉每逢星期六出版一大張售洋四分◉

THE HYGIENIC WEEKLY

◉館址上海白克路人和里十八號◉

中華郵政特准掛號認爲新聞紙類

定報價格

中國境內連郵費、每半年（廿四期）一元、全年（五十期）大洋二元、各國加倍、均作大洋計算、報費先惠、郵票十足通用、定閱全年者、有問病權、

廣告刊例

特等登於文字上下、每行二十一字、五行起碼、每行二角一分、頭等登於封面地位、每行六十三字、二行起碼、每行五角六分、二等登於中縫地位、每格每期洋二元半、

本期要目

▲中醫解表當分六經　丁濟萬
▲西醫之治療　馬千里
▲夏令衛生新篇　宋愛人
▲遺精者何故腰痛　沈仲圭
▲古醫發明考　今郁亮
▲却熱良方　心幽
婦女衛生
▲初生小兒用藥問題　介生
▲少年的食品　錫華
▲家庭固有之藥品　彥怡
▲五積　弁靈
▲簡明實用藥物學　朱振聲
▲家庭醫藥常識　合作
餘興欄
▲金匱下痢篇非從傷寒輸入之我見　大仁
▲醫譚　嘉野
▲藥名雜謎　彥怡
▲衛生小說醫界鏡　醫隱
▲其他如問答欄等不及備載

衛生報　二八一

夏令衛生新篇 續

朱愛人

（三）講究素食以淸潔胃腸之宿滯

素食者。持久力富強。肉食者發達早而衰老亦早。以其內不充實也。素食者發達及時而衰老不易。以所得之營養獨厚也。若是則素食之於衛生。可斷其有益而無害。然而植物之有益於衛生。確爲全世界所公認。惟以肉類之食料。幾爲人類之大敵。信斯言焉。則人類自茹毛飲血以來。恐以肉食之故。而久不能生存於今日矣。然而猶未盡然焉。

孫總理曰。日用尋常之品。如金針。木耳。豆腐。豆芽等品。實素食之良者。至於肉食。今經醫學家衛生家。所研究而得者。則猪肉含鐵質獨夥。認其補身之無上品。凡病後產後。一切血液薄弱之證。往往夥以化煉之鐵劑治之者。今皆以猪血治之矣。（按中醫有猪膚湯爲資養陰液之特效方。千百年來用之確有奇效。設有不讀總理之書。而膠執肉類有黴菌之說。則必痛詆中醫之既不明醫學。而并衛生常識亦不能領略一二者。然而曷不捧總理書以朝夕誦讀也。）蓋猪肉所涵之鐵。爲有機之鐵。較之無機之化煉鐵劑。尤爲適宜於人之身體。故猪血之爲食品。有病之人食之。固可以補身。而無病之人食之。亦可以益體。此中國人之食料。不特不爲粗惡野蠻。且極合於科學衛生也。

總理又曰。中國常人所飲者爲淸茶。所食者爲淡飯。而加以菜蔬豆腐。此等之食料。爲今日衛生家所考得爲最有益於養生者也。故中國窮鄉僻壤之人。飲食不及酒肉者。常多上壽。又中國人口之繁昌。與乎中國人抵抗疫之力常大者。亦未嘗非飲食之暗合衛生。有以致之也。倘能更從科學衛生上再做工夫。則中國人種之強。必更駕乎今日也。西人之倡素食者。本於科學衛生之智識。以求延年益壽之功夫。然其素食之品。無中國之莊備。其調味之方。無中國之精巧。故其熱心素食家。夥有太過於菜蔬之食。而致資養料之不足。反致傷身。如此則素食之風。斷難普遍全國也。中國素食者。必食豆腐。夫豆腐者。實植物中之肉料也。此物有肉料之功。而無肉料之毒。故中國全國皆素食。已習慣爲常。不待學者之提倡矣。

總理又曰。人之生活。以溫飽爲先。其語要以燃料爲最。而材料次之。吾人所食之物。八九成用之於燃料。一二成用之於材料。燃料之用有二。其一爲暖體。是猶人之升火以禦寒。二爲工作。是猶工廠之燒煤以發力也。是以作工之人。需燃料夥。而食量大。不作工之人。需燃料尠。而食量亦尠。倘食物足以供身內之燃料。而有餘者。適化成脂肪而蓄之體內。以備不時之需。倘不足以供體內之燃料。則日前所蓄之脂肪。轉以供今日之燃料。脂肪既盡。則取及肌肉。故飲食不光之人。立形消瘦者此也……食物之用。分爲兩種。一爲燃料。素食爲夥。一爲材料。肉食爲夥。材料過夥。可變爲燃料之用。而燃料過夥。材料欠缺。則燃料不能變爲材料之用。是故材料不能欠缺。倘有欠缺。必立損元氣。材料又不可過夥。倘過夥。則有傷臟腑。世人倘能知此理。則養生益壽之道。思過半矣。

總理之言。包涵至廣。而理論至深。對於素食肉食。均得造物生存之妙用。實爲萬古生民之父母。第一段先論肉類之涵有營養。其他所不及。第二段續論素食之合於衛生。又爲各國冠。第三段總論飲食要有節制。太過不及。均非衛生家所宜。若是則對於吾人所需要之食料。姑不論其素食或肉食。要知二者皆有互佐之功能。且必有適度之調節。則已盡衛生之能事。然于調節之外。其第二步之需要者。厥維爲『淸潔』。

遺精者何故腰痛

仲圭

乙丑夏仲。暑假旋杭。訪裘君吉生。藉悉大病初愈。不勝操勞。而三三醫書第三集。會將發版。提要之撰。刻不容緩。因囑不佞承乏。主以事屬振興中醫。不克以才疏辭。只得勉力從事。晨往夕返。兼旬而完其事。一日社友周君毅然亦在座。談及『腎臟中說藏精。西說濾血。』立言迥異。周君固篤信古說者。因曰『若腎不司藏精。何以遺精者。輒苦腰痛乎。』斯一問題。確屬疑義。愚亦無從措答。至今思之。有理可釋。蓋遺精有生理病理之分。生理的遺精。因精滿而溢。乃生理之現象。強壯青年。每多患此。病理的遺精。或以心腎之虧。或緣相火之強。或由濕熱之傷。腎證因不一。要於病理之變化。久久不瘳。精液虧耗。神經衰弱。而起體疲腰痛記憶不佳諸病狀。其腰痛者。非內腎痛也。不過痛當其位耳。是因坐骨神、、經絡於衰弱。故坐力稍久。腰即覺痛。凡高年虛體。莫不如是。不獨遺精者爲然。若訂正其名。應曰『局部神經痛』。方爲的當。至古說言腎。有指精囊者。如『腎者主蟄。封藏之本。精之處也』是。亦有指內腎者。如『腎合膀胱』及『膀胱者腎之府』是。（腎與膀胱相合。則必有輸尿管爲之交通）讀古書者。宜分別觀之。庶不混淆矣。

古醫發明考

日本今邨亮著　無錫周小農錄

灌水

灌水之法。其來尚矣。倉公傳傷寒論皆及之。玉函經曰。過經成壞病。鍼藥所不能制。與水灌枯槁。陽氣微散。身寒。溫衣覆汗出。表裏通利。其病即除。華陀療婦人寒熱注病。用冷水灌之。千金外臺治石發。其冷水洗浴之法。南史載徐嗣伯用灌水治房伯玉之病。張戴人浴痘兒。出於儒門事親。他如衄血不止。用新水隨左右洗足。及冷水噀面。冷水浸紙貼顖上。以熨斗熨之。金瘡血出不止。冷水浸之即止。其見於本草綱目中。

（評）灌水治病。其來已古。即今每見熱病。有用井水雪水灌入口中。旋得大汗而愈者。此中病理。有轄暑雷雨之應。熱者寒之是已。有寒痰積水挾氣蓄血者。妄用則殆。

脚湯

五常政大論曰。行水漬之。（註謂湯浸漬也）陰陽應象大論曰。其有邪者。漬形以爲汗。玉機眞藏論曰。脾風可浴。金匱附方有礬石湯浸脚。巢源曰。邪氣在表。洗浴發汗即愈。外臺引文仲療脚方。水煮杉木浸捋脚。去腫滿大驗。皇國亦有湯漬法。見於榮花物語。本草衍義曰。熱湯助陽氣。行經絡。患風冷氣痺之人。多以湯渫脚至膝上。厚覆使汗出周身。然亦別有藥。亦終假陽氣而行爾。四時暴泄痢。四肢冷。臍腹疼。深坐湯中。浸至腹上。頻頻作之。又曰。生陽諸藥。無速於此。朱儒人治風疾。掘坑令坐坑內。以熱湯淋之。良久以簟蓋之。汗出而愈。寒熱方有淋湯療上之法。博愛心鑑治痘瘡頂陷。有水楊湯諸如是種。不暇僂指。姑抄一二。以資攷鬨。

（評）脚氣用藥湯渫洗。屢見效驗。冰冷者可以得汗。古人妄禁水洗。不知用藥之效。助湯氣行經絡。蕩著可使之起。

衛生報

却熱良方

心幽

時際炎夏。溽暑薰蒸。朱明酷虐。因而致病者比比。卽或幸免染恙。而流金爍石之威。終難任受。其困阨如俗所謂懊夏。此因暑熱擾害其感覺所致。要之。則胥衛生原理而已。試徵諸受害最先者。必稠塲廣市之商賈。或細樞甕牖之窮黎。此無他。以其生活現狀。既落至健康界綫之下。而周圍之妨害衛生物。又不能潔除使淨。盡致病之原因。遂無從能免。若吾人亟求減却炎熱。而期爽適之感覺。繼之招凉之館避暑之宮。但就衛生條項。稍加研究。斯可矣。用特列次其說。冀閱者得所注意。

（一）食物之關係

操業之勞心者。多靜少動。故較勞力者易受食滯之患。以勞力者四體勤動。養身料易於消化。故優具變化食物爲纖維質之能力。時復激起需求食料之嗜欲。若勞心者所需之養身料。雖與勞力者無殊。第彼之肌肉。以靜止故。遂鈍而不靈。消化方因之薄弱。所食偶逾量。卽不能全然消化。積滯腸胃間。必致腐敗而釀成病根。若不消化症、神經系症。不寐症等。如響斯應。交萃於一身。至是而求療治。晚矣。夫人至病魔侵擾。其抵抗炎熱之力。且必銳減。而其懼暑證亦彌甚。蓋感召緣由。正相隨若形影。固有不能遁免者也。

不觀夫人之居處窄隘者乎。蓽門圭竇。屋小於舟。一當炎夏。則氣悶不通。不啻從蒸甑中求生活。躁困萬狀。自較他人尤苦。然無患也。祇須洞闢窗櫺。流通空氣。納凉戶外。常逆清飈。夫亦足以袪暑矣。顧有必宜措意者。仍不外口腹之養。毋或忽略耳。生冷等種種之物。及不潔之水與空氣。務應之而勿近。至肉類或多含脂肪質之食品。亦必節減。或屏不下箸。庶乎其可。嘗記衛生家之恆言曰。戒膏腴食品。戒提神飲料。減損食物。是卽防避暑疾之良法。誠有識之語焉。以故若酒類、若咖啡、若茶與和味品。不皆當節減者乎。但使所需者足供身體上之營養。奚復多求。

嬰兒之多夭折者。半由死於非命也。苟能先事預防。何致呱呱者。輒復寃演慘劇。夫吾所謂死非由命。祇過食二字作之厲階。聞嘗覘於母之乳子者。而得其通病。蓋哺乳所以療飢。非金丹之可治病。顧兒一嚎啼。卽疑爲索哺。不計其或飢或飽。但乳之爲止啼法。亦知啼或因於過食乎。兒方以積滯作痛楚。而反哺益之。僅欲止啼。罔恤生命。終至自殺其子。追悔無及矣。普夫某西醫之言曰。世之溺兒者水爲甚。而乳尤過之。語雖奇而意則甚是。以乳兒食不得法。縱原料精良。悉爲戕生之孽果。顧常時且如此。矧復居夏日哉。於時而飼以肉餌及米食之未熟者。於彼幼稚無異置毒。尙其懷諸。兒服養與成人同。此臟腑同此長熱性質。初無二致。可不加之意歟。

簡明實用藥物學

朱振聲

黃芪 味甘微溫 入於脾肺

解渴定喘　脾虛不能爲胃行其津液。上達於口。則口渴。土虛不能生金。清肅之氣上逆。則喘。但實渴飲而復飲。虛渴雖飲不多。實喘喘而聲重。虛喘喘而聲輕。清炎黃蓍甘溫之品。既能補脾。又能生津。土來生津。肺氣亦降。虛渴虛喘用之則宜。

益胃氣而袪膚熱　勞倦傷脾。中陽外越。由中焦而達於皮膚。肌膚發熱。狀如外感。先哲云。實熱宜清。虛熱宜補。黃芪炙用。長於補脾胃之正氣。土厚則火自斂。李東垣曰。甘溫能除大熱。卽此謂也。

止瀉生肌　脾虛久瀉。或久瀉脾虛。中氣太傷。不能統攝糟粕與水液。致肛門下脫。大腸固濇失職。食入卽瀉。脾胃主肌肉。瀉傷脾胃。津液不能旁達營養肢體。故肌不長。炙黃蓍建立中氣。而補脾土。土能敦厚。則瀉可止。瀉止於是津液內臟。而肌亦生。

補虛治勞　勞力不節。正氣受傷。精神疲倦。四肢乏力。脾胃爲後天之本。生化氣血之源。炙黃芪甘溫補氣。正氣充足。則無形之氣。能生有形之血。氣血兩得和平。則勞傷愈而正虛補。

風癩急需　風爲百病之長。善行而數變。氣虛風邪襲於經絡。手足痺痛。舉動不利。癩乃禿瘡之別稱。初起水泡癢痛。繼則如疥成片。由氣血兩虧。皮膚失於滋潤所致。生黃芪甘溫大壯正氣之品。一則益氣以袪風。一則補正而托毒。

痘瘍要缺　痘症乃冬季當寒不寒。時令不正之氣。引動先天伏熱。由內達外。從裏及表。現於皮膚。形狀如豆。大概病以十二日爲期。發熱三日見點。三日灌漿。三日結靨。三日六日以前。邪正鴟張。引熱外達。宜順其勢而清解之。六日以後。伏熱已達。正氣亦虛。宜先其中而補托之。此痘症治法之大略也。凡痘已屆七朝。本屬灌漿之際。漿色白不黃。或淸稀不濃。或痘陷不凸。皆由元氣不足。無外托之力。瘍科卽外科。無論癰疽腫硬者。久而不潰。已潰者膿水淸稀。久潰者瘡口不斂。亦皆正氣虛餒之故。生黃芪甘能補脾生津。溫能通陽壯氣。正氣充足。痘則漿富而色黃。瘍則膿濃而肌長。

療五痔　五痔者牡痔、牝痔、腸痔、脈痔、血痔是也。名稱雖各不同。病理實由一致。暴生之痔。乃濕熱鬱於大腸。逼血下行。長久之痔。由脾虛不能統血。血滲大腸。生黃芪甘溫補氣。氣爲血之先導。血以氣爲依歸。氣足則能統血。故治久痔有功。至於暴痔。當清營中之熱。化大腸之溼。槐花散主之。

散鼠瘻　鼠瘻乃瘰癧之一種。生於頸項。如鼠齧竅。此愈彼起。最爲纏綿。其所以生長者。始由肝鬱挾痰。痰凝結腫。而不潰。宜解鬱化痰。繼因正虛挾濕。積聚潰而不斂。宜益氣托毒。生黃芪補氣妙品。氣行則痰濕隨化。久病破潰者宜。

小兒百病咸宜　小兒爲純陽之體。陽氣固稚。陰氣亦未充足。炙黃芪甘溫能補氣生血。血足氣充。後天之根本固。內虧之病可愈。至於能袪百病說。恐不確實。况一藥未聞有能治百病之理。

久敗之瘍瘡尤要　久病之夫。或年邁長者。氣血素虧。每生外症。將起腫硬不消。膿亦不生。既潰瘡口不收。肌亦不長。生黃芪補氣。氣能生血。血達於肌膚。則瘍瘡瞬排口斂。然必重用。方能見功。

海陵三譚書畫近墨

收件處上海西門新縣署西普育里華商書局

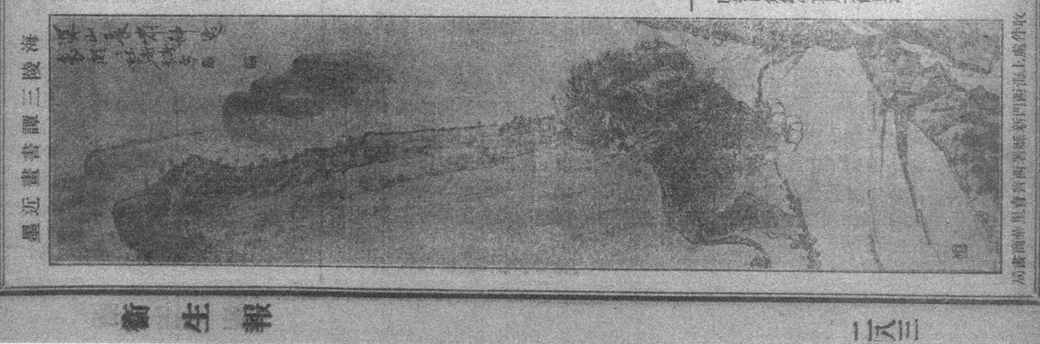

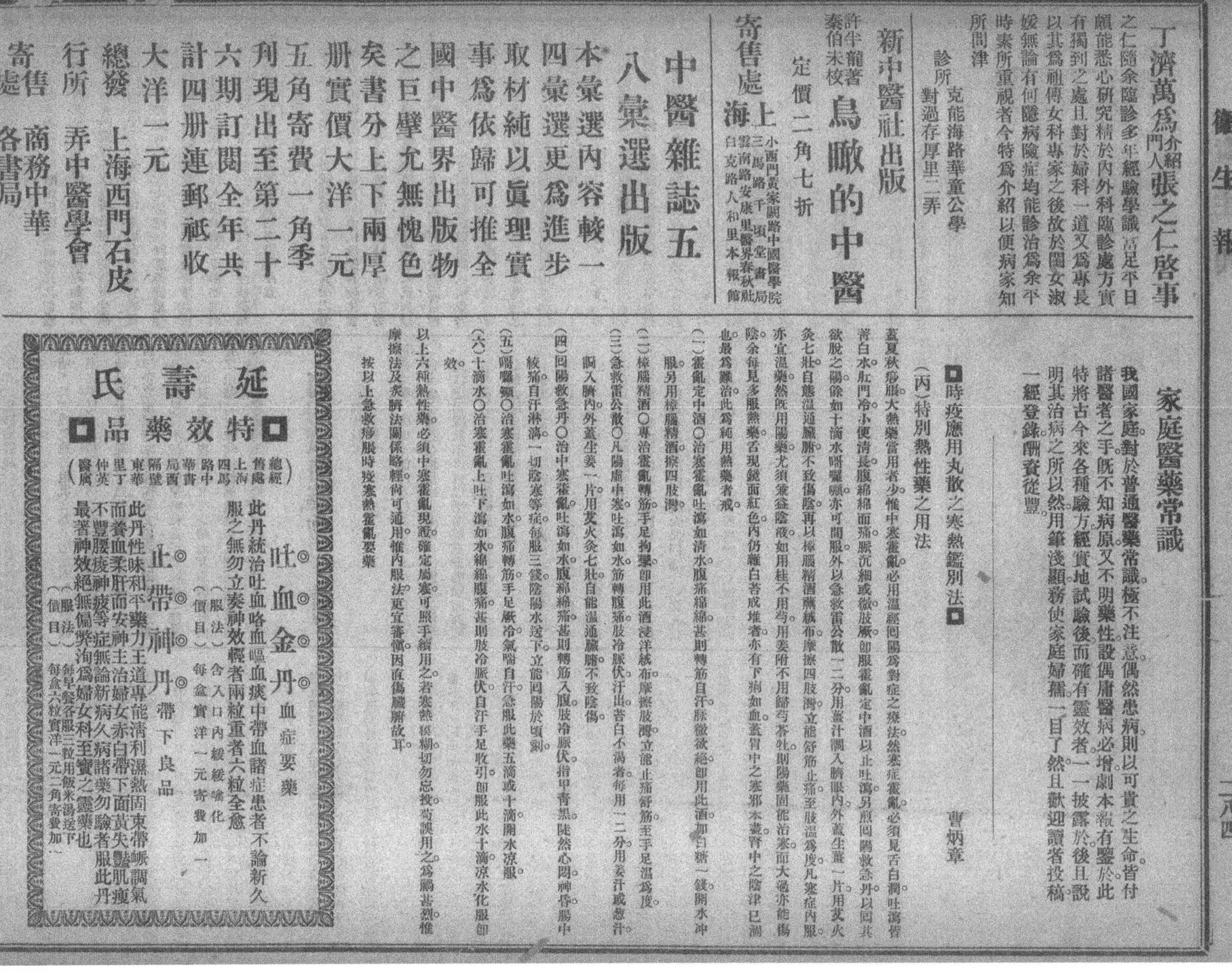

衛生報　　　　二八四

丁濟萬爲（介紹門人）張之仁啓事

之仁隨余臨診多年經驗學識高足平日頗能悉心研究精於內外科臨診處方實有獨到之處且對於婦科一道又爲專長以其爲祖傳女科專家之後故於閨女淑媛無論有何隱病險症均能診治爲余平時素所重視者今特爲介紹以便病家知所問津

診所　克能海路華童公學對過存厚里二弄

新中醫社出版

許半龍著　秦伯未校

烏瞰的中醫

定價二角七折

寄售處　上海　小西門黃家闕路中國醫學院　三馬路千頃堂書局　雲南路安康里醫界春秋社　白克路人和里本報館

中醫雜誌五八彙選出版

本彙選內容較一四彙選更爲進步取材純以眞理實事爲依歸可推全國中醫界出版物之巨擘允無愧色矣書分上下兩厚册實價大洋一元五角寄費一角季刊現出至第二十六期訂閱全年共計四册連郵祇收大洋一元

總發行所　上海西門石皮弄中醫學會

寄售處　商務中華各書局

家庭醫藥常識

我國家庭。對於普通醫藥常識。極不注意。偶然患病。則以可貴之生命。皆付諸醫者之手。既不知病原。又不明藥性。設偶庸醫病必增劇。本報有鑒於此特將古今來各種驗方。經實地試驗後。而確有靈效者。一一披露於後。且說明其治病之所以然。用筆淺顯。務使家庭婦孺。一目了然。且歡迎讀者投稿一經登錄。酬資從豐。

□時疫應用丸散之寒熱鑑別法□

曹炳章

（丙）特別熱性藥之用法

蓋夏秋痧脹。大熱藥當用者少。惟中寒霍亂。必用溫經回陽爲對症之療法。然寒症霍亂。必須見舌白潤。吐瀉皆清白水。肛門冷。小便清長。腹綿綿而痛。脈沉細或微。肢厥。即服霍亂定中酒以止吐瀉。另煎回陽救急丹以回其欲脫之陽。餘如十滴水。嗐嚨顆。亦可間服。外以急救雷公散一二分。用薑汁調入臍眼內。外蓋生薑一片。用艾火灸七壯。自能溫通臟腑。不致傷陰。再以樟腦精酒。蘸絨布摩擦四肢。瀉立能舒筋止痛。至肢溫爲度。凡寒症內服。亦宜溫藥。然既用陽藥。尤須兼益陰液。如用桂不用芍。用姜附不用歸芍茶杜。則陽藥固能治寒。而大過亦能傷陰。余每見多服熱藥。舌現鏡面紅色。內仍雜白苔成堆者。亦有下痢如血。蓋胃中之寒邪未盡。腎中之陰津已涸也。最爲難治。此爲純用熱藥者戒。

（一）霍亂定中酒〇治寒霍亂吐瀉如清水。腹痛綿綿。甚則轉筋自汗。脈微欲絕。即用此酒。加白糖一錢。開水冲服。另用樟腦精酒。擦四肢瀉。

（二）樟腦精酒〇專治霍亂轉筋。手足拘攣。即用此酒浸洋絨布。摩擦肢灣。立能止痛舒筋。至手足溫爲度。

（三）急救雷公散〇凡陽虛中寒。吐瀉如水。筋轉腹痛。肢冷脈伏。汗出。苔白不渴者。每用一二分。用姜汁或葱汁。調入臍內。外蓋生姜一片。用艾火灸七壯。自能溫通臟腑。不致陰傷。

（四）回陽救急丹〇治中寒霍亂。吐瀉如水。腹綿綿痛。甚則轉筋入腹。肢冷脈伏。指甲青紫。陡然心悶神昏。腸中絞痛。自汗淋漓。一切陰寒等症。每服三錢。陰陽水送下。立能回陽於頃刻。

（五）嗐嚨顆〇治寒霍亂吐瀉如水。腹痛轉筋。手足厥冷。氣喘自汗。急服此藥五滴或十滴。開水凉服效。

（六）十滴水〇治寒霍亂上吐下瀉如水。綿綿腹痛。甚則肢冷脈伏。自汗。手足收引。即服此水十滴。凉水化服。即

以上六種熱性藥。必須中寒霍亂。現證確定屬寒。可照手續用之。若寒熱模糊。切勿忘投。苟誤用之。爲禍甚烈。惟摩擦法及炙臍法。關係略輕。尚可通用。惟內服法。更宜審愼。因直傷臟腑故耳。

按以上急救痧脹時疫寒熱霍亂要藥

中醫解表當分六經

——丁濟萬——

人之所以能生存者。全賴陰陽二氣。陰者藏精而起亟也。陽者衛外而爲固也。二者調和。謂之平人。若陽不勝陰。而失其衛外之職。則腠理不固。寒邪因之襲人。客於肌表。陽氣被其鬱遏。而不得外達。邪正相爭。則體若燔炭。是即傷寒。治宜解表。即汗出而散之義也。然有辛溫發汗。及解肌和解之不同。蓋寒邪襲人。有淺深之別。故治法不可不因之而異。其傷人也。首先犯於太陽。次乃傳於陽明。後乃傳於少陽。因太陽膀胱爲主一身之表也。所以太陽經之發表。宜用辛溫之藥。如麻黃羌活防風等是也。陽明胃經主一身之肌肉。所以由表達裏。即犯陽明。其治法宜解肌。用葛根白芷等藥。再傳於裏。將於少陽。因少陽爲半表半裏之經也。所以邪留少陽。將欲化熱。治法宜用和解。如柴胡川芎等藥是也。倘邪已留戀少陽。而醫者失於和解。則再傳於裏。而至三陰。變爲熱病。治宜清熱。如誤投表劑。則病反變劇。其間失之毫釐。謬以千里。世之爲醫者。對於辨證。豈可不三注意耶。

西醫之治療

馬千里

世人皆云西醫治病見效甚速。然往往復發而不可治者。何也。蓋西醫治病。但求速效。以快病人之心。而取得多金也。殊不知治病必求其本。則病可斷根。若徒治其標。當時固能見效。但久之必復發。復發則無救矣。即如臌脹一症。余見西醫療治。不論屬虛屬實。每以針刺其腹。使水洩出。病者一時固覺鬆動。後日復發。則脾胃已敗。雖有神丹。莫之能救矣。緣此症乃脾土虛弱。腎火衰微。中陽不振。水溼泛濫所致也。如虛者自當溫運中陽。而化濁陰。所謂益火之源。以消陰翳是也。其屬實者。則攻逐水氣。兼健其脾。如此治之。未有不效。夫臌脹之症。屬虛者甚多。若脾氣不弱。何能成臌。是補之尚恐不及。豈可再以針刺其腹。耗泄其氣乎。余有同鄉張某。學業海上。性喜趨新。素體虛弱。忽患臌脹。遂延西醫某針之。水出腹平如故。余見之曰。君之恙何愈之速耶。彼欣欣然曰。西醫一針之功也。余曰。毋抱樂觀。後日必發。發則無救。彼猶不信。未幾。果腹脹如鼓。青筋畢露。單腹已成。氣喘而死。嗚呼。人民何辜。死於非命。又如西醫治發熱等證。亦不論表裏虛實。輒以冰帽涼之。在裏之實熱。冰之固無妨礙。若在表之熱。冰之則陷入於裏。由是變端百出。多致不救。不知在表之熱。乃風寒鬱蒸所致。治以疎散。則汗出自退。奈何西醫不明此理。但知有熱者可清。有寒者可溫。不讀仲景之書。如何得治病之道。宜其世人皆言西醫不善治傷寒也。至於西醫之治瘰癧。不究其根。惟有以刀割之。以爲割之則除。可不再生。豈知割之愈速。而生之愈多乎。緣瘰癧之產生。因於先天之不足。脾胃衰弱。或肝氣鬱結。或痰瘀凝滯。治法宜培養肝腎。兼補脾胃。氣鬱者加理氣之品。屬痰者加化痰之味。診治若此之精密。度可合療此痼疾。豈以刀圭所能除哉。夫割之不除。適足以傷其筋肉。不知病從內生。不求其本。徒治其標。無益也。又西醫之治外科癰疽等證。不問其屬陰屬陽。是實是虛。有膿無膿。皆先以刀開之。病人則飽受痛苦。而症勢未必輕減。肌肉反受其傷。往往致腐爛不收。夫癰屬陽熱之毒所生。初起消散可除。潰後則和榮化毒可痊。疽屬陰寒凝聚而成。初起溫散可消。潰後補托可愈。中醫治病。何等詳細。陰陽寒熱。標本虛實。參之脈証。絲毫不紊。豈若頭痛醫頭。脚痛醫脚之西醫所能比擬乎。何今忘本之徒。不知自相勉勵。竟爲衣食之計。不惜摧殘中醫以逞。雖然。中醫學說之精細。治病之效驗。久爲社會所信仰。豈彼等浮詞所能移轉哉。

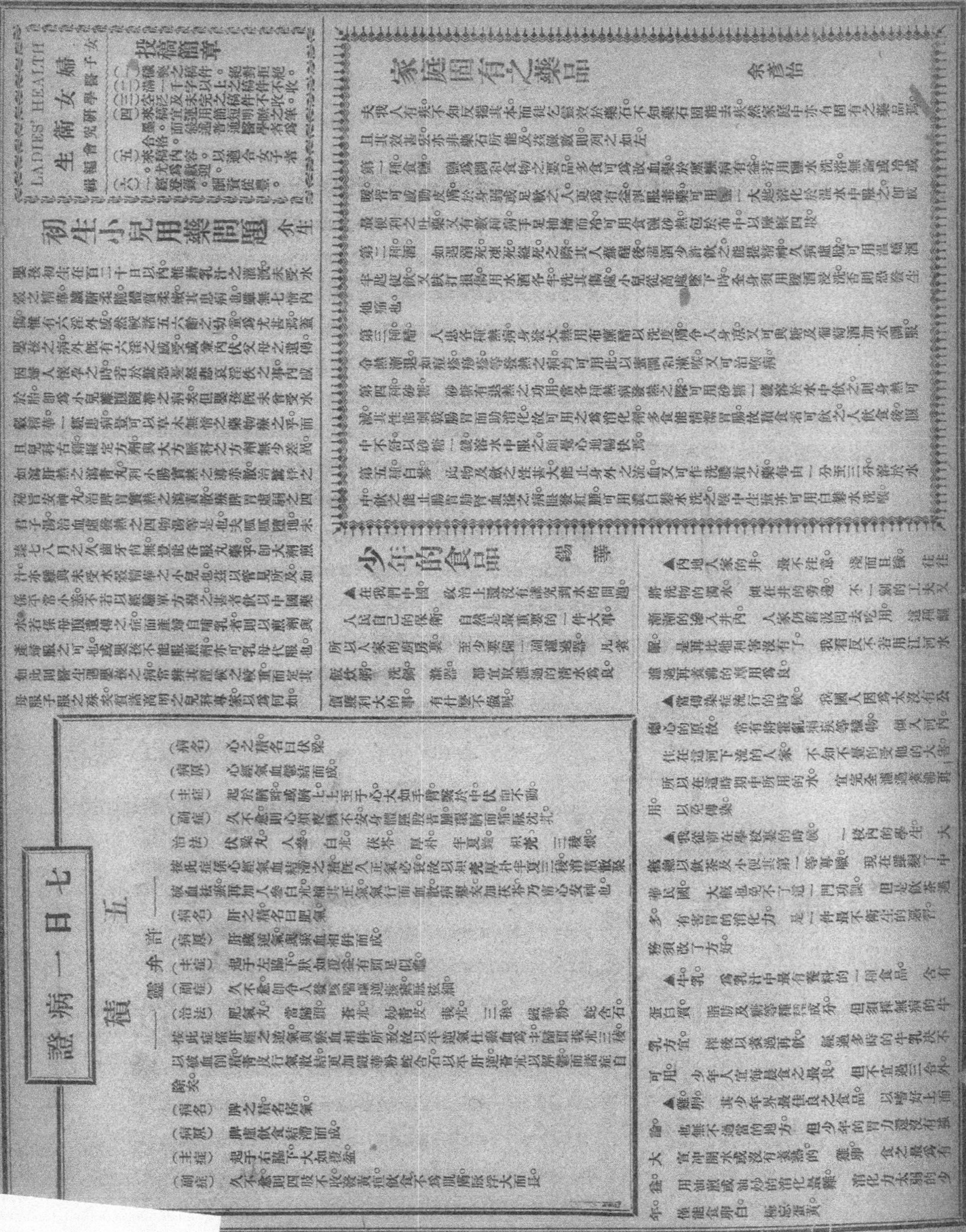

衛生報 一八六

婦女衛生 LADIES' HEALTH

女子醫學研究會編輯

投稿簡章

（三）稿件之...（四）來稿...（五）來稿內容。以適合女子者為歡迎。（六）...

初生小兒用藥問題

介生

嬰孩初生在百二十日以內。惟藉乳汁之灌溉。未受水穀之精華。臟腑柔脆。體質柔嫩。其患病也。雖無七情內傷。惟有六淫外感。然較諸五六齡之幼童。為尤甚焉。蓋嬰孩之病。外既有六淫之感受。或稟內伏父母之遺傳。因婦人懷孕之時。若於驚恐憂怒悲哀疾病之事。內感於胎。即為小兒驚癇胎毒之病矣。但嬰孩既未嘗受水穀精華。一經患病。豈可以峻利大熱大寒之藥物施之乎。而且兒科古籍。雖定方劑。與大方脈科之方劑。無少差異。如瀉肝熱之瀉青丸。利小腸實熱之導赤散。治驚悸之寵言安神丸。治脾胃實熱之瀉黃散。補脾胃虛弱之四君子湯。治血虛發熱之四物湯等是也。決非...至七八月之久。齒牙尚無。豈能吞服丸藥乎。即大劑煎汁。亦難與未受水穀精華之小兒也。茲以管見所及。如保赤常小丸。不若以極...方藥之甚者。以中國藥亦若保赤...遺傳之症。而產婦自哺乳者。則以煎劑與產婦服之可也。或嬰孩不能服煎劑。亦可乳母代服也。如此則醫生遇嬰孩之病。當辨其證候之輕重。而定其母服子服之殊矣。質諸高明之兒科專家以為何如。

家庭固有之藥品

余壽怡

夫衆人有疾。不知反諸其本。而徒乞靈於藥石。不知藥石固能去疾。然家庭中亦有固有之藥品焉。且其效甚妥。亦非藥石所能及。茲條數則。列之如左。

第一種。食鹽　鹽為調和食物之要品。多食可為致血栗於腦。頗有益。若用鹽水洗浴。無論或冷或暖。皆可以助皮膚。於身弱或足軟之人。更為有益。浮腫者藥可用鹽一大匙。溶化於溫水中服之。即成最便利之吐藥。又有數種病。手足抽搐而冷。可用食鹽炒熱。包於布中。以熨擦四肢。

第二種。酒　如遇溺死。凍死。縊死之際。其人甦醒後。當酒少許飲之。能提精神。久病虛脫。可用溫熱酒與飲。又跌打損傷。用水酒各半。洗其傷處。小兒從高處墜下時。全身須用燒酒浸洗。否則恐發生他痛也。

第三種。醋　人患各種熱病。身發大熱。用布蘸醋以洗皮膚。令人身涼。又可與糖及葡萄酒加水調服。令熱消退。如瘧疾。猩紅熱等發熱之病。均可用此。以當調和清涼。又可治喉病。

第四種。砂糖　砂糖有退熱之功用。當各種熱病發熱之際。可用砂糖一匙。溶於水中飲之。則身熱可減。其性能刺戟腸胃而助消化。故可用之為消化劑。多食能補養胃腸。故糖食者可飲之。人飲食後腹中不舒。以砂糖一匙溶水中服之。則覺心地暢快焉。

第五種。白礬　此物及飲之。性甚大。能止身外之流血。又可作洗眼痛之藥。每由一分至三分。溶於水中。飲之。能止腸胃出血。...之病。眼發紅腫。可用礬白礬水洗之。喉中生瘡。亦可用白礬水洗喉。

少年的食品

錫華

▲在我們中國。政治上還沒有講究到水的問題。人民自己的保衛。自然是最重要的一件大事。所以人家的廚房裏。至少要備一副濾過器。凡煮飯。燒粥。洗碗。滌器。都宜用濾過的清水為良。這是很有利大的事。有什麼不做呢。

▲內地人家的井。最不注意。淺而且陋。往往將洗物的污水。傾在井的旁邊。不一刻的工夫。又漸漸的透入井內。人家仍舊汲回去吃用。這種習慣。是再比他利害沒有了。我看反不若用江河水。濾過再煮沸的飲用為良。

▲當瘟疫症流行的時候。我國人因為太沒有公德心的原故。常有將霍亂痢疾等穢物。傾入河內。住在這河下流的人家。不知不覺的受他的大害。所以在這時期中所用的水。宜完全濾過煮沸再用。以免傳染。

▲我從前在學校裏的時候。一校內的學生。大概都以飲茶及小吃為第一等事嘅。現在雖到了中華民國。大概也免不了這一門功課。但是飲茶過多。有害胃的消化力。是一件最不衛生的惡習。務須改了方好。

▲牛乳。為乳汁中最有養料的一種食品。含有蛋白質。脂肪及糖等種種成分。但須擇無病的牛乳方宜。將後以煮過再飲。經過多時的牛乳決不可用。少年人宜每晨食之最良。但不宜過三合外。

▲雞卵。是少年界最佳良之食品。以嗜好上論也。無不適當的地方。但少年的胃力還沒有甚大。宜沖開水或沒有煮熟的雞卵。食之最為有益。用油煎或油炒的消化甚難。消化力太弱的少年。僅能食卵白。務忘蛋黃。

七日一病證

積　五

——許半龕——

（病名）心之積名曰伏梁。

（病原）心經氣血鬱結而成。

（主症）起於臍上。上至于心。大如手臂。隱於中伏而不動。

（副症）久不愈。則心煩喜睡。不安。身體羸瘦。腹滿。痛而脈洪者。

（治法）伏梁丸　人參。白朮。茯苓。厚朴。半夏麴。枳殼。三稜。

按此症係心經氣血結滯之積。既久正氣必虛。故以枳殼厚朴半夏三稜消積散聚。破血祛瘀。再加人參白朮。補其正氣。氣行而血散。積聚自消。加茯苓乃寧心安神也。

（病名）肝之積名曰肥氣。

（病原）肝臟逆氣與瘀血相併而成。

（主症）起于左脇下。狀如覆盃。有頭足以龜。

（副症）久不愈。即令人發咳嗽。逆瘧。脈弦細。

（治法）肥氣丸　當歸頭。蒼朮。炒青皮。莪朮。三稜。鐵華粉。蛇含石。

按此症係肝經之逆氣與瘀血相併所致。故以平逆氣。佐以破血為主。歸頭莪朮三稜以破血削積。青皮行氣散結。更加鐵華粉蛇含石以平肝逆。蒼朮以解鬱。而諸症自除矣。

（病名）脾之積名痞氣。

（病原）脾虛飲食結滯而成。

（主症）起于右脇下。大如覆盃。

（副症）久不愈。則四肢不收。發黃疸。飲食不為肌膚。脈浮大而長。

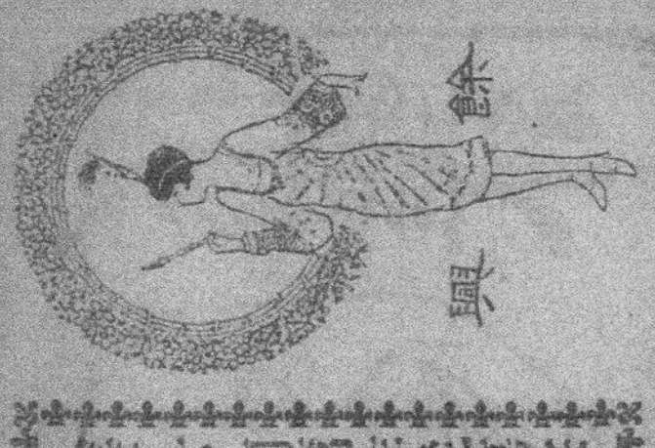

金匱下痢篇非從傷寒補入之我見

大仁

傷寒一書。爲仲景所自編。而金匱所述。乃門人所紀錄。觀臟府經絡篇。屢稱師曰可知也。故金匱所有。往往與傷寒類同。良以所錄之文。未經編次。豈可謂其遺脫而爲後人補之也耶。讀喻嘉言論下利一證。謂金匱遺脫。後人以傷寒補之之說。余以爲不然。蓋嘉言所論痢疾。雖有逆挽通利等法。然不外辛涼苦寒之品。此無他。知時序而不辨六經。識熱利而不明寒利故也。觀其云冬月傷寒。已稱熱病。至夏秋熱暑濕三氣交蒸互結之熱。十倍於冬月矣。據此而論。則無論冬夏。凡屬痢疾。皆因於熱。而無寒證之下利矣。至其治法。則首用辛涼以解表。次用苦寒以清裏。此法以治熱利。固可一二劑愈矣。設其證爲寒痢。豈不危哉。要知時序固不可不明。而六經又焉能不辨。試觀乎陽明證之下利清穀者。而用四逆湯主之。少陰證之下利清水者。反用大承氣湯主之。厥陰證之下利清穀者。而用通脈四逆湯主之。太陽證之利下不止者。以桂枝人參湯主之。以上數證。雖同爲痢疾。然而證有六經傳化虛殊。病有寒熱虛實之異。若拘拘乎時序之化熱。而一律投以苦寒之品。則殆矣。此六經傳化之不可不辨也。若徒以下利一證。與傷寒之厥陰相同。爲可疑。則金匱相類之處。非止厥陰一篇也。又豈可因此而見疑者耶。

醫譚

孫慕野

□ 醫

世之業醫者多矣。操術神妙者。固不乏人。而僥倖成名者。亦復不少。試紀數則以爲笑資。昔有紹興某公。作宦江南。攜眷以往。行過常州。其妾忽臨蓐欲產。而不下。勢甚危迫。遂於奔牛泊舟覓醫治之。夜將半矣。其僕上岸。見一旅店猶未閉門。入而詢其店主。答曰。醫生惟呂城鎮某姓者最精妙。但離此尚有十餘里。僕告以急。店主曰。若然。則吾鄉某人向亦知醫。東首十餘家是已。僕如所指往叩其門。醫者素於臨街樓上臥。問是何人。僕以難產奉請告。醫者起而謂其妻曰。可取冷水來洗面。我將往焉。僕亦聞之。誤聽囑以冷水洗面。然後醫治。遂飛奔回船。告之主人。如法治之。其妾正在昏眩間。忽爲冷水所激。不覺其氣一吸一鬆。而子門開。兒脫穎矣。適醫者至。主人大喜。請其定一產後方。厚謝之而去。醫者自此其名大著。 又醫士童姓者。居仁和之獨山村。一日有謝村人邀之。童命工人操舟往。至則乃患膈症者。心胸飽悶而腹甚饑。食之即吐。不穀食者月餘矣。童以開膈調胃之劑治之。其家留飯而酒甚佳。飲之至醉。下船時行步踉蹌。工人謂之曰。適買桐油一瓶。貯於頭艙。幸勿絆翻。童子曲身手提油瓶。置之穩處。口中誦曰。桐油。桐油。適送者在岸問藥中當用何引。童方言桐油二字未覺。遂答曰。桐油。遂入艙昏然而臥。到家後工人問曰。桐油食之則吐。適纔何以加諸藥中。童知爲醉中囈語也。強辯答之。心念所病不食已久。若一大吐。必至元氣散而不救。欲往止之。而路遠時久。料已服藥。遂任其自然。次日將曉。聞叩門甚緊。童驚以爲病者死矣。使其妻問之。答曰。昨晚服藥後。忽大吐濃痰無數。隨之而出。今胸襟已寬。思欲食粥。特請再往視之。其妻恐病家罪以往而辱之。答以業已早出。少頃自來。童隨酒趕謝探之。病果漸痊。遂至其家。投以清理之藥而愈。蓋病者積痰於上膈。他藥不能動。得桐油吐之。而始出也。嗣後求治病者無虛日。 又予友沈君懷清。壯而授室矣。未經出痘。某年走試郡城。偶染時痘之氣。歸家發熱遍體紅斑。醫家治之。而痘不肯透。時值霉黴。家市驅穢之劑焚之。以除潮氣。若大黃蒼朮白芷之類咸列焉。與治痘藥同於肆中市歸。置於一處。其家人誤以其藥煎而使服之。躁熱愈煩悶不堪。舉家驚惶。咸以爲必死矣。未幾紅斑裂而紫血流。沉沉睡去。及醒則熱已漸解。由此而痘起。而上漿而結痂。不日全愈。醫家以爲本屬不治之症。得燥裂之藥。攻火毒而出之。方可醫治。然此等劫藥。以誤服而見神奇。醫者斷無此大手段也。此事出之本家。故傳者絕少。若醫者爲此。則又咸稱國手名家。轟傳通邑矣。嗚呼。世之負不虞之譽者。比比皆此類也。欲求實具盧扁之學。則究何人哉。吾於論醫而深有所感。（說部精華）

□ 葉薛二醫（一）

葉天士薛生白。皆名醫也。一日適在醫局會診。因治一更夫。仁智偶歧。遂生意見。互相抨擊。甚至避道。葉繼小齋顏曰掃雪軒。薛亦築掃葉山房以報之。此抨擊動輒於鄙嗔相詈。葉薛名家。決不有此意。必傳者之過也。（陸編薛氏醫案）

藥名雜謎

余彥怡

儂貌漸傳粉。剩有青絲。（何首烏）
綠上眉山。（青黛）
想此半幅殘箋。（破故紙）
堅如前約。（信石）
時暮可息矣。（早休）
芬含荳蔻。借錦字以俱來。（香附）
油壁先迎。（車前）
穿前良伴。（金銀花）
此善人之所以貴也。（獨活）
去開俗事。共賞名園名花。（芍藥）

衛生小說 醫界鏡（名醫故事）（廿四）

醫隱

第六回 劉廷枏山上說降 貝仲良江邊遇盜

的時候。宜每日一次。天涼的時候。宜七日兩次。惟洗時不可在飯後兩點鐘內。因這時候血之功用。正幫助胃中消化食物。浴則引血外行。消化的力量。必減少許多。恐有停滯等患也。第五要時運動。安坐逸居。則元氣鬱滯。此也。謹記吾言。我去也。即飄然而去。仲良醒後。一一記得。用紙錄下。想那張善的人說話。大有道理。欲回去。又不忍欲。不回去。又不好。躊躇不能決斷。遂與夫人康氏商議。康氏道。此時生意旺到極頂。那裏捨得丟掉。況且隱來詳夢。都是反詳的。丈夫不必疑慮。且做了幾年再作理會。仲良實在也有此間樂不思蜀的意思。老馬戀棧豆。那裏肯舍此而去。聽了夫人之話。遂決意不回。仍舊照常看病。且說錢塘縣有個老舉人。姓袁名蔭謀。他有個十餘歲的愛女。患了損怯乾勞之症。日日請醫服藥。也有數十帖了。誰知越吃越壞。毫無功效。那些醫生的方子。無非是遵着那趙養葵的邪說。用六味丸補陰。八味丸補陽。那裏曉得仲景先生的正法。是審知乾勞將成損怯的症。必有瘀血在內。先用大黃䗪蟲丸。百勞丸等法。去瘀血生新血。然後用建中湯。復脈湯。薯蕷丸等加減以祛病補虛。那喻嘉言先生。又參用瓊玉膏。合那大黃䗪蟲丸。早晚間服。是前聖後賢相傳的心法。此等用六味八味的先生們。那裏知道。往往用些不着痛癢的方。俗諺所謂泥牆頭的法子。吃得來不死不活。終至於斃也。用盡了人也死了的地位。這袁蔭謀的女兒。被那一般先生吃到脈息由促而結。由傷而代。骨瘦如柴。時時心中怦動。雖人尚在地上略能行動。已成了百日勞的絕症。此百日勞的毛病。若在脈息初見結象的時候。無定數。早用仲景先生的復脈湯法。尚可挽回。若到脈息歇有定數。將近百日之候。即使仲景先生復生。請他來醫。也不得好了。偏那中的。若看到此處。急宜說明要死的道理。早早回他。不可模糊招謗。那時袁蔭謀的女兒已將近百日了。聞得貝仲良大名。想來要請他看。又出不起二十塊洋錢。不得已東移西借。湊滿了廿元。勉力的請來。仲良那能明白此等病情。一看是個小女子。心中也不經意。便糊糊塗塗的開了幾味補藥。打轎回去了。那曉得此病已到百日關頭。仲良運氣已退。碰在他釘子上。今夜吃下藥去。明日死了。那袁蔭謀好不傷心。併齒痛恨庸醫殺人的橫八蛋

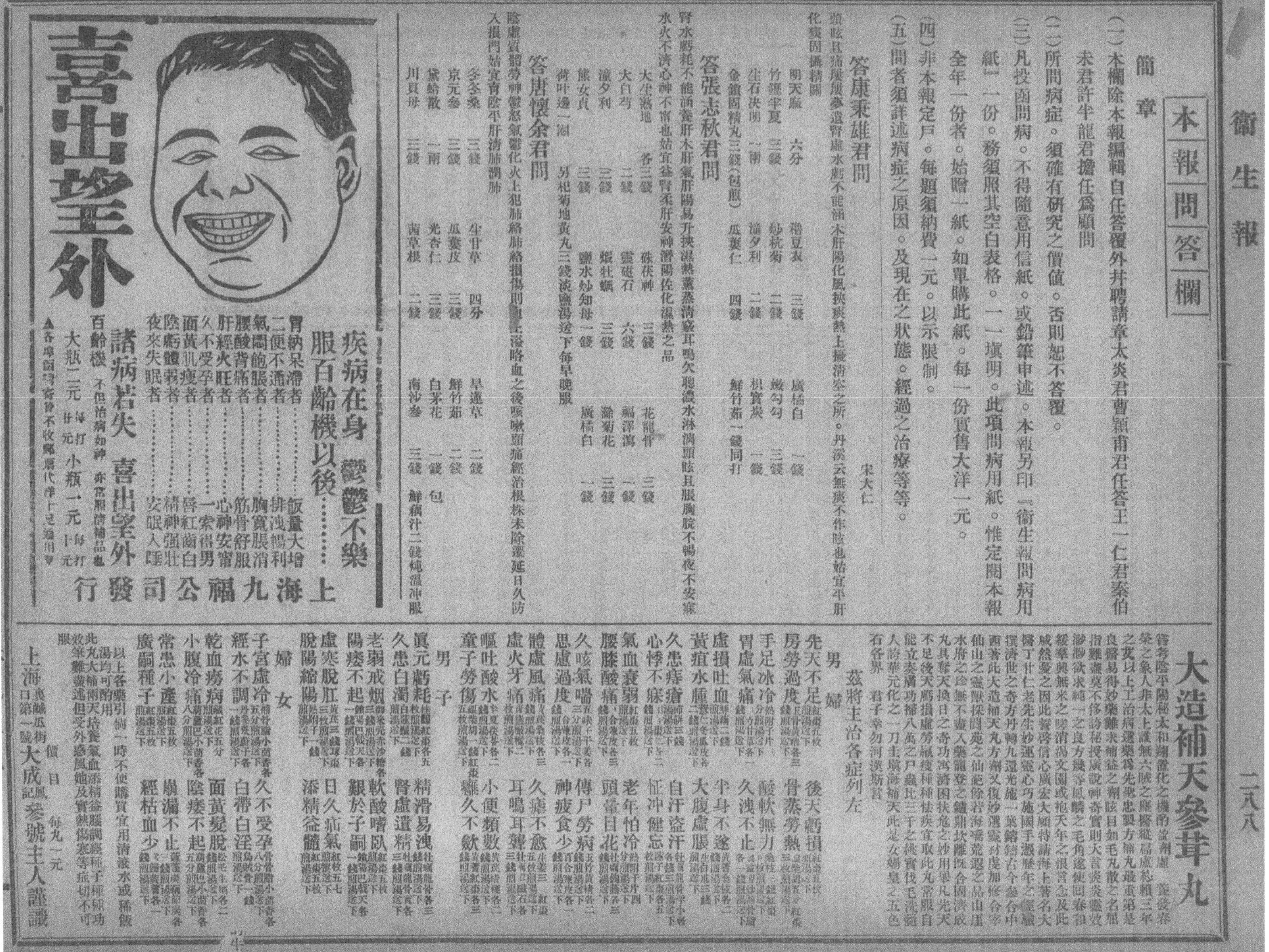

衛生報

二八八

本報問答欄

簡章

(一)本欄除本報編輯自任答覆外并聘請章太炎君曹穎甫君任答王一仁君秦伯未君許半龍君擔任爲顧問

(二)所問病症。須確有研究之價值。否則恕不答覆。

(三)凡投函問病。不得隨意用信紙。或鉛筆申述。本報另印「衛生報問病用紙」一份。務須照其空白表格。一一塡明。此項問病用紙。惟定閱本報全年一份者。始贈一紙。如單購此紙。每一份實售大洋一元。

(四)非本報定戶。每題須納費一元。以示限制。

(五)問者須詳述病症之原因。及現在之狀態。經過之治療等等。

答康秉雄君問

宋大仁

頭眩且痛瘰癧夢遺腎虛水虧不能涵木肝陽化風挾痰熱上擾淸空之所。丹溪云無痰不作眩也姑宜平肝化痰固攝精關

明天麻 六分　穭豆衣 三錢　廣橘白 一錢
竹瀝半夏 三錢　炒杭菊 二錢　嫩勾勾 三錢
生石決明 一兩　潼夕利 二錢　枳實炭 一錢
金鎖固精丸三錢(包煎)　瓜蔞仁 四錢　鮮竹茹一錢同打

答張志秋君問

腎水虧耗不能涵養肝木肝氣肝陽易升挾濕熱薰蒸淸竅耳鳴欠聰濁水淋漓頭眩且脹胸脘不暢夜不安寐水火不濟心神不寧也姑宜益腎柔肝安神潛陽佐化濕熱之品

大生熟地 各三錢　硃茯神 三錢　花龍骨 三錢
大白芍 二錢　靈磁石 六錢　福澤瀉 一錢
潼夕利 三錢　煅牡蠣 三錢　滁菊花 三錢
熊女貞 三錢　鹽水炒知母 一錢　廣橘白 一錢
荷叶邊一圈　另杞菊地黃丸三錢淡鹽湯送下每早晚服

答唐懷余君問

陰虛質體勞神鬱怒氣鬱化火上犯肺絡肺絡損傷則血上溢咯血之後咳嗽咽痛經治根株未除遷延日久防入損門姑宜育陰平肝淸肺潤肺

冬桑葉 三錢　生甘草 四分　旱蓮草 二錢
京元參 三錢　瓜蔞皮 三錢　鮮竹茹 二錢
黛蛤散 一兩　光杏仁 三錢　白茅花 一錢包
川貝母 三錢　茜草根 二錢　南沙參 三錢　鮮藕汁二錢炖溫冲服

喜出望外

疾病在身 鬱鬱不樂
服百齡機以後……

胃納呆滯者……飯量大增
二便不通者……排洩暢利
氣悶飽脹者……胸寬脹消
腰酸背痛者……筋骨舒服
肝經火旺者……心神安寧
久不受孕者……一索得男
面黃肌瘦者……唇紅齒白
陰虧體弱者……精神強壯
夜來失眠者……安眠入睡

諸病若失 喜出望外

百齡機 不但治病如神 亦爲滋補妙品也

大瓶二元 每打廿元　小瓶一元 每打十元

上海九福公司發行

大造補天參茸丸

茲將主治各症列左

男婦

先天不足　後天虧損
房勞過度　骨蒸勞熱
手足冰冷　酸軟無力
胃虛氣痛　久洩不止
虛損吐血　半身不遂
黃疸水腫　大腹虛脹
久患痔瘡　自汗盜汗
心悸不寐　怔冲健忘
氣血衰弱　老年怕冷
腰膝酸痛　頭暈目花
久咳氣喘　傳尸勞病
思慮過度　神疲食少
體虛風痛　久瘧不愈
虛火牙痛　耳鳴耳聾
嘔吐酸水　小便頻數
童子勞傷

男子

眞元虧耗　精滑易洩
久患白濁　腎虛遺精
老弱戒烟　軟酸嗜臥
陽痿不起　艱於子嗣
虛寒脫肛　日久疝氣
脫陽縮陰　添精益髓

婦女

子宮虛冷　久不受孕
經水不調　白帶白淫
乾血癆病　面黃髮脫
小腹冷痛　陰痿不起
常患小產　崩漏不止
廣嗣種子　經枯血少

價目 每丸一元

上海……大成記參號主人謹識

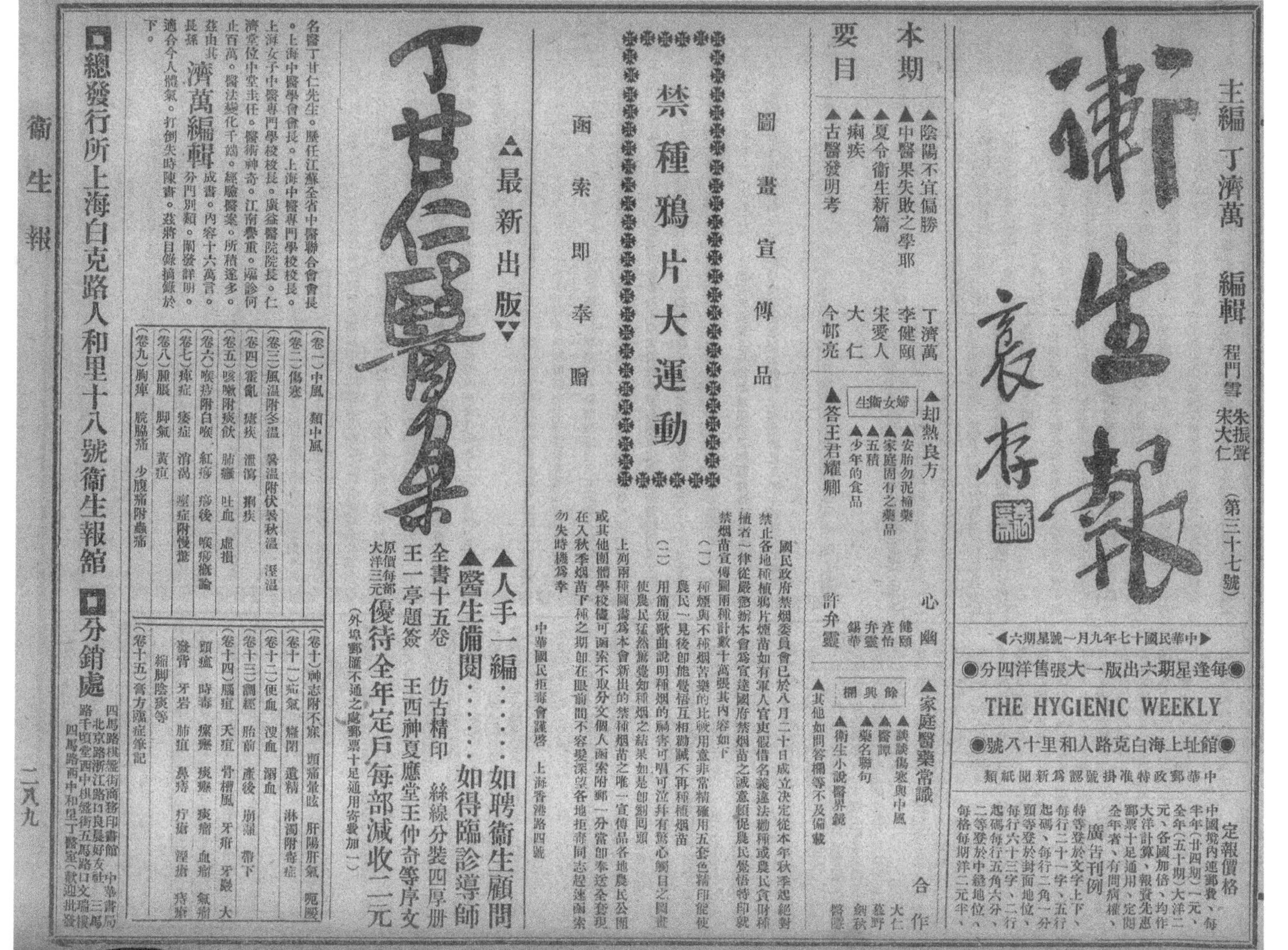

主編 丁濟萬 編輯 程門雪 朱振聲 宋大仁

衛生報

袁存（印）

（第三十七號）

◀中華民國十七年一月九號星期六▶

◉每逢星期六出版一大張售洋四分◉

THE HYGIENIC WEEKLY

◉館址上海白克路人和里十八號◉

中華郵政特准掛號認為新聞紙類

定報價格

中國境內連郵費、每半年（廿四期）一元、全年（五十期）大洋二元、各國加倍、均作大洋計算、報費先惠、郵票十足通用、定閱全年者、有問病權、

廣告刊例

特等登於文字上下、每行二十一字、五行起碼、每行二角一分、頭等登於封面地位、每行六十三字、二行起碼、每行五角六分、二等登於中縫地位、每格每期洋二元半、

本期要目

▲陰陽不宜偏勝　丁濟萬

▲中醫果失敗之學耶　李健頤

▲夏令衛生新篇　宋愛人

▲痢疾　大仁

▲古醫發明考　令郁亮

▲却熱良方　心幽

婦女衛生

▲安胎勿泥補藥　健頤

▲家庭固有之藥品　査怡

▲五積　弁靈

▲少年的食品　錫華

▲答王君耀卿　許弁靈

▲家庭醫藥常識　合作

餘興欄

▲談談傷寒與中風　大仁

▲醫諺　蕉野

▲藥名聯句　劍秋

▲衛生小說醫界鏡　醫隱

▲其他如問答欄等不及備載

圖畫宣傳品

禁種鴉片大運動

函索即奉贈

國民政府禁烟委員會已於八月二十日成立決定從本年秋季起絕對禁止各地種植鴉片煙苗如有軍人官吏假借名義違法勸種或農民貪財種植者一律從嚴懲辦本會爲宣達國府禁烟苗之誠意與促農民覺悟特印就禁烟苗宣傳圖兩種計數十萬張其內容如下

（一）種煙與不種烟苦樂的比較用意非常精確用五套色精印能使農民一見後即能覺悟互相勸誡不再種植烟苗

（二）用簡短歌曲說明種烟的禍害可唱可泣幷有驚心觸目之圖畫使農民猛然驚覺知種烟之結果如是即刻回頭

上列兩種圖畫爲本會新出的禁種烟苗之唯一宣傳品各地農民公團或其他團體學校儘可函索不取分文個人函索附郵一分當即奉送全套現在入秋季烟苗下種之期即在眼前間不容髮深望各地拒毒同志趕速函索勿失時機爲幸

中華國民拒毒會謹啓　上海香港路四號

丁甘仁醫案

△最新出版▽

▲人手一編……如聘衛生顧問

▲醫生備閱……如得臨診導師

全書十五卷　仿古精印　絲線分裝四厚册

王一亭題簽　王西神夏應堂王仲奇等序文

原價每部大洋三元　優待全年定戶每部減收二元

（外埠郵匯不通之處郵票十足通用寄費加一）

名醫丁甘仁先生。歷任江蘇全省中醫聯合會會長。上海中醫學會會長。上海中醫專門學校校長。上海女子中醫專門學校校長。廣益醫院院長。仁濟堂位中堂主任。醫術神奇。江南譽重。遍診何止百萬。醫法變化千端。經驗醫案。所積遂多。茲由其長孫濟萬編輯成書。內容十六萬言。分門別類。闡發詳明。適合今人體氣。打倒失時陳書。茲將目錄摘錄於下。

（卷一）中風　類中風

（卷二）傷寒

（卷三）風溫附冬溫　暑溫附伏暑秋溫　溼溫

（卷四）霍亂　瘧疾　泄瀉　痢疾

（卷五）咳嗽附痰飲　肺癰　吐血　虛損

（卷六）喉痧附白喉　紅痧　痧後　喉痧概論

（卷七）痺症　痿症　消渴　痙症附慢驚

（卷八）腫脹　脚氣　黃疸

（卷九）胸痺　脘脇痛　少腹痛附蟲痛

（卷十）神志附不寐　頭痛暈眩　肝陽肝氣　呃嗳

（卷十一）疝氣　癃閉　遺精　淋濁附赤白濁

（卷十二）便血　洩血　溺血

（卷十三）調經　胎前　產後　崩漏　帶下

（卷十四）腦疽　天疽　骨槽風　牙疳　牙齦　大頭瘟　時毒　瘰癧　痰癧　痰瘤　血瘤　氣瘤　發背　牙岩　肺疽　鼻痔　疔瘡　溼瘡　痔瘡　縮脚陰痰等

（卷十五）膏方臨症筆記

◘總發行所上海白克路人和里十八號衛生報館

◘分銷處

四馬路棋盤街商務印書館　中華書局　北京路浙江路口良晨好友社　三馬路千頃堂西中棋盤街五馬路口文瑞樓　四馬路西中和里丁醫室（歡迎批發）

夏令衛生新篇 續

宋愛人

（二）講究素食以清潔胃腸之宿滯

況當此夏令空氣之惡濁。如彼黴菌之迷漫。如此人居此汚濁世界。其體工之防禦。非衛生不足以維持人種之生存。非清潔不足以防禦體外之汚濁。於是有居室之清潔。所以不使塵垢之積。爲時疫之媒也。有衣食之清潔。不使汗垢之染。亦不爲黴生蟲之匿跡也。然而衣服居室而外。要以清潔飲食爲最居重要。諺有之曰。『病從口入。』病何以能從口入。以有飲食爲之導也。飲食何以能令病從口入。以有不潔之飲食促之使成也。則飲食之於人生。可不問其爲素食爲肉食。但有適度之調節。則生理之需要無偏。精究真實之清潔。則疾病之起因無從。所謂真實之清潔者。即如素食而論。各種菜蔬。出自家園。親自種植。如陰晴之加以灌適當溉肥料之加以消毒防厲。去其蟲蛀者。採其肥嫩者。此爲最佳。其次而購諸鄉農者。亦必選其新鮮。棄其腐爛。而洗滌之時。烹煮之際。亦無往而不可不加以注意。肉類則須以健全者爲佳。煎煮則須以沸爛者爲宜。無取辛辣之味。無夥油膩之滯。每餐之需。菜不在夥。而在乎精美。約計菜蔬二餚。肉羹一事。則足矣。（如時値時疫大行。則鮮肉總不相宜。恐市儈謀利心切。以病死之肉類渾售也。宜暫停肉食爲佳。）讌集酬酢。能講絕最佳。家庭之間。亦可效法分食制度。如是則清潔食料。大要備矣。

蓋人類的體工作用。苟能攝養有素。隨隨皆有抵抗之能力。而要以胃氣爲俱有最大保障之特權。故胃氣之強盛者。可終其身無時疫之侵染。然亦不可有持無恐而恣縱口腹。蓋胃氣之所以能強盛者。即從飲食有節中來。而於時疫流行之時。尤須清明在躬。塵垢不染。則黴菌自失其憑藉之勢。即偶有感染。亦得胃氣爲之抵抗。其感邪在上者。可湧而吐之。此體工之抵抗力也。邪在腑者。可洩而下之。亦體工之抵抗力也。如是則仍不致遺爲大患。設於未病之前。既醉酒以酩酊。復含哺而鼓腹。酒漿食滯。腥穢油膩。一幷壅塞胃中。胃氣未困於消化。何能再支持其病菌之竄逆。於是諸器官之工作同時停止。而有欲吐不能。欲瀉不得。揮霍撩亂。而爲朝發夕死。夕發朝死之乾霍亂者矣。或者邪盛正虛。胃氣告潰。上之吐者。非爲宿食。而爲胃津。下之瀉者。非病菌之出路。而爲腸脂之傾瀉。則轉瞬螺癟音啞。內閉外脫而死矣。如此死者。其初原可不死於病菌。而卒死於飲食之不清潔也。奉衛生者。可不早爲惕勵乎。

『痢疾』

大仁

本報命名衛生。乃欲使讀者同登幸福之途。凡有妨碍于衛生者。均認爲本報之勁敵。

最近據各醫生之報告。及個人之診察。其疾病中最普遍者。莫如『痢疾』。病者什五患此。且與往年者不同。因多吉少。每至不救。不但妨碍人體之康健。且欲侵奪人類之生命。本報既有指導民衆醫藥常識之責任。對於此種時症之報告。實有刻不容緩之勢。今將其名稱、原因、診病、治法、禁忌預防種種。詳述于後。想亦讀者所樂聞歟。

（名稱）痢疾古稱腸澼。自仲景斷治。又謂之滯下。言其濡滯而下也。然人體有強弱。傳變有不同。故同一痢疾。而病名異矣。有因其見證而名者。如噤口痢、水穀痢、休息痢、五色痢是也。有因其原因而名者。如風痢、熱痢、寒痢是也。

（原因）張景岳云。痢症是夏月因熱貪涼。過傷生冷。至大火西流。新涼得氣。則伏陰內動。應時而爲下痢。程芝田云。痢未有不因停積而成者。但積有熱有寒。熱者因受濕熱而成。寒者因食生冷而得。觀此可知飲食不節。起居不時。爲造成痢疾病之最大原因。否則此症何以每發于夏秋之間耶。

（診斷）吾人欲診斷此病。須先于表、裏、寒、熱、虛、實之間。詳細辨別。則變態雖多。終不出品片之外矣。蓋此症皆由濕熱滯于曲腸。氣機流行窒塞。故所下之物。或赤或白。或膿或血。有痛者。有不痛者。有裏急後重者。有寒熱往來者。有嘔噁脹滿者。有口噤不食者。據證論病。即可知其傷氣傷榮。屬寒屬熱。兼表兼裏。爲虛爲實矣。

（治法）痢疾治法固宜攻下。然亦於實者及初起者宜之。若兼表症者。宜荆防敗毒散主之。正虛者。合倉廩湯同用。他如火盛者。苓連以清之。積滯者。硝黃以攻之。行血用當歸、延胡。涼血用丹皮、赤芍。或用木香、陳皮以理氣。或取檳榔、枳實以行滯。各隨症而施用。毋執一而不變。若五色雜見。則爲五臟俱傷。內經所謂五液注下也。馬元儀云。五臟之氣血幷傷。痢下五色。此症日久。每至不起。故張景岳謂痢久不止。則精血脂膏。悉從痢去。又云、痢久必傷腎陰。腎陰既傷。斯惡象疊見。古人所謂險惡之症。亦即近日流行症之一也。

古醫發明考

日本今邨亮著
無錫周小農錄

酒劑

醪醴見於素問。然上古所作。不能知其法。扁鵲傳曰。其在腸胃。酒醪之所及也。仲景氏之方八味丸、士瓜根散、赤丸、天雄散四方。各以酒服之。下瘀血湯一方。以酒煮之。麻黃醇酒湯。以美清酒五升煮之。（漢書師古註。醇酒不澆。謂厚酒也。）芎歸膠艾湯、炙甘草湯、當歸四逆加吳茱萸生薑湯、鼈甲煎丸。清酒與水合煮之。（案周禮酒正辨三酒之物。一曰事酒。二曰昔酒。三曰清酒。鄭註清酒今之冬釀夏成者也。蓋謂無灰清酒也。）其他大猪膽汁導法之法醋。（案法醋諸本草無所考。成本無法字。似可從。）苦酒湯、黃耆芍藥桂枝苦酒湯之苦酒。（陶宏景曰。醋亦謂醯之。以有苦味。俗呼苦酒。）及美酒醯。（魏氏曰。美酒醯。即人家家製社醋是也。）栝蔞薤白酒湯、栝蔞薤白半夏湯之白酒。皆酒劑也。（案白酒始見於靈樞經脈篇。以白酒和桂。且飲美酒。仲景所用白酒未詳其製。千金方白酒作白截漿。或作截酒。外臺亦同。今從之。用酢者。蓋取之於豁胃利氣。其造法見於諸草藥。蓋仲景之方出於諸家。故曰法醋。曰苦酒。曰白酒。皆因古人所傳。異其稱謂耳。）又肘後千金外臺諸書。並載酒劑之方。皆取於宣通血脈。開發壅滯。蓋以酒性慓悍。能行藥勢也。凡急患長恙。血虛氣滯。久寒痼冷。偏枯不遂。拘攣痺厥之類。宜常服之。然因藥之隊功。本用各異。蕃有稱丁幾去爾者。浸藥於燒酒。臨時用之。蓋倣頤於紅露花酒也。然丁幾羅字多蒲布滿。原屬切劑。不可概概也。

案燒酒非古法。自元之時始。蓋係蒙古人之製。其味辛烈燥猛。過飲則傷胃爛腸。不可充藥料。（其造法用濃酒和糟入甑。蒸令氣上。用器承取滴露。其清如水。味極峻烈。入口如燃。故曰火酒。後世以糯米大麥葡萄等造之。其造法甚簡。）漢土單稱酒。爲藥用者。專用糯米造之。最爲上品。黍粟次之。用粳米者少。蓋漢土之粳。不及本邦之粳。我粳與彼糯等。故入藥者。宜用粳製無灰者。蓋酒者熟穀之精液。故其氣慓悍。滑利大温有毒。其功則行氣和血。解鬱逐瘀。擴寒消食。散風濕。除邪穢。利水道。滑大腸。解魚及百藥之毒。導引諸藥。運輸全身。莫此爲捷。然過飲則傷神損壽。亂氣動血。其功不掩害。乃如美淋酒、忍冬酒、保命酒、泡盛、火酒等。殊醇濃者。並不宜藥用。

（評）著者引用周禮諸書。具徵博雅。篇末言其功不掩害。具有經驗。即今伏熱陰虛火炎者。多西藥酒劑。每見有變。徵切劑之誠允當。

卻熱良方

心幽

（一）衣服之關係

盛暑時之衣服。質宜輕鬆。色宜淺淡。以深色爲受熱體。易於蓄聚熱氣。淡色爲回熱體。可以速散陽光。故當知所取擇。至於受熱難耐。汗沾襟膚。更宜穿汗衫或外衣。以防寒氣之隱襲。凡人所執之業。尤須注重猛烈之運動者。役兵農田划船等。惟須厚穿衣服。以備收受汗滯。否則身方其熱。徧體沾濡。猝一脫衣揮扇。或馳車趁涼。悉足召病矣。

貼膚之內衣。必以細麻布製之。以能速散汗滯。足使人有涼爽之感覺。且着肉衣衫。尤宜日一更換。或於晚間風晾。使乾鬆。庶與空氣相接。不致萌生黴菌而害及衛生。至所穿衣服。無論日夜。不可過多。如被服過多。溫度大昇。一感脫換。驟然退縮。感冒之來。卽係乎此。體氣因而柔弱。從後將於嚴寒盛暑不能耐。

光浴、空氣浴。皆有益身體。（按日光浴法、當曝體於日命五分時至十分時始畢事、又空氣浴法大致與日相若、不過在空氣內行之、不必對日光而爲時宜長也。）德國人且寶視之。爲其得自療法之眞諦。此衛生家所當知者也。夫日光之於皮膚。頗具活潑之效力。變換色素。雖美顏水亦所不及。吾人常處日光之下。未能明其奧妙。益未見而害反隨之。蓋因負曝延久。轉被炙傷耳。要之空氣浴、日光浴。亦須用得其當。而詳細審察。使五官百骸皮毛肌膚。皆因而增強其抵抗力。則縱遇酷暑。自能怡然相處。無異在清涼世界。豈復如被炮烙之苦哉。

（二）運動與洗浴

運動貴能順序。貴無間輟。卽值酷暑。亦不容或廢。每清晨按序行之。畢卽繼之以冷水浴。自必精神暢爽。終日愉快。心地清涼。則炎威自卻矣。且身體必運動。猶鋼鐵必磨厲。鋼鐵不磨。且必生鏽。身體失調。立能致病。理所當然。焉追乎體弱已甚。而壯志未灰。直猶利刃之附於朽腐。英雄無用武地矣。嘗見無知之人。小達攝養。恐運動之勞乏。轉屏之而不爲。反自乞靈藥石。鄉光陰於虛牝。僨矣。或且因之致危篤。殆亦小不忍亂大謀之類歟。羅馬著醫吉倫謂吾人運動之理由。固首在防止疾癘。然非俟病之旣至。始以運動代治療。而冀可獲愈也。斯言也。實爲運動上正確之理論。因擇運動之最便適最易行者。略舉數條。以餉明理者。逐日於清早循習之。藉當祛暑良方焉。

（一）舉兩臂向上。屈腰向前。令兩手觸地。再起再俯。

（二）跨開雙足立。各距約三十英寸。兩手分按臀腿間。將身左右擺動。

（三）植立身體如前狀。令左右旋轉。或自左而右。或自右而左均可。

（四）仰臥地上。挺兩腿。使直。徐舉向上。以足底正平爲度。

（五）仰臥地上。引動上身坐起。以雙手自觸其趾。毋令膝蓋稍曲。

以上各法。自一至四。可限二十分時。依次爲之。第五法始行時。日得三四次已足。嗣後可漸漸加增至二十次。

每晨運動畢後。宜繼作冷水浴。時當夏日。習用冷水最爲合宜。倘盆筩重爲嫌。可以浴巾蘸令透濕。由背部以迄下身。徐徐索擦。遍及周體亦佳。或以費時太長。可縮短運動時間。各勻十分時爲之。卽倏忽集事矣。惟此法必日常練習。冬夏無間。自能大見效力。至於隆冬寒涼。必畏而卻步。然處以恆心。習慣卽亦無懼。惟十分嚴冷之日。或僅擦胸腦等處。並於重衾之內舉行。當亦不甚難矣。要知冷水浴法之眞理。不過使膚體堅實。免受風寒之侵害。且冷水一撫。熱體異常清爽。其益處正復不少。然身體衰弱之人。則非所宜。可勿勉強試驗。轉而貽害。

總之卻暑方法。不外於節飲食。慎起居。運動合度。眠起以時。行浴冷水以堅其體。習借日光浴以和其血脈。不近濃厚提精之品。戒飲污穢不潔之泉。心常快愉。事無錯亂。遵循深戒。守若金箴。抵拒有資。自饒能力。夫何畏日熾欲灼。暑侵逾烝哉。心定自然涼。觸處皆清涼之境。身強堪卻疾。從茲逼安樂之天。絕外界之紛乘。適吾心之自在。法無他異。理在則然。幸毋河漢斯言。聊作瓊瑤投贈。惟期閱者許爲知言幸矣。

答王君耀卿評甜瓜果治暑記

許弁靈

凡事有必至。理有固然。惟醫之於道。豈不然乎。頃閱中醫新刊第五期。載王君耀卿批評鄙人所言「甜瓜果治暑記」一文。按甜瓜果產於歙縣之黃山。生於天都峯之石壁。其根極細。其葉極大。環繞石中。縱橫左右。形如菖蒲之狀。其果圓而扁。其色黃而深。其味甜而辛。其氣香而緩。考白華筆錄云。此果得山川幽靜之氣。爲靈異之品。又考天燕隨筆云。此東是石中所產。其爲天賦之特性。必有特異之功效。未足怪者。然以鄉老之言。得諸實驗。與白華筆錄互相發明。又考甜瓜果之名。始於清時。1曰石棠。2曰石壁果。因此果生於石上。故名。且能治暑之功。蓋以香能辟諸惡氣。辛能發散暑邪。甜能和脾胃不運。此甜瓜果治暑之功用也。又按鄙人所載治霍亂危症。以夢一老人之言。而王君以「醫學非靈魂學」。此事今住黃山天都峯下。已有石碑並刻其文。藏其事。數行至今尙未磨滅。然以王君之言。其非是。卽如往黃山之考察。抑或觀二錄筆之書。乃知可實。吾國醫學。託名神祕。自古已然。補心丹也。冠以天王。平喘方也。稱爲夢授。晉景公之夢二豎。預知和緩之名。近代洄溪醫案中。以霹靂散治效。夢一黑人雷震。遂蘇。異事流傳。膾炙人口。原夫精神所感。鬼神相通。三教寓傳。初無二致。現代西醫研究靈魂學。靈學術者方興未已。足見醫學由科學而趨於哲學之先兆。以天地之大。無奇不有。強不知以爲知。是所謂妄人者矣。

海陵三譚書畫近墨

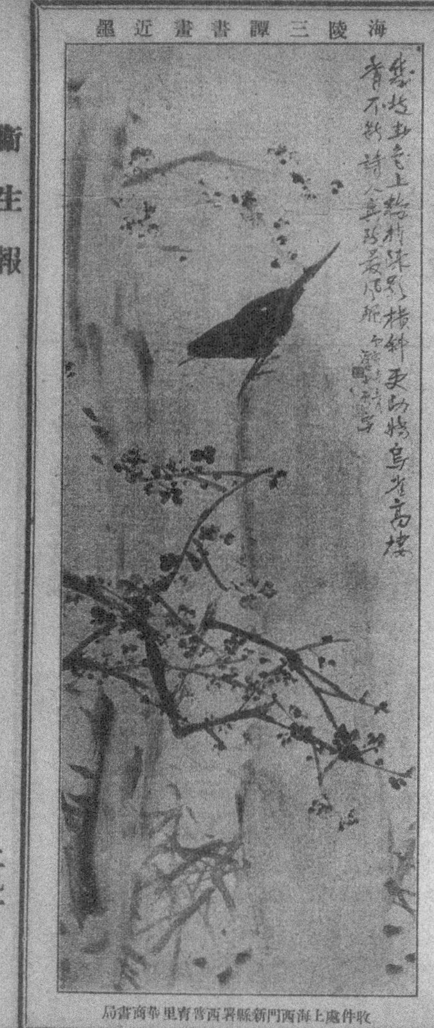

收件處上海西門新縣署西營育里華商書局

衛生報

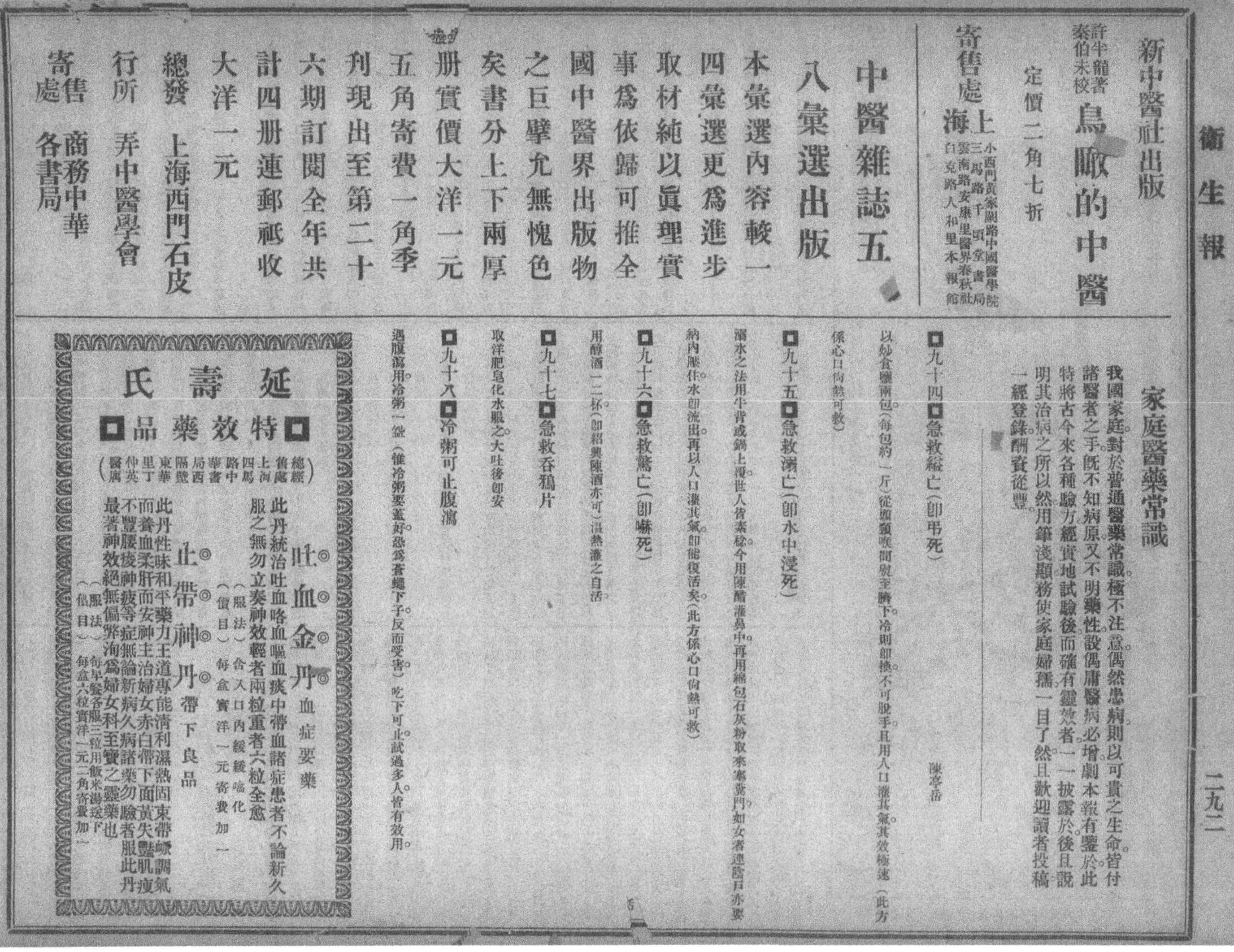

衛生報　一九二

新中醫社出版

許半龍著　秦伯未校

烏瞰的中醫

定價二角七折

寄售處　上海　小西門黃家闕路中國醫學院　三馬路千頃堂書局　雲南路安康里醫界春秋社　白克路人和里本報館

中醫雜誌五八彙選出版

本彙選內容較一四彙選更為進步取材純以眞理實事為依歸可推全國中醫界出版物之巨擘允無愧色矣書分上下兩厚册實價大洋一元五角寄費一角季刊現出至第二十六期訂閱全年共計四册連郵祇收大洋一元

總發行所　上海西門石皮弄中醫學會

寄售處　商務中華各書局

家庭醫藥常識

陳亭岳

我國家庭。對於普通醫藥常識。極不注意。偶然患病。則以可貴之生命。皆付諸醫者之手。既不知病原。又不明藥性。設偶庸醫病。必增。劇本報有鑒於此特將古今來各種驗方經實地試驗後而確有靈效者。一一披露於後。且說明其治病之所以然。用筆淺顯。務使家庭婦孺。一目了然。且歡迎讀者投稿一經登錄。酬資從豐。

◘九十四◘急救縊亡（卽吊死）

以炒食鹽兩包。（每包約一斤）從頭頸喉間熨至臍下。冷則卽換。不可脫手。且用人口灌其氣。其效極速（此方係心口倘熱可救）

◘九十五◘急救溺亡（卽水中浸死）

溺水之法用牛背或鍋上覆。世人皆素稔。今用陳醋灌鼻中。再用綿包石灰粉取來塞糞門。如女者連陰戶亦要納內壓。住水卽流出。再以人口灌其氣。卽能復活矣。（此方係心口倘熱可救）

◘九十六◘急救驚亡（卽嚇死）

用醇酒一二杯。（卽紹興陳酒亦可）溫熱灌之自活。

◘九十七◘急救吞鴉片

取洋肥皂化水服之。大吐後卽安

◘九十八◘冷粥可止腹瀉

遇腹瀉用。冷粥一盌（惟冷粥要蓋好。恐為蒼蠅下子。反而受害。）吃下可止。試過多人。皆有效用。

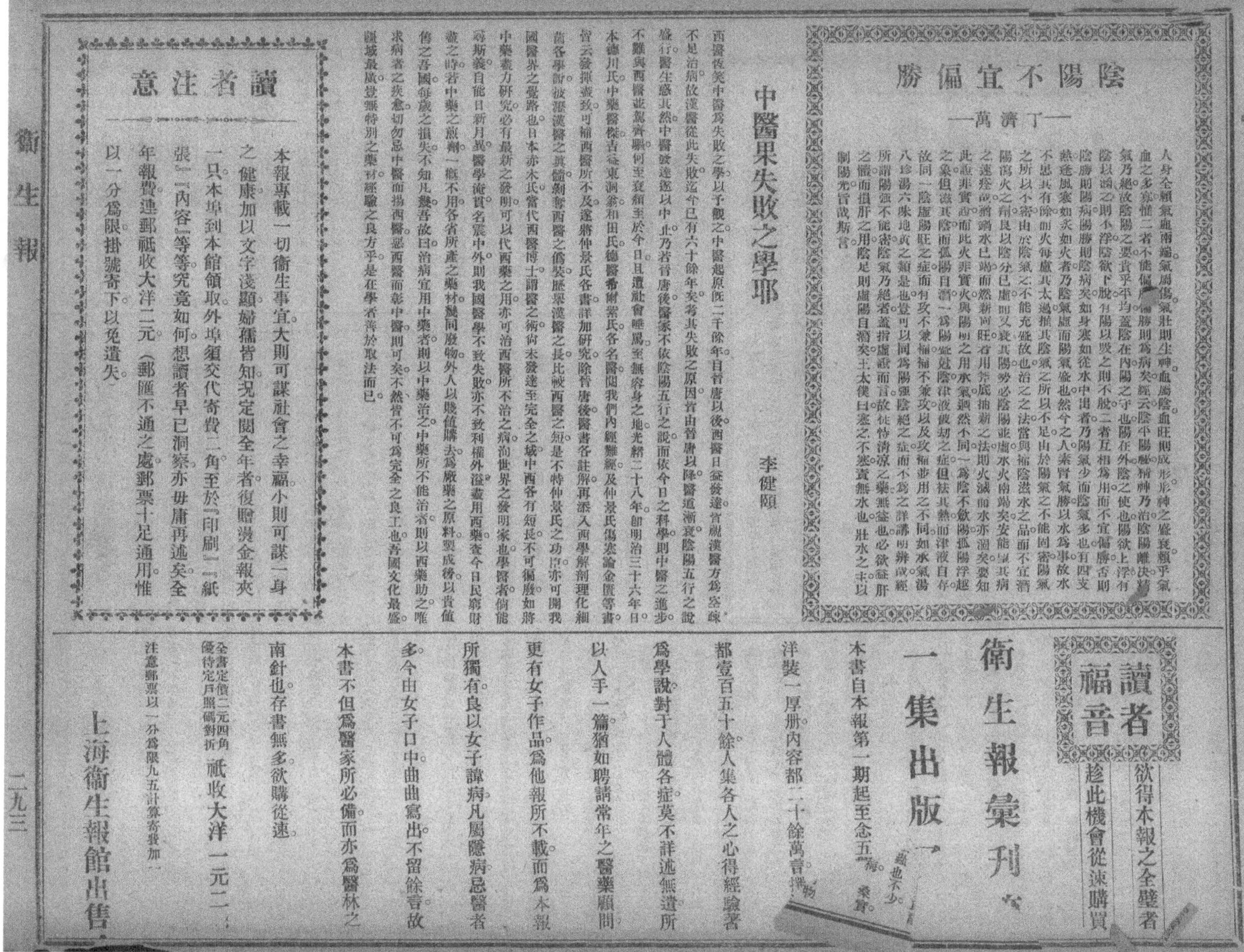

陰陽不宜偏勝

——萬濟丁——

人身全賴氣血兩端。氣屬陽。血屬陰。血旺則成形。氣壯則生神。形神之盛衰。賴乎氣血之多寡。惟二者不能偏廢。偏勝則為病矣。經云陰平陽秘。精神乃治。陰陽離決。精氣乃絕。故陰陽之要。貴乎平均。蓋陰在內。陽之守也。陽在外。陰之使也。陽欲上浮。有陰以涵之則不浮。陰欲下脫。有陽以吸之則不脫。二者互相為用。而不宜偏勝。否則陰勝則陽病。陽勝則陰病矣。如身寒如從水中出者。乃陽氣少而陰氣多也。有四支熱逢風寒如炙如火者。乃陰氣虛而陽氣盛也。然今之人。素腎氣勝。以水為事。故水不患其有餘。而火每慮其太過。推其陰氣之所以不足。由於陽氣之不能固密。陽氣之所以不密。由於陰氣之不能充盛故也。治之之法。當與補陰滋水之品。而不宜瀉陽瀉火之劑。良以陰分已虛。而又衰其陽。勢必陰陽並虛。水火兩竭矣。安能望其病之速痊哉。猶鍋水已竭。而燃薪尚旺。若用釜底抽薪之法。則火滅而水亦涸矣。要知此症非實症。而此火非實火。與陽明之用承氣。迥然不同。一為陰不斂陽。孤陽浮越之象。但滋其陰。而孤陽自潛。一為陽盛灼陰。津液被劫之症。但袪其熱。而津液自存。故同一陰虛陽旺之症。而有攻不兼補。補不兼攻。以及攻補並用之不同。如承氣湯八珍湯六味地黃之類是也。豈可以同為陽強陰絕之症。而不為之詳講明辨哉。經所謂陽強不能密。陰氣乃絕者。蓋指虛症而言。故徒恃清涼之藥。無益也。必欲益肝之體。而損肝之用。陰足則虛陽自潛矣。王太僕曰。塞之不塞。責無水也。壯水之主。以制陽光。旨哉斯言。

中醫果失敗之學耶

李健頤

西醫皆笑中醫為失敗之學。以予觀之。中醫起原。既二千餘年。自晉唐以後。西醫日益發達。皆祖漢醫方為空疏。不是治病。故漢醫從此失敗。迄今已有六十餘年矣。考其失敗之原因。皆由晉唐以降。醫道漸衰。陰陽五行之說盛行。醫生惑其然。中醫發達。遂以中止。乃若晉唐後醫家不依陰陽五行之說。而依今日之科學。則中醫之進步。不難與西醫並駕齊驅。何至衰頹至於今日。且遭社會唾罵。至無容身之地。光緒二十八年。即明治三十六年。日本德川氏中藥醫傑吉益東洞翁。和田氏德醫希爾紫氏各名醫。闡我們內經難經及仲景氏傷寒論金匱等書。皆云發揮盡致。可補西醫所不及。遂將仲景氏各書。詳加研究。除晉唐後醫書各註解。再添入西學解剖理化細菌各學術。披瀝漢醫之真髓。剝奪西醫之偽裝。歷舉漢醫之長。比較西醫之短。是不特仲景氏之功臣。亦可開我國醫界之覺路也。日本赤木氏當代西醫博士。謂醫之術。尚未發達至完全之域。中西各有短長。不可偏廢。如將中藥盡力研究。必有最新之發明。可以代西藥之用。亦可治西醫所不治之病。洵世界之發明家也。學醫者倘能尋斯義。自能日新月異。醫學淹貫。名震中外。則我國醫學不致失敗。亦不致利權外溢。盡用西藥。查今日民窮財盡之時。若中藥之煎劑。一概不用。各省所產之藥材。幾同廢物。外人以賤值購去。為廠藥之原料。製成後以貴值售之吾國。每歲之損失。不知凡幾。吾故曰治病宜用中藥者。則以中藥治之。中藥所不能治者。則以西藥助之。唯求病者之疾愈。切勿忌中醫而揚西醫。惡西醫而彰中醫則可矣。不然。皆不可為完全之良工也。吾國文化最盛。疆域最廣。豈無特別之藥材經驗之良方乎。是在學者善於取法而已。

讀者注意

本報專載一切衛生事宜。大則可謀社會之幸福。小則可謀一身之健康。加以文字淺顯。婦孺皆知。況定閱全年者。復贈送全報夾一只（本埠到本館領取外埠須交代寄費二角）至於『印刷』『紙張』『內容』等等。究竟如何。想讀者早已洞察。亦毋庸再述矣。全年報費連郵祇收大洋二元。（郵匯不通之處。郵票十足通用。惟以一分為限）掛號寄下。以免遺失。

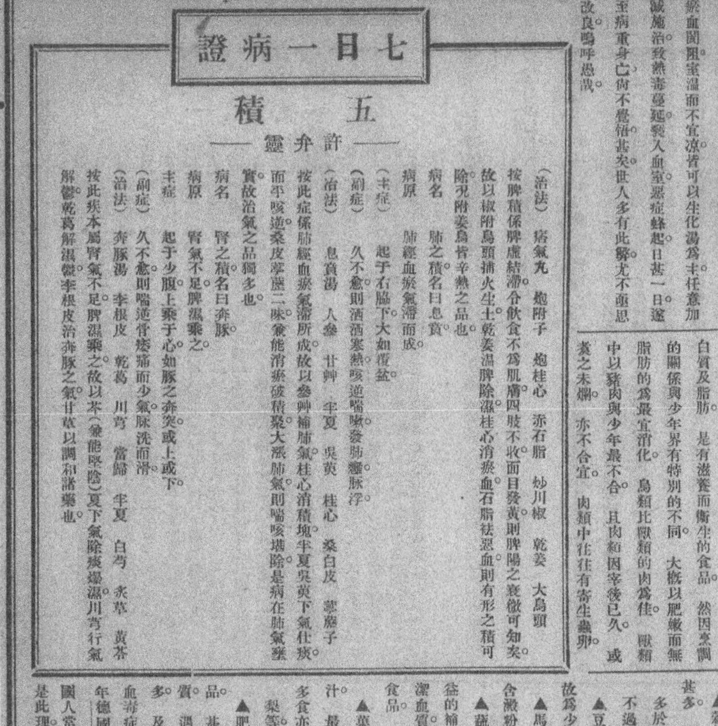

LADIES' HEALTH
婦女衛生
女子醫學研究會編輯

投稿簡章

（一）穢褻之稿件。絕對拒絕。
（二）滿一千字以上之稿件不收。
（三）空泛及未完之稿件不收。
（四）來稿宜運用簡短明瞭之筆墨。合格。而敘述普通醫學者爲
（五）來稿內容。以適合女子者尤爲歡迎。
（六）一經登錄。酬資從豐。

安胎勿泥補藥

李健頤

婦人胎前無病之時。投以補血藥。以安其胎。吾謂補血藥。於血虛胎動。固能安也。如無病者。及血熱之人。非僅無安胎之功效。且能擾動其胎。而反不安者。何也。夫胎之所不安者。以有病爲之阻碍故也。醫者欲安其胎。宜先治其病。本病去。則胎無不自安矣。苟藉補血爲安胎要藥。恣意吃服。甚至一月連服數劑。逐月如斯。居多爲藥所害。或因之而難產。或迫致而小產。種種危狀。實難枚舉。噫嘻悲哉。世人明明爲補藥所害。矇逃不悟。尤謂命數爾耶。更有甚者。孕婦患溫瘧症。再用一切補血之藥。以助熱邪。熱迫胎室。以致小產。既患小產。又云產後瘀血閉阻。宜溫而不宜涼。皆可以生化湯爲主。任意加減施治。致熱毒蔓延。襲入血室。惡症蜂起。日甚一日。遂至病重身亡。尚不覺悟。甚矣。世人多有此弊。尤不亟思改良。嗚呼愚哉。

家庭固有之藥品

余彥恬

第六種炭。　炭能消臭及收溼氣。故可置於病人牀下。惡瘡發臭。可用饅頭或芝麻粉合炭末於軟膏。敷於瘡面。又如泄瀉胃不消化。暖氣者。可用炭粉一分至一錢。加砂糖拌和。用水冲服。中植物毒。卽燒動物之骨肉。使其變成動物炭。研細服之。其毒卽解。

第七種蒜頭。　此物不宜多食。多食則悶。或至吐瀉。惟服之適宜。則能化痰開胃。止咳之法。可用蒜頭一分搗爛。醋二三分和勻。浸半日去渣。再加白糖六分。燉熱令化。用時小兒每服半酒杯。老者服一酒杯。功能止咳。若肚痛胃痛。可將蒜頭搗爛。敷於痛處。

第八種薑。　薑有辣味。以之浸酒或製成糖薑。可治食物不消化之病。血滯身冷及腹痛氣脹。均可服之。又喉痛及胸口痛等。將薑搗爛外敷。能消炎止痛。

第九種油。　油之效用甚廣。大傷之際。用之可免火傷之痛苦。又中毒可以油溶溫湯中飲之。可以解毒。有時爲黃蜂蜜蜂昆虫及蛇蝎所螫。則以溫油摩擦其傷處。又微虫鑽入耳中。用油一滴滴入耳中。其虫卽死。

第十種冷水。　凡打傷時。可用冷水洗滌。可免積血發炎。但水暖卽須更換。又出血不止。用水淋傷處。亦有效。凡患熱症。皆可飲以冷開水。蓋冷水外用有消炎止血之功。內服有解熱平脈之效也。（完）

少年的食品

錫華

▲肉類。　有獸肉。鳥肉。魚肉等類。概當於蛋白質及脂肪。是有滋養而衛生的食品。然因烹調的關係與少年界有特別的不同。大概以肥嫩而無脂肪的爲最宜消化。鳥類比獸類的肉爲佳。獸類中以豬肉與少年最不合。且肉細因宰後已久。或煮之未爛。亦不合宜。肉類中往往有寄生蟲卵。或人誤食下。卽可在人腸內寄生。魚類的肉。亦易消化。脂肪最少。少年食之最佳。

▲穀類。　有米。麥。粟。黍等種種。內含澱粉甚多。炊米爲粥或飯。均易消化。但糙米的養料多於白米。少年以能食糙米爲最良。食麥亦佳。不過南方的小麥。不如北方的小麥容易消化。

▲豆腐及豆漿。　含蛋白質最多。消化又甚易。故爲少年界最好的一種食品。但老年人不可食。

▲馬鈴薯。百合。青芋。葡萄。藕。菱等類。含澱粉甚多。且易消化。少年界最爲合宜。

▲蔬菜類的滋養分最少。但於少年人反爲最有益的補品。蔬菜中所含的鹽類極多。不但可以清潔血質。且可以補助身體發育。故爲每食必備的食品。但必須煮熟。鹽漬及生切者不可用。

▲菓類的營養亦不多。但富於糖分及鹽類或酸汁。最能健胃助消化。惟其中的寄生[illegible]多食亦有害。其中以葡萄。蘋菓。桃。梨等。補助消化的力最佳。

▲肥濃煎炒的食品。　口味極好。不過此類的食品。甚難消化。少年人決不可食。因爲動物的肉質。遇着烈火。便立刻發出一種酸質毒。食之過多。及食之過久。必發癬。疸。痔。腸熱症。及血毒症等病。最爲可怕。（此學說請參閱一九二三年德國 Manns. Bailie 雜誌九號）恐怕我們中國人常常有癬。瘡。發背。對口。疥瘡等病。也是此理。

七日一病證

五積

——許弁靈——

（治法）　痞氣丸　炮附子　炮桂心　赤石脂　炒川椒　乾姜　大烏頭

按脾積係脾虛結滯。令飲食不爲肌膚。四肢不收。面目發黃。則脾陽之衰微可知矣。故以椒附烏頭補火生土。乾姜溫脾除濕。桂心消瘀。血石脂祛惡血。則有形之積可除。況附姜烏皆辛熱之品也。

病名　肺之積名曰息賁。

病原　肺經血瘀氣滯而成。

（主症）　起于右脇下。大如覆盃。

（副症）　久不愈。則洒洒寒熱。咳逆喘嗽。發肺癰。脈浮。

（治法）　息賁湯　人參　甘艸　半夏　吳萸　桂心　桑白皮　葶藶子

按此症係肺經血瘀氣滯所成。故以參艸補肺氣。桂心消積塊。半夏吳萸下氣化痰。而平咳逆。桑皮葶藶二味。兼能消瘀破積聚。大瀉肺氣。則喘咳堪除。是病在肺氣壅實。故治氣之品獨多也。

病名　腎之積名曰奔豚。

病原　腎氣不足。脾濕乘之。

主症　起于少腹。上乘于心。如豚之奔突。或上或下。

（副症）　久不愈。則喘逆骨痿。痛而少氣。脈洗而滑。

（治法）　奔豚湯　李根皮　乾葛　川芎　當歸　半夏　白芍　炙草　黃芩

按此疾本屬腎氣不足。脾濕乘之。故以芩（兼能堅陰）夏下氣除痰燥濕。川芎行氣解鬱。乾葛解濕鬱。李根皮治奔豚之氣。甘草以調和諸藥也。

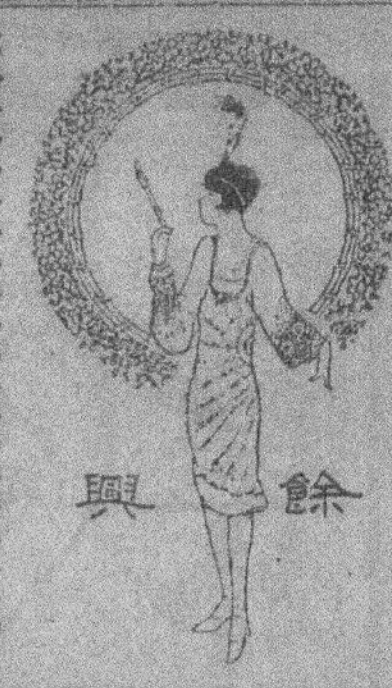

談談傷寒與中風

大仁

寒主凝泣。風主散疏。凝泣則皮毛閉塞而無汗。疏散則皮毛開泄而汗出。此傷寒之所以惡寒。用麻黃以發汗也。此中風證之所以惡風。用桂枝以解肌也。故傷寒中風之辨。仲景所以取惡寒惡風。爲提綱而不可混淆者也。雖然。太陽之本氣爲寒。太陽之動氣爲風。傷寒將傳未傳。魄汗外泄。其表亦疏。風乘其虛。有不惡風者乎。風之初中。本氣未離。汗液尚斂。背毛洒淅。有不惡寒者乎。蓋寒雖凝閉衛氣。衛病必及於營。觀其麻黃湯中用桂枝以解肌。可知風雖直犯營氣。而營病不能逾衛。觀其葛根湯中桂枝加麻黃葛根以發汗可知。故惡寒惡風。爲二症皆有之見證。惟病原既有風寒之不同。所以見症亦有輕重之互異。豈有傷寒但惡寒。中風但惡風之理耶。況傷寒論所舉二證。互見者多。若傷寒四五日之身熱惡風。特其一端耳。統觀太陽一篇。可以隅反矣。

醫譚

孫慕野

□ 葉薛二醫（一）

葉天士蘇州人名醫也。其母老矣。偶患病。天士自治之不効。徧延城內外醫家。亦不效。病日甚。天士憂之。問僕曰。此間醫士。尚有學問深而名未著者乎。僕曰。後街有章某者。平日自誇技術過於主人。然求其診治者亦寥寥也。天士駭然曰。能爲大言。當有實學。速請之。僕奉命往。章細問病勢何如。主人何所爲而急迫。曰。太夫人服藥無效。病勢日增。主人終夜徬徨。口中惟道黃連二字不已。章默識之。至門延入診視畢。章索向日所服藥方觀之。沉吟良久。曰。藥與症合。理宜奏效。但太夫人病由熱邪鬱於心胃之間。藥中須加黃連始能愈也。天士躍然起曰。吾欲用之久矣。因家母年高。恐滅其火。故不敢耳。章曰。太夫人兩尺脈長而有神。本元堅固。且有病則病治之。用之何害。天士大是之。一劑而安。再投而愈矣。天士大喜。踵門拜謝。酧以番餅百金詣之。章固辭曰。鄙見偶符尊意耳。何足言謝。先生他日若肯爲某稍稍揄揚。則某之蒙惠多矣。尊貺不敢當也。強致之。不得已而後拜受。後有求天士治病者。天士謂之曰。章某術過於我。可請治之。章從此聲價頓起。家累千金。又乾隆壬申。予同里馮在田先生。館于楓橋蔡輔宜所。夏日輔自外歸。一蹶不起。氣息奄然。因急延薛生白治之。薛亦蘇州名醫也。及其門。已他往矣。追至某所。以重金賂其輿夫。飛馳而來。則輔宜口目悉閉。六脈沉少。妾泣於旁。親朋治後事。生白曰。此盧厥也。不必書方。投以獨參湯無弗愈者。言畢。拱手上輿。忽忽去。衆相顧莫敢決。在田曰。予雖不諳醫理。然聞獨參不效。則病爲參錮。他藥不可挽矣。蓋再請一醫以決之。有符姓者。常熟人。設醫肆於楓橋。與輔宜同里閈。因邀之入視。符曰。此係中暑。當服清散之劑。一參不可用也。衆以二論相反。又相顧莫敢決。在田曰。吾聞六一散能祛暑邪。有益而無損。盍先試之。皆以爲然。以葦管灌藥入。輔宜漸蘇。符遂用鮮暑藥投之。一劑而起。輔宜厚酬之。并向在田叩首曰。非公力持其事。則吾爲薛生白所誤。已爲泉下人矣。符之名由此大著。

藥名聯句

張劍秋

秋風颯颯。梧桐葉落。客窗獨坐。益覺無聊。偶閱舊書（書名已忘）得藥名聯句數則。頗饒興趣。回顧本報藥名謎屢載不鮮。獨于藥名聯句尚未曾載。今特轉錄之。以貢閱者之一新耳目。倘蒙勿以抄襲家譏之也可。

發財不在生熟地
富貴自有金銀花

一陣乳香知母至
半窗故紙防風來

紅芽大戟將軍（大黃）府
金線重樓國老（甘草）家

人將不怕老
玉金何懼多

脾胃表裏乃黃連
肝胆內外是木通

騎縞牛過大海真有雄胆
引紅娘上重樓恐怕人言

倘有從友人處得聯句數首。頗堪發噱。蓋有甲乙兩人。甲乃文人學士。乙乃業醫者。一日甲出上聯命乙對之。乙乃醫生。三句不離本行。理之所常。今特錄之如下。

（甲）一匹天青緞
（乙）六天地黃丸
（甲）養澆小白菜
（乙）便結大黃丸
（甲）避暑最宜深竹院
（乙）傷寒應用小柴胡
（甲）碧桃萬樹柳千條
（乙）紅棗二枚姜一片

衛生小說 醫界鏡（名醫故事）（廿四）

醫隱

第六回 劉廷柟山上說降 貝仲良江邊遇盜

繼又想道。皆後罵他也是無益。眉頭一縐。計上心來。便又到親友處借了二十塊洋錢。不動聲色。親自到仲良處來請。言昨日服了先生的方。今日大好。到底先生高明。不慮傳再請先生今日早些僱臨。將請封呈上。仲良不曉得人已死了。只道真正大好。便得意洋洋的說道。令愛若早些請我看。那毛病已好久了。幸虧今來請我。可以挽回得來。也是你的運氣。即收了請封。答應午後過來。蔭謀即回去吩咐家人一切勿聲張。到了兩點鐘。仲良來到。蔭謀恭恭敬敬的接將進去。說道。適纔小女稍能起來行動。此刻又疲倦些。睡在裏面牀上。仲良即走入第三進屋內。蔭謀已將中門關上。到得房內。覺有些冷清清的光景。蔭謀請仲良到牀邊椅上坐下。將帳子微微揭開。請仲良診脈。不診時猶可。將手一折。覺得冰冷徹骨。脈息全無。不覺大驚。嚇了一跳。諒是人已死了。爲何還來請我。回轉頭來向蔭謀一看。見他面孔鐵青。怒目睜睜。仲良究竟聰明。已猜到八九分。想道是了。無非要敲我的竹槓。想我銀子。罷了。會過意來。也不做聲。慢慢地跑到窗前桌子邊椅上坐下。見桌子上紙筆墨硯早已端整。即拿一張紙。提起筆來。寫了一張翹家興衖銀號內的匯票一千兩銀子。畫了花押。遞與蔭謀。蔭謀看過。說道。方子是不錯了。無奈分兩還嫌輕些。當再加重。可一服就停妥了。仲良無可如何。只得又寫一張五百兩的。遞給過來。蔭謀方纔否容滿面。敬獻茶來。取水烟袋來。又擺上些碟子水菓糕餅之類。仲良也無心去吃。呷了一杯茶。抽了兩口水烟。即忽忽辭了蔭謀出來。蔭謀送到外面。照舊付了轎錢。客客氣氣送出門去。仲良受此悶氣。回家之後。想想實在懊惱。又對人說不出來。因此氣成了毛病。有廿餘天不曾出去看病。過了兩月。恰恰事有湊巧。禍不單行。這也是仲良醫道不佃。無一定主張的緣故。錢塘縣城內大街上。有個胡正榮。開着一個大書坊。年已五十左右。單單有一個獨子。年紀已十六歲。患了春溫重症。蓋因冬時受了寒邪。伏於少陰腎經。入春又感外邪。發於少陽膽經。此症輕者只要用兩帖加減葱白豆豉湯。或銀翹散。消之數日即可愈了。或其人下元先虛。又重受外邪。喻嘉言謂之兩感症。每每三日即死。今日胡正榮之子正患此症。第一次請仲良去看了。一帖桂枝湯。明日加重。又

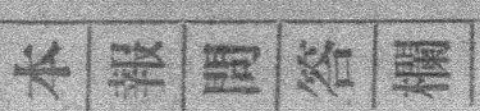

本報問答欄

簡章

(一)本欄除本報編輯自任答覆外。并聘請章太炎君曹穎甫君任答王一仁君秦伯未君許半龍君擔任答顧問

(二)所問病症。須確有研究之價值。否則恕不答覆。

(三)凡投函問病。不得隨意用信紙。或鉛筆申述。本報另印『衛生報問病用紙』一份。務須照其空白表格。一一填明。此項問病用紙。惟定閱本報全年一份者。始贈一紙。如單購此紙。每一份實售大洋一元。

(四)非本報定戶。每題須納費一元。以示限制。

(五)問者須詳述病症之原因。及現在之狀態。經過之治療等等。

王章才問

本埠楊樹浦大德號

始病下痢。服痢藥以清涼藥投之。變爲洞泄。脈微而細。舌苔黑而潤(下略)

答王章才君問

朱振聲

病有寒熱溯之分。病有虛實寒熱之殊。醫者不辨其寒熱虛實。而一概投以清涼之劑。此所以變洞泄之證也。細參此證。雖有苦寒之藥。然洞而不止。可見非熱症之證。乃濕勝之證也。今因誤服升降之司有乖。依爲下利腹痛之證。經云濕勝則濡泄。即此謂也。不投溫補之品。反下清涼之劑。宜其有洞泄之變。況脈見微弱。其爲陽氣式微可知。當以理中湯主之。

人參 八分　陳皮 一錢　甘草 五分

白朮 二錢　木香 一錢　乾姜 五分

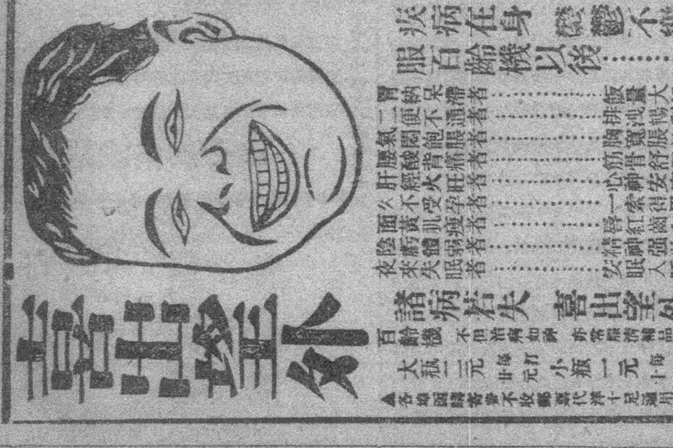

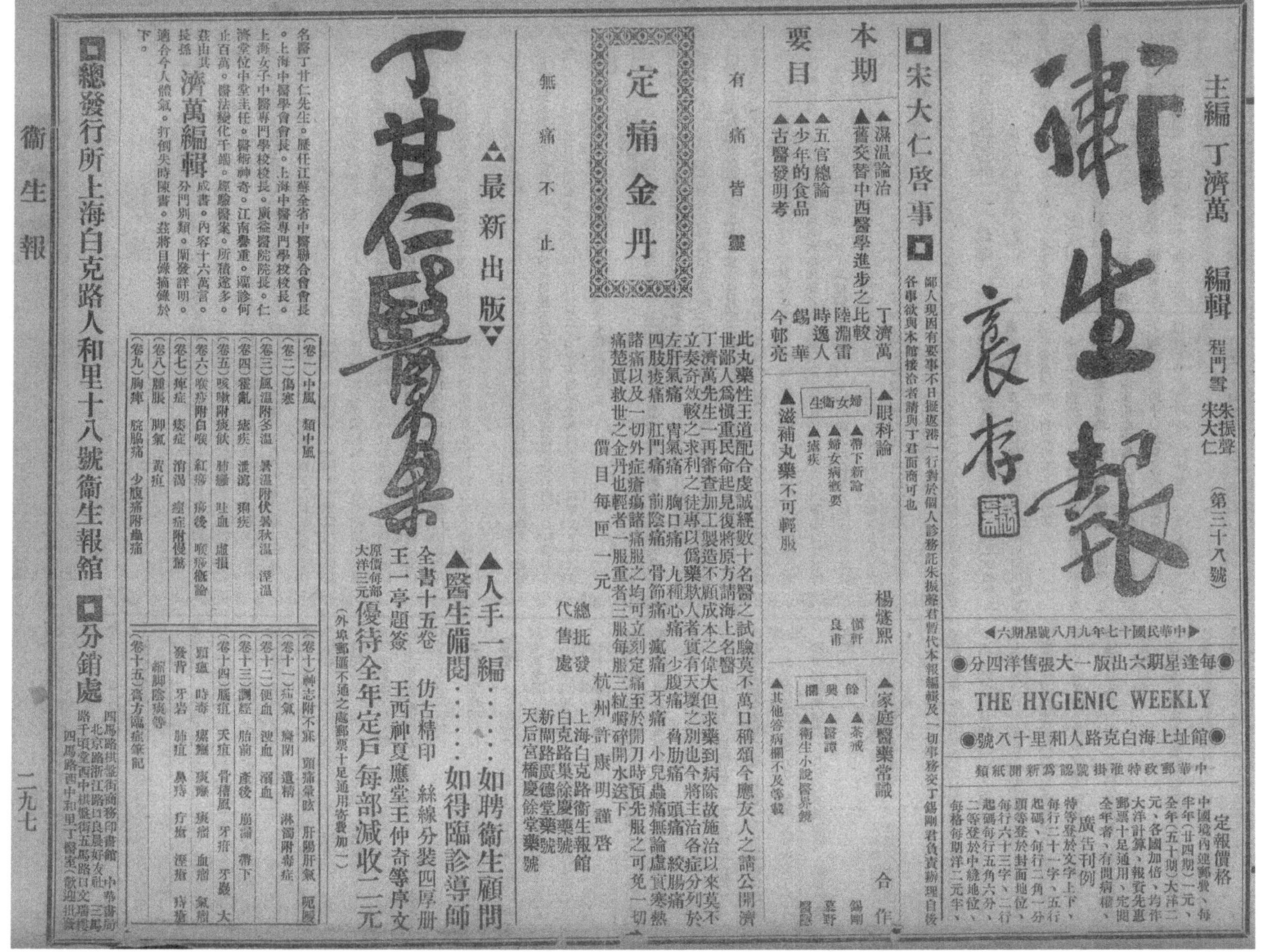

衛生報

主編 丁濟萬
編輯 程門雪 朱振聲 宋大仁

（第三十八號）

中華民國十七年九月八日星期六

每逢星期六出版一大張售洋四分

THE HYGIENIC WEEKLY

館址上海白克路人和里十八號

中華郵政特准掛號認爲新聞紙類

定報價格

廣告刊例

宋大仁啓事

鄙人現因有要事不日擬返潮一行對於個人診務託朱振聲君暫代本報編輯及一切事務交丁錫剛君負責辦理自後各事欲與本館接洽者請與丁君面商可也

本期要目

▲溼溫論治 丁濟萬
▲舊交替中西醫學進步之比較 陸淵雷
▲五官總論 時逸人
▲少年的食品 錫華
▲古醫發明考
▲眼科論 楊燧熙
婦女衛生
▲帶下新論 慎軒
▲婦女病概要
▲瘧疾 良甫
▲滋補丸藥不可輕服
▲家庭醫藥常識 合作
餘興欄
▲茶戒 錫剛
▲醫譚
▲衛生小說醫界鏡
▲其他各病欄不及等載

定痛金丹

有痛皆靈 無痛不止

此丸藥性王道配合虔誠經數十名醫之試驗莫不萬口稱頌今應友人之請公開濟世鄙人爲慎重民命起見復將原方請海上名醫丁濟萬先生一再審查加工製造不顧成本之偉大但求藥到病除故施治以來莫不立奏奇效較之求利之徒專以僞藥欺人者實有天壤之別也今將主治各症列於左

肝氣痛 胃氣痛 胸口痛 九種心痛 少腹痛 脅肋痛 頭痛 腸痛 四肢痠痛 肛門痛 前陰痛 骨節痛 瘋痛 牙痛 小兒蟲痛 無論虛實寒熱

諸痛以及一切外症瘡癤諸痛服之均可立刻定痛至於開刀時預先服之可免一切痛楚眞救世之金丹也 輕者一服重者三服每服三粒嚼碎開水送下

價目每匣一元

杭州許康明謹啓

總批發代售處 上海白克路衛生報館 白克路集餘慶藥號 新閘路廣德堂藥號 天后宮橋慶餘堂藥號

丁甘仁醫案

△最新出版△

▲人手一編……如聘衛生顧問
▲醫生備閱……如得臨診導師

全書十五卷 仿古精印 絲線分裝四厚冊
王一亭題簽 王西神夏應堂王仲奇等序文
原價每部大洋三元 優待全年定戶每部減收二元
（外埠郵匯不通之處郵票十足通用寄費加一）

名醫丁甘仁先生。歷任江蘇全省中醫聯合會會長。上海中醫學會會長。上海中醫專門學校校長。上海女子中醫專門學校校長。廣益醫院院長。仁濟堂位中堂主任。醫術神奇。江南譽重。一診何止百萬。醫法變化千端。歷驗醫案。所積遂多。茲由其長孫濟萬編輯成書。內容十六萬言。分門別類。闡發詳明。適合今人體氣。打倒失時陳書。茲將目錄摘錄於下。

（卷一）中風 類中風
（卷二）傷寒
（卷三）風溫附冬溫 暑溫附伏暑秋溫 溼溫
（卷四）霍亂 瘧疾 泄瀉 痢疾
（卷五）咳嗽附痰飲 肺癰 吐血 虛損
（卷六）喉痧附白喉 紅痧 痧後 喉痧概論
（卷七）痺症 痿症 消渴 癥症附積聚
（卷八）腫脹 腳氣 黃疸
（卷九）胸痺 脘脇痛 少腹痛附蟲痛
（卷十）神志附不寐 頭痛眩暈 肝陽肝氣
（卷十一）疝氣 癃閉 遺精 淋濁附帶症
（卷十二）便血 溲血 溺血
（卷十三）調經 胎前 產後 崩漏 帶下
（卷十四）瘍症 天疱 骨槽風 牙疳 大頭瘟 時毒 瘰癧 痰癧 痰瘤 血瘤 氣瘤 發背 牙岩 肺疽 鼻痔 疔瘡 溼瘡 痔瘡 縮腳陰痰等
（卷十五）膏方臨症筆記

總發行所上海白克路人和里十八號衛生報館

分銷處 四馬路棋盤街商務印書館 中華書局 北京路浙江路口良友社 三馬路千頃堂 西中棋盤街五馬路口文瑞樓 四馬路西中和里丁醫室

衛生報 一九七

五官總論

呼吸論

甚哉。日行之道而人不自知其為甚也。亦已甚矣。呼吸之用。到不能離而所以然之妙用雖降生不知也。若今特詳言之曰吸入陽也。引天之陽氣下交於水。呼出陰也。氣可復返為水也。若西醫吸管之屬。上通於鼻其下為喉。過喉入肺。下有自腹一條絡肺而達喉管。繫自喉之路。隨心系過肝膈循脊背而下入腎系。又從腎系下穿油網。而至於臍下。按西醫此說吸入之路甚詳。未言出氣之路其意以為仍由原路而出。不知非也。蓋氣之出路。乃循衝脈上達於膈而出於肺。西醫云胸膈乃助肺扇動呼吸之物。不知膈為出氣之路。非入氣之路。不得混言扇動呼吸也。夫吸從脊入督脈主之。呼從膈出衝脈主之。吸為陽吸天之陽氣。隨心系引心火下行。過脊而入於胞宮。以蒸動胞膜之水。質此法與以火煎水取氣無異。所化之氣。循衝脈上行。過膈入肺。而出於口鼻。出外之氣中含水汽。故著於游石則成露珠。在口舌臟腑之中。則為津液。上注胸中是為宗氣。外循皮毛。則為衛氣。氣中含水故氣泄於皮膚而汗出也。知此。則知氣出水中矣。若人溺多化氣少也。壯者溺少化氣多也。陰陽應象大論曰少火生氣。非汛言也。故靈蘭秘典論曰膀胱者州都之官。津液藏焉。氣化則能出矣。非即斯意之論乎。然則呼吸之道。可不研究者歟。

按道家以呼吸一道。奉為修仙之門。鍊丹之法。水升火降。龍伏虎馴。惟恃呼吸二字。謂此論若不可廢亂。但彼雖奉為要法。而呼吸所以然之妙用。仍然不知。務虛門外漢也。西醫雖知吸路。不知呼路。亦不知其妙用。內經雖言妙用。而未指明呼吸所以。數千年之醫。不知呼吸為何用。茲上溯典籍。下採新說。參以道家修鍊諸書以明呼吸所以然之妙用。誠大有關係於人也。

耳聞聲說

腦本腎之所生。耳即腦之外竅。故內經謂耳為腎竅。又言心開竅於耳者。心與竅相通也。且凡人見事物之理。雖耳聽目睹。不先附於心由心而遞於腦。是腦者心神所用之地。非腦自有知覺也。此意前已詳明。猶恐人智識不齊。故再言之。西醫謂耳深處之穴曰耳鼓。有[illegible]腦蓋之氣[illegible]。則[illegible]下有細骨如干。傳其動於穴底。耳膜擊細[illegible]。猶如琴瑟之弦。撫動於[illegible]。則以外音傳於腦。則耳亦聲也。巧妙之至。而人此說精矣。然西人雖知其形。不明其理。問司聽者果為何物。則彼不知也。蓋心為神明之藏。腦為精神之府。故能發此耳而辨聲音。夫聲之與氣皆空虛無形。然聲遞於氣。氣已至。可以呼吸入口。聲已至。則不能留待而得。西學言空氣滿布天地。凡聲音者是擊空氣而成也。據此則耳之聞聲。亦以耳竅內之氣為外間空氣擊動。故聲入於耳也。至於能辨五音之不同。此則心神之用也。聲入於腦而音辨於心。故心不注腦則聲雖聞而若不自覺。至於聽聲有遠近之分者。腦中之氣有優劣也。辨音有明暗之別者。心神之用有強弱也。此人日用之事而盡[illegible]不加察。吾國醫道之退步已可想而知矣。學者欲得耳聞之理。當於此究心焉。

（未完）

少年的食品

鋤華

△胡椒。花椒。芥子。生薑。茴香等品。頗有能進食慾的效力。對於少年人則又以愈少愈妙。

△據古來多數衛生家的意見。確定人類是一種菜蔬兩棲的動物。若久食肉類雞鴨等類的食品。必發胃病及貧血。免不得消瘦。若久食素食。必發下痢。胃弱。腸病等類。其害更甚。所以專取葷食的人。固不衛生。專取素食的人。也非常的不妥。又肉類不可常食。否則易生皮膚毒瘡。生瀉。蠕最易消盡。蛤。貝。蟹等類。因為牠的肉汁極嫩。容易腐敗。既腐敗以後。食之便能令皮膚胃消增惡。竟有往往自發猪瘡者。世間因此以為魚蝦皆為發物。實係研究不精的話。

△馬牛羊豚的肉。味美而無毒。但皆含寄生蟲的卵子。最易傳染。如牛肉多條蟲。豬肉多旋毛蟲。馬羊肉多住血吸蟲。人類食後。牠們便寄生在腸內或肌肉中。最為危險。所以一切肉類。以用火十分煮透為妙。煎炒油炸。僅及表面。最不相宜。

△菜食中如松菌。香菌。松蕈。[illegible]等。均賴有毒質。多食殊不相宜。而尤以未煮熟之者為十分可怕。切宜注意。

△飲食餐數。為衛生上最重要的問題。世人反不甚注意。竟不可解。在普通的習慣。晚餐以前。必有晚點。又有早茶。甚至又有所謂小早點。早中飯。小夜飯。每日的餐數。在富貴人家。總少也有五六次呢。試問他的胃皮要什麼時候來消化這些飲食。弄得牠忙不勝忙。也只好氣着在那裏不動了。實在胃皮工作數小時。因用消化力的原故。牠便要休息數小時。方可再加飲食。若不待牠休息一刻。胃皮的力量。便漸漸退化了。食物也就漸漸的不能消化了。胃病也就漸漸的增加了。少年們的胃力。遠不及大人。三餐以外萬不可有吃小食的惡習。

△飲食宜細嚼而緩嚥。方易消化。若咀嚼不細。就嚥下去。諸位想想胃皮上沒有齒牙的。叫牠如何可以再碎。如何可以消化呢。在胃力強大的人呢。或者還可勉強。少年們的胃力。本是薄弱的。我想恐怕沒有這大的本領。所以咀嚼的時間。[illegible]生長。而怕生短。據衛生家的論調。每日食飯。必須得力的咀嚼百次以上。每嚥米飯。必須咀嚼的[illegible]三十分鐘以上云。

△泡湯的惡習。到處風行。在富貴家庭的父母。以為米飯裏加須水汁。就是可以補助消化的意思。自養再衛生也沒有了。實則食物內着了些湯咀嚼時便有些滑動。食物必不能細碎。也是有礙消化的。

古醫發明考

日本今邨亮著　無錫周小農錄

製鍊

泰醫謂化藥材。取其精液。名曰製鍊術。其類有數品。蒸餾取其露。及分析[illegible]性[illegible]所之類。其製法非見泰西求法合密閉器和瓷鍋之[illegible]燒煉者設爾者。非昔三十六水法抱朴子等書所載其[illegible]煉水與新汁合則為膠煮與鹽合則為青礬之說亦本於道家修鍊術也。本草所載諸般露劑片腦霜之類皆非西人所創發明也。

（評）蒸者謂本於抱朴子等書誠然。惟荷蘭子作豆腐。巴黎貝德製蒸製餅為吾國所固有。但宜其精良。蒸荷蘭水[illegible]。風行中外。斯謂淡無人也。

衛生報　一五九

眼科論

楊燧熙

目爲人之至寶。貴在保養。保養者何。衛生是也。衛生甚廣。略爲言之。外慎六淫。內戒七情。除嗜好。謹日曬。（煙酒芥蒜酒辛辣煎炒香燥尤甚）遠房幃。節誦讀。怒小則甚。潮大則眩。瞀。且失明。故爲醫人者。衛可不慎哉。夫天有日月。人有二目。日月有一時之晦者。風雲雷雨霜霧之所致也。目之失明者。六淫四氣七情或外傷竹木砂塵飛塵等之所害也。大抵目雖肝竅。其實五臟六腑之精華所聚所司。皆上注於目。而爲之精。精之窠爲眼。骨之精爲瞳子。筋之精爲黑眼。血之精爲絡。氣之精爲白眼。肉之精爲約束。裹擷筋骨氣血之精。而與脈并爲系。上屬於腦。後出於項中。爲五官之一。故眼具臟腑之氣最親近最密切。未可一日離也。能以精明者目不明。至開闔爲勝。十平應用。明察秋毫。瞻照千里。誠察萬物。盜闢無窮。爲人之必要也。全賴內蘊神膏。此由足少陽膽滲潤精汁。積蘊而成。爲天一之神水。足少陰腎氣所化潤澤之水也。神光原於命門。通於膽。發於心。是火之用也。神水包神膏。中一點青瑩。乃膽腎所聚之精華。人之邪正。壽夭。貴賤。由此一瞳而知。世人豈可一刻缺乏乎。閉靜爲陰則瞑矣。醫言人臥則血歸於肝。每日之操勞。以此休息。而精復矣。蓋水觀之。真水所以不出者。賴血氣以輔之也。其談於目。則爲諸陽之所聚也。太陽膀胱之脈。起於目之銳眥。通頂入腦。屬目系。皆脈陽氣之會。督循風府而出。則入於腦而爲目也。肝脈上出額。會督於巔頂。其別交於諸目系。隨風邪相搏。故目眩臨無所見也。項中風府兩筋之間。此經之乃別陰陽交於目內銳。皆陰氣盛則目瞑。陽氣盛則目瞋。蓋病不得臥者。衛氣不得入於陰。故陽氣滿而陰氣虛。故目不瞑而不得瞑者。衛氣流於陰。不得入於陽。陽氣虛。故目閉。更有偏勝之際。且飲食之中。五味有偏。而天有六淫。人有七情。皆能生病。亦有賊微正邪之別。氣與味也。皆無形之物。能傷有形之質。況眼科之中。更有方之不合。治之各異。必當審其受病之因。視其內外淺深之別。符藥諸風熱或七情之氣鬱不結。散上攻於目。各隨五臟[illegible]而見症焉。或頭而素翳。沿多痰或生瘀。昏暗失明。其症七十有二。治須深源。辨其因。東垣[illegible]等皆惡邪。衛生之前賢論之精。詳甚不贅矣。略舉數端。同志者。散虛則補之。實則瀉之。勞則逸之。風則散之。熱則清之。氣結則調之。瘀則化之。寒則溫之。未可輕用刀針。鉤割。不知辨證求化者以爲然否。偷有腎虛兩目無光。或生冷翳。宜溫下元。補腎氣。化邪可也。北方患者甚多。由日冒風沙。夜臥熱炕。二氣交蒸也。更有痘疹之際。患諸於肝。而不得溫攻發於目。傷及瞳人。雖施手術無效也。治之法。亦未可過於寒涼。恐冰凝血液而不流。更勿頻施溫散。陰氣之暗傷而不自覺耳。四診之功。夫用藥之權衡。豈病者之老少。強弱。氣體之虛者。寒熱。三辨。明其效必如鼓之應桴。夫目乃一身之要系。五臟之關頭。有五輪八廓。又名八卦。爲瞳爲風輪。屬肝。大小二眥爲血輪。屬心。瞳人爲水輪。屬腎。白仁爲氣輪。屬肺。上下胞瞼爲肉輪。屬脾。五輪五行所司。至八廓者。天廓屬大腸。傳金所司。主乎道降。在卦爲乾。火廓屬心。通於命門。在卦爲離。地廓屬脾胃。水穀之海。在卦爲坤。水廓屬腎。腎司二陰。在卦爲坎。山廓屬膽。爲清淨之府。在卦爲艮。風廓屬肝。經絡開之關。奈深以濟。在卦爲巽。雷廓屬心。小腸。絡關泉在卦爲震。澤廓屬膀胱。經津液在卦爲兌。此八廓八卦之大略也。今抄二治法一流一點。用之盡在以代刀針鉤割。而於眼科不無小補云爾。

洗目去翳方

南沙參（三錢）青葉（一錢）蔓荊子（四錢）烏梅（三瓣）銅綠（三錢）川椒（三錢）朴硝（四錢）明礬（三錢）上八針（三支）前水泡七日。其針即化。用少許。兌開水少許洗眼。一日三次。無翳勿用。洗之前無須熱敷。惟可不兌開水。洗後復方點之。一日三次。點眼退翳方。青鹽（一錢）膽礬（一分）杏仁（一錢）砂仁（一分）明礬（一分）銅綠（一分）花椒（一錢一粒）烏梅（七枚）大針（三支）清水泡飯鍋上蒸之。蒸至針化爲度。用牙簽頻頻點於翳上。去翳良方。雖癒勿用。至內眼之方。未可遽訂也。

賦補丸藥不可輕服

世人之愛子。能知未飢而食。未寒而衣。盡其慈愛。每則人參大補丸也。否則全鹿丸也。藥石謂爲常膳。遂命令成天。寒則倍進之。自以爲我之子孫康強矣。不知藏害助長。非徒無益而有害之。觀下列某君按先生所紀之事。可以儆矣。

湖州沈某。丈年甫冠。讀書明敏。父母愛之若掌珠。將畢姻。合全鹿丸一料。少年四人分服。沈交於冬令服至來初。忽患渾身作痛。有如霜風。潮至腹中作痛。有形之塊累累於腸。飲食不進。肌肉消瘦。諸醫治之。乃交投用消堅消火之藥。惟以參芪補方是從。至秋。初邀余診治。問曰。小兒喉間去黑痰如雀大者一塊。目下遍身如火。欲飲井水。不知何故。余診脈數大。身體骨立。聽其所下之痰。塊累而堅硬。意爲瘀血結成。與滑石大黃丸一錢下累塊不計。用木瓷之屑加黑豆。時詢所以。乃全鹿丸未化也。始知爲藥所誤。不數日。漸瘦而死。同服三少年。一患喉痹而死。一患肛門毒而死。一患吐血咳嗽而死。此皆無病寡服溫補之害也。

海陵三譚書畫近墨

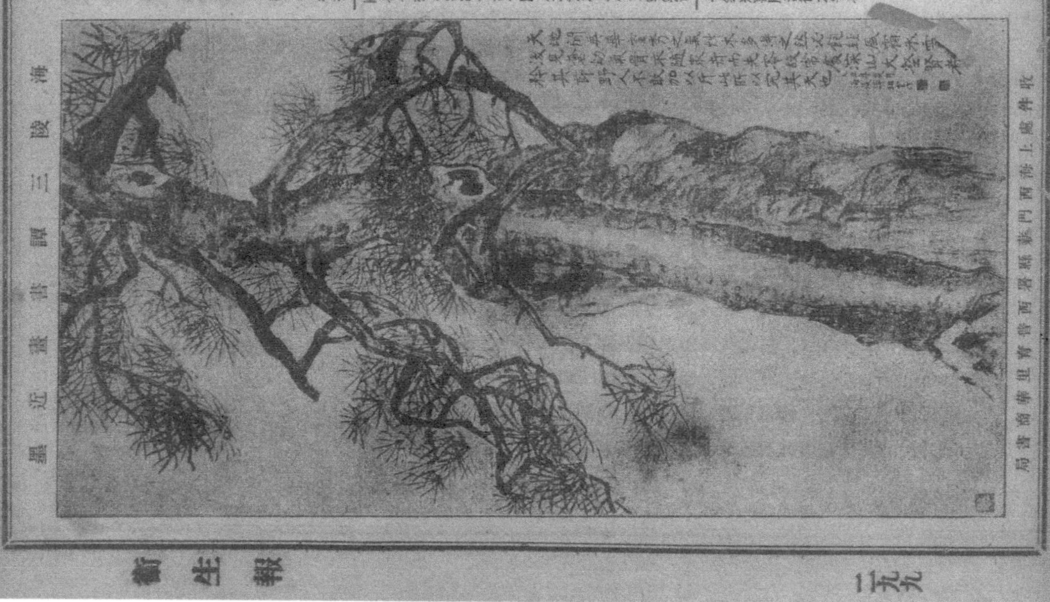

收件處上海西門斜橋西首育里華商書局

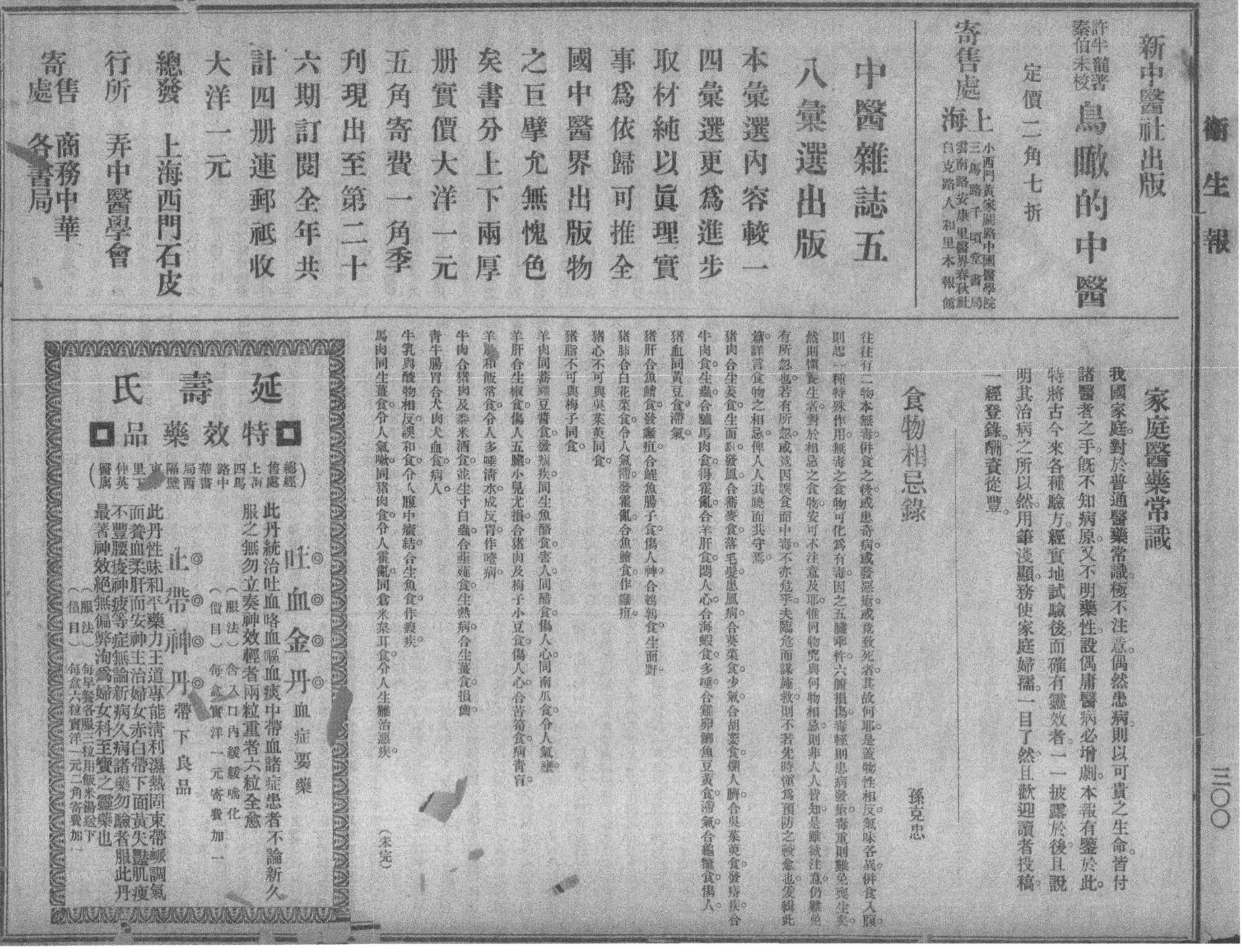

家庭醫藥常識

我國家庭。對於普通醫藥常識。極不注意。偶然患病。則以可貴之生命。皆付諸醫者之手。既不知病原。又不明藥性。設偶庸醫。病必增劇。本報有鑒於此。特將古今來各種驗方。經實地試驗後。而確有靈效者。一一披露於後。且說明其治病之所以然。用筆淺顯。務使家庭婦孺。一目了然。且歡迎讀者投稿。一經登錄。酬資從豐。

食物相忌錄

孫克忠

往往有二物本無毒。併食之後。或患奇病。或發惡疾。或竟致死者。其故何耶。是蓋物性相反。氣味各異。併食入腹。則起一種特殊作用。無毒之食物。可化爲有毒。因之五臟乖忤。六腑損傷。毒輕則患病發疾。毒重則難免喪生矣。然則慎養生者。對於相忌之食物。安可不注意及耶。惟何物與何物相忌。則非人人皆知。是雖欲注意。仍難免有所忽也。若有所忽。或竟因誤食而中毒。不亦危乎。夫臨危而謀施救。則不若先時慎爲預防之較愈也。爰輯此篇。詳言食物之相忌。俾人人共曉而共守焉。

猪肉合生姜食。生面䵟。發風。合蕎麥食。落毛髮。患風病。合葵菜食。少氣。合胡荽食。爛人臍。合吳茱萸食。發痔疾。合牛肉食生蟲。合驢馬肉食。得霍亂。合羊肝食。悶人心。合海蝦食。多唾。合雞卵鯽魚豆黃食。滯氣。合龜鱉食。傷人。

猪血同黃豆食。滯氣。

猪肝合魚鱠食。發癰疽。合鯉魚腸子食。傷人神。合鵪鶉食。生面䵟。

猪肺合白花菜食。令人氣滯。發霍亂。合魚鱠食。作癰疽。

猪心不可與吳茱萸同食。

猪脂不可與梅子同食。

羊肉同蕎麵豆醬食。發痼疾。同生魚酪食。害人。同醋食。傷人心。同南瓜食。令人氣壅。

羊肝合生椒食。傷人五臟。小兒尤損。合猪肉及梅子小豆食。傷人心。合苦筍食。病青盲。

羊[illegible]和飯當食。令人多唾清水。成反胃作噎病。

牛肉合猪肉及黍米酒食。並生寸白蟲。合韭薤食。生熱病。合生薑食。損齒。

青牛腸胃合犬肉犬血食。病人。

牛乳與酸物相反。誤和食。令人腹中癥結。合生魚食。作瘕疾。

馬肉同生薑食。令人氣嗽。同猪肉食。令人霍亂。同倉米蒼耳食。令人生難治惡疾。

（未完）

濕溫論治

—丁濟萬—

濕溫二字。乃濕與溫合而發之病也。此病多發於夏秋之交。蓋長夏濕土司令。夏秋之交。暑邪伏暑。秋涼燥熱。兩發溫病化。熱燎人生。濕治法或消透宣泄。或消熱滲濕。或清熱。或蒸汗。旋或大涼大溫攻寒。蓋必審法而其症候。亦不易。挾痰。有汗熱。煩躁。胸脹。痞脹。結血。譫語。有汗無汗。便閉。溏泄。口渴。發疹。發瘖。助風痰厥等象。而治法貴活變不可執一。旁則參考葉薛諸書。則可以論治矣。

舊交替中西醫學進步之比較

陸淵雷

太古草昧。人文未開。宇宙現象。一切歸於神。權其於疾病。亦以為鬼神之示罰。故治病之事。委諸巫覡。未聞有精變氣論。云古之治病。惟其移精變氣。可祝由而已。說苑云。上古之為醫者曰苗父。苗父之為醫也。以菅為蓆。以芻為狗。北面而發十言耳。諸扶而來。輿而來者。皆平復如故。劉向所云。即祝由之證也。中古治病。雖用針灸湯液。而當時醫工。猶相沿稱巫醫。論語云。人而無恆。不可以作巫醫。逸周書云。鄉立巫醫。具百藥。以備疾災。畜五味以備百草。呂氏春秋云。巫醫毒藥。逐除治之。故說文云。及正考父。乃醫性分為巫醫。迄以巫醫皆謂醫工。非巫與醫也。又周官有巫馬。即是獸醫。是時醫工。通稱巫醫。然其治病。固已不用祝由。秦漢以降。戰國先秦之際。而託之黃帝岐伯。故鄭康成以為七國時書。程伊川以為出戰國之末。朱紫陽以為戰國方術之士。雜之於書。以相傳授。今觀素問之論病理。皆從病狀推想而得。故其精當處。與西醫甚遼闊之說。不甚附合。其相略處。乃至不知臟腑之部位功用。然而不用巫祝鬼神之說。是醫學已由神話而進於推理矣。乎於此附五行。取象天地。則當時習尚使然。不足為異。自漢迄隋。醫之著書。其最要者。惟張仲景傷寒雜病論。但言其證候。其方不從空談病理。本草經諸。於辨病而所取出產地。時有後漢郡縣。其書當與張機同時。但言主治。不尚空談。故稱為云出漢而上。有說無方。出漢而下。有方無說。夫古人之說。出於理想。故得失參半。古人之方。得諸經驗。故效用獨宏。有方無說。則由理想而趨於實驗。乃醫學之進步也。然唐及宋。有外臺秘要。千金。諸書。猶是有方無說之意。然棄許俗包羅。無所抉擇。故其方有驗有不驗。明後起諸工。鮮能深究古方所以得效之故。以明體功其相。徒從體功其相。以發明新方。則醫學之進步。當日新不已。而解剖生理之科。當不讓西人專美矣。無如金元大師。競于軒岐之學。以素問之理想為非實。物學文義。推助玄言。醫學遂一落不復進矣。仲景書有方無說。而注家輒爾以素問天元紀諸篇。本非素問原文。而醫賦以言運氣。至是而遂應超直實驗之風格地盡矣。夫素問之理想。固已得失參半。後人復誤解素問。以立說。則其說無一不謬。本其謬說以立方。則其方無一不錯。故葉桂吳瑭之徒。言溫病者。同此葉氏也。自嗜是誤解素問冬不藏精。春必病溫。兩句。以為溫病由於勞腎腎之精。為少陰。乃復創仲景書溫病風溫一條入於少陰篇。然其為治。猶用麻附細辛。則病之真屬少陰者。尚可愈也。葉桂承其謬而加甚。以為勞腎則當補腎。補腎則當用熟地黃。遂志溫病固為無用熟地黃之理。則病為熟地所用之。斯豈非所謂本謬說以立方。其方無一不錯者乎。是雖葉桂吳氏作溫病條辨。其說無一而非謬。豈其方無一而非誤。吾謂支離時醫奉其詞旨淺近。奉為圭臬。蜩螗其中。其書於高閣。西人常識諸書。為無醫之國。雖欲自辨。豈可得乎。夫金元以下。諸工大師。固亦有獨到可取之處。限於泥古不化。重玄言而棄實驗。醫學坐是而有退無進。則亦功不補患也。

未完

讀者注意

本報專載一切衛生事宜。大則可謀社會之幸福。小則可謀一身之健康。加以文字淺顯。婦孺皆知。況定閱全年者。復贈送金報夾一只。本埠到本館領取。外埠須交代寄費一角。至於「印刷」「紙張」「內容」等等。究竟如何。想讀者早已洞鑒。亦毋庸再述矣。全年報費連郵祇收大洋一元。（郵匯不通之處。郵票十足通用。惟以一分為限。掛號寄下。以免遺失。）

LADIES' HEALTH
婦女衛生
女子醫學研究會編輯

帶下新論

王愼軒

昔扁鵲過邯鄲而爲帶下醫者。蓋以帶下爲婦女最要之症也。惟近世婦女偏視帶下爲常有之病。不甚關意。以致由帶病而釀成經病。由經病而累及生育。故患帶下者。月經必不調。患經病者。生育必艱難。且帶下不止。則津涸髓竭。漸致身體孱弱。精力衰微。心悸頭眩。口苦內熱。或變成癧勞喘咳。或兼患膨脹泄瀉。終身與病爲伍。失盡人生之樂。良可歎也。故爲婦女者切忽輕視帶下。爲醫生者。務宜注重此症也。

惟古今方書。每不注重帶下。或語也而不詳。或擇也不精。甚至誤以帶下爲帶脈之病。實屬大謬。殊不知帶下爲任脈病。非帶脈病。內經曰。任脈爲病。女子帶下瘕聚。明指任脈爲病。烏得誤爲帶脈乎。夫任脈起於胞中。古人所謂胞中者。卽子宮也。帶下從子宮而出。其屬任脈無疑。若帶脈者。束於半身之間。下不通於子宮。豈能爲帶下之病哉。古人名此病爲帶下者。謂其綿綿如帶而下也。非謂帶脈爲病也。誤任爲帶。病理錯謬。欲求治法之精。安可得乎。宜其所列之治法。多屬隔靴搔痒也。

余嘗讀西醫各書。以帶下名爲子宮內膜炎。或稱膣粘膜發炎。初起惡寒發熱。子宮疼痛。尿意頻數。然考內經曰。脾風傳腎。小腹痛冤熱。出白。金匱曰。婦人年五十所病下利。數十日不止。暮卽發熱。少腹裏急。腹滿。手掌煩熱。唇口乾燥。何也。此病屬帶下。何以故。曾經半產。瘀血在少腹不去。又曰。帶下經水不利。少腹滿痛。夫中醫之所謂少腹滿痛。少腹裏急。小腹痛。殆卽西醫所謂子宮疼痛。尿意頻數也。中醫之所謂冤熱發熱煩熱。殆卽西醫所謂惡寒發熱也。且中醫能指出帶下之病由於脾風傳腎。及瘀血在少腹。是較勝於西醫一籌也。

蓋帶下之病。頗與痢下相同。有風入大腸而爲痢下者。故亦有脾風傳腎而爲帶下也。有積食在大腸而爲痢下者。故亦有瘀血在子宮而爲帶下也。張子和曰。赤白痢者。是邪熱入於大腸。赤白帶者。是邪熱在於胞宮。英國合信氏曰。子宮流白帶。與肺傷風則流涕。大腸病則下白痢。其理相同。由此觀之。帶者與痢下相同。中西無異說也。然則治帶之法。當以去邪爲先。切勿早投補澁。宜仿內經通因通用之旨。如古人土瓜根散。十棗湯歸露丸。小胃丹之法。吾輩皆當隨證采用焉。惟帶下之屬虛者。則當與男子遺精同治。不可誤用前法矣。虛而有火者。與男子夢遺同。宜用滋陰降火湯。清心蓮子飲之類。虛而無火者。與男子滑精同。宜用金鎖玉關丹。水陸二仙丹之類。然每見婦人之帶下。有虛實相兼者。則宜用秘製止帶丸神丹。且帶下有五色。及漏帶白崩之分。又有風寒溼熱痰瘀氣滯。及任虛腎虛氣虛血虛之異。余於女科治療學及女科診斷學中。均已條分縷晰。則詳哉。茲所論者。殆不過略舉一二。蓋欲使社會士女。咸知帶下之宜注重也。夫民強始於種強。種強實於母強。欲求母強。豈可輕視帶下耶。

婦女病概要

宋良甫

婦女病症。最難療治。故諺有云。寧治十男子。莫治一婦人。由此可以見婦女病之難治矣。蓋婦女之病。類皆隱疾諱醫。而其病或因家庭瑣碎。或因情壞不遂。或因憂愁忿怒。或有難言之隱。鬱結在內。已病之後。不肯立卽就醫。就醫之時。又不肯傾吐病原。不明病原。以致醫者無從施治。抑鬱而死者。何可深歎。故將各病之根源。略述概要云。

（一）月經

女子生殖器成熟。由子宮流出之一種黏汁。如潮按月一至。凡過期不及。均屬有病。（古書之引證）『素問云。女子二七而天癸至。任脈通。太衝脈盛。月事以時下。』王叔和註內經誤認天癸爲月經。後人唱和之。蓋不知天癸是女精。由任脈而來。月事是經血。由太衝而來。故月事不來及崩。是血病。帶下是精病。

王孟英云。後賢譯受孕之道。有陽精先至。陰血後衝等說。亦謬。大男女交接。曾見女人有血出耶。交接出血是病。豈能裹精。及爲精所裹哉。大約兩情歡暢。百脈齊到。天癸爲男女之精。皆至斯入任脈而成胎耳。男胎女胎。則由夫婦之天癸盈虛之不同也。天癸者。指腎水之本體而言。癸者水也。腎爲水臟。天一生水。故謂腎水爲天癸。至謂至極也。猶言足也。女子二七。男子二八。腎氣始盛。而腎水乃足。蓋人身五臟屬五行。而惟腎生最先。而腎足最遲。腎衰最早。故孩提能悲能喜能怒能思。而絕無慾念。其有情竇早開者。亦在腎氣將盛。天癸將至之年。可見腎氣未盛。癸水未足。則不生慾念也。迨腎氣衰。天癸絕。則慾念自除矣。

（未完）

七日一病證

瘧疾

沈傳良

（病名）病名曰瘧疾。因此病發時來險。似暴君之瘧民。故曰瘧疾。

（病象）瘧疾多發於秋。有先寒後熱。先熱後寒。單熱無寒。單寒無熱之分。發時全身戰慄。寒冷繼則大熱。熱後而愈。愈而復發。

（原因）此病原因皆夏暑秋濕。互阻少陽。樞機不和。邪痰交阻。往來之路。卽在半表半裏之間。陰血流過激而生寒。陽氣流過發而生熱。

（變證）瘧疾遷延不愈。則發爲瘧母。結塊脇下。非煎劑所能愈。宜用丸。

（治法）瘧疾治法。則以小柴胡湯爲主。清熱則加黃芩。連翹。生甘草。白芍之類。消暑加香薷。黃連。扁豆。厚朴。甘草。消食加枳實。黃連。山查。麥芽。蔻仁。陳皮。消痰加橘紅。半夏。花粉。枳殼。桔梗。黃芩。桑皮。甘草。瘧甚加姜汁。竹瀝。喘者加蘇子。兜鈴。杏仁。散風加防風。荊芥。紫蘇。葱白。生姜。頭痛加川芎。白芷。遍身骨節痛加羌活。化氣加青皮。香附。烏藥。木香。枳殼。治瘧之法。大概在此。

瘧母在脇下。結塊。乃痰與食并不化也。宜以生鱉甲醋炙爲君。白芥子。半夏以治痰。蓬朮。檳榔。枳實。山查。草果以消食。青皮。香附。木香以開氣。白朮。陳皮以助脾。爲末以醋爲丸。小柴胡湯下。

（預防）分內外二種

內方預防
（一）節嗜欲
（二）禁房事
（三）節飲食

外面預防
（一）外居濕地
（二）少風寒
（三）慎寒暖適常

（結論）瘧疾一症。外人認爲皆由蚊虫傳染而來。實不知蚊虫爲媒介者。非直接能致病也。推其致病之原因。則濕是也。故西人之瘧疾原名譯出爲泥沼熱。泥沼非濕苟何。而近日西醫詬病中醫曰不知病原。嗚呼。我不知其何爲病原也。

餘興

談話 茶戒

錫剛

梵香品茶。原爲雅事。不知茶之害人多矣。按之本草。茶性苦寒。銷厚味。解宿醒。有克無補。故能化積滯。故食膏粱厚味之後。惟茶爲能清胃化滯。且清香爽口。故茶漸爲消遣之品矣。膏粱之體。原宜藉以宣清蕩滌之職。焉以當其鋒銷伐胃傷脾。久飲必傷原氣。以致痰飲停留。腹脹而黃。嘗聞有一富家翁。耽性山水。復嗜茶酒。常以上品濃茶隨。一日有一負柴者由鄉來。肩挑步行已六十里。適至富家處。汗流浹背。困疲異常。忽見台上有濃茶一壺。乃舉而盡飲之。不一時。手足亂蹈而亡。由此可以見茶之害人矣。蓋此柴夫肩挑柴擔步行已久。胃氣空虛。濃茶性苦寒。脾胃不克受其鋒銷。脾胃爲五臟六腑之海。脾胃一絕。臟腑即隨之俱絕。故頃刻而亡也。喜飲茶者。其人面必如金色。毫無潤澤。蓋其脂肪悉被銷鑠盡之矣。古人有酒戒而無茶戒。蓋知酒之爲害急。而不知茶之爲害緩緩而進也。故作茶戒。以示世人。

醫諺

孫慕野

擺岸老人曰。葉天士薛生白。皆昭代良醫也。人病經其診視。能悉其所以致病之源。而治不治可立斷焉。然一則骨肉關心。明知黃連之當用而不敢用。一則惑於妾之泣訴。以中滿爲虛脫。發傷其生。古云虛醫不自醫。又云智人千慮。必有一失。其葉薛二君之謂與。雖然。以二君之明。使不偶有所惑。則章符二子之聲稱何由而著乎。此中蓋有天焉。故爲章符瞰名者。黃連與人蔘也。

（說部精華）

■劉醫

劉醫。浙東人也。瞽其目。跛一足。齒露唇列。而梅花之額。癩花之頰。甚可人意。婦女見者咸欲嚇之。而又爲其醜所掩。故終其身無室也。洪楊之役。土匪蜂起。隨地皆然。而包村獨免。識者知非僅包立身之勇。起以怯敵。蓋亦劉醫之智有以致之。醫技善自太公兵法以至孫子兵書無不往來嫺熟於胸中。醫固非幼而習也。或謂設天不以瞽困醫。醫之技且不止此。瀕死之症。一經醫手之捫㨂。無不立效。有巨家女患痂於私處。服藥無算。無驗。且將不起。其父母將請他醫診視。女尙力疾謂父母曰。診脈則可。若欲任醫生驗視創處。寧死不從。父母束手。有獻策者曰。女公子之誓不令醫生診視者。羞惡之心勝焉。今有劉醫。瞽其目。雖捫㨂而不知爲何人。倘隱不使知。則他日彼且不審向之患此者爲誰氏。烏慮其膽爲口實焉。女父母善之。苦商於女。女曰。我身將死。瀕死且奉父母命。則所以報父母之厚我焉。任何之。惟命於是延劉醫。醫至。女父僞展邦族。并語以患。劉醫駭走曰。吾診病數十年。未曾診及女子之胸臂背腹。而況此乎。若必要我診也。則他日必爲我妻。雖醜勿怪。今日之事。更重於鐵總。雖人不屢膽口實於里閭。我獨無媿於心乎。女父母以欲其女之生也。則亦應之。劉醫乃施其術。略一捫㨂曰。是鳳頭疽也。十日可愈。與之以藥而去。謝以金不受。後女果愈。女父母負諾。女鬱鬱而死。劉醫亦不知所終。

■蓮蓬疮

邑中某氏子患瘡疾。大覺身妨。舉醫神誤。忽門外一僧至。求借資。釋本時方焦思。魏奇使去。僧自陳善治症。遂延入室。堂上郭駿聲任惠迪邱枚占虞耕新諸名醫環坐。皆目笑之。僧入視畢。出詢誰爲郭先生。首坐者聲應。笑曰。仰名已久。謂是神手。不意亦純盜虛聲耳。郭愀且問。曰是號蓮蓬疽。毒隱于內。若蓮子然。症現當治。即擬方爲敍明。服其藥得愈。主人問何能善此。云家住東土。五世習青囊術。吾因博愛致家產蕩盡。現爲農夫。謾予稷糲黍稷中。肯加物色。所以不得與諸醫齒。吾亦不憤受人頤指氣使也。後即辭去。

（明齋小識）

■產婦腹中有聲

甯波比門外橋下。有張姓婦。年未三十。身懷六甲。約七八月。忽腹內大痠痛。勢若分娩。委頓昏沈。聞腹內似有聲。如鳴蜩。嘶風哽露。儼若綠槐深處。煩聒不絕。而痛亦愈劇。穩婆視之。則胎氣未動。並非分娩。展轉牀蓐間。越日竟死。死後腹內蜩鳴聲猶與蹄經聲啼哭聲喧咽互答。及殮畢後。尙聞嘒嘒有聲云。此婦腹中不知何物爲異。殊爲剖開。惜當時不知解剖。以決大疑。

（梵天廬叢錄）

衛生小說 醫界鏡（名醫故事）（廿四）

醫隱

第六回 劉廷柟山上說降 貝仲良江邊遇盜

請去看。開了一帖黃芩湯。不料服下之後。到明朝剛剛第三日。竟爾死了。胡正榮痛不欲生。而於方子寒熱亦稍看得出。謂貝仲良昨日用熱藥。今日用寒藥。雜亂無主。一定被他吃死的了。加以慟子心切。遂拿南張方子倩人寫了一張狀子。到錢塘縣裏去告狀。正值知縣桑少良升堂。那桑少良是個捐班出身。貪酒貪財的糊塗官。今日正吃了幾升紹興酒。醉醺醺的出來坐堂。及至到得堂上。已沈沈欲睡。那胡正榮悲子心傷。一頭手執狀子。一頭哭着跪上去稟道。大老爺在上。小人姓胡名正榮。住在大街上。開一個書坊。年已五十二歲。單有一子。今年十六歲。自正月二十八日患了毛病。請了一個醫生貝仲良。他頭一日開了一帖熱藥。第二日開了一帖寒藥。小人的兒子遂被他吃死了。求大老爺替小人作主。帶哭帶訴的說上去。誰知卻不聽見。錢塘縣開口纔起頭來一看。原來大老爺已睡着了。那胡正榮急起來。只得伏在地下大哭。錢塘縣的跟班看看不像樣。便來推醒了老爺。老爺睜開眼一看。心裏明白。喝道。你快些說上來。胡正榮只得又訴了一遍。錢塘縣的跟班怕老爺再睡着。遂拿長煙袋裝了一口煙。遞過來。錢塘縣吸着煙聽完了。胡正榮遂把狀子呈上去。錢塘縣略略看過。便開口道。據你說這個醫生他會吃死你的兒子。是很可惡的了。本縣准你的狀子。你下去慢慢地候批。胡正榮道。就求大老爺派差去提他。小人的兒子死得好苦嚇。錢塘縣沈吟了一回說道。這貝仲良既然害了你的兒子。你自然認得他了。你去趕緊把他提來本縣。一定替你重重的辦他。快去拿來。限你今日就要找到。若是放他走了。拿不到。我是要比你的。胡正榮道。小人不能親自去拿他。他是個發財的大醫生。與那一班鄉紳來往。總須求大老爺去提他纔好。錢塘縣道。你這人好不懂理。你既認得他。倒不去找。我又不認得他。怎樣去找他呢。總而言之。這等無關緊要的案情。一年也有二三百起。本縣都叫原告自己去找來的。偏偏你這樣的放刁。可惡可惡。那跟班在旁聽了。覺得太不像樣子。又聽得是個發財的醫生。也可許他數百吊錢。便到老爺跟前。去踢踢他的腳。錢塘縣會意過來。說你方纔的話。倒也有理。本縣替你去拿那醫生就是了。回去在家候審罷。胡正榮便叩了頭下去。原來這糊

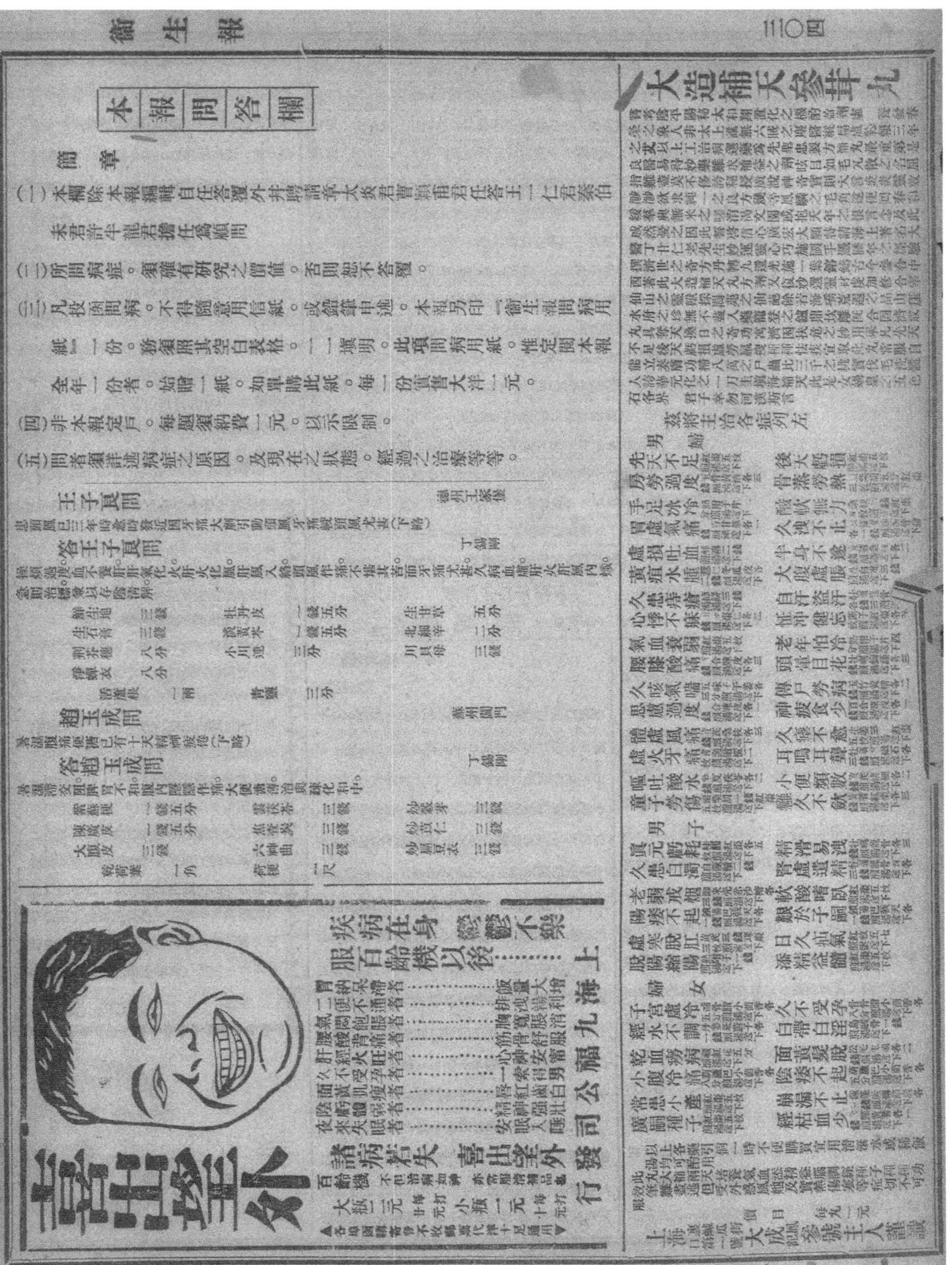

本報問答欄

簡章

（一）本欄除本報編輯自任答覆外并聘請章太炎君曹穎甫君任答王一仁君秦伯未君許半龍君擔任爲顧問

（二）所問病症。須確有研究之價值。否則恕不答覆。

（三）凡投函問病。不得隨意用信紙。或鉛筆申述。本報另印『衛生報問病用紙』一份。務須照其空白表格。一一填明。此項問病用紙。惟定閱本報全年一份者。始贈一紙。如單購此紙。每一份實售大洋一元。

（四）非本報定戶。每題須納費一元。以示限制。

（五）問者須詳述病症之原因。及現在之狀態。經過之治療等等。

王子良問　德州王家堡

患頭風已三年時愈時發近因牙痛大劇引動頭風牙痛較頭風尤甚（下略）

答王子良問　丁鎬卿

操煩過度。血不養肝。肝氣化火。肝火化風。肝風入絡。頭風作痛。不堪其苦。而牙痛尤甚。久病血虛。肝火肝風內熾。急則治標。以存陰清解。

鮮生地	三錢	牡丹皮	一錢五分	生甘草	五分
生石膏	三錢	滁菊花	一錢五分	北細辛	二分
荊芥穗	八分	小川連	三分	川貝母	三錢
白蒺藜	八分				
活蘆根	一兩	青鹽	三分		

趙玉成問　蘇州閶門

暑濕脹痛便溏已有十天精神疲倦（下略）

答趙玉成問　丁鎬卿

暑濕滯交阻。脾胃不和。腹內隱隱作痛。大便溏薄。治貴疏化和中。

紫蘇梗	一錢五分	雲茯苓	三錢	炒穀芽	三錢
陳廣皮	一錢五分	焦六曲	三錢	炒苡仁	三錢
大腹皮	三錢	六神曲	三錢	炒扁豆衣	三錢
乾荷葉	一角	荷梗	一尺		

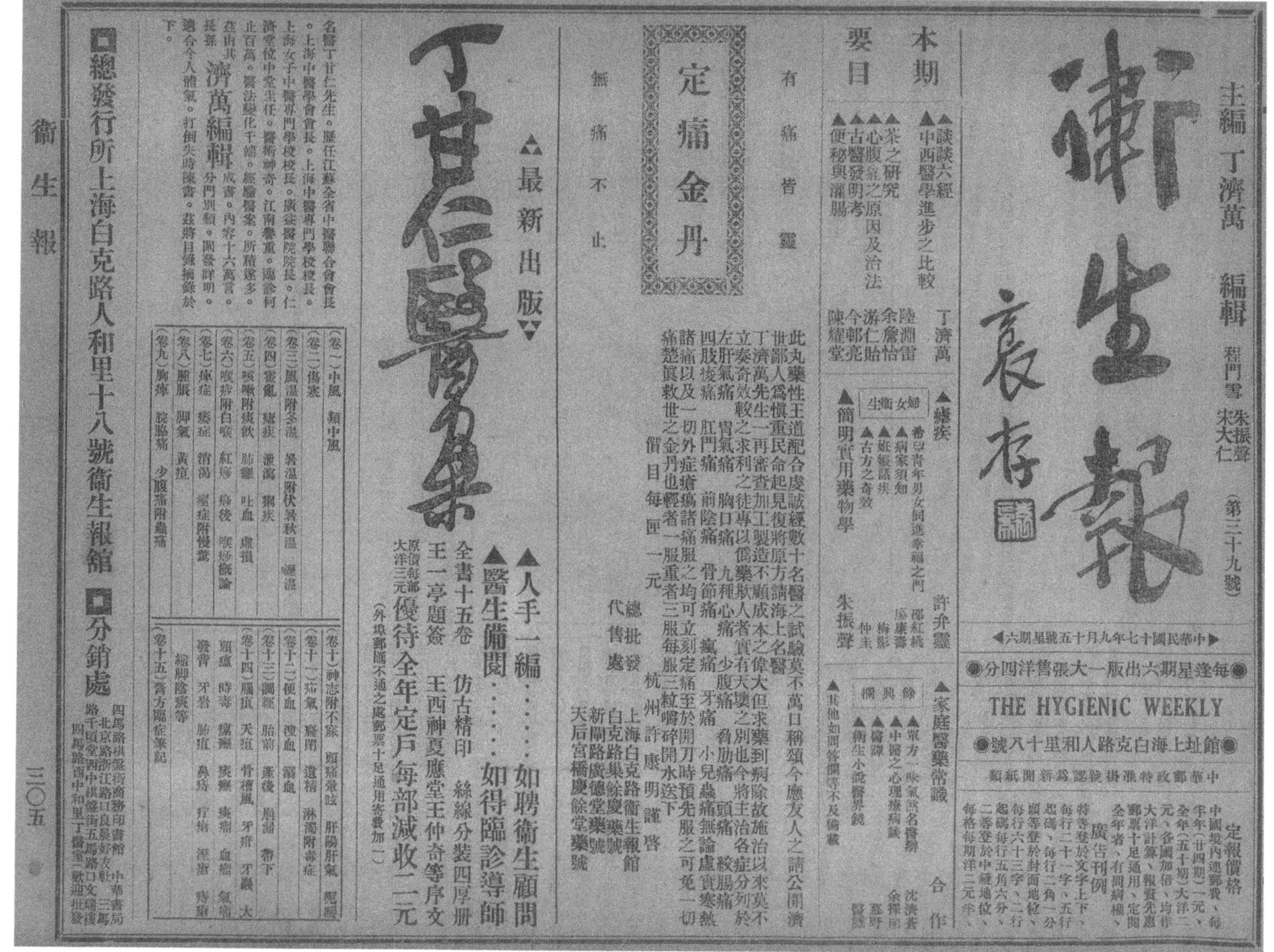

主編 丁濟萬　編輯 程門雪 朱振聲 宋大仁　（第三十九號）

衛生報

袁存 [印]

◀中華民國十七年九月十五號星期六▶

◉每逢星期六出版一大張售洋四分◉

THE HYGIENIC WEEKLY

◉館址上海白克路人和里十八號◉

中華郵政特准掛號認為新聞紙類

定報價格

中國境內連郵費、每半年（廿四期）一元、全年（五十期）大洋二元、各國加倍、均作大洋計算、報費先惠、郵票十足通用、定閱全年者、有問病權、

廣告刊例

特等登於文字上下每行二十一字、五行起碼、每行二角一分、頭等登於封面地位、每行六十三字、二行起碼每行五角六分、二等登於中縫地位、每格每期洋二元半、

本期要目

▲談談六經　丁濟萬
▲中西醫學進步之比較　陸淵雷
▲茶之研究　余詹怡
▲心腹痛之原因及治法　游仁貽
▲古醫發明考　今郁亮
▲便秘與灌腸　陳耀堂
▲癰疾　許弁靈

婦女衛生
▲希望青年男女同進幸福之門　邵紅桃
▲病家須知　屠康壽
▲妊娠諸疾　梅影
▲古方之奇效　仲圭
▲簡明實用藥物學　朱振聲
▲家庭醫藥常識　合作

餘興欄
▲單方一味氣煞名醫辯　沈濟蒼
▲中醫之心理療病談　余釋回
▲醫譚　塵野
▲衛生小說醫界鏡　醫隱
▲其他如問答欄等不及備載

定痛金丹

有痛皆靈　無痛不止

此丸藥性王道配合虔誠經數十名醫之試驗莫不萬口稱頌今應友人之請公開濟世部人為慎重民命起見復將原方請海上名醫丁濟萬先生一再審查加工製造不顧成本之偉大但求藥到病除故施治以來莫不立奏奇效較之求利之徒專以偽藥欺人者實有天壤之別也今將主治各症分列於左肝氣痛　胃氣痛　胸口痛　九種心痛　少腹痛　脅肋痛　頭痛　絞腸痛四肢痠痛　肛門痛　前陰痛　骨節痛　瘋痛　牙痛　小兒蟲痛　無論虛實寒熱諸痛以及一切外症瘡瘍諸痛服之均可立刻定痛至於開刀時預先服之可免一切痛楚真救世之金丹也輕者一服重者三服每服三粒嚼碎開水送下

價目每匣一元

杭州許康明謹啟

總批發　上海白克路衛生報館
代售處　白克路巢餘慶藥號　新閘路廣德堂藥號　天后宮橋慶餘堂藥號

丁甘仁醫案

▲最新出版▲

▲人手一編……如聘衛生顧問
▲醫生備閱……如得臨診導師

全書十五卷　仿古精印　絲線分裝四厚冊
王一亭題簽　王西神夏應堂王仲奇等序文
原價每部大洋三元　優待全年定戶每部減收一元
（外埠郵匯不通之處郵票十足通用寄費加一）

名醫丁甘仁先生。歷任江蘇全省中醫聯合會會長。上海中醫學會會長。上海中醫專門學校校長。上海女子中醫專門學校校長。廣益醫院院長。仁濟堂位中堂主任。醫術神奇。江南譽重。臨診何止百萬。醫法變化千端。經驗醫案。所積遂多。茲由其長孫**濟萬編輯**成書。內容十六萬言。分門別類。闡發詳明。適合今人體氣。打倒失時陳書。茲將目錄摘錄於下。

(卷一)中風　類中風
(卷二)傷寒
(卷三)風溫附冬溫　暑溫附伏暑秋溫　濕溫
(卷四)霍亂　瘧疾　泄瀉　痢疾
(卷五)咳嗽附痰飲　肺癰　吐血　虛損
(卷六)喉痧附白喉　紅痧　痧後　喉痧概論
(卷七)痺症　痿症　消渴　痙症附慢驚
(卷八)腫脹　脚氣　黃疸
(卷九)胸痺　脘脇痛　少腹痛附蟲痛
(卷十)神志附不寐　頭痛眩暈　肝陽肝氣　呃逆
(卷十一)疝氣　癃閉　遺精　淋濁附赤白濁
(卷十二)便血　溲血　溺血
(卷十三)調經　胎前　產後　崩漏　帶下
(卷十四)腦疽　天疽　骨槽風　牙疳　牙巖　大頭瘟　時毒　瘰癧　痰癧　痰瘤　血瘤　氣瘤　發背　牙岩　肺疽　鼻痔　疔瘡　溼瘡　痔瘡　縮脚陰痰等
(卷十五)膏方臨症筆記

◘**總發行所上海白克路人和里十八號衛生報館**

◘**分銷處**　四馬路棋盤街商務印書館　中華書局　北京路浙江路口良晨好友社　三馬路千頃堂　西中棋盤街五馬路口文瑞樓　四馬路西中和里丁醫室（歡迎批發）

衛生報　三〇五

茶之研究

余彥衡

茶為日常生活必須品之一。向有研究之價值。故作是篇。雖淺陋不足以稱發明。然亦有衛生之道存焉。

（一）茶之種類。茶有紅茶綠茶兩種。

（二）茶之功用。○有提神。行氣。解渴。健胃之功用。蓋因茶葉中含茶質之性也。然茶質性甚少。飲有功。多則反能使人有腦神經衰弱。遺精諸症之患矣。

（三）茶之成分○茶葉內所含主要成分有四。（一）單寧。（二）灰分。（三）茶質。（四）精油。

（四）茶中澀味之由來○茶中澀味乃單寧之味。凡茶泡久後色愈濃而味愈澀。因此時單寧浸出愈多也。

（五）茶中芳香之由來○茶中芳香乃精油之香。茶葉中含精油愈多。味亦愈香。惟精油皆有發揮性。一經發揮。即香味寸減矣。

（六）茶之上色○茶之上色用石墨石膏及普魯士藍等物。

（七）紅綠茶含精油量之比較○紅綠茶葉所含精油之分量。大約紅茶葉含精油為百分之五。綠茶葉百分之一。

（八）何故紅茶葉數泡後即淡而無味○紅茶葉一二開後。其即淡而無味者。因製茶時其成分單寧必有損失。綠茶則不然。惟紅茶中之單寧。經發酵作用後。變為不易溶解於熱水之質。故一二開後即淡而無味矣。（完）

心腹痛之原因及治法

游仁略

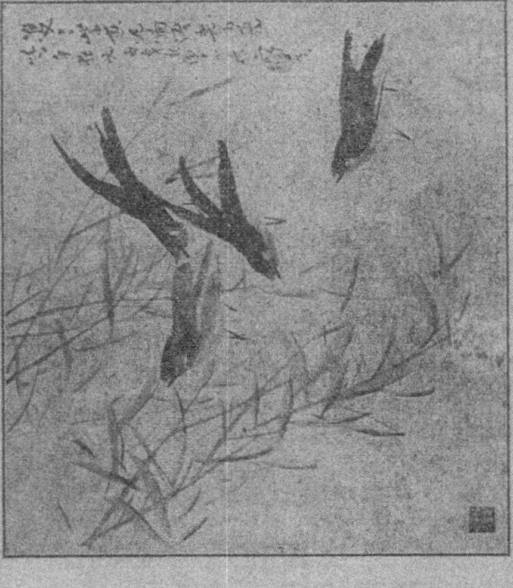

俗云心痛即胃痛。蓋謂胃與心在人身之組織中。位甚相近。故醫書所謂心痛。皆心胞絡及胃脘作痛也。而此種心胞絡及胃脘作痛之原因。可分為九種。茲將其同症方治法細辨於左。

一、蟲痛　蟲痛時痛時止。唇舌上有白花點。得食愈痛。治宜蕪荑丸。

二、疰痛　入山林古廟觸冒邪祟所致。其脈乍大乍小。兩手若出兩人。宜蘇合丸研碎灌之。

三、氣痛　因大怒不已或七情鬱結所致。宜香蘇飲加元胡索二錢或七氣湯以散鬱調氣。又方用百合一兩烏藥三錢水煎服亦妙。

四、血痛　瘀血作痛。痛如刀割。或有積塊。脈澀大便黑。宜桃仁承氣湯或失笑散治之。

五、悸痛　悸痛即虛痛也。痛有作止。脈虛弱。按得食稍止。宜妙香散或歸脾湯主之。

六、食痛　食積而痛。噯腐吞酸。其痛或有一條扛起。宜平胃散加山查麥芽主之。傷酒再加葛花二錢砂仁一錢。新傷吐之。久傷下之。此正法也。

七、飲痛　停飲作痛。時吐清水。或脇下有水聲。宜二陳湯加白朮澤瀉主之。甚者十棗湯亦可暫服。

八、冷痛　冷痛身涼。脈細。口中和。宜理中湯加附子主之。寒嘔者吳茱萸湯主之。

九、熱痛　熱痛身熱。脈數。口中熱。宜金鈴子元胡索各二兩研末。黃酒送下二錢名金鈴子散。甚者加黃連梔子之類。入生薑汁治之。

然心胞絡及胃脘痛。當辨其虛實。明其寒熱。虛者喜按。得食則止。脈象無力。實者拒按。得食愈痛。脈象有力。苟能先辨痛之虛實寒熱。然後按法施治。未有不應手而愈也。

上醫發明考

日本今中瑞孫著
無錫周小農錄

一、蒙汗

蒙汗字。見本草綱目。泉水條。七修類稿。水滸傳等書。此藥未審由田園而云。蒙汗藥。殆以其昏人不省得名也。說見敗政錄中。宜參閱。

旦寄阿片陀羅花曼陀羅等之類。皆令人眩醉。使飲血脈。率其神精。故心神錯亂。瞳孔放大。煩渴引飲。不知人事。若多服則死。宜切勿作劑。凡割肉剖骨。不可矢此藥。因後漢書華陀傳云。疾發結於內。針藥所不能及者。令先以酒服麻沸散。既無所覺。因刳破腹背。抽割積聚。若在腸胃。則斷截湔洗。除去疾穢。既而縫合。傅以神膏。四五日創愈。齊東野語云。草烏末同一草食之即死。三日後亦活。桂海虞衡志云。曼陀羅花。盜採花為末置人飲食中。即當醉。楊元賓藥性會元云。開陀羅花川烏草烏合末。即蒙汗藥。本草綱目云。以酒調一寸服。即昏迷一日。乃醒。二寸二日。三寸三日。輟耕錄云。回回人有押不蘆者。生於西域。其形似人。採此藥可以醉人。使心不知痛苦。蓋蒙汗一名。其藥佈於少服止痛。多服則蒙汗。其方用陽花。川烏。瓦龍子。自然銅。乳沒。熊膽。硃砂。麝香。凡九味。右為細末。作一服。用熱酒調服。乘飲一醉。不片時渾身麻痺。然後上藥石。宜刮骨。醫治法門云。先用忘形酒使飲。其人醉。忽不知人事。任人劈破。絕不知痛。取出蟲物。然後以神膏異藥縫其破處。後以膏藥貼之。數日即全好。余以麻沸湯藥飲之。夢初覺而前症頓失。未設鍼藥。臨石室秘錄等所載。蓋皆華陀遺法。可以備參考焉。今日醫道之開。外科不必用麻藥。遂刃於人身中。恢恢有餘。後世可以賴此乎。

附記。州都園氏整乳癌。結毒淋濕風毒附骨疽及跌損脫臼。製麻藥飲之。使其醉。割肉剖骨。割膜斷節。凡係重患痛劇者。一切用之。余嘗觀其門。獲得其秘術。因錄其方。

曼陀羅花（八分以紙覆著地新者佳經年者不可）　草烏頭（二分）　白芷（二分）　當歸（二分）　川芎（二分）

右五味為細末。一寸匙以酒服之。須臾心氣昏慌手足頑痺。或沉眠不覺。或悶亂發狂。乘時施治。既而飲之以濃茶。又與黃連解毒湯加石膏湯二三時乃醒。如目眩咽乾。神氣不復。者用黑豆湯即解。治其不醒者。更飲濃鹽湯。或梁清亦可。切忌動搖。必解其醉。有遲速者。由其質有強弱。

（評）外傷開刀需用之。可以利人。惟匪盜庇是藥為其惡者。要宜嚴行禁止。勿使售賣。非醫家以之作害者殺人。

海陵三譚　近墨

八音克諧蕩耶反

已奉爵稱壽

便秘與灌腸

陳耀堂

沈姓業紅木生涯。尚佳。稍有積蓄。喜嗜阿芙蓉。終日吞雲吐霧。其樂融融。辦好咽霞者。其府氣必燥結。而沈性尤甚。便旬餘始一更衣。因此其人大苦。每造醫者之門。殊無效驗。乃請華籍業西醫者。其性者初以草麻油內服。外用甘油錠子塞入肛門。始倘稍有效驗。繼則又覺無靈。復請其用灌腸法。果病若失。然府氣愈覺燥結。即旬餘後亦不得一解。余與之有鄉誼。乃邀余診。至則接頭床褥。眉垂目合。頭痛至不可耐。胃納生氣全失。病者求處方。并問病原。余謂鴉片係急性的燥烈之劑。以之治腹痛泄瀉等症多效。現病者飲食不多。終日一燈相對。其腹中水分津液甚少。府氣因之愈結。再以猛烈之西藥一攻一導。水分愈少。熱結愈甚。且利而不利。謂之痢。古稱腸澼。中醫謂濕熱滯塞積腸胃。始下赤白。清不升而濁不降。即有鑒服。今腸中雖清。胃中濕熱仍在。其裏急後重必矣。余因其身體已弱。難以任攻。乃用生首烏一兩。大麻仁五錢。郁李仁五錢。瓜蔞仁五錢。生地汁一兩同冲服。服後一日得大解甚多。初色黑而乾。後稍溏。胸脘漸舒。已能穀食。頭痛亦愈。神識甚佳。此六月中旬事也。不意沈姓本月初感寒涼。而患身熱。與之清解稍瘥。次日再診。余因後往。見前西醫捨其身熱表邪而不治。復又爲之灌腸。並用滑稽之口吻向病者曰。汝病惟須大便通利。他病自愈。不必着急云云。余觀此狀。不爲立方而去。乃次日復使人邀余往。至則身熱不退。且灼手。經次數甚多之灌腸。已變爲後重墜脹。赤白相雜之下痢症矣。診其脈濡滑而促。舌苔膩黄甚厚。神識時有昏迷。雖其下痢不敢過攻。因嗜烟人每謂腹泄而爲腸漏。謂爲危險之症。其家人懇余立方。並謂西法無用。且爲余述經過。余以和榮理氣調胃通利之劑與之。不意一服後痢下次數大減。身熱亦退。神識亦佳。再爲清胃調脾。旬餘而瘥。沈姓云。余病幾爲西醫所誤。將不再信之云。余謂國有國情。人有人性。中藥中醫不合西人。西藥西醫豈能盡合國人。徒以形迹治其標。不顧其本。惡能期其盡善。要知吾儕能愈此等症者。固有吾中醫之歷史在也。爰爲之記。

大仁按。便祕外治古法有蜜煎導。而藥無不備其物。近日西法盛行。醫者患者。每喜用灌腸法。以其靈捷便利也。然用之於大便燥結。及陽明府病。輒應手得效。若用之於陽明經病。與及痢疾。往往敗事。以傷寒最喜化燥。最忌洞底。漏底則轉爲陰症。引入危途矣。痢疾古稱滯下。言其濡滯而下也。其原因即耀堂君所謂濕熱滯鬱於腸胃。故初步皆用寒涼攻下。亦即仲師白頭翁湯之意。痢疾之所以後重。由於肛門之閉結。肛門之所以閉結。由於氣機窒塞。故必用陳皮砂殼以理氣。則後重自愈。而其癥結則在胃。故必用枳實大黄以導滯。則痢自止也。今用灌腸法。胃腸之積絕不因此而蕩滌而下墜之氣。反因灌腸而更甚。刺激一次。或能熱減而稍鬆。刺激多次。則大腸由熱變冷。甚且大汗肢冷。致有亡陽之變矣。病者苦於糞不得出。以爲灌滌腸滿使之通利。總無大害。彼對病療法之西醫。亦以爲病理不過頭痛治頭。脚痛治脚。若是簡單耳。吾又何責無醫學常識之病家哉。

瘧疾

許弁靈

經云。夏傷於暑。秋必痎瘧。又曰。夏暑汗不出者。秋成風瘧。凡瘧疾多發於夏秋兩季。良由炎夏之時。傷於暑氣。捨於營分。至秋復感冒風寒。襲於衛分。逗留不泄。以致引動伏邪而發。蓋夏爲火令。秋爲金令。金火交沴。故其病寒熱交作往來。少陽膽經爲風木之府。居半表半裏之間。故瘧家寒熱之邪。必居其界。入與陰爭則寒。出於陽爭則熱。其寒熱之所以與寒傷傷風之不同者。以其寒往熱來。熱往寒來。不論定數。應時而作。非如風寒之發熱寒熱同時并作也。

(一)寒瘧　先寒後熱。(二)溫瘧　先熱後寒。(三)癉瘧　但熱不寒。(四)牡瘧　但寒不熱。其他如日作。作早作晏。間日作。三日作。各宜細辨。推求治法。不外和解少陽之樞機。以小柴胡湯爲最合法。若正氣不虛者。可去人參。若熱重寒輕者。可加知母石膏花粉黃連銀花連翹之類。若寒重而熱輕者。可加乾姜桂枝草果。甚則加附子肉桂以溫之。若但寒不熱者。宜用附子乾姜白朮人參甘草。以加柴胡桂枝以領邪外出。若不惡寒而但惡熱者。宜用石羔知母粳米甘草。即白虎湯。以上所述。既分寒熱牡癉四瘧。其餘之種種。宜當分其寒熱陰陽虛實而施治。則不可偏執一見也。

簡明實用藥物學

朱振聲

遠志　味苦辛溫　入於心腎

定心氣　止驚智　心爲君火。離照當空。心火衰則不能生血。血虧弗能安神。神不內守。心虛易驚。心火不能下交於水。則水火失合化之能。故智不長。遠志辛溫。能壯心火。君火鎮定。震懾無憂。水火既濟。靈機日增。乃交通心腎之要藥。

補腎氣　強志益精　腎合志而藏精。遠志辛溫能蒸動腎陽。氣化有權。水足生精。精藏於腎。腎精封塡。上濟於心。使巧出焉。志之用也。

治皮膚中熱　腎水不能上交於心。心火不能下交於腎。其火上炎。發現於外。自覺其熱。皮膚溫度實與常人無異。遠志辛溫能交通心腎。水火既濟。則陰陽燮和。膚熱自覺其退。

令耳目聰明　腎竅耳。肝竅目。精上達則耳聰。血上奉則目明。遠志補腎精。充於下則耳聰於上。水來生木。則目亦明。

療咳逆而愈傷中　腎經虛寒。寒氣上泛。化爲痰飲。漬之於肺。咳嗽氣逆。離於平臥。火水相交在於中土。心火與腎火衰敗。則火不能生土。中焦受傷。遠志辛溫能溫腎陽以制水。則咳逆止。壯心火而生土。則中傷愈。

補不足以除邪氣　邪氣外溢。正必內虛。遠志辛溫能宣心火而壯腎氣。水火相濟。則正氣旺。正足則邪無稽留之餘地。

古方之奇效

沈仲圭

本報三十二號家庭醫學常識欄。周永康先生所記之舌腫脹麻木實驗方略云。余家使女於去冬臘月。其舌忽然腫脹。麻木不仁。厚倍常舌。延請內科外科相繼診治。不見寸效。後以生蒲黃糝敷而愈。圭按此古方也。出許叔微本事方。云有士人妻舌忽脹滿口。不能出聲。一老叟教以蒲黃頻摻。比時乃愈。又芝隱方亦云。宋度宗欲賞花。一夜忽舌腫滿口。蔡御醫用蒲黃乾薑末等分乾搽而愈。蓋舌爲心苗。心火上炎。舌乃腫脹。蒲黃味淡而氣辛甘。功能涼血活血。入心包絡血分。清心之火。而散血之鬱。(舌部血液因熱而鬱。故見腫滿)火降血散。舌脹自平。芝隱方更佐干姜者。所以引火外散。從逆並施也。(干姜分量應比蒲黃爲少。如左金丸川連六兩吳萸一兩之意)據是以言。古方之效。遠勝時方。而市醫處方。必臚列功用類似之藥十數品。以壯觀瞻。即有奇效單方。亦不肯違俗獨用。是誠怪事。爰於醫校授課之際。對於上述效方。充分發揮。以冀莘莘學子。他日畢業問世。共革此陋俗焉。

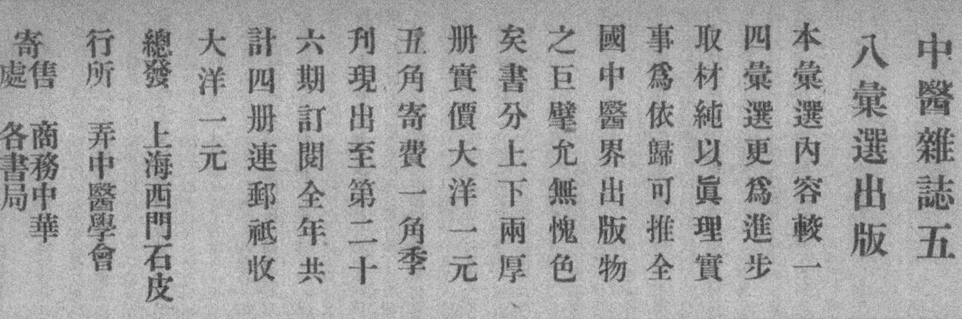

家庭醫藥常識

我國家庭。對於普通醫藥常識。極不注意。偶然患病。則以可貴之生命。皆付諸庸醫者之手。既不知病原。又不明藥性。設偶遇庸醫。病必增劇。本報有鑒於此。特將古今來各種驗方經實地試驗後而確有靈效者。一一披露於後。且說明其治病之所以然。用筆淺顯。務使家庭婦孺。一目了然。且歡迎讀者投稿。一經登錄。酬資從豐。

食物相忌錄

孫克忠

驢肉同鳧茈(即荸薺)食。令人筋急。同猪肉食成霍亂。食肉後飲荊芥茶。必殺人。

鹿肉同雉肉菰蒲鮑魚蝦食。發惡瘡。

麋肉合猪肉雉肉食。發痼疾。合蝦及生菜梅李食。損男子精氣。

麋脂合桃李食。孕婦令子青盲。男子傷精。

獐肉合鴿肉食。成癥瘕。合梅李蝦食。病人。

兔肉合白雞肉及肝心食。令人面黃。合獺肉食。令人病遁尸。合芥菜食。令人得惡邪病。與薑橘同食。令人心痛霍亂。

狗肉同蒜食。損人元氣。同菱食。令人發癲。

白狗血和白雞肉烏雞肉白雞肝白羊肉蒲子羹等食。皆病人。

雞肉同葫蒜芥李及犬肝胃食。令人泄瀉。同兔食。成痢。同魚汁食。成心瘕。同鯉魚食。成癰癤。同獺肉食。成遁尸。同生葱食。成蟲痔。同糯米食。生蚘蟲。

雞卵和葱蒜食。令人氣短。同韭子食。成風痛。共鼈肉食。損人。共獺肉食。成遁尸。同兔肉食。成洩痢。孕婦以雞卵與鯉魚同食。令兒生瘡。與糯米同食。令兒生蟲。

雉肉與胡桃同食。發頭風眩暈及心痛。與菌蕈木耳同食。發五痔。立下血。與蕎麥同食。生肥蟲。

雉卵同葱食。生寸白蟲。

鴨肉與薄荷同食。生蟲。

鴨卵與鼈肉李子同食。害人。姙婦以鴨卵與桑葚同食。則生育不順。

野鴨不可與胡桃木耳豆豉同食。

雀肉不可合李及諸肝食。姙婦食後飲酒。令子多淫。和豆醬食。令子面黚。

談談六經

——丁濟萬——

夫傷寒之有六經。所以分表裏寒熱。辨虛實。論淺深也。蓋人體有虛實之分。而六經有淺深之別。邪氣有留傳之異。而治法有寒溫之殊。此辨之不可不明。即六經之不可廢除者。內經曰。傷寒一日。巨陽受之。故頭項痛。腰脊強。二日陽明受之。陽明主肉。其脈俠鼻絡於目。故身熱目痛而鼻乾不得臥也。三日少陽受之。少陽主膽。其脈循脇絡於耳。故胸脇痛而耳聾。三陽經絡皆受其病。而未入於藏者。故可汗而已。四日太陰受之。太陰脈布胃中。絡於嗌。故腹滿而嗌乾。五日少陰受之。少陰脈貫腎絡於肺。繫舌本。故口燥舌乾而渴。六日厥陰受之。厥陰脈循陰器而絡于肝。故煩滿而囊縮。三陰三陽五藏六府皆受病。榮衛不行。五藏不通。則死矣。觀此可知六經主病之綱領。傳經之次序。以及病之淺深。治之難易矣。迨乎後漢張機著傷寒一書。詳論六經之病症治法。以及寒化熱化寒熱錯雜之症。莫不各有條理。發人所未發。實爲後學之南針。醫界之創作也。其於太陽一經。又分傷衛傷營。以及營衛兩傷之不同。故有桂枝麻黃大青龍之別也。（未完）

中西醫學進步之比較（續）

陸淵雷

勝清咸同之際。英人合信氏來華。著醫書數種。繼之者有美人嘉約翰氏。設醫院醫學於廣州。嗣後國人之習西醫者。留學日本歐美。紛紛得博士碩士以歸。醫學於是乎有中西之爭。中醫所自詡者。輒曰中醫學創於神農軒岐。諸理相傳四千餘年。不知西醫亦有二千餘年之歷史。亦有所謂醫理也。所不同者。四千餘年之中醫。筆舌淵翻。不出軒岐之範圍。獨有一王清任訪驗屍體。駁詰素靈難經。而舉世駭怪。目爲醫林楊墨。然則今日之中醫。猶是四千年前之中醫耳。西醫則不然。後人之學。雖亦濫觴前人。一旦有新學說足以徵驗取信。則棄舊說如敝屣。故今日之西醫。絕非二千年前之西醫也。今略述西國醫學之沿革。讀吾書者。知中西醫之進退不同。則今後中醫之改良。亦知其途徑矣。

西國古時亦以祈禱治病。故僧侶兼操醫業。與吾國之祝由東西如出一轍。希臘人希伯克來生於紀元前四百六十年。其人雖爲僧侶。而醫學思想能扶破宗教藩籬。西人至今尊爲醫聖。希氏之說。根據希臘哲學萬有四元論。以四種原液爲人體必要之成分。四液者。血液、黏液、黑胆液、黃胆液也。四液調和則身體健康。失其平和則疾病以起。是爲液體病理學之祖。祖述希氏之學者。漸漸側重血液。至十九世紀時有血液病理學。十九世紀之末。發明血液有殺菌免疫性。是即今日血清治病所濫觴。此爲一派醫學。羅馬名醫阿司克利批亞台生於紀元前百二十年。主張固體病理學。名聲與希伯克雷相伯仲。以人體爲原子所組成。若原子之形態排列合於正軌。人即健康。若原子有變化。人即疾病。祖述阿氏之說者。英人威廉於十八世紀中葉唱神經病理學。此爲又一派醫學。又有以疾病爲外物侵入人體者。其說傳自遠古。而盛於十六世紀。降至十九世紀之初。德國博物巨子司康靈從白癬病之皮膚中發現寄生菌。其徒遂以疾病爲寄生物。是即今日細菌學所導源。爲又一派醫學。十八世紀時。司坦爾以靈魂精氣爲生命之本。靈魂精氣若有障碍。即發疾病。是即今日催眠治病之先河。爲又一派醫學。十七世紀時。又有理學派醫學、化學派醫學。以理化說明病理。亦成一派。以上皆西國之舊醫學也。今之西醫則盛行細胞病理學。其說創自德醫浮邱。距今不過七十年耳。

由此觀之。西醫所以能進步者。以其不囿於舊說。能從實驗上發明新理之故。中醫所以不進步者。以其束縛於古聖。不能由實驗發明新理之故。夫篤信好古。是道德上之美。非所以言乎科學也。醫學是科學而非道德。則舍舊從新。吾無吝焉。西醫之言病理。多信而有徵。異乎五行運氣荒渺無稽之說。是當取諸人以爲善。至於方藥之效。則彼不如吾。鄙人別有說明。非茲編之範圍。故不贅。且生理、解剖、理化、細菌諸學。在西國皆各自成家。非醫家所自發明。西醫學來自德、日、英、美諸邦。亦非國人之習西醫者所自發明。吾取科學以闡明吾醫理。國人之習西醫者。不得議吾剽竊也。（未完）

（更正）前期本題手民多排舊交替三字。特此更正。並向陸君道歉。

LADIES' HEALTH
婦女衛生
女子醫學研究會編輯

投稿簡章

(一)猥褻之稿件。絕對拒絕。
(二)滿一千字以上之稿件不收。
(三)空泛及未完之稿件不收。
(四)來稿宜運用簡短明瞭之筆。而敍述普通醫學者爲合格。
(五)來稿內容。以適合女子者。尤爲歡迎。
(六)一經登錄。酬資從豐。

希望青年男女同進幸福之門

邵紅桃

抱定精神戀愛宗旨　實行自由議婚方策
組織家庭爲立業基　教育子女爭社會光

中國現代風氣開通。較之往昔何啻天壤。若解放也。戀愛也。自由也。平等也。莫不洋洋盈耳。認清標幟。雅不乏人。然誤會真的。亦大有人。在試觀男女之開房間。吃西菜。進跳舞場。與看賽狗等事。自以爲自由戀愛。而成雙雙情侶矣。初時固心心相印。如膠投漆。一待床頭金盡。則愛情破裂。失戀畢現。至於精神之痛苦。實禿筆難形容其萬一。然者越乎正軌而行彼金錢與肉慾之愛情。以致此耳。吾之所貴戀愛。則崇尚精神是已。先須考察對方品行學術。若何是否有完全人格。能自立於社會。其次則宜推審其志趣。是否真情相愛。及經濟可否裕綽。末後更當窮究其體格。有無惡疾。能明乎此。則戀愛可不失敗。且議婚從此堪前提焉。

夫古之訂婚。都遵父母命。或憑媒妁言。以合兩姓之好。其本人既不能自由操權。又未曾交換性情。故結親後夫婦愛情易致遠乖。猶如冰炭。怨憤塡胸。各走極端者多矣。然亦有新青年悞解自由。結成夫婦。開始和愛。久後反目。此無他。未曾實踐精神之戀愛耳。我故曰戀愛崇尚精神。議婚尤宜自由。方無後悔。他若意中人先由戚友介紹。然自由權務必仍授本人。或由本人互相投誠。再請戚友爲證婚人。此上二法。既避舊禮教之拘束。又免新文化之迷。從濡同胞兄弟姊妹。其欲謀幸福者。盍不鞶起試之。

男子尋問花柳。女子飄蕩淫佚。表面觀之。固失人格。然推問原理。或有彼之隱憂在焉。人孰無向上心。欲求業於社會。而甘自墮落耶。考其因何止一端。或遭舊家庭之荼毒。強合男女智識階級懸若天河之配偶。或男女年長。尚缺正當情侶。竟被性慾衝動。或身無職業。困頓。外受誘惑。誤隨惡黨。此皆足以陷罪阱而不自也。挽救良法。惟如上述戀愛議婚。親身力行。則非特可止諸弊。且得愉快精神。若是夫婦其未操職業者。諒受環境之美中不足。要亦發奮有爲。各謀自立。以圖圓滿其缺點也。其素服務社會者。則必努力前進。勤勉有加矣。終之安居樂業。意志專一。尚胥涉足岐途。世人每不察顛末。一見青年墮落。輒報以冷笑熱嘲。而應根本推解。徒使受之者無容身地位。噫。抑何居心歟。

子女之賢智愚魯。常視夫婦愛情篤好與否爲標準。以人之構造。全賴男精女血也。媾合之際。其情既洽。其精適至。設有夫婦性情乖忤。雖宣肉欲。心意涼淡。歡爲之減。則精神無從專注。因之所出子女。類多呆笨。然愛情濃密者反是。一經交接。則形氣相連。脈脈通行。其樂斯陶。何可言喩。迨若懷孕。定卦佳兒。何則。通幽時感應甜密神情耳。他日兒女更受高尚教育。則爭光社會。造福世間。實匪淺鮮。如此循環。富國強民。可操左券。就此觀之。希望子女同爲社會須有良好家庭。而組織美滿家庭。則本諸議婚自由。如實行自由議婚。尤貴乎精神戀愛也。予不敏。著斯篇以獻。願然耶否耶。尚請讀者教之。

七日一病證

妊娠諸疾

——棒影——

妊娠諸疾。與常人殊。故治法亦異。子居母腹。藉母氣固之。母氣不順。子不得安。必有墮落之患。子氣既損。母氣亦傷。治之者或偏護胎孕。不敢攻疾。或亟於治疾。不顧子氣。致子母交損。大小殞亡。慘烈之禍。於此爲甚。素問曰。婦人重身。毒之何如。曰有故無殞。亦無殞也。大積大聚。可犯之也。衰其大半而止。夫大積大聚。病之重者。苟不亟治。立見危迫。故必毒之。使邪去而孕安。然恐藥勢太過。正氣易傷。故衰其大半即止。不治。古人立法。動出萬全。不可不究也。

■懷妊之後。必患惡阻。惡阻者。謂惡心阻其飲食也。由於經脈既閉。臟氣不宣。津液停瘀。水濕爲患。故其候四肢沉重。惡食嘔吐。偏嗜一物。頭痛眩暈。多臥少起。若面色如故。脈象和平。此不須醫。但調其飲食。適其寒溫。緩緩可愈。其甚者。大嘔吐血。食飲不下。寒熱往來。心中憒悶。惡聞食臭。肢節疼痛。疲怠自汗。色萎肢瘦。勢若危殆。或施治不善。逆其胎氣。致暴作吐下。困頓欲絕。則宜服橘皮茯苓湯。

橘皮茯苓湯　橘皮。一錢。茯苓。二錢。蘇梗。八分。歸身。一錢五分。白芍。一錢炒五分。砂仁。五分。生薑。搗去汁三錢。青竹茹。八分。炙甘草。五分。作一服

三四服不愈。宜半夏茯苓湯。三五服必愈。

半夏茯苓湯　半夏茯苓。各三錢。乾地黃生薑。各二錢五分。橘皮旋覆花細辛人參芍藥芎藭桔梗甘草。各一錢七分。十二味以水三升。煮取一升。分三服。若客熱煩渴。去細辛加前胡知母。各一錢七分。若冷痢者。去乾地黃加桂心。一錢七分。煎服後。忌冷醋滑油膩等物。見千金方。

■妊娠傷寒。以安胎爲主。無犯胃氣。不可妄汗。吐下。泄利小便。其候輕者。頭痛煩熱。宜芎蘇飲。

芎蘇飲　芎藭紫蘇葉白芍藥白朮麥門冬陳皮乾葛。各一錢。甘草。五分。生薑。三片。葱白。三莖。十味作一服。見東醫寶鑑。

甚者壯熱不解。欲汗之。宜葱白湯。

葱白湯　葱白。十莖。生薑。六錢。二味。以水一升。煮五合。作二服。見千金方。

病家須知

繆康壽

人生在世。六淫感於外。七情傷於內。不能無病。苟一染病。慎選良醫而信任之。而以性命相託可也。且病者之飲食起居。均宜嚴格謹慎。偶一疏忽。貽誤匪淺。何則。蓋人抱恙時。苦楚萬狀。呻吟床褥。方寸一亂。尤易誤事。試詳述之。有道聽塗說。不究工拙。貿然延醫。其害一。有素來相熟之醫。取其便利。倘另覓他醫。恐傷關情誼。其害二。有自詡名譽。高抬身價。欺騙愚人。蒙其詐偽。其害三。有自謂粗通醫理。略諳藥性。暗改藥方。其害四。有權勢戚友介紹一醫。於情難辭。其害五。有病方鴟張。以爲服藥罔效。另易他醫。其害六。有病情倏變。朝用溫燥。暮進寒涼。病家不明。以爲兩岐。其害七。有學術不精。趨乘惟勤。諂媚頗工。信其天花亂墜。其害八。有吝嗇金錢。良醫固難招致。不若某醫和易近人。其害九。而應攻之病。服硝黃則懼。用參芪則喜。其害十。有煎藥不循法。服藥非其時。其害十一。有恣嗜生冷。不遵章繩。縱口無節。其害十二。有不避狂風雨霧。遠途就診。其害十三。有倉皇失措。日延數醫。雜藥亂投。其害十四。有親友探問。鄰友諮訪。多費言語。以耗心神。其害十五。有病中遷移。乘車泛舟。其害十六。有鄉僻藥肆。炮製失當。飾偽混真。其害十七。有酷迷師巫。左道危言。駭人惑鬼。依佛因循。失治。其害十八。有陰症。根於啓齒隱疾。不肯裸體。其害十九。有不遠房幃。性嗜辣。其害二十。諸如此類。不勝枚舉。雖不貽誤。想冥冥之中。有定數也。世都不察。沉冤莫明。言念及此。深堪[illegible]惜。余自懸壺以來。數見不鮮。不敢默緘。貢諸當世。拉雜直書。不計工拙。惟求於病家獲益。同躋仁壽之途。庶無遺憾焉。

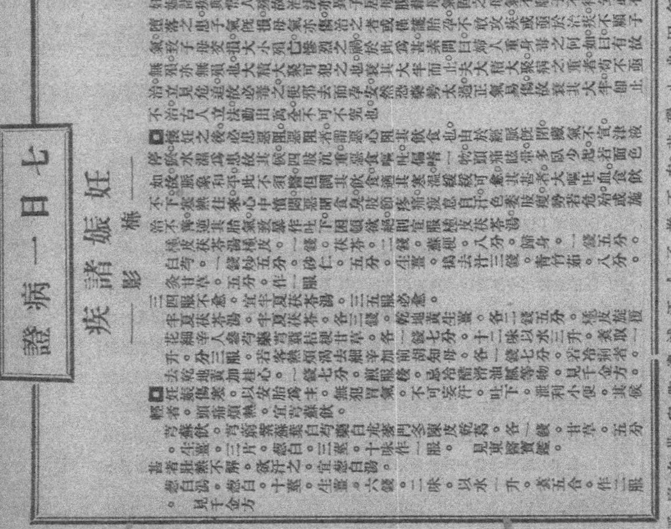

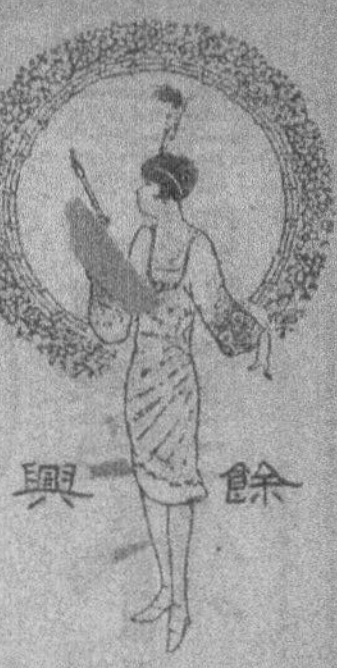

單方一味氣煞名醫辨

沈濟蒼

世儘有疑難之症。而爲醫所束手者。亦有醫所束手之症。而爲巫覡穩婆所能治愈者。自表面觀之。至足可怪。但就實際言之。醫所不能治之症。巫覡穩婆必不能治之。蓋爲巫覡穩婆者。皆目不識丁。毫無醫學智識。其所恃者。惟靈驗之單方耳。夫單方有時而效。余未始不承認之。有疑難之症。醫所不能治愈。服其單方而奏效者。亦未始爲必無之事。故諺乃有「單方一味氣煞名醫」之傳說。觀其語氣。一若吾醫界與巫覡穩婆。各自爲派。皆能以藥治病。而吾醫界有時而不敵者哉。眞可謂吾醫界之羞也。吾醫界蒙此羞恥。亦不思其故。雖亦以爲吾醫界實有不是巫覡之處。而將承認其說也。若然吾有學理之醫。眞有不如巫覡之處。則尙何冀其苟延殘喘。又何想與國外勢力相肉搏哉。

昔曾聞某名醫談驚風症曰。世不乏有經驗之醫生。而治驚風之驗方。則深閉固拒。不肯公開。於高談醫理之醫生。無一人能知驚風治法。巫覡穩婆。轉拾得一二秘方。以謀衣食。至今日驚風一門。業醫者亦自認不能治。無知村嫗之秘方。有時乃以神效特聞。此種狀況。若長久不變。不但小孩枉死者多。於醫者前途。亦屬一大障礙。吾非欲取彼巫覡穩婆之飯碗而代之也。彼等毫無醫學知識。僅有秘方。則病之與彼係方合者。可愈。與彼秘方不合者。不能變通。則必反受其害。是須以病就方。不能以方治病。此中利害。有顯然者。吾嘗思之。驚風治法。所以有效方者。其最遠之來源。仍不外乎書籍。斷非巫覡授受。別成系統。其所以分歧之故。不外乎醫家高談空理。囂然自大。其實不得眞傳。得眞傳者則深閉固拒。

章太炎先生曰。藥物療病。大抵起於單方。蓋草味之時。未有醫術。偶患何病。偶服一草得愈。遂傳之他人。屢試不爽。遂著爲本草。

準以上兩先生所言。則所謂單方者。其非爲巫覡穩婆自相授受。別成系統者。彰彰明甚。秦緩之能。洞燭膏肓。華陀之有剖體療法。實堪驚嘆。至今乃多半失傳。不知者乃謂吾醫界學術不全。尤屬可恥。至其所以失傳。亦自有故。非本篇範圍內事。固置勿論。惟單方之有效者。亦可推知爲失傳之秘。而爲醫界所本有者。安得謂單方與吾醫界爲兩層關係。是故「單方一味氣煞名醫」之說。或許言之於徒有醫名者之前。以爲警。不學者之用。若謂海內醫界。皆無經驗。皆無學理。不識療病。豈非已甚之詞乎。

中醫之心理療病談（二）

阜甯擇明醫院　余擇明

本報第十八號。刊有拙著中醫之心理療病談一則。讀者當早鑒及。茲再述其類似此種之療法一則。以告讀者。

鄰人黃叟。言伊壯時頗雄於貲。經商失敗。而爲同里某甲累驟尤多。疊追難償。始之以呼罵。繼之以毆打。終未追出一文。而伊欠人者。索之亦急。因之積悶成疾。初僅精神與舊異。繼則頓變常態。喜怒不時。語言錯亂。儼狀若痴。一日。忽拍案大呼曰『快快還我錢來。否則必與爾決一死戰。現已調動三十萬神兵。神兵快隨我來。捉拿這忘八。』言已。狂舞而去。見人即罵。舉手便打。滿口「快還我錢」「神兵到了」等語。被打罵者。知其爲狂。均忍氣竄而去。其家人追至。數人抱之。伊則大罵不絕。不識親疏。適有某名醫（記者忘其名）過而見之。問之路人。悉其致病之由。勸令放之。使去告其家人曰。『聽余言者。疾當可治。汝等速歸。借銀元數百。散佈室中地上及桌上。余即偕之歸家。自有治法。』其家人如言。某名醫復追黃叟而告之曰『汝何性急乃爾。某甲畏汝之威。焉敢抵抗神兵。彼已將欠洋如數送還爾家矣。速回家收而藏之。毋爲外人攫去也。』黃叟呼曰。『眞耶否耶。』醫曰『汝歸視之。自知眞假。誑汝何爲。』黃叟乃欣然隨之歸。既入門。見銀元散佈滿地。狂笑不止。隨呼家人扶同收拾。拾未竟一笑而倒。立即偃臥地上。不省人事。有頃喉中嘔嘔作聲。嘔出痰涎約碗許。神志立清。醫曰『病已去其太半矣。余爲之再處一方。兩服當可恢復原狀。』乃處一方而去。後兩帖服盡。疾果霍然。

醫譚

孫嘉野

□梅瘡

梅瘡始於美洲。我國往古醫籍。從無以載。俞辨所著續醫說。始云。有明孝宗弘治末年。民間患惡瘡。始自廣東。與人不識。云云。惡瘡是否梅瘡。雖不可必。然按之今日廣東梅瘡之盛。及俗有廣瘡之名。其爲梅瘡不言可喻。或謂明弘治十七年。廣東海港。葡萄牙人始來通商。梅瘡遂由此出現。轉相傳染。延及全國。初名廣瘡。後陳司成以其開裂似楊梅。乃名之曰楊梅瘡。陳著有梅瘡秘錄一書。今不知傳否。而梅瘡一門。十四科大抵白色慾中得者爲多。或構精癘熱。戀情酣戰。或房術熱藥。內服外塗。或酒後行房。不勝淫女。或慾念未遂。蓄精不洩。或夢遺白濁。或慾後行房。或父母有毒。遺及嬰孩。此七情之害也。又有地處淫濕。天氣薰蒸。穢污霉邪。吸入口鼻而作者。又有日事醇酒。炙煿厚味。膏粱。嗜洋牲腥類。或呼吸交沖。如廁浸坐。或接吻吮乳。握手拭巾。毒物傳附肌膚而作者。此六慾之害也。不可蓋咎在色慾。予謂平日常服芝麻。酒宜喫胡桃桂米。酒後含荳蔻或檳榔。有力者可預置琥珀鏝許。又貫珠數顆。每酒必先置杯底。頻頻與飲。則七情之害。雖未能絕。六慾之害。庶可免矣。若冬天多食諫果。清香入肺。胃能解諸毒。不致毒氣襲肺。夏令多嗜青蓮。可靜君相之火。令人歡悅忘憂。亦預防梅瘡一法也。（梵天廬叢錄）

衛生小說　醫界鏡（名醫故事）（廿四）

醫隱

第六回　劉廷柟山上說降　貝仲良江邊遇盜

塗官的奶奶。甚是能幹。也是個要錢的女太歲。但不比那桑少良又貪財又糊塗。那奶奶平日裏恐怕丈夫在堂審事。一味糊塗。過着那可賺錢的官司也。一味不理。便弄不出錢來。所以預先與丈夫言明。凡堂上有人告狀。可弄錢的事情。我教你的跟班。站在你旁。踢踢你的脚。你就答應下來。不可忘掉。牢牢記着。故方纔跟班一踢他的脚。他就會意。過來當下簽了一張硃票。差人到貝仲良家來提人。仲良正在那裏診病。做夢也想不到要吃官司。忽見差人手執硃票進來。倒嚇呆了。一邊及至問其來由。看了票上的情節。方知就裏。也知自己開的方子寒熱參錯的不好。不過還胡正榮也太惡了。當時與差人講明。銀子說。等我瞞過差房。我要加訴呈的。那差人道。現在這位太爺。只能有錢。便好說話了。貝先生既肯多用些。請個鄉紳進去。摸摸他的紗帽。這事便容易完結了。仲良聽了差人的言語。先開銷了他的使用。此時趙封翁早已亡過。只得請了封翁之子竹生。拿了七百兩銀子匯票。到縣裏去。那知縣一見銀票。便歡喜着滿口答應道。這些小事情。都在兄弟身上。替貝先生開交便了。當晚胡正榮被知縣喚去。說道。醫生替人家治病。生死乃是常事。從來沒有加罪的。本縣賞他三十塊洋錢。作買棺之費。也算極周全你了。胡正榮也無可奈何。只得答應。收了洋錢。謝了賞回去了。時正咸豐三年。粵匪猖獗。蹂躪各省。江南金陵已失。賊匪有窺杭州之意。後來打破杭州。那桑少良全家遇難。也是貪官的報應。天理昭彰的。趙竹生知金陵已失。遂挈家眷回湖州去。在祖遺城內舊宅。修理居住。料得粵賊如破了杭州。必打湖州。遂與城鄉內外紳耆。創辦團練。保衛桑梓。後來浙江全省皆陷。賊目黃文金攻打湖州。公激勵士卒。晝夜嚴防。大小數百餘戰。幸未即破。那湖州城。三面濱水。攻打本自不易。無奈黃老虎水陸環攻。日夜不息。公多方設計抵禦。以待救兵。城雖破隨完者數次。時李公鴻章督師江蘇。力圖收復。知公之賢。屢奏其功。文宗嘉獎。降恩詔。擢升公按察布政之職。後因孤城難守。公材可惜。欲大用之。文宗密諭李鴻章。飭公衝出重圍。使署福建巡撫。從間道赴任。而公不忍棄人。皆死。我獨奉生。得詔書。悲泣。與衆人揮涕而道。誓以死守此城。城亡與亡。卒以糧盡援絕。八閱月而城破。公舍不

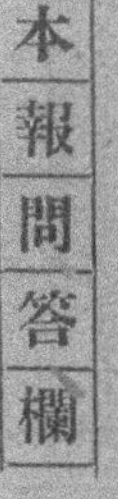

本報問答欄

簡　章

（一）本欄除本報編輯自任答覆外并聘請章太炎君曹穎甫君任答王一仁君秦伯未君許半龍君擔任爲顧問

（二）所問病症。須確有研究之價值。否則恕不答覆。

（三）凡投函問病。不得隨意用信紙。或鉛筆申述。本報另印『衛生報問病用紙』一份。務須照其空白表格。一一塡明。此項問病用紙。惟定閱本報全年一份者。始贈一紙。如單購此紙。每一份實售大洋一元。

（四）非本報定戶。每題須納費一元。以示限制。

（五）問者須詳述病症之原因。及現在之狀態。經過之治療等等。

邵少卿問

蘇州光福鎮

素患月事紫黑。忽嘔吐出黑血無算。又大便純黑有顆瘀。此爲何證。敬詳示。

答邵少卿問

朱振聲

女子以肝爲先天。肝藏血而喜調達。肝鬱則生火。火迫血瘀。故月事紫黑也。繼忽嘔吐出黑血無算。乃由肝不藏血之故。而亦〔鬱〕不納氣使然。蓋少陰之火。得肝火直冲而上。則爲嘔血。厥陰之血失。腎氣收納之功。方能上逹也。其後又大便純黑有顆瘀血。乃心腎不交。檢攝無權。使胞胎之血不走小腸而走大腸。然肝爲腎子。而亦爲心母。其心腎之不交。實肝氣之不調也。然此證出血過多。正氣已斷。治之之法。當以養正疏肝之劑。參以逐瘀之品。

生蒲黃　三錢　熟地　三錢　白芍　錢半

蒺藜　三錢　石决明　五錢　桃仁　錢半

甘草　五分　當歸　二錢　川芎　八分

杭菊　三錢　廣鬱金　錢半　紅花　八分

大棗　二枚

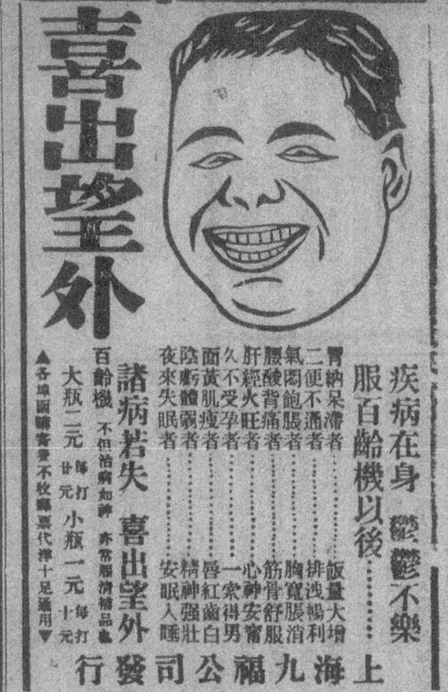

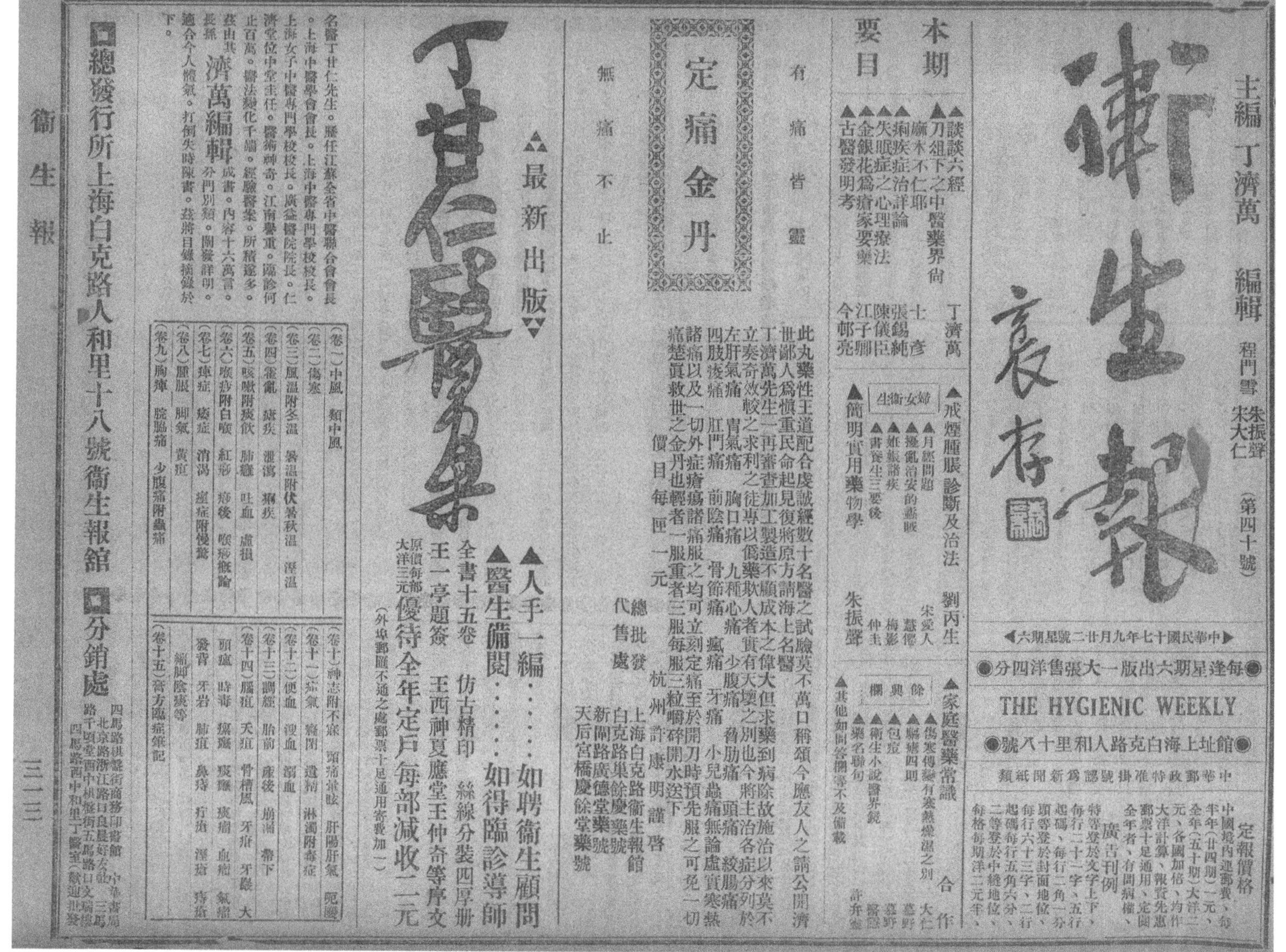

主編 丁濟萬
編輯 程門雪 朱振聲 秦大仁
（第四十號）

衛生報

◀中華民國十七年九月廿二號星期六▶
●每逢星期六出版 一大張 售洋四分●
THE HYGIENIC WEEKLY
●館址上海白克路人和里十八號●
中華郵政特准掛號認爲新聞紙類

定報價格

中國境內連郵費、每半年（廿四期）一元、全年（五十期）大洋二元、各國加倍、均作大洋計算、報費先惠、郵票十足通用、定閱全年者、有問病權、

廣告刊例

特等登於文字上下、每行二十一字、五行起碼、每行二角一分、頭等登於封面地位、每行六十三字、二行起碼、每行五角六分、二等登於中縫地位、每格每期洋二元半、

本期要目

▲談談六經
▲刀組下之中醫藥界尚
▲痲木不仁耶
▲痢疾症治詳論
▲失眠之心理療法
▲金銀花爲瘡家要藥
▲古醫發明考

丁濟萬 士彥 張錫純 陳儀臣 江子卿 今郁亮

▲戒煙腫脹診斷及治法 劉丙生

婦女衛生

▲月經問題 宋愛人
▲擾亂治安的蟊賊 慧儂
▲妊娠諸疾 梅影
▲青年養生三要發 仲圭

▲簡明實用藥物學 朱振聲

▲家庭醫藥常識 合作

餘興欄

▲傷寒傳變有寒熱燥濕之別 大仁
▲驕嬉四則 慕野
▲包瘟 醫隱
▲衛生小說醫界鏡
▲藥名聯句 許弁

▲其他如問答欄等不及備載

定痛金丹

有痛皆靈 無痛不止

此丸藥性王道配合虔誠經數十名醫之試驗莫不萬口稱頌今應友人之請公開濟世鄙人爲慎重民命起見復將原方請海上名醫丁濟萬先生一再審查加工製造不顧成本之偉大但求藥到病除故施治以來莫不立奏奇效較之求利之徒專以僞藥欺人者實有天壤之別也今將主治各症分列於左

肝氣痛 胃氣痛 胸口痛 九種心痛 少腹痛 脅肋痛 頭痛 絞腸痛

四肢痠痛 肛門痛 前陰痛 骨節痛 瘋痛 牙痛 小兒蟲痛 無論虛實寒熱

諸痛以及一切外症瘡瘍諸痛服之均可立刻定痛至於開刀時預先服之可免一切痛楚實救世之金丹也輕者一服重者三服每服三粒嚼碎開水送下

價目每匣一元

杭州許康明謹啓

總批發 上海白克路衛生報館

代售處 白克路巢餘慶藥號 新聞路廣德堂藥號 天后宮橋慶餘堂藥號

丁甘仁醫案

△最新出版▽

▲人手一編……如聘衛生顧問
▲醫生備閱……如得臨診導師

全書十五卷 王一亭題簽 仿古精印 王西神夏應堂王仲奇等序文 絲線分裝四厚冊

原價每部大洋三元 優待全年定戶每部減收二元

（外埠郵匯不通之處郵票十足通用寄費加一）

名醫丁甘仁先生。歷任江蘇全省中醫聯合會會長。上海中醫學會會長。上海中醫專門學校校長。上海女子中醫專門學校校長。廣益醫院院長。仁濟堂位中堂主任。醫術神奇。江南譽重。臨診何止百萬。醫法變化千端。經驗醫案。所積遂多。茲由其長孫濟萬編輯成書。內容十六萬言。分門別類。闡發詳明。適合今人體氣。打倒失時陳書。茲將目錄摘錄於下。

總發行所上海白克路人和里十八號衛生報館

分銷處 四馬路棋盤街商務印書館 中華書局

痢疾症治詳論

惟錫純

惡穀入口。內經云諸嘔吐酸暴注下迫皆屬於熱。下迫與吐酸同言。則知其屬於熱也。昔賢下利後重便膿血者亦詳於滯下證中。皆以濕熱爲病。蓋痢多發於秋。乃肺金不清。肝木鬱遏。肝主疏泄其疏泄之力太過則暴注裹急。有不能待之勢。然或大腸開通。則直瀉下矣。乃大腸爲肺金之腑。金性收濇。秋日當令。而不能疏。則滯塞不得快利。遂致後重。是以治痢者開其肺氣。清其肝火。則下痢自愈。按此論甚超妙。其推詳痢之原因。及治痢之法。皆確當甚。今將引伸其說。以爲詳悉言之。蓋木雖旺於春而其發榮滋長實在於夏。故季夏六月爲未月。未者木重葉也。言木至此旺之極也。而肝臟屬木。故於六月亦極旺。肝木過旺。則侮克脾土。是以季夏多暴注下瀉之證。而痢證甚少。因肺金猶未當令。其收斂之力甚微也。即其時偶有患痢者。亦多係濕熱釀成。但利濕清熱。病即可愈。是以六一散爲治痢之定方。而非所論於秋日之痢也。迨至一交秋令。金氣漸伸。木氣漸斂。人之臟腑。原可安於時序之常。不必發生痢證也。惟其人先有蘊熱。則肝木乘熱恣肆。當斂而不斂。又於飲食起居之間。感受寒涼。肺金乘寒涼之氣。愈施其清降。此證之肇。則金木相犯。交迫於腸中。而痢作矣。是知痢之成也。固由於金木相犯。而金木之相犯。實又因寒火交爭之力以激動之也。若唐氏之所謂開肺清肝。原爲正治之法。然止可施於痢之初起。非所論於痢之已深也。且詳觀古今治痢之方。大抵皆用之於初期則效。用之於末期則不效。今特將痢證爲數期。詳陳其病之情狀及治法於左。

痢之初得也。時時下利。膿血後重。腹疼。而所下之膿則甚稠。血則甚鮮。腹疼亦不甚劇。此時之治宜者。可用小承氣湯加生杭芍五錢。甘草二錢。下之。蓋方中之朴實原可開肺。大黃芍藥又善清肝。且厚朴溫而黃芍涼。更可交平其寒熱。以成燮理之功。加甘草者。取其能調胃兼能緩肝。即以緩承氣下降之力也。

其脈按之不實者。可以治痢化滯湯（方爲生杭芍一兩。當歸五錢。山楂六錢。萊菔子五錢。甘草。生薑各二錢）方中之重用芍藥以瀉肝之熱。甘草以緩肝之急。萊菔子以開氣分之滯。當歸山楂以化血分之滯。生薑與芍藥並用。又善調寒熱之互相凝滯。且當歸之汁液最滑。痢患滯下。而以當歸滑之。其滯下愈而痢自愈也。

未完

失眠之心理療法

陳儀臣

失眠之心理療法。沈君仲圭已論之矣。儀臣窮年生之經驗。亦知有數種原因以致失眠者。或驚者。或靜者。一一列後以貢當世之高明者。

（一）早眠　早上食眠之人。往往輾轉反側。終夜不寐。習慣雖成失眠。此起居不調之故也。當調其起居自愈。

（一）更餓　更餓之人。肌腸轆轆。即患失眠。少食茶點。即能安眠。

（一）過飽　多食則胃難消化。亦不能眠。宜略加運動以助消化。或解大便以鬆之。

（一）飲料　人有好飲。往往徹夜不寐。或食香燥之品以興奮之。或能入以手按之。除其飲。即能眠矣。以上三者。皆胃不和則臥不安之失眠也。

（一）多言　凡中氣不足之人。慎勿高談闊論。否則多言傷氣。即患失眠。氣足者則否。此一部分人之失眠也。

（一）勞神　少壯時日間勞苦。夜間安眠。常例也。亦有一種精神太疲之體。日間勞於用腦。夜間不能安眠。蓋腦體用血。夜間腦入心房。過勞則血液耗散。不能歸入。以致失眠。此亦一部分人之失眠也。宜靜養數小時。神安則能眠矣。

（一）肝氣　肝主怒。怒則肝氣上升。心火不能下降。心腎不交。亦不能眠。此氣分偏勝之失眠也。平氣之法。莫妙於靜坐數時。呼吸久則心火下降。即能安眠。

（一）提神　人有喜飲濃茶者。亦有嗜服咖啡或捲煙烟者。則提起其精神。即不能眠。此習慣成癖。非法之所能除之。不能奪其他。或因咳嗽。或因泄瀉。或因氣喘。或因痛楚。不一而足。要皆由於病之類。非真失眠症也。

金銀花爲瘡家要藥

江子卿

哲醫必用金銀花者。以金銀花可以消火毒也。然毒實不同。有陰毒陽毒之分。其毒之至消者。火毒之綱也。金銀花最能消火毒之毒。而又不耗氣血。故消火毒之藥。必用金銀花也。以金銀花可以奪命。不分陰陽。皆可消之。蓋此藥爲純補之味。而又善消火毒。奈世人以其消毒去火。而不肯多用。遂至無功。而且輕變重。而重變死也。若能多用。何不可奪命於須臾。起死於頃刻哉。誠以金銀花少用則力單。多用則力厚而功巨也。故治瘍一門。舍此味無第二品也。所以瘡瘍初起。必用金銀花。可以止痛。瘡瘍潰膿。必用金銀花。可以去毒。瘡瘍收口。必用金銀花。可以起陷。然此猶補陽症之瘡瘍也。若陰症初起。背須如山之重。服金銀花而背輕矣。陰症潰膿。必如火燒。必服金銀花而心涼矣。陰症收口。皆如刀割。必服金銀花而皮痒矣。此消陰症而無大變也。都痛癢之未知。香臭之同察。內可消其肺肝。外可填其皮膚。飲之而不覺。食之而不知。惟金銀花與同人參太薄者之。亦可以奪命而返魂也。誠謂金銀花乃小補之物哉。而世人棄之者。因識其小而忘其大。是以他藥可以少用。而金銀花必須多用也。知金銀花之功力。豈此又何患哉。

古醫發明考

日本今地嵩齋
無錫周小農譯

起泡

外敷斑蝥拔毒去痛。呼膿除腐。凡病之毒聚血結而為患。如癰風梅毒跌撲因而一切瘀血凝滯者。皆宜之。蓋疾之在皮膚經絡者服藥可以驅之。其在皮膚節骨之間。或提而出之。或攻而散之。其泡如是乎為功。外藥治疔瘡。方用斑蝥一枚。捻破。以針劃瘡上。作米字。封之。即根乃出。又治乾癬積年。去痛搔之。貼水出。每蓮隆雨即愈。用斑蝥半兩。微炒爲末。蜜調敷之。又治大風面上有紫皮。瘡未消。用乾斑蝥末。以生油調傳。約半日。瘡膿起。以軟帛拭去藥。以碱針挑破。令水出乾。不得剝其瘡皮。及不可以藥近口眼。若紅腫方消。須慎用斑蝥七個。醋浸露一夜。搽之。又謂之天灸。王執中資生經。旱蓮草。搗。男左女右。置寸口上。以古文錢壓定。帛繫住。良久起小泡。謂之天灸。其法即此意。又灸膏。云有龍鬚名鑱草。葉毛而尖。取葉揉臂上。成泡。謂之天灸。治久瘧不愈。本草綱目毛茛草。條李時珍云。山人截瘧。采葉接貼寸口。一夜作泡。如火燎。故呼爲天灸。自灸。其他尚有數方。謂醫則常內服外治之。別而施之。善醫則兼用之雖有不過若干矣。

附斑蝥膏法

斑蝥（為末六兩）　黃蠟（九兩）　猪脂（三兩）

先煮猪脂一味。令消化。離火。入斑蝥末攪令凝結。或攤於布。或攤於紙。貼患所。蓋以油紙。令不動。貼後一夜。起泡。以針出水。其毒深者宜再。而日換藥。深者宜再貼。而久貼。若病已愈。欲令生皮。換貼黃蠟膏。

（評）著者所引各條。俱係瘡瘍西醫利於泡藥。發泡劑不僅為瘡。有相似者。謂未所云。泄醫則常內服外治之別而施之。善醫則兼用。不過若干。但起泡一端也。

戒煙腫脹診斷及治法

劉丙生

近今國府實行禁煙矣。戒煙之人又生出一種新發明之浮腫。不可與同道諸君共加研究也。因國人普通心理及粗知醫藥者。大率皆知有溼熱水腫一症。橫於胸中。其他種致胸脹緣因。暫罕聞罕見。致於戒煙丸藥之毒害。變爲腫脹之理。則更聞所未聞。凡患浮腫鼓脹者。溼腫甚少。熱結陽明變爲腫脹者甚多。而因戒煙丸藥流毒。變生腫脹者。亦復不少。而皆服燥濕利濕以致夭枉者。指不勝屈。余目擊心傷。不忍不傳診治辨別之法。以公諸世。夫濕腫皮膚之色黃如發麵。毫無血色。熱腫。鴉藥毒腫。則舌間有病勢已深。血球已敗。亦有現貧血狀者。然背光視之。仍覺紫暗。如青蓮色。隱於皮膚之內。唇舌爪甲皆然。此則此法望診之分別也。以手指頭按印處色淡白。指縫夾處。必有血色。非溼水之腫。毫無血色。也。此手法觸診之分別也。言語呼吸。聲音乾脆。多徵角一音。不似溼水之腫者。聲音濡潤。疲緩兼宮音之闊聲。音之斷聲。此耳音之聞診也。若用西法聽筒心房搏聲。腸胃收縮聲必速於平人。若問起病之初。必覺食不振。飲量不減。或喜飲惡食。此脾之甜肉無病。胃汁不充之象。非若溼水之腫者。甜肉發大。脾之收縮力能食而不能飲者。比也。此問診之分別也。至於脈象則洪大而數。有力鼓指。或沉細而數。按之有力。或濡小而按之有力。有力者。言其上下起狀能振指也。而無和滑之象。和滑者。言往來波浪之流利也。醫治得法。則脈轉和滑。往來波浪流利如珠矣。非若濕水之腫。只有往來而無起伏者。比也。此三指切診之分別也。以上脈象皆病未至不救之象。若病深津液元氣已傷。則脈無上下起伏之力。但有濇小沈微之象。則胃陰已乾。胃氣欲絕。不及救矣。此四診辨症之大略也。若其致腫之因。其不因戒煙者。則受天空火土之炭氣而生熱病。傳入陽明。腸胃之間。腸胃中飲食之糟粕。穢爲木柴質之燥屎。西醫以窒夫司名之。當下而不敢下。係以消潤之藥去其大熱。大病雖轉危爲安。而此熱結遺留胃主肌肉。肌肉得此熱力薰蒸而爲腫脹。其輕者不藥可愈。但得飲食滋潤之力。潤去燥屎。即消患於無形矣。但恐燥之利之誤作濕治。傷其津液。則非條辨增液承氣不爲功矣。亦有非熱結而屬於燥結者。則平潤以下之。或脈小舌白。陽氣素虛者。則溫潤以下之。燥結去。腫自消矣。其不因天空之氣。而因戒煙以致腫脹者。則戒煙法之不善也。戒煙之藥。每有用溫熱燥烈之品者。其治法與治熱結相同。有單以煙灰土渣戒者。其治法則與治燥結相同。有用參片戒者。則砒毒發作爲砒蠱。則用解砒毒法與潤燥法以治之。有用嗎啡戒者。則嗎啡毒發作而爲腫。則以解嗎啡毒法治之。然無論其嗎啡砒石煙灰土渣。及溫燥桂附等品。其耗傷胃腸之汁液。使木柴質之燥屎。而不能得其自然滑潤以下行則一也。故最忌作濕症治之。以益其乾燥。使人胃汁速亡也。其數種之中治法之難易。病勢之緩急。更有分別。爲煙灰土渣最滯於腸胃。極難蕩滌以剷除之。而其用量必多。其積滯於腸胃者。必重用增液承氣。每有滯未盡而陽氣欲衰者。則必加溫潤。如歸身。淡蓯蓉。紫蘇子。杏仁泥。及潞黨參之類。以防其陽虛。有用煙灰與鹽與茶葉拌炒者。則其血更不足。此則更宜兼補其血。然此二種毒性緩。雖存量甚多。可緩緩以剷除之。則其收效也亦難而緩。其用嗎啡砒石者。則二物皆有戟劇性。其毒甚烈。有腐腸爛胃之能。其傷人也速而易。嗎啡爲罌粟之精。植物之中砒霜也。其性燥濇。升提戟刺神筋。使人喜與於疲頓解之之法。惟有以滑潤下行四字對待之。如生甘草。大豆蘗大豆油。生雞清。白蜜。及蜜餞橄欖。青果。青梅等類。皆可常服食者也。解砒毒亦可通用。解砒毒更有雄辟蕩蠱絲豆衣湯。可常服食者也。但服余方雖仍以其致腫之藥戒煙。可也。服余方以解之。斷然無害。若怕死重吸洋煙。則無不死者也。慎之。慎之。切忌回癮。回癮則無救矣。

書養生三要後

仲圭

本書係京口袁君纂述。曰三要者。即衛生精義。病家須知。醫師箴言三類也。每類萃集昔賢歷代賢哲精義。初不拘於醫藥一家。名言讜論。可法可傳。讀斯編者。深思之餘。繼以力行。却病延年。可操左券。即不克切實奉行。而爲二豎所纏。亦可知病時之調攝。湯丸之煮服法。以斷醫藥之力。而收驅疾之效。至於箴言一類。尤爲警策。婆心苦口。顯然可見。際茲醫風不振。允稱暮鼓晨鐘。圭願世之慈善家。與其流便單方。療病於已發。莫如梓行此書。治疾於本然。刻單方之效於南者。極不能效於北。驗於甲者。輒不能驗於乙。倘該症不明。方藥誤投。爲禍尤烈。是書所言。皆屬金玉。明窗淨几。展卷細讀。圭知必有惕於疾病之痛苦。明於精氣之寶貴。而豁然悔悟。潮然易轍者矣。然則袁公著述之功。詎可沒哉。圭嘗閱西士衛生學。書中大意。無非空氣宜新鮮也。身體宜清潔也。飲食宜滋養也。居室宜通風也。凡此種種。固屬要着。然更有重於是者。厥惟心靈之衛生。蓋頑殺之疾。輕而易愈。心靈之病。重而難療。微特此也。心靈之力。恆能左右乎形體。杯弓蛇影。非確証乎。斯編所輯。不失偏頗。而「治心」「除妄」「慈儉和靜四字可以延年」三則。尤爲心病良藥。獨惜世人蔽於無明。日以菸酒聞色戕其形。憂思嗔恚結其心。初時不覺。積久成病。洎夫諸恙蜂乘。急求醫藥。已屬無及。況非艸木所克療乎。

簡明實用藥物學

朱振聲

菖蒲 味辛溫 入心脾

宣五臟。耳聰目明。　或痰或氣閉塞經絡。致腎精不能上達。則耳聾不聽。目爲肝竅。瞳人屬腎。腎精肝血不能上升。則視物兩昏。菖蒲辛溫。能理氣破痰。經絡之中。無有窒塞。則精血上奉。耳目受養。焉不聰明。

通九竅。心開智長。　心爲君主。心包爲臣使。痰迷心包。使道閉塞不通。則君主之官不明。神識如醉如癡。智慧無所從出。若天日被雲所遮。則地上黑暗。菖蒲辛溫通竅。宣氣行痰。化如雲過日出。臣使有權。君主之官明。智慧長焉。

風寒濕痺宜求。　痺者閉也。人身氣血。被外邪閉塞。若通之謂。風勝者爲行痺。寒勝者爲痛痺。濕勝者爲重痺。菖蒲辛溫。能散風寒濕之外邪。溫能利氣血之壅遏。開痺之功。實不可沒。

咳逆上氣莫缺。　咳嗽氣逆。病因不一。有腎虛不能納氣。衝氣上逆。肺愈爲之不甯。咳逆氣低。宜滋養真陰。攝納腎氣。有金寒水冷。痰飲戀肺。清肅之令不行。咳逆倚息不能臥。宜溫肺散寒。降氣化痰。有風溫伏邪蘊蒸肺胃。邪熱灼津液而爲痰。痰阻氣機。咳逆氣逆粗。胸中懊憹。莫可言狀。宜清解伏溫而化痰熱。菖蒲皆不能治。風惟寒客肺。肺氣內塞。氣機不宣。喉中痰聲漉漉而成咳逆。菖蒲辛溫。既能散風寒。又可逐痰濁。邪散則肺竅開。痰化則氣逆降。咳逆之症。何患不平。

止小便利。　小便通利者。賴小腸丙火與膀胱氣化有權也。濕熱下注。膀胱宜化失司。小溲頻數。溺時不爽。是小便不通。非高年陽虛之便利可比。菖蒲能宣氣機而通九竅六腑。以通爲補。通小便。即所以止小便也。

理膿窠瘡。　膿窠瘡由肺熱脾濕凝結於皮膚。潰肉化膿。變成膿泡。狀大如豆。菖蒲宣氣化濕。濕熱不能停留。自然瘡膿無來源之路。

能治瘰癧。　瘰癧初起。血凝氣滯。腫硬疼痛。癧塊不消。菖蒲長於宣通理氣機。化瘀血。氣行血行。腫硬自消。未潰者宜。已潰者忌。

並溫腸胃。　大腸爲燥金。小腸爲丙火。陽明胃爲燥土。腸胃虛寒。燥氣不足。食入即瀉。下竅不固。菖蒲取辛溫散寒。可助燥氣。溫腸胃之功。實非專長。

海陵三譚書畫近題

衛生報

三二五

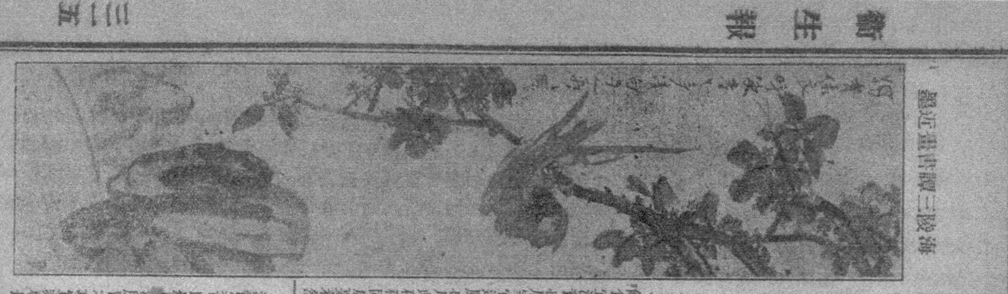

反對軍人運土宣言

中華國民拒毒會近以國民革命軍第三十七軍軍長兼安徽省政府主席陳調元私帶煙土被控法院一案爲關禁煙成敗所繫特根據公意呈請國府查辦昨又發表下列宣言以示主張並照錄如下

國民政府根據民衆之要求服從總理之遺訓決議完全禁絕鴉片廢除寓禁於征之禁煙政策組成禁煙委員會以示與民更始之至意誠革命潮流下之佳象厥爲所著萬衆謳歌翹望禁煙委員會上承國府之付託下應全民之要求能下最嚴之決心取革命之手段做除積弊而勇往直前以爲此神速偉大之煙魔將戰而去亡國滅種之巨患本會責在拒毒歡慶以還日在艱難險阻之環境中手無寸鐵不自量力起與一般軍閥官僚劣紳土豪包庇私販抽收煙捐旅滬諸國之軍閥官僚劣紳土豪煙販土商作殊死戰雖成績未盡滿意而拒毒之空氣漸濃政府今茲禁煙委員會果國府之威信負禁煙之全權必能雷厲風行切實禁絕煙毒革命之空名流弊此煙禁之劣蹟而於一般居黨國高位任政府要職之文武官吏更當予以嚴密監視使能厲禁自持乃足以風全國而關人心最近國民革命軍第三十七軍軍長兼安徽省政府主席陳調元私帶煙土來滬被西捕房發現先後兩次提起公訴喪辱國體背逆國法一至於斯該犯竟逍遙法外於不顧反派員赴法庭請求發還煙土藐法舞弊猶蒙眈爲非且嚴飭本會派員調查確鑿呈請國府禁委會究辦至今未見有何舉動而該犯罪惡昭著猶逍遙法外觀然高居政府要職如是將何以自解而以服人該犯從前種種包庇煙土之事無論矣僅此一端破壞革命損害國體違背國法玷辱官方罪已不容誅矣非請中央黨部及國民政府將該犯嚴懲即日褫去本兼各職組織特別法庭加罪懲辦以昭炯戒而肅黨紀此爲禁煙委員會當前之試金石將以示國府對於禁煙是否有誠意是否能言至法隨是否能實現革命手段做除積弊而不顧利害惡一戒官以張紀綱苟不然只許州官放火不許百姓點燈上困猶苟且官官相庇則何異於軍閥官僚之時代吾人殊不負有此等有名無實之禁煙本會同人茲以除毒爲使命對此巨案認爲煙禁生死之關鍵不忖利害努力抗爭所望全國同胞全國民衆各級黨部共起聲援督促國府厲行禁令先去此害群之馬而貫徹嚴禁之禁煙禁前途庶乎有濟

家庭醫藥常識

我國家庭對於普通醫藥常識類不注意偶然患病則以可貴之生命皆付諸醫者之手既不知病原又不明藥性設偶庸醫病必增劇本報有鑒於此特將古今來各種驗方經實地試驗後而確有靈效者一一披露於後且說明其治病之所以然用筆淺顯務使家庭婦孺一目了然且歡迎讀者投稿一經登錄酬資從豐

■九十九■治赤痢奇方　　　　譯

用鮮茄葉陰乾　用時取鮮茄葉二兩加水煎和蜜糖半兩吃之頓約一二次重的至多三四次即愈

又方

常山一錢　小參三錢　淡竹葉一錢水煎每日一次

又方

花檳榔五錢　常山一錢　粳米一錢　柴胡一錢　右藥用陰陽水煎一日分三次服下神驗之至

又方

常山一兩　車前子二兩　二味同炒研末蜜爲丸如梧子大隔日用黃酒送下五十粒下晨再服一次

按鼎炒藿香蒸煎葉在立冬後採於露天使經霜雪到立春前收進風乾備用並爲攻治噤症的妙藥如有痢病發現煎服立效

■一百■又治痢疾奇驗方

紙數的（厚草紙）一大張燒灰後調以紅糖分三次吃下即效　又用粟殼樓壳各半在炭爐上煎湯多吃幾次亦驗

■一百一■治休息痢奇驗方

苦參子　桂圓肉　二味同食之一二三天即愈或用苦參子四十九粒桂圓肉七個分七次包好每早晨吃一次亦妙

按休息痢不外肝脾二經不和失於節系故有此症用苦參子以瀉肝桂圓肉以補脾補瀉兼施誠爲妙法然欲愈後不再復發者當繼用

米炒白朮二兩　廣木香六錢　炙柴胡三錢　赤白芍各一兩半　勻分七日煎服以調理之爲妙

按痢疾輕重不一治宜先當危險立生茲將實在療法略述如下以備採擇

原因分二種　（一）細菌作祟叫細菌赤痢（二）寄生蟲作祟叫阿米巴赤痢如該兩種微生物之一窟入腸中能使腸管紅腫潰爛化膿成血致成痢疾此外飲食不節亦爲助成痢疾的誘因

輕重分三層　痢症的輕重隨該害的部分高下而分在腸裡的雖甚急像重肛門灼痛日夜要泄至數十次然其勝近在肛門排瀉最易故最易治大腸赤痢泄次雖少然離肛稍高毒不易出致多反復小腸赤痢泄次雖最少實因離肛最遠毒多內蓄故最危險

治法分三步　（一）飢餓療法　食物越少腸管刺戟越輕調治越易初起可吃溫開水一二三天後症退進食時祇可吃些清粥湯或牛奶牛熱的雞蛋等將愈時尤忌一切厚味生冷及不易消化的食品　（二）排毒療法　就是初起先吃瀉藥如用甘汞一分半吃後一二時未瀉再吃蓖麻油（一小杯）送將腸中毒質驅出病即易愈　（三）殺毒療法　此爲治痢的主要細因細菌的注射革治赤痢的血清痢因阿米巴的注射特效的吐米汀因爲兩藥皆有能滅微生物及因此產生毒素的特效真有藥到病除之妙此外或用些防腐藥或收斂品不過用作病後調理而已

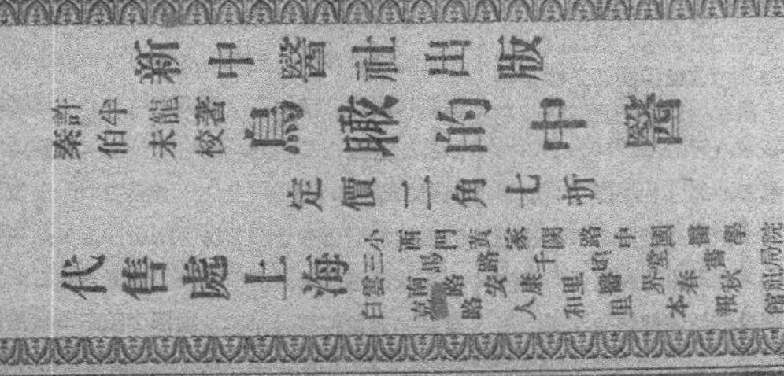

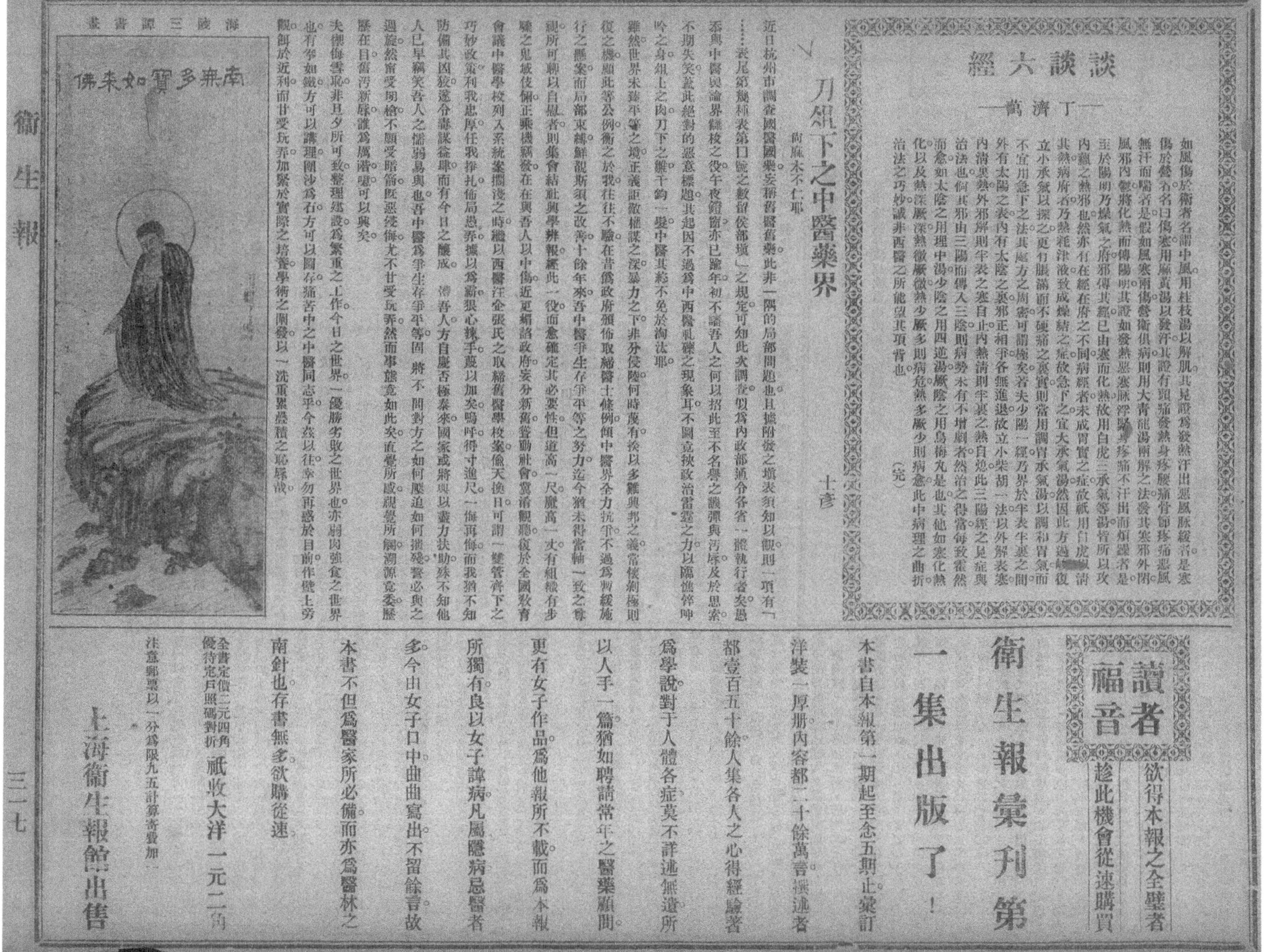

衛生報

談六經

——丁濟萬——

如風傷於衛者名謂中風。用桂枝湯以解肌。其見證爲發熱汗出惡風脈緩者。是寒傷於營。名曰傷寒。用麻黃湯以發汗。其證有頭痛發熱身疼腰痛骨節疼痛惡風無汗而喘者。是假如風寒兩傷。營衛俱病。則用大青龍湯兩解之法。發其寒邪外閉風邪內鬱。將化熱而傳陽明。其證如發熱惡寒脈浮緊身疼痛不汗出而煩躁者是。至於陽明乃燥氣之府。邪傳其經。已由寒而化熱。故用白虎三承氣等湯。皆所以攻內蘊之熱邪也。然亦有在經在府之不同。病經者。未成胃實之症。故祇用白虎以清其熱。病府者。乃熱耗津液。致成燥結之症。故急下之。宜大承氣湯。然因此方過峻。復立小承氣以探之。更有脹滿而不硬痛之裏實。則當用調胃承氣湯以調和胃氣。而不宜用急下之法。其處方之周密。可謂極矣。若夫少陽一經。乃界於半表半裏之間。外有太陽之表。內有太陰之裏。邪正相爭。各無進退。故立小柴胡一法。以外解表寒。內清裏熱。外邪解則半表之寒自止。內熱清則半裏之熱自熄。此三陽經之見症與治法也。倘其邪由三陽而傳入三陰。則病勢未有不增劇者。然治之得當。每致霍然而愈。如太陰之用理中湯。少陰之用四逆湯。厥陰之用烏梅丸是也。其他如寒化熱化。以及熱深厥深。熱微厥微。熱少厥多則病危。熱多厥少則病愈。此中病理之曲折。治法之巧妙。誠非西醫之所能望其項背也。（完）

刀俎下之中醫藥界

十彥

尚麻木不仁耶

近日杭州市調查國醫國藥妄稱舊醫舊藥。此非一隅的局部問題也。且據附發之填表須知以觀。則一項有「……表尾第幾種表第口號之數留俟部頒」之規定。可知此次調查。係爲內政部通令各省一體執行者矣。愚忝與中醫輿論界鞭枝之役。午夜錯齒。亦已踰年。初不謂吾人之何以招此至不名譽之譏彈與污辱。及於思索。不期失笑。蓋此絕對的惡意標題。其起因不過爲中西醫軋轢之現象耳。不圖竟挾政治雷霆之力。以臨憔悴呻吟之身。俎上之肉。刀下之雛。千鈞一髮。中醫其終不免於淘汰耶。

雖然。世界未臻平等之境。正義詎敵權謀之深。暴力之下。非分侵陵。何時蔑有。挾以多難興邦之義。常使剝極則復之機。顧此等公例。衡之於我。往往不驗。在昔僞政府頒佈取締醫士條例。傾中醫界全力抗爭。不過爲暫緩施行之懸案。而局部束縛。鮮覩斯須之改善。十餘年來。吾中醫爭生存爭平等之努力。迄今猶未得當軸一致之尊視。所可聊以自慰者。則集會結社興學辦報。經此一役。而愈確定其必要性。但道高一尺。魔高一丈。有組織有步驟之鬼蜮伎倆。正乘機竊發。在在與吾人以中傷。近更媚諂政府。妄分新舊。聳動社會。賞淆觀聽。復於全國教育會議中醫學校列入系統案擱淺之時。繼以西醫汪企張氏之取締舊醫學校案。偷天換日。可謂一雙管齊下之巧妙政策。利我患厚。任我掙扎。佈局愚弄。據以爲霸。狠心辣手。蔑以加矣。嗚呼。得寸進尺。一悔再悔。而我猶不知防備。其因獲遂。令毒謀益肆。而有今日之釀成。 籲吾人方自慶否極泰來。國家或將與以盡力扶助。殊不知他人已早竊笑吾人之懦弱易與也。吾中醫爲爭生存爭平等。固將不問對方之如何壓迫如何摧殘。誓必與之週旋。然甯受明槍。不願受暗箭。既惡侵侮。尤不甘受玩弄。然而事態竟如此矣。直覺所感。視覺所觸。溯源竟委。歷歷在目。舊汚新辱。誰爲厲階。噫。可以興矣。

夫禦侮雪恥。非旦夕所可致。整理建設。爲繁重之工作。今日之世界。一優勝劣敗之世界也。亦弱肉強食之世界也。有拳如鐵。方可以講理。團沙爲石。方可以圖存。痛苦中之中醫同志乎。今茲以往。幸勿再惑於目前作壁上旁觀。餌於近利。而甘受玩弄。加緊於實際之培養。學術之闡發。以一洗重累疊積之恥辱哉。

海談三譚書畫

南無多寶如來佛

LADIES' HEALTH
婦女衛生
女子醫學研究會編輯

擾亂治安的蟊賊—蚊蟲

慧儂

三個月的夏天。三個月的秋天。在這半年中。有一個很小。但是很討厭的東西。你可知道牠是什麼。牠在天晚的時候。或是黑暗的地方。便出來了。我們一不小心。就要被他咬着一口。被咬之處。生起一個紅塊。癢不可言。在夜裏睡眠的時候。帳子裏要是有一個牠。就會鬧得我們一夜睡不着。假使窮人沒有帳子。那末一夜的痛苦也就可想而知了。這個惡光棍。就是蚊子了。蚊子不但是討厭的東西。而且是傳疫病的。造瘧疾的能手呢。但是我們中國人很看輕他。因為他是小東西。小東西終是被人看輕的。老虎和狼有專門的獵人去打牠們。對於這個小東西卻不肯出力去打牠。外國人卻不然。美國某省去年竟用七萬美金來驅除蚊子呢。人類文明既然進步了。這樣擾伊治安的蟊賊。還能讓他安然生長麼。要說蚊子的可怕。最好把他放大一百倍來觀察一下。他的翼。脚……現在都不講但講他頭部的幾件東西。在前面有兩根直挺的「觸角」。略後有兩頭蛇一樣的「輔助觸角」。再後有「長上唇」。「吮管」。「雙刀」。「雙鋸」。「長下唇」。最後有「探針的觸角」。這些「觸角」尋到我們的皮膚。「雙刀」和「雙鋸」便攻破我們的外皮。於是把「吮管」直伸到我們的血管中來。把血吸到他的肚子裏去。你看這個小東西。竟有這一副複雜利害的傢伙呢。我想用一個比方。來說明他這一副傢伙。那「觸角」便是工程師。他說。「從這裏掘下去。一定有很好的石油呢」。於是小工們快用機器來掘。那「雙刀」和「雙鋸」便是掘井的機器。後來井掘好了。把抽油機伸下去。把地裏面的石油吸上來。那抽油機就是「吮管」。石油就是我們的血呀。

蚊子的種類。現在也不必細細分別。「普通家蚊」。顏色微黃。或暗棕色。肚子上有白條紋。身體瘦長得很。「瘧蚊」傳帶瘧菌。咬人的時候。身體倒立。好像「豎蜻蜓」似的。有全身使入人體裏面的精神。還有一種「黃熱症蚊」。他身上有黑白斑點。身體較前面兩種大些。他會傳染黃熱症

沒有那一種蚊子沒有毒。我們被咬之處。為什麼會紅腫起來呢。這是因蚊子遺了毒。我們的血球圍着在那裏攻擊毒的緣故。毒菌侵入血球。便會漸漸繁殖起來。最後那血球就破裂了。假使我們的血球多數受了害。那末瘧疾哪。黃熱症哪。便都要生起來了。這是蚊子為傳疫病造瘧疾的能手的緣故。

蚊子的害處既然這樣大。我們當然要想法驅除牠。原來蚊子都產卵在水面。卵變為孑孑。孑孑變為蛹。蛹變為蚊子。天氣愈熱。變化愈快。我們最好的方法。是減少牠生產的來源。在美國常由衛生局派員檢驗池水。如有孑孑在裏面。便灑些石油在水面上。因為孑孑也要呼吸。但水面有石油氣味。他不敢上來。最後就悶死了。現在我們中國政府防土匪還來不及。那裏有工夫想到這個小東西——蚊子呢。只好靠我們自己了。我們驅蚊的器具。是一把芭蕉扇。但是揮之即去。不揮又來。或是一捲蚊煙香。但煙力薄弱。煙消即出。這都是暫時的趨開。並不能置之死地。要減少蚊子。最好減少他的產源。凡水缸。水溝。水槽……能夠使他不貯水頂好。若是一定要貯水。就當十分蓋好。或每隔十幾天。便灑一次石油。一家的能力固然有限。但只要家家能夠留意。蚊子一定可以大大地減少。第一年減少了。第二年如若再能留意。那末蚊子的命運就不長了。我們在夏秋兩季的幸福也就可增加許多了

（代郵）　邵紅桃姊雅鑒本期稿件擠擁大著準於下期發表先復順頌進步　英

月經問題（續）

丁編　經行後期之病理及療治

宋愛人

第一章　經行後期係於胞中有寒者

胞。即子宮。（已見甲編第二章）寒即外來之寒氣。寒氣何以能客於胞中。厥故有二。一則婦女之自不經意。焉如登廁之不密也。室外之微風得以吹之。褌袴之單薄也。體外之寒風得以襲之。而尤其最易感冒者。厥為行經之際。疊換襯紙之時。（已見甲編第十章）寒氣最易乘隙襲入。且益以喇叭管之洞開。子宮壁膜之破裂。四壁之新瘡未合。（以上種種亦已見甲編第十章中）其抵抗力完全薄弱。於是不論須微小風感之。而易為致病。或值下期而經水落後。或覺感之而驟然中止。此皆婦女之自不留意也。一則夫婿之輕率從事焉。如交合不以道。顛覆之過甚。擒縱之太急。或宜淫於幃幕不密之處。或縱慾於月經適來之時。快以肉慾。不稍加以憐愛。興之所至。無復有所顧忌。不知戕身之禍。伏於衽席。疾病之苦。基於樂極。時耶於是微風所吹之處。乘其無備而深入。不毛而下。次之月經適不復能應時而下矣。然寒性凝泣。溫度頓減。而卵巢內之卵珠受此寒凝之打擊。無復有蓬勃之生機。子宮膜之充血。亦頓時凝滯不行。於是經行後期矣。或竟有閉而不行矣。此係於夫婿之輕率從事而為其妻孥者。適受其患也。其證經行時少腹痛如刀割。痛在子宮而上連骨盤。腰脊如解。或作寒熱而經來亦涓滴不暢。色亦晦黯。有如泥塵。口不渴。舌淡白。如常人。惟脈搏則尺脈弦有沉緊者。總之此寒非生冷內積之寒。為風露外乘之寒。能圖治於早。或可不必服藥。治法維何。可用坐導法。

坐導藥（證治準繩方）治子宮寒冷不孕。或經來腹痛。愆期而下。焦確有寒者。

皂角一錢（皮子除去）　吳茱萸　當歸各一兩　細辛（去苗）　五味子　淡乾薑各五錢　黃葵花　枯白礬　戎鹽　蜀椒各二錢五分（加肉桂麝香少許更佳）將各藥研為細末。以絹袋（大如指長三寸餘）盛藥。令滿。線縫安納婦人陰中。坐臥任意。勿行走。小便時去之。便已更安。一日一度。易新者。必下清黃冷汁。汁盡適止。若未見病去。可十日安之。此本為子宮有冷惡物故令無子。值天陰則發疼痛。須候病出盡。方已。不可中輟。每日早晚用蛇床薰之。今本證為胞中感寒。與寒涎內結戕之尚淺。故不必令有清黃冷汁。但令寒去溫暖。此方已效。

七日一病證

妊娠諸疾

—梅影—

■不解宜拭身法。拭身法。麻黃二兩六錢　竹葉三合　石膏一升為末。三味以水二升六合。煮取一升。去滓冷拭身體。以故布掩頭額心胸。燥則易之。見千金方。

■熱病者宜豆豉湯。豆豉湯。豆豉三合　葱白一兩六錢　二味以水二升。煮一升分三服。取汗。見千金方。

大煩熱宜葛根汁飲解之。葛根汁飲。葛根汁六合　分三服。間四刻許進一服。見千金方。

皆須用固孕法以安其孕。固孕法。取灶中黃土。水和塗臍。乾復塗之。見千金方。

又方泔朴硝大黃蛤粉藍根等分貼臍上。見得效方

■妊娠煩懣悶瞀。謂之子煩。此由痰濕壅鬱。熱氣熏蒸上焦之氣不得流暢。熱鬱過甚。則胎動漏下。宜竹瀝湯。竹瀝湯。竹瀝三合　麥門冬　防風　黃芩　茯苓各一兩　五味以水一升。煮六合。分三服。日一。見千金方

■中風口噤。項背強直。筋脈拘攣。發搐不止。痰盛昏迷。或時作時止。名曰子癇。宜四物湯。量加驅風逐飲之藥。甚則宜羚羊角湯。羚羊角湯。羚羊角鎊　棗仁　獨活　五加皮各一錢二分　防風　薏苡仁　當歸　芎藭　茯神　杏仁各七分　甘草　木香各五分　薑三片作一服。見醫學正傳。

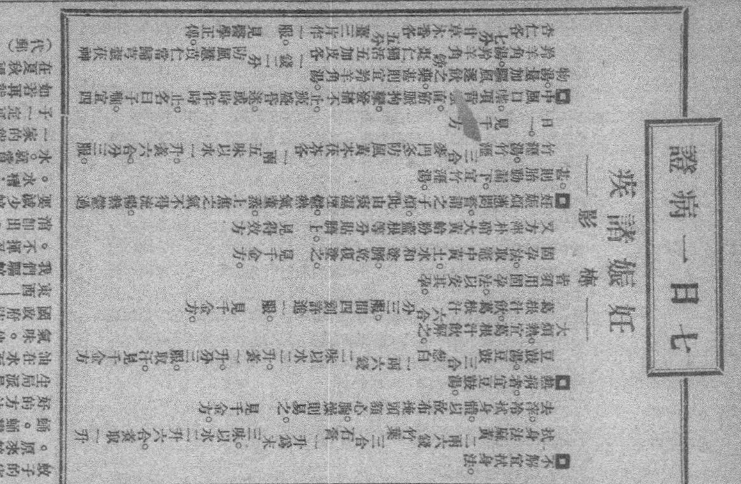

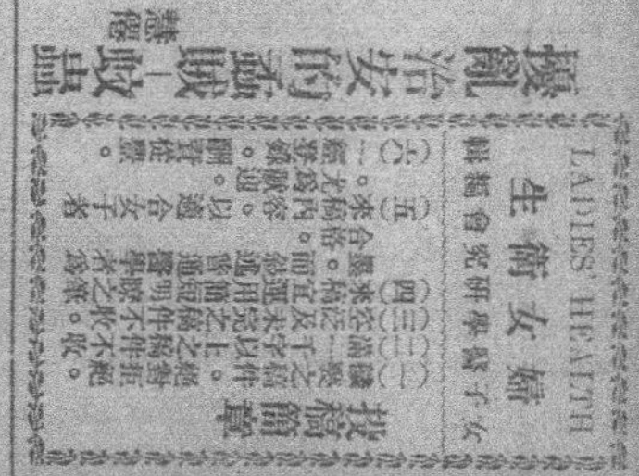

衛生報

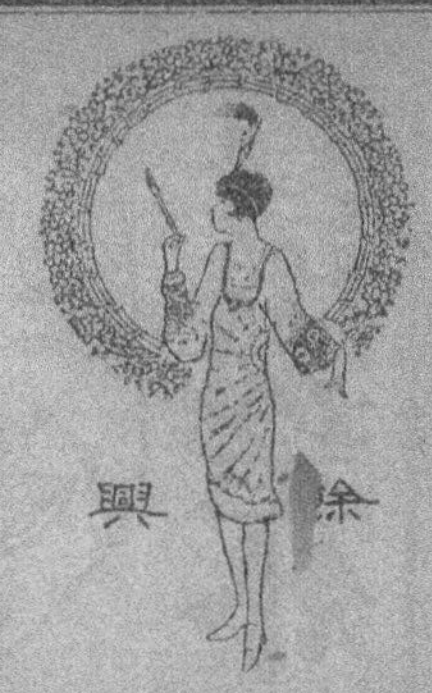

傷寒傳變有寒熱燥濕之別

大仁

夫人之傷於寒也。其見證各有不同。有隨寒化。有隨熱化。而變爲四肢厥逆。及下利清穀等證。有隨熱化。而變爲大煩渴。及脈洪大等證。有隨燥化。而變爲口中乾燥。及唇焦喜飲等證。有隨濕化。而變爲口渴不喜飲。及小便不利等證。其所謂寒熱燥濕者。雖由於四季氣候之有異。更由於人身體質之不同也。故初病則同。及其傳變。則又不同。有寒盛熱盛濕盛燥盛之別。其寒盛者。則所中之邪。由寒而變爲寒證。仲景以四逆湯主之。以溫其裏也。其熱盛者。則所中之邪。由熱而變爲熱證。仲景以白虎湯主之。以清其熱也。其燥盛者。則所中之邪。由熱而變爲燥證。宜以天冬麥冬元參知母等潤燥之藥主之。其濕盛者。則所中之邪。由濕而變爲濕證。宜以猪苓茯苓澤瀉白朮等利濕之藥主之。即仲景所謂五苓散是也。由是觀之。傷寒一症。變化不同。寒熱燥濕。隨其所勝。爲醫者。豈可以同一傷寒而混論之耶。

醫譚

孫慕野

□驅瘧四則

清光緒末。有病瘧者。百藥畢投。無效。或告之曰。密書顯者官階名字。貼髮際。必當愈。其人如言。取黃紙書欽命頭品頂戴南洋通商大臣兩江總督部堂端方。密置髮際中。疾果已。予聞爲日江浙間愈瘧有此法。豈瘧眞有鬼耶。鬼眞畏顯者銜名耶。携發一噱。餘姚陳一齋先生梓廬後詩存有一託賦此詩云。陳檄愈頭風。杜詩止瘧病。所以袪祟邪。實賴正氣盛。區區微者名。何足代針灼。居然奏奇效。聞名頓投卻。可知炎涼症。當用勢利藥。昔鬼與今鬼。相去萬里若。昔鬼重文詞。今鬼慕官爵。陰陽通世運。氣類有感托。斯理實皇窮。吾言非嘲謔。

六硯齋筆記。杜子美詩。夜闌更秉燭。相對如夢寐。瘵瘧法。對日握筆書此十字於空中。仍噀日氣一口吹患上。不換手。以喉病者。輒愈。然則杜詩已療不止子章髑髏之句也。

丁昇海湖北詩徵傳略。道繼汴字介臣。於清初起義。被獲不屈死。工書筆方遒勁。某姓藏最富。燒灰治瘧有奇效。夫自來忠臣義士之遺翰留傳天壤者。何限。而何以此君之筆墨。獨可嚇鬼。眞事之不可解者。

周亮工書影。夏振叔言。數年前。其鄉瘧大作。或教於古錢中檢取周元通寶一文持之。即愈。此錢乃周世宗毀天下銅物所鑄。其卻瘧者。或仰藉瞿曇氏之靈歟。金陵人傳此錢難產持之。即下。按此亦理之不可解者。是瘧鬼於畏杜詩趙書顯官名外。復畏此。且兼有醫籠之用。惜此錢不易得也。（梵天廬叢錄）

□包瘡

海州劉永有一子。年五歲。出瘡。偏體疹瘡大如甌。凡三四十醫皆不識。一老媼年七十餘。見之曰。此包瘡也。吾所見幷此而二。決無他慮。六七日疹瘡悉破。內如榴子。層層灌壅。皆滿。眞從來未覩者。瘡書充棟。亦無人道及。可見醫理淵深。即瘡疹一門。已難調識矣。（梵天廬叢錄）

□點痣

北平蔣紫眞先生。神於醫。生平不輕爲人治疾。所著醫書。皆精闢靈蘭之秘。惜身後多散失。其論痣一篇。余嘗見之。謂痣者。血脈不清之瘀積。痣色黑。以血中有黑質也。治痣當先清血。以藥物點塗。使其腐蝕。則治標之法也。又曰。治雀斑。當以黑紗掩面。使不受光。斑點自去。以上兩說。頗與生理學相合。（梵天廬叢錄）

藥名聯句

許升雲

（一）梧桐葉落秋風老
（二）梔子花開春夢新
（一）寶篆詠詩杯竹葉
（二）香奩藏玉月梅花
（一）蒲柳有零終有淚
（二）葫蘆隨我不隨貧
（一）燈心猶識當年夢
（二）倍子還看昔日霜
（一）琥珀春風枕
（二）琅玕碧玉床
（一）黃菊茱萸節
（二）蕺蘭芍藥盆
（一）冀北通天草
（二）淮南蒲地黃
（一）桃根與桃葉
（二）蓮子種蓮花

衛生小說　醫界鏡（名醫故事）（廿四）

醫隱

第六回　劉廷柟山上說降　貝仲良江邊遇盜

死賊目以禮待公。生致公於蘇州僞忠王。僞忠王聞公至。出郭十里迎接。待公以上賓之禮。厚其供奉。一切飲饌侍御女樂之類。曲意奉承。欲買公之心。冀公之爲他用也。而公不爲屈。後卒遇害。賜謚忠節。湖州建立專祠。至今春秋致祭。公子孫簪纓不絕。也是忠臣之報。再說貝仲良官司了結之後。相到兩月之內。連連遭此變亂。相着張善人告誡之言。欲回常州府去。又聞得南京已失。賊匪紛竄各處。常州恐亦難保。惟上海華洋雜處。有洋人保護。是個安樂之地。遂將家眷什物。搬到上海在城內居住。到得杭州破時。仲良已回上海。不曾遭難。也是他前生爲善的報應。仲良住在上海。也不行醫。倒也肯做些好事。逢着那些窮苦的人。施給些錢米。與他遇着要賑荒的地方。也捐助一二百元。時行瘟疫的時候。又製了幾種痧藥。廣爲施送。長子文彬。已早與叔秋中姐完過姻事。到蘇州去行醫。次子祖蔭。也有七八歲了。請了一個先生教讀。倒也資質聰敏。讀了五六年書。開起筆來。教他做些文章。也一做就會。字也寫得極好。又讀了些醫書。不過時好頑戲。不肯在書房內認眞用功。時與一個書童周寶珊出去頑耍。這周寶珊俊秀伶俐。祖蔭極歡喜他。雖不懂那詩書。也在書房內學會寫幾個字。後來同祖蔭私行出去。打茶圍。耍娼家。被仲良知道了。打了一百板子。他懷恨在心。便偸了仲良二百塊洋錢。兩本方子。逃走出去。不知去向。那祖蔭總是游蕩慣了。正路功名上。也不去巴結。專於時髦上。講究些應酬工夫。合了一班朋友。不時到歌臺舞榭。醉月評花。二十二歲上。仲良與他完姻成親之後。稍能在家用些功課。講究些醫學工夫。不料過了年餘。舊性復發。仲良教訓了幾番。略爲好些。然仍不全改。家財也被他用去不少。到了光緒初年。仲良想上海繁華之地。他已成習慣。自然不如使他進京。捐個京官。他志趣本大。又會應酬。到官場中去混混。將來倒未可限量。遂與他二三萬銀子。差個老家人貝福同他進京。祖蔭又私下挪借了二萬銀子。於十月初搭了輪船到天津。再雇騾車進京。進得京城。覺得首善之區。眞正甲於天下。說不盡那繁華景象。又紛紛下了一場大雪。正是馬騾車馳。香雪海天開地闢。帝王州。且聽下回分解。

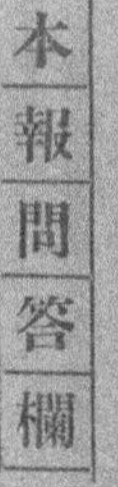

本報問答欄

簡章

(一)本欄除本報編輯自任答覆外并聘請章太炎君曹穎甫君任答王一仁君秦伯未君許半龍君擔任爲顧問

(二)所問病症。須確有研究之價值。否則恕不答覆。

(三)凡投函問病。不得隨意用信紙。或鉛筆申述。本報另印『衛生報問病用紙』一份。務須照其空白表格。一一填明。此項問病用紙。惟定閱本報全年一份者。始贈一紙。如單購此紙。每一份實售大洋一元。

(四)非本報定戶。每題須納費一元。以示限制。

(五)問者須詳述病症之原因。及現在之狀態。經過之治療等等。

答毛雙泉君

蘇州城內護龍街古市巷

疝)。發早出夜入中氣不足。厥氣失於疏泄挾濕熱下注所致宜補中益氣疏泄宣化。

柴胡梢　八分　製香附　一錢　路路通　錢半

杪白芍　一錢　春砂殼　八分　金鈴子　二錢

青陳皮　各一錢　陳橘核　四錢　荔枝核　五枚

補中益氣丸　三錢

答朱若汀君

無錫嚴家橋

濕溫之後中氣未復。厥氣橫逆胃失降和噯噫呃逆。久而未止。急宜和胃降逆法。

金福花　包　錢半　雲茯苓　三錢　公丁香　四分

代赭石　煅　五錢　水炙遠志　一錢　柿蒂　五枚

另煎汁沖

別直參　八分　廣橘白　一錢　紫降香　四分

仙半夏　二錢

生姜　二片　紅棗　三枚

另雄黃高粱酒燉熱嗅之。

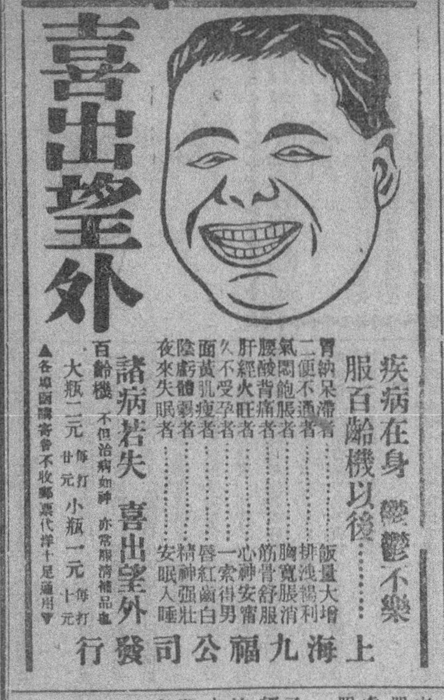

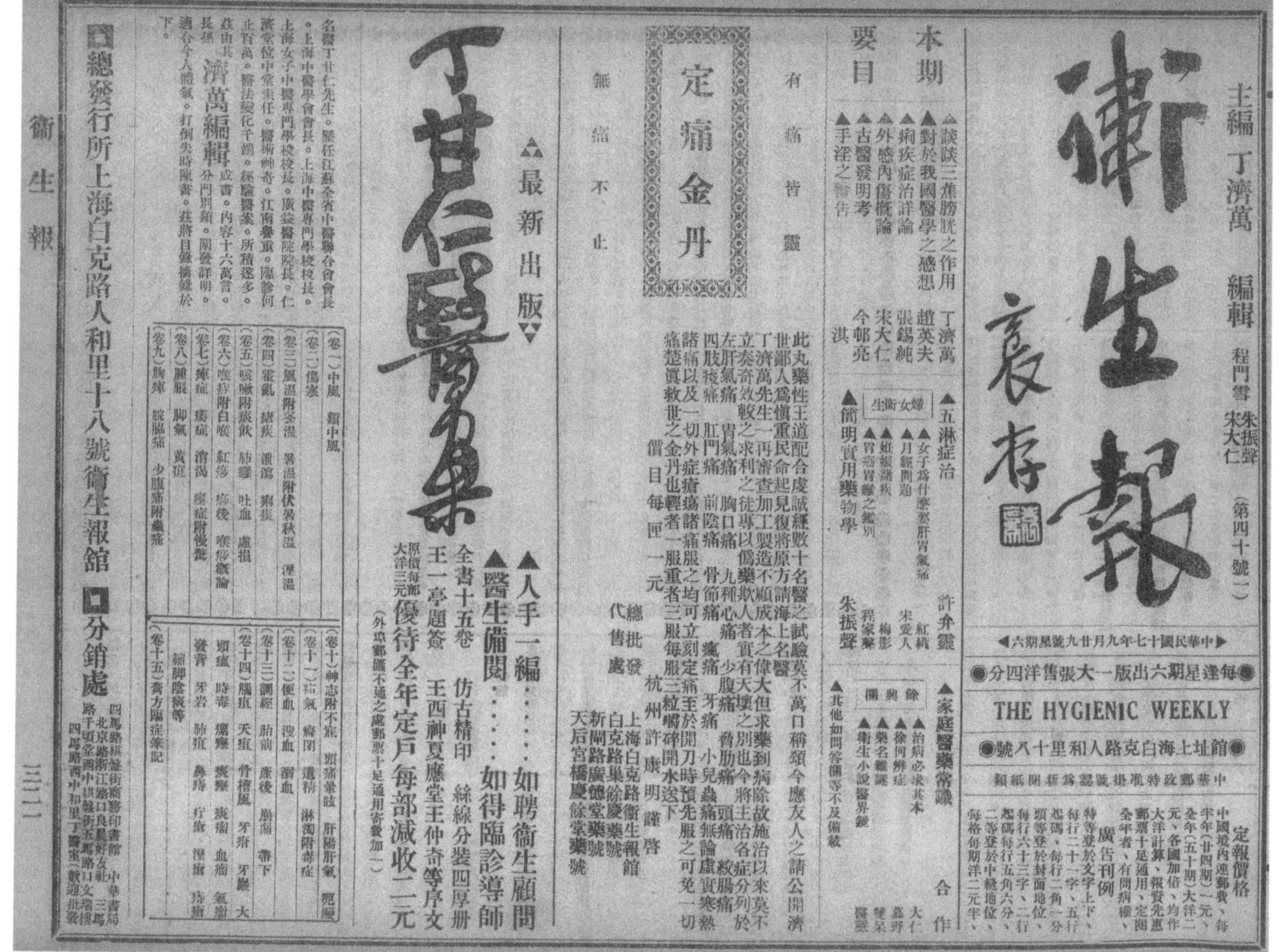

衛生報

衰存（印）

主編 丁濟萬　編輯 程門雪 朱振聲 宋大仁

（第四十號（一））

◀中華民國十七年九月廿九號星期六▶

◉每逢星期六出版一大張售洋四分◉

THE HYGIENIC WEEKLY

◉館址上海白克路人和里十八號◉

中華郵政特准掛號認爲新聞紙類

定報價格
中國境內連郵費、每半年（廿四期）一元、全年（五十期）大洋二元、各國加倍、均作大洋計算、報費先惠、郵票十足通用、定閱全年者、有問病權、

廣告刊例
特等登於文字上下、每行二十一字、五行起碼、每行二角一分、頭等登於封面地位、每行六十三字、二行起碼、每行五角六分、二等登於中縫地位、每格每期洋二元半、

本期要目

▲談談三焦膀胱之作用　丁濟萬
▲對於我國醫學之感想　趙英夫
▲痢疾症治詳論　張錫純
▲外感內傷概論　宋大仁
▲古醫發明考　今郁亮
▲手淫之警告　淇
▲五淋症治　許弁靈

婦女衛生
▲女子爲什麼要肝胃氣痛　紅梳
▲月經問題　宋愛人
▲妊娠諸疾　梅影
▲胃癌胃瘍之鑑別　程家聲
▲簡明實用藥物學　朱振聲
▲家庭醫藥常識　合作

餘興欄
▲治病必求其本　大仁
▲徐何辨症　蟲野
▲藥名雜謎　雙呆
▲衛生小說醫界鏡　醫隱
▲其他如問答欄等不及備載

有痛皆靈　定痛金丹　無痛不止

此丸藥性王道配合虔誠經數十名醫之試驗莫不萬口稱頌今應友人之請公開濟世鄙人爲愼重民命起見復將原方請海上名醫丁濟萬先生一再審查加工製造不顧成本之偉大但求藥到病除故施治以來莫不立奏奇效較之求利之徒專以僞藥欺人者實有天壤之別也今將主治各症分列於左　肝氣痛　胃氣痛　胸口痛　九種心痛　少腹痛　脅肋痛　頭痛　絞腸痛　四肢痠痛　肛門痛　前陰痛　骨節痛　瘋痛　牙痛　小兒蟲痛　無論虛實寒熱諸痛以及一切外症瘡瘍諸痛服之均可立刻定痛至於開刀時預先服之可免一切痛楚眞救世之金丹也輕者一服重者三服每服三粒嚼碎開水送下

價目每匣一元

杭州許康明謹啓

總批發代售處　上海白克路衛生報館　白克路巢餘慶藥號　新閘路廣德堂藥號　天后宮橋慶餘堂藥號

▲最新出版▲

丁甘仁醫案

▲人手一編……如聘衛生顧問
▲醫生備閱……如得臨診導師

全書十五卷　仿古精印　絲線分裝四厚册
王一亭題簽　王西神夏應堂王仲奇等序文
原價每部大洋三元　優待全年定戶每部減收二元
（外埠郵匯不通之處郵票十足通用寄費加一）

名醫丁甘仁先生。歷任江蘇全省中醫聯合會會長。上海中醫學會會長。上海中醫專門學校校長。上海女子中醫專門學校校長。廣益醫院院長。仁濟堂位中堂主任。醫術神奇。江南譽重。臨診何止百萬。醫法變化千端。經驗醫案。所積遂多。茲由其長孫濟萬編輯成書。內容十六萬言。分門別類。闡發詳明。適合今人體氣。打倒失時陳書。茲將目錄摘錄於下。

（卷一）中風　類中風
（卷二）傷寒
（卷三）風溫附冬溫　暑溫附伏暑秋溫　溼溫
（卷四）霍亂　瘧疾　泄瀉　痢疾
（卷五）咳嗽附痰飲　肺癰　吐血　虛損
（卷六）喉痧附白喉　紅痧　痧後　喉痧概論
（卷七）痺症　痿症　消渴　痙症附慢驚
（卷八）腫脹　脚氣　黃疸
（卷九）胸痺　脘脇痛　少腹痛附蟲痛
（卷十）神志附不寐　頭痛暈眩　肝陽肝氣　呃噫
（卷十一）疝氣　癃閉　遺精　淋濁附赤症
（卷十二）便血　溲血　溺血
（卷十三）調經　胎前　產後　崩漏　帶下
（卷十四）腦疽　天疽　骨槽風　牙疳　牙巖　大頭瘟　時毒　瘰癧　痰癧　痰瘤　血瘤　氣瘤　發背　牙岩　肺疽　鼻痔　疔瘡　溼瘡　痔瘡　縮脚陰痰等
（卷十五）膏方臨症筆記

總發行所上海白克路人和里十八號衛生報館

分銷處　四馬路棋盤街商務印書館　中華書局　北京路浙江路口良晨好友社　三馬路千頃堂　西中棋盤街五馬路口文瑞樓　四馬路西中和里丁醫室（歡迎批發）

衛生報　三三一

痢疾症治詳論（續）　張錫純

若常此則不治。或治以前方可。仍不愈。或遷延數旬。或至累月。且服藥後所下者兼有[illegible]故也。而間雜以脂膜。其脈或弱數。或弦硬。宜治以通變理湯。（方載衷中參西錄痢疾門。係生懷山藥八錢。生杭芍六錢。金銀花五錢。牛蒡子（炒搗）二錢。肉桂（後入）黃連各一錢半。）方中之意。黃連肉桂等分並用。能交陰陽於頃刻。以化其互爭。實為燮理陰陽之主藥。即為解寒火凝滯之要品。況肉桂原善平肝。黃連原善厚腸。二藥相助為理。則平肝不失於熱。厚腸不失於涼。又佐以芍藥甘草。善愈腹疼。以即善解寒火凝滯也。用山藥者。下痢久則陰分必虧。山藥之多液。可滋臟腑之真陰。且下痢久則氣化不固。山藥之益氣。更可固下焦之氣化也。用金銀花牛蒡子者。因所下者雜以脂膜。腸中似將腐爛。二藥善解瘡瘍熱毒。即可預防腸中潰爛也。其脈象若有實熱。或更兼進飲食者。宜用此藥送服鴉膽子（去皮揀其仁成實不破者）三十粒。

痢證雖因先有積熱。後為涼迫而得。迨其日久。又恆至有熱無涼。此猶傷於寒者之轉病熱也。是以此方雖黃連肉桂等分並用。而肉桂之熱。究不敵黃連之涼。況重用白芍。以為黃連之佐使。見其脈象有力者。又以上送服鴉膽子仁。是此湯為燮理陰陽之劑。而實則清火之劑也。愚生平用此方治愈之人甚多。無論新久痢皆可用。鐵嶺田聘卿用此方治愈痢證多人。曾登紹興醫報。歲乙丑。寓在滄州。遇滄州城南白君宜卿。原非業醫。而好閱醫書。言其族姪年三十餘。患痢將近一年。百藥不效。羸至臥床不起。為開此方。服之三劑全愈。

用右方雖新痢久痢皆可奏效。而其腸中大抵皆未至腐爛也。乃有腸中時時切疼。後重。所下者多如爛炙。雜以脂膜。痢證至此。其腸中已腐爛矣。當治以拙擬通變白頭翁湯。（方載衷中參西錄痢疾門。係生懷山藥一兩。白頭翁四錢。杭芍四錢。秦皮生地榆各三錢。三七二錢。鴉膽子（去皮）六十粒。甘草二錢。先將白糖水送服三七鴉膽子仁各一半。再將餘藥煎服。至將藥煎渣時。仍先用白糖水送服三七鴉膽子仁餘一半。）方中之意。用白頭翁秦皮芍藥生地榆以清熱。三七鴉膽子以化瘀生新。治腸中腐爛。而又重用生山藥以滋其久耗之津液。固其已虛之氣化。所以奏效甚捷也。愚在奉時。有陸軍團長王劍秋君下痢甚劇。住東人所設醫院中。兩旬無效。竟以此方治愈。其詳案載於衷中參西錄本方之後。可考也。至諸石醫片。皆好者無論其痢之初得及日久。皆宜治以此方。用之屢收奇功。至地榆方書皆炒炭用之。而此方生用者。以生則性涼。善保人之肌膚。使不因熱毒潰爛。是以歐美人治火傷肌膚者。用生地榆為末。香油調敷。立愈。痢之熱毒侵入腸中肌膚。久至腐爛。亦猶湯火傷人肌膚潰爛也。此地榆之所以生用也。至白頭翁湯本方原白頭翁秦皮黃連黃柏。此用方中藥品者。此純用苦寒者。誠以其方本治厥陰熱痢。原[illegible]以苦寒。實熱。今用之以治痢久腸中之腐爛。故不得不為變通也。

外感內傷概論　宋大仁

物必先腐而後蟲生之。國必先亂而後人侮之。氣必先虛而後邪湊之。所以六氣之侵人。正氣不虛。邪不得而入。必因虛邪之風。與其身形。兩虛相得。乃客其形。如肺胃之氣不足。則不能外護皮膚。使腠理不固。皮毛開。腠理開則六氣侵之。而百病生焉。因肺主皮毛。胃主肌肉。所以肺胃二經。為外感之疾所必犯之地也。其感於風者。謂之傷風。其病為咳嗽咯痰鼻塞頭痛是也。治宜薄荷前胡桔梗牛蒡等辛散是也。其感於寒者。謂之傷寒。其症為發熱惡寒頭痛身痛是也。然有表裏之分。其傷表者。邪在三陽。宜麻黃桂枝葛根柴胡之類。傷裏者。邪在三陰。宜附子肉桂吳萸乾姜之類。其受於濕者。謂之傷濕。其證為身熱疼痛。日晡發熱是也。治宜石膏知母山梔連翹等清涼是也。其受於溫者。謂之傷溫。其證為欬嗽譫語頭脹是也。治宜桑皮竹葉杏仁等清利溫是也。至於暑熱。煩燥口渴。嘔吐泄瀉。其見症與暑病同。而兼燥者。治宜天冬麥冬元參石斛等滋陰潤燥是也。火之與暑。名雖異而實則同。其為熱邪則一也。然三陽傷寒。在表為寒。治宜辛溫發散。若傳裏化熱。宜用清涼。治法與傷暑無異。故傷寒之與傷暑。殊途同歸。不可不明也。而六氣相兼。不可不知。如風與寒并。則為風寒。風與熱并。則為風熱之類。餘可類推。二氣為病。即用二氣之藥。三氣為病。即用三氣之藥。惟視其氣之偏多偏少。而輕重其藥之偏重偏輕。若邪盛其不能勝症。而欲以猛藥逐邪。至於內傷之因。不外乎喜怒憂思悲恐驚七情是也。然七情之發。皆能傷其五臟。如怒傷肝。則其見症為胸脇脹痛。呼吸[illegible]等是也。治宜平肝理氣。如鬱金香附沉香左金丸等是也。喜傷心。則其見症為汗出心跳[illegible]等是也。治宜鎮心安神。如龍齒茯神硃砂遠志等藥是也。悲傷肺。則其見症為哭不自知。咳氣上逆等是也。治宜利肺順氣。如沉香佛手杏仁蘇梗等藥是也。恐傷腎。則其見症為下元虛弱。遺溺滑精等是也。治宜固精補腎。如山萸龍骨熟地枸杞等藥是也。憂思傷脾。則其見症為飲食不思。精神疲倦等是也。治宜健脾開胃。如冬朮山藥砂仁蔻等藥是也。驚傷膽。則其見症為怔忡不寐[illegible]等是也。治宜鎮肝安魂。如真金代赭石柏子仁等藥是也。以上所述者。亦不過外感內傷之大略而已。

古醫發明考　日本今邨亮述　無錫周小農錄

吹筒

蔡醫所為灌腸術者。即仲景導法之法也。凡不論何病。腸內閉塞。汗吐不下者。宜導而出之。蜜導土瓜根豬膽汁。皆能潤竅滋燥。從其便用之可也。肘後方治大便不通。採土瓜根搗汁。用筒吹入肛門內。此實導法之良方。用豬膽汁導以蜜。醋導以土瓜根搗汁少許。水解之。竹筒納內下部即通。千金方療大便秘塞不通。用豬膽以葦筒著二合許。令深入即出矣。不盡。須臾更灌。正傳小兒大便不通。含香油以小竹筒擠入肛門。以油吹入。過半時許。下黑糞。救急方云。回回[illegible]不飲藥者。回能醫者。煎藥一瓢。令病者覆身臥。以竹筒插入穀道中。將藥汁乘熱灌入。用大氣力吹之。少頃。腹中汩汩有聲。拔出竹筒。一瀉而病愈矣。是則為吹法矣。

（評）中土灌法不一。其歷史有數千歲以上者。欲見據[illegible]有元氣隨之而亡者。說見醫評。

導尿

導尿亦救急之一策。千金方凡尿不在胞中。為胞屈辟。津液不通。以蔥葉除尖頭。納陰莖孔中。深三寸。微用口吹之。胞脹津液大通即愈。外臺引救急方。主小便不通。其方取印成鹽七顆。搗篩作末。用青蔥葉尖盛鹽末。開便孔。內葉小頭於中吹之。令鹽末入孔。即通。衛生寶鑑。一妓轉脬。小便不通。腹脹如鼓。數月垂死。一醫用猪脬吹脹。以翎管安上。插入陰孔。捻脬氣吹入。即大尿而愈。謂脬之法。蓋亦胎於此。若人欲觀其器耳。

（評）導法何等便捷。用兩手誘導器。有傷尿道器。成損者。說見醫評。

衛生報

三三三

手淫之警告

洪

昔岐伯有言曰。上古之人。其知道者。法於陰陽。和於術數。飲食有節。起居有常。不妄作勞。故能形與神俱。而盡終其天年。度百歲乃去。今時之人不然也。以酒爲漿。以妄爲常。醉以入房。以欲竭其精。以耗散其眞。不知持滿。不時御神。務快其心。逆於生樂。起居無節。故半百而衰也。由是可知色慾之害人。更不啻白刃而殺人之生命。嘗查患肺病之人。其傷於女色者十居八九。余見青年子弟。其所處境遇。並非過於勞心。而其人乃非常瘦弱。頭痛。腰痠。腿痠。貪眠。行動無力。爲之父母者。非以其勞心太過。則以其運動缺少。非以其飲食不足。則以其先天有虧。並不疑及手淫之故。於是專注意於補品。抑豈知補品皆係提激之物。服補品愈多。則慾心愈熾。而手淫愈甚。至此時期。相火旺而腎水虧。爲之父母者。不此之察。此際醫藥亂投。是非治其病。實促其死也。茲將手淫之病。略述於下。使世之爲子弟者。知此病之劇烈。未染此病。當自防範。既染此病。慎爲醫治。

病理 凡患手淫。不能自制者。因日久後。其尿脏後段畜血。知覺過於靈敏也。

病狀 常有一種含羞之狀。多夢。煩擾。頭痛。頭暈。眼痛。疲倦。血虧。大小腿之肌肉無力及痠痛。記憶力喪失。手易發抖。體重減輕。其中最明顯之病狀。即記憶減低是也。

診斷 有手淫之人。常不願自己承認。至醫士處。常言頭痛。胃閉。及有一種不解之腦部病狀。或靈性病狀是也。若以手指探入肛門。察其胱底。則其知覺過靈。此爲最要之診斷法。

預防法 不使與較大頑梗之小孩作伴。在德國學校學生讀書時。其兩手必須置於書桌上。褲子不能有叉袋。能磨擦兩腿之體操。不能用於睡眠之前。當漏盡其尿。晚餐宜少食液體食物。被不可多蓋。亦不可過軟。早晨一醒。即宜屙小便。因膀胱滿尿。或被太多太軟。陽莖易於高舉。易引起手淫也。

治法 胱底攝部。用推拿法。於尿滿膀胱時。醫者以手指入肛。柔和推拿之。其時間按其感覺而定之。若能忍受。可多加時刻。若不能忍受。可減少時刻。推拿後。使之屙尿。

五淋證治

許弁靈

小便不通之爲閉。點滴作痛之爲淋。究其原因。不外濕熱蘊結膀胱所致。經云。膀胱者。州都之官。津液藏焉。氣化則能出矣。又曰。三焦者。決瀆之官。水道出焉。由此言之。可見膀胱但能蓄水。必賴三焦之氣化以運之。方能出也。考唐氏容川。謂三焦爲網油。其義眞傳。頗有發明。淋之一症。皆由水道之病。其原于三焦膀胱之氣不化。故水道不得流通。原其致病之由。蓋因濕熱阻于膀胱。抑或飲食燥熱。或七情鬱結所致。故淋之爲病。但覺小便痛澀。欲去不去。欲止不止。此淋病之所然也。

（一）（膏淋）洩出之後。脂膩如膏。（二）（石淋）下如沙石。稍覺痛澀。（三）（勞淋）溺管脹痛。因勞而發。（四）（氣淋）氣滯不通。溺時稍脹。（五）（血淋）小洩夾血。或多或少。此五淋症之大略見症也。

觀上所述。時醫論其治法。不外以五淋湯加減。大旨以利其濕熱。而通膀胱之意。石淋以本方煎湯。送下再加髮灰滑石末和入。膏淋以本方合萆薢分清飲。氣淋以本方加木香香附辛散其氣。勞淋屬虛。宜合補中益氣湯。血淋以本方加牛膝鬱金桃仁紅花之類。以祛瘀血。此五淋大略之治法也。

胃癌胃癰之鑑別診斷

程家聲

余習岐黃有年。覺內經一書。較爲難解。而胃癌與胃癰。尤爲難辨。世人不幸患此二症者日多。雖徧求醫治。卒愈者少而亡者多。除幾何不治之症外。其誤投藥石而致命者。比比然矣。念醫士有割股之心。豈忍亂投藥石。以玩弄病家之生命耶。實因診察之誤耳。診察既錯。則投藥亦錯。使輕症加劇。重症死亡。竟成可治之病爲不治。良可慨也。

今余爲病家計。不得不將鄙陋之心得錄之。以供諸同志之採納焉。

患胃癌者。以老年爲多。經過甚爲迅速。至多不越二載。營養障害。身體羸瘦。而兼衰憊。患部時發疼痛。勢頗劇如針刺。常有少量似咖啡色之血液。混於痰內吐出。觸患處有凹凸不平之塊狀。左側頸窩之水脈腺。常常腫脹。但胃癰則多發於青年或中年。可延至三五年之久。吐血過多時。方現營養障害。發則胃神經痛。不發則痛即除。發時吐血極多。大都鮮紅純血。觸患部雖偶有腫硬。然亦多平滑而無凹凸者。左側頸窩之水脈腺。則決不腫大。

簡明實用藥物學

朱振聲

萎蕤 察氣味之甘平 入於脾肺肝腎

潤肺而止嗽痰。 痰有外感之風痰。火之燥痰。寒之痰飲。脾虛之濕痰。陰虛之痰火。以及腎水上泛之鹹痰。肺上生癰之臭痰等類。五臟皆能令人咳。無不聚於胃。關於肺也。蓋胃爲生痰之源。肺爲貯痰之器。痰阻氣機。咳嗽生焉。萎蕤甘平。富有滋膏。能養肺陰而潤肺燥。治燥痰與痰火。均可用也。

補脾而去濕熱。 濕有寒濕與濕熱二種。脾陽虛則生寒濕。脾陰虧則生濕熱。濕熱困於內。小洩短赤。濕熱發於外。肌膚濕瘡。萎蕤甘平。甘能生津。而補脾陰。脾得健運。濕熱化於無形。

養肝而理眥傷淚出。 眥爲目眶。淚爲肝液。肝血虧耗。血虛生熱。生風。風熱上擾肝竅。則目眶紅腫。風熱逼津液而外泄。則迎風流淚。萎蕤能生津養血。血能養肝。則風熱內熄。而液可守。營血上奉。眥傷亦瘳。

益腎而去腰痛莖寒。 腰爲腎府。莖亦腎竅。腰間精竅空虛。則腰痛不能轉側。莖中精氣不足。則陽痿寒精自出。萎蕤甘平補脾。脾爲後天。腎爲先天。培後天之氣。生先天之精。精足養腰。則虛痛止。精達陰莖。則陽事舉。

治中風暴熱不能動搖。 中風者。口耳歪斜。或左或右。半身不遂也。然其眞中類中之別。眞中屬陽虛。邪風乘虛挾痰濕。橫趨經絡。類中屬陰虧。肝風內動挾痰火。稽留經絡。亦有中絡中經中腑中臟之分。金匱云。邪在於絡。肌膚不仁。邪在於經。即重不勝。邪在於腑。即不識人。邪在於臟。即舌難言。口吐涎。至於暴熱乃類中之症。肝熱化火生風。風藉火威。火藉風勢。風火相煽。充斥肌膚。故身體暴熱。風痰逗留經絡。氣血痺閉不通。故動搖不利。萎蕤甘能生津。津能化血。血足於臟。則風火自熄。暴熱可除。風不擾犯經絡。動搖亦能自如。所謂治風先治血。血行風自滅也。

療結肉跌筋。 脾主肉。肝主筋。脾津不足。則精不四布。肌肉失養。肌短肉結。筋受跌傷。出血之後。筋無血營。小絡拘攣。萎蕤甘平之品。既能生津。又能化血。津達肌。血養筋。肉筋自能屈伸。

海陵三譚書畫近墨

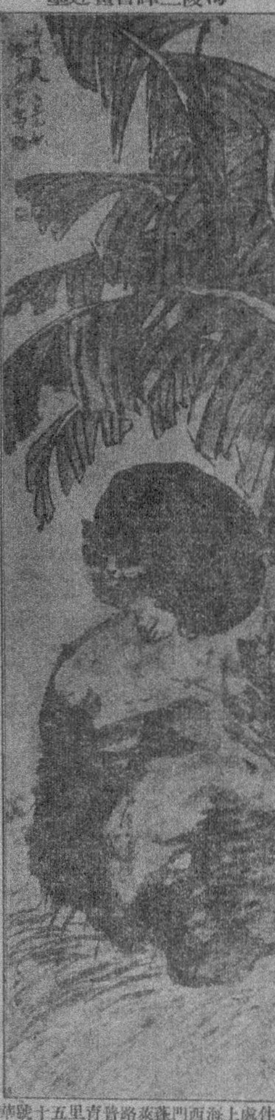

收件處上海西門蓬萊路普青里五十號華商書局

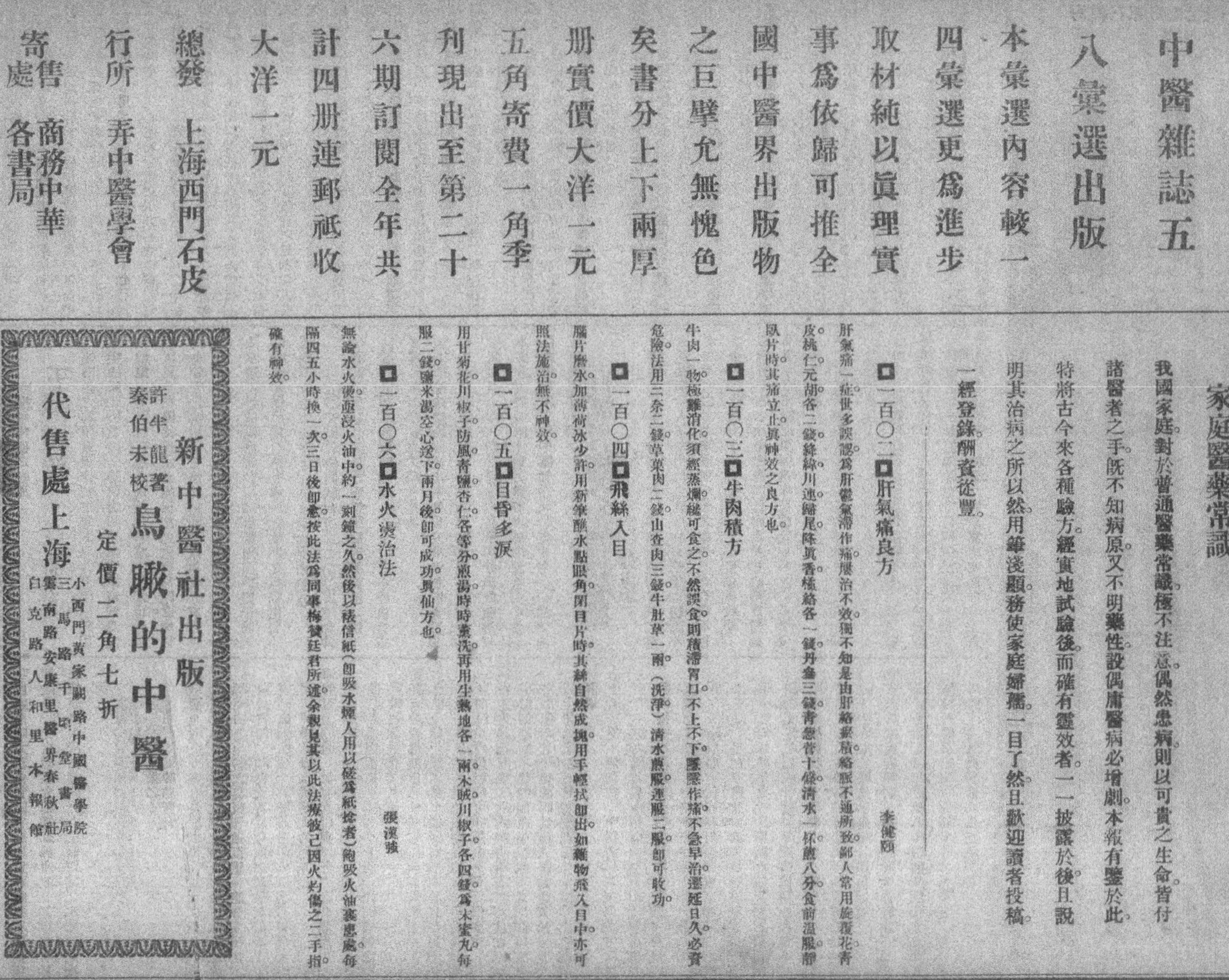

中醫雜誌五八彙選出版

本彙選內容較一四彙選更爲進步。取材純以眞理實事爲依歸，可推全國中醫界出版物之巨擘，允無愧色矣。書分上下兩厚冊，實價大洋一元五角，寄費一角。零售現出至第二十六期，訂閱全年共計四冊，連郵祇收大洋一元。

總發行所　上海西門石皮弄中醫學會

寄售處　商務中華各書局

家庭醫藥常識

我國家庭。對於普通醫藥常識。極不注意。偶然患病。則以可貴之生命。皆付諸醫者之手。既不知病原。又不明藥性。設偶庸醫。病必增劇。本報有鑒於此。特將古今來各種驗方。經實地試驗後。而確有靈效者。一一披露於後。且說明其治病之所以然。用筆淺顯。務使家庭婦孺。一目了然。且歡迎讀者投稿。一經登錄。酬資從豐。

一百〇二　肝氣痛良方

李健頤

肝氣痛一症。世多誤認爲肝鬱氣滯作痛。屢治不效。獨不知是由肝絡瘀積。絡脈不通所致。鄙人常用旋覆花、青皮。桃仁。元胡各二錢。絳絲。川連。歸尾。降眞香。橘絡各一錢。丹參三錢。青葱管十條。清水一杯。煎八分。食前溫服。靜臥片時。其痛立止。眞神效之良方也。

一百〇三　牛肉積方

牛肉一物。極難消化。須經蒸爛。纔可食之。不然誤食。則積滯胃口。不上不下。隱隱作痛。不急早治。遷延日久。必蹈危險。法用三奈二錢。草菓肉二錢。山查肉三錢。牛肚草一兩。（洗淨）清水煎服。連服二服。即可收功。

一百〇四　飛絲入目

腦片磨水。加薄荷冰少許。用新筆蘸水點眼角。閉目片時。其絲自然成塊。用手輕拭即出。如雜物飛入目中。亦可照法施治。無不神效。

一百〇五　目昏多淚

用甘菊花。川椒子。防風。青鹽。杏仁各等分。煎湯時時薰洗。再用生熟地各一兩。木賊。川椒子各四錢。爲末蜜丸。每服二錢。鹽米湯空心送下。兩月後即可成功。眞仙方也。

一百〇六　水火燙治法

張汝偉

無論水火燙。亟浸火油中。約一刻鐘之久。然後以裱信紙（即吸水紙人用以襯爲紙捻者）飽吸火油。裹患處。每隔四五小時換一次。三日後即愈。按此法爲同事梅贊廷君所述。余親見其以此法療彼已因火灼傷之二手指。確有神效。

衛生報

談三焦膀胱之作用

——丁濟萬——

凡氣遇寒則化水。水加熱則化氣。此乃一定之理也。故河流之水。受太陽之薰蒸。則化氣而上升。空際之雲。受太陰之凝結。則化雨而下降。物既然。人何獨不然。經云。三焦者決瀆之官。水道出焉。膀胱者州都之官。津液藏焉。氣化則能出矣。二者作用。前人多混說。以氣化則能出矣一句。誤解膀胱因氣化之故。使其藏溺外出而成小便。致錯以毫釐。謬以千里。後人循傳其說。直至於今。實堪浩歎。要知氣化則能出矣。乃言所藏之津液。其濁中之清者。因太陽作用。化氣上升。由毛孔外出而爲汗。其濁中之濁者。因太陰氣化。下達三焦。由膀胱外出而爲溺。樞機之總關。總關動則機自發矣。蓋三焦乃人身半表半裏之網油。即內經所謂膜原是也。生於藏府之外。肌肉之間。上連肺臟。下絡膀胱。故肺經開泄。則下達而爲溺。膀胱氣化。則上升而爲汗。其中爲通調之道路者。三焦是也。前人不解斯旨。以爲膀胱祇有下口而無上口。不亦謬乎。作此說以明之。

對於我國醫學之感想

趙英夫 陳月舫 同述

諺云。上國醫國。醫乃國家之命脈。醫之盛衰。國之興替繫焉。夫醫學之設。原以治病爲天責。以生死爲特權。其責任之重要。豈有過於此者。竊思我國自神農以來。歷考古聖先賢之相傳。未嘗無經驗之所得。又未嘗無奇效之所在。論病則風寒暑濕燥火六氣。無微不至。論藥則汗吐下補等法。精密無所不到。內外各症。不越此中範圍。神而化之。種種歷史所證。無不神效。列如麻黃之發汗。瓜蒂藜蘆白礬之作吐。大黃朴硝之作瀉。黃芩生地之退熱涼血。今鹽野義藥廠製造「鹽酸喜挪美仁」Sinomeninne亦係漢藥植物中抽出之。用以神經痛等。均有特效。用他藥不愈者。概歸此藥根除。而他國武田藥廠所製之「愛服甯」Eavnin「藥」。豈非是我國舊有之植物類中桔梗名品乎。以治肺病之神效。爲他國藥界所認定。其餘發多醫樟腦肉桂等各種。不及細表。又何非我國特產品。由此以觀。世界之藥房品。必兼用我國之原料。而國人未知之也。至於東外。初不過七十二種原質之大化學。械之我國本草藥物。本不可分立門戶。涇渭同源也。以我國藥物數千類種之成績。敵彼七十二種。以多敵少。應勝而反敗耳。然我國開化最早。文明素稱。區區醫藥。何肯遜於他國。我責之近今醫界。懈於研究。何期相沿至今。不克光大前人之志。反演成一敗塗地之劇場。甘居人下。而不自知。爲他國所恥笑者。豈漢醫宜古而不宜今。抑中藥之不足憑信乎。此種重大問題。果誰之咎。要亦學者之腐敗。有以使致也。

讀者注意

本報專載一切衛生事宜。大則可謀社會之幸福。小則可謀一身之健康。加以文字淺顯。婦孺皆知。況定閱全年者。復贈燙金報夾一只。本埠到本館領取。外埠須交代寄費二角。至於『印刷』『紙張』『內容』等等。究竟如何。想讀者早已洞察。亦毋庸再述矣。全年報費連郵祇收大洋二元。（郵匯不通之處。郵票十足通用。惟以一分爲限。掛號寄下。以免遺失。）

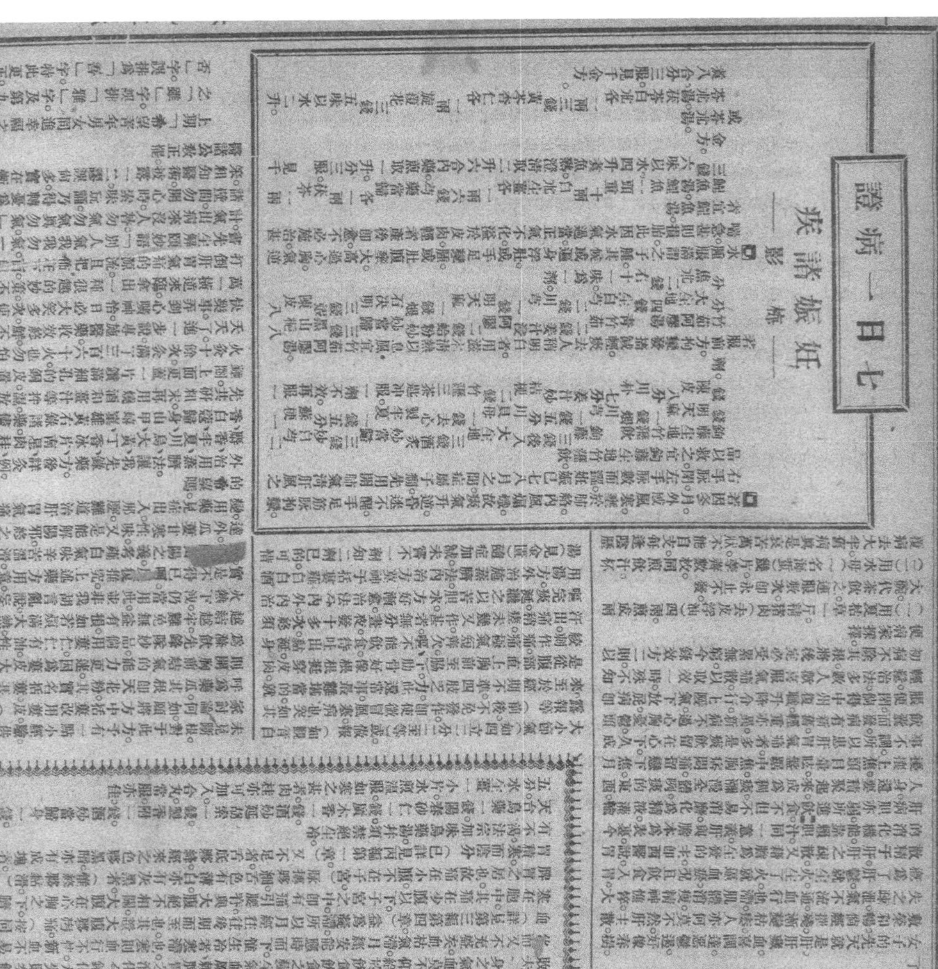

女子為什麼要肝胃氣痛

邵紅桃

大多數婦女生性量窄。脾氣執拗。偶然拂意。就要惱怒。尤其是黯淡家庭。什麼婆媳鬪氣。妯娌反目。姑嫂口角。鄰里睚眦。時有鬪鬨。也有因年華喪夫。憂悶不樂。或因家道貧苦。心懷怨恨。如此日積月累。肝胃氣痛病就成了。

女子的先天就是肝。肝藏血。喜調達。惡鬱遏。好像春樹。敷榮和暢。倘經挫撓。漸變枯瘁。人亦何莫不然。肝主散失之疏泄。氣不流通。血行也滯。肌體消瘦。精神憔悴。大概為了肝鬱。就生了火。火就逼血瘀。況且飲食入胃。散精于肝。肝之疏散。又藉膽為生發的。中醫西醫說胃的消化機能。端賴膽汁。同一意義。肝與膽本為表裏。今肝病膽亦弱。所進飲食。不但不易消磨化為精液。灌輸人身。還要積聚起來。成為稠痰。瀰漫全體。這痰的東西。擾攘上焦。頭目暈眩。盤踞中焦。胸膈悶痛。留戀下焦。月事不調。所以患肝胃氣痛者。多是痰飲留在心下。久成飲囊。而發病有新舊。輕重亦異。新病不過心胸憂鬱。頭脹便閉。倘得中州復職。升降介行。上嚥氣。下放屁。病即輕鬆。治法多數人歡喜服氣痛散。以取效一時。殊不知初病不除其根。將後定必受累無窮。今錄效方二則以便病家採擇。

(一)用夏枯草一斤。精豬肉(去皮浮油)四兩。煎成兩大碗。代茶飲之。連服數次。即永止不發。

(二)用水母(一名海蜇)幾片。荸薺數枚。同煎飲汁。杯

復病去大半。病真是哀苦萬狀。不能自支。每逢陰曆大小節氣(如四立二分二至等)或做報(如觀音白露報等)前後。不免發作。即使微冒風寒。病也突如其來。至於經期不準。四肢乏力。此還常事。最難堪當的就是從腹部直上胸前至脇下。肋骨好像根根挺穿皮肉。絞刺作痛。痛極氣短。善欠。嘔不能飲食。待吐出黏涎身汗出。痛稍瘥。未幾又作。甚者無分晝夜。發十多次。終須嘔完痰涎。繼之以苦胆水方好。漸愈治法不外內外。內治用湯方。外治施蒸臍法。內治方莫神于栝蔞薤白白酒湯(見金匱)隨症加減。未嘗不一劑知二劑已的。可惜未見斷根。對于此方。予有一點小經驗。供獻諸位。請大家討論。何如。願將方中括蔞改用蔞皮。(按此物鄉人呼為藥瓜。其根即天花粉。其實名栝蔞。其皮即蔞皮。)則開胸前結氣的能力更速。因為蔞皮大有開豁胸懷。為滌飲先鋒隊妙品。倘用蔞仁。仁有油。性膩。痰遇油膩。越結越牢。雖免無益有損。如若煩滿大熱。欲降在上之火熱下洩。仍當用此。並非我胡言亂說。妄自擅改古方。實是不得已啊。復推究上述藥方用意。取其自下而[illegible]陽之義。考薤白氣味辛苦溫滑。作用是從內達外。瓜蔞甘寒性味。又是能解陽邪。終之處方隨機應變。用藥見症出入。那麼。難道治肝胃氣痛還沒有向愈的希望嗎。

外治用蒸臍法。讓我先錄藥方。後詳灸例。

麝香、半夏、川烏、大黃、丁香、冰片、南星、肉桂、芒硝、木香、乳香、白蔻、歸身、山甲、蟾酥、雄黃、石鹼、諸藥。儘可因症加減。先共研粗末。再用燒酒和薑汁等拌濕。放于病所。圍以麵圈。上面更蓋一片鑽滿細孔的銅皮。置艾其上。每天火灸十餘次。灸滿了三百六十火。也勿怕病魔不挑之夭夭了。進一步說。專施醫藥收效。終歸不如自己找些快樂事。弄到心曠神怡。日必大笑多次。使得胸懷豁達。萬一橫逆來臨。拿出一種很趣的妙策。不必服藥劑以打倒肝胃氣痛的源流。且把佈在下面[illegible]陸書先生解頤妙語。「別人氣我我勿氣。一氣恐中他計。氣出病來沒人替。勿氣勿氣真勿氣」抄在紙上。黏諸壁間。勿開心時。索味玩誦。乃得轉憂為喜了。吾性狠笨。粗知醫術。披露一二。謬誤尚多。實在慚愧。惟有請明醫諸公教正罷。

上期「希望青年男女同進幸福之門」第二行之「雖」字誤排「雅」字。及第九十兩行之「否」字誤排為「吾」字。特此更正。

月經問題(續)

丁編　經行後期之病理及療治

第二章　經行後期繇於生冷寒滯者

宋愛人

甲編第七章室女初期行經之攝養篇內已言及『酸物冷物為婦女終身禁忌之品。惟女子肝體多不足。不宜酸物而極喜酸物。女子血分多鬱熱。不宜冷物而又極喜冷物』所以小女子每於將發育還未發育之時。夥有歡喜吃酸的東西。但是吃的過夥。往往面色黃萎。顏無華色。而初期經行之時。尤為萎頓萬狀。因為酸的東西能使筋脈拘攣。而子宮腺卵巢細胞輸卵管等一部分之筋膜。亦夥引起拘攣性。而血的循環度數亦大為遲緩。此過食酸物之故也。而過食生冷者。其害亦相等。惟病理則絕不類同。酸物為損傷筋膜。冷物為損傷脾胃。脾胃為中州之土。(已詳丙編第三章)土能生萬物。脾胃亦能運化飲食變生精微。故取土之義。以狀脾胃之用也。(按近世不習中醫者。往往誹議中醫之五行六氣。謂不切於解剖的生理作用。實則五臟分有專司。故即取法五行之用。表著五臟之用。非人體中真有如世間之金、木、水、火、土也。爰特附論如此。)胃喜順下。故食物宜柔軟。(就是堅硬的也要細細咀嚼。)脾喜溫燥。故食物宜溫暖。苟能若是。自然無脾胃病發生。飲食強健。血氣充盛。而月經自無不應時而下。惟其物之生而不養也。食之則胃壁之磨擦苦矣。惟其物之冷而不暖也。食之則脾氣之轉運亦苦矣。若是欲求脾胃之無病烏可得哉。故生冷寒滯之物。食之既久。脾胃之消化力完全失敗。夫、身之氣血莫不仰給於飲食。飲食之變生氣血。厥賴脾胃之消化。今消化力失敗矣。飲食不運[illegible]血又不充盛矣。血枯氣滯。月經安能應時而下。惟生冷者寒滯也。寒則血行不暢。新血不易流通。凝血(詳見第三編第四章)益為凝滯。所以月經往往後期而至也。其證大腹脹痛。(按同一腹痛。寒在胞中。其痛在少腹以下。子宮之中。即有痛引腰脊。與大腹絕不相關。大腹在心胸之下。臍孔之上。脾胃之居也。故痛在小腹不在子宮。)脈搏夥細。舌色有薄白亦有灰黑者。(惟終夥黏滑)其有脾胃積寒而陰分(已詳見丙編第一章)又不足者。舌底夥絳。經來之色夥黑。間亦有成塊者。口有渴有不渴。法宗加味烏藥湯。并須禁絕生冷。

天台烏藥一錢。陽春砂仁一錢。廣木香一錢。酒炒延胡索一錢。製香附一錢。酒炒當歸身一錢。炙甘草五分。水生薑一小片。水煎溫服。如寒之甚者。肉桂亦可加入。合丸常服亦佳。

七日一病證

妊娠諸疾

梅影

□若因冬月外感風寒。乘於肺絡。內風煽熾。故痰氣升逆。昏迷不醒。手足筋脈拘攣。右手脈閉。左手脈數而澀。姙娠已七八月之間。症屬子癇。先用開肺氣清肝風之品以救之。宜鉤藤生地竹瀝飲。

鉤藤生地竹瀝飲　鉤藤三錢後入　大生地三錢酒炙　炒當歸三錢　炒白芍二錢　明天麻一錢　煨川芎一錢五分　川貝母一錢去心　製半夏一錢五分　蘇梗一錢　陳皮八分　川朴七分　姜汁炒桔梗二錢　竹瀝三茶匙沖服。一劑不效。再服一劑。

若服前方。拘攣發搐減輕。痰去人稍明白者。用滋木清熱以息風。宜竹茹阿膠湯。

竹茹阿膠湯　青竹茹二錢姜汁浸　阿膠二錢蛤粉炒　炒當歸三錢　黑山梔八分　大生地四錢　生白芍二錢　川芎一錢　明天麻一錢　煨石決明三錢　煨陳皮八分　焦朮二錢　右十一味。為一劑。

□水腫脹滿。謂之子腫。其候或遍身浮壯。或手足攣腫。或肚腹舉大。高過心胸。氣逆喘急。甚則損胎。此因水氣過當。正氣不化。溢於皮肉。輕者產後即愈。不必施治。甚者宜鯉魚湯。

鯉魚湯　鯉魚一頭重十兩　白朮　生薑各一兩六錢　芍藥　當歸各一兩　茯苓一兩三錢　六味以水四升。煮魚熟。澄清取二升。六合內藥。煎取一升。分三服。見千金方。

或苓朮湯。

苓朮湯　茯苓　白朮各一兩三錢　黃芩　杏仁各一兩　旋覆花三錢　五味以水二升。煮八合。分三服。見千金方。

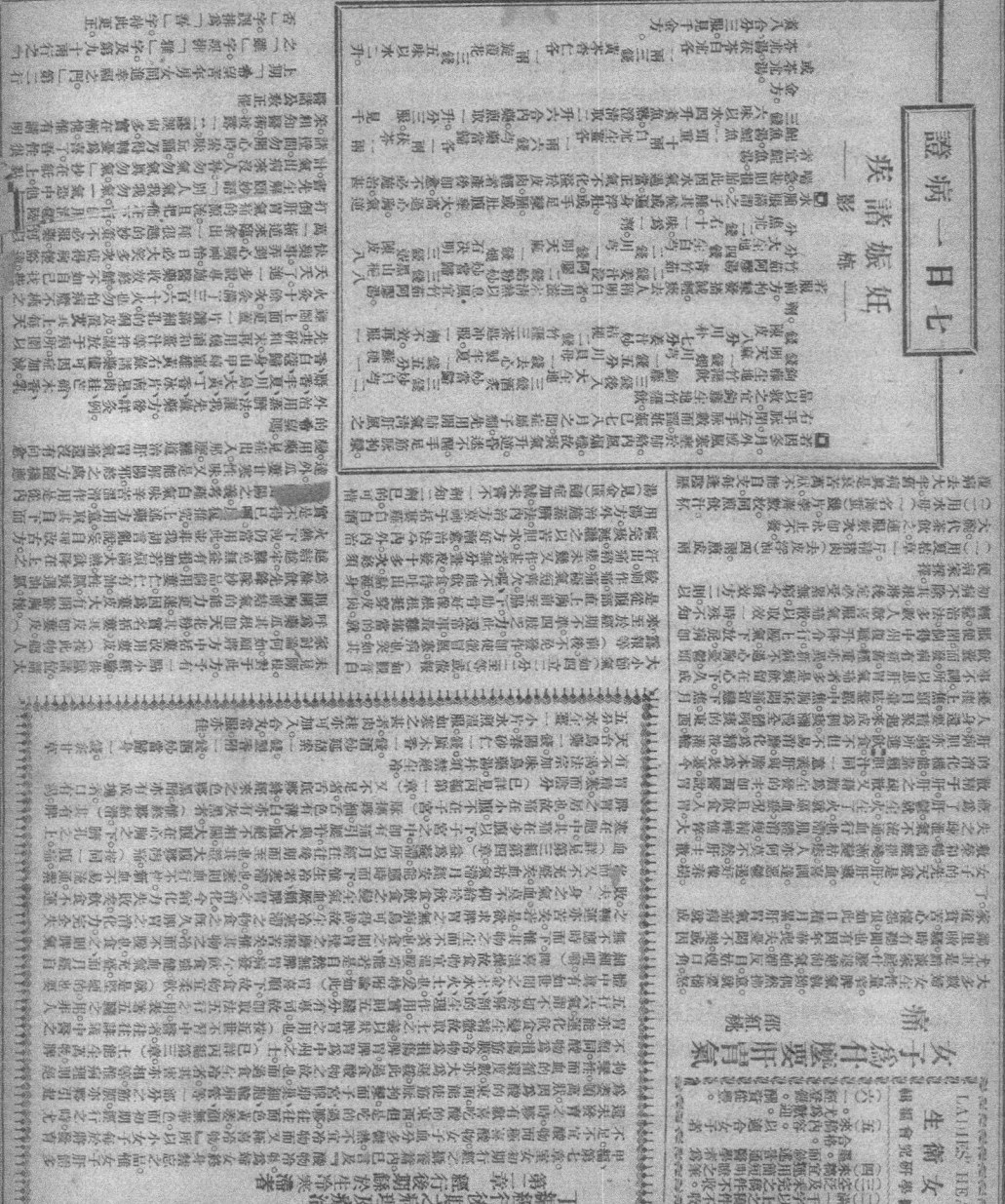

衞生報

餘興

治病必求於本

宋大仁

時無論古今。地無論中外。凡爲人類。難免無疾病之患。欲無疾病之患。當以清潔爲本。然此乃未病而預防之道也。若夫既病而望速痊。將何法。曰惟有醫。醫也者。所以愈疾病而使之速痊也。雖然。人之疾病。各有不同。或在表。或在裏。或爲寒。或爲熱。或感於五運六氣。或傷於臟府經絡。爲醫者。每多望洋之歎。而難操必愈之權矣。豈知病變雖多。其本則一。故爲醫者。倘能推其本而治之。則未有不愈者也。夫本者根本之謂也。宇宙萬物。其本皆不外陰陽二氣而已。以天地而論。則天爲陽地爲陰。經云積陽爲天。積陰爲地是也。夫人身一小天地也。豈能離陰陽而獨立耶。故雖病變百出。而不能越陰陽之範圍。或本於陰。或本於陽。醫者能直而取之。是爲得一之道也。經云。必也治之極於一。一者因得之。旨哉斯言。然世之粗工。但知頭痛救頭。脚痛救脚。省頭草也。淮牛膝也。藥石亂投。而病率不愈者。皆不知陰陽之本也。嗚呼。世之粗工。其害人豈淺鮮哉。

醫譚

孫慕野

□徐何辨症

蘇垣徐秉楠。青浦何書田。皆精軒岐術。名重一時。時金閶劉氏饒於財。而僅有一子。春患傷寒。勢已危。舉醫束手。遂以重金延二人。徐至診視久之。曰。傷寒爲百病之長。死生係於數日之內。苟識病不眞。用藥不當。則變異立見。古有七日不服藥之說。非謂傷寒不可服藥。謂藥之不可輕試也。若見之未審。寗不服藥。豈可妄投以速其殆。故醫者必先辨六經之形症。切其脈理。察其病情。究其病之所在。而後施治。如太陽陽明表症也。宜汗之。少陽則半表半裏。宜和解之。太陰邪入於裏。少陰入裏尤深。均宜下之。若手足厥冷。自汗亡陽者。又宜溫之。至厥陰病則寒邪固結。非投大熱之劑。不能除。此等症勢雖危。但能對病用藥。始終無誤。不難治也。今診少君之症。爲兩感傷寒。兩感者。如太陽受之。即與少陰俱病。以一臟一腑同受其邪。表症裏症。一齊舉發。兩邪相逼。陰陽皆病。救表則裏益熾。救裏則表益急。譬之外寇方張。而生內亂。未有不覆其國者。察其形症。變在旦夕。雖和緩復生。能措手乎。言未已。閽人報何先生至。徐退入夾室。何入診之。曰。冬傷於寒。而春病溫。蓋寒必從熱化。今身反不熱。而脈形潛伏。此熱邪深陷。勢將內閉矣。頃按脈時。會於沉伏中求之。左手尺寸得弦。右則微緩。見症耳聾脇痛。寒熱若有若無。兼之中滿囊縮。時或身冷如冰。夫脈弦而耳聾脇痛者。病在少陽。蓋脈循於脇。絡於耳也。中滿囊縮。右脈微緩者。病在厥陰。蓋脈循陰器而絡於肝也。邪入陰分既深。故身冷如冰。耳辨其形症。是少陽厥陰俱病也。古人治少陰症。謂用承氣下之。反陷太陽之邪。麻黃汗之。更助裏熱之勢。故立大柴胡湯一方。解表攻裏。兩得其宜。今齒枯舌短。陰液已極。若投柴胡承氣解表峻下之劑。則更劫其陰。是速其殆也。皆以厥陰論治。而進桂附等回陽之品。是抱薪救火耳。若用石膏黃連苦寒之藥。非惟不能撥動其邪。正助其冰擱之勢。然醫家必於絕處求生。方切脈時。兩手雖奄奄欲絕。而陽明胃脈一線尚存。因思得一線之脈。即有一線之機。反覆研求。惟有輕可去實一法。

（未完）

衞生小說 醫界鏡（名醫故事）（廿九）

醫隱

第七回 診關道遠投鎮江府 拜醫王大鬧海天村

却說貝祖蔭進得京來。剛剛天下大雪。無暇去覓寓處。遂找到江蘇會館住下。住了幾日。聞得人說京裏的戲甲於各省。比上海還勝。那些小旦。稱呼相公。最闊的就是王公大人。也與他往來。並起並坐的。若是人要通聲氣。覓門路。只要去巴結幾個紅相公。借他的聲氣。在那些闊老面前。吹噓吹噓。由你要做甚麼樣的勾當。就容易了。祖蔭知得這等情節。遂逐日到戲園子裏去看戲。那時正是十一月天氣。祖蔭穿一件腽䏲裘。戴一頂紫貂帽。服飾甚麗。到了戲園。見那些小旦。也有斯斯文文的。也有伶伶俐俐的。也有討厭淘氣的。也有極標緻的。身上穿的衣裳。都極華美。有海龍爪的。有狐腿的。有水獺的。有染貂的。都是玉琢粉裝的。臉袋花鰻柳緗的。神情祖蔭看得眼花。遂揀了幾個有名的紅相公。每日看過了戲。便帶他出去喫館子。每一次總賞了幾十吊。最紅的又賞他好些東西。想要做個闊老。斗闊些名氣出來。那些相公們。見祖蔭如此闊綽。倒也逢人即講。漸漸吹入那些闊老耳朵裏去。也有幾人與他來往。那祖蔭一張嘴。又千伶百俐。滿面春風。專會鑽頭覓縫。善於泛應曲當。所以不到兩個月。也結識着好幾個闊少爺。祖蔭總把些銀錢。好處去巴結他。京城裏做放線雀兒。拿幾百丈線放了出去。終究收得回來的。那幾個闊少。一個是潘大人的少爺。一個是翁大人的姪少爺。一個是徐大人的少爺。一個是廖大人的少爺。還有張少爺。陳少爺。孫少爺。一班的公子。祖蔭一一結交。很熟。而於在直隸的盛大人。尤爲知己。且祖蔭還有一樣的秘訣。與那一班大人闊少來往。凡那大人闊少的二爺。一般稱兄稱弟。閒時也請他看戲吃館子。送東西。那些二爺們。得着他的便宜。在大人少爺面前。愈覺說得貝老爺天上有。地下無的。那多少好處。又說他是個名醫的兒子。醫道本領。如何高強。量氣如何宏大。那些大人少爺們。無一個不相信二爺的說話。有時也請祖蔭開幾張方子。他書法寫的是趙松雪。臨格極其秀潤。文理也通順。藥方是自小曉得的。所以開出來的通套方子。倒也大家說好。橫豎那些大人先生也無一個是內行。賺得過他的。況且那紳宦家的毛病。也是不要緊的。只要在浮面上。開幾味和和平平的。他就歡喜吃了。倒也一傳十。十傳百。百傳千。一二年中。把祖蔭的醫名

藥名雜謎

錢雙呆戲作

羹湯先遣小姑嘗……（知母）
是我舊曾遊處……（熟地）
開在蕭蕭木落時……（冬花）
不須車載斗能量……（百合）
形單影隻孤苦零丁……（獨活）
天寒翠袖薄莫使把窗開……（防風）
須留意變生肘腋……（防己）
如此相逢同是客……（水萍）
記得蟾宮折桂多……（桂枝）
新剝雞頭蘭麝薰……（乳香）
病骨支離續命難……（沒藥）
雙人跳舞……（合歡）
潮平兩岸闊……（沒石子）
苦到心頭姿自知……（蓮子）
愛儞紅於二月花……（霜桑葉）
天鵝佐食爾廳難……（蝦蟆）
待到熟時落不難……（瓜蒂）
爲誰辛苦爲誰甜……（蜂蜜）
却使明珠受謗來……（薏苡）

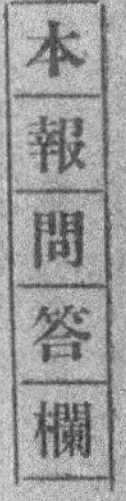

本報問答欄

簡章

(一)本欄除本報編輯自任答覆外并聘請章太炎、君曹穎甫君任答王一仁君秦伯未君許半龍君擔任爲顧問

(二)所問病症。須確有研究之價值。否則恕不答覆。

(三)凡投函問病。不得隨意用信紙。或鉛筆申述。本報另印「衛生報問病用紙」一份。務須照其空白表格。一一填明。此項問病用紙。惟定閱本報全年一份者。始贈一紙。如單購此紙。每一份實售大洋一元。

(四)非本報定戶。每題須納費一元。以示限制。

(五)問者須詳述病症之原因。及現在之狀態。已經過之治療等等。

答徐榮甫君問

朱大仁

間日瘧。先寒後熱。小溲渾赤。苔黃膩。脈弦滑帶數。伏邪痰濕留戀少陽陽明爲病。邪在半表半裏之間。入與榮爭則熱。出與衛爭則寒。榮衛循序失其常也。宜柴桂各半湯加減。

銀州柴胡　八分　赤茯苓　三錢　飛滑石　三錢
川桂枝　五分　竹瀝半夏　二錢　酒炒黃芩　錢半
京赤芍　二錢　陳廣皮　一錢　製川朴　一錢
熟石膏　五錢　海南子　二錢　梗通草　八分
鮮荷葉　一角　荷梗　一支

答王秀芳君問

胸脘作痛。泛噯吞酸。苔薄膩。脈弦滑。暴痛屬寒。久痛屬熱。病延一載。餘肝氣橫逆。氣有餘便化火。痰濕留戀。胃失冲和之權。偏溫偏涼。各非所宜。書云。厥陰之爲病。多寒熱錯雜。仿烏梅安胃丸意出入。

烏梅炭　錢半　淡乾姜　五分　薤白頭　錢半
大白芍　二錢　川雅連　五分　栝蔞皮　四錢
金鈴子　二錢　淡吳萸　五分　海蛤殼　五錢
大丹參　二錢　煨瓦楞　三錢　竹瀝半夏　二錢
青橘葉　錢半

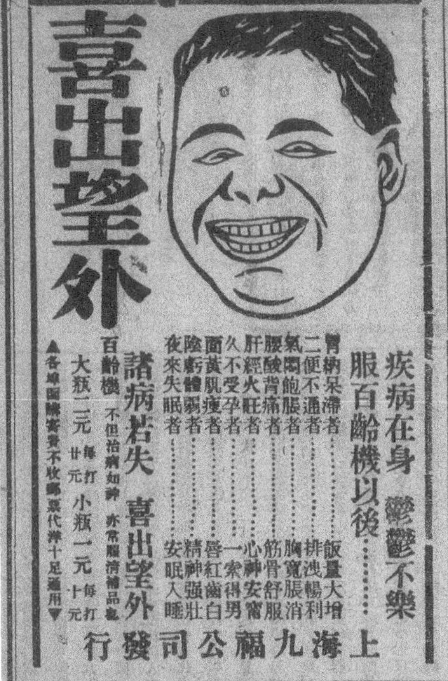

大造補天參茸丸

審考陰平陽秘太和翔洽化之機酌盈劑虛涵養發春榮之象人非太上誰無六賊之塵翳縱屬虛純罅三年之艾以上工治病選藥爲先古聖製方補丸最爲良醫易得妙藥難求補益之劑眩目如毛丸散之名屈指難盡莫不侈誇秘授廣說神奇實則大言炎炎靈效渺渺欲求純一之良方幾等鳳麟之毛角遂使回春和緩擊與無米之嘆消渴文園或抱天年之恨言念及此戚然憂之因此誓啓信心廣宏大願特請海上著名大醫丁甘仁老先生妙運靈心巧施國手濫藶年之經驗採濟世之奇方丹轉九還光施一葉鎔鑄古今參合中西著此大造補天丸方劑又復妙選靈材虔加修合牢仙山之靈獸擷閬苑之仙葩餘若海嶠荒遐之品山川水府之珍無不盡入藥爐登之鼎鑊扶離旺合固濟成丸具奪天換日之奇功寓濟困扶危之妙用舉凡先天不足後天虧損虛勞羸瘦秤秤祛疾宜取此丸常服自能立奏膚功掃八萬之尸蟲比三千之桃實伐毛洗髓人諺華元化之一刀主塡海補天此是女媧皇之五色石各界　君子幸勿河漢斯言

茲將主治各症列左

男婦

先天不足　後天虧損
房勞過度　骨蒸勞熱
手足冰冷　酸軟無力
胃虛氣痛　久洩不止
虛損吐血　半身不遂
黃疸水腫　大腹虛脹
久患痔瘡　自汗盜汗
心悸不寐　怔冲健忘
氣血衰弱　老年怕冷
腰膝酸痛　頭暈目花
久咳氣喘　傳尸勞病
思慮過度　神疲食少
體虛風痛　久瘧不愈
虛火牙痛　耳鳴耳聾
嘔吐酸水　小便頻數
童子勞傷　癰久不斂

男子

眞元虧耗　精滑易洩
久患白濁　腎虛遺精
老弱戒烟　軟酸嗜臥
陽痿不起　艱於子嗣
虛寒脫肛　日久疝氣
脫陽縮陽　添精益髓

婦女

子宮虛冷　久不受孕
經水不調　白帶白淫
乾血癆病　面黃髮脫
小腹冷痛　陰痿不起
常患小產　崩漏不止
廣嗣種子　經枯血少

以上各藥引倘一時不便購買宜用清滚水或稀飯湯丸均可酌用

此丸大補兩天培養氣血添精益腦調經種子神功數筆難盡述但受外感風媿及實熱傷寒等症切不可服

價目　每丸一元

上海口裏鹹瓜街第一號　大成記風參號主人謹識

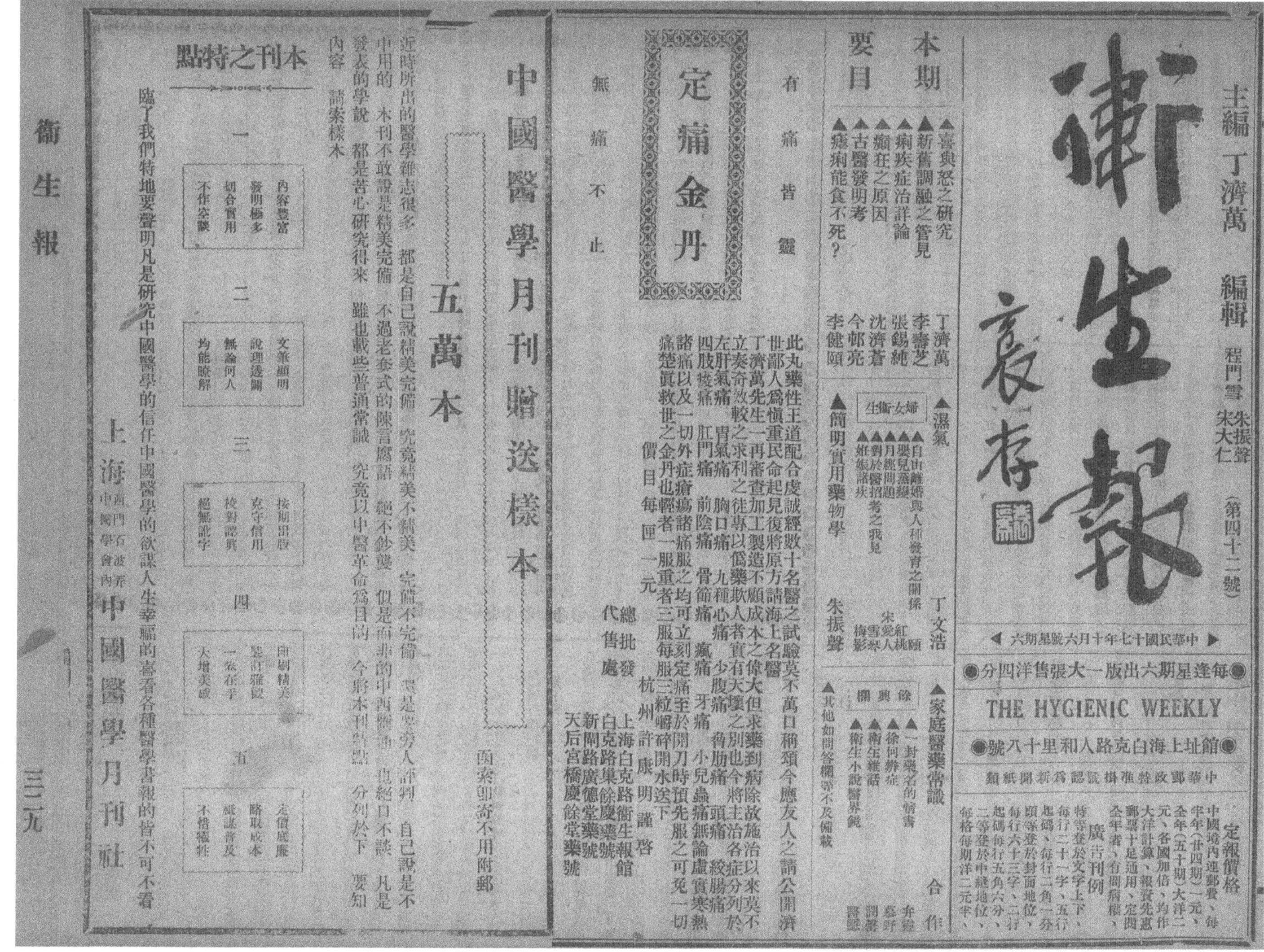

衞生報

主編 丁濟萬　編輯 程門雪 朱振聲 宋大仁　（第四十二號）

袁存

◀中華民國十七年十月六號星期六▶

◉每逢星期六出版一大張售洋四分◉

THE HYGIENIC WEEKLY

◉館址上海白克路人和里十八號◉

中華郵政特准掛號認爲新聞紙類

定報價格

中國境內連郵費、每半年（廿四期）一元、全年（五十期）大洋二元、各國加倍、均作大洋計算、報資先惠、郵票十足通用、定閱全年者、有間病權、

廣告刊例

特等登於文字上下、每行二十一字、五行起碼、每行二角一分、頭等登於封面地位、每行六十三字、二行起碼、每行五角六分、二等登於中縫地位、每格每期洋二元半、

本期要目

▲喜與怒之研究　丁濟萬
▲新舊調融之管見　李壽芝
▲痢疾症治詳論　張錫純
▲癲狂之原因　沈濟蒼
▲古醫發明考　令郁亮
▲瘧痢能食不死？　李健頤
▲濕氣　丁文浩

婦女衞生

▲自由離婚與人種發育之關係　紅桃顚
▲嬰兒蒸變　宋愛人
▲月經問題　雪琴
▲對於醫招考之我見　梅影
▲妊娠諸疾
▲簡明實用藥物學　朱振聲
▲家庭醫藥常識　合作

餘興欄

▲一封藥名的情書　弁鑫
▲徐何辨症　慕野
▲衞生雜話　潤馨
▲衞生小說醫界鏡　醫隱
▲其他如問答欄等不及備載

衞生報　三二九

衛生報

痢疾症治詳論（續）

張錫純

石之痢。亦又可治以柑...化丹（方載衷中參西錄痢疾門。係金銀花一兩。生杭芍六錢。粉甘草三錢。三七二錢。鴉胆子（去皮）六十粒。先用白蔗糖水送服三七鴉胆子各一半。再將餘三味煎湯服。至煎渣服時。仍先用白蔗糖水送服所餘之三七鴉胆子。）於所載為藥中加生懷山藥一兩。蓋痢證至此。西人謂之腸潰瘍。不可但以痢治。宜半從瘡治。是以用粉甘草。金銀花。以解瘡家之熱毒。三七鴉胆子以化瘀生新。而鴉胆子味至苦。且有消除之力（鴉膽能殺菌）。又可除痢證染傳之毒。且用芍藥以瀉火。以治痢之本病。而又恐痢久傷陰。及下焦氣化不固。是以又重用生山藥以滋真陰而固氣化。此所以投之必效也（衷中參西錄方後載有醫案可參觀）嘗思初擬此方時。猶未見西人潰瘍之說。及後見西書。其所載治法。但注重治腸潰瘍。而不知兼用藥以清痢之本源。是以不如此方之效也。

又有下痢日久。虛熱上蒸。飲食減少。所下者形如爛炙。雜以膿血。又兼腐敗之色。腥臭異常。腹中時時切疼益甚者。此腸中生腐爛。斷其為痢之重者。宜治以前方再加潞黨參。天門冬各三錢。此用參以助其生機。即用門冬以防參之因補生熱也。

又有因素傷...色黯...下痢日久。腸中...腐爛。其下焦之氣化愈虛脫而不能固攝者。宜治以相...三寶粥（方載衷中參西錄痢疾門。係生懷山藥細末一兩。煮作粥。送服去皮鴉胆子五十粒。三七細末二錢）方中之意。用三七鴉胆子以治腸中之腐爛。用山藥粥以補下焦之虛脫也。戊午中秋。愚初至奉天。有龍姓少年。年將弱冠。素有嗜好。又多內熱。患痢四十餘日。屢次延醫服藥無效。而病勢浸增。亦以為無藥可醫矣。忽聞街中有善卜者。其家代為往卜。卜者謂為非藥言此病之危已至極點。然幸有天恩。其人命仍可於險中逃來。聞同為天恩是言。當應遠來之醫也。時愚自遠口四千餘里至奉。數日即延愚診。其脈細弱而數。兩尺重按即無。所下者膿血相雜。或似爛炙。亦間有見腐敗之色者。治以三寶粥方。服後兩點鐘。腹疼一陣。下膿血若干。其家人疑藥不對證。愚曰非也。腸中瘀滯下盡則愈矣。俾再用白蔗糖水送服鴉胆子仁五十粒。時已屆晚九點鐘。一夜安睡。至明晨大便不見膿血矣。後俾用山藥粥送服鴉胆子仁二十粒。連服數次。將鴉胆子仁遞減至六七粒。不惟病愈。身體亦漸康壯矣。後聞該...其母家...之餘。又忽痛哭。因謂臣之骨節（本溪湖煤礦總辦）於前一歲因病痢故今因證...愈。而悲從前之未遇良醫而枉死也。由斯知藥果對證。誠有起死回生之能也。

癲狂之原因

沈濟蒼

凡人之罹疾。不外乎三因。三因者。內因、外因、不內外因也。癲狂之為病。內因也。其病多起於七情之鬱。或環境之壓迫而成。世俗於癲狂二症。咸以文痴武痴別之。蓋以癲病喜靜不喜動。而狂病則喜動不喜靜也。狂者手足亂舞。有力踰牆。詈罵不避親疏。甚則登高而呼。棄衣而走。踰垣上屋。皆不克禁之。癲者或笑無時。言語乏序。常默默不思飲食。有時目瞪口呆如痴人。其語聞之則不對。或答非所問。以上為癲狂之見證。以之作癲狂之鑒別診斷。蓋無二矣。

世俗於癲狂之病理。往往以為有鬼相隨。然鬼不去病終不愈。乃有請巫祈禳。求助於神佛。無稽之談。所不至。若病不為祈禳。則多委之於命。其迷信之深。可憫亦復可嘆。

內經對於癲狂之病原有曰「重陽則狂。重陰則癲」考其語氣。不過為含有「時代性」之言論。可不必究詰。又言癲狂之治當視取陽明。蓋治陽明不外清下兩法。清則白虎。下則承氣。今試問當用白虎乎。抑當用承氣乎。夫陽明之發狂譫語。乃因熱聚於胃。迷走神經受炎。迷走神經始於腦而終於胃。故以白虎承氣下之清之而病可愈。然此非所以論於癲狂也。至於後世醫籍所載。癲病由於肝不條達。狂病由於心火失宣等等之論。甚屬...然之詞。於今日科學昌明時代。實無存在之價值。癲之此症由於腦神經受重大之刺激。而變其常態。所以可斷言也。夫人知覺運動。莫不發源於腦髓神經。若諸事則思想靈敏。記憶力強。處處事乃得有條不紊。如遇環境不良。憂鬱驚恐。悲想痴結。神志恍惚。或遭遇驚恐刺激。重大腦神經一旦錯亂。乃發為癲狂之病矣。如老人痛子女之夭折。其言語舉動。莫不因其子女而發。蓋其一己之生命事業。都置不問。其所記憶者。惟其子女之慘事耳。

（未完）

古醫發明考

日本今村亮著
無錫周小農錄

溶藥

溶藥始見於醫學綱目。痿篇曰。有熱則筋弛縱緩不收。故解治之以此。賓...其急者以白酒和桂以塗其緩者。又癰疽篇曰。發於腋下赤堅者。名曰米疽。治之以砭石。欲細而長。疏砭之。塗以豕膏。六日已。仲景方中有溫粉。有摩散。外臺載塗臍下通溺塗之方。幼幼新書塗五心消少小客忤。張甚方塗手心以發汗。蓋皆本此方。塗足心能引上病而下之。又治目翳。又治赤眼。治鼻衄。塗頂以降。外傳藥方亦復不少。或治痛。患所。或塗頭引上及喉、喉、點、眼、塗臍、貼臍、與熏蒸、洗浴等。皆治標之法也。不可不知。善醫以為與內服同效。專用之者非也。

（評）實可佐內服之不及。國醫應為之有特效者。

芥子膏

泰醫好用白芥子為泥。敷腨腸及脚心。施之中風、霍亂、發痼、暴瀉、痘瘡等。其法見於肘後方。治中風卒痛不能語。以苦酒煮芥子。傅頸一周。以衣包之。一日一夕乃瘥。又治喉痺。取芥子搗碎。以水及蜜和。傅喉下。燥輒易。中藏經。治小兒腸滯。白芥子不以多少。研成膏。攤紙上。貼臍。慢火坐中。效。此由外通內。精於氣透者。其功用與敷、熨、吊、塌、補、瀉、雜糅同。

（評）古法氣閉塗臍。嘗用白芥子末。蜜調敷之。痛處即可詮效。

嚏藥

搐鼻取嚏。以發泄鬱邪。開達壅塞。其法創見於靈樞雜病篇。云。噦以草刺鼻。嚏嚏而已。金匱頭中寒濕。內藥鼻中。千金翼及外臺淵鑒方。搐鼻。於開瓜蒂。吹鼻治風頭痛。吹鼻散用瓜蒂、麝香等五味。先含水滿口。後搐藥半字。深入鼻中。又中風牙緊不能下藥。即鼻中灌之。又治眼睛。如針刺疼痛。患者以治小兒天釣。幼幼新書治小兒急慢驚風。易簡方亦中口噤。用細辛、皂角各少許為末。只用半夏為末。以蘆管入鼻中。候嚏。其人少蘇。聖濟總錄。以治內外障眼。蘇砭正曰。如引減縮。濕淡氣並涕。凡上行者皆此法也。羅正湖曰。其引之舉之提之。皆吐之意也。

（評）著者所明諸方中醫有用者。近人且有謂搐鼻法。研究鼻腔治腦膜炎之方。依法勝於花露則之。

痢疾能食不死？

李健頤

諺云。病痢患痢能食不死。是謂痢疾。皆屬腸胃之病。如能食者。胃氣未損不[illegible]氣已敗。此說誠有至理。不知痢初起之時。胃氣何至遽敗。其所以不食者。是因胃火過甚。腸熱爆發。以致也。世人不明其理。意為能食不死。迷惑不解。以是患痢之人。信之為然。恣食亂飲。食物壅塞腸中。釀為內熱。遂成不治之症。慎之戒之。今試以痢之病因。詳陳於後。則知痢初起之時。最忌食物。夫痢之因。由於濡穢汙穢。毒水久積。發育蚊蟲。蚊之毒質。吸入血管。血管受毒。即變性而發炎。炎氣客於衛分而成痢。痢毒甚為痢。痢毒輕為溫痢。總不外毒水為病苗。蚊毒為媒介。然據既係熱毒。是屬溫病。難經云『傷寒有五』。痢即溫病之一。溫病最忌食穀及豬肉魚類。是因食物入胃。能成胃熱。胃熱火生。火甚病生。甚至毒發病危。當此之時。雖有華陀解剖肌肉。蕩除腸胃之能。亦莫伊何。內經云『溫病食肉必死』。仲景云『傷寒多食必復』。可見溫熱傷寒諸病。皆忌食物。況痢者乎。痢之發生。亦腸熱毒是由飲食積滯於腸胃間。復受暑熱之氣。蒸釀成毒。遂變為痢。胃中發炎。熱在氣分。而腐化成汁。為白痢。腸中發炎。熱在血分。而潰下膿血。為赤痢。西醫云『人患痢疾時。其腸中之粘膜。必有紅腫之處。其處生出之膿液。即白痢。若血管破爛。有血液流出。即紅痢也。此時不可再以食物入腸中。以刺戟其粘膜。宜忍飢耐餓。平臥安靜。以溫煖之布包其腹部。渴則飲沸過之溫水少許。而於一切食物。皆擯不入口。如痢新愈之後。凡各種未熟之果實。及一切之固形物。而不易消化者。均不宜食。若在未愈之前。則禁之尤嚴』。乃知患痢多食有害。然痢之害。亦如是也。緣古來未曾發表。所以後世之人。不知其害。反謂能食不死。執迷不悟。誠可痛哉。嗚呼。作俑此語。未知是誰。發起誤人萬億。與言及此。能無愀然乎。但望世之醫生。亟亟革除舊說。庶病痢者。不至因食而誤死也。

濕氣

丁文浩

夫濕乃重濁之邪。其傷人也最廣。考難經。金匱有傷濕。中濕。風濕。濕溫之名。殆傷則傷其表。表則乃陽明之表。肌肉也。四肢也。中則中其內。內則乃太陰之肉。脾陰也。濕土也。故傷表則肢節必痛。中裏則脘腹必悶。及濕與風搏。而周身痛楚。濕與熱合。而煩悶熱蒸。都甚於夏秋。蓋江南地卑氣濕。沿江瀕海。霧露風潮。較別處尤甚。且易感染。故醫者亦不務傷寒。專研濕溫。然比之傷寒。尤為猜屑。更難調治。此謂能醫大江南之病者。思過半矣。矧其症。不獨夏秋。四時彙有。其濕之甚者。又有微熱惡寒。身痛舌白。胸痞溺赤等症可憑。濕之微者。依然外無痛楚。內不煩擾。但覺倦怠嗜臥。脈證緩弱。一如虛損斯候也。誤補之。則濕遂化熱。而病反增劇。誤消之。則濕留正損。而更覺難堪。又要分別陽濕陰濕。陽濕者胃熱恒多。即為濕熱。陰濕者脾陽必衰。即為濕寒。更審其傷內傷外。傷內者。脾土必虛。內經所謂卑陰之土。易於聚濕。胸腹必滿。氣機必滯。傷外者。陽氣必鬱。河間所謂表虛之體。易於着濕。肢體必重。關節必痛。傷內者理脾為主。傷外者宣氣為先。陽濕者主以苦辛。陰濕者主以苦溫。俱當以淡滲佐之。苟能明其陰陽。分其內外。臨機應變。其治法庶幾得之。

簡明實用藥物學

朱振聲

薯蕷 氣味甘平 入心脾腎

益氣長肌　肌肉者。脾之合也。久病脾陰受傷。中焦生氣不振。弗能化精微外達肢體。形質枯槁。肌肉消瘦。薯蕷甘平補脾。脾氣充。則能化水穀而生精微。營養肢體。灌溉肌膚矣。

安神退熱　神不安之原因甚多。有心血虧。血不舍神者。有邪熱蒸心包。心神擾亂者。有陰虛不能斂陽。陽亢不入於陰。心腎失於交通。成未濟之象者。有胃絡通心。脾胃虛熱上升。胃不和則臥不安者。薯蕷能養脾陰而和胃氣。胃和則降。虛邪不升。而神可安。治神不安由胃虛不和者可用。若為胃實痰涎留連中都者。又不可用。脾陰不足。陰虛生內熱。虛熱外發於肌膚。身熱如外感。薯蕷甘平補土。土厚則虛熱自斂之意。

補脾除瀉痢　瀉痢雖同為腸胃之病。其見症也各有分別。大便清稀如水。而直下者為瀉。大便黏下物而不暢者為痢。暴起之瀉痢。正氣未虛。由溼熱挾滯內阻。宜化溼導滯為主。久病之瀉痢。脾土已弱。而溼滯纏綿。宜培養脾土為主。薯蕷乃補脾之品。久瀉久痢可用。暴起早用。有助邪為虐與留邪內竄之弊。

補腎止遺精　遺精者。寐時精液外遺也。有夢而遺屬相火旺。邪火入客精室。逼精下泄。無夢而遺屬心腎虧。精關不固。薯蕷甘平。取補脾土以益腎精。治腎虛者宜用。

三譚近墨

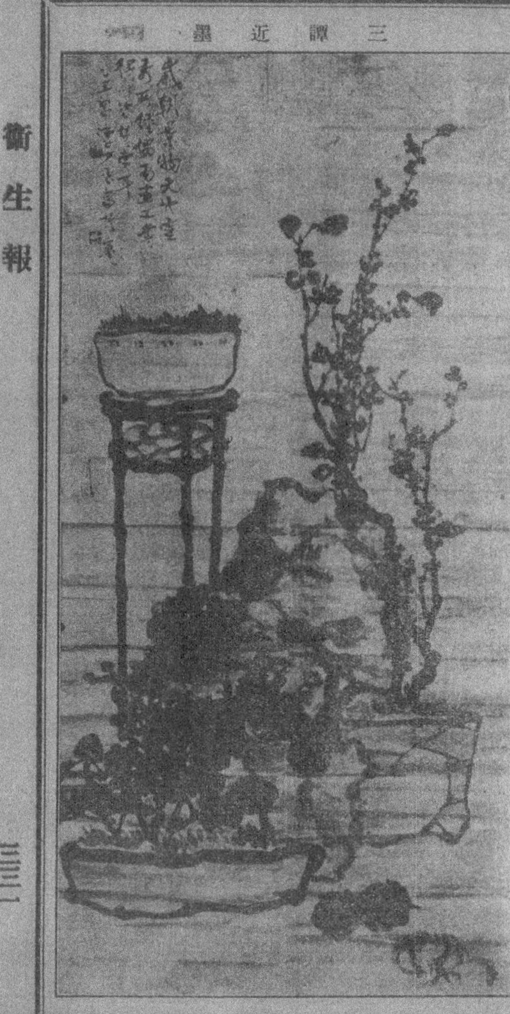

衛生報

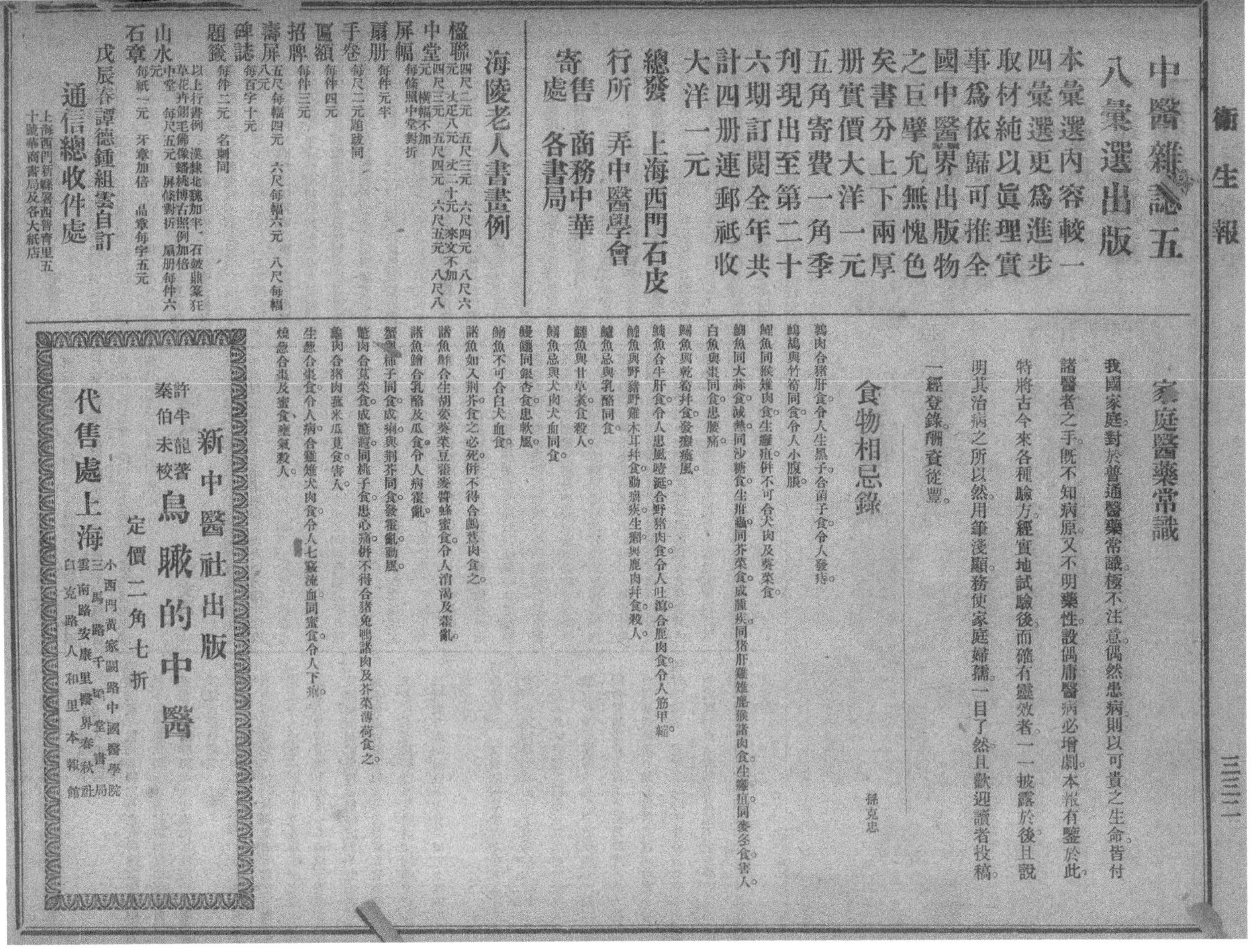

家庭醫藥常識

我國家庭。對於普通醫藥常識。極不注意。偶然患病。則以可貴之生命。皆付諸醫者之手。既不知病原。又不明藥性。設偶庸醫。病必增劇。本報有鑒於此。特將古今來各種驗方。經實地試驗後。而確有靈效者。一一披露於後。且說明其治病之所以然。用筆淺顯。務使家庭婦孺。一目了然。且歡迎讀者投稿。一經登錄。酬資從豐。

食物相忌錄

孫克忠

鵝肉合猪肝食。令人生黑子。合菌子食。令人發痔。

鷓鴣與竹筍同食。令人小腹脹。

鯉魚同猴雉肉食。生癱疽。併不可合犬肉及葵菜食。

鯽魚同大蒜食。減熱。同沙糖食。生疳蟲。同芥菜食。成腫疾。同猪肝雞雉鹿猴諸肉食。生癱疽。同麥冬食。害人。

白魚與棗同食。患腰痛。

鯽魚與乾筍幷食。發癱瘓風。

鯇魚合牛肝食。令人患風噎涎。合野猪肉食。令人吐瀉。合鹿肉食。令人筋甲縮。

鮀魚與野猪野雞木耳幷食。動痼疾。生癬。與鹿肉幷食。殺人。

鱸魚忌與乳酪同食。

鱔魚與甘草羹食。殺人。

鯖魚忌與犬肉犬血同食。

鰻鱺同銀杏食。患軟風。

鮓魚不可合白犬血食。

諸魚如入荆芥食之。必死。併不得合鸕鶿肉食之。

諸魚鮓合生胡荽葵菜豆藿麥醬蜂蜜食。令人消渴及霍亂。

諸魚鱠合乳酪及瓜食。令人病霍亂。

蟹與柿子同食。成痢。與荆芥同食。發霍亂動風。

鼈肉合莧菜食。成鼈瘕。同桃子食。患心痛。併不得合猪兔鴨諸肉及芥菜薄荷食之。

龜肉合猪肉菰米瓜莧食。害人。

生葱合棗食。令人病。合雞雉犬肉食。令人七竅流血。同蜜食。令人下痢。

燒葱合韭及蜜食。壅氣殺人。

喜與怒之研究

—丁濟萬—

人身之所賴者。惟氣與血耳。氣爲陽。血爲陰。肝藏血。心藏神。肝體陰而[illegible]陰故多陰者多怒。多陽者多喜也。經云怒傷肝。喜傷心。蓋怒出[illegible]心。所以暴怒傷肝。而暴喜傷心也。然世之[illegible]但知[illegible]要傷肝。喜[illegible]傷心。而不知怒何以能傷肝。喜何以能傷心也。此知其然而不知其所以然也。要知肝與膽相爲表裏。人之暴怒。其肝氣必逆。肝氣逆則血亂。血亂則傷陰。陰傷則血液少而血熱有餘。肝輕血熱有餘。則膽火助之。肝膽火動則發爲怒也。怒則火愈熾。火熾則傷肝。而爲胸痛脇痛。痙攣頭搖等證。此暴怒之所以必傷肝也。至於喜所以能傷心者。因暴喜則心氣緩。心氣緩則神散。神散則陽傷。傷陽而心亦傷。而爲汗出心跳驚悸氣怯等證。此暴喜之所以必傷心也。其他如思傷脾。悲傷肺。恐傷腎等說。是在學者之能舉一而反三也。

新舊調融之管見

李壽芝

古時有兩個武士。相遇於一株大樹之下。一個武士開口道。你看見樹上掛的那面盾麼。別一個武士答道。看見的。那是銀的盾。前一個武士說。不不。你錯了。這是金的。後一個叫道。不不。錯的是你。明明白白是銀的。這二人始而鬥口。繼而各拔出刀來。爲他所信的眞理而戰。結果各受了不很輕的傷。倒在地上。不能動彈。但當他們倒下時。機會使他們見了這面盾的眞相。原來一面是金的。一面是銀的。他們各只見了盾的一面。却自以爲自己是對的。別人是錯的。枉自鬥了一場。受了重傷。

上面的一段。是中國文學研究卷頭語上西締君引證的。說明中國文學最近新舊存廢的爭戰。都是自以爲是。未見得文學的眞相的。因此我連想倒中國醫學上現在的糾紛。也不是這樣麼。

中醫的守舊派。不曉得時代的進化。漫唱着陰陽五行。相生相剋的高調。以爲淵博。却反對西醫頭痛醫頭。腳痛醫腳。西醫的維新派。未曾研究國粹的究竟。只知道說中醫不是科學的。反對他虛無飄渺。信口胡言。不錯。都是對的。西醫的不好。在不大變通。但是收效的地方。却也在此。譬如熱高就冰。肉腐就割。便結就灌。溺閉就通。盲腸就截。胃癌就割。腿壞就鋸。血出多了就採血補血。霍亂吐瀉。水分去多。就注射鹽水。梅毒就用六〇六。種種是痛痛快快。大刀闊斧的解決。他可惜這都是對象的治療。倘若是無固定的徵象。和複雜的病情。及變化的形狀。不在科學的醫學範圍之內。可沒有辦法來救濟。這個可就要崇尚中醫了。但是我不能諱言已短。中醫確中了虛無飄渺的毒。給一般不學無術的人。信口胡言。指鹿爲馬。以紫奪朱。不過精微奧妙。却在知識學問玄想上完竟之別。譬如傷寒的傳經。溫病的變化。六淫的外因。七情的內病。氣血的損益。營衛的調和。臟府的補瀉。標本的後先。望聞問切的審查。表裏虛實的診斷。寒熱溫涼的方劑。君臣佐使的支配。反正從逆的經權。汗吐下和的治法。完全如岳武穆用兵。運用之妙。惟存乎一心。倘若胸無城府的人。似是而非。陷於遁詞。以爲靈空。其實是靈滑到不如西醫來得明顯得多呢。

讀者注意

本報專載一切衛生事宜。大則可謀社會之幸福。小則可謀一身之健康。加以文字淺顯。婦孺皆知。況定閱全年者。復贈燙金報夾一只。本埠到本館領取。外埠須交代寄費二角。至於『印刷』『紙張』『內容』等等。究竟如何。想讀者早已洞察。亦毋庸再述矣。全年報費連郵祗收大洋二元。（郵匯不通之處郵票十足通用。惟以一分爲限。掛號寄下。以免遺失。）

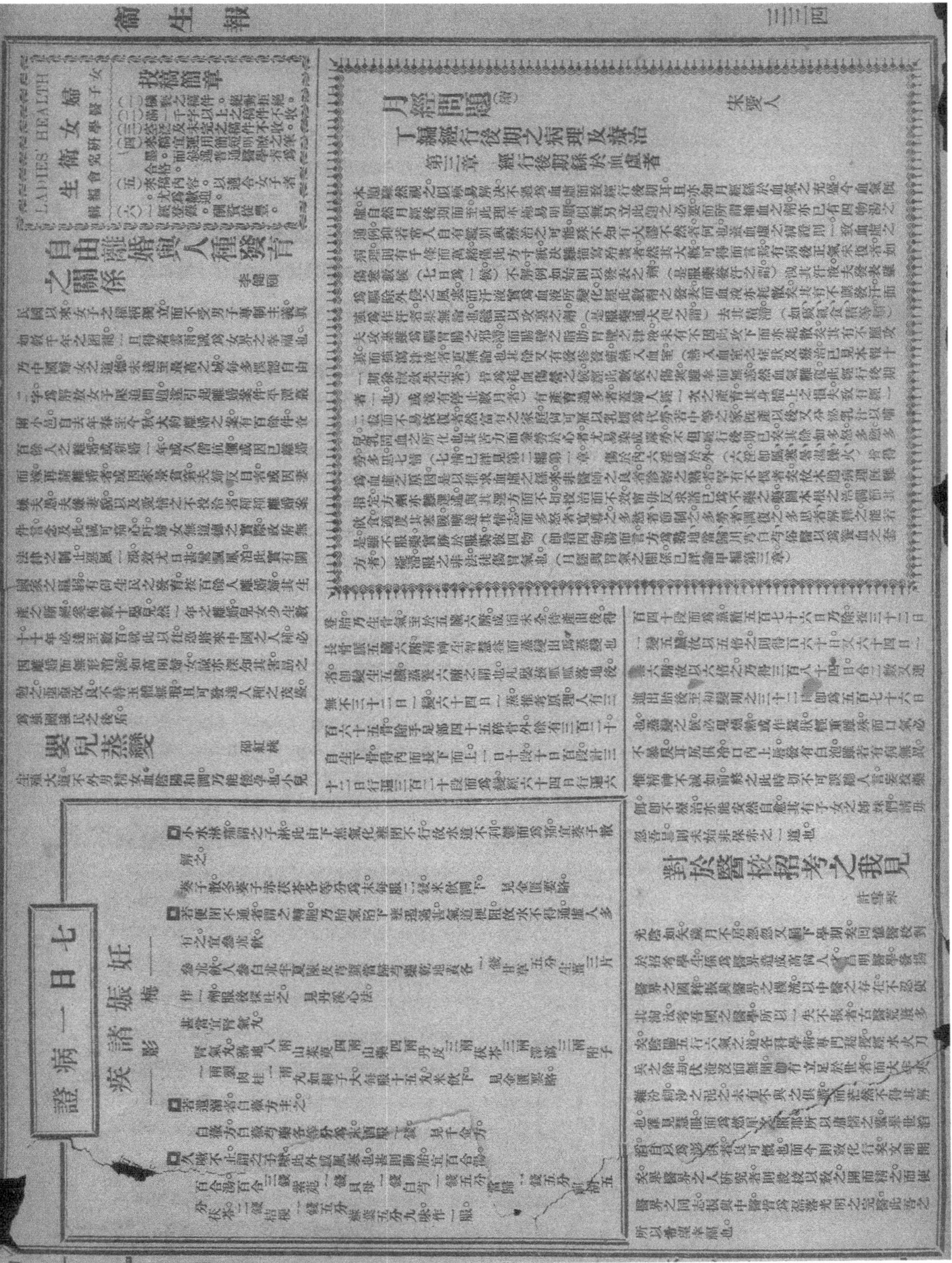

LADIES' HEALTH
婦女衞生
女子醫學研究會編輯

自由離婚與人種發育之關係

李健頤

民國以來。女子之權柄獨立。而不受男子專制主義。貝如數千年之囹圄。一旦得着雲雨。誠爲女界之幸福也。乃中國婦女之道德。未達至最高之域。每多悞認自由二字。爲解放女子壓迫問題。遂引起離婚案件。平潭蕞爾小邑。自去年春至今秋。大約離婚之案有百餘件。查百餘人之離婚。或新婚一年。或久偕伉儷。或因已離婚而嫁。再請離婚者。或因家景貧窘。夫婦反目者。或因妻嫌夫愚。夫嫌妻醜。以及愛情之不投洽者。種種離婚案件。言念及此。誠可痛心。吁。婦女無道德之實際。政府無法律之制止。惡風一漲。效尤日甚。驚飄風泊。此實有關國家之羸弱。有礙生民之發育。按百餘人離婚。婦其生產之斷絕。奚啻數十嬰兒。然一年之離婚。兒女少生數十。十年必達至數百。就此以往。恐將來中國之人種。必因離婚而無形消滅。如高明婦女。諒亦深知其害。勗之勉之。亟亟改良。不特玉體無瑕。且可發達人種之茂盛。爲強國強民之後盾。

嬰兒蒸變

邵紅桃

生殖大道。不外男精女血。陰陽和調。乃能懷孕也。小兒登胎。乃生骨氣。至於五臟六腑。成而未全。待產出後。得長骨脈。五臟六腑。精神生智慧。蒸而蒸變出焉。蒸變也者。即變生五臟。蒸養六腑之謂也。凡嬰孩呱呱落地後。無不三十二日一變。六十四日一蒸。推考原理。人有三百六十五骨。除手足部四十五碎骨外。餘有三百二十。自生下。骨得內而長。下而上。一日十段。十日百段。計三十二日行遍三百二十段而爲變。繼六十四日行遍六百四十段而爲蒸。積五百七十六日。乃除。按三十二日一變五臟。故以五倍之。則得百六十日。又六十四日一蒸六腑。故以六倍之。乃得三百八十四日。合二數。又連進出胎後至初變之三十二日。即爲五百七十六日也。蒸變之候。必現燒熱。或作驚狀。輕重雖殊。而口氣必不暴戾。耳尻俱冷。口內上唇。發有白泡。雖若有病無異。惟精神不減如前。終之此時。切不可誤聽人言。妄投藥餌。即不療治。亦能安然自愈。其有子女之姊妹們。請毋忽吾言。則未始非保赤之一道也。

月經問題(續)

丁編 經行後期之病理及療治

第三章 經行後期係於血虛者

宋愛人

本題驟然視之。似極易解決。不過爲血虛而致經行後期耳。且亦知月經係於血氣之充盛。今血氣既虛。自然月經後期而至。此理亦極易明顯。似無另立此題之必要。而所謂補血之劑。亦已有四物湯之通例。抑若常人自有鑑別與療治之可能。殊不知有大謬不然者。何也。蓋血虛之病證則一。致血虛之病理。則有千條而萬緒。僅此方寸紙。决難描寫殆盡者。然其大概可得而言焉。有病後正氣未復者。如傷寒數候(七日爲一候)不解。例如始則以發表之劑(是服藥發汗之謂)。洩其汗液。夫發表雖爲驅除外侵之風寒。而汗液實爲血液所變化。經此數劑之發表。而血液亦耗散矣。其有不應發汗而強爲作汗者。果無論也。繼則以攻裏之劑(是服藥通大便之謂)。去其積滯(如痰、氣、食、積等類)。夫攻裏雖爲驅胃腸之邪滯。而腸胃之脂肪。胃壁之津液。未有不因此攻下而亦耗散矣。其有不應攻裏。而強瀉津液者。更無論也。其餘又有發疹發痦。熱入血室(熱入血室之症狀及療治。已見本報十一期徐淑欽先生著)。皆爲耗血傷營之候。經此數候之傷寒。雖幸而無恙。然血氣難復。此經行後期者一也。或竟有停止數月者。有產育過多者。蓋婦人經一次之產育。其身體上之損失。致有經一二歲而不易恢復者。然富有之家庭。何可雇以乳媼爲代勞。若中等之家。既產以後。又分泌乳汁以哺兒。乳固血之所化也。其苦力而兼勞於心者。尤易染成痨勞。不但經行後期已矣。其餘如多怒、多慾、多勞、多思。七情(七情已詳見第二編第一章)。傷於內。六淫盛於外(六淫即風、寒、暑、濕、燥、火)。皆得爲血虛之原因。是以推求血虛之緣來。非醫師之良者。診察之精若罕有不悞者矣。故本題病理既難指定。方劑亦難選述。與其選方而不切。投治而不效。寧毋反求諸已。爲不藥之藥。圖本根之治。調節其飲食。適度其寒煖。暢達其情志。而多怒者寬導之。多慾者節制之。多勞者調復之。多思者解釋之。能若是。雖不服藥。實勝於服藥。彼四物(即指四物湯而言。方爲熟地、當歸、川芎、白芍。俗醫以爲養血之套方者)。凝滯服之。非法徒傷胃氣也。(月經與胃氣之關係。已詳論甲編第三章)

七日一病證

妊娠諸疾

梅影

▣小水淋痛。謂之子淋。此由下焦氣化壅閉不行。故水道不利。鬱而爲痛。宜葵子散解之。

葵子散。冬葵子赤茯苓各等分爲末。每服二錢。米飲調下。見金匱要略。

▣若便閉不通者。謂之轉胞。乃胎氣陷下。壅遏過甚。氣道梗阻。故水不得通。虛人多有之。宜參朮飲。

參朮飲。人參白朮半夏陳皮芎藭當歸芍藥乾地黃各一錢。甘草五分。生薑三片作一劑。服後探吐之。見丹溪心法。

甚當宜腎氣丸。

腎氣丸。熟地八兩。山茱萸四兩。山藥四兩。丹皮三兩。茯苓三兩。澤瀉三兩。附子一兩。製肉桂一兩。丸如桐子大。每服十五丸。米飲下。見金匱要略。

▣若遺溺者。白薇方主之。

白薇方。白薇芍藥各等分爲末。酒服一錢。見千金方。

▣久嗽不止。謂之子嗽。此外感風寒也。甚則動胎。宜百合湯。

百合湯。百合三錢。紫菀一錢。貝母一錢。白芍一錢五分。當歸一錢五分。前胡五分。茯苓二錢。桔梗一錢五分。蘇葉五分。九味作一服。

對於醫校招考之我見

許雪萍

光陰如矢。歲月不居。忽忽又屆下學期矣。回憶醫校對於招考學生。係爲醫界造成高尚人才。吾明醫學。發揚醫界之國粹。振興醫界之機流。以中醫之存在。不忍使其淘汰。看吾國之醫學。所以一失不振者。古醫荒廢多矣。陰陽五行。六氣之道。各科學術。專門秘授。經水火刀兵之餘劫。伏淹沒而無聞。即有立足於世者。而大半夾雜汾糾。沙之泥之。未有不與之俱盡。而茫然不得其解也。誰見慧眼而爲燃犀之照耶。所以庸儒之輩。舉世滔滔。自以爲澎湃者。良可慨也。而今則教化行矣。文明開矣。舉醫界之人。研究者則設校以教之。開而精之。而使醫界之同志。振興中醫。皆爲磊落光明之完醫。此吾之所以希望幸福也。

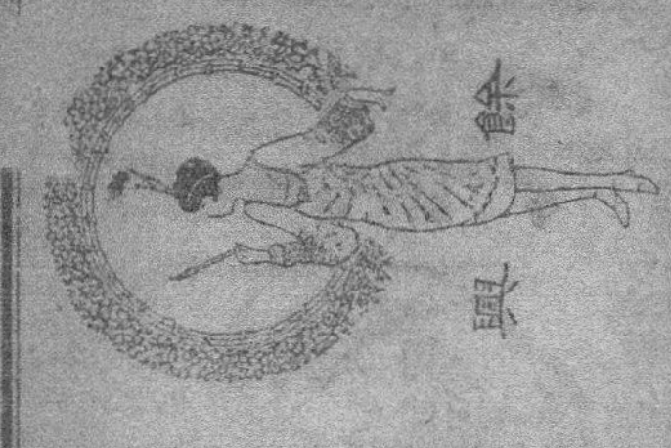

餘興

一封藥名的情書　許弁盦

小僊去年。（細辛）姑蘇雅聚。（蘇合）索星笑指。（牽牛）寶馬香迎。（車前）委以八駿之奇才。（蘇子）得遂驚衫之袂。（香附）寄植園之悵恨。（寄奴）訪聽玉笛之梅。（羌活）憑雪抒態。（臘雪）花落天涯之夢。（續隨）胸襟白永。（涼水）祝承堂上之歡。（鬱金）前程萬里難覓封侯。（遠志）瘦影寒梅猶思薄命。（獨活）問紅顏而誰丰柏翠松蒼。（女貞）怕花信之飄期無殘蝶夢。（防風）誰付江郎遊絲未老。（何首烏）寄萍浣院瀟灑茱萸。（菊花）忽忽階前梧葉秋風淅淅之蒼涼。（續斷）獨對青燈倦倚靜齋之寂寞。（安息）然而追遙橋邊姑仙傲骨。（款冬）碧欄杆外暮柳含煙。（河柳）曾記一枝自持。（防已）泊醉綺窗之壁。（常山）江天水月淋歌波浪之中。（流水）回憶昔日樽前杯盞延席。（魯酒）充饑鼎味。報來桑葚之全消。（甘遂）翹首而今幾年獨守。（綠桑葉）屈指三五之將及。（當歸）此心明月之金燈。（夜明）書到君前。（白芨）即希附答。（旋覆）五月望日。（半夏）玉蟾肅袵。（白斂）

醫譚　續　孫慕野

以輕清之品。或可宣其肺氣。冀得津液來復。神志略清。可再圖別策。勉擬一方服之。於寅卯之交有微汗。則可望生機。否則勢無及矣。是時徐獨坐室中。使僕往探索方觀之。乃大笑曰。是方能愈是病耶。果然可將我招牌去。終身不談醫道矣。言爲何僕竊聞。達於主。何謂劉曰。聞徐先生亦在此。甚善。今晚雖不相見。明日立方必與共千萬爲我留。何舟泊河沿。遂下宿。徐欲辭歸。劉苦留之。服藥後至四鼓。果得汗。形色略安。天未明。何至復診。喜形於色。曰。脈已起。可望生矣。但必留徐先生。余爲郎君療此病。徐若去。余亦去耳。劉唯唯。徐悉病有轉機。無以自容。急欲辭歸。劉曰。何曾有言。先生去。彼必不留。兒命懸於先生。惟先生憐之。雖曰費千金。亦不吝。徐聞知前言之失。默然無語。何一日登岸數次。不數日。病者已起坐進粥。乃謂劉曰。今病已愈。我將返棹。徐先生已屈留多日。諒亦欲歸。但前有招牌一說。或余便道往取。或彼自行送來。乞代一詢。徐遂丐劉周旋。劉設席相薦。至爲屈膝。始得解。何歸適姪某亦患傷寒病。劇舉家惶惶。何診之。形症與劉似。曰。易耳。遂以前法進一劑。不應。再進而氣絕矣。何爽然曰。今日始知死生在命。非藥之功。醫之能也。因函致徐。自陳其事。而請罪焉。由是閉門謝客。不言醫者數三。（毛對山墨餘錄）

衛生雜話　潤齋

（一）蘿蔔和茶長白頭髮

△社會上有一種俗諺。說是吃蘿蔔的時候。萬不可吃茶。一吃茶。便會長出白髮來。這種俗諺本是騙小孩子的。大概是因爲既吃了茶。萬無再口渴的道理。誰知道種怪話。竟關成事實。人家父母見孩子們這二樣同吃。便非常駭怕。忙得如失火的一般來搶。竟有助以大罵。繼以體罰。好像這事體非常重要的模樣。這也未免小題大做了。

（二）要得小兒安須要三分飢與汗

△尋常聽見人家有句俗話。說是『要得小兒安。須要三分飢與汗』。我想大概又錯了一個字了。小兒不能飲食過度。本是一定的道理。因爲過多則不時傷食。最不衛生。至於出汗的一說。頗欠理由。因爲出汗時最易感冒。皮膚張開。便是風寒進入的機會。如此說來。汗字似不甚妥善。恐怕是一個寒字。因爲受三分寒。很以爲身體強壯的鍛鍊。況且少年們難保不動。分寒。便也不致出汗。便也不致感冒了。

衛生格言　許弁　合作

靜養以安神。開闊以安志。（朱占

聽詩以娛意。作畫以表情。　幼樵

寒熱宜並度。飽餓不可偏。（小齋

五志不可亂。亂之則參差。（聽軒

飲食不得偏。隨時則宜。（碧梧

衣服不可有塵垢。失之則易傳菌。（靜坐

沐浴宜溫暖。不宜寒涼。（臥廬醫

衛生小說　醫界鏡（名醫故事）（廿九）　醫隱

第七回　診關道遠投鎮江府　拜醫王大鬧海天村

闊出來了。遂託吏部文選司張少爺捐了一個吏部員外郎。與那一班闊少來往。更加親暱。且結交得更多。不料仲良於四月內發了病。日日服藥。毫無功效。竟於四月底去世。文彬寫了一封急信進京。祖蔭接到了。不免傷哭一場。遂忽忽忙忙的致信辭別各位大人先生。那各處送來的賻儀湊起來。也有千金。遂於五月中旬回南。到得家後。與文彬辦過喪葬。在家守制一二年。來家道漸落。惟欲以行醫爲生涯。恰好在京所結識的京官也有放外省。到江蘇來做的。祖蔭更寫信進京。託在京認識的官員致信與各處顯要。推薦他的醫道。遂到馬路上租了一所大房子。門上貼起貝氏醫室。初起生意也是平常。忽一日。有兩個差官到來。這差官是那裏來的。原來鎮江關道張觀察。是翁大人的門生。也有六十上下年紀。素常有個痰喘毛病。不時要發。到底是上了年紀的人。經不起常常發病。這回子發了一陣。竟至躺在牀上不能起來。不但精神模糊。言語蹇澀。而且骨瘦如柴。遍體火熱。到得後來。竟致痰湧上來。喘聲如鋸。病了兩月。在鎮江城內城外及丹陽常州等處。只要稍稍有點名氣的醫生。通統請到。一個方子總得三四個先生商量好了。方纔服下。而且一帖藥至少三四十塊洋錢起碼。若是便宜了。那張太太一定要關著說是便宜的藥。那裏有好貨。這藥吃了是不中用的。所以醫生開的方子。總是那吉林參、珍珠粉之類。吃下去。初則不知不覺。吃到後來。肚子也脹了。痰聲也愈加多了。越吃越不像樣。及得到翁少爺薦來的信。說這貝祖蔭的本事是當今少有的。現在上海行道。張太太得到這個消息。立刻打發兩個差官。拿了大人的名片。到上海去請。要多少銀子就起他多少銀子。好在上海有來往的銀號。可以就近支取。兩個差官奉了太太的命。馬上動身。等到到了上海。找到了祖蔭的公館。一看。倒也絕好場面。上門看病的不見幾個。差官將名片投上。說明來歷。祖蔭見是鎮江關道來請。知是闊老處來的。要裝點架子。說道。啊呀。今天明天兩日外面已有許多人家早來請過。已答應他去看的。此事有些爲難了。大約兩日以內難以動身。須到後天方能遵命。那差官急要請去。說道。先生總之一樣看病。先生在府上每天有多少進金。通統包算就是了。祖蔭沈吟一回道。論起我的

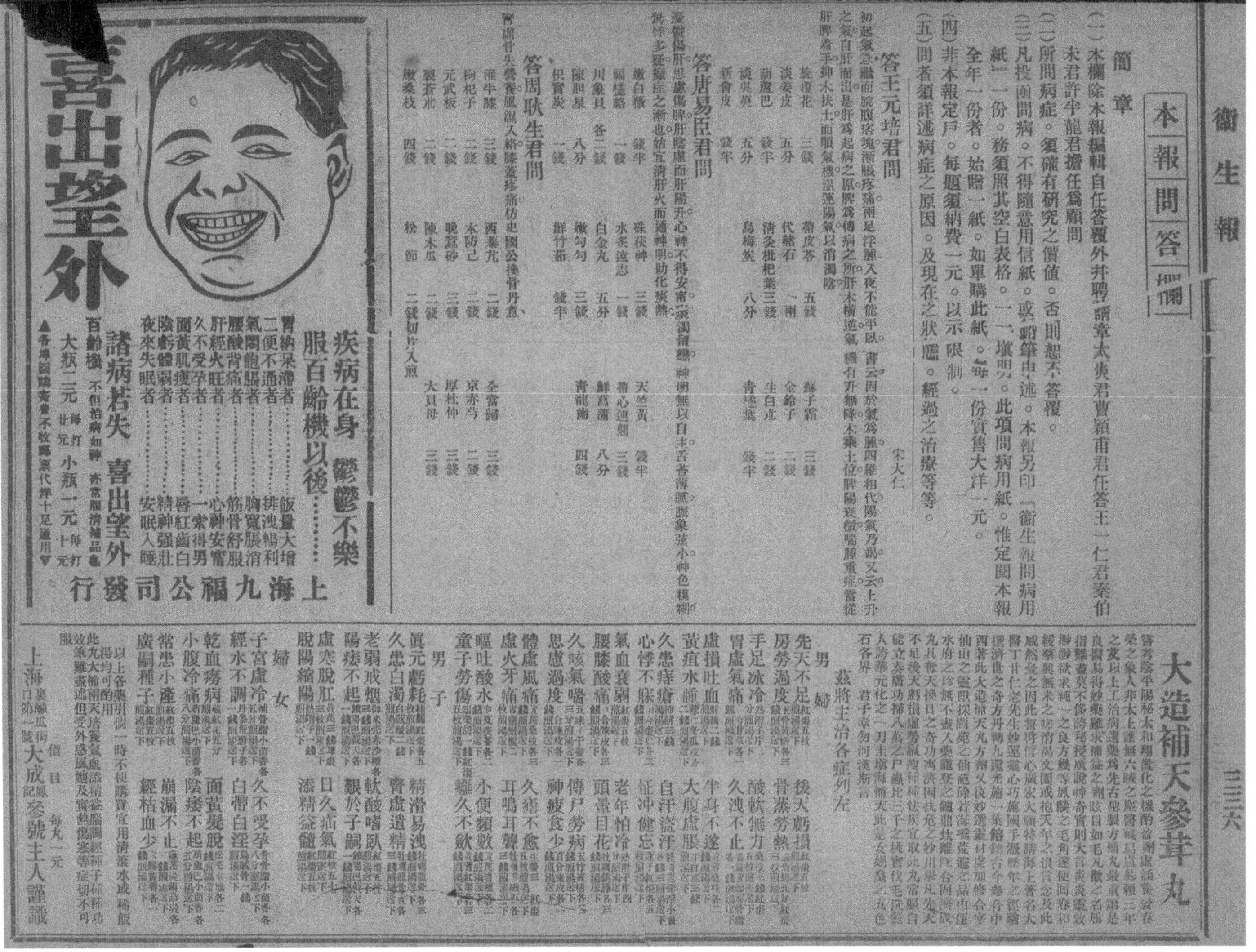

本報問答欄

簡章

（一）本欄除本報編輯自任答覆外并聘請章太炎君曹穎甫君任答王一仁君秦伯未君許半龍君擔任爲顧問

（二）所問病症。須確有研究之價值。否則恕不答覆。

（三）凡投函問病。不得隨意用信紙。或用鉛筆申述。本報另印『衛生報問病用紙』一份。務須照其空白表格。一一填明。此項問病用紙。惟定閱本報全年一份者。始贈一紙。如單購此紙。每一份實售大洋一元。

（四）非本報定戶。每題須納費一元。以示限制。

（五）問者須詳述病症之原因。及現在之狀態。經過之治療等等。

答王元培君問

宋大仁

初起氣急繼而脘腹痞塊漸脹疼痛兩足浮腫入夜不能平臥。書云因於氣爲腫四維相代陽氣乃竭。又云。上升之氣自肝而出是肝爲起病之原脾爲傳病之所肝木橫逆氣機有升無降木乘土位脾陽衰微喘腫重症當從肝脾着手抑木扶土而順氣機溫運陽氣以消濁陰

旋覆花 三錢　蘇子霜 五錢　帶皮苓 三錢
淡姜皮 五分　代赭石 一兩　金鈴子 二錢
葫蘆巴 錢半　清炙枇杷葉三錢　生白朮 二錢
淡吳萸 五分　烏梅炭 八分　青橘葉 錢半
新會皮 錢半

答唐易臣君問

憂鬱傷肝思慮傷脾肝陰虛而肝陽升心神不得安甯痰濁留戀神明無以自主舌苔薄膩脈象弦小神色模糊爲怔忡多疑癲症之漸也姑宜清肝火而通神明助化痰熱

嫩白薇 錢半　硃茯神 三錢　天竺黃 錢半
福橘絡 一錢　水炙遠志 一錢　帶心連翹 三錢
川象貝 各二錢　白金丸 五分　鮮菖蒲 八分
陳胆星 八分　嫩勾勾 三錢　青龍齒 四錢
枳實炭 一錢　鮮竹茹 錢半

答周耿生君問

腎虛骨失營養風濕入絡膝蓋疼痛彷史國公換骨丹意

淮牛膝 三錢　西秦艽 二錢　全當歸 三錢
枸杞子 二錢　木防己 二錢　京赤芍 二錢
元武板 二錢　晚蠶砂 三錢　厚杜仲 三錢
製蒼朮 二錢　陳木瓜 二錢　大貝母 三錢
嫩桑枝 四錢　松節 二錢切片入煎

喜出望外

疾病在身　鬱鬱不樂
服百齡機以後……

諸病若失　喜出望外

胃納呆滯者……飯量大增
二便不通者……排洩暢利
氣鬱胸悶者……筋骨舒服
腰酸背痛者……心神安甯
肝經火旺者……一索得男
久不受孕者……唇紅齒白
面黃肌瘦者……精神強壯
陰虧體弱者……安眠入睡
夜來失眠者

百齡機　不但治病如神　亦常服滋補品也

大瓶二元　每打廿元　小瓶一元　每打十元

▲香港函購寄費不收郵票代洋十足通用▼

上海九福公司發行

大造補天參茸丸

茲將主治各症列左

男婦

先天不足　後天虧損
房勞過度　骨蒸勞熱
手足冰冷　酸軟無力
胃虛氣痛　久洩不止
虛損吐血　半身不遂
黃疸水腫　大腹虛脹
久患痔瘡　自汗盜汗
心悸不寐　怔冲健忘
氣血衰弱　老年怕冷
腰膝酸痛　頭暈目花
久咳氣喘　傳尸勞病
思慮過度　神疲食少
體虛風痛　久瘧不愈
虛火牙痛　耳鳴耳聾
嘔吐酸水　小便頻數
童子勞傷　癰久不歛

男子

眞元虧耗　精滑易洩
久患白濁　腎虛遺精
老弱戒烟　軟酸嗜臥
陽痿不起　艱於子嗣
虛寒脫肛　日久疝氣
脫陽縮陽　添精益髓

婦女

子宮虛冷　久不受孕
經水不調　白帶白淫
乾血癆病　面黃髮脫
小腹冷痛　陰痿不起
常患小產　崩漏不止
廣嗣種子　經枯血少

以上各藥引偶一時不便購買宜用清滾水或稀飯湯均可此丸大補兩用天培養氣血添精益腦調經種子稀功效筆難盡述但受外感風熱及實熱傷寒等症切不可服

價目　每丸一元

上海口裏虹第一號瓜街　大成記鳳參號主人謹識

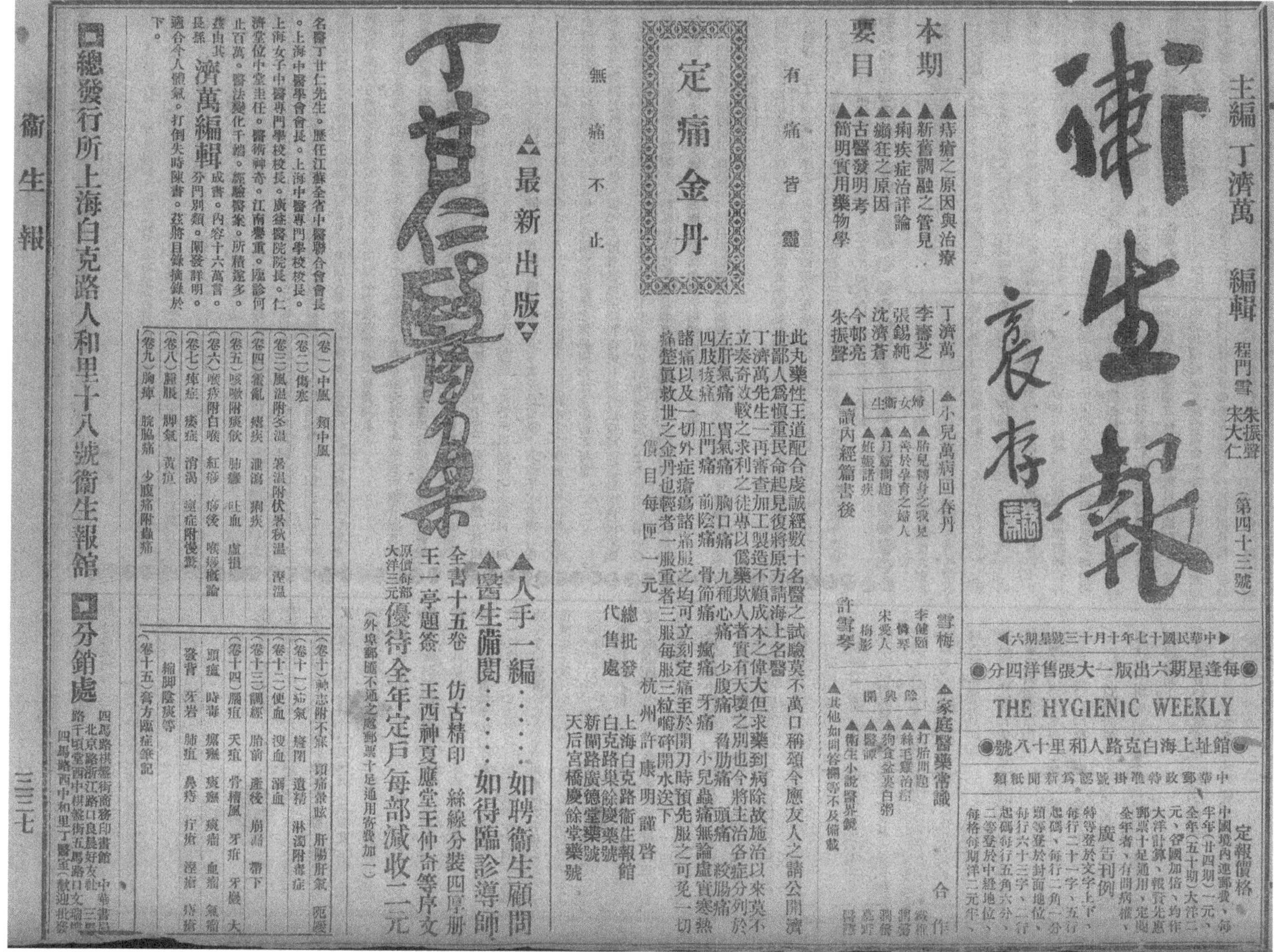

衛生報

主編 丁濟萬　編輯 程門雪 朱振聲 宋大仁　（第四十三號）

中華民國十七年十月十三號星期六

每逢星期六出版一大張售洋四分

THE HYGIENIC WEEKLY

館址上海白克路人和里十八號

中華郵政特准掛號認為新聞紙類

定報價格 中國境內連郵費，每半年（廿四期）一元、全年（五十期）大洋二元，外國加倍，均作大洋計算，報費先惠。郵票十足通用，定閱全年者，有問病權。

廣告刊例 特等登於文字上下，每行二十一字，五行起碼，每行二角一分；頭等登於封面地位，每行六十三字，二行起碼，每行五角六分；二等登於中縫地位，每格每期洋二元。

本期要目

▲痔瘡之原因與治療　丁濟萬
▲新舊調融之管見　李壽芝
▲痢疾症治詳論　張錫純
▲癲狂之原因　沈濟蒼
▲古醫發明考　今郁亮
▲簡明實用藥物學　朱振聲
▲小兒萬病回春丹　雪梅

婦女衛生
▲胎兒轉身之戰兒　李健頤
▲善於孕育之婦人　倩琴
▲月經問題　宋愛人
▲妊娠諸疾　梅影
▲讀內經篇書後　許雪琴
▲家庭醫藥常識　合作

餘興欄
▲打胎問題
▲絲毛瘡治法
▲狗食盆裏白粥
▲醫謔
▲衛生小說醫界鏡
▲其他如問答欄等不及備載

定痛金丹

有痛皆靈　無痛不止

此丸藥性王道配合虔誠經數十名醫之試驗莫不萬口稱頌今應友人之請公開濟世鄙人為慎重民命起見復將原方請海上名醫丁濟萬先生一再審查加工製造不顧成本之偉大但求藥到病除故施治以來莫不立奏奇效較之求利之徒專以偽藥欺人者實有天壤之別也今將主治各症分列於左
肝氣痛　胃氣痛　胸口痛　九種心痛　少腹痛　脅肋痛　頭痛　絞腸痛
四肢痠痛　肛門痛　前陰痛　骨節痛　瘋痛　牙痛　小兒蟲痛　無論虛實寒熱
諸痛以及一切外症瘡瘍諸痛服之均可立刻定痛至於開刀時預先服之可免一切痛楚真救世之金丹也輕者一服重者三服每服三粒嚼碎開水送下

價目每匣一元　杭州許康明謹啓

總批發代售處　上海白克路衛生報館　白克路巢餘慶藥號　新閘路廣德堂藥號　天后宮橋慶餘堂藥號

丁甘仁醫案

△最新出版▽

▲人手一編……如聘衛生顧問
▲醫生備閱……如得臨診導師

全書十五卷　仿古精印　絲線分裝四厚冊
王一亭題簽　王西神夏應堂王仲奇等序文
原價每部大洋三元　優待全年定戶每部減收一元
（外埠郵匯不通之處郵票十足通用寄費加一）

名醫丁甘仁先生。歷任江蘇全省中醫聯合會會長。上海中醫學會會長。上海中醫專門學校校長。上海女子中醫專門學校校長。廣益醫院院長。仁濟堂位中堂主任。醫術神奇。江南鑾重。臨診何止百萬。醫法變化千端。經驗醫案。所積遂多。茲由其長孫 濟萬編輯成書。內容十六萬言。分門別類。闡發詳明。適合今人體氣。打倒失時陳書。茲將目錄摘錄於下。

（卷一）中風　類中風
（卷二）傷寒
（卷三）風溫附冬溫　暑溫附伏暑秋溫　溼溫
（卷四）霍亂　痧疾　泄瀉　痢疾
（卷五）咳嗽附痰飲　肺癰　吐血　虛損
（卷六）噎膈附白喉　紅痧　痧後　喉痧概論
（卷七）痺症　痿症　消渴　癇症附慢驚
（卷八）腫脹　脚氣　黃疸
（卷九）胸痺　脘脇痛　少腹痛附蟲痛
（卷十）神志附不寐　頭痛眩暈　肝陽肝氣　痙厥
（卷十一）疝氣　癃閉　遺精　淋濁附毒症
（卷十二）便血　溲血　溺血
（卷十三）調經　胎前　產後　崩漏　帶下
（卷十四）[illegible]　天疱　骨槽風　牙疳　牙巖　大頭瘟　時毒　瘰癧　痰癧　痰瘤　血瘤　氣瘤　發背　牙岩　肺疽　鼻痔　疔瘡　溼瘡　痔瘡　縮脚陰痰等
（卷十五）膏方臨症筆記

總發行所上海白克路人和里十八號衛生報館

分銷處　四馬路棋盤街商務印書館　中華書局　北京路浙江路口良晨好友社　三馬路千頃堂　西中棋盤街五馬路口文瑞樓　四馬路西中和里丁醫室（歡迎批發）

衛生報　三三七

痢疾症治詳論（續）

叶鶴鳴

又有下痢或赤或白或赤白參半。發熱腹痛表裏俱急者。熱服苦藥而熱不退。痢亦不愈。其脈滑有實熱者。此等痢症原當有外感之熱。其熱又實在陽明之腑。非少陰篇之桃花湯所能愈。亦非厥陰篇之白頭翁湯所能愈也。惟治以加減通變白虎加人參湯。則隨手奏效。（方載衷中參西錄痢疾門。原生石膏二兩。生杭芍八錢。生懷山藥六錢。野臺參五錢。甘草二錢。煎湯兩盅。分三次溫飲下。）夫病發身熱不休者。方書多謂爲不治。然若其痢。非其熱。當有不休之理。此謂因外感之熱邪。隨痢深陷。永無出路。以致痢益熱邪所助。日甚一日。而永無愈期。治以此湯。以人參助石膏。能使深陷之熱邪。徐徐上升外散。消解無餘。加以芍藥甘草。以理後重腹痛。生山藥以滋陰固下。連服數劑。熱退而痢亦遂愈。方中之藥。原以芍藥代知母。生山藥代粳米。與白虎加人參湯原方。實相仿佛。故曰通變白虎加人參湯也。愚生平用此方治愈此等痢症甚多。衷中參西錄本方後。載有數案可參觀也。

按此外感之熱與痢相併。最爲險證。嘗見東人志賀潔著有赤痢新論。大爲丁仲祜君所推許。然其中載有未治愈之案二則。一體溫至三十八度七分。脈搏至百二十至。神識蒙昏。言語不清。舌腫大乾燥。舌苔剝離。顯然其外感之實熱可知。乃東人不知以清其外感實熱爲要務。而惟日注射以治痢之血清。至不救。其一體溫雖不甚高。脈搏之跳動。後則時發譫語。體溫遂四十度二分。此又顯然有外感之大熱也。案中未載治法。想其治法亦與前同。是以亦至不救。設此二證。若治以加減之通變白虎加人參湯。或有病重藥輕可將兩劑併作一劑。服爲四五茶杯。分多次徐徐溫飲下。病愈不必盡劑。其熱焉有不退之理。熱既退。痢自隨愈。而東人見不及此者。因東人盡棄根本之中學。而惟尚西學也。蓋中西醫藥。原可相助爲理。而不宜偏廢。吾國果欲醫學之振興。固非溝通中西不可也。

右所論之痢證。乃外感之熱。已入陽明之腑者也。然痢證初得。恆有因外感其熱。而激動內傷者。臨證者宜細心審察其有外感否。果有也。宜先用藥解其外感。而後治痢。或解表之藥。於治痢藥中。或用治痢藥而加以發汗之藥。如阿斯必林瓦許。亦可解表。設若且不加察。則外感之邪。隨痢內陷。即成通變白虎加人參湯證之。若先治之。則而險難。可如早治。則輕而易者之爲愈也。

痢證雖爲寒熱兩端而成。而論者多謂白痢偏寒。赤痢偏熱。然此爲痢證之常。而又不可概論也。今試舉治愈之醫案以明之。

同邑張[illegible]兄之夫人。年近六旬。素多疾病。於季夏晨起偶下白痢。至暮十餘次。秉燭後。忽然周身大熱。昏不知人。循衣摸床。呼之不應。其脈洪而無力。肌膚之熱烙手。知其痢因傷暑而成。且多病之身。不堪暑熱之熏蒸。所以若是昏沉也。急用生石膏三兩。野臺參四錢。煎湯一大碗。俾徐徐溫飲下。至夜半盡劑而醒。詰朝煎渣再服。熱退痢亦遂愈。此純係白痢而宜治以涼藥之證也。

癲狂之原因

沈潛著

醫云。「心病還須心藥」。此言爲確者。僅以無情之藥石。望其服而欲其愈。是於事實上則難奏效。故於藥石療法外。必須輔以心理療法。心理療法者。即求遂病者之所欲而使之歡欣。若其事非惟在事實上不易辦到者。亦當繹其所欲。佯設計以慰藉其。使病者入其彀中。則其事甚且一副。好環境。病者必由憎而喜。由鬱而安。鬱氣之神經症。往往得以恢復常態。而所謂治失矣。吾國方書有謂狂病起於痰火。阻於陽明。或塞心竅。故用當歸蘆薈丸之大苦大寒以瀉痰火之熱。若又如礞石滾痰丸等。其意亦同。能用此說爲之。於癲狂。謂起於心火。火宜肺氣。其說非不合。遂用藥則以茯苓丸。故硃丸、丹礬丸、白金丸等治之。無非化痰開竅鎮墜之劑。且爲不易之定方。究其實際殊鮮相當之效果。又民間通俗痴病。所謂馬寶者。服之其功效亦甚可疑。至於西醫對於癲狂之原因。係分四端。一先天遺傳性。二梅毒入腦。三嗜酒。四跌撲重傷。（其實當不止此）而其治療方法。不過使用鎮靜劑。使腦神經暫時安靜。然不數日仍復發作。於病無補於事實也。然則如何而可。曰尋常之病。即尋常之藥足以療之。但奇特之病。非奇特之藥不爲功。若桃仁一味。吾醫界用爲破血之品。然以之治癲狂之症。確能奏效。良以癲狂之作。其病源必起於腦。正宜流動氣血也。若人患癲狂症。在初起時。可採用癲狂夢醒湯。方內桃仁一味。可用八錢。（在時珍本草綱目。桃仁祇可用二三錢。否則當下血不止。殊此說不可泥）其癲愈後。即以此丸常服。爲治調理之又癲狂雖此丸內有此等之藥。而治之癲狂。亦有成效。是亦可異之點。吾人當宜研究其理。希其成分。勿於此族疑一步也可。

古醫發明考

日本今村亮著　無錫周小農錄

（[illegible]）

藥氣。將火氣從鼻孔中而直透肺臟。通經貫絡。透徹周身。卒病沉痾能症。用之以助服藥之所不及。是薰煙之用也。但用之於上部。最爲有效。蓋千金療欬薰法細爲末。將蘆布紙上。廣四寸。後以蘆葉末。薄布艾上。蓋令調勻。以旋一枚。如紙長卷之。作十枚。先以火燒緘下。去炭。其煙從孔中出。口吸取煙嚥之。取吐止。外臺引古今錄驗。療欬。欬煙法。鐘乳。白石英。人參。丹參。雄黃。等。皆石藥。右八味。各搗篩爲末。以水銀。搓藥裏。細研。使入諸藥。下脂。紙。取蜜紙中。令均平。使厚一分。以藥令周邊約紙一寸。作三分二。法皆以口吸其氣。納令此煙。管也。鋼藥院方。龍香散。治偏正頭痛。用地龍乳香細末。摻紙上。作紙捻子燒。令明煙氣。薰鼻方。俾介藥熏頭風方。於上方加指甲。每用一捻。向香爐內。慢火燒之。卻以紙筒如牛角狀。決小竅一小孔。以鼻承之熏。時須噙溫水令滿口。此法通用之蓋。嘔治鐵腹痛。用熏法。外科正宗治結毒爛斑。用鼠腸散。茶葉粉。銀朱。爲熏法。本草綱目。治中風。脈厥。氣厥。中惡。喉痺。一切急病。咽喉不通。牙關緊閉。用巴豆熏法。其法以巴豆研包紙取油作撚點燈吹滅熏鼻中。或用熱煙刺入喉內。即時出涎。或惡血便醒。

附猜神香（家法）治癩漏頭痛。及風咳。破爛。寒熱。眼疾。服藥無效者。

辰砂（一錢）　沉香（二錢）　百草霜（三錢）

右三味。剉勻分爲七貼。剪紙闊一寸。長八寸。每藥末捲爲七條子。挿之香爐中。點火條頭。卷紙作筒如筍狀。以覆之。令烟不散。其尖上穿一小孔。患者含冷水就孔吸之。至七日而止。

惡烟筒（家方）此方不止梅毒瘡疝瘍。兼治中風癱瘓。枯木臘跌服。嗜壁劑。

鉛丹（二錢）　水銀（二錢）　朱砂（一錢）

沉香（二錢）　白檀（一錢）　金箔（五片）

右六味。先以鉛丹盛土盞。火鎔化。內水銀。拌令相得。傾注紙上。研候如泥。入朱砂。沉香。白檀。金箔等。末和調。服法同上。

（評）硫黃。雄黃。鐘乳。水銀。治欬。令人恆熱。盡爲正多矣。然巴豆熏藥。不宜妄施。至用水銀等熏。恐落亦有流弊。

小兒萬病回春丹

又名萬病枉死丹　雪梅

一藥能醫萬病
實爲慢驚催命符

夫急慢驚風之症。小兒病也。世以萬病回春丹一丸而兩用之。余親見慢脾風服是丹之害。於不救者。殊深可惘也。究其急驚風。卽痰火閉竅。實熱生風也。慢驚風。卽肝木傷土。虛寒動風也。而俗云驚者。非驚嚇之驚。緣其症彷彿是驚嚇之象。實與恐懼之驚嚇各異。用藥亦厥不同。乃急慢驚風兩症。有寒熱霄壤之別。治法有虛實補瀉之分。豈能以一丸兼治兩症。遭其無形之刼。反謂兒命該死。查是藥性。乃用寒凉疏散猛烈香竄之味。若急驚體實者。服之對症。而質薄者。恐亦太過。况使於慢驚虛寒之症乎。寒凉疏散。喪其元氣。剋削香竄。耗其氣血。不死何待。嗚呼。自明至今三四百年。踵而用之。殺人何可勝數。不禁爲千百萬僥倖死小兒。撫膺長嘆。痛哭流涕也。茲將急慢兩症病象並錄。是丹藥方。俾知審辨有隣。不枉嬰孩。是所厚望焉。

（一）急驚風者。身必發熱。面色或青或赤。搐搦。目竄上視。牙齒緊硬。口鼻氣熱。角弓反張。痰火上壅。忽然發厥。似驚倒之象。此因痰火閉竅。肝燥筋急。以動內風。當其搐搦大作之時。但可扶持。不可抱緊。恐致風痰流入筋絡。致成拘攣癱瘓。又不可驚惶失措。輒用艾火灸之。蓋火燒之。此陽症切記火攻。曾見有火攻者壞事多矣。此症雖急。若從容服利竅清火降痰清凉之劑。調理自可平安。切不可妄用攻擊之藥。以取速效。而傷元神。蓋此症亦屬蘊伏之邪。忽然而發。發過容顏如故。隔數日又一發作。余之臨診。始亦研究是症。或有偶感風寒不宣。致化熱生痰。內風不熄也。有因乳積以生痰。火熾風而發也。有因元虛致受驚嚇。失於調理。虛熱生風痰而作也。或襲風熱致增痰火上湧而發。由仰發時身先熱。繼則嘔吐而發厥者。其病因之不一。揣摩實而治之可也。又有天痘盛行。來勢猛烈。俟治者十有九危。因其大人小兒均有是症。初起發熱二三日未見痘點形影。而忽然驚搐狀如驚風。一般俗誤爲急驚風施治。投以寒凉之劑。或用驅痰峻藥降之。勢必痘毒內陷。以致難救。遇有是症。卽非醫生亦可自驗其苗竅。細察其耳後有紅絲血脈。並見其呵欠噴嚏。及按耳必冷。尻冷中指稍亦冷。足冷。是痘症也。倘小兒身熱咳嗽。噴嚏。顏紅。眼淚面如粉紅色者。此卽見係出痧之象。再照前驗耳後有紅絲縷縷者。必定實係痧症也。切不可當作感冒傷風。止其咳。降其痰。熄其熱。失於宣達。痧毒內陷。發作急驚之狀。以成危險。不可不細察也。

（二）慢驚風者。又名天吊風。慢脾風也。在小兒吐瀉得之爲最多。或久瘧久痢。或痘後痧後。失於調理。或風寒飲食積滯。過用攻伐戕脾。或稟賦本虛。或誤服凉藥。或因急驚用藥攻降太過。以致小兒面黃或唇青口痿。啼如鴉聲。肢冷痰鳴。腹中氣響。角弓反張。目光昏暗。吐瀉無度。此虛症也。亦危症也。切忌服回春丹牛黃抱龍等丸。亦忌寒凉驅風豁痰消導各藥。此實因脾腎虛寒。孤陽外越。元氣無根。陰寒至極。風之所由動也。治宜先用辛熱。再加溫補。蓋補土所以制木。治本卽以治標。凡小兒一經吐瀉交作。卽是最危之症。若是屢作不止。無論痘後痧後病後。不拘何因。皆當急用參朮。以救胃氣。薑桂辛熱等藥。以救腎氣。不惟傷食急當救之。卽傷寒傷暑亦當救之。蓋其先雖有寒暑實邪。一經吐瀉。業已全除。脾胃空虛。倉廩空乏。若不急救。恐虛痰上湧。命在頃刻。矣若再誤指爲熱。爲食。投以清火去積凉藥。立時告變。爲之奈何。與其失之寒凉。不若失之溫補。猶可救藥也。此乃發明吐瀉驚風之理。最爲明透。其辛熱補救藥味之輕重。佐使之得法。量而用之。神而明之。存乎其人也。今將慢驚發症臚列於後。

一慢驚身冷。陽氣抑遏不出也。服凉藥之後。往往至此。　一慢驚鼻孔煽動。眞陰失守。虛火爍肺也。　一慢驚口鼻中氣冷。中寒也。　一慢驚大小便清白。腎與大腸全無火也。　一慢驚易睡。露睛。神氣不足也。　一慢驚手足拘攣。血不行於四肢也。　一慢驚角弓反張。血虛筋急也。　一慢驚乍寒乍熱。陰虛血少。陰陽錯亂也。　一慢驚汗出如洗。陽虛而表不固也。　一慢驚手足瘈瘲。血不足以養筋也。　一慢驚顖門下陷。虛至極也。　一慢驚身雖發熱。口唇焦裂出血。却不喜飲冷茶水。進以寒凉。愈增危篤。以及所吐之乳。所瀉之物。皆不消化。脾胃無火可知。唇之焦裂。乃眞陰之不足。火不歸元。明矣。大凡因發熱不退。及吐瀉而成者。總屬陰虛陽越。必成慢驚。並非感冒風寒發熱可比。並不宜發散。治宜培元救本。用薑桂引火歸源。必先用辛熱。沖開寒痰。再進溫補爲得法也。附錄

小兒萬病回春丹方

眞珠粉　犀牛黃　辰硃砂　梅片　台麝香
明雄黃　蛇含石　川貝母　膽南星　天竹黃
淡全蠍　白殭蠶　鉤藤鉤　白附子　防風
羌活　金箔　白蜜　計十八味

此丹藥性係寒凉香竄辛散雄烈之味。用此質之高明。可使治慢驚風哉。若普天下藥號之仿單中。改之專治急驚。刪去慢字。不致悞枉人命。功德無量。又見有係仿單中注明天花初出時不用此丹。然究痘疹將出未出之時。雖已透達。但痧宜凉。痘宜溫。而此丹之性恐不宜於痘。總忌用爲妥。凡天下各家如見一方。兼治急慢驚風者。均望勿服。庶造孽較少。幾福無窮。

若眞受驚而起者。亦忌服回春丹及硃砂鎮驚丸子。蓋小兒氣血未充。心神怯弱。偶遇驚嚇。則神魂震怖。舉動失常。夜則跳醒。驚則驚惕。此由稟賦單薄。氣血不足。或心有積熱而驚悸者。治宜安神魂。斂心氣。待其神定後。量其氣血偏虛而補正之。若妄投寒凉辛散香竄丹丸。耗其心血。則愈發愈盛。肝風乘虛而亢。其勢不可復制矣。欲求小兒安者。幸三注意焉。（完）

簡明實用藥物學

朱振聲

（續）苡仁　味甘微寒　入於脾肺

祛風溼理脚氣拘攣。　脚氣者。足病也。足部筋弛而浮腫。曰溼脚氣。足部瘦軟不浮腫。曰乾脚氣。腫而朝輕暮重。其來也漸者。由脾溼下注。腫而朝暮不退。若其來也速者。由溼從下受。溼留於皮膚則浮腫。溼困於筋絡則大筋縮短。小筋弛長。縮短爲拘攣。弛長爲痿軟。步履重墜。屈伸痠痛。若遷延不治。由皮膚而內入筋絡。由下及上。由臍及臟。攻於腹則小腹作脹。冲於心則嘔吐。冲於肺則氣急。死不治矣。苡仁炒用燥濕於脾胃。生用利濕於膀胱。生熟同用功效愈偉。

保燥金治痿躄咳嗽。　肺臟爲清金。大腸爲燥金。肺熱重。固可下移於大腸。大腸濕熱旺。亦可上蒸於肺。濕熱上逆。消耗津液。肺失滋潤。葉焦於內。是爲肺痿。熱迫留於肺。肺上生癰。是爲肺癰。肺津不佈。煅煉爲痰。痰阻清肅之氣下降。乃成咳嗽。苡仁專長滲濕熱。濕熱能清則肺可以安寧。諸恙自能漸入坦途。此上病治下之法也。

瀉痢不能缺也。　瀉痢二症。雖一則由脾陽不足。濕勝則濡瀉。一則由大腸濕熱薰蒸。凝滯成積。然因濕濁爲患。異曲同工。苡仁祛濕之品。濕去則成病之源鋤除。故不能缺也。

水脹其可廢乎。　水脹乃脾虛不能制水。水濕泛濫。無所不到。漬於腸胃。浸於皮膚。以手按之有凹形現。苡仁一能健脾土。二能利水濕。土能制水。濕從下洩。水脹自消。故亦爲不可廢之藥。

三　譚近墨

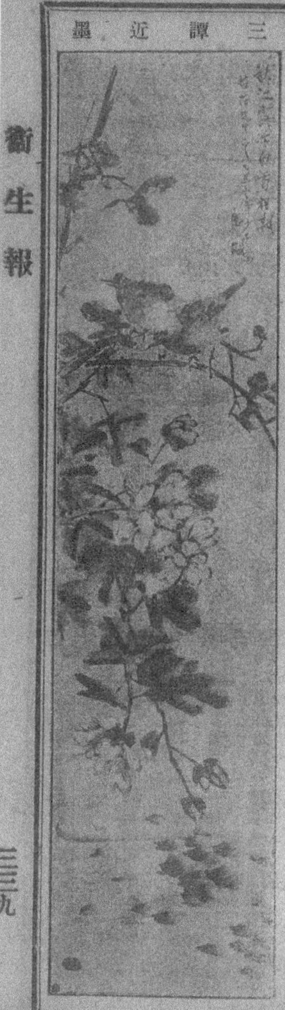

衛生報　三三九

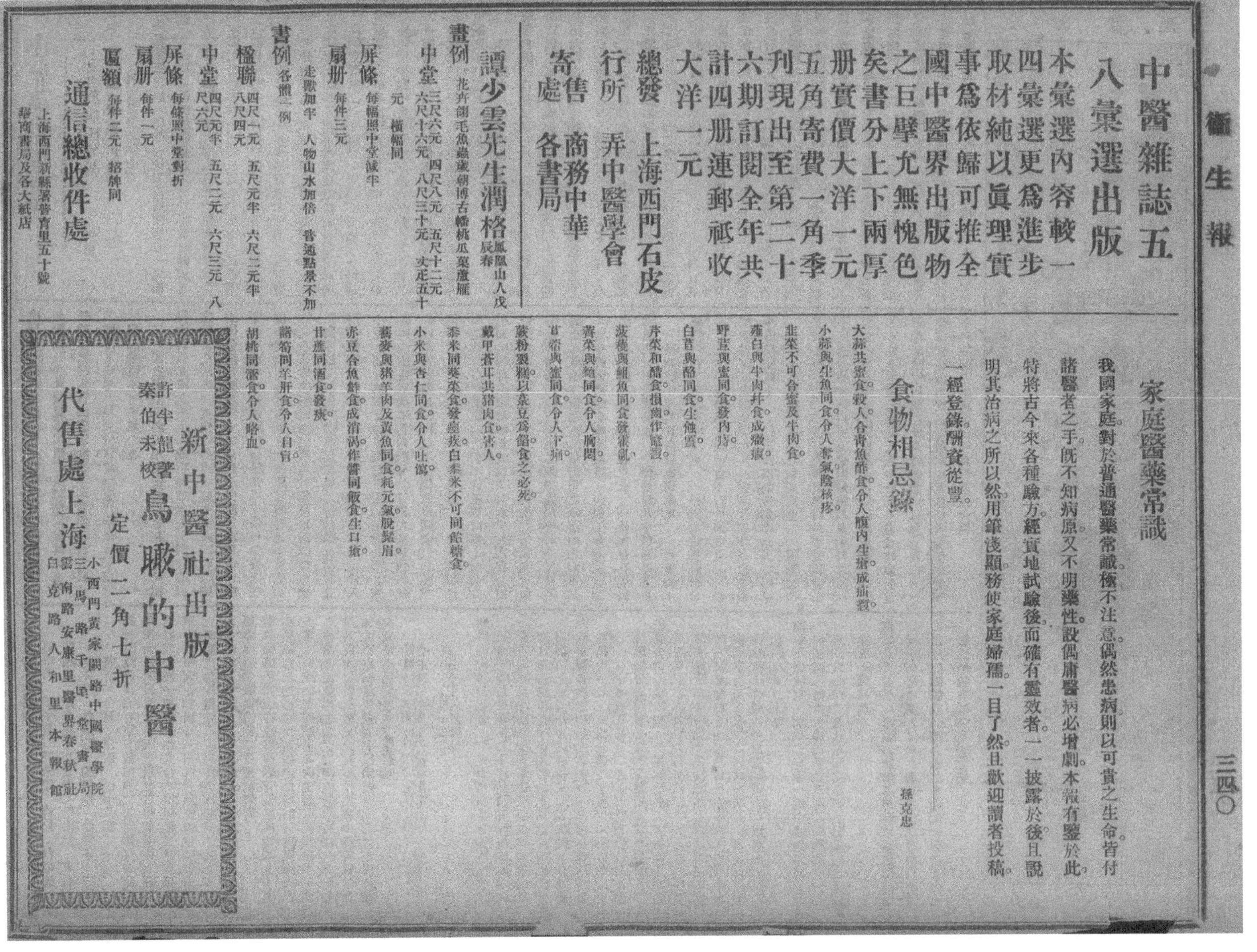

中醫雜誌五八彙選出版

本彙選內容較一四彙選更爲進步取材純以眞理實事爲依歸可推全國中醫界出版物之巨擘允無愧色矣書分上下兩厚册實價大洋一元五角寄費一角季刊現出至第二十六期訂閱全年共計四册連郵祗收大洋一元

總發行所　上海西門石皮弄中醫學會

寄售處　商務中華各書局

譚少雲先生潤格

鳳凰山人戊辰春

畫例　花卉翎毛魚蟲歲朝博古蟠桃瓜菓蘆雁

中堂　三尺六元　四尺八元　五尺十二元　六尺十六元　八尺三十元　丈疋五十元　横幅同

屏條　每幅照中堂減半

扇册　每件三元

走獸加半　人物山水加倍　普通點景不加

書例　各體一例

楹聯　四尺一元　五尺元半　六尺二元半　八尺四元

中堂　四尺元半　五尺二元　六尺三元　八尺六元

屏條　每條照中堂對折

扇册　每件一元

匾額　每件二元　招牌同

通信總收件處　上海西門新縣署普育里五十號　華商書局及各大紙店

家庭醫藥常識

我國家庭。對於普通醫藥常識。極不注意。偶然患病。則以可貴之生命。皆付諸醫者之手。既不知病原。又不明藥性。設偶庸醫。病必增劇。本報有鑒於此。特將古今來各種驗方。經實地試驗後。而確有靈效者。一一披露於後。且說明其治病之所以然。用筆淺顯。務使家庭婦孺。一目了然。且歡迎讀者投稿。一經登錄。酬資從豐。

食物相忌錄

孫克忠

大蒜共蜜食。殺人。合青魚酢食。令人腹內生瘡成[illegible]。

小蒜與生魚同食。令人奪氣。陰核疼。

韭菜不可合蜜及牛肉食。

薤白與牛肉幷食。成癥瘕。

野芹與蜜同食。發內痔。

白苣與酪同食。生蟲[illegible]。

芹菜和醋食。損齒。作[illegible]。

菠薐與䱉魚同食。發霍亂。

薺菜與麵同食。令人胸悶。

苜蓿與蜜同食。令人下痢。

戴甲蒼耳共猪肉食。害人。

蕨粉製糕。以菉豆爲餡。食之必死。

黍米同葵菜食。發癥瘕。白黍米不可同飴糖食。

小米與杏仁同食。令人吐瀉。

蕎麥與猪羊肉及黃魚同食。耗元氣。脫鬚眉。

赤豆合魚鮓食。成消渴。作醬同飯食。生口瘡。

甘蔗同酒食。發痰。

諸筍同羊肝食。令人目盲。

胡桃同酒食。令人咯血。

新中醫社出版

許半龍著　秦伯未校

烏賊的中醫

定價二角七折

代售處上海　小西門黃家闕路中國醫學院　三馬路千頃堂書局　雲南路安康里醫界春秋社　白克路人和里本報館

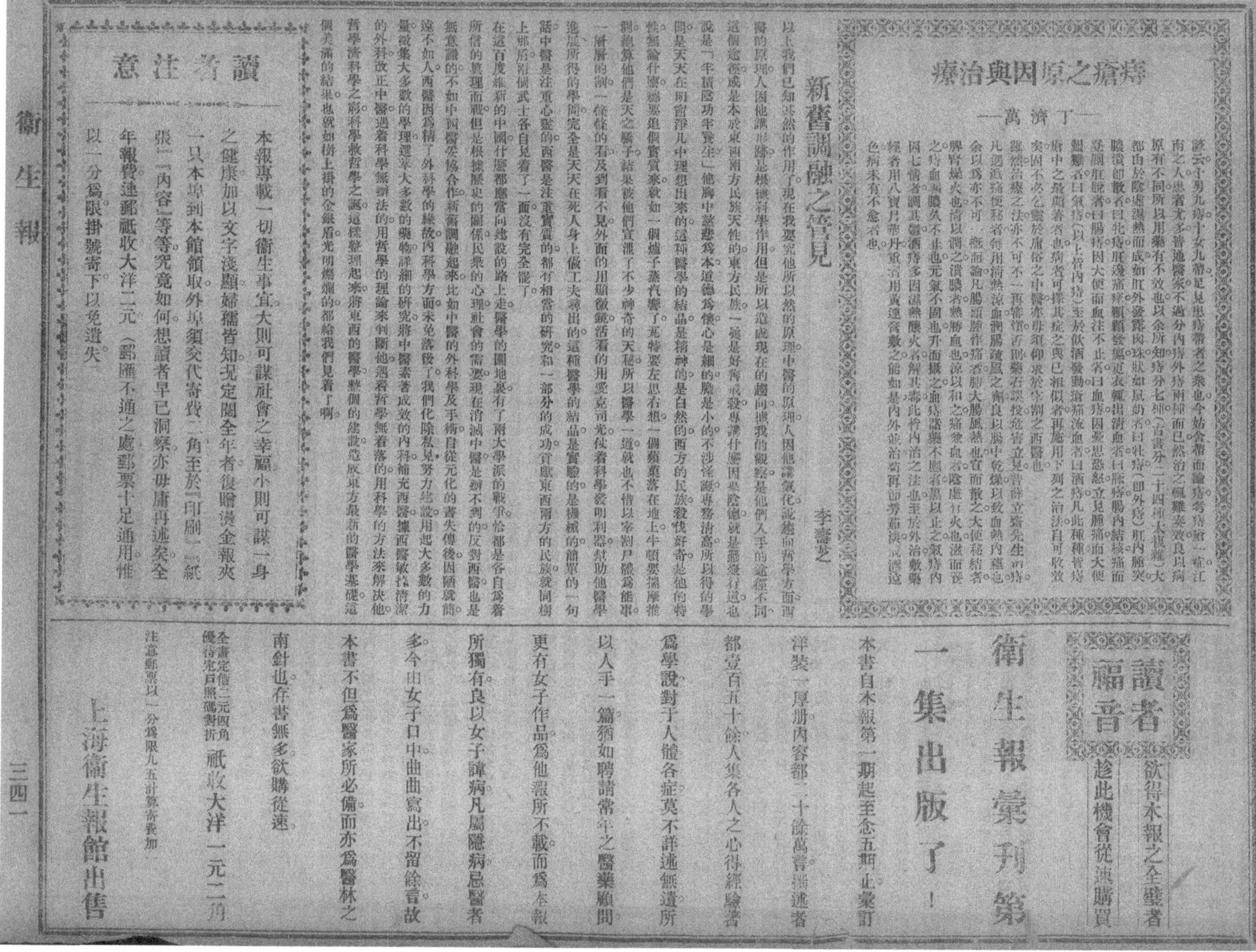

痔瘡之原因與治療

一丁濟萬一

諺云。十男九痔。十女九帶。足見患痔帶者之衆也。今姑舍帶而論痔。考痔爲一症。江南之人。患者尤多。普通醫家。不過分內痔外痔兩種而已。然治之頗難奏效。良以病原有不同。所以用藥有不效也。以余所知。痔分七種。（古書分二十四種太複雜）大都由於陰虛濕熱而成。如肛外發露肉珠。狀如鼠奶者。曰牡痔。（即外痔）肛內腫突膿潰即散者。曰牝痔。肛邊痛癢顆顆發瘰。更衣輒出清血者。曰脈痔。腸內結核痛而登圊。肛脫者。曰腸痔。因大便而血注不止者。曰血痔。因憂思恐怒。立見腫痛。而大便艱難者。曰氣痔。（以上皆內痔）至於飲酒發動。瘡痛流血者。曰酒痔。凡此種種。皆痔中之最顯著者也。病者可擇其症之與已相似者。再施用下列之治法。自可收效矣。固不必乞靈於庸俗之中醫。亦毋須仰求於宰割之西醫也。雖然治療之法。亦不可不一再審愼。否則藥石誤投。危害立見。昔薛立齋先生治痔。凡遇疼痛便秘者。皆用清熱涼血潤腸疏風之劑。良以腸中乾燥。以致血熱內蘊也。余以爲亦不可一概而論。凡腸頭腫痛者。脾大腸風熱也。宜而散之。大便秘結者。脾腎燥火也。宜以潤之。潰膿者。熱勝血也。涼以和之。痛兼血者。陰虛有火也。滋而養之。痔血久不止也。元氣不固也。升而攝之。血痔諸藥不應者。黑以止之。氣痔內因七情者。調其鬱。酒痔多因濕熱釀火者。解其毒。此皆內治之法也。至於外治敷藥。輕者用八寶月華丹。重者用黃連膏敷之。能如是內外並治。苟再節勞茹淡。戒酒遠色。病未有不愈者也。

新舊調融之管見

李壽芝

以上我們已知其然的作用了。現在我要究他所以然的原理。中醫的原理。人因他講氣化。說趨向哲學方面。西醫的原理。人因他講形跡。是根據科學作用。但是所以造成現在的趨向。據我的觀察。是他們入手的途徑不同。這個途徑。或是本於東西兩方民族天性的。東方民族。一向是好善戒殺。專講什麼因果陰德。就是懸壺行道也說是「半積陰功半養生」。他胸中慈悲爲本。道德爲懷。心是細的。膽是小的。不涉怪誕。專務清高。所以得的學問。是天天在明窗淨几中理想出來的。這種醫學的結晶。是精神的。是自然的。西方的民族。殺伐好奇。是他的特性。無論什麼。總要追個實質來。就如一個爐子蒸汽響了。瓦特要左思右想。一個蘋菓落在地上。牛頓要揣摩推測。總算他們是天之驕子。結果被他們宣洩了不少神奇的天秘。所以醫學一道。就也不惜以宰割尸體爲能事。一層層的剖。一條條的看。及到看不見外面的用顯微鏡。活看的用愛克司光。仗着科學發明利器。幫助他醫學進展。所得的學問。完全是天天在死人身上做工夫尋出的。這種醫學的結晶。是實驗的。是機械的。簡單的一句話。中醫是注重心靈的。西醫是注重實質的。都有相當的研究。和一部分的成功。貢獻東西兩方的民族。就同樹上那盾的兩個武士。各自見着了一面。沒有完全罷了。

在這百度維新的中國。什麼都應當向建設的路上走。醫學的園地裏。有了兩大學派的戰爭。恰都是各自爲着所信的眞理而戰。但是根據歷史的關係。民衆的心理。社會的需要。現在消滅中醫。是辦不到的。反對西醫。也是無意識的。不如中西醫妥協合作。新舊調融起來。比如中醫的外科學及手術。自從元化的書失傳後。因陋就簡。遠不如人。西醫因爲精了外科學的緣故。內科學方面。未免落後了。我們化除私見。努力建設。用起大多數的力量。徵集大多數的學理。選萃大多數的藥物。詳細的研究。將中醫素著成效的內科。補充西醫。據西醫敏捷清潔的外科。改正中醫。遇着科學無辦法的。用哲學的理論來判斷他。遇着哲學無着落的。用科學的方法來解決他。哲學濟科學之窮。科學救哲學之誕。這樣整理起來。將東西的醫學。整個的建設。造成東方最新的醫學基礎。這個美滿的結果。也就如樹上掛的金銀盾。光明燦爛的。都給我們見着了啊。

讀者注意

本報專載一切衛生事宜。大則可謀社會之幸福。小則可謀一身之健康。加以文字淺顯。婦孺皆知。現定閱全年者。復贈燙金報夾一只。本埠到本館領取。外埠須交代寄費二角。至於「印刷」「紙張」「內容」等等。究竟如何。想讀者早已洞察。亦毋庸再述矣。全年報費連郵。祇收大洋二元。（郵匯不通之處。郵票十足通用。惟以一分爲限。掛號寄下。以免遺失。）

讀者福音

欲得本報之全璧者

趁此機會從速購買

衛生報彙刊第一集出版了！

本書自本報第一期起至念五期止。彙訂洋裝一厚冊。內容都二十餘萬言。撰述者都壹百五十餘人。集各人之心得經驗。著爲學說。對于人體各症。莫不詳述無遺。所以人手一篇。猶如聘請常年之醫藥顧問。更有女子作品。爲他報所不載。而爲本報所獨有。良以女子諱病。凡屬隱病。忌醫者多。今由女子口中。曲曲寫出。不留餘言。故本書不但爲醫家所必備。而亦爲醫林之南針也。存書無多。欲購從速。

全書定價二元四角　優待定戶照碼對折　祇收大洋一元二角

注意郵票以一分爲限九五計算寄費加一

上海衛生報館出售

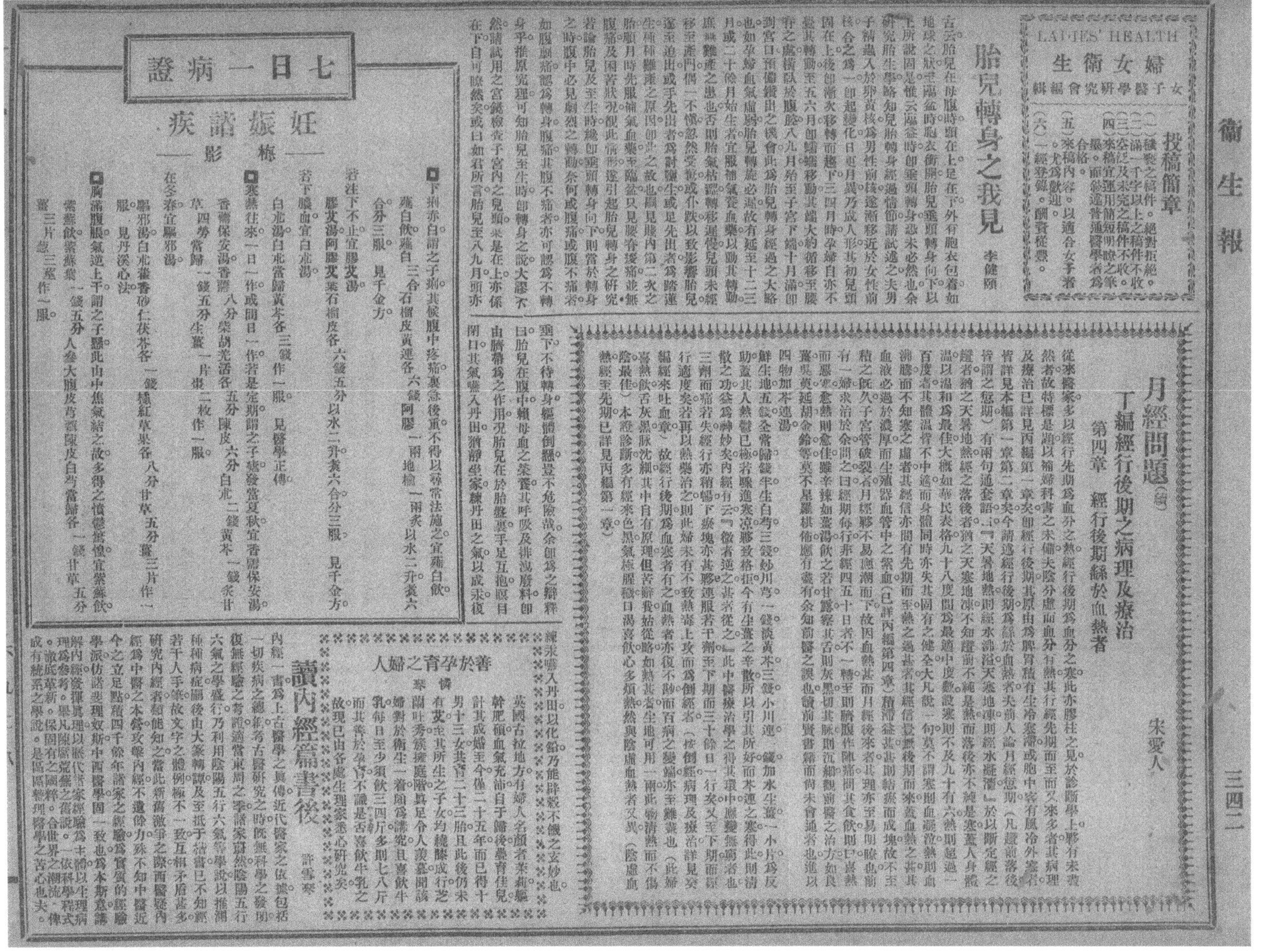

衛生報　三四二

LADIES' HEALTH

婦女衛生

女子醫學研究會編輯

投稿簡章

(一)猥褻之稿件。絕對拒絕。
(二)滿一千字以上之稿件。不收。
(三)空泛及未完之稿件。不收。
(四)來稿宜運用簡短明瞭之筆。而必通普通醫學者爲最合格。
(五)來稿內容。以適合女子者。尤爲歡迎。
(六)一經登錄。酬贅從豐。

胎兒轉身之我見

李健頤

古云。胎兒在母腹時。頭在上。足在下。外有胞衣包着。如地球之狀。至臨盆時。胞衣衝開。胎兒垂頭轉身向下。以上所說。固是。惟云臨盆時。即垂頭轉身。恐未必然也。余研究胎生學。略知兒胎轉身經過情節。請試述之。夫男子精蟲入於卵黃核。爲男性前核。逐漸移近於女性前核。合之爲一。即起變化。日更月異。乃成人形。其初兒頭固在上。後即漸次移轉而趨下。三四月時。孕婦自亦不覺其轉動。至五六月。即蠕蠕移動。其端大約循移至腰脊之處。橫臥於腹膛。八九月殆至子宮下端。十月滿。即到宮口。預備鑽出之機會。此爲胎兒轉身經過之大略也。如孕婦血氣虛弱。胎兒轉旋必遲。故有延至十二三月或二十餘月始生者。宜服補氣養血藥。以助其轉動。庶無難產之患也。否則胎氣枯澀。轉移遲慢。兒頭未經移至產門。偶一不慎。忽然受驚。或仆跌。以致影響胎兒。遂至迫出。或手先出者。爲討鹽生。或足先出者。爲踏蓮生。種種難產之原因。即此之故也。嗣見腹內第二次之胎順月時。先服補氣血藥。至臨盆只見腰脊痠痛。並無腹痛及困苦狀況。觀此情形。遂引起胎兒轉身之研究。若論胎兒及至生時。纔即垂頭轉身向下。則當於轉身之時。腹中必見劇烈之轉動。奈何或腹痛或腹不痛者。如腹劇痛。認爲轉身。腹痛。其腹不痛者。亦可認爲不轉身乎。推原究理。可知胎兒至生時即轉身之說。大謬不然。請試用之宮鏡。檢查子宮內之兒頭。未是在上。亦係在下。自可瞭然矣。或曰。如君所言。胎兒至八九月。頭亦垂下。不待轉身。軀體倒懸。豈不危險哉。余即爲之辯釋曰。胎兒在腹中。賴母血之榮養。其呼吸及排洩廢料。即由臍帶爲之作用。況胎兒在於胎盤裏。手足互抱。瞑目閉口。其氣嚥入丹田。猶靜坐家練丹田之氣以成汞。復練汞嚥入丹田以化鉛。乃能辟穀不饑之玄妙也。

月經問題(續)

宋愛人

丁編　經行後期之病理及療治

第四章　經行後期緣於血熱者

從來醫家。多以經行先期爲血分之熱。經行後期爲血分之寒。此亦膠柱之見。於診斷學上。殊有未盡然者。故特標是題。以補婦科書之未備。夫陰分虛而血分有熱。其行經先期而至。而又來多者。其病理及療治。已詳見丙編第一章矣。即經行後期。其原由爲脾胃積有生冷寒滯。或胞中客有風冷外寒者。皆詳見本編第一章第二章矣。今請述經行後期爲緣於血熱者。夫前人論月經愆期。(凡趲前落後。皆謂之愆期)有兩句通套語。曰。『天暑地熱。則經水沸溢。天寒地凍。則經水凝濇』。於以斷定經之趲者。猶之天暑地熱。經之落後者。猶之天寒地凍。不知趲前不純是熱。而落後亦不純是寒。蓋人身體溫。以溫和爲最佳。大概如華氏表九十八度間。爲最適中度數。設寒則不及九十有六。熱則超過一百度者。其體溫皆不中適。而身體同時亦失其固有之健全。大凡說一句。莫不謂寒則血凝泣。熱則血沸騰。而不知寒之虐者。其經信亦間有先期而至。熱之過甚者。其經信豈無後期而來。蓋血熱之甚。其血液必過於濃厚。而生殖器血管中之紫血(已詳丙編第四章)積滯益甚。甚則結瘀而成塊。故不至積之既久。子宮管破裂。若月經膠不易應潮而下。故因血熱甚而月經後來者。其理亦至易明瞭也。前有一婦。求治於余。問之。曰。經期每行。非經四五十日者不一轉。至則臍腹作陣痛。問其食飲。則曰。喜熱而惡寒。愈熱則愈佳。雖辛辣如薑湯。飲之若甘露。察其舌則灰黑。切其脈則沉細。觀前醫之治方。如良薑。吳萸。延胡。金鈴等。莫不星羅棋佈。應有盡有。余知前醫之誤也。讀前賢書籍而尚未會通者也。進以四物加芩連湯。

鮮生地五錢。全當歸錢半。生白芍三錢。炒川芎一錢。淡黃芩三錢。小川連一錢。加水牛薑一小片。爲反助。蓋其人熱鬱已極。若驟進寒涼。勢致格拒。今有生薑之辛散。所以引其所好。而芩連之寒。得此則清散之功。益爲神妙矣。內經有云。『微者逆之。甚者從之』。此中醫療治學之得其環中。應變無窮者也。三劑而痛若失。經行亦稍暢。下瘀塊亦甚夥。連服若干劑。至下期而三十餘日一行矣。又至下期而經行適度矣。若再以熱藥治之。則此婦未有不致熱毒上攻。而爲倒經者。(按倒經病理及療治。詳見癸編經來吐血章)故經行後期。爲血寒者有之。血熱者亦復不尠。而百病之變端。亦至難盡也。(此婦喜熱飲。舌灰黑。脈沉細。其中自有原理。但苦辭費。姑從略。如熱甚者。生地可用一兩。此物清熱而不傷陰。最佳。)本證診斷。多有經來色黑。氣極腥穢。口渴喜飲。心多煩熱。然與陰虛血熱者又異。(陰虛血熱經至先期。已詳見丙編第一章。)

七日一病證

妊娠諸疾

梅影

□下痢赤白。謂之子痢。其候腹中疼痛。裏急後重。不得以尋常法施之。宜薤白飲。
薤白飲　薤白三合　石榴皮　黃連各六錢　阿膠一兩　地榆一兩　炙　以水二升。煮六合。分三服。見千金方。
若注下不止。宜膠艾湯。
膠艾湯　阿膠　艾葉　石榴皮各六錢五分　以水二升。煮六合。分三服。見千金方。
若下膿血。宜白朮湯。
白朮湯　白朮　當歸　黃芩各三錢　作一服。見醫學正傳。
□寒熱往來。一日一作。或間日一作。若是定期。謂之子瘧。發當夏秋。宜香薷保安湯。
香薷保安湯　香薷八分　柴胡　羌活各五分　陳皮六分　白朮二錢　黃芩一錢　炙甘草四分　當歸一錢五分　生薑一片　棗二枚　作一服。
在冬春。宜驅邪湯。
驅邪湯　白朮　藿香　砂仁　茯苓各一錢　橘紅　草果各八分　甘草五分　薑三片　作一服。見丹溪心法。
□胸滿腹脹。氣逆上干。謂之子懸。此由中焦氣結之故。多得之憤鬱悒悒。宜紫蘇飲。
紫蘇飲　紫蘇葉一錢五分　人參　大腹皮　川芎　陳皮　白芍　當歸各一錢　甘草五分　薑三片　蔥三莖　作一服。

善於孕育之婦人

憐琴

英國古拉地方。有婦人名顏者。來莉驅幹肥碩。血氣充沛。自于歸後。舉育佳兒。計其成婚至今。僅二十五年。而已得十男十三女。共育二十三胎。且此後仍未有艾。至其所生之子女。均繞膝成行。芝蘭吐秀。簇擁庭階。真足令人羨慕。聞該婦對於衛生一着。頗爲講究。且喜飲牛乳。每日至少須飲三四斤。多則七八斤。而其善於孕育。不識是否喜飲牛乳之故。現已由各處生理家悉心研究矣。

讀內經篇書後

許雪寒

內經一書。爲上古醫學之眞傳。近代醫家之依據。包括一切疾病之總綱。爲考古醫研究之時。既無科學之發明。復無經驗之考證。適當東周之季。諸家蔚然。陰陽五行六氣之學盛行。乃利用陰陽五行六氣等學說以推測種種病症。嗣後由大篆轉譯。及至抵于若書。已不知經若干人手筆。故文字之體例極不一致。互相矛盾甚多。研究內經者。頗能知之。當此新舊激爭之際。西醫疑內經爲中醫之本營。攻擊內經不遺餘力。殊不知中醫近今之立足點。積四千餘年諸家之經驗。爲實質的經驗學派。仿諸曼理奴斯。中西醫學固一致也。爲本斯意。講解內經。發揮眞理。以歷代諸家經驗爲主體。以生理病理爲參考。舉凡陳腐荒謬之舊說。一依科學程式。徹底革新。保固有之國粹。合世界之潮流。律成有統系之學說。是區區整理醫學之苦心也夫。

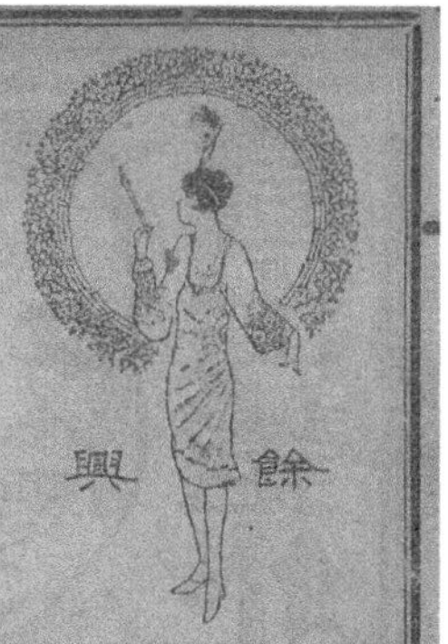

打胎問題

鐵樵

打胎非人道。已爲世人所公認。然爲醫者。每因利慾薰心。不顧人道。竟喪心病狂。而出此毒手。如前報載某西醫者。即其一也。當其時也。社會之輿論。公衆之批評。莫不指某西醫之罪惡。此因人同此心。心同此理者。豈知近有某醫報。竟云打胎爲醫生應盡之職務。詩爲意。大有偏護某西醫之罪惡。洗滌某西醫之過失者。以爲某西醫之打胎。不能謂之不道德。噫。某西醫所打之胎。乃因產門過小而施行乎。抑因產婦肺病而施行乎。某醫報又云。『無緣無故。施行打胎。在道德上似乎是不可能的吧。』讀其『似乎』二字。足見西醫對於無緣無故之打胎。尚不十分認爲不可。能則其藐視生命。妄施手術於此。更可見矣。雖然。打胎一法。中醫亦未嘗無之。惟非至胎死腹中。決不出此下策。其慎重生命爲何如耶。蓋醫者之天責。在乎活人。打去腹中之死胎。即所以救產婦之生命也。彼某西醫者。打未死之胎。殺產婦之命。一舉手間。連傷二命。此豈醫者之天責耶。抑醫學上眼光之觀察應如是耶。余不敏。願有醫學上眼光觀察之西醫。有以語我來。

衛生雜話

潤馨

（六）狗盆裏的粥

△小孩們在三四歲以後至十歲以前。一到夏季。往往發熱。飲食減少。皮膚黃瘦。俗傳謂之蛀夏。蛀夏的小孩。非到秋天。全無起色。一病有數月之久。所以人家的父母。非常憂愁。乃用盡種種的方法。去醫治牠。不必細述。其中有一個最奇特的方法。乃取狗食盆一個。稍用水洗。然後取病孩將吃的粥。倒入盆內。取出再食。據說吃了此粥後。頗有奇效。原來他的本意。是因爲狗子的身體多肥。吃了牠的飯碗。也就可以肥了。

（七）絲毛雞治癩

△小兒傷食後。往往易發搐驚。此乃是飲食毒入血的反射現象。世上人並又有一種奇談。說是腸臟裏收了風。此刻風出來。所以如此的。因此想到一個極妙的上策。他們常常看見雞能孵蛋。雞的肚上本是極暖。所以一孵就出。絲毛雞的暖氣更大。當然更妙了。這種妙論發生以後。便不約而同的哄傳下去。到了現在。一發鑄成鐵板了。大都人家小孩有癲意的。均預早覓一隻雞來。將肚皮靠牠孵着。風就可以出來了。

醫譚

續　孫慕野

聖治丸方論

夏令暑熱炎蒸。濕濁上騰。人在蒸淫熱迫中。設或正氣不足。最易感病。粵南方地卑氣薄。更多中痧吐瀉之症。推其致病之由。或過於貪涼。風寒外受。或困於行路。暑濕相干。或口腹不慎。爲冷熱所滯。或飲食不節。使輸送失宜。或感時行疫癘之邪。或觸穢惡不正之氣。皆能致脾土不運。陰陽反戾。升降失司。卒然腹痛。上下奔迫。四肢厥冷。吐瀉並作。津液頓亡。則宗筋失養。故足攣筋縮。先起兩腿。或見四肢。名曰霍亂轉筋。生死瞬息。年來此症大行。我邑地窄人稠。互相傳染。甚有一家數人。而同時告斃者。深可畏也。茲故不揣鄙陋。爰擬一方。名曰聖治。入夏可預合備用。如遇疫癘時行。痧暑並觸。或感穢氣。或入病家。心懷疑慮。胸覺痞悶時。即以一丸入口。藉以解穢却邪。勿亂其氣。方用正號仙居野朮（揀燥勿令焦黑）二兩。川厚朴二兩。白檀香研細末二兩。降眞香研細末一兩。新會皮鹽水炒二兩。以上五味再同研爲極細末。以廣藿香六兩煎濃湯泛丸。如大黃豆大。每服二三丸。細嚼和津嚥下。按朮味甘能和脾。苦能燥濕。定中止嘔。扶正却邪。開胃氣以除積飲。故用以爲君。朴苦辛。能消實而化濕。平胃調中。消痰行水。兼治瀉痢嘔噦。陳皮爲脾肺氣分之藥。能快膈導滯。宣通五臟。並可除寒散表。故用此二味爲臣。檀香調脾利膈。正氣祛邪。降香能辟穢惡怪異之氣。故用爲佐。使藿香稟清和芬芳之氣。爲達脾肺之要藥。氣通暢則邪逆自定。故用爲引。其曰聖治者。以聖人有治病治未病之旨。蓋思患預防。莫若服藥於未病之先。使輕者散而重者化。未必非却病養生之一助云。（對山墨條錄）

三瘧

三陰瘧最爲淹滯。余於甲辰秋。夫婦同遘是疾。始予以日。婦以夜。繼又予以夜。婦以日。至丙午均在夜分。三年牀第。不病死。多厲罔死矣。會戲語曰。瘧雖有鬼。而藥實無靈。忽寒又熱。宛同世上之人情。以日易年。使是秀才之歲試。奈余非君子。久受其殃。或詩昧杜陵。亟祛之去。（對山墨條錄）

衛生小說　醫界鏡（名醫故事）（廿九）

醫隱

進金是有限的。每日不過百五十元左右。雖有提早加倍的例。但係別人來請。早已答應過。故難以如命了。那官差說道。張大人的病十分危急。無論如何。請先生答應。祖蔭說所幸來請的是我好友。還容易商量。貴主人既是急症。等我着人向他道歉。然後動身就是。却說這位太太。急如星火。方幾祖蔭一到。恨不得馬上就要請進替丈夫看了。把藥灌下。就可以起死回生。不曉得祖蔭聽了慕友等說話。已知道這病有九成九不得好的。倘即刻開了方子。吃下去。剛剛於戲要壞我的名聲。不如且裝些架子。遷延一日。看看動靜。所以太太使人來請。只推託說輪船上吹了風。又是沒有好生睡覺。總要等我養養神。歇息一夜。到第二天再看。況且我們做名醫的。不是可以粗心浮氣的。等到將息近一天。斂氣凝神。然後可以診脈。如此開出方子來。纔能有用。大家見他說得有理。也只好依他。無奈張觀察的病越發不成樣子。看看只有出去的氣。沒有進來的氣。張太太急得要死。只得親自到書房內。懇求祖蔭。無法勉強答應去看。於是十幾個差官打了十幾個燈籠。把祖蔭請到上房裏來。此時。太太見先生進來看病。他的心上。就如丈夫的救命星君來了。滿上房裏洋燈保險燈洋蠟燭機器燈點得雪亮。祖蔭走到牀前。只見病人躺在牀上。喉嚨裏只有痰出進抽的聲響。祖蔭將脈一按。覺得忽浮起來。一現又悠然的去了。正是魚翔蝦游之脈。痰喘症見到此脈。即在不做醫生的人。也曉得不好了。就用黑錫丹等鎮納浮陽。也是沒用的了。當下祖蔭診過。不肯開方。無如生病的人家。心不肯死。每每病到將死的時候。還痴心想望他活。張太太苦求開方。也只得開了旋覆花代赭石厚朴花五味子磁石龜板幾味平平的藥。聊以塞責。等到明日午刻。痰湧愈急。一口氣不得回來。即告辭了。祖蔭算了包洋。自回上海。以後生意也日做日大。祖蔭學問雖淺。人極靈敏。他見指南醫案葉天士每用菠菜金針菜等。不入本經的藥。他便想了許多出來。如薔薇花代代花佛手花厚朴花梧桐花玉蝴蝶猴棗等。不一而足。無論何等方子。總開了一二樣在內。人家見了。以爲這等藥味。又新鮮。又體面。吃下去又芳香。那些婦人家尤其中意。說是非名醫開不出的。所以不到二三年。生意也就好看了。況且祖蔭前在京城裏結識那一班官場。到江蘇來者不少。也替他揄揚。祖蔭又與申江最行時的報館主筆某君換了帖結

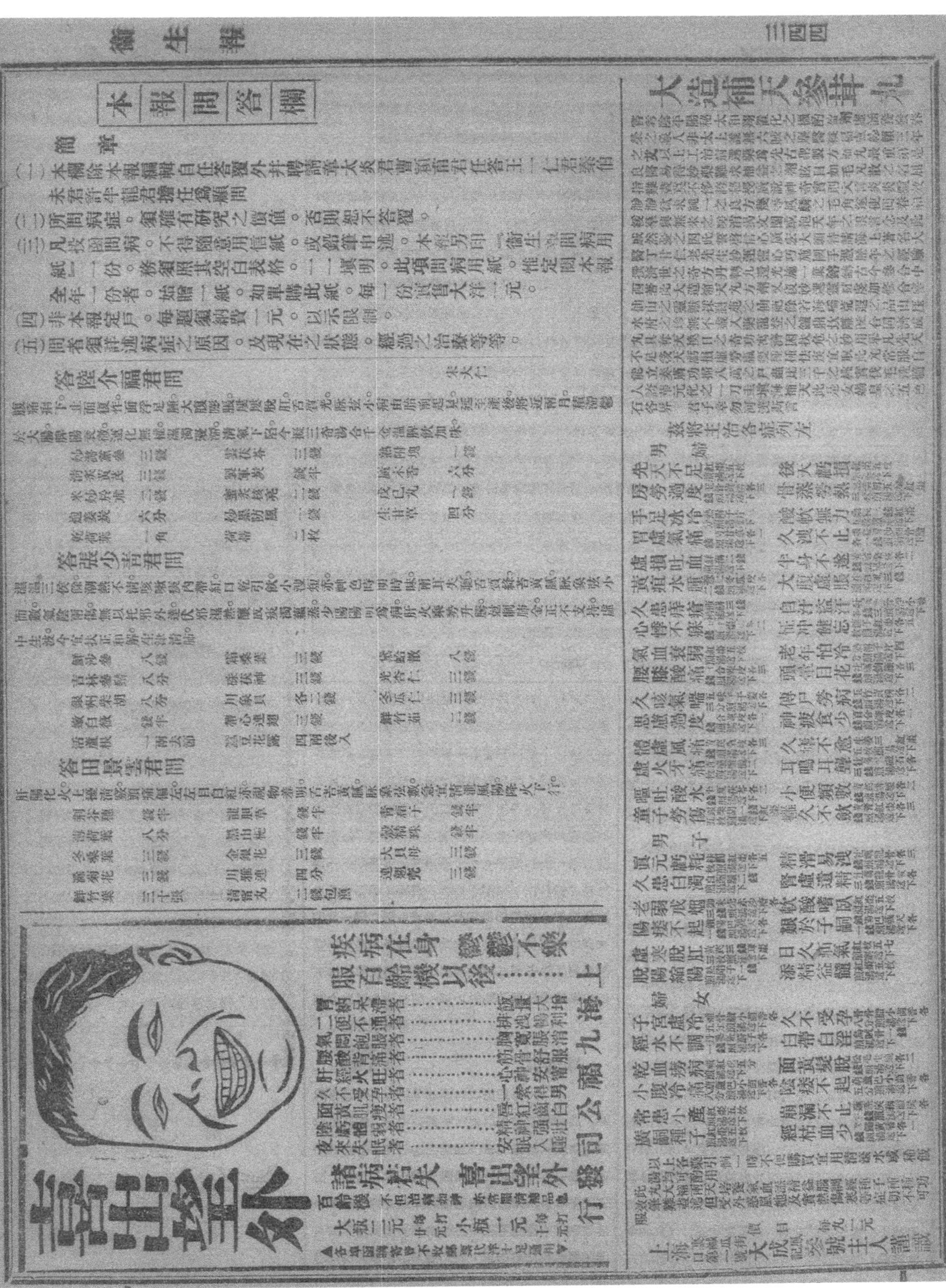

本報問答欄

簡章

(一)本欄除本報編輯自任答覆外。并聘請章太炎君曹穎甫君任答王一仁君秦伯未君許半龍君擔任爲顧問

(二)所問病症。須確有研究之價值。否則恕不答覆。

(三)凡投函問病。不得隨意用信紙。或鉛筆中述。本報另印「衛生報問病用紙」一份。務須照其空白表格。一一填明。此項問病用紙。惟定閱本報全年一份者。始贈一紙。如單購此紙。每一份實售大洋一元。

(四)非本報定戶。每題須納費一元。以示限制。

(五)問者須詳述病症之原因。及現在之狀態。經過之治療等等。

答陸介福君問

朱大仁

腹痛瀉下。止而復作。面浮足腫。大腹膨脹。屢屢脫肛。舌質光。脈弦小。病由胎前起見。延至產後。將近兩月。積滯鬱於大腸。脾陽衰微。運化無權。濕濁凝滯。清氣下陷。今擬三奇湯合千金溫脾飲加味。

炒潞黨參 三錢　雲茯苓 三錢　熟附塊 一錢
清炙黃芪 三錢　製軍炭 錢半　廣木香 六分
米炒於朮 二錢　蜜炙枳殼 二錢　戊己丸 一錢
炮姜炭 六分　炒黑防風 一錢　生甘草 四分
乾荷葉 一角　荷蒂 二枚

答張少青君問

濕溫三候。餘濕熱不清。咳嗽痰內帶紅。口乾引飲。小溲短赤。神色時明時昧。兩耳失聰。舌質絳。苔黃膩。脈象弦小而數。氣陰兩傷。無以托邪外達。伏邪濕熱。釀成痰濁。蘊蒸少陽陽明爲病。肝火乘勢升騰。尅制肺金。正不支持。虛中生波。今宜扶正和解。生津清肺。

鮮沙參 八錢　霜桑葉 三錢　黛蛤散 八錢
吉林參鬚 八分　硃茯神 三錢　光杏仁 三錢
銀州柴胡 八分　川象貝 各二錢　冬瓜仁 三錢
嫩白薇 錢半　帶心連翹 三錢　鮮竹茹 二錢
活蘆根 一兩去節　穭豆花露 四兩後入

答田景雲君問

肝陽化火上擾清竅。頭痛偏左。左目白紅赤。視物羞明。舌苔黃膩。脈象弦數。急宜清泄風陽。降火下行。

荊芥穗 錢半　龍胆草 錢半　青葙子 錢半
薄荷葉 八分　黑山梔 錢半　穀精珠 錢半
冬桑葉 三錢　金銀花 三錢　大貝母 三錢
滁菊花 三錢　川雅連 四分　連翹殼 三錢
鮮竹葉 三十張　清胃丸 二錢包煎

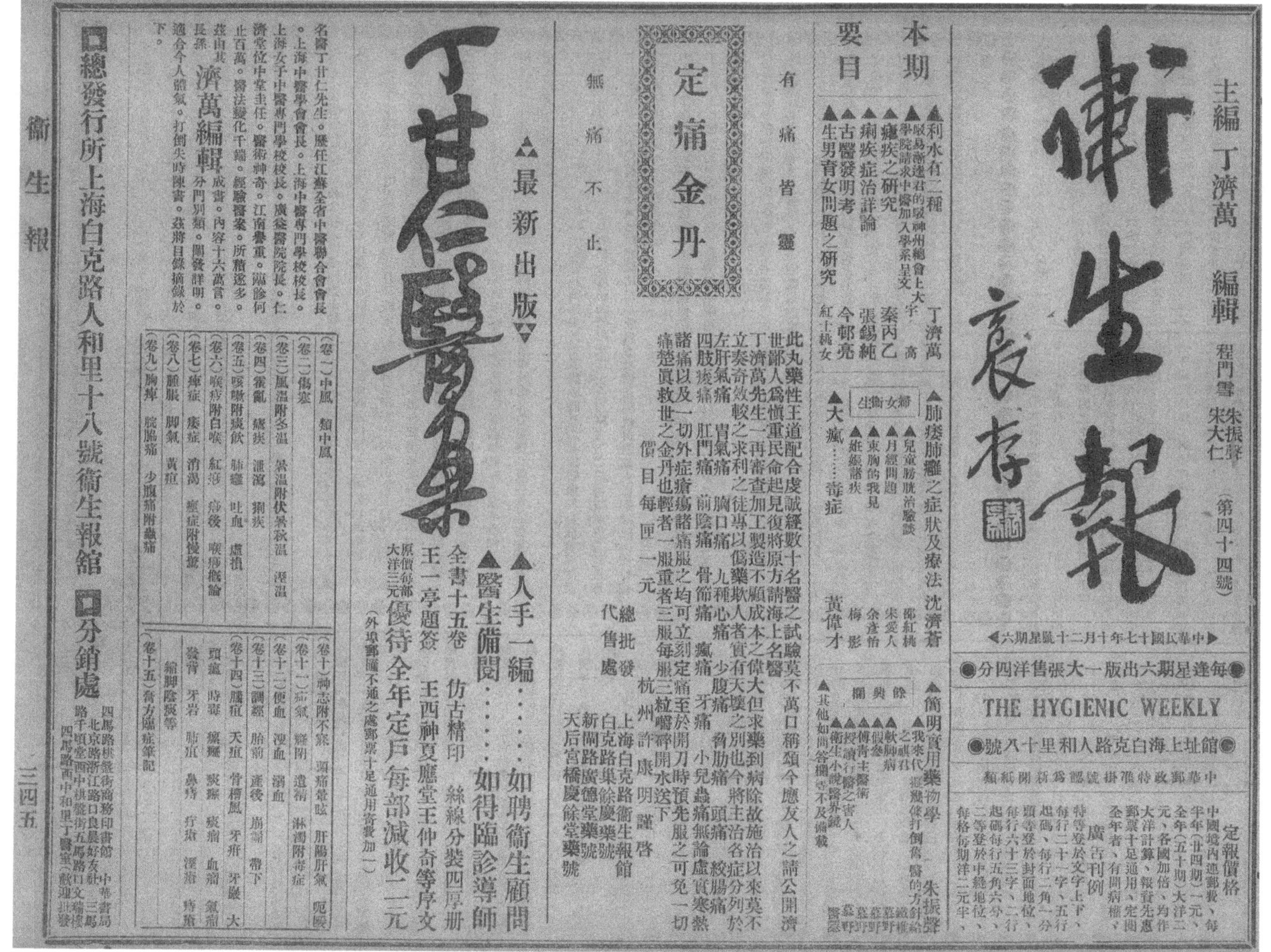

主編 丁濟萬 編輯 程門雪 朱振聲 宋大仁 （第四十四號）

衛生報

衰存

中華民國十七年十二月十二日星期六

每逢星期六出版一大張售洋四分

THE HYGIENIC WEEKLY

館址上海白克路人和里十八號

中華郵政特准掛號認為新聞紙類

定報價格 中國境內連郵費，每半年（廿四期）一元，全年（五十期）大洋二元，各國加倍，均作大洋計算，報費先惠，郵票十足通用，定閱全年者，有開病

廣告刊例 特等登於文字上下，每行二十一字，五行起碼，每行二角一分；頭等登於封面地位，每行六十三字，二行起碼，每行五角六分；二等登於中縫地位，每格每期洋二元半。

本期要目

▲利水有二種 丁濟萬

▲學院請求中醫加入學系呈文

▲癰疾之研究 秦丙乙

▲痢疾症治詳論 張錫純

▲古醫發明考 今郁亮

▲生男育女問題之研究 紅士桃女

▲肺痿肺癰之症狀及療法 沈濟蒼

婦女衛生

▲兒童膀胱治驗談 鄭紅桃

▲月經問題 宋愛人

▲東胸的我見 余彥怡

▲姙娠諸疾 梅影

▲大瘋……毒症 黃偉才

餘興欄

▲簡明實用藥物學 朱振聲

▲其他如問答欄等不及備載

定痛金丹

有痛皆靈 無痛不止

此丸藥性王道配合虔誠經數十名醫之試驗莫不萬口稱頌今應友人之請公開濟世鄙人爲慎重民命起見復將原方請海上名醫丁濟萬先生一再審查加工製造不顧成本之偉大但求藥到病除故施治以來莫不立奏奇效較之求利之徒專以偽藥欺人者實有天壤之別也今將主治各症分列於左

肝氣痛 胸口痛 九種心痛 少腹痛 小兒蟲痛 四肢痰痛 胃氣痛 前陰痛 瘋痛 牙痛 脅肋痛 頭痛 絞腸痛 肛門痛 骨節痛

諸痛以及一切外症瘡瘍諸痛服之均可立刻定痛至於開刀時預先服之可免一切痛楚貫救世之金丹也 輕者一服重者三服 每服三粒嚼碎開水送下

價目每匣一元

杭州許康明謹啓

總批發代售處 上海白克路衛生報館 新聞路巢餘慶藥號 天后宮橋慶餘堂藥號

丁甘仁醫案

▲最新出版▲

▲入手一編……如聘衛生顧問

▲醫生備閱……如得臨診導師

全書十五卷 仿古精印 絲線分裝四厚冊

王一亭題簽 王西神夏應堂王仲奇等序文

原價每部大洋三元 優待全年定戶每部減收二元

（外埠郵匯不通之處郵票十足通用寄費加一）

名醫丁甘仁先生。歷任江蘇全省中醫聯合會會長。上海中醫學會會長。上海中醫專門學校校長。上海女子中醫專門學校校長。廣益醫院院長。仁濟堂位中堂主任。醫術神奇。江南譽重。臨診何止百萬。醫法變化千端。經驗醫案。所積遂多。茲由其長孫濟萬編輯成書。內容十六萬言。分門別類。闡發詳明。適合個人體氣。打倒失時陳書。茲將目錄摘錄於下。

（卷一）中風 類中風

（卷二）傷寒

（卷三）風溫附冬溫 暑溫附伏暑秋溫 溼溫

（卷四）霍亂 瘧疾 泄瀉 痢疾

（卷五）咳嗽附痰飲 肺癰 吐血 虛損

（卷六）喉痧附白喉 紅痧 痦疹 喉痹

（卷七）痺症 痿症 消渴 癃症附便濁

（卷八）腫脹 腳氣 黃疸

（卷九）胸痺 脘腹痛 少腹痛附蟲痛

（卷十）神志附不寐 頭痛暈眩 肝陽肝氣 呃膈

（卷十一）疝氣 遺精 淋濁附遺症

（卷十二）便血 溲血 溺血

（卷十三）調經 胎前 產後 崩漏 帶下

（卷十四）瘍症 天疽 骨槽風 牙疳 牙癰 大頭瘟 時毒 痰癧 瘰癧 發背 牙岩 肺疽 鼻痔 疔瘡 溼瘡 痔瘡

（卷十五）膏方 臨症筆記

總發行所上海白克路人和里十八號衛生報館

分銷處 四馬路棋盤街商務印書館 中華書局 北京路浙江路口良友社 三馬路

衛生報 三四五

痢疾症治詳論（續）

張錫純

奉天陸軍連長何閣臣。年三十許。因初夏在鄭州駐防。多受潮溼。患痢數月不愈。至季冬還奉。病益加劇。下多紫血。雜以脂膜。開似爛炙。腹中時時切疼。或授以龍眼肉包鴉胆子仁方。服之益增重。來院求爲診治。其脈微弱而沈。左部幾不見。俾用生硫黃細末。搀熟麪少許。爲丸桐子大。又重用生山藥熟地黃龍眼肉煎濃湯送服。日兩次。每次所服硫黃約有七八分。服至旬餘始愈。此純係赤痢而竟若是之寒也。

又有前後連兩次病痢。其前後寒熱不同者。爲細診其脈。知其前後迥異。始能用藥各得其宜無所差謬。今復舉兩案以徵明之。

歲丁巳在德州。有盧雅雨公曾孫女適桑園鎮吳姓。年五十六歲。於季夏下痢赤白。延至仲冬不愈。延醫十餘人。服藥百劑。皆無効驗。其弟月潭。素通醫學。偶與愚觀面談及。問還有治否。答曰此病僅可久延歲月。並非難治之證。但視用藥何如耳。月潭因求往視。其脈象微弱。至數略數。飲食減少。頭目時或眩暈。心中微覺煩熱。便時下墜作疼。惟不甚劇。所下者赤白參半。間有脂膜相雜。詢其生平。下焦畏涼。是以從前服藥。略加溫補。上即煩熱。略爲清解。下即泄瀉也。乃爲初次擬得三寶粥方治之。藥雖偏於涼。而有山藥粥以補其下焦。服後必不至泄瀉。上午服一劑。病覺輕。至晚間又服一劑。其病遂愈。後旬日因登樓受涼。其痢陡然反復。日下十餘次。腹疼劇於從前。其脈象微弱如前。而至數不數。俾仍用山藥。送服生硫黃細末三分。亦一日服二次。病大見愈。脈象亦較前有力。翌晨又服一次。心微覺熱。又改用三寶粥方。一劑而愈。

又愚在奉天時。有二十七師幟第一營營長劉鐵山。於初秋得痢證甚劇。其痢膿血稠黏。脈象弦細。重診仍然有力。治以通變白頭翁湯兩劑全愈。隔旬餘痢又反復。自用原方治之。病轉增劇。復來院求診。其脈弦細兼遲。不任循按。知其已成寒痢。所以不受原方也。俾用生懷山藥細末煮粥。送服小茴香細末一錢。生硫黃細末四分。數次全愈。

右所錄二案。皆前病痢則熱。後病痢則寒者也。而治之者隨病機之轉移。而互治以涼熱之藥。自能隨手奏效。至於第一案初次用涼藥治愈。後用熱藥治之將愈。而又以涼藥收功。此又在臨診時細心研究。息息與病機相符也。

又有痢症上熱下涼。所用之藥宜上下分途。以涼治上。以熱治下者。曾治天津法租界張姓媪。年五旬。於孟秋患痢。二十餘日不愈。所下者赤痢雜以血水。熱重腹疼。繼則痢少瀉多。亦兼血水。上焦煩熱。噤口不食。聞食味即噁心欲嘔。頭目眩暈。不能起床。其脈關前浮弦。重診不實。兩尺則微弱無根。一息五至。自覺心中怔忡。精神恍惚。似難支持。此乃虛極將脫之候也。遂急用淨萸肉生山藥各一兩。大熟地。龍眼肉。生龍骨各五錢。生杭芍雲苓片炙甘草各二錢。俾煎湯兩茶鍾。分兩次溫飲下。將初次服下。未及覆杯。病人自言吾有命矣。詢之言從前怔忡之極。即覺神魂飄蕩。今則怔忡愈而神魂安矣。遲兩點鐘。又將二次服下。移時少進飲食。瀉痢亦少止。惟上焦仍覺煩熱。下焦又似畏涼。遂於原方中加生地五錢。炙甘草改用三錢。煎湯兩鍾。分兩次溫服下。每服一次。送服生硫黃細末二分。半日服一劑。數日全愈。

瘧疾之研究

秦丙乙

素問瘧論曰。夫痎瘧皆生於風。其畜作有時者何也。曰。瘧之始發也。先起於毫毛。伸欠乃作。寒慄鼓頷。腰脊俱痛。寒去則內外皆熱。頭痛如破。渴欲冷飲。致瘧之由。總不外夫風寒暑濕痰食。蓋夏月炎火行令。人感其氣。入於肌膚之內。腸胃之外。迨汗液大出。腠裏開發。得之以浴。遇之以風。淒滄之寒。新涼之邪。伏於皮毛之裏。內不得進。外不得出。加以暑月肥甘太過。畜積無度。或天雨濕蒸。多着水氣。致脾陽不固。胃氣不行。痞隔食積。疲倦化濕。且素有痰黏。一感外邪。隨濕而發。凡此皆瘧病之大概原因也。至於治療之法。則機變百出。萬難執一。大率因事制宜。對症發藥。既不可拘一以繩百。復不容泥古而廢今。茲將各種瘧病之原因及其情狀治法。分述於下。

一日作　間日作　瘧之日作者爲最輕。間日作者較重。蓋諸邪內侵。與衛氣並居。衛氣晝夜流行。故相遇則發而成瘧。相離即止。其日作者。受邪尚輕。衛氣之流行雖較滯遲。猶不失其常度。故日日而作也。若受邪過重。則衛氣之流行。不能勝邪氣之相薄。是以間日而作也。由日作而變成間作。是邪盛衛衰退步之兆。反是由間作而易爲日作。則邪退衛旺。乃進步之徵矣。惟日作而發寒發熱之時久。於間日作者。則其病勢亦不可謂爲必輕矣。初起治宜散邪消導。如厚朴半夏陳皮豉蔻桑杏茹枳之類。四五次後。已經發散者。宜何首烏散。備壯者可用七寶飲常山飲等截之。

古醫發明考

日本今邨亮著　無錫周小農錄

筩鍼

靈樞四時氣篇曰。徒㾓先去環谷下三寸。（案環谷不知所指。馬蒔曰。各經無環谷穴。止足少陽膽經有環跳穴。今曰三寸。意風市穴。此說恐非。因名爲訛耳。蓋環谷膀胱部位。今時療鼓脹水腫。刺鍼臍而取水。往往得驗。意與刺癩疝同。）以鈹鍼鍼之。已刺而筩之。而內之。入而復之。以盡其㾓。必堅來。緩則煩悗。來急則安靜。間日刺之。㾓盡乃止。又官鍼篇曰。病水腫不能通關節者。取以大鍼。肘後方皮膚水腹內未有者。服諸發汗藥得汗便瘥。然慎風寒爲急。若腹大小之不去。便鍼臍下二寸。入數分。令水出孔合。須腹減乃止。則筩鍼之法。不昉於洋人矣。

附按。㾓水腫鼓脹。用筩鍼刺之。出於不得已之策。可或一爲之。屢之則大命從殞矣。千金云。凡水病忌腹上出水。出水者一月死。大忌之。聖濟引徒郁子云。華陀云。水病未過良醫。第一不得鍼灸。言氣在膜外。已化爲水。水出卽引出腹中氣。水盡則死。醫說引醫餘云。病水人。水在膜外。切不可鍼。鍼透膜。初時稍愈。再來卽不可治矣。神效名方云。大忌腳膝上鍼刺出水。取一時之效。後必死矣。蓋此症固忌鍼刺。然百藥無效。至難奈何施之。所謂穿腹法是也。但其僥倖萬一。要可指而不講耶。余常驗之水腫）有虛實之分。全身洪腫如水泡。如絲瓜。短氣喘鳴。氣息欲絕。以指壓之。其痕隨手而起者。屬實皮膚之腫也。其痕窅而不起者。屬虛。肉間之腫也。實者就股間腿縫而取水。猶可望生矣。虛者則決不可取也。鼓脹亦然。有氣水之分。腹中汚液瀦蓄。若甕實物內漸盈滿。外漸怒張。至殆如鼓。膨脝欲裂。以指彈之。或按之。其運轉響動者水也。若腫硬緊滿。青筋絡繹。皮光射人。按之無聲者氣也。水者可刺。至氣者不可刺也。要徵之胃氣。若能食者。胃權猶存。可刺矣。不能食者。胃權已亡。雖水亦不可刺也。能辨此差別而親試體驗。知經文之不我欺焉。故非甄腫之虛實。水氣之差別。胃氣之存亡。決不可刺也。庸醫不顧忌。一概施之。戕命不少。因表爲後戒。

（評）水腫外刺取[illegible]死者甚多。著者所謂屢之則大命從殞。庸醫一概施之。戕命不少。立言洵有功哉。實事見醫譚。

衛生報

生男育女問題之研究

紅桃女士

孟子有云。不孝有三。無後爲大。蓋製造小兒。爲男女固有之本能。亦應盡之責任也。但每見青華男女。嫁娶多年。未得生育。輙兩相懷恨。其點膽簡單者。又不咎男人有病。種子無能。而獨謂女子不會受孕。泛觀芸芸衆生。雖明處青天白日旗下。共沐先總理感化。然暗中實行多妻主義者。仍復不少。凡吾女界中之墮其彀者。惟被壓迫與輕棄耳。噫。身爲婦女。何受待遇之不平等若是耶。予性豪宕。不拘細行。好仗義而扶弱抑强。爲女界伸息計。乃著作斯篇。使姊妹們觀一線之光明乎生理衛生。爲切身要題而求雪此莫白之冤焉。

夫男苟非宿娼而染梅毒。或犯手淫而成陽痿。或情志不專。舉而不强。或患疝氣。睪丸受傷。或酒醉及性交過度而致精薄。或慾火內熾。精寒不固。常自遺洩。女非無竅如皷。角陰部隆挺。或生殖器內旋有物如螺。或實女竅小。或月事不調。或崩帶淋漓。都有生殖機能。生殖本是易事。何難之有。然易者自易。難者自難。倘閱者不棄拙作。而肯體貼入微。親身力驗。則變難化易。夢熊育麟。任所欲爲矣。且待予搜盡枯腸。披露報端。願與兄弟姊妹共勉之。

凡欲求孕者。不外男子首貴清心寡慾。多事運動。使體壯神旺。精蟲活潑。女子尤宜屏退慾際。醫治宿疾。補血調經。涵養卵種。得潤滋子宮。蓄情奮興。待行經後一星期內。雙方擇月朗風清夜。溫煦床第間。乃當互表求情。各勤性慾。及男女神志甜蜜。心意濃厚。而後同房行事之先。男應放溺。可期宣戰持久。女該留洩。俾得交暢盡歡。則胎孕自易受矣。且也奧妙不可不知。知者萬能。不知者妄從。然奧妙維何。不見內經載有天地者萬物之上下也。陰陽者血氣之男女也。左右者陰陽之道路也乎。設虛心推究之。則生男育女。如指諸掌。足見古人對于生理學。亦早具卓識。奈世人不之察耶。試明言之。男子溺訖。右面進宮而女子化發左方迎合。（地位不同方向亦異）如是生男。因氣而左動陽資之也。反之則育女。因氣而右動。陰資之也。進一步者。處于陰陽調和。則交合離間時。則瓊漿吐棄之先後。亦可斷其所受者是男是女。男先于女。爲血先至。裹精則生男也。反之則育女。以精先至。裹血則生女也。

綜上觀之。生男育女。非關兩方何者專責。婦人言雖如此。面身入其境者。皆當融會貫通。切不可拘執成法。坐遭失敗。至於男子尚必寡慾。女子補血調經。則爲問題中無上要點。此予所以諄諄忠告諸兄弟姊妹者也。

肺痿肺癰之症狀及療法

沈濟蒼

夫痿者。筋肉萎縮。軟弱不舉。失其動作之功用也。癰者。血行不良。毒質瘀積。亦腫將潰也。肺之有痿與癰。正以則肺臟之病分爲兩種症候。肺痿有如草木之萎而不榮。津液枯竭。而肺葉焦枯。金匱言其病原。或從汗出。或從嘔吐。或從消渴。小便利數。或從便難。又被快藥下利。重亡津液。致肺虛生熱而得此。肺痿之症。其見證爲欬逆上氣。口渴脈數。時吐涎沫。苟不治之。則當萎頓而絕。若夫辟辟燥欬。胸中隱痛。或吐膿血。脈象滑數者。則爲肺癰。始萌可救。及至膿成。命即垂危。蓋肺中灼熱過甚。肺葉焦爛。以致成癰耳。

肺痿肺癰。同出於熱。但有虛實之分。此可於其脈象診得者也。肺痿之脈數而虛。肺癰之脈數而實。况胸中之隱痛與吐膿血。爲肺癰之專證。尤不難辨別而得。至其餘各證。亦有兼見者。亦有混見者。不可固泥以論斷之。是在臨診時之圓融活變。庶乎善矣。

肺痿一症。出於病後爲多。胃納少甚。飽食而臥。六七日不大便。燥火上薰。其音即啞。又二三日發熱。兩足無力。其病專屬陽明。此時急用大承氣下之。乃不致延爲廢疾。內經所謂治痿獨取陽明也。（陽明有淸下之分。淸者白虎。下者承氣。此所謂獨取陽明。必採承氣之法）若下之不早。手足筋痿。遂以難痊。此時需用大劑養陰。以養其後。尚可十救一二。蓋其始被火薰灼而見痿象。故以去火爲急。其後薰灼將枯。正當以滋潤爲宜。冀其苗槁復甦。此肺痿始末之正法也。肺癰一症。起於濁痰壅阻肺竅。熱鬱肺絡。欬吐衝激。胸中作痛。此時用大劑葶藶大棗湯以瀉之。破其鬱熱。下其頑痰。使肺氣淸肅。而癰可立愈。惟葶藶以苦者爲最勝。甜者力簿不可用。若夫癰膿既成。惟有犀黃丸一方。足以療治。方用犀黃五分。元寸五分。製乳香沒藥各一兩。搗濡米飯一兩爲丸。如粟米大。每服三錢。重者二料。可以全愈。醫家以濟世爲心。故於危證方治。不可不知。若夫近世醫家專論診金。道德消亡。與盜賊無異。願同道共勉之。

大瘋……毒症

黃偉才

瘋疾者。天地間之異症也。其所犯不一。有嗜慾無度。有勞傷血氣。或憂思驚恐。或抑鬱不舒。兼外感不正之氣。乘隙入於肌膚。流注經絡。發於四體。與營衛相干。濕熱相併。血隨火化。其道不利。以至日久。肌肉臏臏而有瘍。衛氣有所凝而不行。致成斯症。若瘋毒入臟。如心經受之。則兩目先損。肝經受之。則面生紫塊。脾經受之。則周身如癬。肺經受之。則眉毛先脫。腎經受之。則足先穿。更有不治者。一曰皮死麻木不仁。二曰肉死刀割不痛。三曰骨死鼻梁崩塌。四曰血死潰爛成膿。五曰筋死指節脫落。若病從頭面起者爲順。從足心起者爲逆。脈浮緩者易治。洪數者爲難。及見唇反眼瞎耳聾聲啞無汗者。俱不治之症也。療之之法。宜先助胃氣。使根本堅固。而後圖治。如惡血凝滯於肌表經絡者。宜汗解之。固結於臟腑者。宜蕩滌之。表裏俱受其毒。而宜外砭內瀉。若妄施燥熱之劑。使膿水淋漓。則肝血愈燥。風熱愈熾。腎水愈枯。相火愈旺矣。余友周君有一秘方。藥用枸杞根皮。樁樹根皮。金銀花各一兩。用活黑魚一斤。不去鱗肚腸。同藥煎熟。陳酒送下。幾次即愈。或用白朮。黃芪。防風。羌獨活。白蘚皮。土槿。枸杞。銀花。連翹。製軍。枳實。知母。黃栢。黃芩。黃連等煮服。亦有奇効。

簡明實用藥物學

朱振聲

木香 辛溫之味 入肺脾肝

平肝降氣。鬱可開而胎可安。 肝爲風木。而喜條達。女子善懷。性多偏拗。抑鬱傷肝。厥氣上逆。或兩脇作脹。或胸脇悶痛。又衝任二脉上連陽明。木强侮土。脾胃正氣受傷。則衝任二脉亦必被損。氣不能統胎。而胎下墜。難安於胎中。木香辛溫。辛能散氣。肝氣條達。則鬱氣可降。木土不爭。而胞胎亦安。

健胃寬中。食可消而痢可止。 肝屬木。胃屬土。肝氣犯胃。則胃不和。脾胃相爲表裏。俱居中焦。胃病則脾亦必運化失司。故中不寬而食不消。木來剋土。腸胃氣機不宣。紅白痢下。腹痛裏急。木香能平肝氣。肝胃之氣和。則中焦之食消。肝脾之氣調。則痢下之腹痛止。

何患乎鬼邪蟲毒。 鬼爲陰邪。正氣不足。則鬼邪內客。脾經溼熱。得風木之化。則生蟲積虫生毒。木香辛溫勝陽氣。味芳香。取以陽制陰。以香辟邪之意。又能平肝。風木不與溼熱化合。則虫不生。故殺虫毒亦有功。

無憂於冷氣心疼。 心居上焦。腎居下焦。腎中冷氣。所以不能上犯君主。全賴中土砥柱有權。若肝旺賊土。則土不能制水。腎中冷氣上凌心火。上陽與下寒相搏則疼。木香辛溫。既能抑木而扶土。又可溫散寒氣。

地氣騰則淋露降。 肺爲乾金。位居上。而象於天。脾爲坤土。位居下。而象於地。地有水濕之氣上騰。然後天方有淋露之澤降。人身之氣化亦然。脾能運化水穀之精微上奉。然後肺氣能充身澤毛。洒陳臟腑。木香辛溫。能平肝木而扶振脾陽。使脾精上升也。

夢寤少而魘寐除。 陽入於陰則寐。陽出於陰則寤。肝藏血而舍魂。肝氣鬱結。則魂不安舍。或夢鬼客身欲動。夢魘而魘寐不寤。或寐中譫語。因夢鬼怪而寤。木香以能調達肝氣。而安肝魂而已。

三譚近墨

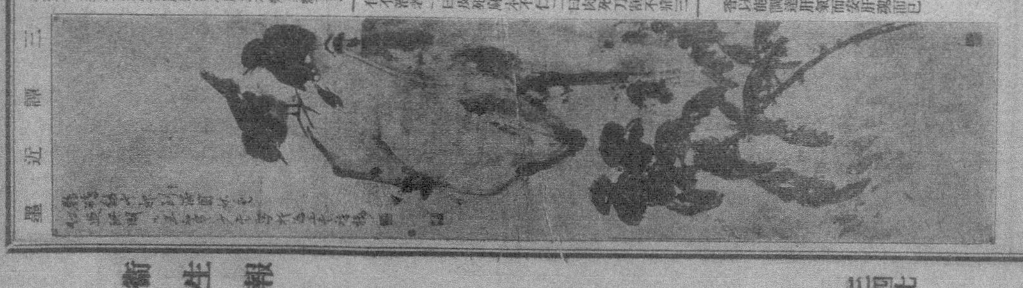

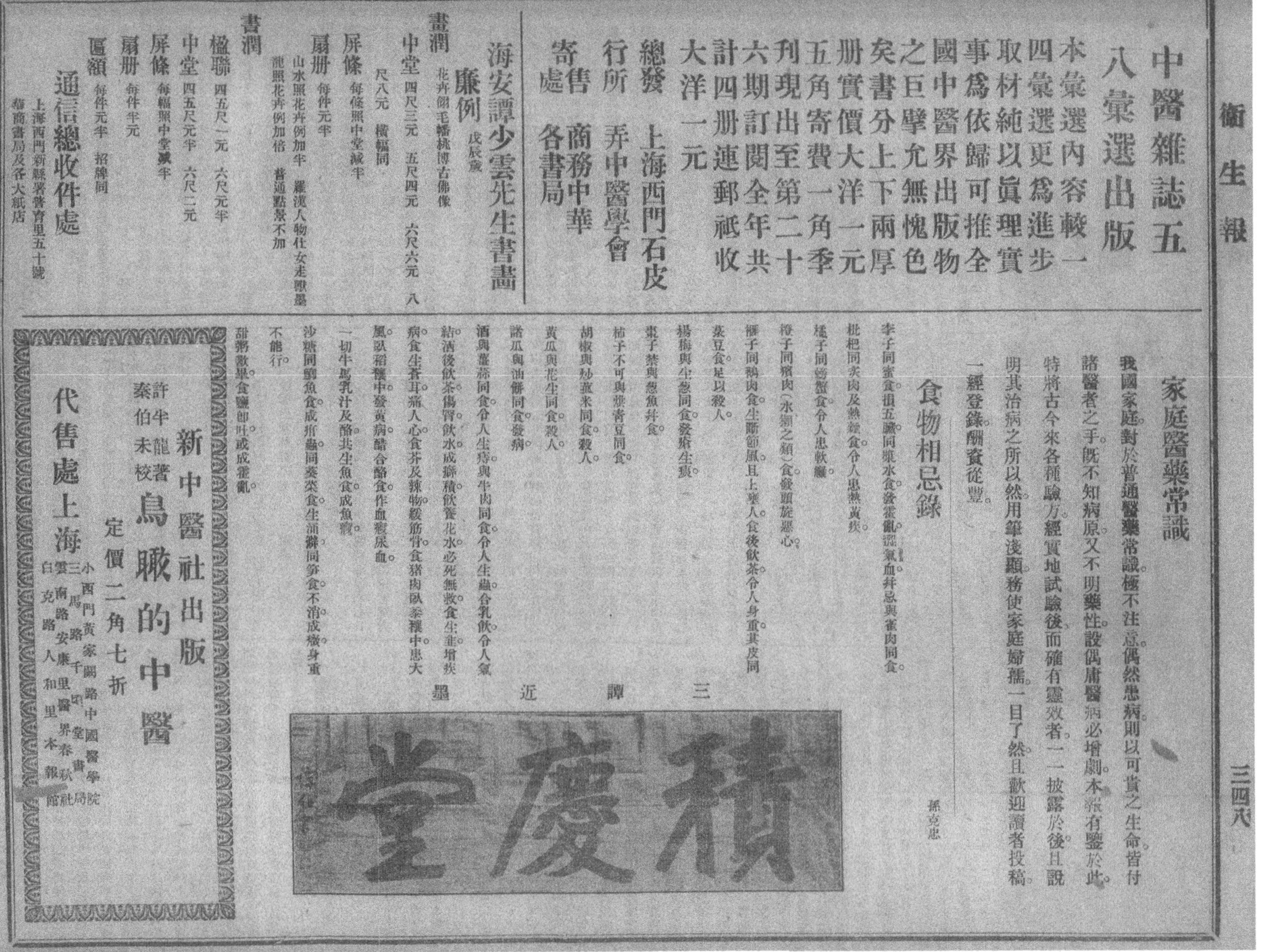

中醫雜誌五八彙選出版

本彙選內容較一四彙選更為進步取材純以眞理實事為依歸可推全國中醫界出版物之巨擘允無愧色矣書分上下兩厚册實價大洋一元五角寄費一角一季刊現出至第二十六期訂閱全年共計四册連郵祇收大洋一元

總發行所 上海西門石皮弄中醫學會

寄售處 商務中華各書局

海安譚少雲先生書畫廉例 戊辰歲

畫潤 花卉翎毛幡桃博古佛像

中堂 四尺三元 五尺四元 六尺六元 八尺八元 橫幅同

屏條 每條照中堂減半

扇册 每件元半

山水照花卉例加半 羅漢人物仕女走獸墨龍照花卉例加倍 普通點景不加

書潤

楹聯 四五尺一元 六尺元半

中堂 四五尺元半 六尺二元

屏條 每幅照中堂減半

扇册 每件半元

匾額 每件元半 招牌同

通信總收件處 上海西門新縣署營育里五十號 春商書局及各大箋店

家庭醫藥常識

我國家庭。對於普通醫藥常識。極不注意。偶然患病。則以可貴之生命。皆付諸醫者之手。既不知病原。又不明藥性。設偶庸醫。病必增劇。本報有鑒於此。特將古今來各種驗方。經實地試驗後。而確有靈效者。一一披露於後。且說明其治病之所以然。用筆淺顯。務使家庭婦孺。一目了然。且歡迎讀者投稿。一經登錄。酬資從豐。

食物相忌錄

孫克忠

李子同蜜食。損五臟。同漿水食。發霍亂。澀氣血。并忌與雀肉同食。

枇杷同炙肉及熱麪食。令人患熱黃疾。

橘子同螃蟹食。令人患軟癰。

橙子同獺肉（水獺之類）食。發頭旋惡心。

榧子同鵝肉食。生斷節風。且上壅人。食後飲茶。令人身重。其皮同菉豆食。足以殺人。

楊梅與生葱同食。發瘡生痰。

棗子禁與葱魚并食。

柿子不可與蟹青豆同食。

胡椒與炒蕎米同食。殺人。

黃瓜與花生同食。殺人。

諸瓜與油餅同食。發病。

酒與蕹蒜同食。令人生痔。與牛肉同食。令人生蟲。合乳飲。令人氣結。酒後飲茶。傷腎。飲水成癖積。飲羹花水。必死無救。食生韭。增疾病。食生蒼耳。痛人心。食芥及辣物。緩筋骨。食猪肉。臥黍穰中。患大風。臥稻穰中。發黃病。醋合酪食。作血瘕尿血。

一切牛馬乳汁及酪。共生魚食。成魚瘕。

沙糖同鯽魚食。成疳蟲。同葵菜食。生流澼。同筍食。不消成癥。身重不能行。

甜粥數畢。食鹽。即吐。或成霍亂。

積慶堂

三譚近墨

新中醫社出版

許半龍著 秦伯未校

鳥瞰的中醫

定價二角七折

代售處上海 小西門黃家闕路中國醫學院 三馬路千頃堂書局 雲南路安康里醫界春秋社 白克路人和里本報館

利水有二種

——萬濟丁——

夫天下之至變者莫如病。而至難者莫如醫也。然病雖至變。而可見者皆乎形。醫雖至難。而可據者皆乎理。以形求理。則何往而不明耶。如利水一法。雖同一小便不利。然因病情之不同。故治法亦異也。所以仲景有五苓散及豬苓湯之分也。一治水氣不化之小便不利。一治真陰被劫之小便不利。故用藥亦一溫一涼。各不相同。此皆仲景示人之法耳。蓋太陽爲寒水之藏。邪涉其經而不解。必致膀胱氣阻。其氣化而小便爲之不利矣。經云膀胱者州都之官。津液藏焉。氣化則能出矣。今水蓄不化。故仲景以五苓散主之。因有桂之辛溫以宣通陽氣。而蒸化三焦。乃能以行水也。又有豬苓之通調水道。二苓之淡滲膀胱。白朮之燥溼健脾。於是氣機則津化。氣降則水利矣。至於陽明乃燥氣之府。邪結其處。必致熱灼津液。水爲其灼。而小便亦爲之不利矣。若胃爲多氣多血之府。六府之大源也。倘是熱傷津液。故仲景以豬苓湯主之。蓋因苓利水。而此則兼在益陰也。所以方中用阿膠以養陰滋燥。滑石以去熱利水。仍用澤瀉二苓以滲濕利陰。既不傷陰。又能利水。其處方之適宜。則甚妙用。總之以上二方。兼溫涼用。一治寒水不化。氣機被阻之證。一治熱邪傷陰。津液不化之證。故一用桂苓以燥脾。一用豬苓以養陰也。世之醫者。豈可混用之耶。

駁易齋選君的「駁神州醫藥總會上大學院請求中醫加入學系呈文」

王宇高

余室前幾日所編的「社會醫報」第二十八號。載刊着易齋選的「駁神州醫藥總會執行委員會上國民政府大學院請求將中醫加入學系呈文」一文。我們中醫是總抱着平心的態度。願公開討論以求改革而進步的。所以我對於這文。把萬分友愛的態度。急急地一氣讀下。讀到完了。却令人大大的失望。因爲易君完全是做些問題而作這文的。不然。何以這樣一味攻擊不講實際呢。

勿論何種學術。都是以實際爲歸宿。實驗爲目的。我們中醫治療中國國民的疾病。保障中國國民的生命。有了四五千年的歷史。並無虛造的構造。或補和解的治法。雖合實際。確着實驗。但不是隨便亂說一通。並非所能救果。詳細的易君如欲明白。請放十年功夫研究研究。自能佩服無疑。否則。真是不可教之孺子了。至於我們中醫都是把來研究不明底蘊的。若曾對於西醫是要用萬分心力去研究的。易君且耐心觀看罷。

仔細考察易君這篇的論文的內容。不外三點。(一)今日爲科學時代。合科學者惟西醫而已。(二)西醫爲強國保種之利器。中醫則否。(三)西醫在中國是幼稚時代。怕被中醫阻礙。

(一)點。我要請問易君。西醫在外國是初發明能合科學的嗎。還是到近代始合科學的呢。我也曾仔細研究過西醫的歷史。是完全由哲學而進行到科學的。科學並不是西醫學家所自創的。是另有科學專家一樣一樣發明的。西醫學家不過拿來享用罷了。難道拿用科學享受科學的權利。只許你們西醫。而不許我們中醫拿用一些些科學而來作改造我中醫的權利。易君。你能夠禁我們麼。哈哈。真是笑話。

(二)點。我要請問易君。西醫是強國保種的學術。其根據是不是在能夠治病和衛生。西醫能治病和衛生。難道我中醫不能。反要增病和殺生麼。況且中國的民衆。何以尚未絕滅呢。我也明白國家的強弱。人種的興亡。不是完全係於醫術的。（此理中山先生說得很明白。易君須研究中山全書才能明白）不過易君要冒名貪功。我就對你這一句。唉。易君。是真所謂「只知其一。不知其二。」濟之乎。只知肉類腦筋營養可以營養。而不知穀類一歲鄉和乳精實也可以營養者呢。哈哈。哈哈。真是可笑。

(三)點這是易君有自知之明的一點。我觀這點。個也發生惻隱之心。不得不轉而有些讚他一一要想竟想他一樣大人訓話發生般的一打驅以後要用種共遊導他一。誠言安慰他了。易君。今學西醫沒有學全。乃得中國的西醫非常幼稚。怕我們中醫阻止你。不許你進步。這是決沒有這回事的。我們責罵他們。只因爲他只知西醫的皮毛。便自己以爲滿足。依傍四一切。不肯再研究中國固有的寶貝的緣因。你們若能把西醫研究完全的學來。就是不能再學中醫。把西醫的你所能得的作用。介紹供我中醫採用。我中醫斷不會阻止你們一般破你們般望的請你放心罷。

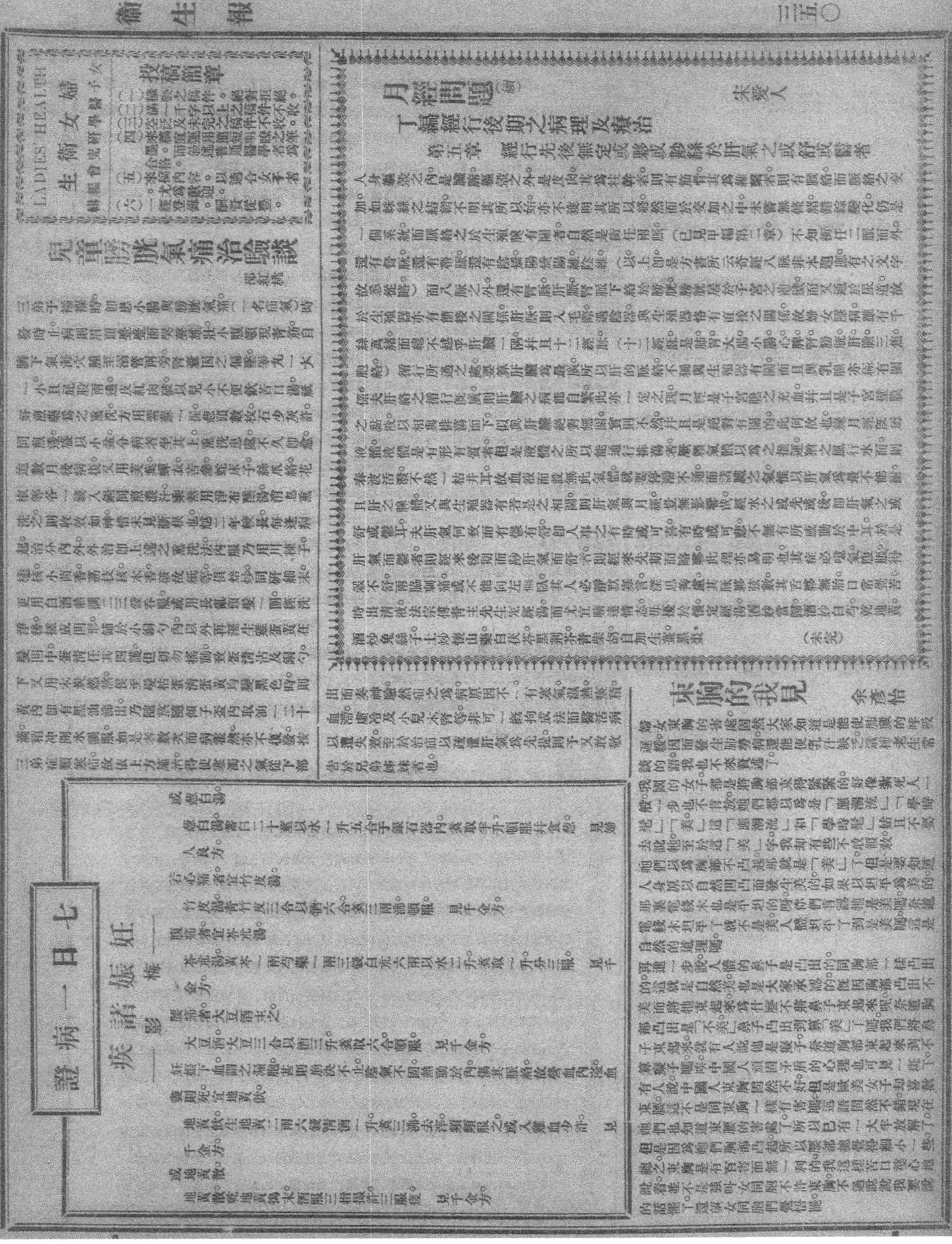

LADIES' HEALTH

婦女衛生

女子醫學研究會編輯

投稿簡章

（一）臉一之稿件。絕對拒絕。

（二）一千字以上之稿件不收。

（三）空泛及未完之稿件不收。

（四）來稿宜運用簡短明瞭之筆。墨而合於通俗醫學者爲合格。

（五）來稿內容。以適合女子者。尤爲歡迎。

（六）一經登錄。酬資從豐。

兒童膀胱氣痛治驗談

邵紅桃

三弟于襁褓時。即患小腸與膀胱氣痛。（一名疝氣）時發時止。病則眉頭蹙蹙而哭聲雄壯。小腹頓現青筋。自臍下氣海穴臍至溺管兩旁腎囊。因之偏墜。睾丸一大一小。且屁股兩邊皮紅肉破。以兒小不便飲苦口湯藥。好煎藥爲之熏洗。方用紫蘇一握。葱頭數枚。石少灰許。同煎透。盛以小盆。令病者坐其上熏洗。患處不久即愈。追數月後病復。又用芙蕖。蟬衣。苦參。蛇床子。絲瓜絡。花椒等各一錢。入鍋同煎濃汁。乘熱用淨布醮湯。消息熏洗之。則收效如神。惜未見斷根也。越二年。稍長。每逢病起。治分內外。外治即上述之熏洗法。內服乃用川楝子。橘核。小茴香。荔枝核。木香。破故紙。等。俱焙炒。同研細末。更用白酒燉調。二三錢吞服。或用長亂頭髮一團。經洗淨後。搓成圓形。鋪於小銅勺內。以外再擺生雞蛋黃在髮圈中。蛋清任其四護。但切勿搖動。致蛋清沾及銅勺。下又用木炭燃熱。俟至髮枯蛋清蛋黃均變黑色時。則黃內即有黑油沸出。乃隨熬隨傾。子盃內取油一二十滴。稍沖開水調服。如是者數次。而病霍然。亦不復發。按三弟症類寒疝。故依上方施治。得使寒濁之氣從下部出而奏神驗。然疝之爲病。原因不一。有寒氣濕熱痰積血滯虛冷及小兒木腎等。非可一概拘成法而醫治病以遭失效。至於治疝以疏達肝氣爲先。提則予又敢敬告於兄弟姊妹者也。

七日一病證

妊娠諸疾

——梅影——

或葱白湯。

葱白湯。葱白二十莖。以水一升五合。于銀石器內煮取半升。頓服。并食葱。　見婦人良方。

若心痛者。宜竹皮湯。

竹皮湯。青竹皮三合。以酒六合。煮三兩沸。頓服。　見千金方。

腹痛者。宜苓朮湯。

苓朮湯。黃芩一兩。芍藥一兩三錢。白朮六兩。以水二升。煮取一升。分三服。　見千金方。

腰痛者。大豆酒主之。

大豆酒。大豆三合。以酒三升。煮取六合。頓服。　見千金方。

妊娠下血。謂之漏胞。甚則崩決不止。陰氣不固。熱動於內。傷其脈絡。故營血內溢。血盡則死。宜地黃飲。

地黃飲。生地黃二兩六錢。清酒一升。煮三沸。去滓。頻頻服之。或入雞血少許。　見千金方。

或地黃散。

地黃散。乾地黃。搗末。酒服三指撮。許三服。瘥。　見千金方。

月經問題（續）

丁編　經行後期之病理及療治

宋愛人

第五章　經行先後無定或黟或黔繫於肝氣之或舒或鬱者

人身軀殼之內。是臟腑。軀殼之外。是皮肉。其爲柱幹者。則有筋骨。其爲維繫者。則有脈絡。而脈絡之交加。如蛛絲之結網。不明其所以始。亦不獲明其所以終。然而於交加之中。未嘗無條緒錯綜變化。仍是一個系統。而脈絡之於生殖腺有關者。自然是衝任兩脈。（已見甲編第二章）不知衝任二脈而外。還有督脈。還有帶脈。還有陰蹻陽蹻陽維陰維。（以上即是方書所云奇經八脈。非本題應有之文字。故悉從略。）而八脈之外。還有腎脈。肝脈。腎脈下絡於膀胱。膀胱居於子宮之前壁。而又通於尿道。故於生殖器亦有間接之關係。肝脈則入毛際。過陰器。與生殖器恰有直接之關係。故婦女隱病。雖有千絲萬緒。而總不越乎肝臟一隅。并且十二經脈。（十二經脈是肺胃大腸小腸心脾腎膀胱肝膽三焦胞絡。）循行所過之處。要算肝臟爲最廣。所以肝的脈絡。不獨與生殖器有關。而且與乳腺亦稱有關係。夫肝絡之循行既廣。則肝臟之病能自繁。此亦一定之理。月經是子宮腺之充血。并且是子宮壁膜之黏液。以相與排蕩而下。似與肝臟絕對無關。實則不然。并且是絕對有關的。此何故也。緣月經既屬液體。液體是有形有質者。但是液體之所以能通行排蕩者。厥賴氣體以爲之推運。猶之風行水面。則春波活潑。不然。一枯井耳。故血液而設無此氣體。就要停滯不通。而諸臟之氣。惟以肝氣爲最不能耐。且肝之腺體。又與生殖器有若是之相關。則肝氣與月經。豈無影響哉。經水之或先或後。即肝氣之或舒或鬱耳。夫肝氣何致而有鬱有舒。即人事之有時或可喜。有時或可悲。不無有所感動於中耳。於是肝氣而鬱者。則經來後期而黟。肝氣而舒者。則經來先期而黔。此理亦易明也。其症必噯氣。腹脹。得殺不舒。兩脇刺痛。或不能向左側臥。其人必靜默寡言。深思善慮。其脈弦數。其舌黟無胎。日常嘗苦時出清液。法宗傅青主先生定經湯。而尤宜疏達情志。併擾於懷。定經湯。酒炒當歸。酒炒白芍。乾地黃。酒炒兔絲子。土炒懷山藥。白伏苓。黑荊芥。青柴胡。自加生薑黑棗。

（未完）

束胸的我見

余彥怡

婦女束胸的害處。固然大家知道是能使肺臟的呼吸遲緩。因而發生肺癆病。還能使乳汁缺乏。這種老生常談的話。我也不來贅述了。

我國的女子。都是將胸部束得緊緊的。好像嫐死人一般。一步也不肯放。她們都以爲是「應潮流」「學時髦」「美」。這「應潮流」和「學時髦」。姑且不要去說牠。至於這「美」字。我却有些不敢領敎。她們以爲胸部不凸起。那就是「美」了。但是要知道人身原以自然凹凸而發生美的。如果以坦平爲美的。那裏電綫木也是平坦的。呀。你們肯認牠是美嗎。奈道電綫木坦平了。就不是美。人體坦平了。到是美嗎。這是自然的道理嗎。

再進一步說。人體的鼻子。是凸出的。同胸部一樣凸出的。這就是自然美。也是大家承認的。既因胸部凸出不美。而將牠束起來。爲什麼不將鼻子束起來呢。奈道胸部凸出是「不美」。鼻子凸出到算「美」了嗎。我們將鼻子束起來。就有人說他是癡子。奈道胸部束起來。到不算癡子嗎。咳。中國人頹固矛盾的心理。也可見一斑了。有人說。中國人束胸固然不好。但是歐美女子却喜歡束腰。這不是同束胸一樣有害嗎。這語固然不錯。現在她們也知道束腰的害處了。所以已有一大半放解了。但是因爲她們胸部凸起。所以腰部總覺得細小一些。總之。束胸是有百害而無一利的。我這樣苦口婆心地說着。並不是強叫女同胞不許束胸。不過說說我要說的話罷了。還望女同胞們覺悟罷。

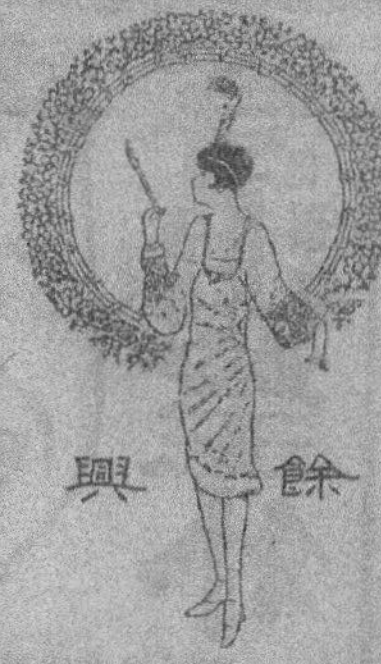

我來代擬幾條打倒舊醫的方針給之祺君

鐵椎

我讀了三十六期社會醫報內之祺君所做的『打倒舊醫的方針』之後。覺得他所說的還不十分透切。所以我現在來代擬幾條比較透切一些的方針。想之祺君讀了。一定可以更歡喜些吧。

(一)將全國業舊醫者。一律鎗斃示衆。

(二)將全國之舊醫書籍。一律焚燬。

(三)凡人民患病而私用中醫治法者。犯一等有期徒刑。

(四)將全國中藥肆。一律改爲西藥推銷處。

(五)業西醫者每年將成績報告政府。如能推銷西藥最多者。給以一等獎或銀盾銀杯等。以示鼓勵。

(六)將全國中醫學校。一律封閉。或改爲西醫試驗場。

以上代擬的幾條方針。比較的好像爽快些。能如此。不怕西醫不發達。也不怕中醫不消滅。就是我們幾位蹩腳西醫。平日門庭冷落。連鬼都不敢上門的診所裏。也可以車水馬龍。大發其財了。到了那時。就可以高枕無憂。也沒有人敢來打破我們的飯碗了。不知之祺君心裏。以爲如何。我想一定要暗暗的說句『先獲吾心』了。哈哈。

醫譚

編 孫慕野

軟脚病

庾樓弟純字雨時。瀟灑脫俗。不拘繩墨。而龍袖爲文。風發韻流。數千言可立就。旁及稗史方言。龜經鼠序。無不覃思等索。餘事作詩。亦楚楚有致。庚戌初夏。得軟脚病。兩足微腫。時虞傾跌。繼至膝。侵尋及腹。幸飲食坐臥如平時。故未以爲憂。至八月十五而劇。臥榻向內。忽回首曰。頃得詩二句。一領青衫消不得。半窗明鏡合何年。矛未對。氣已上湧。喚之不應。含淚而逝。年纔二十耳。（明齋小誌）

假參

陳意山瑞圃中病。醫擬用參。時價昂貴。向店取三枝。重一錢餘。計青蚨四十貫。色紅體圓。質潔肉渾。持問同人。皆曰美。詎鄰賀參行中亦信爲眞。啟甕三處。齋因煎其半。不料視之無色。嗅之無香。嘗之無味。渣已如腐。疑近所爲稱參也。識者謂稱參者味淡薄耳。不若是。卽還來作僞紛紛。要有色香味可辨。此爲何物。當卽傾去。然未煎時無一罅破。可知人設欺誑。良不少已。（明齋小識）

傅青主醫術

太原古晉陽城中。有傅先生賣藥時立牌。衛生堂藥舖五字。乃先生書也。青主善醫而不耐俗。病家多不能致。然素喜看花。置病者於有花木寺觀中。令善先生者誘致之。聞病人呻吟。僧卽言羇旅無力延醫耳。先生卽爲治劑。無不應手而愈。（茶餘客話）

授讀行醫之害人

王漁洋斯悟酒間云。士君子無手刃殺人事。然不操刀而甚於殺者有二焉。一曰授徒。士無恆產。略習句讀。抗顏爲師。名曰餬口。實則喪心。其在老師宿儒。聲價愈高。門徒益盛。謬種流傳。害人三世。其禍尤烈。一曰行醫。稍識藥性。略讀湯頭。懸壺賣藥。病者危急之際。以性命相托。而動手輒誤。立擠於死。不殊手刃。言之慘然。座中有以醫自命者。失色掷箸而去。（茶餘客話）

飲食衛生法

酒灼眞陰。鹹耗眞液。北梨南蔗。可解酒化鹹。冬月宜煮食。食訖以溼水漱口。無齒疾。以紙然刺鼻噴嚏。則氣通明。痰自化。取天門冬茯苓爲末。或酒或水調。每日頻飲。大寒不畏風雪。（茶餘客話）

何首烏

臨安深山中有魏姓者。以樵爲業。家惟老妻。年俱七十矣。所居庭中有藤一株。大可數拱。枝蔓糾延屋上。魏見時已有之。不知其幾歲年也。一日跄跚傷左股。呻吟於道旁。一道士雪髯紺面。攜瓢過之。憫其老而遭傷也。探囊中葫蘆。出一紅丸如豆大。以瓢取澗水。令飲而吞之。少頃。魏覺遍體火熱不可忍。傷處崩然有聲。道士扶之起曰。速奔。魏勉力狂奔百餘步。而股已行動如常。毫無疾苦矣。因延道士至家。具黍款之。跪而告曰。吾衰憊已久。頃服丸藥。不但所苦頓除。而筋骨柔和。精神旺健。不異少年時。吾師非仙而何。請爲弟子。願學長生。道士曰。子骨凡根鈍。仙不可得也。欲求延年。亦易易事。因指庭中藤曰。其下有物。可試食之。言訖辭去。步履如飛。瞬息已杳。魏欲伐藤驗之。其妻以百年舊物。不可而止。至冬間大雪數日。山谷皆平。魏之食因思道士言。決意掘之。去土三尺餘。卽見藤根大如數石甕。偶傷其皮。則白脂流溢若濃乳。蓋何首烏也。夫婦併力擔之起。切而蒸食之。每食輒數日不飢。踰兩年。始盡。兩人白髮盡黑。齒落者更生。連舉二子。至一百五十餘歲而終。亡友盧尙識自敍魏之曾孫也。予昔嘗盧於粵之蒼梧。聞其顚末如此。夫古人惑於方士之言。煉氣餌丹以求難老者。指不勝屈。然獲效者何人也。魏乃不求而得之。豈非至幸也哉。粵西鎭安府之何首烏。每枚有重至一百餘斤。彼處人食之與薯芋等。而從未見有長生者。豈所植之地不同歟。抑其種類有別耶。不可曉也。（聽雨軒筆記）

戒煙十字令 （松）

一身最愛吃鴉片　二八青春像老年

三更不斷牀頭火　四季衣衫靠當錢

五臟之中多积毒　六親無靠誰哀憐

七世怨家妻子恨　八旬老母苦黃連

九轉金丹難解絕　十分受苦惟然連

衛生小說　醫界鏡（名醫故事）（續）

醫隱

了。弟兄某君日日在報紙上作些長短論說。揚他的名。自然名氣愈發變大起來。一日祖蔭向主筆某君道。吾兄在報上替小弟昌言偉論。弟已銘感肺腑。吾兄可以再想些法子。使弟的聲名洋溢乎中國否。某君沈思良久說道。如稱君爲名醫良醫。則今日的醫生。無論好歹。皆自稱爲名醫良醫。是與衆人相混。如稱君爲神醫上醫。則古之醫家。已有此稱。是與古人相混。至於醫中之賢。醫中之傑。更不必說了。即稱爲醫中之相。如范希文所說。猶是落第二層。我想得人所歸往之謂王。做郎中的亦要使天下之人歸往。自然聲名洋溢乎中國了。則莫如稱爲醫中之王。拜兄爲今之醫王可好麽。祖蔭聽得不禁手舞足蹈的說道。如此名號。是縱橫三萬里。上下五千年。少有的了。於是先將這些緣由。登在報紙上。擇於八月中秋佳節。假座海天郵。邦具祖蔭爲醫王。務請各位紳商屆日整肅衣冠。齊集海天郵。特此預柬。事有湊巧。恰值上海名妓四大金剛中林黛玉與陸蘭芬兩人。各要奪做花王。始而意氣相爭。繼而口舌相角。林黛玉罵陸蘭芬是搭馬夫姘的。陸蘭芬罵林黛玉是與戲子姘的。口舌相角不已。幾幾乎要與娘子軍動干戈了。於是金小寶張書玉小如意洪文蘭等。恐二人口出惡言。爭鬧不歇。萬一鬧翻了。被那些闊老知道。於本世界上的進步大有關係。遂起了合羣的思想。邀同許多鶯鶯燕燕姊姊妹妹。又請了報館主筆某君也。擇於八月十五日到海天郵作一合羣大會。聽憑公論判斷。誰爲花王。誰爲花相。免得私下爭躋。以傷和氣。到了十五日。某君做了兩邊的主人。先到海天郵。喚堂倌將三層樓二層樓鋪設得整整齊齊。到了午刻。諸名妓陸續到來。某君一齊引進到二層樓上。坐定之後。只見林黛玉穿一件素淨湖色綢羅夾衫。越顯得飛燕新浴。雨過起來的神韻。但覺秋水爲神。瓊花作骨。明眸善睞。皓齒流芳。嬌戲出自天然。嫣態生成風趣。又見陸蘭芬穿一件雪白窄袖西緞金繡衫。如楊玉妃初醒。御酒帶醉。海棠的情形。但覺如蘭斯馨。如花解語。鬓奪霞明。含仙露有初日芙蓉之態。有曉風楊柳之神。某君向二人拱一拱手說道。聞得你二人梅雪爭春。未肯降拱。我看起來。梅須遜雪三分白。雪亦輸梅一段香。你二人可稱爲瑜亮並生。實難軒輊。我想你二人所以曉曉不休者。不過各要爭一首座的位置。然牡丹爲花王。蘭花也稱花王。究竟天無二日。民無二王。我想民族上的干關爲第一。

衛生報

三五一

本報問答欄

簡章

（一）本欄除本報編輯自任答覆外并聘請章太炎君曹穎甫君任答王一仁君秦伯未君許半龍君擔任爲顧問

（二）所問病症。須確有研究之價値。否則恕不答覆。

（三）凡投函問病。不得隨意用信紙。或鉛筆申述。本報另印『衛生報問病用紙』一份。務須照其空白表格。一一塡明。此項問病用紙。惟定閱本報全年一份者。始贈一紙。如單購此紙。每一份實售大洋一元。

（四）非本報定戶。每題須納費一元。以示限制。

（五）問者須詳述病症之原因。及現在之狀態。經過之治療等等。

答陸紹煌君問

宋大仁

大便溏瀉已延一載。腹痛隱隱。胸悶納減。心悸跳躍。驚惕肉瞤。且有盜汗。夜不安寐。舌薄膩。脈濡細。陰陽兩傷。虛陽迫津液而外泄。脾土薄弱。健運失職。肝木橫逆。氣機不和。病已人損。不易圖治。勉擬運脾和胃而斂虛陽。

吉林參鬚　五分　雲茯苓　三錢　炒御米殼　三錢　炒焦棗仁　三錢
炒焦白朮　二錢　烏梅肉　三錢　大白芍　錢半　炒扁豆衣　三錢
淮小麥　三錢　煅龍齒　四錢　桂枝一分拌炒　淮山藥　三錢
乾荷葉　一角　陳廣皮　一錢

答鄒殿邦君問

外風引動內風。挾痰濕橫竄絡道。初起頭眩。前晚陡然跌仆。不省人事。逾時雖醒。而左半身不用。言語蹇澀。口角流涎。口眼歪斜。舌根白膩。脈象弦小而滑。類中重症。姑擬熄風潛陽。清神滌痰。參合和榮通絡。

羚羊角　六分　雲茯苓　四錢　天竺黃　二錢　明天麻　八分　水炙遠志　一錢
陳胆星　二錢　竹瀝半夏三錢　薄橘紅　一錢　鮮石菖蒲八分　生石決明　一兩
青龍齒　四錢　嫩勾勾　三錢　淡竹瀝　一兩燉溫冲　鷄尾　兩條酒洗

答王少棠君問

經停兩月。少腹作脹。腰痠骨楚。頭眩眼花。氣滯瘀阻。衝任不調。姑宜理氣祛瘀。和榮通經。氣爲血之帥。氣行則血行。

當歸尾　二錢　小青皮　一錢　雞血藤　三錢　京赤芍　二錢　製香附　錢半
兩頭尖　錢半　延胡索　一錢　失笑散　三錢　春砂殼　八分　金鈴子　二錢
紫丹參　二錢　茺蔚子　三錢　青橘葉　錢半

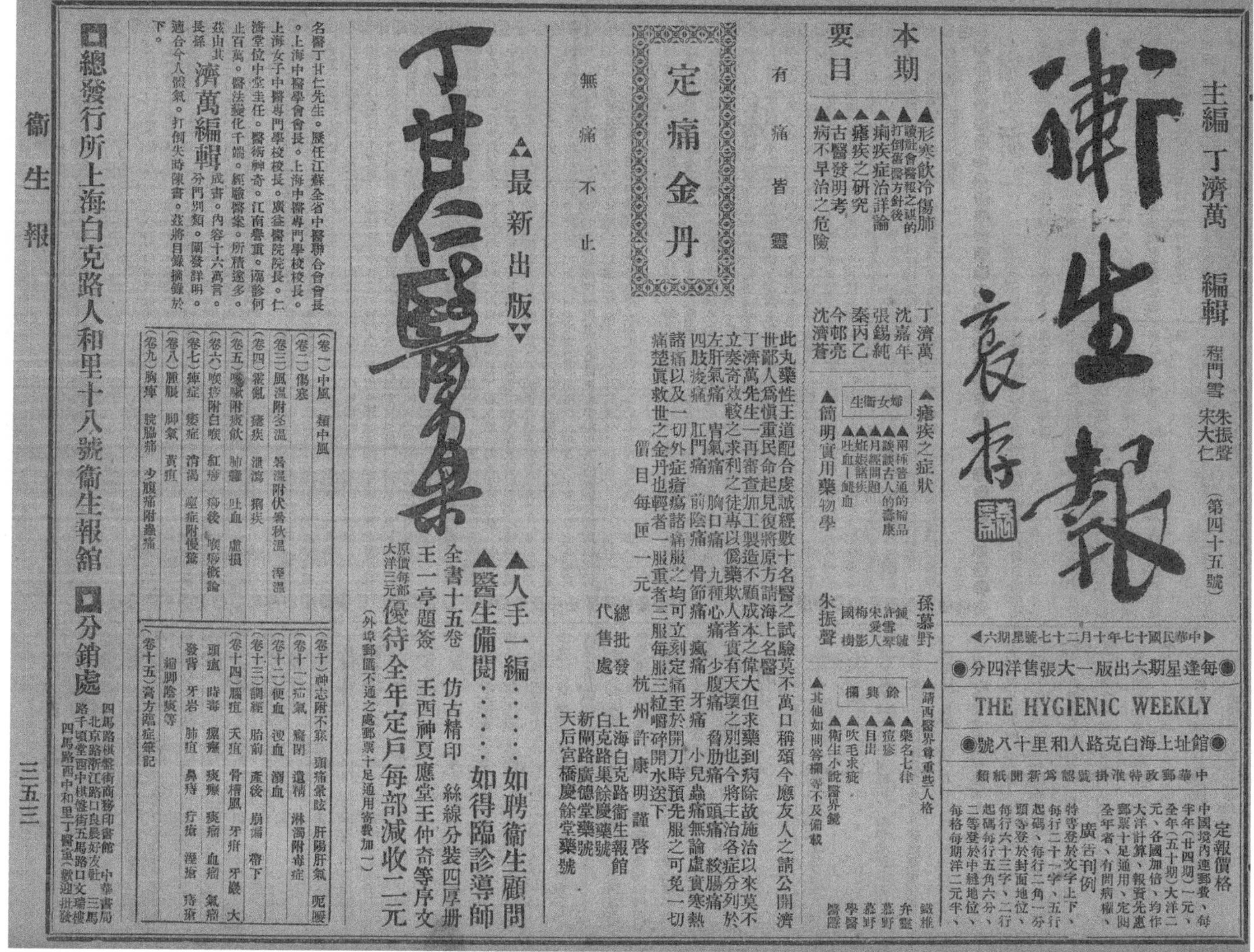

衛生報

主編 丁濟萬　編輯 程門雪 朱振聲 宋大仁　（第四十五號）

袁存（印）

◀中華民國十七年十二月十七號星期六▶

◉每逢星期六出版一大張售洋四分◉

THE HYGIENIC WEEKLY

◉館址上海白克路人和里十八號◉

中華郵政特准掛號認為新聞紙類

定報價格　中國境內連郵費、每半年（廿四期）一元、全年（五十期）大洋二元、各國加倍、均作大洋計算、報資先惠、郵票十足通用、定閱全年者、有問病權、

廣告刊例　特等登於文字上下、每行二十一字、五行起碼、每行二角一分、頭等登於封面地位、每行六十三字、二行起碼、每行五角六分、二等登於中縫地位、每格每期洋二元半、

本期要目

▲形寒飲冷傷肺　鐵樵
▲讀社會醫報之謬的打倒舊醫方針後　丁濟萬
▲痢疾症治詳論　沈嘉年
▲瘧疾之研究　張錫純
▲古醫發明考　秦丙乙
▲病不早治之危險　今郁亮　沈濟蒼
▲瘧疾之症狀　孫慕野

婦女衛生
▲兩柿普通的補品　鍾號
▲談談古人的壽康　許雪琴
▲月經問題　宋愛人
▲姙娠諸疾　梅影
▲吐血－衄血　國樹
▲簡明實用藥物學　朱振聲

餘興欄
▲請西醫界尊重些人格　弁靈
▲藥名七律　慕野
▲痘疹　嘉野
▲目出　學醫
▲吹毛求疵
▲衛生小說醫界鏡　醫隱
▲其他如問答欄等不及備載

有痛皆靈

定痛金丹

無痛不止

此丸藥性王道配合虔誠經數十名醫之試驗莫不萬口稱頌今應友人之請公開濟世鄙人爲慎重民命起見復將原方請海上名醫丁濟萬先生一再審查加工製造不顧成本之偉大但求藥到病除故施治以來莫不立奏奇效較之求利之徒專以僞藥欺人者實有天壤之別也今將主治各症分列於左肝氣痛　胃氣痛　胸口痛　九種心痛　少腹痛　脅肋痛　絞腸痛　四肢痠痛　肛門痛　前陰痛　骨節痛　瘋痛　牙痛　小兒蟲痛　頭痛　無論虛實寒熱諸痛以及一切外症瘡瘍諸痛服之均可立刻定痛至於開刀時預先服之可免一切痛楚眞救世之金丹也輕者一服重者三服每服三粒嚼碎開水送下

價目每匣一元

杭州許康明謹啓

總批發代售處　上海白克路衛生報館　白克路集餘慶藥號　新閘路廣德堂藥號　天后宮橋慶餘堂藥號

△最新出版▽

丁甘仁醫案

▲人手一編……如聘衛生顧問
▲醫生備閱……如得臨診導師

全書十五卷　仿古精印　絲線分裝四厚册
王一亭題簽　王西神夏應堂王仲奇等序文

原價每部大洋三元　優待全年定戶每部減收二元

（外埠郵匯不通之處郵票十足通用寄費加一）

名醫丁甘仁先生。歷任江蘇全省中醫聯合會會長。上海中醫學會會長。上海中醫專門學校校長。上海女子中醫專門學校校長。廣益醫院院長。仁濟堂位中堂主任。醫術神奇。江南譽重。療診何止百萬。醫法變化千端。經驗醫案。所積遂多。玆由其長孫濟萬編輯成書。內容十六萬言。分門別類。闡發詳明。適合今人體氣。打倒失時陳書。玆將目錄摘錄於下。

（卷一）中風　類中風	（卷十）神志附不寐　頭痛暈眩　肝陽肝氣　呃噫
（卷二）傷寒	（卷十一）疝氣　癃閉　遺精　淋濁附毒症
（卷三）風溫附冬溫　暑濕附伏暑秋溫　溼溫	（卷十二）便血　溲血　溺血
（卷四）霍亂　瘧疾　泄瀉　痢疾	（卷十三）調經　胎前　產後　崩漏　帶下
（卷五）咳嗽附痰飲　肺癰　吐血　虛損	（卷十四）腦疽　夭疽　骨槽風　牙疳　牙巖　大頭瘟　時毒　瘰癧　痰癧　痰瘤　血瘤　氣瘤
（卷六）喉痧附白喉　紅痧　痧後　喉痧概論	發背　牙岩　肺疽　鼻痔　疔瘡　溼瘡　痔瘡
（卷七）痺症　痿症　消渴　痙症附慢驚	縮腳陰痰等
（卷八）腫脹　腳氣　黃疸	（卷十五）膏方臨症筆記
（卷九）胸痺　脘脇痛　少腹痛附蟲痛	

□總發行所上海白克路人和里十八號衛生報館

□分銷處　四馬路棋盤街商務印書館　中華書局　北京路浙江路口良晨好友社　三馬路千頃堂　西中棋盤街五馬路口文瑞樓　四馬路西中和里丁醫寓（歡迎批發）

衛生報　三五三

痢疾症治詳論（續）

張錫純

又有痢久清陽下陷者。即胸中大氣因痢下陷也。其病情常覺下墜腹疼。此氣分下陷。迫其下焦腹疼。或痢或瀉。多帶虛氣。呼吸短氣。或兼有寒熱往來。其脈象遲弱者。宜治以升陷湯。（方係生箭芪六錢。知母三錢。柴胡桔梗各錢半。升麻一錢。）去知母。加生懷山藥六錢。白頭翁三錢。蓋原方之意。原用生箭芪以升補胸中大氣。而以柴胡桔梗升麻之善升清陽者以輔之。更加知母以調劑黃芪之熱也。茲因下焦瀉痢頻頻。氣化不固。故以白頭翁易知母。而更以山藥輔之。因知母之性寒而滑。白頭翁之性涼而澀。其涼也能解黃芪之熱。其澀也能固氣化之脫。且為治痢要藥。佐以山藥。又為止瀉之要藥也。

又方書論痢證。有所謂奇恆痢者。言其迥異乎恆常之痢也。愚於此證未見過。特錄前哲之說以補之。

張隱菴曰。奇恆痢證。三陽並至。三陰莫當。九竅皆塞。陽氣旁溢。咽乾喉塞痛。併於陰則上下無常。薄為腸澼。其脈緩小遲濇。血溫身熱者死。熱見七日者死。蓋因陽氣偏劇。陰氣受傷。是以脈小沉濇。此證急宜用大承氣湯瀉陽養陰。緩則不救。若不知奇恆之因。見脈氣平緩而用平易之劑。必至誤事。

陳修園曰。嘉慶戊午夏。泉王孝廉患痢七日。忽於寅卯之交。聲微啞。譫語半刻即止。酉刻死。七月。榕城葉廣文觀鳳之弟。患同前證。來延。言伊弟患痢亦不甚重。飲食如常。惟早晨咽微痛。如見鬼狀。午刻即止。時屆酉刻。余告以不必往診。令其速回看視。果於酉戌之交死。此皆奇恆痢也。若早投以大承氣湯。猶可挽回。

細審隱菴修園所言奇恆痢之病狀病情。知當係少陰熱痢。蓋因冬傷於寒。未即發。或他時所受之寒。未即發。伏於三焦脂膜之中。久而化熱。（暗阻氣血之升降。自能生熱。）下陷於少陰。若在冬令則為少陰傷寒。（此少陰傷寒之熱證初得之即宜治以涼藥者也。）若在他時則為少陰溫病。（即溫病中其熱甚實。而脈反細微者也。）若再有肝火乘之。可下純青色之水。此青水當係肝火爍盛。逼鑠膽汁。妄行所致。宜急用大承氣湯下之。傷寒論有明文也。蓋乙癸同源。腎熱而肝亦恆熱。當此少陰病熱之時。肝腎之火相併。可迫膽汁妄行而下青水。即可累腸中生炎。下利膿血。下青水者。宜治以大承氣湯。下膿血者。亦宜治以大承氣湯。固可比例而知也。況修園所遇兩證。皆年在戊午。天干為火運。地支又為少陰司天。腎中之火必旺。（司天者可主一歲之令。不但主上半年。）況其病發於秋。其病根多伏於夏。至七月則陽明燥金在泉。熱而且燥。其熱愈甚。其證未詳病發何月。而後證之發。則在於七月也。至二證之危皆在酉時者。燥金正旺之時也。隱菴謂此病之危在於七日。修園所錄二案亦一死於七日。因火之數生於二而成於七也。

時是隱菴之奇恆痢。雖甚確當。然仍係渾同言之。須代為剖析其理。始明。蓋渾曰三陰並至。其脈象當浮而大。何以反沈而小乎。渾曰三陰莫當。凡陽盛陰虛之脈。搏必數。何以其脈之沈小者。又兼澀濇非近於遲乎。確知其係少陰熱痢。（少陰有寒痢。桃花湯所主之痢是也。）其可疑之處。自渙然冰釋。蓋少陰中之熱病。（少陰病有寒有熱。）因伏氣之熱下陷。耗其真陰。致腎中陰氣不能上潮。與心中陽氣相接。則心脈之跳動必無力。是以少陰之病。無論或寒或熱。其脈皆微細。此證之脈小沈濇。與少陰病之脈微細者同也。少陰之病因陰氣不能上潮。為上焦多生燥熱。以致咽痛。咽中傷生瘡。此證之咽乾微痛微啞。與少陰病之咽痛咽中傷生瘡者同也。至其所謂偶發譫語。如見鬼狀者。誠以少陰病因陰陽之氣不相接續。所以多兼煩躁之極。言語狀態。或至狂妄。而仍與陽明大熱譫語不省人事者不同。是以旋發而旋止也。夫少陰病原多險證。以其陰陽之氣。果分毫不相接續。其危險即可生於俄頃之間。而奇恆痢證。又加以肝胆之火與伏氣下陷之熱相助為虐。是以較他少陰證尤險。張隱菴謂治以大承氣湯。乃急下之以存真陰也。若下後而真陰不能自復。其脈仍不起。熱仍不退者。擬用大劑白虎加人參湯。去粳米代以生懷山藥一兩。煎數鍾。分數次溫飲下。自當脈起熱退而痢亦遂愈也。方中之意。用白虎湯以清肝之熱。用山藥以滋腎中真陰。兼可代粳米調胃協同甘草以緩白虎之下趨。其滋腎之力。又能協同人參以助陰氣之上潮。俾其陰陽之氣互相接續。脈之跳動自然舒暢。臟腑之鬱熱亦即隨脈外透矣。

瘧疾之研究

秦丙乙

一風瘧　此症因夏暑汗閉感風。發時先熱後寒。寒少熱多。汗出惡風。煩躁頭痛。治宜解表。用桂枝羌活湯愈鼓湯。

一寒瘧　此症因夏日貪涼太過。寒邪深入。伏於少陽。故脇背頸項疼痛。口苦吐酸。舌白。脈弦緊有力。治宜溫解。小柴胡湯。附子理中。麻黃羌活等湯。皆可用之。

一癉瘧　癉瘧即暑瘧也。此症因肺素有熱。重感暑邪。內藏於心。陰氣先絕。陽氣獨發。故但熱不寒。煩悶欲嘔。肢熱情燔。治宜甘寒生津。豁暑發者宜人參白虎湯。秋涼發者。宜小柴胡湯。

一濕瘧　此症因天雨濕蒸。久行濕地。久著濕衣。感受日久。邪伏太陰。故發時偏身疼痛。手足沈重。腹滿嘔逆。小便不利。有寒熱之異。觸寒者舌苔白膩。熱則苔黃膩而口渴。治宜解表除濕。用胃苓湯加羌活紫蘇或桂薑湯。

一痰瘧　此症因素有痰積。兼感外邪。或夏令多食瓜果油膩。於是醞釀成痰。發時頭痛目眩。嘔逆胸痞。寒熱交作。甚則昏迷不省。卒倒氣閉。治宜導痰。宜化輕者用二陳溫胆湯。重者用大柴胡湯下之。

一食瘧　此症因飲食不節。榮衛不和。再感外邪。風氣乘之。故中脘痞悶。腹痛嘔逆。飢不能食。寒熱來往無已。治宜消食攻積。用保和丸。或二陳湯加枳實。

一溫瘧　此症因冬令感寒。伏藏骨髓。及春陽氣大發。風木主令。溫邪上蒸。先熱後寒。或但熱不寒。頭痛惡風。自汗欬嗽。宜辛涼宣泄。白虎加桂枝湯主之。若傳入心包。當開竅去熱。

一瘴瘧　此症因山嵐瘴氣。炎天薰蒸。濕熱鬱結。邪積中焦。故發時混身沈重。迷悶狂妄。或寒微熱甚。或寒甚熱微。初起宜祛毒導痰。輕者宜芳香化濁。重者宜和解兼攻。用正氣散及柴芩甘夏大黃玄明粉。或小柴胡湯加木香生軍。

一癆瘧　此症因勞役過甚。營衛正虛。又感時邪。或久病勞損。復患瘧疾。本病更深。或久瘧不愈。元氣日衰。淹纏日久。以致乍寒乍熱。或晝或夜。飲食少進。氣虛多汗。治宜標本兼顧。小建中湯。補中益氣湯。十全大補湯。八味丸等。皆可參酌用之。若虛火盛而營衛耗。口渴津竭。則宜用柴胡去半夏加瓜蔞湯。

一疫瘧　此症因感天時不正之氣。以夏秋之間為多。寒熱往來。次數無定。口渴多汗。右脈盛大於左。沿門闔境。長幼多患之。當視時令之變遷。以定治療之標準。金不換正氣散。達原飲之屬。皆可用之。（未完）

古醫發明考

日本今邨亮著　無錫周小農錄

角法

角法義未詳。或云角者咮也。咮形似鍼。吳仁傑說。行露詩誰謂雀無角。蓋古謂咮為角。以鍼刺人體。猶雀之咮物也。

刺確患處。納烈火於竹筒。或硝子急點着鍼口。則火氣能吸血。候血止。放筒去。此為角法。凡瘀血凝聚。焮腫疼痛。發見於皮表者。視其所在角之。則瘀血去而疾患除矣。用瓠瓤亦同其義。角法始出於肘後方。外臺有角瘀骨蒸法。又引古今錄驗蠍螫人以角療之之法。又療金瘡得風。身體痙強。口噤不能語。瓠瓤燒燻熏之諸類本草。引兵部手集方。治發背頭未成瘡及諸熱腫痛。以青竹筒角之。蘇沈良方載治久嗽火角法。瑞竹堂經驗方。吸筒。濟急仙方竹筒吸毒。外科正宗煮拔筒方。並與角法同。

（評）以火入筒。合於痛處。拔取寒濕之毒。中土老嫗能為之。但伏熱血沸者。大非所宜。

病不早治之危險　沈濟蒼

內經上說『邪風之至，疾如風雨，故善治者治皮毛，其次治肌膚，其次治筋脈，其次治六腑，其次治五臟。治五臟者，半死半生也』。此言邪風者，不過舉一例以示人。其他疾病，亦無不如之。善治病者治皮毛，其病在軀體之表層，當如瞭望窺塵，易占勿藥也。病在肌膚而治之，若次其能，蓋病在皮毛不即治療，病至肌膚，則言勢已漸進一時，即難治愈。若筋肉病則又進，六腑病則更進。五臟受病，無論矣。故治之當半死半生，乃下工之法。此五臟不必專指五種器官，實謂病至末期，無可再傳是也。吾國醫學，有數千年之歷史，辨證察宜，自不待言。治病有表裏陰陽之別，寒熱虛實之異，證分有序，標本兼顧，辨症用藥，條理井然，初起病時，加以治療，多待應手而愈。近年西醫刊籍，充斥坊間，都其論一症，必有一症之病理，第一日形態如何，第二日變狀如何，並成一呆板之表格，如傷寒一症，須二十日後方有把握，謂此病無特效藥，祇聽其自然痊癒，乃得逐日觀看其所謂病型，且名之曰進行期。夫此長時間中，是與危險為緣者，此皆是治胃實熱非，皆有引動腸脾之病之可能性，於是冰枕灌腸，為其卒不可缺之法門，常常人命至於此，修又醫疾病自然進行，病必由淺及深，由輕變重，觀後即能發明其好療法，一時亦難奏效，蓋西醫迷信細菌，必須除出其病由於何種病菌後方能下藥故也。案此類迹即不治皮毛而治五臟其營之大彰彰明甚。若夫中醫，其人病在太陽，即可從太陽治愈，可無使其皮毛深其五臟，雖然無所謂病型者可見，旣不使病之延至末期，而加以治療，又何能熱烈表格以明界說，是以論表面之方式，吾中醫不及西醫，若論治病成績，則不讓西醫專美於前，一言以蔽之，為『治未病』之功也。

傷寒有六經之傳變，其症狀各有不同，治法亦互異，而仲景著傷寒，卽於太陽經一篇著墨獨多，研究箇詳，此其所以注意皮毛之病，亦所以教人注意皮毛之病，良以皮毛之病既愈，五臟之病即無自而生，太陽之症旣愈，即不致傳經入裏，以後各經傳變，亦即無形消滅。故麻桂青龍，成為萬古不滅之方，太陽解表，務為千古不替之法。仲景之勤求古訓，卓識勝人，自不愧為醫中之聖。獨怪近世醫其實者，棄方治而不敢用也。

瘧病之症狀談　孫慕野

夫瘧疾 Malaria 有每日間日三日之別，分溫瘧、癉瘧、牝瘧、正瘧、牡瘧、暑瘧、濕瘧、風瘧、肺瘧、痰瘧、虛瘧、類瘧、食瘧……等，病源病症，縱其名目之繁，何往而非夏月受邪，舊令傷濕，或日浴冰泥，或貪涼當風，甚至飽啖瓜果，旋即暴於烈日，而有數身上之寄生虫 Malarial Parasites 潮入人之肌膚，皆足以致病也。其作病也，必定時發熱，亦即謂之間歇熱 Wechselfieder, Febris intermittens. 若遷延日久，則必脾臟腫大，漸至敗壞血輪，體溫升降失常，精神與寶貴定。體氣弱甚者，亦能抵抗之，病一二次待愈，其體質健弱者，抵抗力薄弱，每致並發潮熱，務祭損傷，甚其邪伏攻痞，變成瘧母，治療為難矣。

至於發熱時之症狀，大約可分三個短時期，『A惡寒時期』，全體惡寒戰慄，面色蒼白，脈細如縷，諸力振栗。納經二三小時，始漸轉發熱，『B發熱時期』，身熱面赤，渴思熱飲，全身脈管跳躍不已，呼吸促急，頭痛欲裂。『C發汗時期』，熱勢漸退，繼汗滲泄，脈轉緩軟，倦怠欲眠，能後神識清朗，精神漸復，上述諸端，患者必罹之證象也。蓋有見而言，非妄沿臆說也。

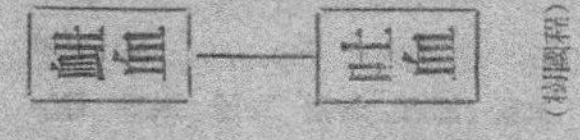

衄血—吐血　（胡國柟）

夫吐血衄血之症，同為失血之從上溢者也，有外感內傷之不同。脈如咳而喘息有音者，則吐衄者，此風寒也，宜加味香蘇散（蘇梗桔皮之類）散之。若感冒行旅，長途日渴，自汗而吐衄者，此傷暑者也，益元散（甘草滑石辰砂）清之。夏令火炎，更乘燥燥發為乾咳，脈數大而吐衄者，此燥火熬金也，三黃解毒湯（大黃黃連黃芩黃柏）降之。凡此皆屬外感，其治法以祛邪為主。至若吐衄之屬於內傷者，其人過于作勞，喜怒不時，則脈絡傷損，血妄行而吐衄者，加味四物湯（地芍歸芎）主之。有肝熱血旺，不能藏血者，加味逍遙散（柴胡薄荷歸芍朮苓丹皮山梔）主之。更有脾氣虛弱，食少倦怠，四肢無力，不能統血而致吐衄者，四君子湯（參苓朮草）加歸芍主之。瘀血凝滯，吐有血塊者，鬼罡散（白及末每服三錢）主之。若氣血兩虧，吐衄漸不愈者，非十全大補湯（四君四物加黃芪肉桂）大劑峻補，安能救此垂危。此內傷立治法也。夫血以下行為順，上行為逆，暴吐之時，氣血未定，當先去其瘀，然後補養陰血，兼補脾土，以脾胃為後天，後天健旺，則能生血統血耳。故治血症，不論陰陽寒熱，俱以照顧脾胃為收功之良策也。

簡明實用藥物學　朱振聲

石斛　性味甘平　入胃腎

清胃生肌　逐皮膚虛熱，胃為水穀之海，生化津液之府，津液外達肌肉，乃生若風濕伏邪，鬱蒸陽明，風為陽邪，濕為陰邪，氣化火，傷津劫液，由氣入營，胃陰暗耗，舌質紅絳，齒燥無津，此則苦寒傷胃，溫散劫陰，於營分外達於皮膚，表熱不揚，裏熱甚熾，愈汗愈煩，且其熱度日輕夜劇，惟此石斛，甘平微寒，清涼之品，甘生胃津，以救陰液，清營分而泄熱，除陰伏熱，除津液能回，肌肉可長。

強腎益精　療腳膝痺弱　腳膝步履，膝能屈伸，賴精髓充足，營養筋骨，若邪熱傷腎，陰液虧耗，中有熱，精髓空虛，腰部失養，腳無力，膝不利，金石斛亦能補腎陰而生骨髓，腿腳膝步履自健，若必石斛方可用也。

厚腸止瀉　久瀉因虛多傷陽，亦可傷陰，陽傷者宜自，陰傷者宜紅，胃中陰傷，則腸中滋液不足，闌門不固之證，川石斛甘平而不寒涼，能養胃陰，潤通大腸，腸中陰足，則腸厚而瀉止。

安神定驚　溫邪傷胃陰，陰虛生內熱，虛熱上熏心包，以致心神不能安舍，君主之官不寧，驚定心搖易驚，金石斛養胃陰，胃和則臥安，神藏則驚定，若邪熱在氣而不在營，沒石斛不獨不能安神定驚，反足以引邪入營，邪陷營中，患不可不慎。

益陰而養脾中　胃居中都，胃陰受傷，中土不和，口乾納少，金石斛甘平養陰，胃陰來復，中都調和，脾宜化。

清肺止咳能下氣　胃為肺母，胃有虛熱，肺病累子，肺津受傷，其氣上逆，而為咳嗆，石斛養胃陰，是其所長，胃陰足則虛熱內消，肺得安寧，治節有權，則氣自平。

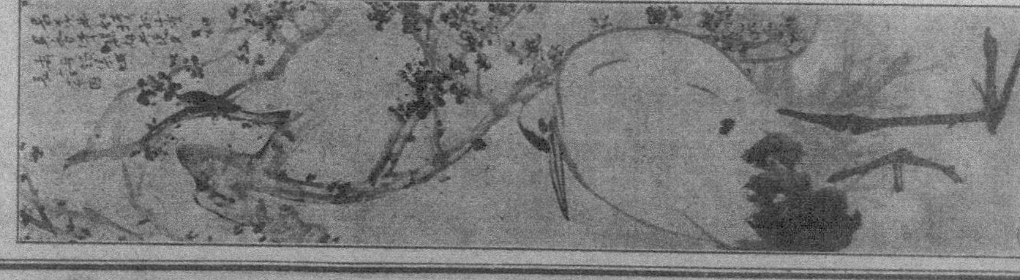

墨近譜　三

家庭醫藥常識

我國家庭。對於普通醫藥常識。極不注意。偶然患病。則以可貴之生命。皆付諸醫者之手。既不知病原。又不明藥性。設偶庸醫。病必增劇。本社有鑒於此。特將古今來各種驗方。經實地試驗後。而確有靈效者。一一披露於後。且說明其治病之所以然。用筆淺顯。務使家庭婦孺。一目了然。且歡迎讀者投稿。一經登錄。酬資從豐。

遺尿之中西經驗方錄

董國樑

中醫之遺尿。即西醫之膀胱知覺麻痺也。患之者。大抵小兒為多。成人較少。小兒每因營養缺乏。或患佝僂病貧血而誘起。成人因神經衰弱。膀胱弛緩。或膀胱中生結石而發。遺尿時間。大概於夜眠不自覺之際。或剎那間。排泄皆污染矣。此誠頑固之惡習也。治療亦難見效。今有中西醫方多種。皆諸大醫士由實驗所得之良方。鄙人亦爲病家服用數次。靈效確著。今錄之以作諸君子之研究。

中醫驗方。

(一)治氣血虛遺尿方。——

人參 黃芪 陳皮 茯苓 當歸 熟地 白朮各一錢 益智八分 升麻五分 肉桂五分 甘草三分

(二)治身體虛衰夜常遺尿方。——

白朮 山藥 芍藥 山歸苓各一錢 人參八分 益智 酸棗仁 山茱萸各七分 甘草四分

(三)治小兒遺尿或尿白濁方。——

益智 白茯苓 茯神各等分爲末 空心時。溫米湯送下

西醫驗方。

(一)普通遺尿方。——

安息香酸八分 桂皮水一百九十二分 右混和。一日三次。每次十六分

(二)大人虛弱遺尿方。——

硫黃四分 含糖炭酸鐵四分 白糖一分 共混和。分十五包。一日三包

(三)小兒習慣性遺尿方。——

麥角一分二 茯苓末三分 共分十包 一日服三包

(四)小兒虛弱失調遺尿方。——

硫酸鐵三分 龍膽膏二十二分 共爲丸五十粒。每日飯時服一粒。日服三粒

形寒飲冷傷肺

——丁濟萬——

肺爲嬌臟。最畏火刑。肝火犯之則成咳。胃熱蒸之則爲痿。是則肺爲畏熱明矣。而此又云畏冷者。蓋陰金者。肺之體也。陽氣者。肺之用也。故冷熱均爲其所畏。猶草木之生長。其日受太陽之蒸晒。則枯燥。而日受寒溫之浸淫。則亦痿黃。即此意也。今將形寒飲冷傷肺。從傷寒金匱。以明其病狀與治法。夫肺主皮毛。而爲一身之華蓋。其氣布於外。則爲衛陽。以充皮毛。一旦失慎。外感風寒。則皮毛洒淅而惡寒。其漸入腠理。發熱動飲。而爲喘咳。如太陽病。頭痛發熱。身疼腰痛。骨節疼痛。惡風無汗而喘者。麻黃湯主之。此即形寒之見證與治法也。若夫飲冷之症。每易傷其脾陽。脾虛不足。則水飲停積化爲痰飲。內經所謂脾爲生痰之原。肺爲貯痰之器。旨哉斯言。故金匱云病痰飲者。當以溫藥和之。此不煩之要言也。如傷寒表不解。心下有水氣。乾嘔發熱而欬。或渴或利或噎。或小便不利。少腹滿。或喘者。小青龍湯主之。又如心下有痰飲。胸脘支滿。目眩。苓桂朮甘湯主之。他如腎氣丸。甘遂半夏湯。澤瀉湯。十棗湯等方。各隨其症之輕重而施治之。此即飲冷之見證與治法也。由此觀之。可見傷寒金匱之理。皆宗內經之意以立法。故其病情與治法。均符合而不相矛盾也。

讀社會醫報「之祺」的「打倒舊醫的方針」後

□作者來函□編輯先生大鑒久慕 鴻名未獲一聆 麈教恨何如之昨閱社會醫報有署名之祺打倒舊醫的方針一篇荒謬絕倫毫無值價鄙人雖非道中人讀之亦覺不平素仰貴報內容豐富言論公正務祈將拙作登入爲中醫界一雪恥辱……

不平人沈嘉年謹啓

讀社會醫報第三十六號有具名之祺的大作一篇後。我心中便起了一種推測念頭。就是覺得之祺先生（姑稱之）這個人。不像上流社會的人。不然他身爲極高尚的醫界中人。（據他自己說。）何以出言竟像市井無賴口吻。而不講道理呢。例如他口口聲聲說中醫是科學界的腐化份子。是社會的惡化份子。是無價值的。我倒要請問他。中醫的腐化惡化在於何處。有何理由。至於說中醫是無價值。那更可笑。中醫的有價值無價值。人民自有公論。也配他說麼。譬如有人打官司。難道原告說被告是錯的。而不舉其理由。不經法官判決。就能算被告錯了麼。縱算中醫是腐化惡化的。西醫是科學到極點。然我以爲醫界中人。無論中西。其目的無非欲愈人疾病。縱算腐化惡化。祇要有起病來。能夠醫好就是了。不然。雖嘴上說得科學長科學短。說得天花亂墜。而看起病人來。都是看一個死一個。又有何用處呢。即如蘇地吳某之子的死。就是一個證據。蘇地帶城橋船舫巷底吳某之子。患瘧疾。先請之祺君所謂腐化惡化的中醫某某服藥二劑。病勢略減。其時病者因急欲病愈。故特請本地具有有根有據科學立足的某外國新醫。（彼雖外人。然在中土行道。故特標其名曰外國新醫。）前來診治。彼新醫來後。略一察視。即曰非打針不可。於是在彼之有科學價值之皮包中。取出西藥一粒。約如米粒大。而圓形者。在水中溶解後。注入靜脈中。（此針售洋五元）並給藥水內服。云不日當可全愈。移時而去。不料此新醫去後。不到半點鐘。病人即渾身戰慄。面色發青。於是家屬大驚。亟打電話至外國新醫處。並告以如此症狀。彼亦應立即前來。然口雖應而人終不至。經第三次催後。彼方曰時已晚。不能來矣。於是此病人不及再等有根據科學立足之外國新醫。前來施其妙手。而棄其嬌妻弱子。瞑目長逝。赴彼有科學立足之外國新醫所賜彼之極樂天國去矣。（此事係實在事實。衆目昭彰。讀者不信。儘可調查。）余因思瘧疾決無有妨生命。何況既請科學知識之新醫診治。自當日漸痊愈。奈何死乎。無已其命乎。然余以爲無科學知識之中醫。亦決不料此說。況有根有據科學立足的新醫。又豈肯信此迷信之說乎。然則其故何哉。真非舊醫及不知醫者之所夢想得到者矣。之祺先生敏甚。幸有以教我。又之祺先生云。衛生當局拒絕舊醫登記。并令其改業一句。更加可笑之甚。夫其本意。原不過爲彼等鐵飯碗主義起見。欲想消滅中醫。使本請中醫治病者。不得不請彼等。夫不得不請彼等。於是乎彼等可以利市三倍。正中下懷矣。其稱中醫爲腐化份子。惡化份子。禍害民衆等語。皆欺人之勉強語耳。然適彼等雖極欲消滅中醫。而病家反仍情願請不知科學之舊醫診治。而不敢領教貴新醫之高明。則豈非枉費心機。反丟臉面耶。總之。平心而論。中醫學。西醫學。各有其精妙效用。亦各有其缺點。若果能中西攜手。互補不足。則豈特人民之福。抑亦國家之幸也。

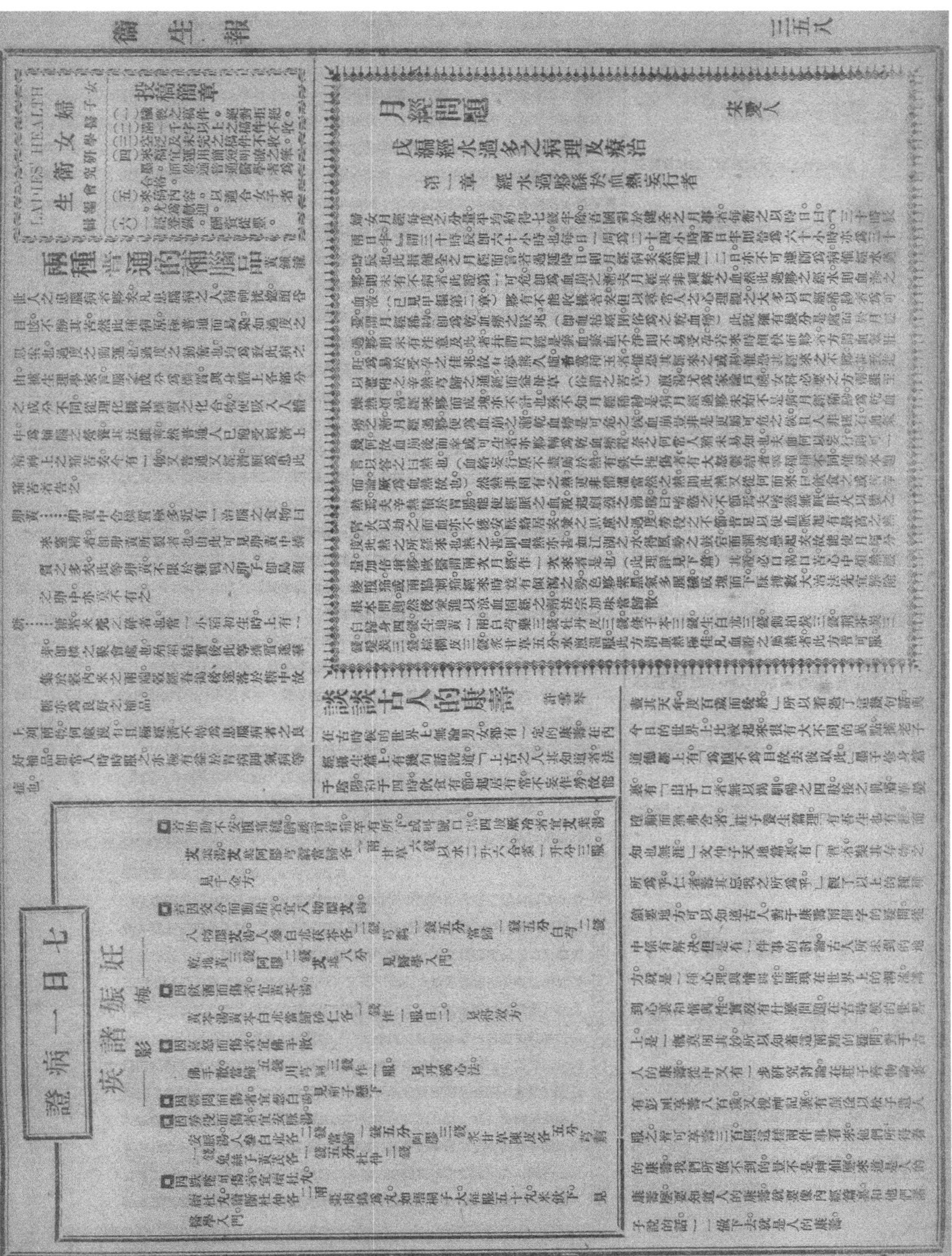

婦女衛生

LADIES' HEALTH

女子醫學研究會編輯

投稿簡章

（一）譏褻之稿件。絕對拒絕。
（二）滿一千字以上之稿件不收。
（三）來稿泛及未完之稿件不收。
（四）來稿宜運用簡短明瞭之筆墨。而能適合普通醫學者爲合格。
（五）來稿內容。以適合女子者。尤爲歡迎。
（六）一經登錄。酬資從豐。

兩種普通的補腦品　黃鍾巍

世人之患腦病者夥矣。凡患腦病之人。精神恍惚。頭昏目眩。不勝其苦。然此種病原。極普通而易染。如過度之思索也。過度之勤運也。過度之勤奮也。均爲致此病之由。據生理學家言。腦之成分爲燐質。與身體上各部分之成分不同。從理化攝取燐質之化合物。使吸入人體中。爲補腦之營養。其法雖善。然普通人已飽受經濟上痛苦矣。今有一物。又普通又經濟。願爲患此精神上之痛苦者告之。

卵黃……卵黃中含燐質極多。近有一治腦之食物曰來蜜精者。即卵黃所製者也。由此可見卵黃中燐質之多矣。此等卵黃。不限於雞鴨之卵子。即鳥類之卵中。亦莫不有之。

糠……糠者米之碎者也。當一小稻初生時。上有一芽。即燐之聚會處也。殆稻結實後。此等燐質遂聚集於穀內。米之兩端。穀經舂搗後。遂落於糠中。故糠亦爲良好之補品。

上列兩物。何處蔑有。且極經濟。不特爲患腦病者之良好補品。即常人時時服之。亦極有益於胃病脚氣病等症也。

月經問題　宋愛人

戊編　經水過多之病理及療治

第一章　經水過夥係於血熱妄行者

婦女月經每度之分量。平均約得七錢半。余吾國對於健全之月事者。每衡之以時日。曰「三十時辰」。「兩日半」。謂三十時辰即六十小時也。每日一周爲二十四小時。兩日半則恰爲六十小時。亦爲三十時辰也。此指健全之月經而言。若過延時日。則月經病矣。然稍延一二日。亦不可遽斷爲病。惟經水過夥。則未有不病者。此證第一可危。即爲血崩之漸。夫月經果非純粹之血。然此過夥之經水。則血液之。（已見甲編第二章）夥有不能收攝者矣。但以尋常人之心理觀之。大多以月經稀少者爲可憂。謂月經稀少。即爲乾血癆之朕兆。（即血枯經閉。俗爲之乾血癆。）此說確有幾分是處。而於月經過夥。則未有注意及此者。并謂月經是瘀血。瘀血不淨。則不易受孕。若來時傾快而夥者。方謂血氣旺。爲易於受孕之佳兆。故有夢熊久虛者。覓種玉者。惟恐其經來之或少。惟恐其經來之不夥。誤投以靈附之辛熱。芎歸之通經。而益母草。（俗謂之苦草）煎湯。尤爲家諭戶曉。女科必要之方。雖至燥熱煩渴。經來夥而成塊。亦不計也。殊不知月經稀少是病。月經過夥未始不是病。月經稀少爲乾血癆之漸。月經過夥便爲血崩之漸。乾血癆是可危之候。血崩豈非是更屬可危之候。且人非鐵石。血氣幾何。故血崩後而幸或可生者。亦夥轉爲乾血癆證。奈之何常人猶未易知也。夫血何以妄行。則可一言以答之曰熱也。（血絡妄行。原不盡屬於熱。有跌仆挫傷者。有大怒鬱結者。等種種不同。惟就本題而論。厥爲血熱故也。）然熱非固有之熱。更非體溫當然之熱。則此熱又從何而來。曰飲食之或辛辣熱焉。夫辛熱積於胃腸。能使經脈之血液。起劇烈之沸騰。曰嗜慾之不節焉。夫嗜慾無厭。肝火以變之。腎火以劫之。而血亦不獲安脈絡居矣。兼之思慮之過度。勞役之不節。皆足以使血脈起有最高之熱度。此熱之所從來也。熱之甚則血熱亦甚。如江湖之水。得風勢之鼓宕。而瀾波疊起矣。故能使月經分量加倍增夥。歐醫謂兩次月經作一次來者是也。（此理詳見下篇）其證必口渴。口苦。心中煩熱。腰痠腹痛。或兩脇刺痛。經來時覺有傾瀉之勢。色夥紫黑。氣多腥穢。成塊而下。脈搏數大。治法先宜解除根本問題。然後兼進以涼血固經之劑。法宗加味當歸散。

白歸身四錢。生地黃一兩。白芍藥三錢。牡丹皮三錢。條子芩三錢。生白朮三錢。側柏炭三錢。荊芥炭三錢。髮炭三錢。棕櫚皮三錢。炙甘草五分。水煎溫服。此方清血熱極佳。凡血液之屬熱者。此方皆可服。

七日一病證

妊娠諸疾

——梅影——

■若胎動不安。腹痛續續。腰背皆痛。卒有所下。或叫號口噤。四肢厥冷者。宜艾葉湯。

艾葉湯　艾葉　阿膠　芎藭　當歸各一兩　甘草六錢　以水二升六合。煮一升。分三服。

見千金方。

■若因交合而動胎者。宜八物膠艾湯。

八物膠艾湯　人參　白朮　茯苓各二錢　芎藭一錢五分　當歸一錢五分　白芍二錢　乾地黃三錢　阿膠二錢　艾葉八分　見醫學入門。

■因飲酒而傷者。宜黃芩湯。

黃芩湯　黃芩　白朮　當歸　砂仁各一錢　作一服。日二。　見得效方。

■因喜怒而傷者。宜佛手散。

佛手散　當歸五錢　川芎藭三錢　作一服。　見丹溪心法。

■因驚悶而傷者。宜葱白湯。　見前子懸下。

■因勞役而傷者。宜安脈湯。

安脈湯　人參　白朮各二錢　當歸一錢五分　阿膠三錢　炙甘草　陳皮各五分　芎藭一錢　兔絲子　黃芪各一錢五分　杜仲二錢

■因跌墜而傷者。宜續杜丸。

續杜丸　續斷　杜仲各二兩　棗肉搗爲丸。如梧桐子大。每服五十丸。米飲下。　見醫學入門。

談談古人的康壽　許雪琴

在古時候的世界上。無論男女。都有一定的康壽。在內經攝生篇上。有幾句話說道「上古之人。其知道者。法于陰陽。和于四時。飲食有節。起居有常。不妄作勞。故能盡其天年。度百歲而後終。」所以看過了這幾句話。與今日的世界上。比較起來。很有大不同的異點。據老子道德經上有「爲腹不爲目。故去彼取此。」墨子修身篇裏有「出于口者。無以竭馴。暢之四肢。接之肌膚。華髮隳顛。而猶弗舍者。」莊子養生篇裏「有吾生也有涯。而知也無涯。」文仲子天地篇裏有「聖者。樂其存物之所爲乎。仁者。壽其忘我之所爲乎。」觀了以上的種種鎖要地方。可以知道古人。對于康壽兩個字的疑問。從中係有解決。但是有一件事的討論。古人所求到的地方。就是一種心理與情與性。照現在世界上的潮流。講到心裏和情與性。實殺有什麼問題。在古時候的世界上。是一概莫明其妙。所以知着這兩點的疑問。對于古人的康壽。從中又有一步研究討論。在莊子齊物論裏。有彭祖享壽八百歲。又搜神記裏有偓佺以松子遺人服之。皆可享壽三百。照這樣兩件事看來。他們所得着的康壽。我們所做不到的。豈不是神仙麼。來道是人的康壽麼。要知道人的康壽。就要像內經篇裏和他們孟子說的話。一一做下去。就是人的康壽。

衛生報

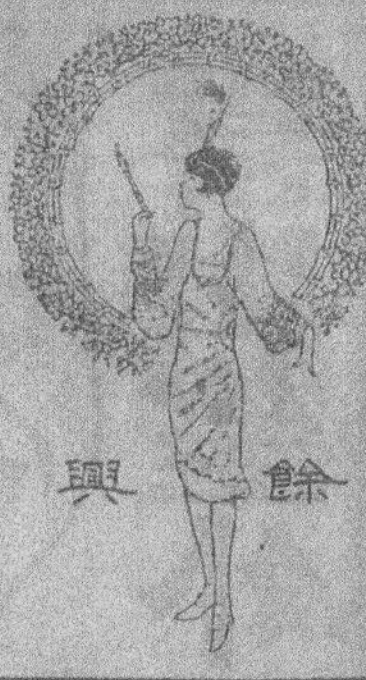

請西醫界尊重些人格

鐵椎

我最欽佩的是西醫界人才。尤其是社會醫報內一般執筆的西醫。因為普通的西醫。其中不免亦有所謂『冒牌』『滑頭』的醫生。社會醫報內的西醫都是外國留學生。不是博士。就是碩士。所以他們的人格。比較起來要高上幾倍哩。

別的醫報。常常要罵人。唯有社會醫報。連臭屁都沒有放過一次。而且他們素抱『笑罵由他笑罵。西藥仍舊推銷』的主義。始終不變。這不得不使我格外的欽佩了。

不料他們近來亦罵人了。而且罵出來的句子。比較人家格外的難聽。唉。我想不到他們外國留學生。竟這樣的不顧人格。從此之後。不但社會醫報失去了『報格』。就是西醫界全體的同志。未免亦留了一些臭史。

我是一個愛讀社會醫報的人。因為不忍見他墮落。所以作了這篇『請西醫界尊重些人格』。希望該報從此之後。不要再放臭屁了。免得讀者諸君聞之欲嘔。

醫譚

續　孫蓁野

□痘疹

痘疹。李時珍以為始於馬伏波征武溪蠻。染此疾歸。名曰虜瘡。不名痘也。文苑英華。莆田黃滔陳先生集序云。陳黯幼能詩。十三袖詩一通見清源牧。時面痘新愈。牧戲之曰。藻才而花貌。胡不詠之。黯應聲曰。玳瑁應難配。斑犀定不加。天嬌未編整。滿面與裝花。此尚詠痘瘢。非面瘡也。舊有新婚詞云。高捲珠簾明點燭。請教舊蔭看麻部。近又有人句云。不是君容生得好。老天何故亂加圈。則竟詠面麻矣。（兩般秋雨盦隨筆）

□目出

左傳。荀偃癉疽生瘍於頭。及著雍。病。目出。錢唐汪孝慎瑜曰。靈樞經寒熱病篇云。足太陽有通項於腦者。正屬目本。名曰眼系。瘍生而傷其脈絡。目無所系而突出矣。

吹毛求疵

學醫

□麻黃止汗？

我讀了卅七期社會醫報裏有周夢白君所做的中藥西用一文。不勝欽佩。不過其中有一句文字。未免有些不明白。所以提出來請教請教。就是麻黃止汗？講到麻黃這味藥。我記得從前在讀藥性的時候。及後來讀到傷寒論麻黃湯一文。好像祇能發汗。不能止汗吧。或者因為古時的書印錯了。亦未可知。或者是周君的新發明。亦未可知。不過我知道另外有一味『麻黃根』。確有止汗的功能。並不是『麻黃』呀。我寫到這裏。有位朋友說道。他們外國人。時常歡喜縮寫。這就是縮寫之一種。你看了就大驚小怪。未免見識不廣了。我聽了不禁暗暗的想道。『死人與活人亦不過祇錯一口氣呀』。這種關係人命的地方。難道亦可以縮寫嗎。

驅疫會

光弟

我們菉溪地方。有一種風俗。每逢七月晦日的夜裏。必須舉行一次盛會。名叫驅疫。到了這天。家家摺些錠紙。在天晚時候。到各處去焚化。算給那疫鬼使用的。到了晚上。有些頑皮兒童。叫他面上塗了顏色。着了破衣。扮作鬼的模樣。什麼無常鬼啊。摸壁鬼啊。等等都有。還租了幾十匹馬。幾頂轎子。給那還願的人坐。或騎。價甚昂貴。那天晚上。燈燭輝煌。一般愚夫愚婦。在門前焚香點燭。表示敬神的意思。那些扮鬼的兒童。都算驅除疫鬼的。最可笑的。那泥塑的神佛。回頭底時候。替他面上揩了些油。大家便說他是驅除疫鬼。費力太甚。以致汗都出來了。唉。這樣的鉅款。不費在社會公共事業上。偏費在無益的舉動上。非但無益。並且社會的進化。也阻止發達。可勝浩歎。

藥名七律

許升雲

□其一

冬瓜夏果剪楊梅。聽說黃芩五味來。
殘點石華封璧玉。一籬竹村寫蒼苔。
合歡皮裏珠砂暖。梔子花中柳絮才。
惟有仙遺杯竹葉。牽牛何首祝英台。

□其二

滿地黃花冷劫灰。獨憐楓葉與枯槐。
離樓昨夜西窗月。滿草今朝北院梅。
曾有蒴蘆藏蓋薇。豈無苜蓿寄庵坡。
陽關一片空青景。更有頭翁乘興來。

□其三

對廬古寺愛江山。落葉松蘿擁碧灣。
秋菊茱萸思穆望。晚林紫苑憶滄閒。
螻蛄事事芝蓋在。螢火熱鄰歲月刪。
茶苦不防甘遂接。空零疏影落花顏。

□其四

楓柳江郎曉月寒。防風根斷牛頭竿。
雀梅瘦鶴門冬冷。蘆荻青萍石韋殘。
風雨梧桐芝實儼。雪霜松柏翠衣冠。
馬逢安石榴前樹。偏插臙脂帶牡丹。

衛生小說　醫界鏡（名醫故事）

（續）　醫隱

科甲上的狀元。亦為第一。我今品定黛玉為花王。蘭芬且向百花頭上。開拜為狀元。衆位花友以為如何。大家齊贊妙極。二人亦各首肯。不一會。通上海有名的翩翩少年。聯袂偕來。某君迎接上樓。當大衆將方纔的話申說一番。於是大家各整衣冠。拜林黛玉為花王。洪文蘭為花相。陸蘭芬為花狀元。金小寶為榜眼。張書玉為探花。小如意為傳臚。拜定之後。各名花亦齊向黛玉蘭芬叩賀。然後或寫匾額。或作賀對。或作評詞。筆墨馨香。麗焉交錯。真個是瑤島羣仙。同朝金闕。瀛洲詞客。共詠霓裳。月貌花膚。四座之衣冠楚楚。錦心繡口。九天之珠玉紛紛。如登雅集。真算勝會。大家正在高興。只聽得門外三聲砲響。一路吹吹打打。前呼後擁。擡着一個五品服飾的醫王來。轎前轎後。扶護着七八個弟子。各人忙整衣冠。齊到樓迎接。到三層樓上。祖蔭恭身與各位相見。說道。蒙諸位擡推舉小弟。小弟如何當得起。某君替衆人代表道。現在醫界頹敗。那些醫生們。純是守些舊習。開些舊藥。吾兄慣用新藥。欲闢醫道中的新世界。非王而何。不必謙遜。請上座罷。大家扶了祖蔭。到正中坐定。命人作起細樂來。於是門弟子先來拜祝。為首的青翰。擎舉杯跪下祝道。拜醫王。正正堂堂。一代做個醫國手。千秋配享神農皇。醫王接杯一飲而盡。第二個浦少英。舉杯跪下祝道。拜醫王。大本領。好排場。橫掃千人筆如刀。問甚麼劉李朱張。醫王亦接杯飲過。第三朱俊賓祝道。拜醫王。銀是白。金是黃。日日財神來送寶。還他人情紙一張。第四家鈞章祝道。拜醫王。大富貴。亦壽康。當今夫誰與王敵。四海口碑名字香。第五郭子英祝道。拜醫王。樂[illegible]律。只要拿舵把得穩。那怕風浪起災殃。第六陳正銘祝道。拜醫王。大開新方靈山會上。拾猴棗。蝴蝶雙飛夢一場。第七連從三祝道。拜醫王。名達上蒼。紫微宮中多疾病。上帝來召遣巫陽。第八方聯名舉杯跪下。衆弟子一齊跪下。同聲拜祝道。拜醫王。謹上表章。弟子稽首頓首。各各誠恐亦誠惶。醫王一一接杯飲過。於是某君合衆人一齊稱觴拜祝。諸名花亦依次上來拜過。然後按[illegible]分席而坐。堂倌先獻上一套[illegible]。葡萄美酒夜光名杯。大家論流把[illegible]猜拳行令。異常鬧熱。風流蘊藉。交錯人人心暢。個個情歡。乃教各妓依次唱戲。林黛玉先唱了空谷香上的一齣佛醫新戲。就與醫王。金小寶唱一齣獨占。張書玉唱一齣瑤臺。覺得香心如訴。嬌韻欲流。洪文蘭唱昭關。宛是汪調。抑揚頓挫。

本報問答欄

簡章

（一）本欄除本報編輯自任答覆外并聘請章太炎君曹穎甫君任答王一仁君秦伯未君許半龍君擔任為顧問

（二）所問病症。須確有研究之價值。否則恕不答覆。

（三）凡投函問病。不得隨意用信紙。或鉛筆中述。本報另印「衛生報問病用紙」一份。務須照其空白表格。一一填明。此項問病用紙。惟定閱本報全年一份者。始贈一紙。如單購此紙。每一份售大洋一元。

（四）非本報定戶。每題須納費一元。以示限制。

（五）問者須詳述病症之原因。及現在之狀態。經過之治療等等。

張本賢　君問

滬門惠民堂

合前飲溫二十餘日延中西醫治療無效現下表裏俱熱紅疹白瘖隱現舌紅絳乾燥無津口渴不多飲且喜熱飲小便短赤目白紅脈左弦數右濡數（下略）

答張本賢君問

朱大仁

濕為無形之邪。溼乃有形之物。其來也漸。其去也遲。葉香巖先生云。濕熱乃黏膩之邪。最難驟化。所以延今三候。而表裏俱熱也。濕包熱外。熱處濕中。氣分之濕濁遏。則為白瘖。營分之熱內燔。則為紅疹。惟本體陰液虧耗。濕熱化燥傷津。故舌見紅絳。而乾燥無津也。濕在陽明。因以化熱。濕蘊太陰。津未消燥。如煙如霧。阻遏熏蒸。津液為濕。故口渴而不多飲也。且甚濕為陰類。其性黏滯。得熱則開。故喜熱飲也。夫熱邪既已傷陰。引動肝火上升。則目白紅也。肺金受熱所迫。氣化不及州都。則小便短赤。脈象左弦數。右濡數。弦為肝旺。濡為濕盛。數則熱之徵也。脈證參合。津涸液枯。肝風欲動。氣分濕邪。留戀不化。不言可知。若驟用滋膩。甘涼又恐遏邪。未免有助濕之弊。砂朴溫燥。辛香耗散。又恐有傷陰之虞。惟有甘寒生津。清氣透邪。庶能陰液來復。邪從透達乃吉。

鮮石斛	四錢	赤茯神	三錢	六一散	三錢
天花粉	三錢	金銀花	四錢	生苡仁	三錢
霜桑叶	三錢	連翹殼	三錢	通草	八分
青蒿梗	錢半	甘菊花	三錢	嫩白薇	錢半
		白茅根	二扎	活蘆根	一尺去節

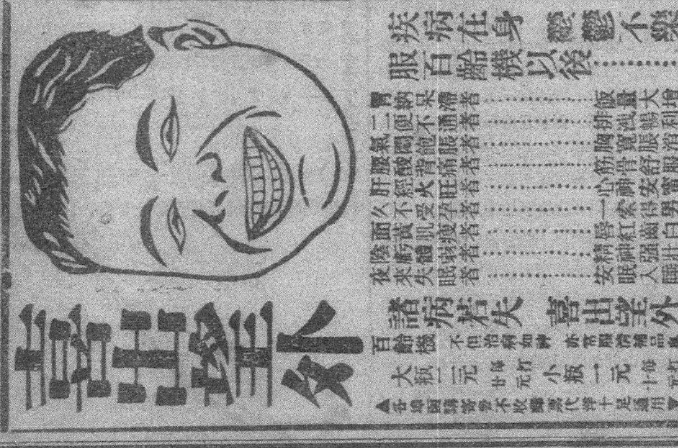

主編 丁濟萬
編輯 朱振聲 宋大仁
（第四十六號）

衛生報

袁存

中華民國十七年十一月三號星期六
每逢星期六出版一大張售洋四分
THE HYGIENIC WEEKLY
館址上海白克路人和里十八號
中華郵政特准掛號認爲新聞紙類

定報價格

中國境內連郵費、每半年（廿四期）一元、全年（五十期）大洋二元、各國加倍、均存大洋計算、報費先惠、郵票十足通用、定閱全年者、有問病權、

廣告刊例

特等登於文字上下、每行二十一字、五行起碼、每行二角一分、頭等登於封面地位、起碼每行二十三字、二行、每行六十三字、起碼每行五角六分、二等登於中縫地位、每格每期洋二元半、

本期要目

本報啓事一

本報刊行以來承社會人士之愛護得以風行各地不勝欣幸惟是受寵若驚之餘猶不敢自滿自必精益求精達於盡善盡美之地步以副愛護之盛意此本報決心自五十一期起從事加以革新之意旨也茲將內容各點分列於後幸鑒及之

本報共分十六欄每欄各有專才擔任撰述 取求其宏用必其精務使手披所及如入五都之市目不暇給

(1)**醫評** 以超然的地位對於中西醫界之錯誤竭力糾正以熱烈的血忱對於世界醫學大同之提倡盡量鼓吹文字不尚高深取材務求切實

(2)**專著** 闡述各種病症之簡明醫理及治療方法不取五行六氣之神秘學說與夫不切實用空泛理論

(3)**醫藥常識** 中國藥性每爲常人所不知其用法非經醫生命令不敢嘗試本欄專述各藥之性味形狀功用等文字不足以達意者繫圖拍照以明之務求一般人了解中國之藥性且可實用並及驗方等等

(4)**公衆衛生** 時行疾病最易傳染舉凡團體學校及軍隊市鄉之公衆衛生必籌其預防方法 治療途徑以備公衆之採擇

(5)**家庭衛生** 欲得幸福之家庭首在各個人之健康蓋一人病闔宅不歡或甚而受其傳染故本欄專述家庭臥室廚房毛廁之清潔方法以及家庭必備方藥俾資自行擇用

(6)**青年衛生** 青年最易沾染之惡病莫如手淫遺精陽痿近視肺癆淋濁下疳橫痃等等讀本報俾能使患者知所自療未患設法防止

(7)**婦女衛生** 婦女最多隱病通都大邑之文明婦女自諱者較少惟內地婦女凡犯隱病者舍自己之丈夫父母外多秘不就醫往往延集重症至於殞生良可慨也故本報對於婦女隱病如白帶陰挺陰癢梅毒子宮寒冷其他如血崩月經不調多年不孕以及產前臨產產後等等之預防治療善後各方法皆盡量發載俾一班婦女可以按症擇方自行療治

(3)**兒童衛生** 自嬰兒至成年之一段期間皆屬兒童時期在此時期爲之父母者應注意其疾病哺乳食品衣著睡眠游戲等等何者有益兒童之身體何者有礙兒童之身體本報對於以上各點皆詳載靡遺能使兒童成健全之體格不致早夭

(9)**臨症筆錄** 是欄俱請海內名醫於診餘之暇爲本報撰述臨床經驗俾資醫家之參攷討論

(10)**醫藥新聞** 分國內及國外之最近新聞兩種或撰述或翻譯使讀書知國內之醫藥趨勢爲何者以增識見

(11)**醫藥名人小傳** 凡有功於醫藥界之名人軼事不分中西擇要撰著翻譯刊載俾作模範藉資興感

(12)**特載** 凡討論病症之來件及闡揚國醫之撰述皆歸此欄揭載

(18)**餘興** 多閱上項文字每覺枯索故特闢斯欄以增閱者之興趣內容有小說詩歌滑稽醫話藥名文虎等等不論文言白話一律登載

(14)**詢問欄** 訂閱本報者遇有疑難病症不易解決者可來信詢問本報當盡量答覆對於病家裨益不少

(15)**借鏡** 本報既以醫爲仁術爲歸納故不分國界凡各國醫藥之有實效者亦時採登用資借鏡

(16)**拒毒** 我國貧弱之由固不止一點然鴉片嗎啡等之爲害實有甚於其他方今拒毒運動之聲浪囂然國中本報特闢斯欄登載拒毒方法戒烟大全務使一班癮君子脫離黑籍庶我國有富強之望

以上各項不過略述其大概至其內容尚不及備載望我各界同胞速來訂閱方知言之不謬也

專著

痢疾證治詳論　張錫純

又東人志賀潔亦謂痢疾論說熱帶之地有阿米巴赤痢。阿米巴之現狀為球形或為稍圓之結核狀與尋常赤痢菌之為桿狀者不同其外有包為玻璃透明形其內若之核為血球附有膿球及新陳代謝之混血粘液一滴置玻璃片上加以生理的食鹽水更以小玻璃片蓋於其上以顯微鏡視之若有假足之伸縮助其活動即為阿米巴赤痢之毒菌所謂者糞中混有粘液凝血片而帶有腐肉樣之臭氣或為泥狀色至其形狀之經過與桿性赤痢大略相似其身體大都無過熱之溫度或遲至累年累月而猶可支持者此說治法宜日服甘汞十分五之三（當分三次服）連七八日但須注意於中毒狀若稍發現中毒形狀宜速停之又可服健質寧一日三次又宜用金雞納霜為注腸劑惟不可即用過厚之液最初當用五千倍水之稀液繼乃可用至千倍水者數日後則可用至五百倍水者

觀東人此段議論可謂於痢證研究甚精矣未至熱帶所以未若遇阿米巴痢然彼又云即有得至溫帶者而然室生赤痢所若之痢若彼所遇阿米巴痢之態狀者亦每有之而但用本所列諸方亦皆治愈其中有阿米巴痢與否原難決定以後再遇此等證當亦以其法驗之至彼謂阿米巴痢當治以吐根而愚分亦治痢原極有用吐根之時非因見其書而始知用吐根也

諸痢之外又有所謂休息痢者其痢大抵皆不甚重而不易除根治愈但屢次反覆惟遷延日久而猶可支持有若阿米巴赤痢之態者累年累月不愈而猶可支持也或此時痢即阿米巴痢此痢治以後當驗然其所以隨次反復者實因有膿留伏於大小腸曲折之處是以愈而復發惟用藥除淨其膿留則不反復矣至除之之法謂之近於熱者可用鴉膽子仁而以治痢之藥佐之近於涼者可用生硫黃末而以治痢之藥佐之再參觀論或熱或涼所用藥中皆宜佐以[illegible]一錢為其性能消肝又善去腸壞止血故能治其本於謂其善治休息痢也其腸胃不健壯者又宜兼用健補脾胃之藥以消痢之上源日能就腐痢之根也天津東門裏李氏婦年近四旬患痢三年不愈即痢愈旋又反覆其痢或赤或白或赤白參半且痢而兼腐其脈遲而無力平素所服之藥宜熱不宜涼其病偏於涼可知俾先用生硫黃細末日日喜粥服之又每日嚼服鴉膽子仁數十粒如此旬日其病已愈痢稍見服又俾於服山藥粥時送服生硫黃細末三分日兩次又間用木賊一錢煎水當茶飲如此旬日其痢亦愈從此不反復矣

又天津北門外李姓少年患休息痢四年不愈其痢赤白相參而白痢多於赤痢其脈弦細而遲自覺下焦甚涼然亦不喜服熱藥俾用蒸熟龍眼肉兩半生硫黃細末一錢同作劑和細丸服分作一日之量服至旬日痢愈又服旬日下焦已不覺涼囑其服至服中覺熱停服其痢亦從此永愈

又有非因痢之毒菌未淨實因外感之熱潛伏未淨而成休息痢者邑中諸公王蔚軒年六十七歲於中秋得痢證醫治二十餘日不效後愚診視其痢赤白膠滯下痢時覺腸中熱而且疼小便亦覺發熱腹疼下墜並迫其脊骨盡處亦覺下墜作疼其脈洪長有力舌有白苔甚厚愚曰此外感之熱挾痢毒之熱下迫故現種種病狀非治痢藥兼治外感不可投以通變白虎加人參湯兩劑諸病皆愈診其脈猶有餘熱擬再用石膏清之病家疑年高之人石膏不可屢服愚亦應聘他往後二十餘日痢復作延他醫治療於治痢藥中雜以甘寒濡潤之品致外感之餘熱永留不去其痢雖愈而屢次反復延至明年仲夏反復甚劇復延愚診治其脈象病證皆如前因謂之曰去歲若肯多服生石膏數兩何至有以後屢次之反復今不可再留邪矣仍投以通變白虎加人參湯連服二劑全愈而脈亦和平自此永不反復

痢證又有日下痢頻頻其腸中仍有膿積必去其膿積而痢始愈者實不可不知也表弟劉昌緒年二十四歲於中秋下痢膿血調粘一日十五六次服後重甚劇治以化滯湯連服兩劑下痢次數以少減而後重腹疼如舊細診其脈尺部重按其實疑其腸有積聚投以小承氣湯加生杭芍數錢下燥糞約四十餘枚重腹疼頓愈十分之八九再與以化滯湯一劑痢若失（未完）

瘧疾之研究　蔣丙乙

一牝瘧　此症因時常涼夏暑盛之人飲冷太多食涼過甚以致外寒閉藏邪伏於胃陰經腸胃但寒不熱宜柴胡桂薑湯加半夏

一牡瘧　此症即人生初次發瘧之謂瘧瘧最難速愈久而久之正氣漸衰邪陷愈深疲瘁枯瘦脇肋成塊經即治分陰虛陽虛陽虛補陽陰虛滋陰可用小柴胡湯加人參俾陰衞氣旺則外邪自去按有此證者雖亦瘧胎瘧　此症原因暑多大都從暑而發初起氣喘胸脅悶或寒熱厥逆宜桂枝白虎湯瀉心湯

一鬼瘧　此症因邪入陰分並於六陰或感時行不正之氣患者大都精神恍惚其時有作夜間寒熱交作言語異常惡夢多端以有邪附脈息小大不正治宜四物湯或平胃散以及加味紅花柴胡桃仁桂枝之品

一三陰瘧　此症因瘧綿日久諸邪已深入太陰少陰厥陰三經衛氣致其流行日遲故以三日一作在諸瘧中以此瘧勢最險重宜先辛溫解邪乘調營衛然後再行溫補

一勞瘧　此症因治瘧不得其法剛致營衛虛損致瘀血宜結而為瘧疾邪伏脇脈脅下有塊寒熱往來發作有時治宜鱉甲煎不可攙行攻擊以致不治

一截瘧　凡患瘧者經發熱在四五次後即可用常山飲等重劑截之惟不可太早早則邪鬱於內而不出轉成瘧母切不宜太遲遲則正氣衰憊不勝瘧邪而成壯症此瘧亦須留意（完）

古醫發明考　日本今邨亮著　[illegible]譯

蛭針

丹波雅忠所著醫略抄引深師依蛭嚙法此蛭針之濫觴唐人即此蛭之方亦古矣陳藏器曰水蛭本功外患赤白遊疹及癰腫毒取十餘枚令啗病處取皮皺肉白無不瘥也冬月無蛭蟲地中掘取暖水養之令動先洗人皮鹹以竹筒盛蛭綴之須臾便咬血滿自脫更用飢者外科精要載洪丞相蛭嚙法凡癰疽初發見稍大能以井邊淨泥傅瘡頂上看其瘡上有一點先乾處即是正頂先以大筆管一箇安於正頂上却用大馬蝗一條安其中頻以冷水灌之馬蝗當吮其正穴膿血出毒散是效如毒大蛭小須三四條方見功若吮著正穴蛭必死矣其瘡即愈若血不止以藕節上泥止之白茅花亦妙至國朝用蛭療皆於瘡瘍家明月記安貞元年條又出於東鑑及瘍中抄凡諸往來等此法傳于內路間而今患者不能擇痛更為便宜然亦宜詳其病之因與證之狀而用之矣

附人身不論何處瘀血停聚紫痛紅腫者先拜洗龍上有毛髮處剃去之著水蛭數條任其咬啗飽滿自然脫下若不落以鹽少許摻之即縮落若血不止者以指搽拭之即止若止血不止者燒灰令熱著之即止

（評）瘡科用蛭咬毒腫惡血可省刀鍼之苦而其法之不可廢者

特載

抵制日藥之我見　路登雲

第二集團軍第十軍軍醫

日本帝國主義者。自吾國唐宋以來。醫藥之學。皆採自吾國。此常俱存。故籍可考。日本漢醫如吉益東洞。宗和田啓十郎等是矣。自明治維新後。醫藥兩科之學術。競趨歐化。所用西藥。今多自製。爲原料皆採自吾國。更用科學方法。抽出主要之成分。或製爲水劑。或製爲丁幾。或製爲錠劑。或製爲合利別。雖其固有之形狀名之日新藥。輸入吾國市場。吾界人士。無不歡迎。而不知萬金錢已流入日本矣。吾國醫界。分新舊兩派。其守舊派。固然食古不化。對於新說。則未然無知。無怪爲社會所唾棄。至於維新派。雖學理新穎。而知識高尚。惟所用藥品。悉自舶來。今日所謂對日經濟絕交者。獨令該國藥品。而不論良可慨已。余在軍醫服務。見西藥其同工作。以余所知。日藥爲漢藥之原料者約百餘種。往往藥名不同。令人難測。例如胆礬改稱硫酸銅。白礬改稱亞硫酸之類。其他不可考者。尤不勝計。由此觀之。吾國固有之藥物。反爲外人所利用。即利權外溢。伊於胡底。願中西醫界同志。群策群力。將國產良藥加以精鍊。製爲西式藥品。不但抵制日貨。亦爲防止列強經濟侵略之一助耳。

醫藥常識

簡明實用藥物學　朱振聲

牛膝　味苦酸平　入肝與腎

堅筋骨利腰膝　肝主筋。腎主骨。腰爲之腎府。膝爲筋之府。肝腎精血兩虧。血不養筋。則屈伸不利。精不養骨。則步履艱難。精血不能灌溉於關節。則腰膝痠痛。惟牛膝苦酸之品。而能補益精血。充足則筋骨與腰膝受養。諸恙自可步步告愈。

除寒濕利拘攣　寒濕陰邪。因於筋絡。血得寒則凝泣。氣得濕則行遲。氣血不能流通。則筋絡拘攣不能行動自如。川牛膝亦苦酸之味。善長利濕。寒濕剋除。筋絡自舒。

通經墮胎　女子以血爲主。二七任脈通。太衝脈盛。月事以時下。一月一行。此常道也。若經事不能按月而至。脈象沉細。少腹脹痛。係寒濕留滯胞宮。或氣滯血瘀於內。是爲病。倘脈象滑利。脈無所苦。係二五之精相合。妊娠惡阻之象。是爲孕。牛膝善長下達。因病之月經閉。通經有功。因孕之月經。反足以墮胎。苟坐蓐已久。胎不下降。乃氣虛不能送胎。血虛不能滑胎。大補氣血藥中。佐以下達之味。牛膝又爲孕婦催生之要品也。

理膀胱氣化通癃　膀胱者州都之官。津液藏焉。氣化則能出矣。膀胱氣化不足。固由腎氣元陽式微。如釜底無薪。化氣上升。化尿不行。然肺爲水之上源。主通調水道。下輸膀胱。肺氣不降。則氣化不及州都。小便亦難。牛膝苦能下降肺氣。令氣下行。而達膀胱之故。

引諸藥下行非難　內科足膝痿軟。脚氣浮腫。外科癰疽。濕熱等諸證。在於下部者。欲其藥力能達患處。當用牛膝。蓋牛膝專長下行。俾得引諸藥下行。不致留入上中二部也。

熱傷以益火爛能究　濕火不慎。致熱傷膀胱。或火毒肌肉。症屬陽邪傷於。法當清解火毒。若病在下部。牛膝爲引導之藥則可。實非所長。

益肝強陰　人身上部爲清陽之所。下部爲濁陰之分。肝腎精陰。位居下焦。惟牛膝乃補肝腎下達之品。益精強陰。即治壯筋骨利腰膝之理由。

經驗良方　雹

□虛勞吐血奇驗方

用桑樹根之露洗淨。條刮去根上粗皮。再去根之中心。取其皮。用豬肉同燉。連吃二三次。即效且能斷根。

□治勞病外治法

用麝香三分。分置於頸下天柱骨之第三節。（自上數下）及尾閭骨之第三節（自下數上）再以搗爛蒜泥如大蒜覆蓋其上。外用膏藥粘貼。作以防大蒜等物脫落。經一二天。所貼處發有水泡腫起。即將大蒜麝香取去。俟泡退結疤。再以前法醫之。至愈爲度。

玻璃碎片刺入肉中治法　[illegible]

玻璃爲近世用途最廣之物。但爲害亦匪淺。偶一不慎。刺入肉中。碎末斷片。甚難取出。必至腐爛成患。今特撰法錄之。以告諸君。法以消水溶化赤土。（即山崖間草木不生之赤土）再三塗之。不可擦拂。至碎末盡出爲止。

生眉良方　[illegible]

余友周君錄君。身長而肥。喜於行走。善作生業。平日頗嗜杯中物。旁嗜面與頸部。忽患癬症。延至眉毛脫落。西醫治療半月。癬雖愈而眉不能生。復經西醫用電氣治療。一星期。效未見。後由鄰某君。以單方試驗。結果功效確著。週來眉長過目矣。余悉而詢之。彼以是方告。然余不明自秘。謹錄於后。聊作諸同志之參考。法以天麻白芷防風荊芥各一錢。共研末。用蔴油調敷。每日二三次。俟其自乾。不可拭去。臨睡時尤宜濃濃塗敷一次。待翌晨洗去。如是者半月。不可間斷。眉毛自生。效可立見。

治吐血奇驗方

鮮梨（一個去核留皮）鮮藕（一斤去節）鮮荷葉（全張去蒂冬時干亦可用）柿餅（一個去蒂）鮮茅草根（一兩去心）大紅棗（一個去核）

六味共搗化漿。數日即有功效。刻有此患者。每逢四立二至二分等節氣先一日即需服之。永不復發。夏秋常服有益無損。

詢問欄

廣東澄海蘇南區澄海縣圖書館陳訓謙君來函

選啓者。敝族人陳以儲君。年五十七歲。平素嗜食茶酒。氣體不甚強壯。前兩年間偶發一病。初起時食物入胃食道發生微痛。（約在喉之下漸至胃腕之上）若以手抑胸則微痛隨漸開。霧痛稍減。而食物易下。未有入胃者即帶痰涎而出。請西醫中醫診視。或以胃寒而用溫補。或以開鬱而用香燥。或以氣逆而用降納等劑。但自病發至今。已有五四月之久。服藥四十餘劑。未奏效驗。請高明指示良方。

答陳訓謙君來函　宋大仁

上隔下阻。津液枯耗。肝木橫逆。脾胃運化無權。偏溫偏涼。均非所宜。今仿仲景瀉心法意。合大半夏加減。滌一面滑利氣機以潤大腸。一面生津和胃而理賁門。服後以觀動靜。

薤白頭酒炒二錢　竹瀝半夏三錢　淡吳萸三分
括蔞皮仁各四錢　雲茯神三錢　大生地三錢
川貝母三錢　火麻仁研四錢　金鈴子二錢
海蛤殼四錢　烏梅肉四分
鮮枇杷葉五張去毛包　白蜜十滴沖服

服五帖後去吳萸烏梅加金沸花錢半代赭石一兩苦杏霜一錢

借鏡

天德藥廠製藥之程序

日昨閱德人高特能氏。將該國製藥之精密詳情並關於天德藥廠製藥的程序論一本。因知該廠規模之宏大與德人研究之精神。反觀吾國現在一般藥舖對於取材製藥。尚未能如該廠之精密審慎。求之中西醫而能發明藥物者亦不可得。因將該廠製藥程序迻譯本報。以告國人。俾資借鏡。

近世科學日進。新藥之發明。趨諸市場的。日益繁多。其中雖多有為名大廠發行之名貴藥品者。然而無知商民。往往設立規模簡陋之藥室。專以仿造贋品為事。既無學識。又無經驗。並於斗室之中。藥包數事。亦仿其門曰化學工廠。曰藥化學試驗所。曰醫化學研究室。其所出藥品。無不冒為自出。魚目混珠。功效全無。不堪設想。雖官廳屢隨禁止。而此輩唯利是圖。法無所施。常人不明真像。但見新藥之多。價值之易。遂將科學發明之品。亦視為尋常之[illegible]。甚有謂凡稱新藥皆係取一普通化學藥品。另與以一動聽之佳名。加以廣大之宣傳。即可發售於市。成為名藥者。嗚呼。又豈知正式規模宏大藥廠所出之新藥。皆無不經若干年之工作。及研究方發行於世者乎。茲將德國規模宏大化學藥廠。凡對於一種新藥研究方法。及其經過之於衆。即可知其正名藥與贋造品。不可同日語矣。想亦讀者所樂聞也。

大半一種新藥由發明之日。至發售之時。中間總需時期甚久。在規模宏大之藥廠中。無不附有各種研究所。終日研求。人工合成之單純藥品。以代含量不準功效不一之各種植物藥酒藥膏等製劑。製造既成。先定其純度。繼送至藥理學研究部。行動物試驗。以察其作用。普通供試之動物。為青蛙。天竺鼠。兔。鴿。以及狗。鼠。貓。犬等。然此等動物。其試驗作用各各不同。故試驗時須先求一合宜之動物。以供試驗。經此試驗後。始知此藥對於生理上。確有動作之功效。但仍不能即施用於人體。因對於動物有動作作用之品。是否於人體亦具同等之作用。不可知也。依往往有對於動物有效之藥物。於人體則不起若何效果。或即起著亦甚微細。有時且為同時發生之副作用所掩蔽。故一種新藥。既經動物試驗後。仍須施行化學治療試驗。取動物施行人工傳染。用病原菌。如螺旋狀菌。錐形菌。瘧疾菌等。種入動物體內使之傳染。然後再施用此試之新藥。以觀其殺滅細菌之能力如何。再送細菌研究部。設人細菌作培養。以察其消毒強度如何。抑止細菌生活之能力如何。及藥力之久暫程度如何。由此觀之一藥之出。其必經生理試驗。如是其精審嚴密。宜乎其功力之靈效偉著也。他如各種治療藥宜斯之藥物。至今尚未有適當之動物試驗以說明之。故至今不能有特別之發明也。

藥物既經此動物試驗。化學治療試驗。及細菌試驗後。已斷定其確有治療之功能。然後由各著名醫院試用。以觀其對於人體之功效。經長時期之試用。更由各著名醫士試用證明。夫然後方得稱為一種新藥而發行於世。

由此觀之。凡一種德國科學的新藥之造成。其經過艱難。費時之久。費用浩鉅。以及職員精神之損失。誠有非普通算術所能計算者矣。人但見一新藥成功。而不見在此新藥成功之前。已有千百藥之研究。無所得。徒勞而無功也。人但謂一年出一新藥。而不知此新藥之在研究室中。已經歷數年。乃至十數年也。

新藥發明矣。功效確定矣。人於市場矣。製造者對於該藥之責任。並未已也。仍須嚴密研究。精密考驗。如其在研究製造之時。凡著名新藥之製造。皆不斷受嚴密之檢定。不因其已馳名而忽略也。譬如防腐消毒劑則不斷以微生物學的實驗以考核其消毒力。化學療治品則不斷以動物實驗考核之。依名藥如撒爾佛散（Salvarsan）如撲瘧母星（Plasmochin）雖一劑之微。非由精密動物試驗及微生物學實驗詳細證明其相當功效者。亦不許有一粒一管出其製造廠門也。

至於各藥之取料精純。製造勻淨。以及色味之宜。溶解之力。包裝消毒等等。之必須留心時時注意。更無俟贅言矣。

讀者至斯。當知斗室內臨時仿造以及專恃廣告推行之品。若特以與大化學藥廠製造試驗實驗之科學藥品相比較。雖三尺童子。亦當知其有天淵之別矣。

天德藥廠（J.G.Farbenindustrie Aktiengesellschaft）者。大化學藥廠中之最大者也。其規模之偉宏。設施之完美。研究之精密。發明之偉大。不獨在德國[illegible]。即全世界中。亦更無能與之比者。故其出品。[illegible]新藥皆具有驚人之特效。即為舊有之名藥。無不一藥有一藥之化功。一劑有一劑之特效。依久經醫界評試。而仍[illegible]。然[illegible]於當世。時愈久而名愈高。最著者許[illegible]之凡各藥從前以拜耳（Bayer）及赫斯脫（Hoechst）馳名於當時者。今[illegible]不仍受醫界之推許。[illegible]以知其[illegible]而益顯。彼非[illegible]魚目混珠者亦能見其必勞日拙也。

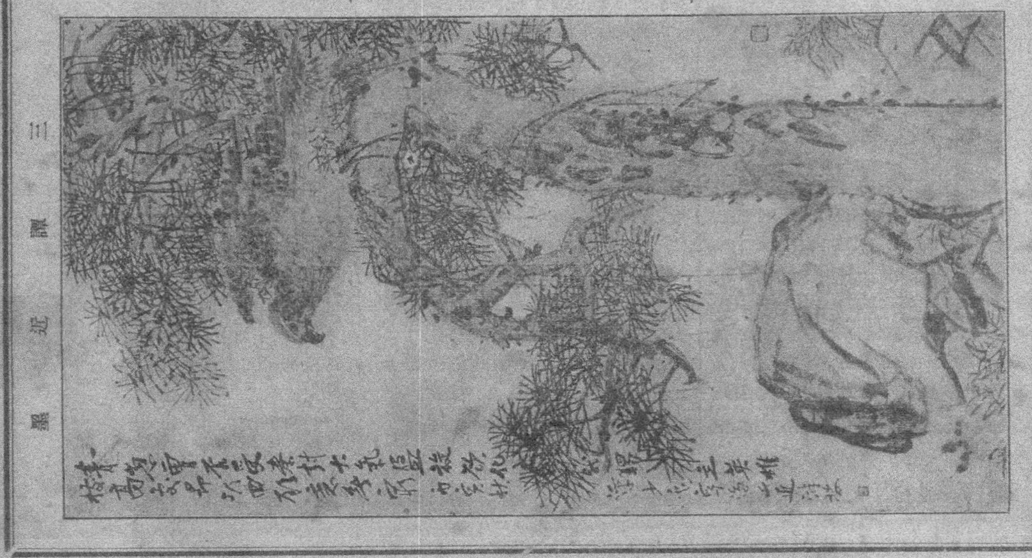

本報啟事二

本報週年紀念轉瞬即屆。爲酬答愛讀本報諸君起見。決自即日起凡訂閱本報全年一份者（自五十一期至一百期）贈送價值二元之國醫泰斗丁甘仁先生百病秘方大全一部書該係丁先生畢生臨診驗方。百病俱備。應有盡有。曾經丁先生長孫現代名醫丁濟萬先生親手彙纂。復經主張中醫革新者趙公尚謝濟蒼朱大仁時逸人四先生眉列編製。內容共八十餘類。條分縷晰。文字顯明。醫者得此可作臨床導師。非醫者得此如聘衛生顧問。誠爲醫藥界空前未有之巨著也。但贈送此書時。本埠限至本年陽歷十一月三十日止。外埠限至十二月十五日止（以郵局發信日戳爲憑）過期概照收價二元。愛讀諸君幸勿交臂失之。

今後本報之方針

——丁濟萬——

老大病夫。爲東方文化進行之障礙。重振旗鼓。樹國民事業進步之先聲。本報誕生以來。屈指已將一載。於一週紀念之時。決計擴充篇幅。增加材料。以滿足閱者之需要爲目的。添設醫評。使議論必驅於正軌。精選醫論。俾學理能達其源流。專著擅獨得之長。學說彰集思之益。驗案傳已往之經驗。餘興廣研究之精思。化中西之爭。除新舊之見。昔醫有云。方求其當。豈判古今。藥貴乎靈。何分中外。攻玉藉他山之助。講習幾麗澤之資。爰本斯意。爲整頓之方針。嗣後稿件。必求其有所發明。議論必期其有裨實用。惟學理之探研。無排擠之成見。凡村嫗罵陣之文潑夫罵座之論。概不列入。以免識者之譏。凡我同儕。咸本斯旨。各爲切實之發揮。着作精當之論列。至於西醫方面。尤望自重人格。爲研究建設之圖。勿作傾軋排擠之想。則互相攜手。澈底改造吾國醫學。經四千餘年之成績。經驗之富。方藥之博。經科學方法整頓後。必蔚爲世界之奇觀。本報立定方針。堅守此志。永遠不渝。吾同志者。祈各進而教之。

醫評

新舊

耘

守舊。維新。在現代的中國。到處的事業。都因爲這兩個名詞而起了衝突。可是結果呢。舊的守不成功。新的學得不像。反而互相攻擊。弄得兩敗俱傷。我尤其對於現在的新舊醫作這般感想。

『醫爲仁術』。這是任何人所不能反對的。救治一種繁重的病症。使生病的早日脫離痛苦。使生病的不至於死亡。這是我們做醫生的天職。然而要迅速的。擔保的達到這種目的。我敢說無論新舊醫都不敢誇這句海口。

中醫有數千年的歷史。西醫有幾世紀科學的發明。可見得各有專長。纔能立之久遠。我們既然有了兩種專長的醫術。聚攏在一個國中。宜如何屏除各個的成見。研究出各種特效方法。可以迅速的擔保的去醫病人的痛苦。救病人的死亡。那裏有空閒消費寶貴的光陰去誣衊。排擠。漫罵。嫉妒。這不獨人格掃地。蒙醫界以大恥。同時使一般病家大大的失望。起來。能大家起各取其所長。補其所短的成立一個新舊混和的國醫。拿來洗去我們這『東亞病夫』的榮銜。

論壇

與中醫學校當局商榷改良中醫課程及加入學制系統事

趙公尚

自余雲岫氏反對中醫加入學制系統以來。中醫在社會之地位。頗受影響。中醫界爲爭存計。憬然舉起自救。奮發抗爭。不遺餘力。或列舉中醫之長。認爲有哲學之價值。或揭發西醫之短。詆爲機械之工夫。此種文字。報紙雜刊。層見疊出。藉以喚起國人之同情。促進教育當局之反省。且創立中醫學校。樹立根本改造之嚆矢。意至善也。無如反中醫者。挾其雷電風霜之氣。以相抨擊。指摘中醫爲漫無系統。不合科學之學問。無一醫書足與科學書籍比肩並立。大有非顛撲中醫不止之勢。言雖不無過當。要亦有片面之理由。平心而論。中西醫學。各具特長。惟因各個環境之不同。而形成各別之遭際。果中醫毫無所長。何以四百兆同胞有今日之繁殖。果西醫絕無所短。何以西人疾病夭殤者。時有所聞。是知學術經過相當之時期。建立相當之信仰。決不能謂絕無缺點。更不能謂爲絕無所長。若未因噎廢食。一概抹殺。務弄滅裂。徒爲明哲笑耳。現社會有中醫長於內科。西醫長於外科之常談。此言亦非毫無根據也。

然而中醫本身亦應乘時改進。擇善而從。當此二十世紀。任何學術均宜合乎科學。以適應世界潮流趨勢爲要素。順之則存。逆之則亡。公例彰彰。斷難倖免。中醫界際此潮流震盪之秋。反中醫者風起雲湧。使非自動改進。成爲世界公認之新中醫。則加入學制系統。終必無望。政府既不認中醫有教學之價值。即可隨時取締中醫學校。換言之。即可隨時消滅中醫（近來中醫革命之呼聲。雖有所聞。然考其成績。尚難多覩）。予以爲中醫欲求列入學制系統。以圖自存。必自改良學校課程始。蓋人之所以敢出而反對中醫者。實以有隙可乘耳。使中醫學校能從事於課程改良。則將來學術日進。彼反對我者。亦將無所置喙矣。故對於改良課程之方法。覺有討論之必要。

醫之所以爲醫。在能愈病。而愈病之要素。在乎方藥之效不效。理論不過用以說明病理及方藥所以奏效之由。夫中醫之實質。爲歷代相傳之驗方。所謂理論。特其附屬者耳。反中醫者以五行六氣等說。爲攻擊之資料。不過批評中醫附屬之理論部分。而於中醫實質之驗方。固未嘗有所訾議。況理論不能治病。即有未能盡善。亦第說明之不正確。而方藥靈驗如響者。於醫之實質。固尚有存在之價值。中醫方藥之應效者。莫不合乎生理之組織。適應病理之要求。間有不合之方案。均係後人謬攖。而非眞正驗方。果能除去虛玄之理論。改以科學之說明。則中醫列入學制系統。亦自易易。

我中醫不欲圖存則已。若欲圖存。則後列數項。數爲目前救急之工作。

一、矯正與科學不合之理論

陰陽五行六氣諸說。言之一若有物。證明實難。其選閉關以前。惟我獨尊。醫者用以欺無識之小民。文人竊以自娛則可。通商以後。與西醫遇。相形見絀。召非難者在此。不能列入學制系統者在此。馴至搖動中醫根本之存在者亦在此。中醫學校為中醫革新之根本地。提倡科學化之中醫。預為他日加入學制系統之準備。自應將此種虛玄召謗之理論。一律勿予重視。另闢新境。嘉惠將來。然後浮說既撤。眞實乃見。學者耳目。庶不為蔽。顧有少數醫家。以為輕視五行六氣諸說。即無異根本推翻中醫。揣其用意。約有二因。一為錯認中醫之本質。不知中醫之實質。為歷驗不爽之效方。而非五行六氣等虛說。去之於中醫之本能無損。一為一旦喪失其所長。不免發生恐慌之象。蓋食古不化之輩。其歲月多消磨於五行六氣之中。今忽認為無用。誠恐影響其生業。不知學者乃習效方以治病。非徒讀虛玄理論以炫博。教師但以有效之方教之。使之學。適其用。為已足。安用此虛無縹緲之說。淆惑心志。阻其前進乎。且也人方乘機肆逞。欲取而代之。倘復頑固不改。任人譏議。坐視中醫不能列入學制系統。中醫瀕於危境。曾不稍動其心。是無異逼迫中醫歸於淘汰。果有抱此自殺政策者。祇可退而自修。豈能任其濫厠教席。自誤誤人也耶。

二、打破以醫學為文學之觀念

文學文字。與科學文字。在今日之中國。各有不同。文學文字務為修飾。科學文字則重系統與條理。以期適應普通之要求。我國現有中醫書籍。大都出於文人之筆。字句競求艱深。表現文學之高古。造成貴族式之著作。固未嘗為普通人計也。積而久之。非士大夫不能讀其書。通其道。除通都大邑。有少數能習其書外。業醫者文字智識。頗多淺陋。錯解誤用而殺人者。不知凡幾。至於囫圇吞棗。貽誤後世。尤不可不急行破除此觀念也。

三、化除迷信聖人及護短自封之陋習

軒岐仲景諸前哲。固值吾人之崇拜。然而是非良窳。自應分別鑒定。不可過度崇拜。而迷信流為聖人之奴隸。且學術因時代而變更。係進取的。而非保守的。若必以聖人之言。一字一句。盡量保守。引為翼經衛聖。終身守持內經難經傷寒論等書。不敢證明其是而抉去其非。故步自封。甘於簡陋。則中醫永遠不能進化。質言之。中醫不但永遠無加入學制系統之望。恐且自速其滅亡。以上三端。立言或有未當。要旨歸於救亡。茲將對於改良課程具體之意見。作簡單之敍述。分應興應革兩部分。臚陳於後。

應行改革之事項

1. 將無法證明之五行六氣諸說。視為闕學。或編入古醫學或醫史內。僅供稽考。
2. 將古書內經傷寒論等書之錯誤部分。斷然删改。
3. 歷代大家註釋及著述。分別鑒定。嚴定去取。
4. 打破認醫學為文學之觀念。
5. 破除秘傳之陋習。

應行興起之事項

1. 人身病理之解釋。應基於解剖生理學。
2. 藥性治療之解證。應基於物理化學。
3. 醫學所用文字。應用現代最普通者。及標點符號。
4. 盡量吸收西醫之優長。如救急法及特效藥等。

總之中醫處此存亡危急之時。一方盡力去其缺點。使人無可議之實。一方儘量增益其特長。充實本身之實質。不數十年。中醫不難為世界所共認。人將翻然就我。庸復能擯於學制系統之外乎。區區為中醫爭存之心。為學校爭入學制系統之念。沸騰於中。激發於言。全國中醫學校當局。不乏實心改革之士。幸即改弦更張。是所厚望。若必務仍舊貫。視改進為多事者。則請列舉理由。詳加解說。予願執筆以待。

余之所望於本報者

時逸人

當余在鄉之時。公餘診暇。輒喜握筆撰稿。以投于海上各醫報。而其中尤以衛生報之內容。最為余所欽佩。迨余執鞭海上醫專後。始得與本報諸同志時相往回。欣幸奚似。惟以教務羈身。反致無暇握筆。近晤丁君濟萬。據云。衛生報自本期起。將大加改革。重振旗鼓。還我昔日之精神。以整頓本報之內容。並約趙君公尙共同功作。且擬特聘海上各名醫為特約撰述員。余聞之雀躍而言曰。中醫界前途之光輝。將舍此而莫屬矣。雖然。余更有望于本報者。夫黨同伐異。人之常情。本報與某報之筆戰。已為社會所共知矣。然余以為優者自優。劣者自劣。若徒勞筆墨之相爭。而不從事於根本之改革。亦無濟於事也。望今後之本報。以發揚固有之國粹為宗旨。而勿再見唇鎗舌劍之文字。此余所望者一也。秦西學術。進步甚速。其對於醫學一門。有科學以相助。不無相當之收效。未可厚非也。故於西醫之精粹處。亦當取其長而舍其短。望今後之本報。抱中西匯通之目光）堪登西醫之稿件。俾讀者知中西醫治療之所以然。此余所望者二也。際此改革之秋。爰將管見所及。濡筆記之。未識丁君以為然乎。

婦女衛生

女子衛生之要點

王葆琦

世之論女子衛生者。莫不注重其月經胎產。蓋以為女子生理。皆與男子無異。其特殊者為月經胎產。故惟注重於此也。然余則以為此未免取其輕而遺其重。重要之點。不僅此也。夫月經胎產之衛生。知之者不難。行之者亦易。女界中之稍有衛生常識者。莫不知之。亦莫不能行之。獨涵養性情一節。雖上智亦有不能免者。蓋普通婦女。其性情多與男子不同。每因一事之違。一言之拂。即起盛怒憂鬱之反感。而足以起種種鬱症。即古人所謂女子善懷是也。月經胎產。亦多受其影響而成經閉難產之患。吾意以為女子衛生第一當涵養性情。免除鬱怒。擴大心胸。高尚志氣。再佐以其他衛生之法。斯可矣。管見如此。女界同胞。以為然歟。

打倒肝氣病

徐淑欽

婦女們患肝氣病的要算是最多了。這般的病往往醫治得略見效機。仍要復發。最為可厭。這是什麼緣故呢。據我看來。那是只曉得藥劑治病。不曉得調養方法的緣故。現在我有兩個方法。可算是打倒肝氣病的妙法了。說出來非常淺陋。卻也是非常靈驗。特地寫在下面。請大家試驗試驗。

第一個方法。就是天天尋尋快樂。常常說說笑話。萬一碰着不開心的事情。千萬不要動氣。從前陸稼書先生說。「別人氣我我不氣。一氣恐中別人計。氣出病來沒人替。勿氣勿氣真勿氣。」常將此語記誦在心頭。那就不怕病魔不走了。

第二個方法。就是天天所吃的食物。常要細細注意。像那生冷和發氣的食物。切不可食。即使普通的物品。也是少吃為妙。古人說。「禍從口出。病從口入。」這句話說得很對。我嘗看見發肝氣病的人們。多因食物不慎而起。這樣看來。那麼那裏可以不注意呢。倘使以上兩個方法。人人都能夠注意。那末有肝氣病的。必定可以斷根了！沒有肝氣病的。也決不致受着這種病苦了。

血崩

鍾誠志

血崩之症。治不得法。以致經年累月者有之。考其原因。約有四種。茲將其致病之原因及治法。一一分述於后。

（七）血崩昏暈　此由於肝陰不足。虛火擾動營血。以致血流不止。治宜補陰止崩為主。如熟地。白朮。黃芪。當歸。黑薑。人參等藥是。

（二）血崩吞酸　此症常有嘔吐吞酸。口乾舌燥。是由於肝氣鬱結化火。以致肝不能藏血。血不藏於肝。則外冲不止。治宜開鬱止血為主。如白芍。柴胡。白朮。荆芥炭。丹皮。生地。當歸。三七根。甘草等藥是。

（三）血崩腹痛　此由於跌仆受傷。惡血下流不止。亦如血崩之狀。治宜行血祛瘀為主。如生地。大黃。赤芍。丹皮。當歸尾。枳殼。龜板。桃仁等是。

（四）血崩墮胎　此由於血海太熱。迫血妄行。胞胎受血沖胸。亦隨之而出。治宜滋陰降火。以消血滯。為末。如熟地。山藥。山萸肉。丹皮。五味子。麥冬。肉白朮。白芍。龍骨。青地皮。乾桑叶。元參。沙參。石斛等。以上諸法逐症施用。用之得當。自能捷效。

妊娠諸疾

繡梅影

□若臨產損傷下血不止。宜馬通湯。馬通湯。馬通汁三合。乾地黃。阿膠各一兩。當歸。艾叶各一兩。以水一升六合。內馬通汁及膠。合煎分三服。見千金方。

□胎奔上搶心。危急之候。宜艾葉地黃湯。艾葉地黃湯。艾葉一兩。阿膠。川芎。白芍。甘草。當歸各六錢。乾地黃一兩二錢。以水一升六合。煮取一升。內好酒一升。內膠令消。分三服。見千金方。

□若落血從口出。逆不得息。宜鱉爪湯。鱉爪湯。鱉爪三合。甘草。桂心各三錢。阿膠六錢。以東流水三升。煮一升。內膠令分二服。日三。不能服者。格口灌之。藥下便活也。生胎即安。死胎即下。見千金方。

□若因毒藥攻胎。胎動欲墮。血逆衝心。悶亂喘促。大汗不止者。宜白扁豆散以解其毒。白扁豆散。白扁豆為末。新汲水調下二三錢。口噤者斡灌之。見得效方。

□若因高取物。觸動胎系。有若兒啼腹中。則令妊婦曲身向地拾物。須臾即止。

□若腹中作鐘鳴聲者。取鼠穴中土噙之。

□八九月將不能言者。不須治之。產後即愈。

兒童衛生

育兒須知

賀仰三

健康為人類畢生之幸福。有強健之身體。然後有宏大之志願。有宏大之志願。然後可建偉大之事業。故吾人于成年後。固須注意衛生上之各項。以期增進身體之健康。于未成年前。尤須養成衛生習慣。養成強健之國民。左列各項為養育兒童之要件。為父母者不可不注意及之。

一、好姿態　語云。坐如鐘。立如松。睡如弓。是蓋欲使人養成坐立睡必具之。和健美之姿態也。人在兒童時。骨節甚為軟弱。此時為之父母者。尤宜注意其姿態。否則成為習慣。則容易變成駝背曲腰之傴人。將身康健之幸福。難保矣。

二、睡眠與空氣　睡眠與人生有極大之關係。蓋人皆知。但睡眠時間不可太多。亦不可太少。太多則傷神。太少則損神。大約成人後每日睡眠八小時為最少限度。十二歲以下之孩童。每天至少睡十小時。十二歲至二十歲。每天應睡九小時。當睡眠時。須將窗門開放。以便吸收新鮮空氣。更可增進康健與快樂。

三、手之清潔　手之清潔極關重要。因吾人之手。隨時隨地觸易沾染污穢及微菌。兒童尤應注意。蓋兒童往往用手攜取食物送入口中。于是一切污穢及微菌隨之而入。亦自淵及腸蟲症即由是而生。故兒童于餐前餐後。取食物時。大小便後。隨時手污後。為之父母者應令其將手洗淨。若在冬季。皮膚最易凍裂。微菌極易侵入。此時最好備一小瓶油。無論花生油。豬油。蔴油。豆油。或他種植物油亦可。每次洗手後。滴油一二點於掌中。然後勤搓兩掌及手腕背部。上再用乾布揩淨。皮膚即不至粗糙而凍裂。即微菌亦不能侵息矣。（未完）

餘興

餓能療病之異聞

毅蘭女士

英國大文學家某氏。著不食治病奇談一書。謂之斷飲。茲錄數段以供讀者之研究。氏每日必著作十六七小時。因起胃病。應愈應發。不得已不再著作。赴醫院療治。然終歸無效。於是決計放棄萬事。研究健康之法。而彼友相與縱談。漸及於氏之所苦。伊乃出此餓的療病法。告氏。氏歸後。實行第一日終日不食。顧饑餓至翌晨則食慾減退。至是不覺饑。及第二日。體力大弱。起立之間。眩暈。時危坐室外。就日光下。第三四日身體乃覺疲勞。而精神則漸清明。第五日後。乃飲牛乳。每一小時進溫牛乳一杯。而氏之體重計第一日約增四磅有半。且思慮清晰。以故閱書籍而不倦。計其餓十二日。而胃病漸愈。亦不再發矣。又有一少女。有他種耳疾。神經痛及粘膜炎症。亦行餓食療法。而至全愈。一猶太婦。頭腦疼痛。醫師斷其不出十年。即將就木。婦聞此言。殊為憂慮。分於後實行斷食九日。而其頭痛全愈。故享年九十一而終。一人咳嗽全腹咯血。亦失其功用。後決行斷食。及第十三日食慾自起。略進肉類。如是者亦數日。始食雞包等固形物。而多年頑疾。從得霍然痊除。一老人年逾花甲。患腸滿症者已四十年。遍嘗醫藥。終鮮成效。後實行斷食而愈。一少年罹嚴重之癥瘕。面體間不堪。後行斷食之療治。法每隔一月餓十日。年年而癥瘕較甚。漸次平復。終竟消滅於無形。

臟腸病

（紹）

揚州東門外。一土工。體素健。一旦大腸則出寸餘。痛苦欲死。直候乾自退。惟則又出。如前。有江湖醫告之曰。此藏腸病也。若腸盡乃不治。惟初發寸餘可治。因授以方。即係用蓖麻油塗之。以胃生之。試之腸果自入。或謂飲大麻子油數升。亦佳。然未實驗也。

一封藥名的情書

（邵紅桃）

愛哥王孫：

迴溯去秋（古鏡萬菊）衛宇相逢（遠遇）雙鴨俱興（元明）同出踏野（甘遂）倚窗呼喚（伸筋草）空青）成事遂願（諸百文）壽齒眾芳（百合）誰蓄運隊（萬速）互相勉勵（白前）自立有為（遠志）枚米無匱（驢皮石斛）方可成家（附子）繼能多枝（桂楼）亦得雜持（龍胆）常納在耳（苦耳）而近以病（蛇床）後難起仙（陽起石）又當商歸（當歸）父母之命不可違也（王不留行）與別以來（蒴藋）幾度寒暑（冬蟲夏草）誰係何人（女貞）能毋戀戀（紅豆）兄亦將逝（厚朴）亦豈忘情（通脫木）雖別蒼蘭（通草）仍如參商（牽牛）獨守閨閣（獨活）精神不振（款冬）肌肉消瘦（朴消狗脊）徒抵空耳（滿孌金）早晚如此（預知）誰不探本（知母）同非此辭（木通）見唱熬參（商陸）雖非熟地（生地）亦堪發展一擊（桴）旣罗借老（白頭）又增智謹（益智）形影相聯（續隨）中心歡快（合歡）盡不之計（蒔蘿）一歲身子（大腹皮）分辨皂白（決明）進稱孟里（遠馨）奈何跌跎（延胡蛇膽）進退維谷（皂角刺）腸且九迴（別名斷腸草）寢食俱廢（五味附脉）光陰荏苒（鳥頭）亦漸花白（白英）豆蔻年華（豆蔻）病乃不治（惡實）已蒙君生（女青）尚復何言（前進）惟母好哥（王孫）自愛愛人（貝衆）努力前進（前胡）鄧光耿骨（光杏）妹雖身死（龍骨）其猶存焉（返魂香）小妹辛夷

醫界鏡

小說　（名醫故事）（續）　醫隱

淋漓。如聽李三郎羯鼓催花。聲聲入耳。小女郎意唱聲稍歇。響遏行雲。餘音嫋嫋。樂華長吟。劉永年難以過之。末後陡轉清聲。若此斷是闊步再續。此的一聲。得他唱起來。就像從雲裡飛下一字一字。都去鑽到一般。愛好自天然良辰美景奈何天。賞心樂事誰家院。一樓幽香。從羅帶口中噴溢出來。擾得神往心醉。其實有天仙化人之妙。再聽唱下去到一門一的深曲。神仙容易的愁把青春拋的遠中有幾個少年作客的。便覺字字打入心坎。渾如聽得一聲河滿子。幾幾乎雙淚欲落。於是大家齊聲贊道。此曲祇應天上有。人間能幾回聞。即此收場。罷時已月上三更。衆人也吃得玉山半頹了。遂各下樓分別回家。正是歸去定知還月夢。來何處更爲雲。再聽下回分解。

第八回

惡棍設謀陷冀窖　名醫誤事下血孩

却說前回書中已交代過周寶珊是貝祖蔭家內書童。在書房服侍祖蔭。與祖蔭倒溺壺等役。寶珊人本伶俐。極會奉承。仲英父子均極愛他。只因那日私同祖蔭出去逛娼家。被仲英知道。打了一百板子。遂偷了二百塊洋錢。兩本方書。逃了出去。搭着輪船到八圖港上岸。便往靖江城內親戚家住了年餘。以後潛回江陰。改名藥師。這藥師祖居江陰南鄉高岸。父親是個做佛頭的出身。與那鄉間三姑六婆。天天混在一處。江陰鄉下風氣。婦人家最喜歡燒香念佛。做佛頭的每年糾集了七八十人。逐月輪流到各家做佛會。各人派的分子。大約總派二三千一人。做佛頭的每念一會佛。宜一會卷有千餘錢進益。藥師本識幾個之無。會寫幾個字。他父親死後。便接續父業。仍做佛頭。比他父親更會句引那一般婦女們。數年以來。那一般老的少的遠的近的個個與他熟悉。他本偸得仲英兩本方書。後來又竊取着張大金一本婦科專方。這張大金是一個著名的婦科也是藥師一流人物。藥師偸得了他的方子。逢着那婦女們有毛病的。便自誇會開藥方。那些婦人家又不知好歹。貪着便當。落得請他試試。藥師便照那老方子依樣葫蘆。有看不清楚的。寫了許多別字。只苦得藥店內上他的當。碰着他的方子。煞費猜疑。猜疑不着的。拿兩味平常藥替他充當。到也會吃得好的。那些婦人家被他哄得。竟相信他會做婦科了。姊姊傳妹妹。姑娘傳嫂嫂。後來竟闖出生意來。藥師見有了郎中生意。也不做佛頭了。起初人家請他去看病。他常坐小車子出來。這高岸本是一個大市鎮。素常有二三十個賭博不成才破落戶潑皮。從前張大金初行醫的時候。便與這些人交好。凡在茶坊酒肆煙窯飯店裏頭。遇着這些人。便忙挖

醫藥新聞

◘北平何市長之卓見　謝壽民

北平市長何其鞏。日前下令衛生局。注意市民之保育。原令意謂中西醫術。各有專長。應即兼籌並顧。不得有所偏倚云云。其獨具卓見。熟悉國情處。誠不愧爲革命偉人。以視偏聽片面之言。抹煞一切之不明事理者。實有天淵之別。予甚願何市長始終貫澈初衷。更願我黨國當局。同時注意及之。庶幾我中華國醫。發揚光大。以進與東西各醫抗衡也。

歡送

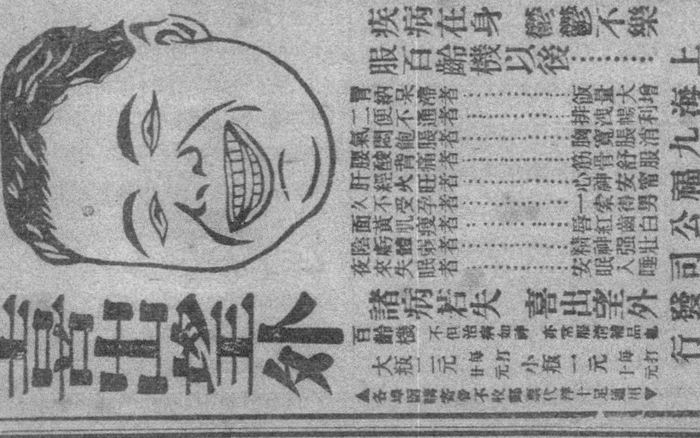

程君門雪。自編輯本報以來。已四十六期矣。內容之如何。自有公論。然程君能于百忙之中。編輯本報。而不致脫期。亦非易事。入秋以來。診務日忙。程君已有辭意。經丁君之挽留。勉力維持。今者。新任上海中醫專門學校教務長一職。更難兼顧。本報爲顧全程君精神計。准予辭職。程君青年俊秀。學識超人。前程之遠大。固未可限量也。程君其勉諸。幸勿負同人等歡送之盛意也。

衛生報

裒存

主編 丁濟萬　編輯 朱振聲 宋大仁　（第四十七號）

中華民國十七年十一月十號星期六

每逢星期六出版一大張售洋四分

THE HYGIENIC WEEKLY

館址上海白克路人和里十八號

中華郵政特准掛號認爲新聞紙類

定報價格

中國境內連郵費、每半年（廿四期）一元、全年（五十期）大洋二元、各國加倍、均作大洋計算、報資先惠、郵票九五代價、定閱全年者、有開病[illegible]、

廣告刊例

特等登於文字上下、每行二十一字、五[illegible]行起碼、每行二角[illegible]、頭等登於封面地位、每行六十三字、[illegible]行起碼、每行五角六分、二等登於中縫地位、每格每期洋二元半

本報啓事一

本報刊行以來承社會人士之愛護得以風行各地不勝欣幸惟是受寵若驚之餘猶不敢自滿自必精益求精達於盡善盡美之地步以副愛護之盛意此本報決心自五十一期起從事加意革新之宗旨也茲將內容各點分列於後幸鑒及之

本報共分十六欄每欄各有專才擔任撰述取求其宏用必其精務使手披所及如入五都之市目不暇給

（1）**醫評**　以超然的地位對於中西醫界之錯誤竭力糾正以熱烈的血忱對於世界醫學大同之提倡盡量鼓吹文字不尚高深取材務求切實

（2）**專著**　闡述各種病症之簡明醫理及治療方法不取五行六氣之神秘學說與夫不切實用空泛理論

（3）**醫藥常識**　中國藥性每爲常人所不知其用法非經醫生命令不敢嘗試本欄專述各藥之性味形狀功用等文字不足以達意者繪圖拍照以明之務求一般人了解中國之藥性且可實用並及驗方等等

（4）**公衆衛生**　時行疾病最易傳染舉凡團體學校及軍隊市鄉之公衆衛生必籌其預防方法治療途徑以備公衆之採擇

（5）**家庭衛生**　欲得幸福之家庭首在各個人之健康蓋一人有病闔宅不歡或甚而受其傳染故本欄專述庭除臥室廚房毛廁之清潔方法以及家庭必備方藥俾資自行擇用

（6）**青年衛生**　青年最易沾染之惡病莫如手淫遺精陽痿近視肺癆淋濁下疳疥瘡等等讀本報後能使患者知所自療未患設法防止

（7）**婦女衛生**　婦女最多隱病通都大邑之文明婦女自諱者較少惟內地婦女凡犯隱病者舍自己之丈夫父母外多秘不就醫往往延成重症至於殞生良可慨也故本報對於婦女隱病如白帶陰挺陰癢梅毒子宮寒冷其他如血崩月經不調多年不孕以及產前臨產產後等等之預防治療善後各方法皆盡量發載俾一班婦女可以按症擇方自行療治

（8）**兒童衛生**　自嬰兒至成年之一段期間皆屬兒童時期在此時期爲之父母者應注意其疾病哺乳食品衣著睡眠遊戲等等何者有益兒童之身體何者有礙兒童之身體本報對於以上各點胥詳載靡遺能使兒童成健全之體格不致早夭

（9）**臨症筆錄**　是欄俱請海內名醫於診餘之暇爲本報撰述臨床經驗俾資醫家之參攷討論

（10）**醫藥新聞**　分國內及國外之最近新聞兩種或撰述或翻譯使讀者知國內之醫藥趨勢爲何若以增識見

（11）**醫藥名人小傳**　凡有功於醫藥界之名人軼事不分中西擇要撰著翻譯刊載俾作模範藉資興感

（12）**特載**　凡討論病症之來件及闡揚國醫之撰述皆歸此欄揭載

（13）**餘興**　多閱上項文字每覺枯索故特闢斯欄以增閱者之興趣內容有小說詩歌滑稽醫話藥名文虎等等不論文言白話一律登載

（14）**詢問欄**　訂閱本報者遇有疑難病症不易解決者可來信詢問本報當盡量答覆對於病家裨益不少

（15）**借鏡**　本報概以醫爲仁術爲歸納故不分國界凡各國醫藥之有實效者亦時採登用資借鏡

（16）**拒毒**　我國貧弱之由固不止一點然鴉片嗎啡等之爲害實有甚於其他方今拒毒運動之聲浪囂然國中本報特闢斯欄登載拒毒方法戒烟大全務使一班癮君子脫離黑籍庶我國有富強之望

以上各項不過略述其大概至其內容尚不及備載望我各界同胞速來訂閱方知言之不謬也

專著

治痢最要藥

[illegible]錫純

治痢最要藥品。其痢之偏熱者。當以鴉胆子爲最要之藥。其痢之偏塞者。當以硫黃爲最要之藥。以此二藥皆有消除痢中毒菌之力也。此二種藥。石所錄之方案中已屢言之。今再詳細論之。

鴉胆子。一名鴨蛋子。爲其形橢圓。若鴨卵也。大如梧桐子。外有黑硬皮。其味極苦。實爲苦參所結之子。藥行中亦有名爲苦參子者。服時須去其硬皮。若去皮時。其中仁破者。即不宜服。因破者服後易消。其苦味驟出。恆令人嘔吐。是以治痢成方。有用龍眼肉包鴉胆子。包囫圇吞服者。藥房中秘方。有用益元散爲衣。名之爲菩提丹者。是皆防其入胃即化。出其苦味也。若以西藥房中膠囊盛之吞服。雖破者亦可用。其性善涼血止血。兼能化瘀生新。凡痢之偏於熱者。用之皆有捷效。而以治下鮮血之痢。瀉血水之痢。則尤効。歲在壬寅。有滄州友人滕玉可。設教於鄉村。其年過五旬。當中秋時。下赤痢甚劇。且多鮮血。服藥二十餘日無效。適愚他出新歸。過訪之。求爲診治。其脈象洪滑。知其純係熱痢。彼時愚雖深知鴉胆子之功效。而猶以爲苦參子。係通行其知之名。因謂之曰。此易治。買苦參子百餘粒。去皮揀其仁之成實者。每服六十粒。白糖水送。中兩次即愈矣。翌日愚復他出。二十餘日始歸。又訪之。言偶詢藥房。皆無苦參子。彼痢益劇。遣人至滄州購來。果如法服之。兩次而愈。真仙方也。愚曰前因粗心言之未詳。苦參子即鴉胆子。藥房中又名爲鴨蛋子。各藥房中皆有。特其見聞甚陋。不知其爲苦參子耳。後玉可旋里。其族人有自奉天病重歸來者。大便下血年餘。一身悉腫。百藥不效。玉可授以此方。如法服之。三次全愈。鴉胆子又善清胃腑之熱。凡胃腑有實熱充塞。噤口不食者。服之即可進食。鄰村武生李佐廷。素有嗜好。身體羸弱。當霍亂盛行之時。忽然腹中覺疼。噁心嘔吐。下利膿血俱甚。以爲必是霍亂證。診其脈毫無閉塞之象。惟弦數無力。左關稍實。遂曉之曰。此非霍亂。乃下焦寒火交迫。故腹中作疼。下膿血。上焦虛熱壅滯。故噁心嘔吐。實係痢證之劇者。遂投以生杭芍六錢。竹茹。清半夏各三錢。甘草。生薑各二錢。一劑嘔吐即愈。腹疼亦輕。而痢猶不愈。不思飲食。俾但用鴉胆子仁十五粒。一日服兩次。白糖水送下。病若失。審斯知鴉胆子不但善解下焦熱毒以治痢。即上焦鬱熱用之亦極有效。誠可爲治噤口痢證無上之妙品矣。(未完)

汗法有陰陽虛之別

丁濟萬

治痢之法。不外汗下兩端而已。邪在表者。宜汗之。桂枝湯是也。邪在裏者。宜下之。承氣湯是也。今姑舍下法而論汗法。夫汗之一法。必使邪氣由皮毛透出。而無犯中焦。無傷津液。方爲合法。若其人陰液素虧。或陽氣不足。而醫者不察。仍投發表之劑。勢必汗出不止。而病之變化。則絕然不同矣。如仲景桂枝加附子湯及白虎加人參湯是也。一治陽虛。一治陰虛。故用藥亦一溫一涼。各不相同。無非仲景示人之法耳。蓋陽氣不足之人。其體中之真陽衰微。而復投以發散之劑。必至陽不固表。表不固則腠理疏泄。遂汗漏不止。此乃陽亡於外也。急當救陽。故仲景以桂枝加附子湯主之。其所以加附子者。即所以補脾腎之陽也。脾腎之陽足。則表陽固密。而汗汗自止矣。陰液素虧之人。則胃燥而多內熱。而投以發表之劑。必至胃陰內耗。陰耗則熱無所制。而汗出不止。此乃熱陷於裏也。急當救陰。故仲景以白虎加人參湯主之。其所以加人參者。即所以救已耗之陰也。[illegible]胃之陰足。則邪退正復。而大汗自止矣。總核二湯。一治陽虛汗出之寒證。故用桂枝附子之辛熱以扶其陽。一治陰虛汗出之熱證。故用白虎人參之甘寒以救其陰。至於二者之見證。大抵煩渴不解。脈洪大者。白虎人參湯證也。惡風便難。四肢微急者。桂枝附子湯證也。爲醫者能對證投藥。則何往不愈哉。

虛勞概論

秦內乙

原因　見證　治法　方治　調養　死證
傳屍　結論

原因　今於本節之始。請先質疑於讀者諸君之前。即十八世紀以前。勞瘵之猖獗。亦有盛於今日者乎。鄉僻窮陋之俗。勞瘵之蔓延。亦有速於都市者乎。執此二端。可以知其原因之梗概矣。晚近以來。人心大變。風俗澆漓。物質文明。愈形發達。國民道德。淪亡殆盡。青年男女。知識乍開。凡耳所聞而目所見者。固無一非寡廉之行。誨淫之俗。而足以移易其心志。眩蕩其神明者也。遂假而意馬心猿。躍躍欲試。從而所欲不遂。思想無窮。甚且不禁相火之焚燒。遂乃任情宣洩於一朝。七情既傷。本體已虧。重感風寒而成咳嗽吐血之症。(咳起吐血。多因風寒失汗。逼而上越。)夫咳嗽吐血。豈真盡致勞之由哉。往往初起之時。未嘗解肌辛散。誤投溫補寒涼。是以團結不解。而醞釀以成也。

見證　虛勞一症。五臟皆病。蓋患者嗜慾不節。相火無制。精室空虛。腎水虧損。虛火上炎。肝經灼血。血不養心。心腎遂致不交。而氣虛脾弱。不能制水。內裝真陰。任其涸竭。脾土爲肺金之母。脾經受傷。則肺陰銷鑠。氣無所歸。其屬於心者。則不眠恍惚也。煩躁盜汗也。其屬於肝者。則眩暈嗔怒也。吐血盜汗也。其屬於肺者。則咳嗽氣喘也。喉疼咽燥也。其屬於脾者。則蒸熱顴赤也。痰黏泄瀉也。口不思食也。肌肉日消也。其屬於腎者。則口渴骨蒸也。肢楚腰痠也。小便淋澀也。夢遺滑精也。種種情狀。不一而足。宜乎患之者視若蛇蠍。而汲汲不可終日也。

治法　考虛勞治法。宜以補脾補腎爲要。蓋脾土爲萬物之母。腎水乃萬物之元。脾安則土旺金生。金實水源。肺腎交受其益。腎安則水盛而肝火不旺。肝平而心血可養。心肝同得其惠。惟脾腎之補。亦宜先其所急。不可合治。庶不致駁雜難效也。時人治勞。或急於清心保肺。或專主瀉火滋陰。其實皆非萬全之道。蓋清心保肺。則必重用清潤。而清潤不當。多致泄瀉。泄瀉最忌於虛勞。須知土旺則金生。無拘拘於保肺。水升則火降。勿汲汲於清心。李士材之言。豈欺我哉。且也勞瘵從火而起。然火有虛實之異。實火固可瀉下。虛火則非補不可。陳修園以爲虛勞陰盛爲病。滋陰是益其病。其說豈盡子虛。總之。虛勞初起。相火正熾。咽燥口渴。右尺滑大者。可暫用滋陰。若日久百脈空虛。則非溫補不能復其真元。要在用藥者之隨機應變。加以縝密之思想耳。(未完)

古醫發明考

刺絡

日本今邨亮著　無錫周小農錄

血之浮見於肌膚者爲絡。潛行於內裏者爲經。纖綿九竅。網羅百骸。環會周旋。靡所不至。猶地中有川瀆水由之行也。邪氣藏府。病形篇曰。經絡之相貫。如環無端。此之謂也。夫血流動灌溉。榮養人身。故一處鬱塞。則百體失養。其害不可勝舉。方此時非放發之。何以得通。鍼解篇曰。菀陳則除之。經脈篇曰。刺絡脈者。必刺其結上甚血者。雖無結。急取之以寫其邪而出其血。調經論篇曰。經(甲乙經作絡)有留血。血有餘則寫其盛經。出其血。又曰。視其血絡。刺出其血。無令惡血得入於經。以成其病。刺禁篇曰。刺肘中內陷。氣歸之。爲不屈伸。(次註云。肘中。謂肘屈折之中。尺澤穴中也。)刺腰痛篇曰。刺解脈在郄中。(次註云。郄中則委中穴。)結絡如黍米。刺之血射以黑。見赤血而已。壽夭剛柔篇曰。久痺不去身者。視其血絡。盡出其血。禁服篇曰。寫其血絡。血盡不殆矣。扁鵲傳。扁鵲治虢太子。使子陽厲鍼砥石。以取三陽五會。取者謂刺絡除去其瘀滯也。後世郭志邃痧脹玉衡。劉松峯雜疫論。其載痧脹。疙瘩瘟。蝦蟆瘟之法。專用放刺。二子踵事加精。可以爲法式焉。安永間。平安有垣本鍼源者。善用大鍼出血。治衆疾。事見於臆乘錄。要之。自非讀素靈甲乙。則經絡俞穴臨症施治。焉知寫血之妙哉。

附刺尺澤法

令病者就枕側臥。下左而取右。下右而取左。(側臥取之。則無暈倒眩悸之患。)先將綿布幅一寸。長二尺五寸許。緊紮肘後。令病者握物。努力張絡。就絡脈怒張處下針。血輙迸出。豫備銅盤受之。盤中宜布白紙。以辨血色有鮮絳者。有紫黯者。有痰濁者。更量血之多少。而處分之。若少則令病者極力握物。血便易

衛生報

出。若多則解縛啓握。血卽止。乃摩擦痛處。令之屈臂。須臾得安。凡血量重七十錢至百五十錢爲率。須觀體之強弱。與毒之淺深而斟酌焉。頭痛。齒目疾。頭痛痛。耳鳴肩背強急。凡係上實者。殊有効。

刺委中法

先將布緊紮病者膝上。就枕側臥。令病者伸脚踵柱。或凳。待絡脈怒張。而刺之。血卽出。（概如刺尺澤法。）腰痛脚腫產難不月癃痺徵毒。係下實者有効。

刺少商法（穴在手大指端內側）。將細線緊紮大指橫紋處刺之。治喉痺。喉蛾。癲癇。卒倒。

刺大敦法（穴在足大指端聚毛中）

刺法同上。治頹疝。睪丸腫。

刺額上法

令病者將綑布繫頸下。絡脈卽張。輕輕刺之。治偏正頭痛。赤眼疼痛。

刺鼻中法

以金剷鍼就鼻中輕刺之。血卽滴出。備器受之。治赤眼連額疼痛。及鼻生瘡。

刺舌上法

舌下左右挾柱之絡是也。蟠舌刺之。治咽喉痛腫。及木舌重舌。

刺外腎法

以系紮莖根。見筋絡怒張。刺之。治疳毒腫痛。搔痒難堪者。凡鍼刺無定處。毒之所聚。刺之有効。刺百會治腦痛頭痛。刺當皆眼瞼。治赤眼瞼腫。瞀翳遮睛。爛瘡疼痛。刺齦肉。治齒牙疼痛。齦腫齦風。鑽齒疳其他酒皶鼻疣。頸癬腋瘡。可刺者猶多矣。宜候毒之所聚而疏其所壅。有意外之功。

（評）諸法均爲我國粹。唐秦鳴鶴治高宗風眩。刺百會腦戶。隨卽出血愈。今人懼其冒險。僅治霍亂。取委中穴出血。瘀行病減一法。餘不敢用淺矣。

醫藥常識

脈理詳解

龍

望聞問切。爲醫家四診。而切法尤爲難能。古今言脈之書。不下百種。惟王叔和之脈經。李時珍之脈學。最爲世所稱道。然王氏以切脈爲診病之惟一方法。欲以脈法解決醫學。言愈繁而理愈晦。讀之如墮五里霧中。李氏書較簡明。然廣郎不切實用。濟什猶八九。古人不知循環系之眞相。徒附會內經難經以立言。以爲諸病之變。皆形現於脈。殊不知其不爾也。今據循環系之生理。釋脈之原理如下。原理了然於胸中。然後脈象了然於指下。茲撮要述之。

動脈管皆深藏於肌裏。不易觸知。周身動脈興手之處。據甲乙明堂諸書所言。共二十餘穴。古人取以切脈者。三。曰人迎。曰寸口。曰趺陽。惟寸口之脈。下有橈骨襯托。尤便於切。故自難經以下。皆獨取寸口。卽西醫亦然。心室一縮。脈則起一波。故脈之波動。與心之張縮相應。惟脈波當較後於心縮。寸口之波後於人迎。趺陽又後於寸口。以其去心漸遠故也。然脈波之傳。與血運之速率不同。故雖有先後相差。亦甚微細。脈波每杪鐘傳十六至三十二尺。卽較血運速二十至三十倍。譬以動脈爲溪澗。風順溪面吹。則血運尤溪流。脈波猶水浪。脈之遲數。與心張縮之徐疾爲比列。脈之洪微。與心張縮之強弱爲比例。自昔以數爲熱。以遲爲寒。蓋細胞與神經得熱則興奮。得寒則鎭靜。血液之高溫度。直接作用於心臟。則心張縮加疾。而脈數。故熱病之熱度。常與脈數之程度爲比例。然亦有熱高而脈甚遲者。則因熱入腦底。刺激迷走神經之中樞。故迷走神經興奮。而心張縮徐緩。若是者每致成癉。爲至危極險之候。患腦膜炎者。熱甚高而脈甚遲。瀕死則脈數。因迷走神經始而興奮。終乃麻痺故也。心臟機能亢盛。則脈洪。衰弱則脈微。洪謂脈波大起大落。微謂起落不大。故陽明經病。脈洪。少陰病。脈微。行熱病之峯極期。多脈洪。雜病虛損。多脈微。

簡明實用藥物學（未完）

朱振聲

芎藭 辛溫之味 入於肝經

頭痛面風　頭爲諸陽之位。三陽經脈所過之地。臟腑之精血。咸朝會於高巔。是故六經皆有頭痛症。太陽之頭痛。痛在滿頭。形寒怯冷。陽明之頭痛。痛在前額。但熱不寒。少陽之頭痛。痛在兩旁。寒熱往來。太陰脾濕上升。頭痛且重。少陰元陽外越。頭痛汗出。厥陰肝陽上擾。頭痛晚甚。大抵三陽之頭痛。多屬六淫之邪。蔽覆其清明。阻遏其經隧。脈滿而痛。三陰之頭痛。多屬精血內虧。虛陽擾濕上升。擾犯清明。脈空而痛。芎藭辛溫入肝。能養肝血。血足則肝陽能潛。治厥陰之頭痛。方可佐用。至於面風。者血虛生熱。熱極生風。風行於面。面色紅赤。甚則成塊。或紅腫痛。書所謂赤遊風是也。藭芎能治此。亦養肝血散肝熱之功。

淚出多涕　肝爲淚。肺爲涕。血虛生熱。肝熱犯肺。血熱上升。逼津液而外泄。在目爲淚。在鼻爲涕。雖出路不同。由五臟之津液則一也。藭芎功能養血而散血熱。陰平熱退。則津液可保。淚涕自止。若因外感之風熱。襲於肝肺。則不可用。

寒痺筋攣　血虛不能養筋。寒邪乘虛而入。輕者襲於皮膚。或手或足。麻木疼痛。是爲寒痺。重者竄於筋絡。大筋拘短。小絡收攣。藭芎辛溫。既能散寒邪。又能養肝血。氣血條暢。痺通筋舒。

去瘀生新　寒凝氣滯。則血瘀結。或女子少腹作痛。經事不調。或男子癥瘕外症。癥塊腫硬。藭芎辛能散寒。溫能理氣。氣能流通。則瘀者去而新者生。

調經種子　婦人所以不孕者。非由胞宮寒冷。卽因血海空虛。致氣血不和。經事不調。或血虛行速而超前。或氣滯行遲而落後。是故種子之法。以調經爲第一要義。藭芎一則能補血。一則能行氣。血足氣行。則月事準。種子有期矣。

長肉排膿　氣血能流通。則生肌肉。氣血若凝滯。則成殨塊。殨塊腐爛。則爲膿水。是膿水卽殨塊所變。殨塊卽肌肉所化。藭芎能溫通氣血。外料已潰者用以排膿。未潰者用以消塊。膿排塊消。則肌肉可保。

小者名撫藭　止痢且開鬱。痢症有赤白兩種。白痢爲寒。傷氣。赤痢爲熱。傷血。氣血兩傷。則赤白相雜。白多赤少。調氣爲主。赤多白少。活血爲先。藭芎者產於江南。名曰撫藭。能補肝血而散鬱熱。爲入血分之藥。赤痢可用。白痢誤用。血藥必致引邪入於血分。使病增劇。思怒傷肝。則氣鬱。或寒邪客肝。則氣鬱。撫藭辛能理氣。溫能散寒。氣鬱血鬱。均可圖治。

經驗簡效方

天功

有一病。必有一方。方能獲效。非易事也。左例之方。或見之於書。或得之於師。皆余所親試歷驗。無不見効者。不敢自祕。用特刊而出之。

（一）水臌氣臌

治法

用墨魚一條。重約七八兩。去鱗。將肚剖開。去腸。入好黑礬五分。松蘿茶二錢。男子用蒜八瓣。女子七瓣。共入腹內。放磁器中蒸熟之。令病人吃魚連茶蒜。吃更妙。從頭上吃起。病從頭上消起。從尾上吃起。病從脚上消起。

（二）小兒小便不通脹急欲死者

治法

用囫圇蓮房一只。煎服。鮮者尤妙。

（三）喉風腫痛湯水難下

治法

用青梅加入食鹽少許。待出水後。再入蜒蚰蟲數條。（不拘多少）浸二日。可以取出。治病。用時將青梅含在喉外。使其流出涎水。其病卽愈。

（四）疔瘡初起不發寒熱

治法

用生漆一塊。冷水磨少許。以新墨蘸塗瘡上。其腫卽消。

（五）疔毒漫腦走黃

治法

用芭蕉根搗汁約一飯碗。左右服之卽愈。

（五）凍瘃

治法

用黃柏皮硝各研細末。初起者。皮硝三成。黃柏七成。末破紅腫者。皮硝黃柏各半。已破者。黃柏三成。皮硝七成。嘗用冷水調搽。藥乾後用熱水洗去。照法再敷。每日三次。一日痛止。三日可愈。

詢問欄

常州蕭九福同志來函

成衣匠張某。伏案工作十餘日。胸中隱隱作痛。不咳嗽。亦不嘔吐。似非痰飲。不思納食。脈沈滑有力（下略）

答蕭九福同志　宋大仁

據云伏案工作凡十餘日。可見由背曲灣胸。氣不得舒所致。故無咳吐等症。而但覺胸中隱隱作痛。當然非痰飲症也。按此症近似結胸。而尚未轉滿。治法當求疏氣快膈而已。不過脈沈滑有力。想必胸中邪熱。亦非淺輕。設緩而不治。恐成結胸之證。在指顧間矣。當以括蔞陷胸湯加減治之。

括蔞皮四錢　川黃連四分　廣鬱金錢半

薤白頭錢半炒　江枳殼一錢　范志麯三錢

仙半夏三錢　陳廣皮一錢　佩蘭梗錢半

陳酒半杯燉溫沖服

一借十鏡

新灑爾佛散(即六〇六)之功用及其注射法

謙

發治梅毒。當以西藥新灑爾佛散爲唯一要藥。但注射此藥液時。醫者宜特別注意。否則易生危險。玆特將其功能及用法以問答式明之如下。

一(問)新灑爾佛散(Neosalvarsan)是什麼。

(答)是大醫學家艾利氏(Ehrlich)發明專門療治梅毒的砒劑。與正(德國新六〇六)在應用上有種種特殊之優點。

二(問)新灑爾佛散是通用的良藥麼。

(答)是的。新灑爾佛散應用便利。極易溶化。既不須用特別器具。又不須用滷𪉵液溶定等煩瑣手續。

三(問)新灑爾佛散主要的功用是什麼。

(答)專治各期梅毒。

四(問)何時用之。

(答)既斷定爲梅毒症後。隨即按法用之。

五(問)新灑爾佛散如何能有功用。

(答)因新灑爾佛散能殺梅毒螺旋菌。並消滅其毒質。

六(問)新灑爾佛散注射入身起變化否。

(答)入身後起變化作用。爲治療有效之物。

七(問)新灑爾佛散排洩速否。需時幾何。

(答)排洩甚速。約需七十二小時。

八(問)從何處排洩。

(答)從尿液及膽液中洩出。尤以膽液內爲多。

九(問)新灑爾佛散之劑量如何。

(答)因人而異。成年與婦孺各各不同。(其詳細劑量容後陸續發表)

便秘

一 病源

便秘或名乾結。多從習慣而起。亦有根於遺傳。缺之肢體運動。飲食失調。大病之後。身體虛弱。或神經衰弱者。有極頑固之秘結。此外患慢性腸病如痢疾。愈後失調。及有鴉片嗜好之人。皆始大解一次。解時艱苦異常。又患痔瘡者多患乾結。而患乾結者每易生痔瘡。此二者又互相爲循環者也。

二 治療

多運動肢體。養成每日登坑並有定時之習慣。多食素類水菓。切戒妄服市售各種瀉藥。因服後有習性。初則非藥不解。繼則雖服藥亦不解。終乃使便秘更爲強難治。且其藥率皆性烈有毒。能傷身。並有惡味。能敗胃也。最佳潤腸利便之藥。厥爲(一)試滌淨(Istizin)

三 最佳瀉藥「試滌淨」

和平潤下 功力靈準 毫無惡味 人人可服

發熱與疼痛

一 發熱

二 發熱之證象

三 看護

四 熱立退

五 疼痛

六 定痛退熱

七 内服止痛藥

服法 每日三五服每服約〇、三茶湯送下

八 加當止痛最靈

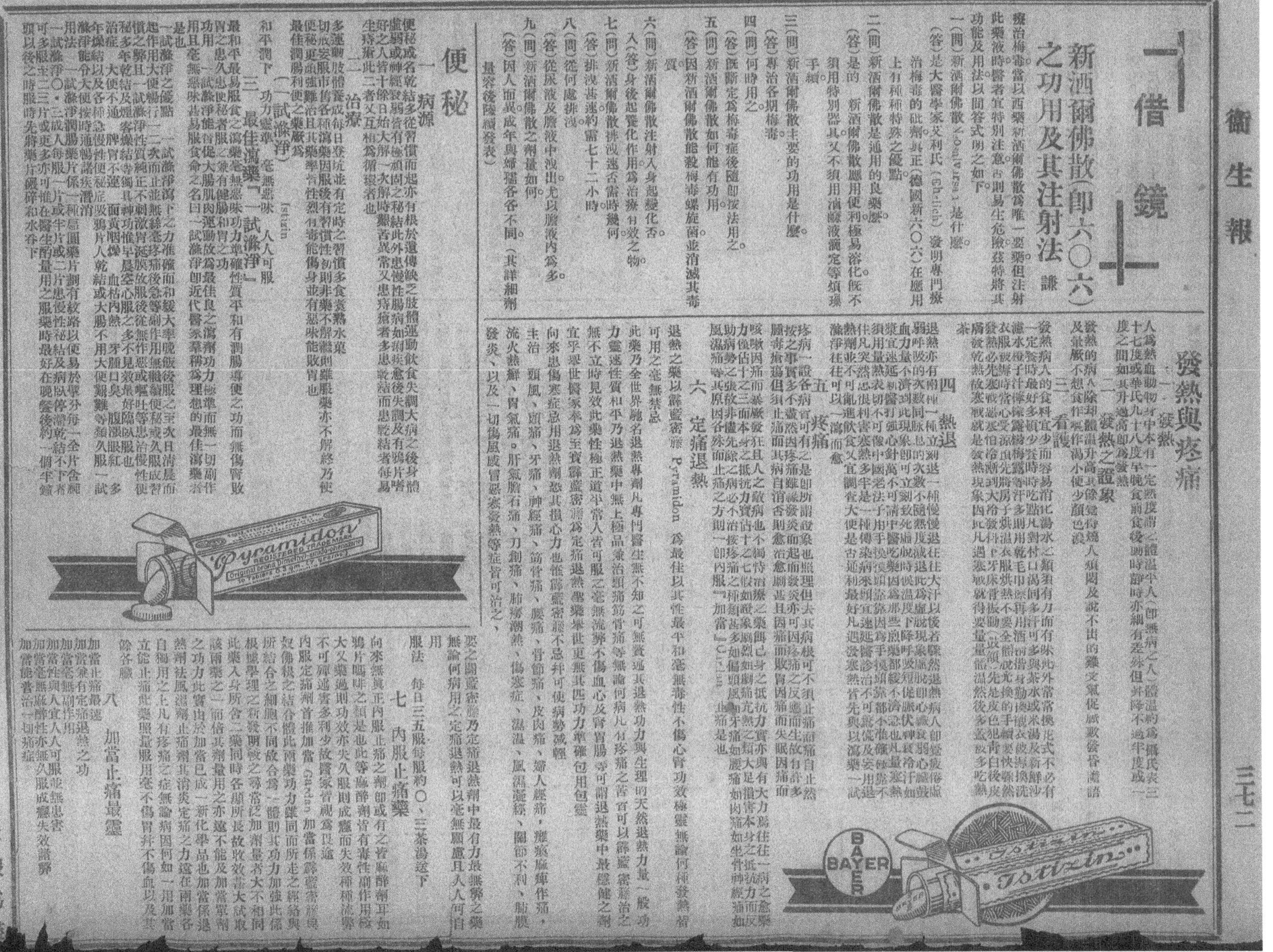

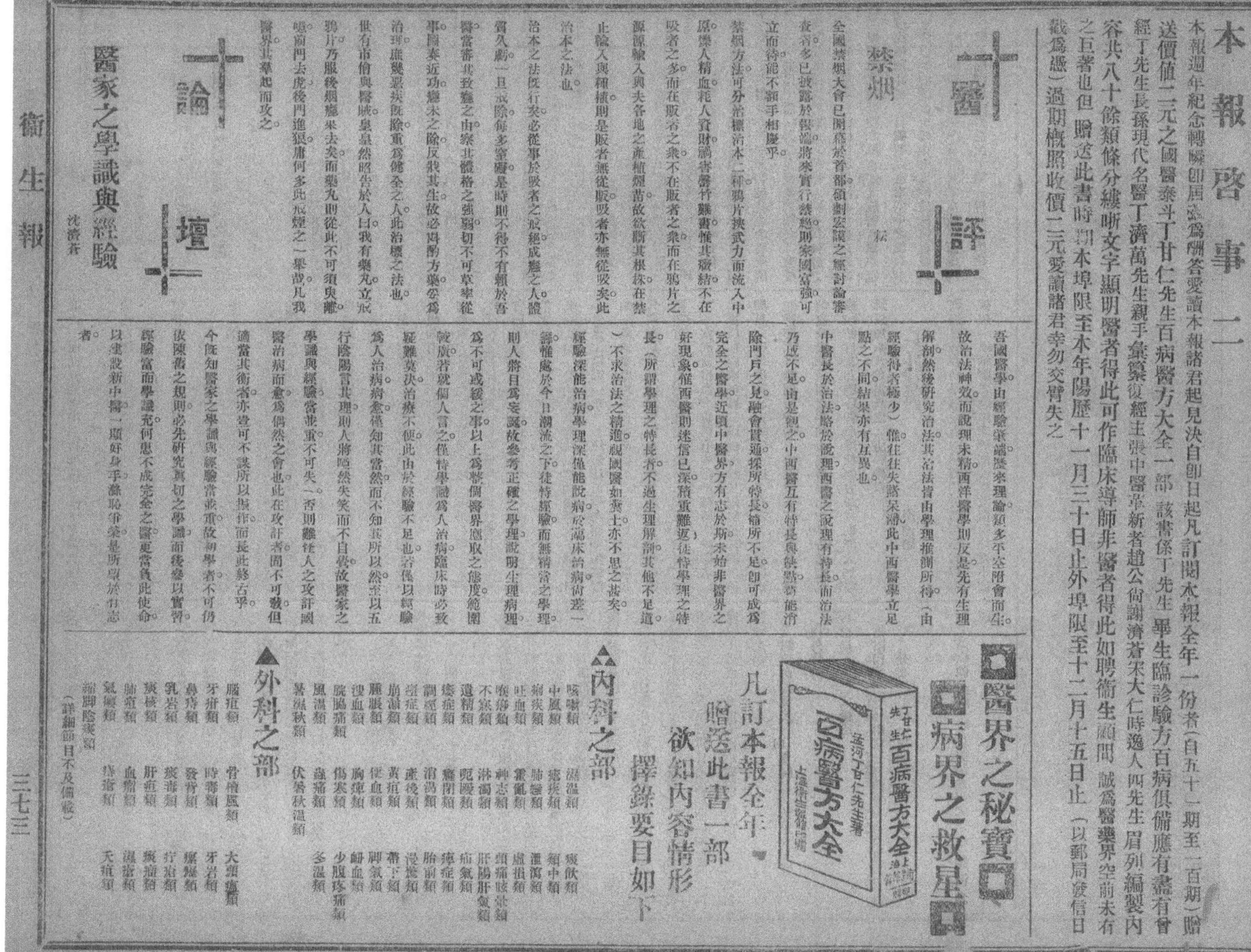

本報啓事二

本報週年紀念轉瞬即屆。爲酬答愛讀本報諸君起見。決自即日起凡訂閱本報全年一份者（自五十一期至一百期）贈送價值一元之國醫泰斗丁甘仁先生百病醫方大全一部。該書係丁先生畢生臨診驗方百病俱備應有盡有曾經丁先生長孫現代名醫丁濟萬先生親手鑑錄復經主持中醫學術者趙公尚謝濟蒼宋大仁時逸人四先生眉列編製內容共八十餘類條分縷晰文字顯明醫者得此可作臨床導師非醫者得此如聘衛生顧問誠爲醫藥界空前未有之巨著也但贈送此書時間本埠限至本年陽歷十一月三十日止外埠限至十二月十五日止（以郵局發信日戳爲憑）過期概照收價一元愛讀諸君幸勿交臂失之

醫評

禁烟

全國禁烟大會已開幕於首都頃劃妥議之經討論審查多已披露於報端將來實行後則家國富強可立而待。詎不額手相慶乎。

禁烟方法。可分治標治本二種。鴉片挾武力而流入中原。爍人精血。耗人資財。禍害罄竹難書。惟其癥結不在吸者之多。而在販者之衆。不在販者之衆。而在鴉片之源源輸入與夫各地之產植煙苗。故欲斷其根株。在禁止輸入與種植。則是販者無從販。吸者亦無從吸矣。此治本之法也。

治本之法既行矣。必從事於吸者之戒絕。成癮之人。體質久虧。一旦戒除。每多窒礙。是時則不得不有賴於吾醫。當審其致癮之由。察其體格之強弱。切不可草率從事。圖奏近功。癮未之除。反戕其生。故必斟酌方藥。妥爲治理。庶幾惡疾既除。重爲健全之人。此治標之法也。世有市儈與醫賊。皇皇然昭告於人曰。我有藥丸。立戒鴉片。乃服後烟癮果去矣。而藥丸則從此不可須臾離。噫。前門去虎。後門進狼。庸何多此戒煙之一舉哉。凡我醫界。其羣起而攻之。

論壇

醫家之學識與經驗

沈濟蒼

吾國醫學。由經驗彙端。歷來理論。類多平空附會而生。故治法神效。而說理未精。西洋醫學則反是。先有生理解剖。然後研究治法。其治法皆由學理推測所得。（由經驗得者極少）惟往往失諸呆滯。此中西醫學立足點之不同。結果亦有互異也。

中醫長於治法。略於說理。西醫之說理有特長。而治法乃感不足。由是觀之。中西醫互有特長與缺點。苟能消除門戶之見。融會貫通。採所特長。補所不足。即可成爲完全之醫學。近頃中醫界方有志於斯。未始非醫界之好現象。惟西醫則迷信已深。積重難返。徒恃學理之特長。（所謂學理之特長者。不過生理解剖。其他不足道。）不求治法之精進。視國醫如糞土。亦不思之甚矣。

經驗深能治病。學理深僅能說病。於臨床治病。尚差一籌。惟處於今日潮流之下。徒恃經驗。而無精當之學理。則人將目爲妄誕。故參考正確之學理。說明生理病理。爲不可或緩之事。以上爲整個醫界應取之態度。範圍較廣。若就個人言之。僅恃學識。爲人治病。臨床時必致疑難莫決。治療不便。此由於經驗不足也。若僅以經驗爲人治病。病愈僅知其當然。而不知其所以然。至以五行陰陽言其理。則人將嗤然失笑。而不自覺。故醫家之學識與經驗。當並重不可失一。否則難任人之攻訐。國醫治病而愈。爲偶然之會也。此在攻訐者固不可救。但適當其衝者。亦豈可不謀所以振作而長此終古乎。今既知醫家之學識與經驗當並重。故初學者不可仍依陳舊之規則。必先研究真切之學識。而後參以實習。經驗富而學識充。何患不成完全之醫。更當負此使命。以建設新中醫。一顯好身手。[illegible]是所厚望於有志者。

醫界之秘寶 病界之救星

凡訂本報全年 贈送此書一部 欲知內容情形 擇錄要目如下

△內科之部

咳嗽類 中風類 痢疾類 吐血類 喉痧類 不寐類 遺精類 痿症類 調經類 痙症類 崩漏類 腫脹類 泄血類 脘脇痛類 風濕類 暑濕秋類

濕溫類 痰疾類 肺癆類 霍亂類 神志類 淋濁類 呃噫類 癃閉類 消渴類 產後類 黃疸類 便血類 胸痺類 傷寒類 蟲痛類 伏暑秋溫類

痰飲類 類中類 泄瀉類 虛損類 頭痛眩暈類 肝陽肝氣類 疝氣類 痺症類 胎前類 浸搖類 帶下類 腳氣類 衄血類 少腹疼痛類 冬溫類

▲外科之部

腦疽類 牙疳類 鼻痔類 乳岩類 瘰癧類 肺疽類 氣癭類 縮腳陰寒類

骨槽風類 時毒類 發背類 痰毒類 肝疽類 血瘤類 痔瘡類

大頭瘟類 牙岩類 瘻癧類 疔瘡類 痰瘤類 濕瘡類 天疱類

（詳細節目不及備載）

衛生報

三七三

十婦女衛生十

月經問題　宋愛人

戊　編經水過多之病理及療治

第一章　經水過多屬於氣虛血虛者

醫說「月經過多者。謂來月經作一次來因為子宮內膜發炎及良性成形腫瘤。子宮筋纖維充血太甚子宮內膜發炎及良性成長之內分泌而為粘液性內膜炎及子宮筋腫纖維筋腫等是也。實驗其所以然之故。體起於慢性便閉營養不良貧血過勞心臟肝臟等病。精神過勞等。俱為致病之原理。然婦女月經之通行。乃為排卵之功作。若其成分絕對不是無純的血液。故為生理上當然之變化。若月經而為異常出血。其久延必致為異常貧血。因今期所出之血。下期不足以充補下期應行之血。益以今期之未充而愈形消耗故也」（按賊醫所謂貧血證者。即新潮之血枯經閉。亦即世俗之所謂乾血癆也。其理已詳見前篇）此說對於經水過多之病理及生殖之狀態。可謂詳若指掌。惟但能說及子宮之一部分而未進一層之學說。則尚待於吾人研究也。如吾不妨再以吾國醫學說明之。吾國醫學對於血之原理。既精且確。而且極有條統。如曰「心主血」「脾統血」「肝藏血」。夫血之循環是無微不至。然但是心脾肝三臟。確是血的系統所在。內經曰「營出中焦」。營為血液中之精氣。此氣受自中焦之穀氣而成。然而血之精華。（精華為純粹之意）。若必經心房之分泌而出。所以說心主血液之循環也。必賴脾土之旋轉消之風車。然其旋轉者風車也。其所以旋轉則非風車自能動之。必有空中之風以鼓動之也。所以說脾統血。主為主宰也。統為統攝也。致為藏血者。因為肝臟之筋脈含有聯絡之血液。一面排洩其血中之不純潔者。從膽管而下。輸於胃腸。為消化之液汁。一面能保其血中之含有精良分子者。從肝管而上通於心房。為人身中之元實。故心臟肝臟。實俱有製造血液之可能。惟心臟其氣清而其質精。凡其所製之血液。乃有纖之微不潔。即足以引起內臟之危機。惟肝臟則異是。其氣則濁。其質則粗。其吸收之血液。未不若心臟之純潔。然而肝營固有吸收與排除之功用。是則同一製造血液。而肝則實有滌瀉消毒之靈驗。惟至心臟。適得營養合化。始為純潔之新血也。是以血之生理。其初悉從肝臟經過。且設無膽脈之含有雜質血液。五臟六腑立見乾燥。所以一身之血。心是偏重的。脾是轉運的。而肝實是製造而又貯納的。此三者既明。而經來過多之屬於氣虛血虛者。其過乎營氣何以虛。即心氣之虛。脾氣之虛。肝氣之虛也。（近日新醫之淺識者。但知有血而不知有氣。然不足以此語）血何以虛。即心血之虛。脾血之虛。肝氣之虛也。若其致虛之因。則又千條萬緒。斷非數行片紙所能盡。然已散見各篇。可會而通之也。氣虛血虛同為而致經行過多。此氣無攝納之權。而血有順下之勢也。故賊醫不明心脾肝三臟求治法。惟有消炎法。外治法。（即滌藥作錠子納陰戶中也。見丁編第一章）至其射法而施炎而已。吾國則既知其或為氣虛。或為血虛。而醫治之良者。更得以明知為何臟血虛。何臟為氣虛。自有補氣補血之治法。惟賊醫亦有極精密之說理。為中醫所未經道者。賊醫又說「子宮異常出血。其實驗有不逾如健時之排卵者」。此說即謂經來過多之虛證。恆為入理交叉排卵者。即卵巢之輸送卵快也。而經行過多。有不及排卵。其則無排卵之可能。則所下者。必非黏液與紫血。其是純粹的血液矣。此證與血崩相去幾希。惟忽然昏倒。或頭昏目花。耳鳴唇青。脈細數無力。最危則汗大無根。急以加味八珍湯救之。（方詳後篇）

子淋病　李健頤

姙娠患淋。古謂子淋。是由濕熱留注於膀胱。蓋為熱邪鬱滯一經。姙之胞。附繫於溺管。尿道阻閉。以致小便點滴不通。遂成子淋之症。宜與八正散小薊飲以消熱滲濕。俾濕熱由小便而出。然此二方。以治子淋。恐有礙胎。蓋胎在胞宮。專賴血液之滋養。若瀉之太猛。有傷胎元之弊。即所以制陰伐陽。用之未必合宜。當暗胎氣。治此症。非專熱為害。乃是血熱氣鬱所致。血熱則胎火之甚。受熱氣之熏蒸。血中遂以一種沸泡。鬱於溺管。而成淋病。且血得氣以行。氣鬱則血不行。婦人常用四物湯以養血。以清血熱。再加五苓散。滲濕行氣。和冰糖同煎以調服。從此方雖屬新治。多人合用。其效不彰。以經研究者。如有不安之處。望諸同道不吝指教。

妊娠諸疾（續）　梯影

凡胎動。無故而墮。及胎萎縮者。乃絡任虛不得固繫。當大補之。腹痛者。宜行其氣。損傷者。宜行其血。總各因其所由治之。未及期而產。謂之半產。即墮胎也。損氣耗血。甚於正產。三月始。胎六七月為最重。譬之果未熟而強摘之。其根蒂必傷也。故凡半產。當與正產同其調養。而尤加意焉。宜因其所而補益之。以善其後。前列諸法。皆可參用。若瞑易滑之。則一次半產後。遂習以為常。不得謂非先治之過也。半產後治疾之法。與正產略異。蓋正產惡露多。半產惡露少也。若有腹痛鬱疾。宜溫補之。樂葉破血之藥。用宜審慎。若數日後大熱而渴。面紅眼赤。欲飲涼水。晝夜不息。此大虛也。誤涼下即死。不治。宜當歸補血湯。

當歸補血湯。黃芪一兩。當歸二錢。水煎作一服。見內外傷辨。

若血崩不止者。宜益陰煎。

益陰煎。黃芪五錢。阿膠三錢。歸身一錢。白芷二錢。甘草一錢炒。三分。冬桑葉皮一錢。朱鳥賊骨一錢五分。米潮茶。

以上諸症。並須相時度勢。酌量用之。未可拘泥為也。

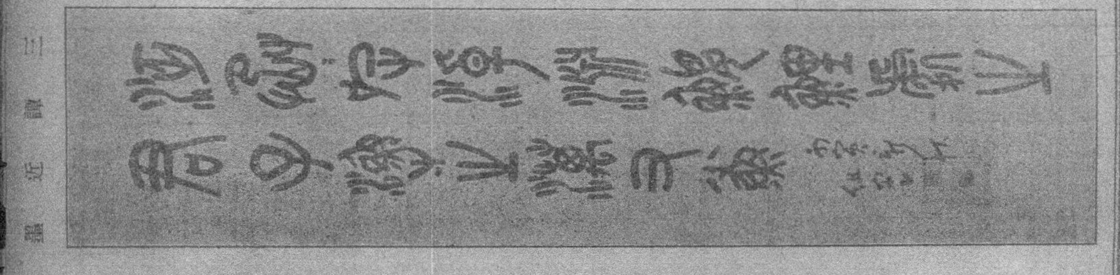

家庭衛生

冬令滋補譚

秦丙乙

一交冬令。世人每好進補。或求膏方於醫。或購丸丹於肆。乾濕兼進。中西並投。竊有不能已於言者。焉夫補者。復其所本有之謂也。嚴冬蕭瑟。百骸斂藏。及時滋補。以彌縫其缺陷。而健康其來年。但已然安知夫虛弱之中。又有陰陽氣血之分。五臟六腑之別。苟不知底細。不加審察。而一味進補。以致陽虛而反滋陰。陰虛而反扶陽。氣衰而補血。血少而補氣。以及腎虧保肺。脾弱柔肝。反亂百出。滑稽之至。不特搔癢隔靴。抑且變生肘腋矣。再如痰濕之體。外邪內伏。宜散之不遑。而驟進滋補。邪何由達。如此嚴閉在內。試問危殆奚若。引狼入庭。揖盜入門。狼也盜也。豈肯帖然俛從。而不橫生枝節者乎。此雖不曉醫理之人。當亦喻其利害矣。且也種種補品。利弊互乘。性質既各不同。功能又自有別。察其外表。則力足偉大。百病皆治。無非廣告欺騙之術。而究其內容。乃或則偏勝滋膩。或則過分燥烈。或用藥霸道。而一時見功。或平淡無奇。而奏效遲遲。金錢虛擲。猶其餘事。身體受損。則甚不値也。至於膏滋。則濁燥並陳。藥味龐雜。方治雖備。究未能味味適合。或且有矛盾之處。甚頭痛救頭。脚痛救脚。非居心周慎。不尚敷衍之人。又豈能探微索隱。而窮源竟委。以立方哉。且如歸者之徒。足以敗胃。麥地之最易於助濕。是利未見而害先至。又何樂而爲之耶。或曰。由子之言。則冬令滋補。不過庸人自擾。其事亦誠可免矣。曰。否。天下之事。利弊互見。吾人惟須避免其弊。利用其利而已矣。所謂利用者無他。自審固有虛衰在何經。亦當預爲之計。俾知己知彼。不致無的放矢。或請教於識驗俱足之醫家。使之詳審立方。不求味之多。但求藥之準。如此近乎著服。則庶乎近焉。往往世人。祇知盲從。謀是用以爲凡屬補品。率皆有益而無害。放懷服之而不疑。是其外行之至矣。復有富足之家。本無庸乎滋補。乃亦競進。蓋者以爲應事之賢者。其用心不諦實際。但思炫耀於人。嗟可怪也已。

早起之益

陸志英

吾人黎明即起。當覺精神爽快。易以故耶。蓋清晨之際。空氣新鮮。聽禽鳥之鳴聲。怡情悅耳。啟霞之清色。適性曠懷。鬱悶因是而除。精神因是而爽。故早起有益于身體非淺鮮焉。且作一事。學一業。悠悠忽忽。每歎流光易逝。一事未成。但能早起而勤于工作。則事業未有不成矣。故韓文公曰。業精於勤。荒於嬉。吾儕欲其學業之精進。烏可忽於勤勞乎。若耽安偸惰。飽食終日。錦衣煸身。無所用心。徒然食息於天地之間。寧乎一蠹。良可恥也。夫人之生也。自少而壯而老。不過數十寒暑。雞鳴驚旦。尙虞來日之苦少。奚可蹉跎乎。由是言之。則早起非特有益於衛生。且亦有功於學業也。

嗜茶之害

汪錦珍

夫嗜酒之害。人人皆知矣。而不知嗜茶亦有害也。飲茶雖能止渴。然其所以能止渴者。因其性寒味濇。能使中焦之水飲停留。是以口渴飲茶。遂覺口中之津液驟增。但飲之旣久。便有生濕聚痰之害矣。飲茶雖能提神。然所以能提神者。因有能使中樞之神經奮興。是故睡後飲茶。遂覺精神驟振。但飲之旣久。便有戕正傷神之害矣。又或謂飯後飲茶。能助脾胃之運化。殊不知此即戕伐胃氣之害也。試觀嗜茶之人。每多疾患。輕則腹成足腫癬疥。重則變成黃疸膨脹。其害可勝道哉。吾會同志。均以開水解渴。取其淡能通利三焦而化濕熱也。故今年夏季濕旺之令。時病雖多。而吾蔭均得無恙。實皆賴乎此也。願各界留意於斯。庶可免除疾病而同登壽域也。

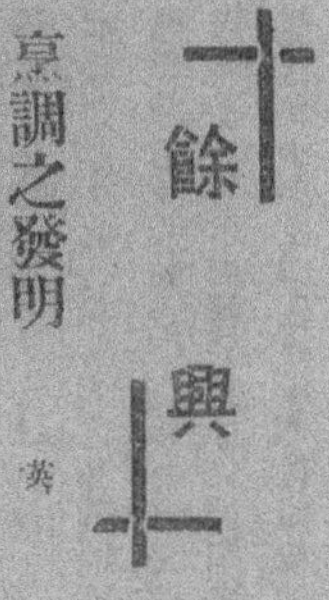

餘興

烹調之發明

英

中國古昔有一發明烹調之故事。爲英著作家查利蘭 Charles Lamb 述其廷略曰。某晨。荷德 Ho-ti 入林中。子保保 Bo-bo 在草廬前玩火。火花飛入禾稈中。兒不之顧。火勢頓熾。廬遭焚。如九豚飼廬中。亦罹及。當時芬芳之氣。透入兒鼻中。爲前所未嗅者。睨視諸豚。忽發奇想。以爲豚中有奇異之生命焉。俟其冷。扯肉納口中。兒之得有熟食。此爲初次。即全世界亦允推此爲首創矣。（譯者按人類征服自然界 How Man Conqured Nature 中所述。謂火之利用。肇端於雷。古時叢林密茂。人類圍居其中。天空發電。樹着火。延燒全部。待其旣熄。人類始稍敢近。其前則見林中焦頭爛額之野獸屍橫遍野。取而充饑。覺與生食者。味殊天壤。恍然於火之妙用。女子乃將餘火寄爲保存。即烹調之發創也。與此說略有出入。然關史學。於本論似無甚重要。僅此聊供參考而已。）

其後兒知豚之氣味香美。方事狼吞。父忽至。睹狀捉其肩。兒泣告曰。「父乎。此豚。此豚乃極美味。被燃之豚也。」父聞言。與子席地坐。暢食九豚之餘肉。以慰饑。未暇顧及火焰。頃刻間。鄰家往告。皆付一炬。村上屯積之燃料。嬰餐之幼豚。殺滅無餘。在此極大損失中。人類得發明豚或各種動物之肉。無庸燬一定之屋宇。亦可熟而食之。於是漸次進步。烹調之術昌矣。

上述雖屬傳聞之故事。然人類爲何當烹調食物之主要原理。讀此故事。不難推想而得。蓋食物之必須烹調。尙有別種原因。非僅美其滋味而已。今爲例說明之。夫生硬乾燥之穀類。食之難甚。雖咀嚼至細。亦難消化。若置之鍋內。在熱火中炒之。經二三次之爆裂。後能漲大其原有體積。堅硬者變爲輕鬆。五穀之輕鬆者。入人體後。化爲液質。極易消化矣。凡含澱粉之食物。非經烹調。原有之體積。不克漲大輕鬆。即不易消化。吾人進生冷之食物。水果乳汁及一定蔬菜而外。烹調誠爲各種食物之要道矣。

故園雜詠

許弁鑾

泮宮園裏問誰家。幾許瓊華付綺霞。春雨不妨凝露濕。點紗深戶賞仙葩。杏花

寫畫東風第一春。幾枝紅豔門輕身。門前人面無相識。又恐仙郎笑獵人。桃花

幾樹陰陰隔院東。團團還繞碧紗中。冰盤也薦炎天實。不用詩人詠子公。李花

毿毿楊柳繞春風。貫縷千條婀娜。尤惟有舊人還故國。相看攀折幾時逢。柳花

露點凝寒覺翠幃。纔將春怨莫開扉。玉顏也播天花色。猶帶香風滿地飛。葵花

海棠開後石榴紅。降庶假家茗娩同。常轉車輪來又去。惟看照眼吊樓東。榴花

十里西湖映碧波。紅雲箋上寫詩歌。遺愁不惹鴛鴦夢。付與紗人喚奈何。荷花

遙點輕寒月窟香。幾重粟玉幾重霜。聯芳不共燕山去。秀實叢濃壓淡妝。桂花

爲避南園瑣晚香。朱黃玉質門秋霜。淵明老去詩魂在。西子攜時壓衆芳。菊花

小樓幾夜斷腸人。付與梅花雪月身。記得當年林處士。好留詩畫絕風塵。梅花

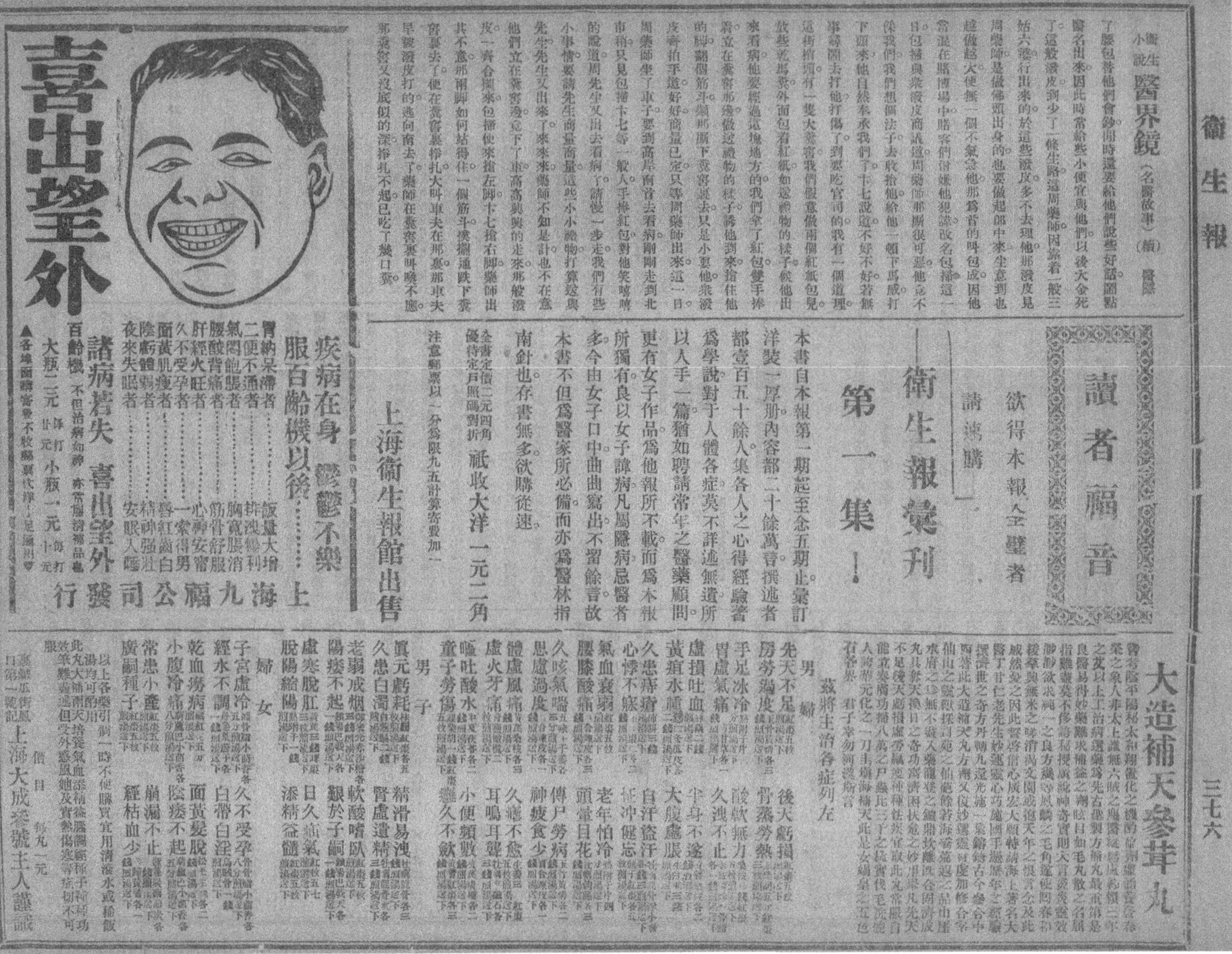

衛生小說 **醫界鏡**（名醫故事）（續）　醫隱

了腰包替他們會鈔。同時還要給他們說些好話。圓點醫名出來。因此時常給些小便宜與他們。以後大金死了。這般潑皮。到少了一條生路。這周藥師因靠着一般三姑六婆。行出來的。於這些潑皮。多不去理他。那潑皮見周藥師是做佛頭出身的。也要做起郎中來。生意到也越做越大。便撫一個不氣。急他那爲首的。叫包成。因他當混在賭博場中。賭客們討嫌他。犯諱改名包播。這一日包播與衆潑皮商議。道周藥師那廝很可惡。他竟不倸我們。我們想個法子去收拾他。給他一頓下馬威。打下頭來。他自然奉承我們了。卞七說道。不好不好。若無事尋鬧去打他。打傷了。倒要吃官司的。我有一個道理。這街梢頭。有一隻大糞窖。我們假意做兩個紅紙包兒。放些乾馬糞。外面包着紅紙。如送禮物的樣子。候他出來看病。他要經過這塊地方的。我們拿了紅包。雙手捧着。立在糞窖那邊。做送禮物的樣子。誘他到來。揞住他的脚。翻個筋斗。顛那廝下糞窖裏去。只是小耍他。衆潑皮齊拍手道。好好。商量已定。只等周藥師出來。這一日。周藥師坐了車子。要到高岸南首去看病。剛剛走到北市梢。只見包播卞七等一般人。手捧紅包。對他笑嘻嘻的。攔道。周先生。又出去看病了。請慢一步走。我們有些小事情。要請先生商量商量。這些小小禮物。打算送與先生。先生又出來了。來來來。藥師不知是計。也不在意他們立在糞窖邊。竟下了車。高高興興的走來。那般潑皮。一齊合攏來。包播使來揞左脚。卞七揞右脚。藥師出其不意。那兩脚如何站得住。一個筋斗。撲攏通跌下糞窖裏去了。便在糞窖裏掙扎。大叫車夫。在那裏。那車夫早被潑皮打的逃向南去了。藥師在糞窖裏叫喚不應。那糞窖又沒底似的深。掙扎不起。已吃了幾口糞。

衛生報

主編 丁濟萬
編輯 朱振聲 宋大仁
（第四十八號）
裒存（印）

◀中華民國十七年十一月十七號星期六▶
◉每逢星期六出版一大張售洋四分◉
THE HYGIENIC WEEKLY
◉館址上海白克路人和里十八號◉
中華郵政特准掛號認爲新聞紙類

定報價格

中國境內連郵費、每半年（廿四期）一元、全年（五十期）大洋二元、各國加倍、均作大洋計算、報資先惠、郵票九五代價、定閱全年者、有問病權、

廣告刊例

特等登於文字上下、每行二十一字、五行起碼、每行二角一分、頭等登於封面地位、每行六十三字、二行起碼每行五角六分、二等登於中縫地位、每格每期洋二元半

本期要目

▲論壇 談談腦充血和糖尿症……凌樹人

▲專著 治痢最要藥……浜錫純 虛勞概論……秦丙乙 古醫發明考……今郁亮

▲婦女衛生 月經問題……宋愛人 預防小產……李健頤

▲臨症筆錄 陰結治驗談……丁濟萬 產後中風……李健頤

▲醫藥常識 普通脈息之氽歇……大 砂眼之預防法……綺飛女士 簡明實用藥物學……朱振聲

▲經驗良方 啞膈神效方……頤 疳腮特效藥……頤

胎毒神方……頤 瘋狗咬傷治法……毅蘭女士

▲拒毒 關於禁煙之宏論……張玉田

▲詢問欄 答蘇州曾君問……仁

▲餘興 頭的研究……冰 衛生小說醫界鏡……寄塵

▲借鏡 六〇六之功用及其注射法……讓

本報啓事一

本報刊行以來承社會人士之愛護得以風行各地不勝欣幸惟是受寵若驚之餘猶不敢自滿自必精益求精達於盡善盡美之地步以副愛護之盛意此本報決心自五十一期起從事加意革新之意旨也茲將內容各點分列於後幸鑒及之

本報共分十六欄每欄各有專才擔任撰述取求其宏用必其精務使手披所及如入五都之市目不暇給

（1）醫評 以超然的地位對於中西醫界之錯誤竭力糾正以熱烈的血忱對於世界醫學大同之提倡盡量鼓吹文字不尙高深取材務求切實

（2）專著 闡述各種病症之簡明醫理及治療方法不取五行六氣之神秘學說與夫不切實用空泛理論

（3）醫藥常識 中國藥性每爲常人所不知其用法非經醫生命令不敢嘗試本欄專述各藥之性味形狀功用等文字不足以達意者繪圖拍照以明之務求一般人了解中國之藥性且可實用並及驗方等等

（4）公衆衛生 時行疾病最易傳染舉凡團體學校及軍隊市鄉之公衆衛生必籌其預防方法治療途徑以備公衆之採擇

（5）家庭衛生 欲得幸福之家庭首在各個人之健康蓋一人有病闔宅不歡或甚而受其傳染故本欄專述庭除臥室廚房毛廁之清潔方法以及家庭必備方藥俾資自行擇用

（6）青年衛生 青年最易沾染之惡病莫如手淫遺精陽痿近視肺癆淋濁下疳橫痃等等讀本報後能使患者知所自療未患設法防止

（7）婦女衛生 婦女最多隱病通都大邑之文明婦女自諱者較少惟內地婦女凡犯隱病者舍自已之丈夫父母外多秘不就醫往往延成重症至於殞生良可慨也故本報對於婦女隱病如白帶陰挺陰癢梅毒子宮寒冷其他如血崩月經不調多年不孕以及產前臨產產後等等之預防治療善後各方法皆盡量發載俾一班婦女可以按症擇方自行療治

（3）兒童衛生 自嬰兒至成年之一段期間皆屬兒童時期在此時期爲之父母者應注意其疾病哺乳食品衣著睡眠游戲等等何者有益兒童之身體何者有礙兒童之身體本報對於以上各點胥詳載靡遺能使兒童成健全之體格不致早夭

（9）臨症筆錄 是欄俱請海內名醫於診餘之暇爲本報撰述臨床經驗俾資醫家之參攷討論

（10）醫藥新聞 分國內及國外之最近新聞兩種或撰述或翻譯使讀者知國內之醫藥趨勢爲何若以增識見

（11）醫藥名人小傳 凡有功於醫藥界之名人軼事不分中西擇要撰著翻譯刊載俾作模範藉資興感

（12）特載 凡討論病症之來件及闡揚國醫之撰述皆歸此欄揭載

（13）餘興 多閱上項文字每覺枯索故特闢斯欄以增閱者之興趣內容有小說詩歌滑稽醫話藥名文虎等等不論文言白話一律登載

（14）詢問欄 訂閱本報者遇有疑難病症不易解決者可來信詢問本報當盡量答覆對於病家裨益不少

（15）借鏡 本報旣以醫爲仁術爲歸納故不分國界凡各國醫藥之有實效者亦時採登用資借鏡

（16）拒毒 我國貧弱之由固不止一點然鴉片嗎啡等之爲害實有甚於其他方今拒毒運動之聲浪囂然國中本報特闢斯欄登載拒毒方法戒烟大全務使一班癮君子脫離黑籍庶我國有富強之望

以上各項不過略述其大概至其內容尙不及備載望我各界同胞速來訂閱方知言之不謬也

衛生報　三七七

十四 十一

治痢最要藥

錫純

[illegible]

臨證醫論

[illegible]

古醫發明考

[illegible]

必決於彼。瀆冒衝突。變不可測。極其所底。皆毒之災。爲驚風。爲馬脾風。爲哮喘。爲癇。蚘蟲。癲癇。勞瘵。痘厄。雖免劇疾隨起。以余所覩。實繁有徒。古人有言。逆天不祥。古聖人設醫藥。以助造化所不及。苟助以道。痘厄可救。至其不可救命也。豈惟痘而已哉。或疑西肥五島有未染痘之地。村人或染。西之山中。嚴使村人避之。是以其痘不蔓。據予之說。則西肥之人。獨無胎毒乎。曰非也。病因風土而異。胎毒之發。不止痘而已也。是以岐伯有異法方宜論。孫氏有方土之說。不啻高燥之地多瘡疾。卑濕之地多脚氣。疾病隨地名異其證。徐洄溪嘗既辨之矣。西肥之不染痘。亦風氣所令然。風氣一變。疾病亦從而變。痘之少於古而多於今。吾安知非西肥與他土類乎哉。

(評)著者胎毒係於五臟。潛伏有深淺。及天定勝人之理。亦知言也。鼻苗亦有不出者。家君於二十歲時。方出天痘。而牛痘亦然。昧者推崇新法。僅種一次。胎毒不淸。喉蒸惡疫。一染遂不可救者比比。

婦女衛生

月經問題

宋愛人

戊編 經水過多之病理及療治

第三章 經水過夥之簡效單方

(一)用羊前左脚脛骨一條。紙裹泥封。合乾。煅存性。入棕櫚炭各等分。每服一錢。淡酒湯送下。按羊前蹄筋。性極滋陰壯水。(陰虛寒者不可用。用則令人水腫。其中有白珠者名羊懸。不可食。食之令人癇)

(二)黃芩一錢。當歸、栢葉、蒲黃各八分。伏龍肝三錢。水煎澄淸服。此治經行過夥之屬於血熱者。

(三)白薇葉灰。蠶紙灰等分爲末。每服二錢。米湯送服。此方甘涼甘平。爲經行血熱之輕劑。

(四)白雞冠花、蓮子。二錢。煎水代茶。頻服。忌魚腥猪肉。此亦血熱者宜之。虛者不宜服。

(五)經行不斷。面色萎黃。形瘦肉脫。肌膚發熱。血枯症狀漸著。數日復發。小勞輒劇。法取桑黃(即桑耳)焙乾研末。每服一二錢。食前淡溫酒下。日三服。然此方桑耳雖有止血之功。惟含有消瘀之力。蓋瘀血不去。則新血永不獲循行常度。血滲於絡。故經行反夥。而形亦羸瘦成瘵也。故欲止其血。先和血絡。欲和血絡。先淸其瘀。此即金匱以大黃䗪蟲丸治乾血也。惟此方用於氣虛血虛者。不但無功。適遭禍患。故用藥之難。難於此也。

(六)煅牡蠣。陳阿膠。(陳阿膠炒珠)各等分。服之即止。此方補血固經。極佳。惟藥力極薄。非多服久服不可。然症之輕者。亦可應手建效。

(七)蓮蓬殼。拒霜花。(即芙蓉花)各等分。共爲末。每服二錢。空腹時米湯調服。按此方極佳。然亦祇可用之於證之輕者。

(未完)

三譚近盦

昔方孟於魏中
賓局宦食陵接
引多士爲樂

預防小產

李健頤

孕婦至五六月或七八月。屢患小產者。世人謂爲孕婦氣血衰弱。不能營養胎氣。以致胞胎不健。而易墮下者。宜服雙補氣血之藥。以固其胎。如法服藥。然或有效。或有不效者。是何故也。蓋其有效者。實因於氣血衰弱以致也。而其不效者。則非因氣血之病。乃由於孕婦體內素蘊濕熱。濕熱之毒氣。盤踞於任帶二脈。任脈之血受濕氣之煎熬。遂變爲帶。帶甚則任脈愈傷。任脈傷則胎氣不固。久之帶脈亦傷。帶脈爲約束胞胎之系。帶脈既傷。則胎氣無約束之權。故胎易墜。然欲使其胎不墮者。莫若先治其帶。帶病已愈。則胎必自安矣。鄙人發明一方。有治帶而兼安胎之功。化氣而帶淸濕之能。眞百試百驗之良方。世之婦女。有患小產者。請試服之。方知其功力之偉大矣。

方用金櫻子、雞骨、淮藥、芡實、白菓肉各一兩。川萆薢、桑螵蛸(蜜炙酥)、樗根皮、黃柏(鹽水炒)各八錢。黃芩、車前子(炒)各六錢。西洋參五錢。川升麻四錢。共爲細末。蜜鍊爲丸。早晚食前每服三錢。淡鹽湯送下。

臨症筆錄

陰結治驗談

丁濟萬

王某病陰結不更衣者十餘日矣。其狀胸脘脹悶。腹痛氣逆。肢冷汗出。診其脈則沉細。視其舌則白膩。前醫以爲肝經火旺。大腸燥實。投以當歸。白芍。脾約麻仁丸等。數劑後。病勢益劇。肢冷過肘。冷汗如潰。病者自知不起矣。或以予能治急證告。因卽要予診治。予按其脈沉細無力。視其汗如膏液之凝澀滯而不流。予曰。此證法在不治。然有一方。生不任受功。死亦不任受怨。病者曰無奈何矣。願一試之。雖死不恨。予卽書方與之。方用附子四錢。黨參五錢。白朮四錢。炮姜。吳萸。炙草各一錢。桂枝八分。木瓜三錢。一劑而諸恙悉平。惟大解未通。乃於方中加半硫丸四錢。大便始下。堅硬如鐵。並不臭穢。或問用溫補之由。予曰。此證原屬脾土虛寒。木乘土虛。因而脹痛。其所以不大便者。乃是濁陰凝結。脾主四肢。脾陽爲陰寒所困。則四肢爲之厥逆。沉細爲少陰之脈。腎經元陽將絕。則脈形沉細而無力。是其爲脾腎虛寒已無可疑。且推其脹痛之由。譬如堅冰在甕。甚則甕爲之裂。沃以沸湯。則脹力稍減。此脹痛出於陰寒之證也。且推其燥結之由。燥有寒熱之殊。果係肝膽火旺。氣鬱而爲厥痛。則脈當弦數。舌當絳燥。何以苔白膩而脈沉細乎。蓋濁陰固結腸胃。譬如水冰地坼。潮水不通。水之不達下游。而成燥土者。乃上游之堅冰阻之。不得誤認爲下游之火熱也。此燥實出於陰寒之證也。若非重用大熱之劑。以化其凝結。濁陰何自而消釋乎。試更進而求之。燥氣始于秋。至冬而益甚。是故露變爲霜。雨變爲雪。草木爲之枯槁。溪澗爲之不流。所以別於春夏者。陽浮而陰凝。陽餒遁而陰伏藏也。卽以汗液之凝澀證之。此病爲陰寒之象。益顯然矣。

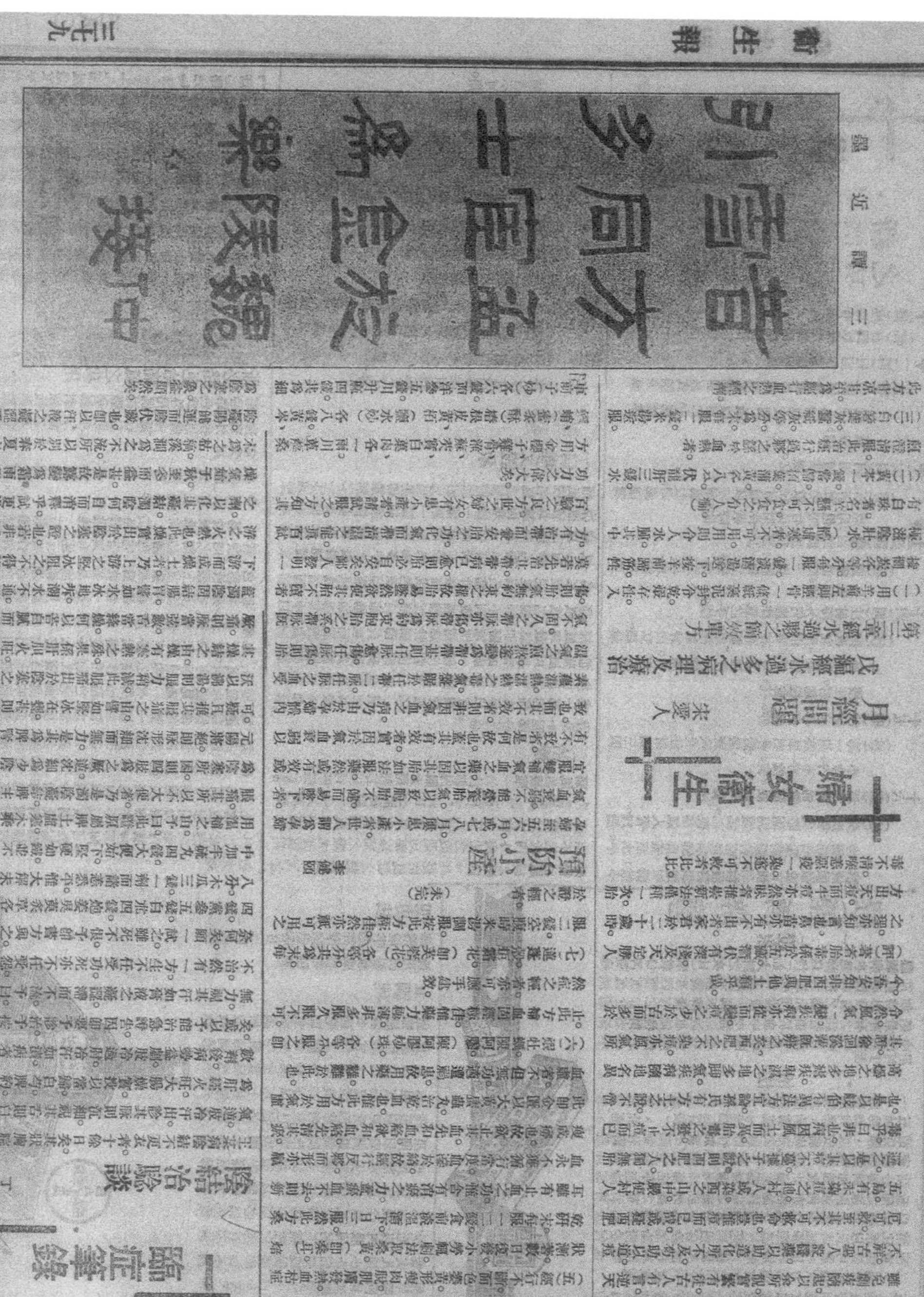

十倍鏡十

新灑爾佛散(即六〇六)之功用及其注射法(續)

十(問)療法有幾種。

(答)有間歇療法無間歇療法兩種。

十一(問)何謂無間歇療法。

(答)新灑爾佛散與汞劑鉍劑用并式[illegible]奴等(總劑第三期)繼續用之中間無休歇時間。

十二(問)何謂間歇療法。

(答)新灑爾佛散注射繼以鉍劑或汞劑或兩者並用。但須有若干期休歇時間。

十三(問)療治期間應當多長。

(答)應療治至一切徵候悉退而瓦氏血清反應呈負號時。

十四(問)注射時有何應注意之手續。

(答)溶液宜用消毒紗布濾過。注射針頭宜細。最好用金或鉑針。須的確注入靜脈內。並須徐緩注射。愈緩愈佳。

十五(問)注射前有何條件。

(答)第一須將患者身體嚴密檢查。注射前三四小時內不可飲食。

十六(問)新灑爾佛散溶液如何製法。

(答)先將管尖略鋸開置盆之[illegible]使空氣入管內。然後[illegible]開瓶。將藥粉溶於新鮮蒸餾水中。溶液徹底之後勻溶液須透明清徹。不明者不可用。

十七(問)用蒸餾水之分量。

(答)每一瓶用十至二十西西。

十八(問)溶液之溫度。

(答)等於室內溫度約合攝氏二十至二十二度。

十九(問)新灑爾佛散之溶液須濾過否。

(答)須濾過。用消毒紗布濾之。

二十(問)何故須用新鮮溶液。

(答)恐其藉空氣作用漸漸變化而生毒質。故必須現製現用。切不可擱置至二十分鐘以上。

二十一(問)打針時醫生應如何保護。

(答)手宜消毒並須用橡皮手套。

痛風

一　病理及證象

痛風或名風濕。據醫家研究也是傳染病之一，亦以受涼或冒雨為誘因。其病[illegible]一部則一部痛，甚[illegible]全身則全身痛。以其移痛為主要證象而原因由於風而起，故名痛風。此病[illegible]名[illegible]斯正證象[illegible]多中土醫書隨部立名。在[illegible]或名筋骨疼痛或名腰節痛風或名關節痛風或名關節不利或名腰背痛肉痛筋痛等。其中以痛風為最急即醫家所謂急性關節炎也。痛風證象關節痛風周身骨節或一部份骨節疼痛發炎紅腫寒惡寒發熱甚至於神思昏迷飲食不進。肌肉痛風為全身或一部肌肉痛，大牟以腰背受寒之肌肉為最多。如肩背及小腿部分是也。

二　治療

痛風治療唯一治法即內服大拜耳阿司匹靈Bayer tablets of Aspirin 每日三服每服一二片。和溫茶內服之立能止痛。凡關節痛風肌肉痛風，非用藥外[illegible]不能收內外夾治之效。遇局部疼痛之處尤其須用外擦治風濕之藥。第一外擦治風濕之藥厥為拜耳之斯必路色。

四　用法

將溶液牟匙許塗擦患處，日三四次。擦後用油紙或棉布包裹。

五　調理

患痛風者多因肉食太過所致。故飲食調理最宜注意。飲食宜牛乳、稀粥、湯及易消化之蔬菜，最好多食菜蔬及水果。衣服宜隨溫暖，最好靜臥床上，用厚被覆蓋以免受涼。時病象已退，仍須臥一長期以資調攝。應用移痛樂藥之外，仍可用熱水袋罨熨土法。用溫牛滌[illegible]蒸薰之法亦佳，亦可採用以助藥力。總之治慢性痛風症以外擦斯必路色為主，而以內服阿司匹靈佐之，無有不治者矣。凡遇小小頭痛或微覺關節不利，即早服阿司匹靈Bayer Tablets of Aspirin 一二片可免險惡之痛風發生。

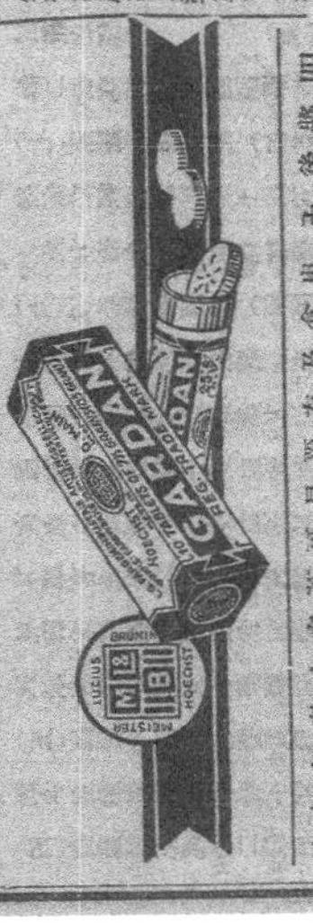

醒(醒酒醉病)

一　證象

醒[illegible]病也。過醉以後(如大醉之次日)咽乾口苦頭痛胃敗心跳神疲至遍身骨節酸痛。如發寒熱，[illegible]沉然如將患重病之狀。此種證象不獨酒醉後有之，即食煙過量亦有之。此皆由於血中毒之故也。飲酒醉者係中酒精毒，吸鴉片醉者係中嗎啡毒，吸紙煙醉者係中尼可丁毒。

二　治法

一、定痛解毒以服加當Garban為最宜。加當兼有五種功效則鎮、消毒(去讎疲質斯)、止痛、消炎及[illegible]、及安神定痛之處。解性加當不獨兼有解毒藥與撒佛根二藥之長且能使二藥之定痛力因此結合時則加強故止痛尤靈無論何種痛症亦無論其致痛之原因如何亦無論內症之痛或外症之痛皆可以此藥治之無不立刻止痛。加當對於心臟循環系及消化系以及其他各臟器皆毫無損害故無論對於何種重症皆可放心用之。解酲尤佳以其能根本解毒也。

二、開胃可用歐力新消食片。其用法下次再述。

三、治口苦咽乾宜服若立汾Corylin香糖置口中嚼化能使胃口轉佳，守夜失眠之人口苦胃敗不思飲食者亦可用此治之。

斯必路色

「斯必路色」Spirosal 凡痛風最宜早治，如不及早治好變為慢性，為患將身衆能傷及心內膜生心臟病，使人猝然斃命。慢性痛風之痛處或在關節痛或肉痛或皮痛或頸痛或背心痛或牙痛或腿痛或腰痛或臂痛或腳痛。甚則大牟時發時止，有時隨天氣變暖而變或因受潮濕出發或因冒風寒而發或發節氣後痛不止或乘虛而發。勞倦怒傷或患病後痛劇時飲食不進甚至關節變形不能行動。凡治慢性痛風內服藥之功力較小，而外用藥之功力則大。故斯必路色外擦藥於此等處尤為相宜。茲詳述其功用如下。

斯必路色 Spirosal Solution

斯必路色治痛風之功用

斯必路色為外用風濕藥毫無刺激性，專治一切筋骨疼痛外擦甚屬鼓舞收並易功力能深入透無氣味，非常愛用。

按柳酸製劑本為專治一切痛風要劑。惟柳酸製劑至少須具有三種條件：

一、易於被肌膚吸收　二、無刺激性　三、毫無惡臭

新發明之斯必路色完全具上述三條件，符合斯必路色溶液擦上皮膚被肌膚吸收並易因於理內之滅菌性能助其分析及深入也。依在一切外用柳酸劑中，以斯必路色奏效為最速。斯必路色溶液毫無刺激性。斯必路色行世以來，德國各大醫院各大醫生引用證明性質正道，所有柳酸劑之副作用如皮膚發疹、胃敗、耳鳴等，從未發見過。尤斯必路色毫無臭味，因斯必路色為酒精溶液，依無一切油膏之流弊，以此最為適用。

斯必路色溶液為去風卻濕之最妙外治藥，其所含柳酸質能完全隨酒精浸入患處，立止疼痛而奏祛痛功效。倘痛劇者須兼藥與肌肉鬆弛方能內達迴平，不同且此溶液即用力擦肌亦不致皮膚受損，誠神品也。倘能外用此溶液，兼內服拜耳阿司匹靈藥片，內外合治收妙尤速。

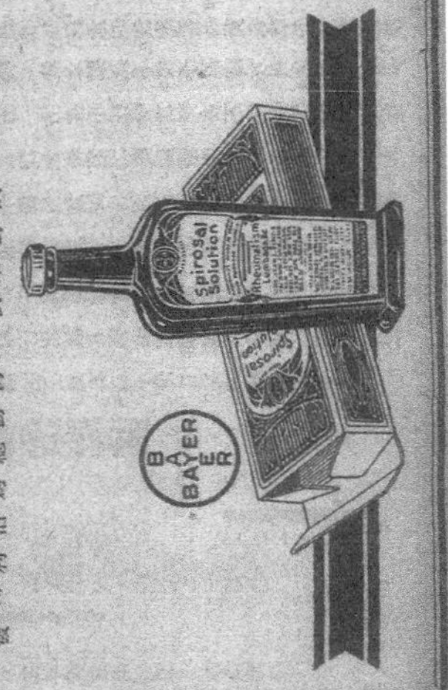

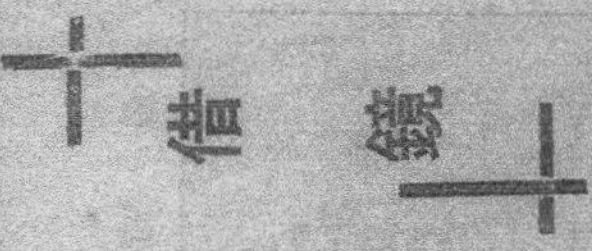

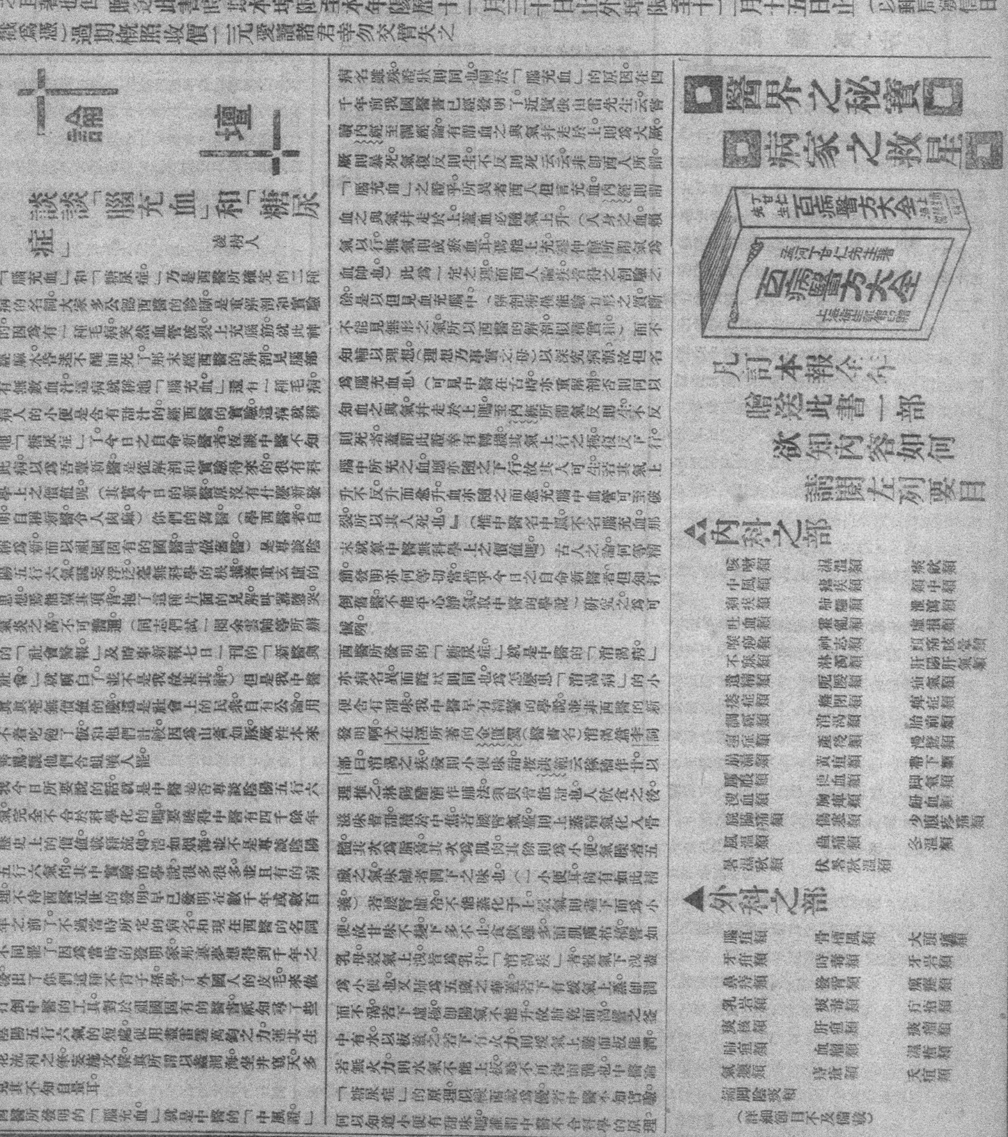

本報啓事二

本報週年紀念轉瞬即屆茲爲酬答愛讀本報諸君起見決自即日起凡訂閱本報全年一份者(自五十一期至一百期)贈送價値二元之國醫泰斗丁甘仁先生百病醫方大全一部 該書係丁先生畢生臨診驗方百病俱備應有盡有曾經丁先生長孫現代名醫丁濟萬先生親手彙纂復經主張中醫革新者趙公尙謝濟蒼宋大仁時逸人四先生眉列編製內容共八十餘類條分縷晰文字顯明醫者得此可作臨床導師非醫者得此如聘衛生顧問誠爲醫藥界空前未有之巨著也但 贈送此書時期本埠限至本年陽歷十一月三十日止外埠限至十二月十五日止(以郵局發信日戳爲憑)過期概照收價二元愛讀諸君幸勿交臂失之

論壇

談談「腦充血」和「糖尿症」

凌樹人

「腦充血」和「糖尿症。」乃是西醫所確定的二種病的名詞。大家多公認西醫的診斷。是重解剖和實驗的。因爲有一種毛病突然血管破裂。上充腦筋。就此神經麻木。昏迷不醒而死了。那末經西醫的解剖。見腦部有無數血汁。這病就稱她「腦充血。」還有一種毛病。病人的小便是含有甜汁的。經西醫的實驗。這病就稱牠「糖尿症」了。今日之自命新醫者。依識中醫不知此病。以爲吾輩新醫。是從解剖和實驗得來的。很有科學上之價値呢。(其實今日的新醫。原沒有什麼新發明。自稱新醫。令人肉麻。)你們的舊醫。(學西醫者。自稱爲新。而以祖國固有的國醫叫做舊醫。)是專談陰陽五行六氣。誕妄浮泛。毫無科學的根據。着重玄虛的思想。焉能與其項背。抱了這種片面的見解。叫囂隳突。氣炎之高。不可嚮邇。(同志們試一閱余雲岫等所辦的「社會醫報。」及時事新報七日一刊的「新醫與社會。」就明白了。並不是我故甚其辭。)但是我中醫眞眞毫無價値的麼。還是社會上的民衆。自有公論。用不着吃飽了飯。和他們計較。因爲山膏如豚。厥性本來善罵。讓他們含血噴人罷。

我今日所要說的話。就是中醫是否專談陰陽五行六氣。完全不合於科學化的。瞧要曉得中醫有四千餘年歷史上的價値。載籍流傳。浩如烟海。並不是專談陰陽五行六氣的。其中實驗的學說。很多很多。並且有的病理。不待西醫近世的發明。早已發明在數千年或數百年之前了。不過當時所定的病名和現在西醫的名詞不同罷了。因爲當時的發明家。那裏夢想得到千年之後。出了你們這種不肖子孫。學了外國人的皮毛。來做打倒中醫的工具。對於祖國固有的醫書。祇知尋了些陰陽五行六氣的短處。使用盡雷霆萬鈞之力。運其生花流利之筆。妄施攻擊。眞所謂以蠡測海。坐井窺天。多見其不知自量耳。

西醫所發明的「腦充血。」就是中醫的「中風證。」病名雖殊。證狀則同也。關於「腦充血」的原因。在四千年前我國醫書已經發明了。近賢張山雷先生云。嘗讀內經至調經論。有謂血之與氣。并走於上。則爲大厥。厥則暴死。氣復反則生。不反則死云云。非即西人所謂。「腦充血」之證乎。所異者西人但言充血。內經則謂血之與氣。并走於上。蓋血必隨氣上升。(人身之血。賴氣以行。無氣則成瘀血耳。焉能上充。繆仲醇所謂氣爲血帥也。)此爲一定之理。而西人論疾。皆得之剖驗之餘。是以但見血充腦中。(解剖術僅能驗有形之質。斷不能見無形之氣。所以西醫的解剖。似稍實拙。)而不知輔以理想。(理想乃事實之母。)以深究病源。故但名爲腦充血也。(可見中醫在古時。亦重解剖。否則何以知血之與氣。并走於上。)聽至內經所謂氣反則生。不反則死者。蓋謂此證幸有轉機。其氣上行之極。復反下行。腦中所充之血。應亦隨之下行。故其人可生。若其氣上升不反。升而愈升。血亦隨之而愈充。腦中血管可至破裂。所以其人死也。』(惟中醫名中風。不名腦充血。那末就算中醫無科學上之價値嗎。)古人之論。何等精簡。發明亦何等切當。惜乎今日之自命新醫者。但知打倒舊醫。不能平心靜氣。取中醫的學說。研究之。爲可憾咧。

西醫所發明的「糖尿症。」就是中醫的「消渴病。」亦病名異。而證狀則同也。爲怎麼患「消渴病」的小便含有甜味。我中醫早有精警的學說。並非西醫的新發明啊。尤在涇所著的金匱翼(醫書名)消渴篇李詞部曰。消渴之疾。發則小便味甜。按洪範云稼穡作甘。以理推之。淋餳醋酒作脯法。須臾皆能甜也。人飲食之後。滋味皆甜。積於中焦。若腰腎氣盛。則上蒸精氣。化入骨髓。其次爲脂膏。其次爲肌肉。其餘則爲小便。小便氣臊者五臟之氣。味鹹者。潤下之味也。(一小便耳。尚有如此精義。)若腰腎虛冷。不能蒸化于上。穀氣則盡下而爲小便。故甘味不變。下多不止。食飲雖多。而肌膚枯槁。譬如乳母。穀氣上泄。皆爲乳汁。「消渴疾」者。穀氣下泄。盡爲小便也。又肺爲五臟之華蓋。若下有暖氣上蒸。即潤而不渴。若下虛極。即陽氣不能升。故肺乾而渴。譬之釜中有水。以板蓋之。若下有火力。則暖氣上騰。而板能潤。若無火力。則水氣不能上板。終不可得而潤也。中醫論「糖尿症」的原理。似較西說爲優。若中醫不知實驗。何以知道小便有甜味嗎。誰謂中醫不合科學的原理。

衛生報

識詔中醫是不完全的醫學。這多是換人醫夢呢。近讀社會醫報第三十六號有之祺君的大作「打倒名醫的方針」一篇。他說中醫是科學界的腐化份子。是社會上的惡化份子。是無價值的有細村婦之罵街。原不值識者一笑。但中醫是否腐化惡化的。還是有價值的。還是無價值的。我要請之祺君再讀十年書哩。

十七・十二・三・作於嚴墓

醫藥常識

普通人脈息之次數

大

脈者。血之隧也。賴氣以運行。氣爲血帥。血爲氣守。氣血相合。乃能循環經脈。周流於全身。心生血而注之於脈。肺主氣而司呼吸。呼吸動作。肺臟翕張。氣以流行經脈。乃通寸口脈之要會也。血氣行於脈中。寸口始有至數。故人一呼。脈再動。一吸。脈亦再動。呼吸定息。脈共五動。是以平人之脈。一呼吸間如四五至爲準。若臟熱。則肺爲熱氣薰蒸而不安。輒思呼氣以泄其熱。肺葉之開合頻數。血氣行於脈也亦數。故患熱病者。呼吸短促。而脈口之至數。較多於平人。且熱氣鼓動脈中血脈亦因而行速。若病寒。則肺爲寒氣凝斂。葉之開闔遲緩。而呼吸亦滯。雖血氣之流行於脈也。亦緩且寒性凝澀。脈中血液亦因之而行遲。爲醫者當以不病之身。徐調其呼吸。而診病人。察其至數之多寡。合於平人爲遲數。而定其寒熱也。

砂眼之預防法

綺霞女士

■砂眼有十惡■

我國人有一種極可怕之眼病。俗名砂眼。古書云椒瘡粟瘡。其性極惡。一經沾染。終身不愈。卒至不起。且其病極多。十室之中。必有數人患之。貧民尤多。傭工婢僕。十人之內。必有一二患其症。

砂眼之病。多先在胞瞼裏面。密生細粒。因此白睛多紅筋。或沙澀而畏光。或多脂而眼花。偶受外感。即發火眼。約一年一次。但重者則必一年數次也。初發倘輕。數日能愈。至後愈發愈重。時日亦愈近。每發必起星。遷延不易愈。愈則留翳。目光漸減。如此數年。病機漸深。暗長日發。進步至睫毛倒刺。烏睛翳障。遮滿瞳神。則去盲不遠。余故曰砂眼有十惡。『病期延長』(治之而愈。亦需數月。不治則終身不愈)『病勢險惡』(遲早必犯烏睛生翳障而失明)『初起不覺』(初得此症。多不自知。及知之。則病已深)『後患無窮』(是翳障珠努。肉攀睛。倒睫拳毛。皆砂眼之餘毒)『蔓延甚廣』(城內鄉野無處不有此病。不潔之家尤多)『傳染甚易』(到處皆有其病。即到處可以傳染)『預防甚難』(就有病者言。以數年數十年不愈之長病。欲其完全隔離絕斷。不能就無病者言。以到處皆是有觸必染之惡病。尤其絕不接觸。亦屬萬難)『醫效甚緩』(此非數之不全愈。若醫之非法。則時歇時發。直與不醫無異)『除根不易』(非耐久長治。不能除根)『再發難防』(若未全愈。若時發時歇。無論卽已全愈者。偶受誘因。亦往往再發。皆因受病日久。眼珠眼瞼。皆被影響。而易病也)

尤可慮者。婦使貧民而絕其生計。故各國對於砂眼。咸用國力以除之。我國政府今尚無暇及此。惟使一般國民咸知砂眼之危險。而各自嚴守預防法。或補救於萬一。故述預防法如后。

淸潔爲防砂眼唯一之良法。每日用淸水肥皂水洗手面數次。可滅其源。

手巾臉盆爲砂眼傳染之媒介。宜各自備。不可通用。如萬不得意之時。用肥皂沸水淨洗之。

洗臉之水必淨潔。不潔之水不可洗眼。尤不可數人共洗一水。

常用之手巾。每日宜用沸水肥皂淨洗之。不潔之布類。切不可拭目。

手指終日作事。不免染有汚物。眼不快時。切不可用手指拭目。

塵埃飛揚之時。易染砂眼。宜勉力避之。

空氣不潔。光線不足。皆能助砂眼之發生。故居室宜用窗通氣透光。

發赤眼時。易染砂眼。宜速治愈之。

患砂眼之人。切不可與之同牀共褥。並盥沐。

不得已之時。如與砂眼病者相觸。其手與物。必用肥皂淸水淨洗之。

婢僕入用時。必檢其有無砂眼。有者切不可用。

家庭之內。宜隨時延醫檢查。見有砂眼者。速付眼科專家治愈之。且勿使與無砂眼者共盥沐同牀褥。

學校中宜令校醫隨時檢查學生。有患砂眼者。皆宜令其退學就醫。眼脂未淨。不可入學。以免傳染他學生。

如病未全治而入學。宜別設几桌。使坐於教室前列。

軍營中宜令軍醫隨時檢查兵士。有患砂眼者。令其入院醫治。未治愈。勿使歸營。以免傳染而蔓延。

已患砂眼者之自身處置法。第一宜身常清潔。第二宜就眼科專家耐心醫治。未全不可中止。如藥石無效。須用手術。不宜憚卻。以長病機。此外更須牢記諸條如下。

宜多洗被服。宜常洗手面。宜時開窗戶。宜常備硼酸水。或淡鹽水洗眼。忌凝視細物。過勞目力。忌夜間燈火。更深不眠。忌任繁劇。忌作苦工。忌憤怒愁泣。忌過度房勞。忌酒醉。忌喫辛辣。忌吸紙煙。忌措擦。忌燻烟。忌烤火。忌冒暑。忌兜風。忌涉長途風塵。忌爆夏秋烈日。

簡明實用藥物學

朱振聲

當歸 味甘辛溫 入心肝脾

去瘀生新。血行脈中。氣行脈外。氣行則血活。氣滯則血瘀。當歸爲補血藥中之流動品。且辛可散瘀。溫可通氣。氣行血活。則瘀血去。甘能生津上奉於心。變化而赤。則新血生。大抵婦科調經之去瘀。外科癰疽之去瘀。多用全當歸尾。

舒筋潤腸 風濕襲於筋絡。因能令筋攣。血虛不能養筋。而筋亦攣。腸中燥氣太旺。因能致便難。腸中津液不足。而便亦難。當歸甘能化血養筋。又能生津潤腸。且辛味更能調之。

溫中止心腹之痛 心爲君主。腹屬脾土。心氣不足。時疼痛。按之痛止。脾氣虛餒。肝木來乘。大腹積痛。當歸味甘。乃補血之君藥。心得血養。則君火能壯。心痛可止。肝得血養。則木土不爭。腹痛亦除。至於辛溫能宣通心脾之陽。而散虛寒。猶其餘事。

養營療肢節之疼 人之手足。謂之肢。物之骨節。謂之節。肢節相連。賴乎筋絡。血虛不能養筋絡。則肢節機關不利。乃生虛疼。肝藏血而主筋。當歸入肝能補營血。肝輸血於筋絡。筋循環於肢節。虛疼得補。實則不痛。

外科排膿止病 外科破潰膿水淋漓。因陰疽塊腫硬疼痛。良由營血虧耗。裏氣不足。膿水不能外托。癰塊不能內消。血瘀氣滯。不通則痛。身體愈虛而痛愈甚。當歸辛溫理氣。以袪瘀血。味甘生血。而補其虛。裏氣足。則膿可排。瘀血散。則痛可止。

女科漏血崩中 血生於心。藏於肝。統於脾。以氣爲之主宰。氣虛則血溢。氣足則血止。中焦氣虛。衝任受傷。婦女月經行後。纏綿不盡。是爲漏血。氣不能引血歸經。由中焦成塊而下。是爲崩中。當歸甘溫。甘能生津化血。養陰分。封填則所去之血可以復元矣。

絞汁尤良。種子宜用 種子之術。前人言之詳矣。提綱挈領。不外男寡慾以養精。女淑身以養血。爲兩大關鍵。精血因感而會。精成其子。血成其胞。胎孕乃生。精勝於血。感而成男。血勝於精。感而成女。男子以精爲主。腎藏精。故以腎爲先天。女子以血爲主。肝藏血。故以肝爲先天。男不育宜補精。女不孕宜補血。當歸乃補血之中。而能活血之品。血足然後經方能準。經準然後女方能受孕。絞汁服。得代蜜功效較丸劑易見。

經驗良方

膈噎神效方

李健頤

膈噎一症。多因胃中液枯。二腸乾燥。食物不能流入腸中。膈於胃口。以致朝食暮吐。諸藥罔效。古人用啓膈飲治此症最妙。(卽茯苓沙參丹參川貝砂殼鬱金荷蒂菖蒲杵頭糠甘瀾水煎)余屢治頗多。常用此方。再加火麻仁。郁李仁。以潤二腸。雞內金。鹿肚草。炒麥芽。開胃化食。服者無不迎機奏效。誠有勝於眷屬飲萬萬倍矣。

痄腮特效藥

痄腮。平潭俗名豬牙瘟。生於耳下兩腮。紅腫刺痛。或發熱惡寒。或牽引頭痛。潭人嘗用青靛和調錫塗抹。或有用生南星磨醋。時時抹之。內服葛根牛蒡子板藍根銀花連翹煎湯溫服。效驗如神。經余屢治多人。真治痄腮之特效藥也。

胎毒神方

小兒發生胎毒。膿瀰漬漬。痛苦萬狀。呱呱啼哭。日夜難安。爲父母者每爲憂慮。然世之治胎毒藥雖多。於實効者甚少。余發明一方。最有靈效。法用煅石膏三仙。臘片朴硝白芷末各等分研末。調麻油時時塗抹。再用金銀花甘草白鮮皮煎湯服之。半月後即可收功。

癲狗咬傷治法

紉蘭女士

癲狗噬人。自古無善治法。世所傳出虎骨及加味人參敗毒散爲最妙。然毒輕者或可有效驗。如毒重者則不是特也。此外單方不可勝計。而禁忌者甚多。如百日內不可聞金鼓聲。一年內不得食肉之類。守之甚難。習法玄求蠹毒也。去歲春月。潰淡多癲狗。遭此害者十死八九。諸方無效。適有某家之婢。亦遭此患。而燃剖其腹。從血塊大如斗。色紫黑。攪之蠕蠕然欲動。一時驚傳異事。余友周女士。曉醫術。聞之悟曰。仲景云。瘀血在裏。其人發狂。又云。其人如狂者。血證諦也。下血狂乃愈。患此症者。大都如癲如狂。得非瘀血爲之乎。不然腹中何以有此怪物耶。吾今得其要矣。即用仲景下瘀血湯治之。不論病之輕重。症之發與未發。莫不應手而愈。輾以告人。百不失一。乃知此方實此症之要治也。夫癲狗之患。自古而有。或謂腹中生小犬。蝕臟腑以死。非藥石所能挽回。此因苦於無法。姑作醫言以欺人耳。周女士既洞悉其病源。又濟之以此方。天其憫斯人之無辜。而假手於周女士以治之。爰將此方廣爲傳佈。俾天下咸免此患。

生川軍三錢 桃仁七粒去皮尖 地鱉虫足七只炒去

右三味研末。加白蜜三錢。用酒一盞。煎至七分。連渣服之。如不能飲酒者。用水對和亦可。小人減半服之。孕婦不忌。患者此方亦所不忌。然亦須注意在後數例。

一空心服此藥後。殺蠶種一隻。以驗大小便。大便必有惡物。如魚腸豬肝之類。小便如蘇木汁。數次後藥力盡。大小便如常。再服則無物可下。不拘帖數。總以大小便無惡物爲度。不可中止。留餘毒於腹中。以至復發。切切牢記。

一患發之期。大都四十九日爲多。近則二十日。遠則六七十日。百餘日不等。此受毒之輕重故也。

一此症最甚。不必肌膚皮肉受傷。即衣服鞋襪。一被咬過。須毫無損傷。其毒亦能傳染。余友余君。曾遭此患。不過裙鞋後跟。次日服藥。下有惡物無數。三劑方盡。可知其毒之烈也。倘因言淺而忽之。則其後患可勝言哉。

一又法用蘿蔔內穰。和之萬年青連根搗融。絞汁飲之。腹內如有小犬及毒。即變成血塊。隨大便而下。

一又法用斑貓七個。除翅足。麝香半分。馬前子一個。辰砂一錢。占米四十九粒。共研末。空心用陳酒送下。

考斑貓一物。乃辛熱大毒之品。因此時腹中熱塊已積大如斗。而不化。皮毛而坡以騷攻。故不容稍方爲妙。或有疑前方有礙於孕婦者。是未知立方之法。夫桃仁。春生。得生陽之氣。地鱉蟲。喜食得中和之性。川軍以養陽。寄以和陰。大黃能推陳致新。得蜜與酒化害爲馴良。其破祛瘀生新之功。則邪去正安。於孕婦決無妨礙。況癲狗咬者。命垂頃刻。豈可拘泥而有誤耶。經云。有故無殞。願智者深思之。

十拒毒十

關於烟禁之宏論

張玉田

鴉片流毒中國。幾及百年矣。無論男女老少。一染疾病。不以鴉片爲治病之具。甚至莫不染疾病而亦酷嗜此物。體弱神耗。毫無振作。無怪乎外人譏我爲病夫之國。可謂謔矣。今者統一告成。訓政開始。全國禁烟會議業已開會。次第討論。已詳載京滬各報。毋庸贅述。貴報對於禁煙宣傳著作。時有刊載。熱心社會。莫名欽佩。鄙人服務外部。遵先總理之遺訓。爲黨爲國。義不容辭。茲覓得法人威爾達氏在巴黎民呼週刊發表一文。對於上海法界包庇烟棍情形。痛論無遺。譯文錄左。以供海內關心烟禁人士之一覽焉。

上海何以有半官式之鴉片售賣 譯九月二十六日巴黎民呼週刊

譯者按。國民政府對於禁吸鴉片問題。決取嚴厲手段。以期於短時間內。將烟毒肅清。此事對內關乎國民之道德經濟衛生。對外關乎條約信用。故都中已召集禁烟會議。濟濟多士。不患無閎論讜議。正本清源之法。抒供討論。惟查全國鴉片運輸以上海爲總樞紐。而上海尤以租界爲策源地。故禁烟不從租界入手。決無辦法。已盡人知之。法人達衛威氏 Camile Dravet 近日對於此事。在巴黎民呼週刊 Le Cribes Plopcos No.7.5 發表一文。標題曰『上海何以有半官式之鴉片售賣』。將上海法界包庇烟棍情形。痛論無遺。針針見血。吾聞國際聯盟遠東禁烟調查委員會將於明春蒞滬。則不患不能得國際間之助力。將租界煙窟。厲而清之。庶不負達氏一番熱誠。譯者無文。關於本文原意。不能宣其萬一。愧對著者。渐汗無似。蓋略述其意。

中國拒毒會友人告予。謂此次撫將關於外人在華之一切烟土設施。報告國際聯盟。余在拒毒會開會期間。關於上海烟土案件。曾有著述。夫列強已相約不將鴉片進口售賣。然迄未聞有實心遵行者。中國首先議禁種植鴉片。而各省地方政府固種售如故。今幸南京對於此事。已議從根本處置矣。嘗聞鴉片一業。在上海法界殊有神秘莫測之歷史。鄙販售及沒收之者。皆厲於法國之安南政府也。

十詢問十

蘇州裝家橋曾秋甫君來函

家叔下痢已廿餘天。中西醫治。表裡偏嘗。未效。現所下皆米化之狀。身熱手足則冰冷。但不怕冷。且有噁心。面顏紅赤。舌質光若薄膩。脈象微細如無。(下略)

答曾秋甫君問

仁

據述病情。乃外邪傳入少陰。陰陽氣衰。微陰寒偏盛。所下米化之狀者。命門無火。火不生土。蒸腐乏力。傳運失職也。身熱不怕冷者。陰盛於內。格陽於外。衛陽越於膚表。而不能內返也。四肢爲諸陽之本。脈爲陽之道路。陽氣將脫。無以運於四末。行於脈道。是以手足厥冷。脈象微細欲絕也。陽戴於上。則面顏紅赤。陰邪上逆。則噁心。臍痛。種種見症。陽氣不絕如綫耳。傷寒立方。本用通脈四逆。今宗其意。加入溫氣生土之品。使陽回則脈自復。火旺則利自止。猶離照當空。陰霾自散之。惟是鄞遞往返。難免歷長之慮。聊擬一方。以備人工。

熟附塊一錢 縮骨脂錢半 代赭石四錢

炮姜炭六分 煨益智二錢 花龍骨三錢

吉林參一錢 煨肉果八分 姜半夏二錢

焦白朮二錢 大白芍錢半

十餘興十

頭的研究

嚴冰

昨閱某報。見有小新聞一節。內謂據某博士言。數百年後之人類。其頭部依進化之順序。將上圓而下銳。成倫綸之雷公形。斯說果確。誠屬趣德。關於頭的研究。英國「小雜誌」曾屢有記載。爰蒐集若干。走筆述之。藉飾讀者。雖見仁見智。各有不同。但供消除茶餘之談助。固不可謂爲無所根據也。(以下譯文)

居人體最高位之頭。職司感想。恍如中央政府之發號施令。其重要可知。故各國科學家對於頭部。曾屢費研究。議論紛紜。迄未一致。其主要之點。即謂近世紀人類。其身體發育能力。比較古代爲強。頭部按序進化。自屬愈久愈巨。斯說也。德國醫學博士哈南德氏反對之。哈氏於頭形之大小。有數十年研究。彼曾往各地博物院。專心考查上古以及中古近古時代各式之帽。其形狀尺寸。均詳載於日記簿中。據其視察所得。發表於科學雜誌上。並毅然斷定。謂遠古時代之人民。其頭蓋骨多向後斜。至中古時則幾絕跡。後斜者頭部略呈扁形。惟左右雖闊。而前後甚狹。周圍尺寸。仍無特著之增減。自近古迄今。頭部並未發見特異之處。夫頭之變化可測據帽形。證諸古。則數千年來。亦祇有細微之出入。證諸今。則以柏林人操帽業者言。現雖式樣屢變。然周圍大小。較諸前世紀。普通人民所戴者。毫未加放。是知頭部變巨之說。近乎理想。事實上殊難成立。

第二說。謂人體各部。以運用而趨發達。世界文化愈進步。則人民思想愈敏銳。而腦力亦隨之俱強。頭部發育旺盛。自必逐漸變巨。斯說不爲無理。然英國大學教授梅孫氏則極端反對之。彼謂人類腦力之強弱。智識之高下。與頭之大小。並無深切之關係。著名法律家洛勃脫彭史氏。頭絕巨。須戴定製之冠。然同時名人若淮爾泰施谷德。英之物理學家蓋爾李皮。法之政治學家根勃太等。均有細頭之目。亦不因其腦部之小。而減其思想之力。至遠今最大發明家愛迪生氏。其頭亦無異常人。而其發明改良之物。則概非常人所能夢及。須知腦之內部。包含神經系統。因知識上進步。使神經組織愈趨嚴密。腦髓亦愈見充足。此中變化。初與腦殼之外圍無關。實爲科學界所公認。若謂頭部能隨時日而加大。務請進化史中。殆無此例也。

嚴冰按。關於頭之變化。科學家尚在研究之中。欲使個中奧究。全解決。恐非易事。姑譯所得。以供異日之參證可耳。

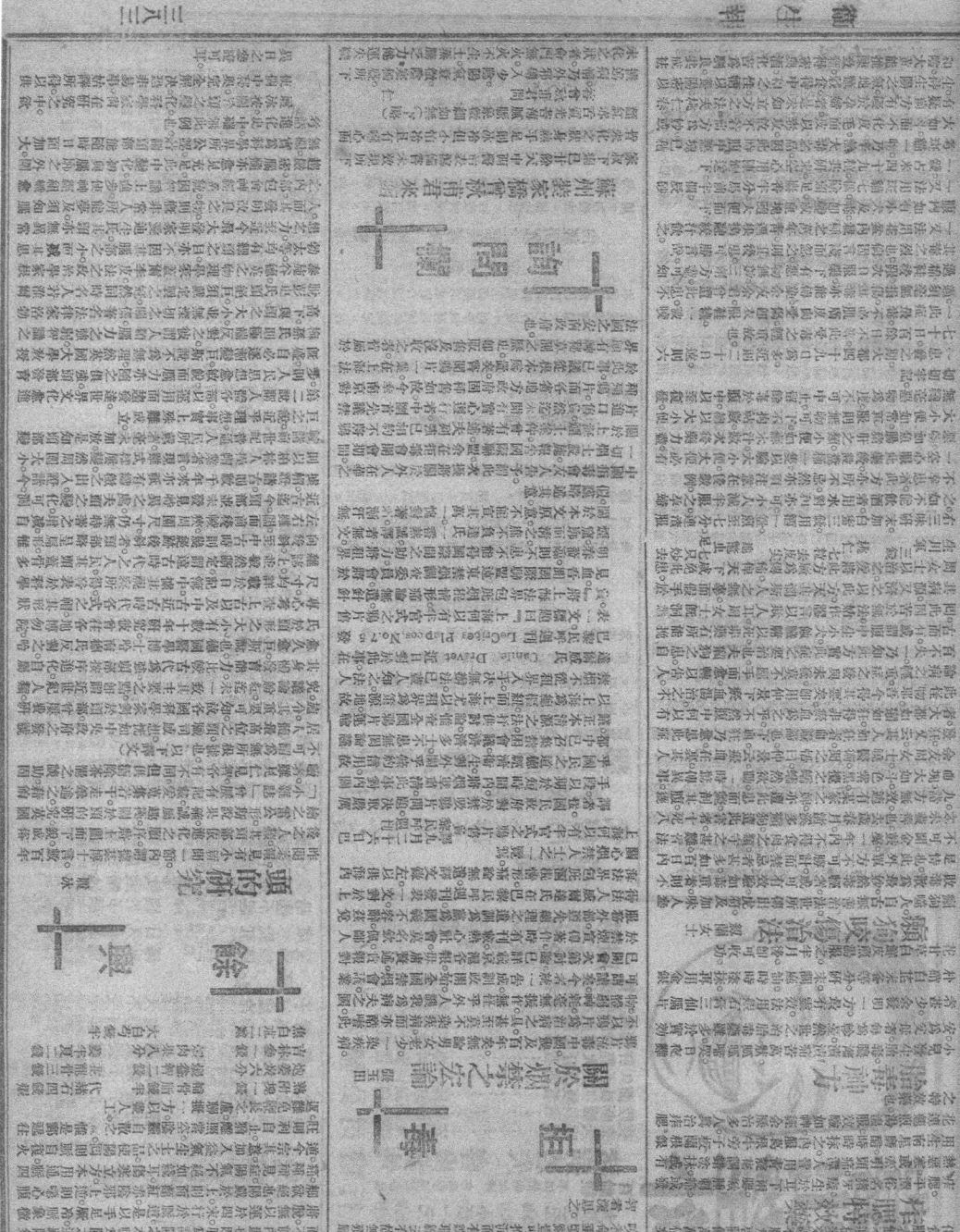

衛生小說 **醫界鏡**（名醫故事）（續） 醫隱

只得叫道。衆位弟兄饒恕我罷。有話好說。何必要作這惡毒害我。包補道你今晚得我們不好說話了。你以後還敢不保我們麼。你要答應同張先生一般看待我們。今日就饒你救你起來。藥師沒口的應承。然扶了起來。弄得一身臭屎。頭髮上蛆蟲盤滿。臭氣難聞。車夫方纔敢回來。扶他到河邊去。渾身洗盡也不去看病。只得又羞又恨的回家去了。到家裏新換了衣服。又燒了一鍋浴湯。洗澡過。然後到牀上去睡下。不料吃了幾口糞。又受了驚嚇。感些寒氣。竟生起病來。患了一月有餘。方得起牀。又拿這些潑皮無法。也只得罷休。想要出去看病。又怕這些潑皮們再來囉唣。想不如到那名勝地方。出去遊玩一月兩月。再作道理。乃雇了一隻小快船。同老婆王氏。及大小女兒兩個。帶些銀兩。及一切行李什物。下了船。開向蘇州去。江陰離蘇州省城。不過兩站水道。小船走得慢。約走了四五日。方到了閶門之外。將船泊定。自己一人。先上岸去。打聽棧房。進閶門向大街上探聽。聞說有鴻昇棧係閶門外棧主分開的房屋極大。應酬極好。即回到船邊。雇了挑夫。搬運行李什物。又雇了三乘小轎。擡了妻女。直到鴻昇棧來。進得棧房。住在後面樓上。却也幽靜。休息一兩日。吃過午飯無事。到大街得月樓去吃茶。逐日如此。過了月餘。店內堂倌皆與熟悉。稱爲周先生。所有潘彭兩家紳宦。亦略認識。一日又到得月樓吃茶。只見茶樓前面街上。排着許多旗傘冥亭魂轎之類。頗好排場。藥師正要問堂倌許三。尚未開口。只見對棹彭三少爺先開口問道。那家出殯。有這等樣儀仗。許三即指對過雜貨店黃姓道。這一家少年媳婦的喪呀。藥師見彭三少爺聽得不覺駭然道。黃姓家無中人的產業。那能辦這樣的喪事。難道近日發了特別大財麼。許三帶笑說道。那裏發來的特別大財。

新中醫社最近出版

藥皺啓秘 許半龍編

一册 定價七角

本書經數年來外科臨診的實驗。選取最需要。并爲上海各醫院齊堂所常用的外科藥品百餘種。分外用內服二類。每類所屬的方劑。附有名稱。效用。和製法。用法等。打破神秘。明白實示。、

內經研究之歷程考略 許半龍述

一册 定價四角五分

本書爲提供內經研究上必要的準備智識爲限度。并就其實際上之背景。而予以有系統的說明。在理論方面。力求務證明確。對於歷來學者研究之作品。各就其得失。分代討論。誠爲最近內經研究唯一精詳之佳搆。

鳥瞰的中醫 許半龍著

一册 定價二角

本書跳出中西醫學的圈套。就鳥瞰的見解。爲國醫的概論。凡十篇。一緒言。二定義。三範圍。四目的。五價值。六源流。七與西醫之比較。八與教育之關係。九整理與推行。十外人之信仰。

中國歷代醫學之發明 王吉民著

一册 定價三角五分

本書爲王吉民君所著。分生理。解剖。治療。衛生。外科。內科等六章。以中醫爲經。西醫爲緯。引徵豐富。說理切實。爲中醫界中放一異彩。中國醫學院曾採爲課本。實足與日人今村亮所著醫事啓源一書相頡頏焉。

總發行所 上海小西門外 中國醫學院新中醫社

代售所 上海三馬路千頃堂書局

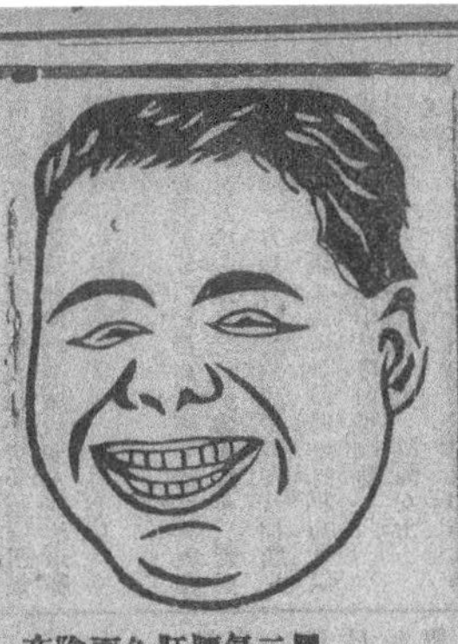

喜出望外

疾病在身 鬱鬱不樂

服百齡機以後……

胃納呆滯者……飯量大增

二便不通者……排洩暢利

氣悶飽脹者……胸寬脹消

腰酸背痛者……筋骨舒服

肝經火旺者……心神安甯

久不受孕者……一索得男

面黃肌瘦者……唇紅齒白

陰虧體弱者……精神強壯

夜來失眠者……安眠入睡

諸病若失 喜出望外

百齡機 不但治病如神 亦常服滋補品也

大瓶二元 每打廿元 小瓶一元 每打十元

▲各埠函購寄費不收郵票代洋十足通用▼

上海九福公司發行

大造補天參茸丸

嘗考陰平陽秘太和翔洽化之機酌盈劑虛調養粹然之氣入非太上誰無六賦之歷醫藏局綜賴之[illegible]之士以上工治病選藥爲先古聖製方節丸最重爲是良醫易得妙藥難求補益之劑眩目如毛丸散之名屈指難盡莫不侈誇秘授廣說神奇實則欠言爰炎靈效渺渺欲求純一之良方幾希鳳麟之毛角遂使佩春君綬華與無米之嗟消渴文園或抱天年之恨言念及此咸然發之因此醫界倡心厳宏大願特請海上著名大醫丁甘仁老先生妙運靈心巧施國手遍歷年之經驗撰濟世之奇方丹轉九還光施一瓶鎔鑄古今參合中西著此大造補天丸方劑又復妙選靈材度加督合幸仙山之靈獸採閬苑之仙葩餘若海審荒遐之品山崖水府之珍無不盡入藥籠登之鐘鼎抉離既合周濟成丸具移天換日之奇功爲濟困扶危之妙用舉凡先天不足後天虧損虛勞羸瘦種種怯扶宜取此丸常服百能立奏膚功掃八萬之尸蟲比三千之稀寶伐毛洗髓人誇帝元化之一刀圭塡海補天此是女媧皇之五色石各界 君子幸勿河漢斯言

茲將主治各症列左

男 婦

先天不足 後天虧損

房勞過度 骨蒸勞熱

手足冰冷 痠軟無力

胃虛氣痛 久洩不止

虛損吐血 半身不遂

黃疸水腫 大腹虛脹

久患痔瘡 自汗盜汗

心悸不寐 怔忡健忘

氣血衰弱 老年怕冷

腰膝痠痛 頭暈目花

久咳氣喘 傳尸勞病

思慮過度 神疲食少

體虛風痛 久瘧不愈

虛火牙痛 耳鳴耳聾

嘔吐酸水 小便頻數

童子勞傷 癰久不斂

男子

眞元虧耗 精滑易洩

久患白濁 腎虛遺精

老弱戒煙 軟酸嗜臥

陽痿不起 艱於子嗣

虛寒脫肛 日久病氣

脫陽縮陽 添精益髓

婦女

子宮虛冷 久不受孕

經水不調 白帶白淫

乾血癆病 面黃髮脫

小腹冷痛 陰痿不起

常患小產 崩漏不止

廣嗣種子 經枯血少

以上各藥引倘一時不便購買宜用清湯水或稀飯湯均可酌用 此丸大補天培養氣血添補益臟調經種子補功效 服藥雖[illegible]但受外感風熱及實熱傷寒等症切不可

價目 每丸一元

[illegible]瓜街口第一號記 上海大成參號主人謹識

衛生報

裒存

主編 丁濟萬

編輯 朱振聲 宋大仁

（第四十九號）

中華民國十七年十一月念四號星期六

每逢星期六出版一大張售洋四分

THE HYGIENIC WEEKLY

館址上海白克路珊家園人和里十八號

中華郵政特准掛號認為新聞紙類

本期要目

本報啓事一

本報刊行以來承社會人士之愛護得以風行各地不勝欣幸惟是受寵若驚之餘猶不敢自滿自必精益求精達於盡善盡美之地步以副愛護之盛意此本報決心自五十一期起從事加意革新之意旨也茲將內容各點分列於後幸鑒及之

本報共分十六欄每欄各有專才擔任撰述取求其宏用必其精務使手披所及如入五都之市目不暇給

（1）**醫評** 以超然的地位對於中西醫界之錯誤竭力糾正以熱烈的血忱對於世界醫學大同之提倡盡量鼓吹文字不尚高深取材務求切實

（2）**專著** 闡述各種病症之簡明醫理及治療方法不取五行六氣之神秘學說與夫不切實用空泛理論

（3）**醫藥常識** 中國藥性每為常人所不知其用法非經醫生命令不敢嘗試本欄專述各藥之性味形狀功用等文字不足以達意者繪圖拍照以明之務求一般人了解中國之藥性且可實用並及驗方等等

（4）**公衆衛生** 時行疾病最易傳染舉凡團體學校及軍隊市鄉之公衆衛生必籌其預防方法治療途徑以備公衆之採擇

5 **家庭衛生** 欲得幸福之家庭首在各個人之健康蓋一人有病闔宅不歡或甚而受其傳染故本欄專述庭除臥室廚房毛廁之清潔方法以及家庭必備方藥俾資自行擇用

（6）**青年衛生** 青年最易沾染之惡病莫如手淫遺精陽痿近視肺癆淋濁下疳橫痃等等讀本報後能使患者知所自療未患設法防止

（7）**婦女衛生** 婦女最多隱病通都大邑之文明婦女自諱者較少惟內地婦女凡犯隱病者舍自己之丈夫父母外多秘不就醫往往延成重症至於殞生良可慨也故本報對於婦女隱病如白帶陰挺陰癢梅毒子宮寒冷其他如血崩月經不調多年不孕以及產前臨產產後等等之預防治療善後各方法皆盡量發載俾一班婦女可以按症擇方自行療治

（8）**兒童衛生** 自嬰兒至成年之一段期間皆屬兒童時期在此時期為之父母者應注意其疾病哺乳食品衣著睡眠遊戲等等何者有益兒童之身體何者有礙兒童之身體本報對於以上各點詳載靡遺能使兒童成健全之體格不致早夭

（9）**臨症筆錄** 是欄俱請海內名醫於診餘之暇為本報撰述臨床經驗俾資醫家之參攷討論

（10）**醫藥新聞** 分國內及國外之最近新聞兩種或撰述或翻譯使讀書知國內之醫藥趨勢為何若以增識見

（11）**醫藥名人小傳** 凡有功於醫藥界之名人軼事不分中西擇要撰著翻譯刊載俾作模範藉資興感

（12）**特載** 凡討論病症之來件及闡揚國醫之撰述皆歸此欄揭載

（13）**餘興** 多閱上項文字每覺枯索故特闢斯欄以增閱者之興趣內容有小說詩歌滑稽醫話藥名文虎等等不論文言白話一律登載

（14）**詢問欄** 訂閱本報者遇有疑難病症不易解決者可來信詢問本報當盡量答覆對於病家裨益不少

（15）**借鏡** 本報既以醫為仁術為歸納故不分國界凡各國醫藥之有實效者亦時採登用資借鏡

（16）**拒毒** 我國貧弱之由固不止一點然鴉片嗎啡等之為害實有甚於其他方今拒毒運動之聲浪囂然國中本報特闢斯欄登載拒毒方法戒烟大全務使一班癮君子脫離黑籍庶我國有富強之望

以上各項不過略述其大概至其內容尚不及備載望我各界同胞速來訂閱方知言之不謬也

專著

咳嗽概論

丁濟萬

咳爲氣逆。嗽爲有痰。雖有五臟六腑之分。而大要不離乎肺。蓋肺主上焦。狀若懸鐘。叩則鳴。肺受邪則咳嗽。其理同鐘之叩也。夫肺主一身之氣。外合皮毛。皮毛先受邪氣。邪氣以從其所合。於是肺氣逆。而爲外因之咳嗽。肺爲相傳之官。主治節而司清肅。治節下行。則氣順息安。若他臟之病累及於肺。治節不行。於是肺虛氣逆。而爲內因之咳嗽。夫外因之咳。不過外邪襲肺。其竅閉塞。肺氣不得達於膚表。而於是咳。肺之本體固未傷也。至於內因之咳。實由於治節不行。何則。肺爲金體。其質輕清。肺中常有陰液。冲養其臟。故肺葉下垂。一如天道下際。因之膀胱通。大便調。五臟六腑之氣。皆得濡潤流利。而不病矣。過者肺氣通調之功也。設肺中陰液不足。被火灼爍。實則爲痰。虛則爲燥。此則難治之症矣。以上二者。乃肺之本病自致咳嗽者也。又有爲他臟所干。而亦咳嗽者。則以肺爲華蓋。諸臟皆居其下。故他臟痰飲火氣。皆能上薰衝射。使肺逆咳。是以內經咳嗽論詳別臟腑。而總言之曰。聚於胃。關於肺。病雖由於他臟。而皆關於肺。此肺之所以主咳嗽也。人必先知咳嗽之原。而後可以有關治之法。蓋外感者。邪由皮毛內合於肺。自應咳嗽。因於風者。辛以散之。因於寒者。溫之。因於燥者。潤之。因於火者。清之。總不外乎肅肺去邪。化痰而已。或因遷延不愈。外感而格內傷者。則漸入肺損一途矣。但肺雖虛而邪仍未徹。則當於補虛之中。參酌去實。補肺阿膠湯加減可也。或由胃中積熱。火氣乘金。氣上而咳。或由陰虛火旺。肺失清肅之令。痰燥作渴。均宜清養肺陰。而潛其陽。或由肝火上逆。失血而咳。則宜涼肝清肺。去瘀生新。大抵久咳者。均宜補之。培土生金。虛則補其母也。又有痰飲咳嗽者。氣逆痰多。白沫過寒即發。治宜溫化。仲聖所謂痰飲之病。宜以溫藥和之也。是故苓桂朮甘湯。或蘇杏二陳。或小青龍湯。酌量加減。自能獲效。減以咳嗽一症。門徑甚繁。全在細心體察。切脈辨症。庶幾無負於病家矣。

西法治痢之方

張錫純

西法治痢之方。謂初期用下劑。若甘汞蓖麻子油大黃留苦等是也。而最佳者。惟甘汞及蓖麻子油。方用甘汞半瓦。一次服下。再用蓖麻子油十五瓦。一次服下。當幾輕快。或先服蓖麻子油一次。後每間三時服甘汞半瓦。服三次。後再蓖麻子油一次。爲赤痢初起之療法。最美者。若於服下劑之後。而仍未全愈者。宜用次硝酸蒼鉛二瓦。重曹一瓦五。安知必林一瓦五。白糖一瓦五。和勻。爲一日之量。均分三次服下。服此方若仍未全愈者。宜再用次硝酸蒼鉛三瓦。單那爾並二瓦。重曹一瓦五。和勻。爲一日之量。均分三次服下。或用次硝酸蒼鉛三瓦。[illegible]貌拉兒並二瓦。和勻。爲一日之量。均分三次服下。

按。次硝酸蒼鉛。對於腸壁肌層。最有被覆保護之功用。又能減少腸之運動。又有防腐之力。故爲止瀉西藥重要外用爲含漱品。於呼吸器之加答兒。爲吸入藥。內用於神經之消化不良。爲制酸藥。其他用於尿酸疼風。僂麻質斯。膀胱加答兒等。安知必林。爲爲確實普通之解熱藥。凡肺癆之發熱。腸窒扶斯熱。間歇熱。再歸熱。及一切熱病。皆用之。又爲急性關節僂麻質斯特效藥。又爲鎮痛藥。凡麻僂質斯性骨節痛。頭痛。偏頭痛。神經痛。痛風。月經痛等。均用之。又有鎮痙之作用。故能治喘息病。與鹽酸歇那因並用。尤有特效。外用爲防腐藥及止血藥。單那爾並不甚溶解於胃中。下至腸中。始分解爲蛋白及單寧酸。呈單寧酸之收斂作用。故不害胃之消化機能。爲腸之收斂藥。本品爲無味之藥物。最適於小兒之治療。專用於大小腸加答兒。腸濾泡之潰瘍。肺癆患者之下痢。慢性赤痢。腸窒扶斯。夏期小兒之下痢等。瓦爲貌拉兒並。係臭化沒食子酸與蛋白質之新化生物。爲黑褐色粉末。有芳香之氣。入入腸內之後。始見其收斂作用。其收斂之性。略似單寧酸。而爲次硝酸蒼鉛之伍藥。觀右所錄三方中之藥性。知其第一方爲解熱化滯防腐收斂之劑。其第二方則但爲防腐收斂之效。其製方之妙。當以第一方爲最善。蓋痢證多熱。安知必林善解腸中炎熱。且有防腐之效。痢證因氣化凝滯。恆後重腹痛。重曹力善化滯。可除後重腹痛。至次硝酸蒼鉛雖有收斂之性。與痢證之滯下者不相宜。而爲痢證防腐之主藥。故亦爲治痢要藥。其所伍之藥。又皆能相助爲理乎。至於第二三方。雖亦能防腐。而其收斂之力較重。似有留邪之弊。縱能將痢治愈。必多需時日。是以西醫治痢。若常痢證亦恆以危險之證視之。今用西藥治痢者。於服通下藥後。恆遽服乙必格散（即阿片吐根散）止之。尤無足取。夫痢證原名滯下。其下本患滯。更滯以收斂過劇之品。滯者不愈滯乎。愚治痢將愈時。或因下焦氣化不固而兼泄瀉者。始不妨用瀉止之藥。然所謂止瀉之藥。亦不必收斂之品也。或壯健其脾胃。或補益其氣血。或調節其飲食。其泄瀉愈而痢亦隨愈矣。至西醫治痢用防腐除菌藥以浣腸。且痢門血清藥以注射。若佳方可採取也。（完）

喉痧之病因及治法

蔡丙乙

當天燥之日。疫火流行。營衛氣衰之體。正不勝邪。邪氣由口鼻傳入。與肺胃蘊熱相結。此時相火一動。外邪相煽。即足以引起熱邪疫毒。而上衝此喉痧之所由來也。患此者。咽喉中多見痧痛。甚腐。或紅或白。或紫或黃。腐則或左或右。痛勢或輕或重。遍身灼熱如灼。神志昏煩。嘔吐氣喘。甚或面色晦暗。手足寒涼。譫語狀熱。角弓反張。鼻煽自溺。則邪入厥陰。熱傳心包。症勢危殆。難以挽救矣。大抵初起宜辛涼透表。輕者用薄荷、前胡、牛蒡、翹、桔、杏、甘、蟬衣、赤芍等藥。重者則荊、防、升麻、玄參、殭蠶、金銀花之類。再用金鎖玉匙散。或碧雲散吹喉。次宜苦寒泄熱。宜清咽三黃湯。清咽消毒飲。清咽白虎湯。終宜甘寒救潤。如清咽復脈養榮等湯。有兼風濕痰者。各就其因而施清散滲宣導之品而治之。惟有三種禁忌。治喉切宜注意。一爲辛溫發表。蓋喉症純屬熱證。絕少寒風。二即妄施攻下。良以火爍邪盛。陰氣早傷。何堪折破。三乃驟進苦寒。緣內邪未宣。必致內陷故也。預防之法。可於冬令燥天。日食萊菔多片。可免傳染云。

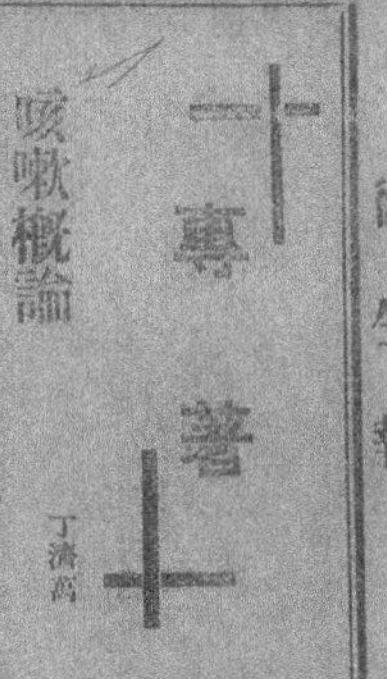

特載

中國古代化學之一般

盧銘

上古時代。無所謂化學之名稱。然近於化學之事實者。經史中屢見之不鮮。究其各種事實由發明至於發達。以供吾人之應用。甚有可驚訝與相像之現狀存焉。吾人所用之飲食。如油鹽醬醋。所用之器物。如金銀銅鐵。無一不含化學作用。更無論水土木石土壤空氣等之不可一日缺者。尤爲化學上之絕好材料也。但其進化有遲速。發現有先後。察其應用化學之歷史。幾與人類同其進化。蓋文明程度。往往受物質之支配。而利其作用互助於之功。故開化民族。莫不賴於化學之一科。昔時化學之範圍。由哲學家研究之所謂格物致知。亦即應用格致釋義化學作用之見解也。經史中所述上古時代之事。偏而不周。晦而不詳。茲就所知者考之。黃帝臣夙沙氏。始煮海爲鹽。鹽之化學名詞爲鹽化鈉。其功用於吾人。不待贅述。然夙沙氏發明時。僅由海水中製之。後以需用之廣。地勢之異。逐進而有鹽田井鹽石鹽等之製取方法。現科學發達。就食用之鹽精製而爲化學用之氯化鈉。更利用之而爲生理用之食鹽水。以注射人體。其爲用之發達。有不可止境之勢。爲吾人利用。

有不可思議之妙。原夙沙氏之初製鹽也。以海水有鹹味。可以製鹽。故現今之化學家。常以植物中含有苦味者。因而製出植物鹹類亦不少。倘夙沙氏全無化學之智識。何能得煮海爲鹽之結果。由此可知中國之化學。在黃帝時。已有確實之淵源矣。他如夏禹時儀狄始作酒。醴變五味。爲中國釀酵化學之始祖。上古石器時代之後。炎黃之世。以及夏商周時。均爲銅器時代。春秋戰國。爲鐵器時代。則冶金化學。始於炎黃而發達於春秋戰國也。陶器起於神農。至漢時始有綠瓷之名。考綠瓷卽陶器加釉之。又名瓷器。其表面之綠釉。卽硅土中加鉛鹽。乃得有綠色也。則陶器之工業。藉化學之進步以增益其美觀。使吾人樂爲用之。更可知奏迨中古之世。黃老之說盛行。每有稱煉丹點金諸術。語雖近於怪誕。究其事實。未或無因。如漢張道陵在鵠鳴山煉龍虎大丹一年。有紅光照。實丹始成。服之可長生不老。南北朝陶宏景。以神丹可成。苦無藥物。帝給黃金朱砂雄黃等。後合飛丹。色如霜雪。服之體輕。晉抱朴子金丹卷中謂合丹於名山中。卽今西湖葛嶺。爲其煉丹之所在也。考朱砂係汞化合物。雄黃係砒化合物。仙家用以爲煉丹之原料。則丹中之性質。莫非爲砒及汞等合量之多寡。用以祛除疾病及強壯筋肉而已。豈眞能長生不老耶。此種迷信之學說。亦頗有製藥化學之深意存焉。至於點金之術。管子上有丹砂者。下有黃金。漢王嘉拾遺記。金液丸丹之經。以鉛爲君。以汞爲臣。以石爲使。速火二年。日周六百。初品卽能朝汞成銀丸。隋末有道士居長白山。煉丹砂。得遇唐太宗。得其丹。命造金。名爲唐太金。劉得仁詩叢中。曾有藥點士。亦成金。則其所自亦自長遠。金將水銀化金之釋術之。更足證明點金術之非無據。水銀之化學之名詞曰汞(Hydrargyrum)在常溫爲銀白色之液體。沸點攝氏三五七、三度。過此點。卽成蒸氣而揮散。金(Aurum)熔點攝氏一〇六二、四度。在空氣中熱之。任至何溫度而不養化。銀(Argentum)熔點攝氏九六〇度。在高溫時亦不直接與氧化合。倘先溶不純之金及銀等物於汞中。俗人視之。僅知其爲水銀也。依其各種溫度高低之不同。加熱至攝氏三五八度。則水銀變成蒸氣飛散。僅遺留金及銀。若溫度適在攝氏一〇〇〇度時。金爲固體。銀爲液體。分別而取之。一若水銀而可變爲寶貴之黃金也。且汞在攝氏零度下三九度時。變爲固體。形爲白銀。此種物變態之特性。可說是低溫變爲白銀。高溫變爲黃金。汞在空氣中。熱至攝氏三百度以上。久之變爲紅色之氧化汞。卽俗稱之仙丹。如溫度更高則復分解。殘留水銀。變則成氣而飛散。俗人不知此種由溫度之昇降而變換形態。僅迷信仙家法術之玄妙。以爲一轉移間由白色而變紅色。更由紅色而復變爲白色也。（未完）

醫藥常識

膿漏眼……預防法

羅蘭女士

眼病之最速而最危險者。莫如白濁入目。數日之內。流膿不息。遂使兩目全瞽。名膿漏眼。白濁之毒爲淋菌。含於白濁之膿中。入目之後。暴發赤眼。胞腫如桃。不能開闔。眼角流脂如黃膿。烏睛多化膿而潰爛。卒起蟹珠旋螺而失明。瞽者世間瞽目烏睛。如殼白殼。如附旋螺者。太半爲膿漏之結果也。白濁入目。不由於內攻。而出於外感。外感之路。大半因手指手巾不淨。沾有毒菌。以之拭目。引菌入目。遂致發病。預防之法。以滅絕毒菌。不使入目。爲無上之法。茲分條述之如下。

男流白濁者。女多白帶者。宜令其注意眼部。務知白濁白帶入目。能發膿漏眼而失明。使講自衛之法。并速治愈其白濁白帶。以免危險。

凡患白濁者。手指與手巾宜常洗。以防染毒菌。夜臥及晨起時。尤不可以手指拭目。以防毒菌染引入目中。

醫者治白濁後。拭過棉布宜悉數焚燬。用過器具宜消毒。手指亦宜淨洗。以防自染或傳人。滬上眼科醫者不知消毒法。從此傳過膿漏眼者。實亦不少。

公廁之門鈕。旅館之枕被。浴堂、戲園、茶樓、酒肆之臉布。皆不免含有毒菌。宜小心預防之。

入浴時。頭面與下身宜分別洗之。切不可用洗下身之水與浴布。洗其頭部。無論何時。切不可用不潔之布片。或他人之手巾拭目。在兒童時。卽宜養成自備手巾之習慣。如此不但可以防膿漏眼。并可以免一切眼病。

談談吐血症

朱振聲

吐血症是釀成肺癆病的根原。所以病家每逢見了血症。就要起極大的恐慌。其實吐血無死症。（除大脫血外）惟憂能成癆。（見本報第七期丁濟萬君吐血忌憂）而普通醫家也以爲血症是很危險的。於是一派涼血滋陰之品。互相雜投。昧這種殺人不出血的治療古今來不知害了多少病家。要知道涼血是血症治療中之一種。並不是個個吐血都能用涼血一法。況且過於涼遏。就有冰伏瘀滯之變。至於滋陰一法。也有同樣的流弊。他們以爲血屬於陰。血去陰傷。於是大劑養陰。而不知道吐血一症。並非盡屬陰虛。有屬陽虛不能導血歸經者。不但不能用涼血滋陰之品。並且還要用溫藥。試看金匱側柏葉湯內。所以要用炮姜。就是這個道理。

還有一種很不的確的論斷。就是將血色的鮮紫。以斷血之新瘀。這種論斷。現在的醫生中十個有九個是如此的。他們不知道血的鮮紫。完全是由於動脈靜脈的關係。大凡由動脈溢出的色恆鮮紅。由靜脈溢出的色多紫黯。並不是新血瘀血的關係呀。

三譚近選

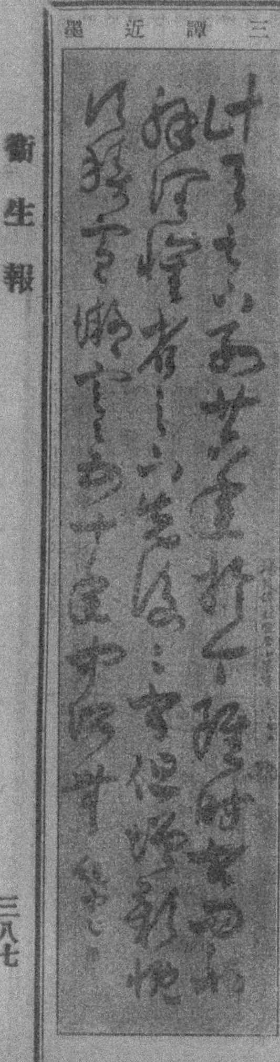

衛生報

菁樓爲毒菌之巢窟。寢食其中。危險實甚。尤以手巾爲傳病之路。極宜忌之。

民間有取小便治眼病之習俗。萬一尿中有毒菌。即能染膿漏眼而失明。宜切忌之。

產母白帶有淋毒菌。產兒每染膿漏眼。故未產之前。宜用食鹽水清洗陰部。以滅毒菌。

初生兒浴時。頭面與身體宜分別洗之。洗頭面宜用清潔湯盆盛清水。用清潔手巾拭目。不可使別物入目。尤不可用洗身體之盆與水以洗頭部。

初生兒以經過不潔之產道而出。難保無毒菌入目。故湯浴之後。宜翻轉眼皮。用硼酸水輕沫以預防之。

接生宜用新法產婆。使其完全解毒。因穩婆不知清潔法。膿漏眼、臍風。多由於穩婆之所造成也。

初生嬰兒七日之內。發赤眼胞腫不開。必係膿漏眼。有失明之虞。宜速醫治之。

十經驗良方十

李健頤

打傷吊膏

雞粉茹粉各四兩。紅麯一兩。（研末）共放於鐵鍋裏。炒至色黑爲度。加入南香末、川草烏、白芥子、乳香、沒藥、山梔、大黃各等分。研末。再炒極熱。調和米酒。攪成爲膏。於布上。貼患處。即可散瘀止痛。功效特殊。

頭髮脫落

用側栢葉一味。在於新瓦上焙乾。研爲極幼末。調茶油。時時擦髮際。半月後可長二三寸許。且可變爲烏光亮潤之髮。比生髮油尤妙。

救食鴉片毒

硃砂二錢。膽礬三錢。明礬三錢。硼砂一錢。滾水沖化。用蛋二塊。互相揭換。至冷爲度。頻頻灌下。二三分鐘。其鴉片盡可吐出。乃愈。若服砒霜。亦宜急投此藥。最靈。

尿血不止

尿血一症。西醫名尿出血。爲最急之症。遷延時刻。必致損生。急用生地一兩。小薊五錢。白茅根三錢。車前子三錢。益智仁二錢。綠升麻二錢。煎湯溫服。外用手巾二條。蘸溫鹽湯。熨臍下。互相交換。其血立止。真經驗妙方。

十借鏡十

新洒爾佛散（即六〇六）之功用及其注射法

謙

二十二（問）注射時之手續如何。

（答）患者宜仰臥。使靜脈露出。并以火酒擦該處皮膚。並令患者復拳用力。俾血倒流。使臂膊上青筋脹起。

二十三（問）何處靜脈最宜於注射。

（答）臂灣上之靜脈。

二十四（問）如何使注射針頭入內。

（答）針頭與皮膚平行刺入後。微按其尖使入靜脈。然後再平行插入。

二十五（問）宜用何種注射針。

（答）宜用二十西西之 Juer 全玻璃之注射針。

二十六（問）注射時第一須注意的是什麼。

（答）注射須極緩。每一注射約須三分鐘注完。切不可速。

二十七（問）針眼如何處置。

（答）覆以紗布。繃以橡皮膏。

二十八（問）有何禁忌。

（答）對於六〇六劑有異感性者。患肺癆患久欬者。以及血脈循環神經系有非梅毒性之痼疾者。

（完）

勞傷

一　現象

勞傷者因勞而受傷之謂也。或操心過度。或勞力過度。皆能致勞傷之病。其現狀爲精神不振。作事無力。飲食無味。甚至頭暈失眠。健忘神困。多憂心跳。煩躁善怒。而百病叢生矣。

二　病原

學生臨考。運動家操練太勤。以及社會上身負重大責任之人。每每有此等勞傷現象。其故則以身中重要成分鈣質消耗太多之故也。燐與鈣二質爲人身最重要之成分。凡腦髓神經及骨質齒牙皆以之爲主要成分。即其他一切細胞以及血液皆賴之而強固有力。故一有缺乏。百病叢生。

三　小兒病

小兒有患軟骨症者。有先天不足。身體虛弱。易感風寒者。有皮膚太虛。多汗。易生瘡癤者。有齒生太遲。慢步行。頭顱遲合者。推其原因。皆缺乏鈣質故也。

四　妊娠病

孕婦身中供給胎兒之鈣質甚多。孕婦本身亦需燐鈣二質。凡孕婦缺乏此二質者。常有疾病。當補充之。

五　康福（Candiolin）

新藥中能兼含燐鈣二質。且能深合人身之需要者。惟有康福片。爲補身之良藥。治勞傷有靈效。婦女老幼皆宜服之。其味甘美。其效速。運動家、學生、男婦、社會勞心勞力者。服之可以增長筋力。健腦強身。工作耐久。

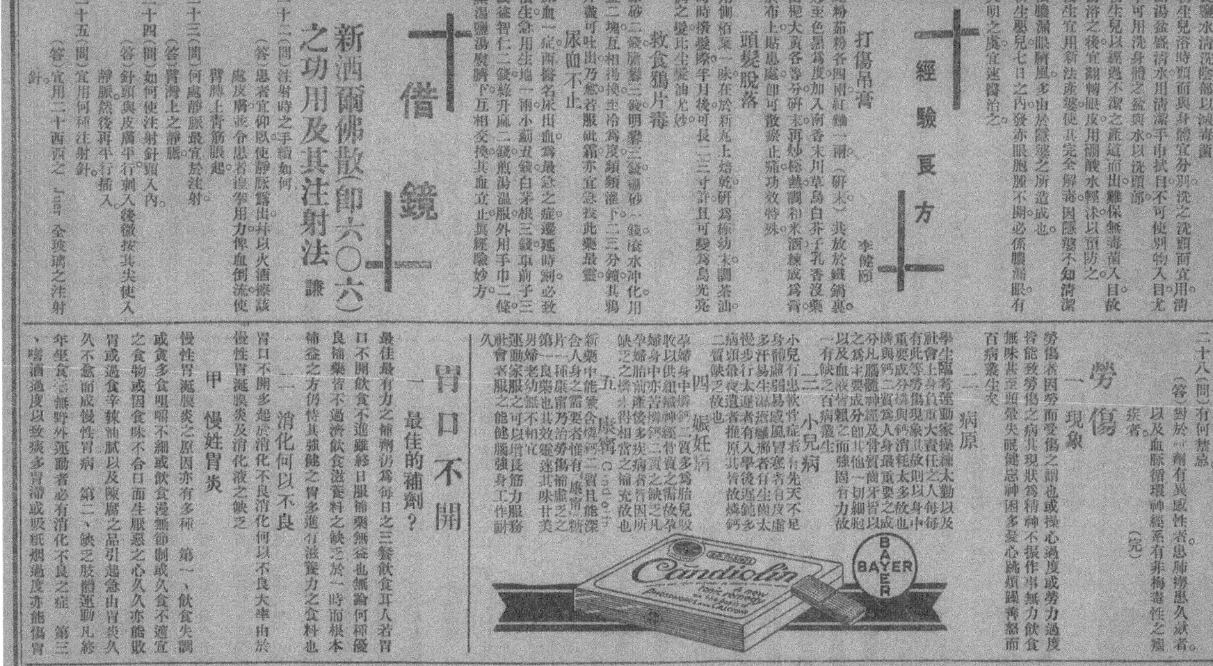

胃口不開

一　最佳的補劑？

最佳最有力之補劑。仍爲每日之三餐飲食耳。人若胃口不開。飲食不進。雖終日服補藥。無益也。無論何種優良補藥。皆不過濟飲食滋養料之缺乏於一時。而根本補益之方。仍恃其強健之胃。多進有滋養力之食料也。

二　消化何以不良

胃口不開。多起於消化不良。消化何以不良。大率由於慢性胃涎膜炎及消化液之缺乏。

甲　慢性胃炎

慢性胃涎膜炎之原因亦有多種。第一、飲食失調。或貪多食。咀嚼不細。或飲食漫無節制。或久食不適宜之食物。或因食味不合口而生厭惡之心。久久亦能敗胃。或過食辛辣油膩以及陳腐之品。引起急由胃炎。久久不愈。而成慢性胃病。第二、缺乏肢體運動。凡終年坐食。毫無野外運動者。必有消化不良之症。第三、嗜酒過度。以致痰多胃滯。或吸紙烟過度。亦能傷胃。第四、憂傷鬱悶及病後失調。虛損過度。亦能引起消化不良重症。此外患貧血症、神經衰弱症、頭痛症、心跳症、久咳及肺癆病。以及一切慢性病。皆有消化不良現象。

乙　消化液缺乏

凡食物由口入胃。由胃入腸。皆有各種消化液隨之消化。各種食料如唾液消化澱粉。胃液消化蛋白質。膵液消化脂肪。膽液彙有上述三種消化酵素之類。凡因前章所說各病而致消化液有缺乏之時。則人覺飽悶脹痛。胃口不開。而成消化不良之病矣。又如食特別食物。而腹中偏缺少化此食物之消化液。則即停滯而起消化不良之病。又如偏食特種食物。消化液不敷支配時。亦是引起障碍。如在赴宴時。頓然食過量之油膩。而膽液膵皆不足供消化之用。則必致停滯胃敗而胃病起矣。

三　證象

凡有胃病之人。皆面黃肌瘦。舌苔垢膩。多痰。吐酸。心口沉悶。胃脘作痛。終日飽滿。不知飢餓。每進食後。氣阻腹脹。大便不利。口氣臭惡。口中生瘡。有時口角唇邊亦生濕癬。甚或頭昏心跳。最顯著之證象。厥爲不思飲食。勉強飲食。即停聚胸口。難受異常。胃病日久。身中營養不足。抵抗力減弱。多有轉爲癆怯症者。

四　治療

根本療治。須請醫師詳細診察。以求斷根。唯一助消化之法。人人可用。厥爲服「歐力新」Orexin消食片。此爲真正能開胃之劑。益胃消食。去腐健身。毫無弊害。能增進食慾。能縮短消化時間。真乃胃家第一良藥。歐力新能喚醒食慾。能進消化液及消化酵素之分泌。胃弱之人。雖不必有胃病。亦可服之。以助消化而益身體。

五　歐力新消食片

功用　歐力新係真正直接助消化之藥。因歐力新對於胃涎膜作用之結果。不獨胃酸增量。胃腺體之功能盛活。兼使消化中樞神經因反射作用而振作。因使胃髒運動及攝收營養之進步。故能收完全消化之功也。凡服歐力新後。能使食慾旺盛。飢餓增高。能促進胃液之分泌。凡米麪消化。服本品〇・二五可提早半小時。服〇・五可提早約一小時。凡肉類則不過一小時即消化矣。本品又能刺激胃神經。使滋養品易吸收。其有益消化尤大。

主治　凡一切消化不良。食慾缺乏。或由於飲食失度。或由於久病不愈（如肺癆、血虧、癆瘵、軟骨等症）。又嘗婦女懷孕或航行搭浪時吐嘔不止。內服本品。功效立見。兼治傷食病後調理用之。尤佳。小兒開胃用歐力新尤妙。雖百藥罔效者。得此無不有效。

服法　消食片每次服二三片。消化不良者飯後服之。食慾缺乏者飯前一點鐘服之。

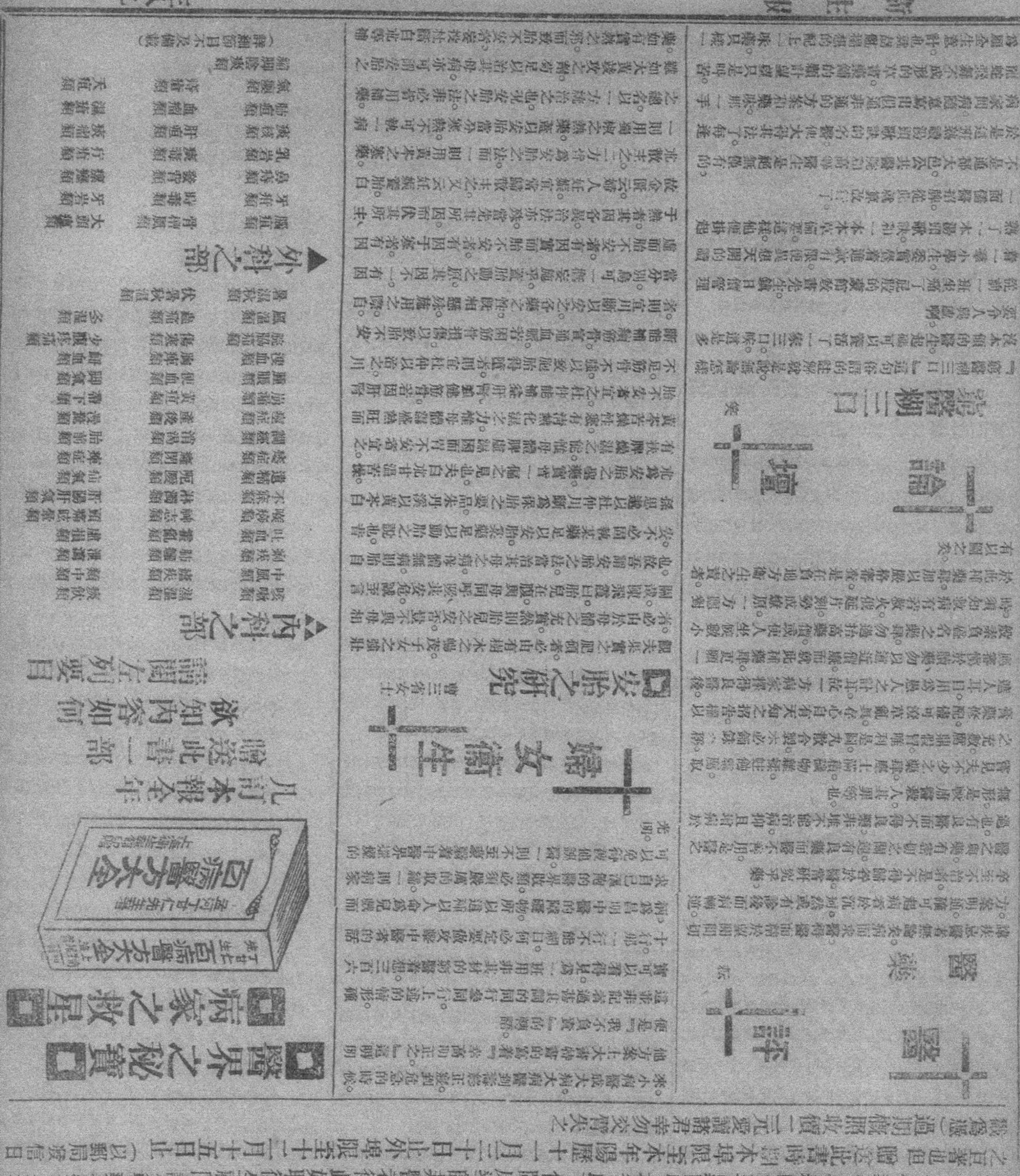

衛生報

本報啓事二

本報週年紀念轉瞬卽屆爰爲酬答愛讀本報諸君起見決自卽日起凡訂閱本報全年一份者（自五十一期至一百期）贈送價値二元之國醫泰斗丁甘仁先生百病醫方大全一部　該書係丁先生畢生臨診驗方百病俱備應有盡有曾經丁先生長孫現代名醫丁濟萬先生親手彙纂復經主張中醫革新者趙公尚謝濟蒼宋大仁時逸人四先生眉列編製內容共八十餘類條分縷晰文字顯明醫者得此可作臨床導師非醫者得此如聘衛生顧問誠爲醫藥界空前未有之巨著也但　贈送此書時間本埠限至本年陽歷十一月三十日止外埠限至十二月十五日止（以郵局發信日戳爲憑）過期概照收價二元愛讀諸君幸勿交臂失之

醫評

醫藥

耘

諱疾忌醫者。無論矣。病而求醫。得醫而精於望聞問切。方案明通。確可起病者。於沉痾。然或有診後而病轉逆。爭至不治者。是不得歸咎於醫。當研究乎藥。

醫之與藥。有密切之關連。有良藥而醫不善用。是醫之過也。有良醫而不得良藥。非唯不能治病。抑且增病於無形。是與庸醫殺人。其罪等也。

嘗見夫不少之藥肆。塵土滿積。穢物雜糅。蛀蝕霉爛。取之充數。膺鼎假冒。唯利是圖。丸散合製。亦必錙銖。不務齊藥。修配儘可潦草亂眞。存心自有天知之招告。標以遮人耳目。用爲愚人之計耳。故一方病家。擇得良醫後。應審愼於購藥、勿以道近價廉。而就此種藥肆。更願一般素負盛名之藥肆。勿過抬高藥價。或使人坐候數小時。須知救病有若救火。很延片刻。勢成燎原。一方應對於此種藥肆。加以嚴格審查。是在負地方衛生之責者。有以圖之矣。

論壇

鄉醫糊三口

笑

『鄉醫糊三口』這句俗語的註解就是說。無論怎樣沒本領的醫生。起碼可以養活了一家三口咾。這是多麼令人驚心啊。

從前一班坐痛了屁股的蒙館教書先生。鎭日價管理着一羣小學生。委實營着進款有限。便異想天開的讀熟了一本湯頭歌訣和一本本草備要。這樣他便掛起一面儒醫招牌。從此就算改行了。

不是通都大邑。公共醫院和高等醫生。是絕無僅有的。於是這班熟讀湯頭歌訣的名醫。便大得其法了。每逢病家問病。隨意寫出似通非通的方案和藥味。那一手龍蛇飛舞不成形的草書。藥鋪的夥計。望望只是叫苦。爲顧全生意計。也就胡亂揣想的配上一味藥。只樣一來。小病醫成大病。大病醫到壽終正寢。到危急的時候。他方案上大書特書的寫着『幸高明正之』這明明便是『我不負責』的轉語。

這並非記者過甚其詞的同行參同行。上述的情形。確實可以看得見。爲一班用非其材的鄉醫着想。三百六十行。那一行不能糊口。何必定要做攻擊中醫者的話柄。爲昌明中醫的障礙物。所以這種以人命爲兒戲而求自己溫飽的醫界敗類。必須嚴厲的取締。一則病家可以免得被他誤殺。一則不至累着中醫界燦爛的光明。

婦女衛生

安胎之研究

曹三省女士

觀夫果實之肥碩者。必由有樹木之暢茂。子女之強壯者。必由於母體之充實。然則胎兒之安否。豈不與母相關哉。陳飛霞曰。胎兒在腹。與母同呼吸。共安危。誠至言也。故吾謂安胎之法。當治其母之病。母體無病則胎自安。不必固執某藥足以安胎。某藥足以動胎之說也。昔孫思邈以杜仲川斷爲保胎之要品。朱丹溪以黃芩白朮爲安胎之聖藥。實皆一偏之見也。夫白朮甘溫苦燥。有扶脾燥濕之能。惟母體脾虛濕困而胎不安者宜之。黃芩苦燥性寒。有清熱化濕之力。惟母體濕盛熱旺而胎不安者宜之。杜仲能補益肝腎。兼健筋骨。若因肝腎不足。筋骨不強。以致胞胎得墮者。則宜杜仲以治之。川斷能補續筋骨。宣通血脈。若因筋骨損傷。以致胎不安者。則宜川斷以安之。各藥之性既相懸殊。施用之際。自當分別爲可。一概妄施乎。蓋胎動之原。其因不一。有因虛而胎不安者。有因實而胎不安者。有因于寒者。有因于熱者。其因各異。治法亦殊。當先其所因而伏其所主。故金匱云。婦人妊娠。宜當歸散主之。又云妊娠養胎。白朮散主之。二方皆爲安胎之法。而一則用黃芩之寒藥。一則用蜀椒之熱藥。蓋以安胎當分寒熱。不可執一病之總名。以一方統治之也。况安胎之法。非必皆用補藥。雖如大黃峻攻之劑。苟足以治其母病。亦可謂安胎之藥。如有實熱之邪而致胎不安者。妄投杜續白朮等補

三八九

劑。則邪火熾盛。熱毒益熾。搏氣搏血。胞胎何安。是以古人有壓鐘之喩。梁壓而鐘未有不墮者。惟用通劑。逐去其邪。火毒消散。炎熇頓清。血涼氣和。而胎自安。與又可以大黃者安胎。眞藥。變亦非無見也。內經云。有故無殞。亦無殞也。大積大聚。其可犯也。衰其大半而止。病之實而重者。尙不敢攻。立見危殆。故必毒藥攻之。使邪去而孕安。惟毋犯乎正氣。衰其大半。卽止此。亦安胎之一法也。總之安胎之法。當究其所以不安之原。審證治之。而胎自安。虛者補之。實者攻之。有濕熱者化其濕熱。有風寒者祛其風寒。除病卽是安胎。此實安胎之良法也。

月經問題

宋愛人

戊編　經水過多之病理及療治

第三章　經水過多之簡效單方

(八)側柏葉(焙)棕櫚皮(炙灰存性)各等分。共爲末。每服一二錢。溫酒調服。按經水過多。考核病理。於氣虛血虛外。確是血熱者多。而血寒者殊鮮也。故上列數方、屬甘涼者居多。而甘溫辛熱則無有也。或曰。血崩亦有用桂附參芪而效者。其藥惟非甘溫辛熱而何。余曰。此血脫補氣之法也。血爲穀味之精華。而去者斷難遽生。故於此千鈞一髮之際。惟有急急固守生陽。使正氣不致走散。殆盡則亡。羊補牢。或可保此殘局。故非桂附參耆不爲功。然亦必重用血藥。相輔相濟。始可圖功也。

(十)加味八珍湯　台人參一錢至三錢。野白朮三錢至六錢。雲茯苓錢半至三錢。青炙草一錢。白歸身四錢至八錢。乾地黃四錢至八錢。杏仁炒三錢至六錢。十灰散(包煎)一兩。水煎溫服。如經行如崩。緩不濟急。亦可調下震靈丹二三錢。此南嶽魏夫人方。爲血崩中之急劑也。

(按)經水過多。總是血虛血熱。前已論之矣。然細爲辨晰。於血虛血熱外。間有脾氣虛弱者。肝氣鬱怒者。(脾虛用歸脾湯。病理及治法。詳見第三編第二章。肝鬱者用加味逍遙散。後服歸脾湯以善其後。病理方劑。見第三編第三章)衝任虛損者。經來行房。致傷胞絡者。仍須就醫治之也。然苟能防患於先。則上列十種方劑。服之得當。亦有特效。而本編第三章之加味歸脾湯。已囊括清熱固經之能事。卽本章第十方之加味八珍湯。合十灰散。亦極有深意。祇此二方。已得治法關鍵。惟用藥如用兵。第一要虛實寒熱。辨得明白。始得迎刃而解。讀本篇諸君。或有病之輕淺而易辨者。自可按圖索驥。較之庸醫。草率從事。優勝實夥。卽病之重且繁者。亦可明白其大要。而決不爲衆惜所搖惑。其臨時之處劑。仍須就診於良醫。

家庭衛生

家庭衛生

歐陽梅倩

莊子曰。人上壽百歲。中壽八十。下壽六十。然觀今世之人。往往年未半百。早已夭折。甚至垂髫已殤。生如不生。此何故耶。豈非不知衛生之道歟。夫春夏之草木。不見繁茂而反枯萎。必係灌溉之不時。燥濕之不宜。是草木之失於衛生也。吾人不知衛生而早夭。何以異夫草木早萎之理乎。然則衛生之道。誠不可不急急研究者也。但衛生之道。必使家庭之人。咸奉行之。若父衛生。子不衛生。夫衛生。妻不衛生。其效果必甚少矣。故當注意家家之衛生。今述大略。分爲八端。願與諸姑姊妹一商榷之。

一空氣宜多納也。人不能一日無空氣。人亦不能一日無清潔之空氣。空氣齷齪。疾病易招。衛生學家。已有定論。閉窗扃戶。惡習應蠲。西醫每用空氣療肺病。則空氣與人生。至有關係。可想見矣。

一灑掃宜殷勤也。灰塵微菌。人不易見。稍入肺部。危險良多。思患預防。灑掃烏可不勤。此朱子治家格言所以首言黎明卽起。灑掃庭除也。

一朽敗宜摒除也。朽敗之物。多有黴生。吾人習慣。每不忍棄。君以之昭儉德。爲而不知所謂儉德者。非食隔宿之肉。縫折足之床。夫亦曰用無濫而已矣。以生命易儉德之名。惜其輕重已覺不當。乃並無儉德之足稱。而亦冒險嘗試。是烏可哉。

一飲食起居宜有常也。食有一定之量。逾量則消化不靈。少寢固精神疲倦。多寢亦懶惰性生。諺云。飲食宜謹。又曰。早起早眠。講衛生者。宜寫一通。置之坐側。

一藥材宜儲蓄也。普通如痧藥。臥龍丹。及治傷等品。均宜預儲。以備不時之需。或隣居有急。分以與之。亦公德之一端。而亦衛生普及之一道也。

一園圃宜整頓也。園草蔓亂。殘枝繽紛。蘊積久之。毒蟲必生。涉足其間。至爲危險。必思所以整頓之。此亦不容緩也。

一運動不可不習也。運動能和血健軀。故不可不習。倘全力赴之。亦多受損。談衛生者。主張運動。以微汗爲止。然此不過指限制而言。至若運動須依規則。致力不宜過猛。則非自量之不可。童稚不明利害。往往樂而不輟。甚或跳高踰牆。爲之長者。尤應留意及之。

一鬱抑不可有也。家庭之間。鬱抑之懷。往往而有。女子尤甚。毋庸諱者。在男子猶得通衢品茗。茶樓消遣。有夫丟開自易。在我輩若亦效男子之行爲。卽無旁觀議論。亦覺自己增慚。故當鬱抑之時。可以覽圖書。飽觀花木。則千愁百恨。自不難雲散烟消。然觀書須擇有興味而不戀傷者。感慨悽涼之事。宜置不談。以上數端。不過管見所及。舛誤疏忽。自知不免。然卽此行之。若再加以處處留心。在在注意。持之以恆。始終不怠。則秦皇不死之藥。漢武承露之盤。其功效或不啻此也。

臨症筆錄

李健頤

產後中風

用竹葉湯之效驗

婦人產後。血溢過多。榮衛虛弱。偶一不愼。便成中風。風邪鼓動。脈中之溫度沸騰。遂釀發熱。熱氣熏蒸。皮膚淋漓。化成爲汗。隨衛氣之虛。元府之疎。以迫出故大汗漬漬。此爲痙病之漸。苟不知治法。禍卽旋踵。豈可不愼哉。仲景深知此病之原因。以用竹葉湯主之。救療多人。功德無量。鄙人行醫十餘年。屢見產後患此症者甚多。均以竹葉湯以治愈也。謹將各治案列後。以資研究。

(一)平潭后池村。林婦產後三日。因衣被菲薄沾露。腹臭不堪。渾身更換。偶中風寒。發熱口渴。而亦氣喘咳嗽吐痰。大汗淋淋。彼時醫生指爲溫病。或投吳氏銀翹散。或與桂枝白虎湯。匪特無效。而反更篤。急來延余。診脈象浮大。口渴身熱。四肢攣急。手指麻痺。殆成痙厥。急與竹葉湯加葛根夏麴。浮海石。林家諸人。竊竊然曰。此係熱深厥深之症。奚堪再用熱藥。余曰病勢將危。急投此方。尙冀挽回之機。否則殆矣。病家聞余言之切實。必有卓見之地。勉與半劑。服後痰涎頓消。熱減大半。舉家欣喜。再將餘剩半劑再服。諸症霍然。

(二)平潭南街寶成店東之媳。產後中風。四肢拘急。氣喘面赤。諸醫罔效。繼後延林幼龍君診治。林君深知此症由於產後中風。用竹葉湯增減服二劑。病若失。

(三)平潭東甲村林益妻。初產二日。陡然發熱。口渴不止。譫語惡寒。痛痛發熱。口渴大汗。體倦咳嗆。小腹急痛。服生化湯加荊芥穗益母草。而增劇。急來邀余。投與竹葉湯加元胡索製香附。連服二劑而癒。

(四)平潭北街林婦。產後中風。服藥殆徧。均無獲效。亦用竹葉湯而癒。

觀以上各案。可知此方誠爲產後中風之良方。其方中配合。眞莫名其妙。鄙人見世間多以產後中風發熱。誤爲溫病。投以大涼大寒之劑。以致僨事。誠可痛哉。故特將余平生所療各症。誌筆錄之。公諸於世。

附方

竹葉湯(金匱方)葛根二錢。防風錢半。桔梗二錢。桂枝錢半。西洋參二錢。附子錢半。甘草一錢。生薑三片。大棗三枚。清水煎半碗八分。溫服。

拒毒

關於禁煙之宏論(續)

張玉田

凡界內有一土案發生則必鬧有牽涉最爲明顯之某拘因而撤差而捕房對於全體之中西警士務必設法爲之彌縫民國十四年煙土案鬧查之結果不聞有一違法律制裁界內鴉片業因而重振開之華人有所謂俄法地者即指白俄所發寄居之法界在此可與法人共營運鴉片之名稱也又有所謂法界華商者即專指營運鴉片之商人也嗚呼願吾法人毋一日忘之考民國十六年以前法界官廳對於鴉片業或可以曾告無涉矣此以往則開日必開有煙土案發生界內對於鴉片商人允許居住且從而優待之對於鴉片售賣亦半官式允准之前此尚未聞有關弛煙間者(吸烟之所)今則不然有煙癖者已趨之若狂開其價目每籌售洋四角不特此也營業之外兼以營賭總收入月計一千二百萬佛郎(約洋一百萬元)利因厚矣然抑思夫彼正常商人慘淡經營之所得倘不足以顧溫飽者視之爲何如乎尤可注意者金錢萬能此項商人收入既富雖假領導羣倫以爲反革命之活動此亦勢使然也故今法界賭窟已足與澳門齊名願吾法之果欲求聲譽者合此詎無術乎果係特鴉片商人以維繫吾法之聲譽若非天下至慘之境乎或者以爲此項商人雖有不正當營業之嫌疑然其勢力非常雄厚任其居留界內亦足爲消滅共產黨之助十六年之事其明證也然而事實上雖無共產黨發生亦不難虛張而假造之此固今日政客所習用而屢見效力者也今華人之洞明情勢者實繁有徒不患不縷歷指出以爲責難以供嘲罵以起反抗也吾知法界之在職人士及官方新聞記者必有所耒聞或並有不願聞之者而事實昭昭任何遊客或無正當使命之人士如欲調查者不難按圖以索驥也今中國人士已忍無可忍惡將提出於國際聯盟矣其結果如何余將探諸拒毒會中人也國際聯盟之萬國勞工會關於安南勞工狀況資料極少余並將以此役所得之勞工情狀報告該會或國際聯盟之事務足稱緊重矣如萊茵河問題如英法海軍協約如軍縮會議如鴉片皮勞工種種莫不勞該會之心力不使有一日得安然吾獨不願鴉片事件亦如非戰條約之徒有非法名稱(按非戰即非法戰事之意)稍加保留即足以置全約於無效(英國對於非戰條約原文提出保留)而徒見鴉粟之田與習染阿芙蓉癖者反日增月益也

雜俎

札記三則

秦丙乙

均是疾也同一病也而有貧富之異焉往往貧人終歲康強即偶一患疾亦不久復蘇非若富者之二豎爲侶藥爐常伴久困牀第而淹纏難愈也以理言之富家深居簡出講究衛生即患病之時亦看護周至且有重金可延良醫可覓神藥豈彼貧人赤手空拳之比而按諸實際則事誠有大謬不然者蓋貧人手胼足胝勤勤勞力終日黎露既已飽受成習布褐蔬葷亦屬安之有素體質既強病魔自無由而侵時或受邪過盛猝而成病多係外感罕見內傷是以藥餌一進而病即霍然若夫富家或養尊處優體弱異常或操神勞心情慾熾張以金枝玉葉之體笑墟內外之交迫無情之草木焉能療有情之疾病以有限之藥石豈足醫無窮之心曲驕養已慣任性爲逸或友饋贈肥甘必多病中每忽於飲食病後復疏於起居於是起而又已愈而復發往來纏綿終無寧日一遇危急甚且庸人自擾張皇失措馴至妄進濫投不可救藥職此之故同一病也貧者患之可速愈而不害富者嬰之多久滯而殀死此亦不易之驗也

君火居之心臟人身本有之溫度也以充滿爲主相火係於肝腎對於君火而言之也以潛藏爲貴君火太盛則思慮過度脾陽弗固相火妄動則陰液煎熬元氣暖害君火而充實即爲百骸貫和之檄相火能潛藏乃是益慾屏生之象矣

病之原因雖多約而言之內傷與外感而已矣內傷根於七情外感發於六氣內傷深伏臟腑外感僅傳腸胃一則根深而見效緩故治之也難一則因淺而奏功速故治之也易惟內傷而挾外感或外感而兼內傷證情既複治亦改其方針矣大概內傷之見證多憎怖嗜臥納呆胸悶四肢無力頭疼時作時止潮熱見於手心惡風惡寒不甚病害而外感則傷風鼻塞筋骨緣繞頭痛常作不休發熱見於手背惡風惡寒投篩異常甚且顛明之標示即內傷之脈氣口大於人迎外感則反是也世有不達之士恢於外感不明其相而治之以治內傷之藥療之以療內傷之法斯則失之毫釐而差以千里者矣

詢問欄

太倉鹿河恒濟壽藥號轉沙頭顧氏來函

(上略)目下頭面四肢皆成浮腫腹乃膨脹兩手寸關脈沉數而弦滑屢定尺部沉濇難尋苦現微白日夜計食厚粥十三四大碗大便日下二次或三次小溲則倍夜寢得寐惟一時少許而已常畏煩擾而怠於啓齒邇更數醫服藥四十餘劑毫無寸效前月請洋橋沈醫診視沈君用生石羔一兩五錢　知母四錢　括蔞仁四錢　枳實三錢　玄明粉一兩　全瓜蔞四錢　等大劑清陽明通腑實計服斤外石羔初下減食四大碗經四日後仍歸其舊有日益增曉旰近今幾日咳嗽頻頻服藥止之均屬罔效(下略)

答太倉顧氏問

大仁

脾腎兩虛運納無權水濕泛濫橫趨絡道以致四肢浮腫大腹膨脹理宜溫運脾腎何如日進厚粥十三四碗夜寐欠安可見脾腎雖虛肝胃有熱上熱下寒用藥非易沈醫但清胃熱而不用健脾溫腎之品宜其無效爲今之計惟有雙方並顧溫涼同用以冀萬一之幸然乎否乎尚希明正

熟附片一錢　連皮苓五錢　大麥冬三錢
熟石膏三錢　仙半夏二錢　川象貝各二錢
生白朮二錢　廣橘白一錢　枯碧竹三錢　水炙桑葉皮各三錢
金匱腎氣丸三錢包煎

餘興

祭煙冢文(續)

餐霞居士既離黑籍將爾鎗碎爾燈瘞諸土中名曰烟冢乃於某月某日謹以杯茗菓餌之奠而爲文以告之曰嗚呼哀哉自汝東漸百有餘年流毒滿地氣燄熏天黎人面目迷人心肝鑠人骨髓耗人金錢摧弱種族蝕民權汝若有靈常亦汗漸以我老友不汝瑕疵同穢數載念茲在茲芝蘭臭味曾不若油遊雜往事使我心悽當夫飯餘酒罷月夕花晨烟霞老我燈火伴人破我岑寂非汝莫屬纏綿情致與共生死則有重煙之窟陷人之坑開香下馬逐臭成羣藏汙納垢吐霧吞雲地則黑暗氣則陰森不寒而慄不夜而燈往往見噓自嘗乃

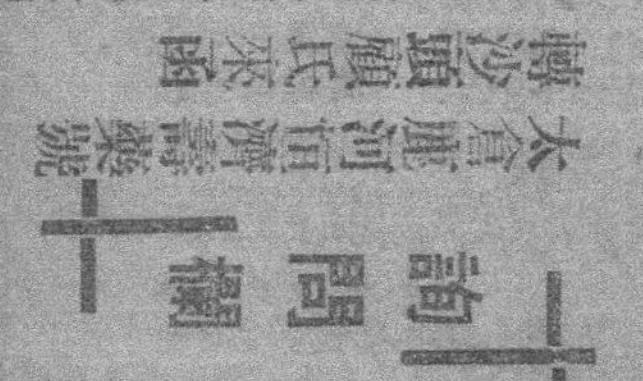

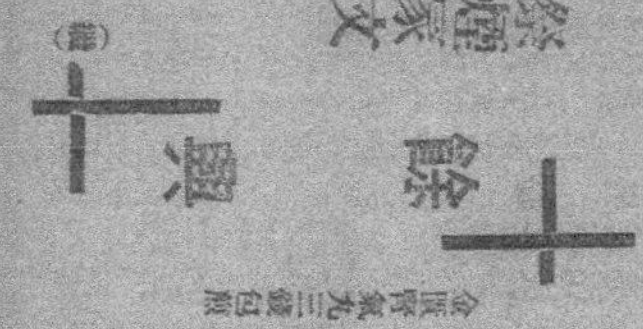

聞。君夫酒家茶肆。羅閣朱樓高軒雲集。入蕊風流。齊有富貴時無春秋。短笛信吹。無餘則幽重深香繞。不捲則留。可以卒歲。可以忘憂。其或與高烈采氣足神完。十口八口。左邊右邊。信手揮扇。閉目謂天。吟歌嘹聒。絃管流連。珠圍翠繞。蝶浪蜂喧。左擁芙蓉。右擁嬋娟。卜晝卜夜。其樂陶然。泊夫水窮山盡。藥極興嗟。坐不安席。臥如翻權。髮深頂風。背寒促蝦。涕泗滂沱。饑疲交加。燈昏打尿。茶盡咲渣。是誰之咎。世界煙花。氣象萬千。縷述難盡。惟我與爾。相依爲命。胡天不吊。竟成永訣。法禁森嚴。曷敢隕越。嗚呼哀哉。地球斡運。天道循環。物極則返。登對理然。汝之生長。頂戴終身。時代改革。老朽奚論。嗚呼哀哉。昔歸西方。佛祖之居。汝本印產。魂歸蓬島。生氣成佛。善陀懺除。聲色香味。何有何無。眾音西方。香花供奉。善哉善哉。伏惟尚饗。

衛生小說 醫界鏡（名醫故事）（續）　醫隱

全藤那媳婦的孝子呢。只見彭三少爺尤覺詫異道。黃家媳婦新娶不出半年。那得有孝子。難道是族中過繼的麼。許三道。不是小孝子。乃是老孝子呢。藥師見彭三少尤其呆而不解。因插口問道。研竟什麼緣故。許三道。爺們不知其詳。容小人一一上稟。數日前。黃家媳婦患了身熱腹痛。胎氣不安的病。先請東街小兒科薛先生診視。薛先生開了一帖清熱安胎的方。服下小有效驗。未得大癒。黃翁愛媳婦情殷。望孫心切。分付兒子道。這病看來不輕。必須請一個婦科的大名家。方能早好。聞得有大石子街顧東生老先生。五十年婦科名家。必須請他來一診。好歹便無慮了。兒子答應。將手巾包了英洋六塊去請。那顧先生直允晚上方能來看。其子回後同家交商議道。顧先生到黃昏時候方來。且先請薛先生來復診。卽留薛先生在這裏吃夜飯。等顧先生來也好替我們應酬。黃翁說不錯。仍差兒子去請來。薛醫診過脈。說比昨天稍平些。方子且等顧老先生來開。當時吃過夜飯。耐心等待。直到起更後。方聽得街上呼吆的聲響。家人報道。老先生來哉。須臾轎到停下。只見顧先生昂然進來。薛醫趨前迎接。拱手道。晚生等候已久。請老先生上坐。那顧東生進門。突有薛醫生先在。心中已早有三分不快活。見薛醫迎接。他也不謙虛一句。說道。你小兒科薛老三也來這裏做甚。當見桌上有昨日薛醫開的那張方子。便有六七分不快活。道。快教病人出來診視。我還有許多病家未看。沒有閒工夫啊。黃翁道。小媳婦有身孕五個月了。現在腹痛利害。得很勞難下樓。

新中醫社最近出版

藥劔啓秘　許半龍編　一冊　定價七角

本書爲數年來外科臨診的實驗。選取最需要。并爲上海各醫院善堂所常用的外科藥品百餘種。分外用內服二類。每類所屬的方劑。附有名稱。效用。和製法。用法等。打破神秘。開白宣示。

內經研究之歷程考略　許半龍述　一冊　定價四角五分

本書爲提供內經研究上必要的準備智識爲限度。并就其實際上之背景。而予以有系統的說明。在理論方面。力求考證明確。對於歷來學者研究之作品。各就其得失。分代討論。誠爲最近內經研究唯一精詳之佳構。

讀內經記　秦伯未著述　一冊　定價六角

是書爲秦君十年來讀內經之結晶。致訂正誤，有如撥雲霧而重見青天。眞軒岐之功臣。後學之導師也。書分三編。上編爲文字之致訂。中編爲訓詁之致訂。下編爲句逗之致訂。由章太炎吳昌碩題簽。許半龍作序、秦爸並附顧青瑤女士讀內經圖銅版。尤覺名貴。

中國歷代醫學之發明　王吉民著　一冊　定價三角五分

本書爲王吉民君所著。分生理。解剖。治療。衞生。外科。內科等六章。以中醫爲經。西醫爲緯。引徵豐富。說理切實。爲中醫界中放一異彩。中國醫學院曾採爲課本。實足與日人今村亮所著醫事啓源一書相頡頏焉。

以上各書一律六折寄費加一

總發行所　上海小西門外　中國醫學院新中醫社

代售所　上海三馬路千頃堂書局

喜出望外

疾病在身　鬱鬱不樂
服百齡機以後……

- 胃納呆滯者……飯量大增
- 二便不通者……排洩暢利
- 氣悶飽脹者……胸寬脹消
- 腰酸背痛者……筋骨舒服
- 肝經火旺者……心神安甯
- 久不受孕者……一索得男
- 面黃肌瘦者……唇紅齒白
- 陰虧體弱者……精神強壯
- 夜來失眠者……安眠入睡

諸病若失　喜出望外

百齡機　不但治病如神　亦常服滋補品也

大瓶二元　每打廿元　小瓶一元　每打十元

▲各埠函購寄費不收郵票代洋十足通用▼

上海九福公司發行

大造補天參茸丸

嘗考陰平陽秘。太和翔洽化之機。酌盈劑虛。涵養發舂榮之象。人非太上。誰無六賊之擾。醫縱扁盧。終賴三年之艾。以上工治病。選藥爲先。古聖製方。補丸最重。弱是良醫易得。妙藥難求。補益之劑。眩目如毛。丸散之名。屈指難盡。莫不侈詡秘授。廣說神奇。實則大言炎炎。靈效渺渺。欲求純一之良方。幾等鳳麟之毛角。蓬徒問春和綏肇興。無米之嘆。洞遏文園。或抱天年之恨。言念及此。戚然憂之。因此習聞信心廣宏。大願特請海上著名大醫丁甘仁老先生。妙運靈心。巧施國手。徵歷年之經驗。撰濟世之奇方。丹轉九還。光施一葉。鎔鑄古今。參合中西。著此大造補天丸方劑。又複妙選靈材。虔加修合。宰仙山之靈獸。採蓬島之仙葩。餘若海嶠奇選之品。山崖水府之珍。無不盡入藥籠。登之鼎鑊。扶離火合陶濟成丸。具奪天換日之奇功。寓濟困扶危之妙用。若凡先天不足。後天虧損。虛勞羸瘦。種種孱疾。宜服此丸。常服自能立奏膚功。掃八萬之尸蟲。比三千之桃實。我毛洗髓。入諸華元化之一刀圭。墳海補天。此是女媧皇之五色石。各界君子幸勿河漢斯言

茲將主治各症列左

男　婦

先天不足　後天虧損
房勞過度　骨蒸勞熱
手足冰冷　酸軟無力
胃虛氣痛　久洩不止
虛損吐血　半身不遂
黃疸水腫　大腹虛脹
久患痔瘡　自汗盜汗
心悸不寐　怔冲健忘
氣血衰弱　老年怕冷
腰膝酸痛　頭暈目花
久咳氣喘　傳尸勞病
思慮過度　神疲食少
體虛風痛　久瘧不愈
虛火牙痛　耳鳴耳聾
嘔吐酸水　小便頻數
童子勞傷　癰久不斂

男　子

眞元虧耗　精滑易洩
久患白濁　腎虛遺精
老弱戒烟　軟酸嗜臥
陽痿不起　艱於子嗣
虛寒脫肛　日久痢氣
脫陽縮陽　添精益髓

婦　女

子宮虛冷　久不受孕
經水不調　白帶白淫
乾血癆病　面黃髮脫
小腹冷痛　陰痿不起
常患小產　崩漏不止
廣嗣種子　經枯血少

以上各藥引倘一時不便購買宜用清淡水或稀飯湯均可酌用此丸大補兩天培養氣血添精益髓調經種子固攝功效雖難盡述但受外感風熱及實熱傷寒等症切不可服

價目　每丸一元

上海大成參號主人謹識

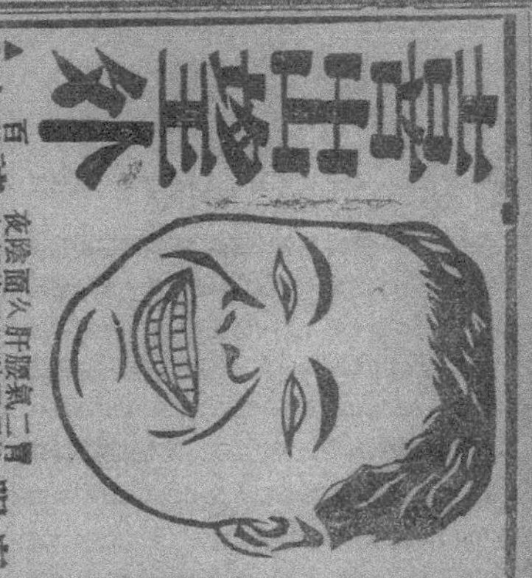

衛生報

袁存

主編 丁濟萬 編輯 朱振聲 宋大仁

（第五十號）

中華民國十七年十二月一號星期六

每逢星期六出版一大張售洋四分

THE HYGIENIC WEEKLY

館址上海白克路珊家園人和里十八號

中華郵政特准掛號認爲新聞紙類

定報價格

中國境內連郵費，每半年（廿四期）一元，全年（五十期）大洋二元，各國加倍，均作大洋計算，報資先惠，郵票九五代價，宅閱全年者，有閱病[illegible]

廣告刊例

特等登於文字上，每行二十一字，五行起碼，每行二角一分，頭等登於封面地位，每行六十三字，起碼每行五角六分，二行起碼，二等登於中縫地位，每格每期洋二元半

一週紀念號要目

本報啓事一

本報刊行以來承社會人士之愛護得以風行各地不勝欣幸惟是受寵若驚之餘猶不敢自滿自必精益求精達於盡善盡美之地步以副愛護之盛意此本報決心自五十一期起從事加以革新之宗旨也茲將內容各點分列於後幸鑒及之

本報共分十六欄每欄各有專才擔任撰述取求其宏用必其稱務使手披所及如入五都之市目不暇給

（1）醫評 以超然的地位對於中西醫界之錯誤竭力糾正以熱烈的血忱對於世界醫學大同之提倡盡量鼓吹文字不尚高深取材務求切實

（2）專著 闡述各種病症之簡明醫理及治療方法不取五行六氣之神秘學說與夫不切實用空泛理論

（3）醫藥常識 中國藥性每爲常人所不知其用法非經醫生命令不敢嘗試本欄專述各藥之性味形狀功用等文字不足以達意者繪圖拍照以明之務求一般人了解中國之藥性且可實用並及驗方等等

（4）公衆衛生 時行疾病最易傳染舉凡團體學校及軍隊市鄉之公衆衛生必籌其預防方法治療途徑以備公衆之採擇

（5）家庭衛生 欲得幸福之家庭首在各個人之健康養一人有病闔宅不歡或甚而受其傳染故本欄專述庭除臥室廚房毛廁之清潔方法以及家庭必備方藥俾資自行擇用

（6）青年衛生 青年最易沾染之惡病莫如手淫遺精陽痿近視肺癆淋濁下疳横痃等等讀本報後能使患者知所自療未患設法防止

（7）婦女衛生 婦女最多隱病通都大邑之文明婦女自諱者較少惟內地婦女凡犯隱病者舍自己之丈夫父母外多秘不就醫往往延成重症至於殞生良可慨也故本報對於婦女隱病如白帶陰挺陰癢梅毒子宮寒冷其他如血崩月經不調多年不孕以及產前臨產產後等等之預防治療善後各方法皆盡量發載俾一班婦女可以按症擇方自行療治

（8）兒童衛生 自嬰兒至成年之一段期間皆屬兒童時期在此時期爲之父母者應注意其疾病哺乳食品衣著睡眠遊戲等等何者有益兒童之身體何者有礙兒童之身體本報對於以上各點當詳載靡遺能使兒童成健全之體格不致早夭

（9）臨症筆錄 是欄俱請海內名醫於診餘之暇爲本報撰述臨床經驗俾資醫家之參考討論

（10）醫藥新聞 分國內及國外之最近新聞兩種或撰述或翻譯使讀者知國內之醫藥趨勢爲何若以增識見

（11）醫藥名人小傳 凡有功於醫藥界之名人軼事不分中西擇要撰著翻譯刊載俾作模範藉資興感

（12）特載 凡討論病症之來件及闡揚國醫之撰述皆歸此欄揭載

（13）餘興 多閱上項文字每覺枯索故特闢斯欄以增閱者之興趣內容有小說詩歌滑稽醫話藥名文虎等等不論文言白話一律登載

（14）詢問欄 訂閱本報者遇有疑難病症不易解決者可來信詢問本欄當盡量答覆對於病家裨益不少

（15）借鏡 本報既以醫爲仁術爲歸納故不分國界凡各國醫藥之有實效者亦時採登用資借鏡

（16）拒毒 我國貧弱之由固不止一點然鴉片嗎啡等之爲害實有甚於其他方今拒毒運動之聲浪雖高然國中本報特闢斯欄登載拒毒方法戒烟大全務使一班纏君子脫離黑籍庶我國有富强之望

以上各項不過略述其大概至其內容尚不及備載望我各界同胞速來訂閱方知言之不謬也

專著

癲癇之研究（二續）

楊煥文

（一）癲

癲本作顛。說文訓爲頂。爾雅釋言顛頂也。註疏謂頂上也。頭上者腦所居也。顛加疒爲癲。癲病之爲腦病也。固無疑矣。

原因。癲病者。謂之失血風。多因抑鬱不遂。侘傺無聊而成。心經蓄熱。或痰閉氣結者。亦能致此病。又見在胞胎。其母卒受大驚。能令子發癲。謂之癲子。西醫則以癲癇 Nosbüro gae'r Epilepsie, Fallsucht 認爲一症。

解剖。患癲者。其腦之黃白漿。必少而壞。其腦血衣亦必腫厚。近血管處。并有黃點。其腦筋衣則稍有多水。與頭骨相黏。衣多則汁。兼有血水。附近血管。或變油質。或變膠狀。而腦內各房前後俱脹大。大腦內迴紋。均縮縮。後面充甚。久則癱瘓。其腦衣多壞。其或發炎。而延及小腦。

證狀。患者精神恍惚。言語昏錯。終日喃喃。時明時昧。行動猖狂。喜怒不常。有狂之意。而不如狂之甚。

辨證。癲屬陰。狂屬陽。癲多喜而狂多怒。狂爲痰火實盛。癲爲心血不足。

治法。此症治法。宜清心安神。豁痰降火。用牛黃丸。麥門冬丸。茯神丸諸方。大致雖同於治狂。然狂爲實火。宜平攻下。癲則徑須安神養血。西醫則多用麻醉與奮之劑。詳見癇症。

（二）癇

醫書曰。癇病發則現種種症候。過則恬爲平人。乃病間也。故字从疒从間。

原因。癇病由于痰鬱鬱氣不平。營而本經閉塞。諸經臟氣而得之。要不外陰陽二種。心腎虛却者。症多陰癇。或在母腹中受驚。或幼小受風寒暑濕。肌飽失宜。逆於痰火上逆。痰涎壅塞心包絡經脈阻閉者。症多陽癇。西醫謂此症以遺傳爲必要之原因。並謂此外如酗飲之飲酒。或房勞。及頭腦外傷。精神感動。以及鼻腔咽頭並耳內之疾。腸寄生蟲。子宮轉位等反射作用。而成癇腦髓。亦爲本病之原因。

解剖。此症腦內病狀。初無一定。年久者每有頭顱傷損。腦衣實厚。腦漿太多。或不足。腦內生瘤。或腦厚一說。爲自腸管發生之自家中毒。

證狀。癇病發則卒然倒仆。口眼相引。手足搐搦。背脊強直。舌有咬傷。口吐涎沫。聲類畜叫。目瞪子大。手足顫掉。搖頭口噤。甚則如死人。遺溺有頃乃蘇。

辨症。癇與中寒中風中暑尸厥等仆倒不同。癇病仆時口中作聲。將省時吐涎沫。省後又復發。時作時止。中風中寒中暑尸厥之類仆時無聲。省時無涎沫。省後不復再發。間有發者。亦不如癇之甚也。

治法。中醫治此症大別有五法。一曰清神。用犀角羚羊牛黃。鬱金遠志之品。二曰豁痰。用控涎丹滾痰丸之類。三曰祛風。用天麻全蠍川芎之品。四曰降。降而涼者。琥珀元精石海石等。降而鎮者。金箔沉香硃砂紫石英等。降而通者。大黃麝香白礬等。降而斂者。五味龍齒等。五曰補。補氣用參耆。補血用歸芎。補陽用桂鹿角膠白附子。補陰用二地等。又凡此症之不甚重者。用定癇丸頗能有效。雖時久則難治。西醫治此症以臭素劑爲最有力。亦有用土的年者。土的年者。木鼈子精也。木鼈子亦名馬錢子。王清任有龍馬自來丹一方。用馬錢子地龍香油爲丸。與西法吻合。

特載

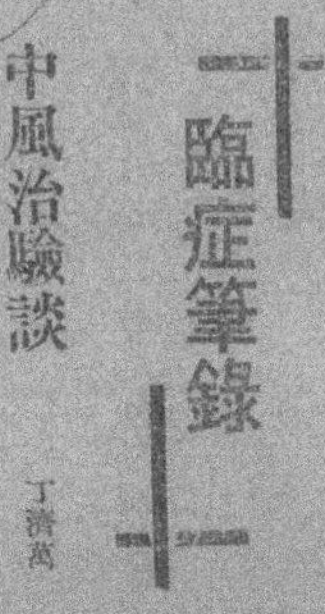

中國古代化學之一般

盧銘

此外更有所謂智者石爲點金家之藥。王大者能變爲金類。小者能變爲白銀。其製法相傳有用金銀汞三者。此三種均極其化合物。如氯化金 (Aurum chloride) 硝酸銀 (Argentum Nitricum) 氯化二汞 (Hydrargyrum bichloride) 三物。其製法。即先將純金溶于黃水。純銀溶于硝酸水。銀溶于鹽酸之混合物爲材料。放入智者蛋。即一種緊閉之厚玻璃器中。密封之。置於特製之爐（保溫爐）上。漸漸作長時間加熱。連續數月之久。則蛋中之物。體次第由雜色變爲純色。而黑色灰色白色絲色黃色等等。階級最後變爲紅色之粉末。是蓮永適當之現象也。取此紅粉。撒於熔有真金之坩堝中。再熱再撒。及相當之紅粉被真金吸收後。即得類似紅鉛之固塊。即爲智者石矣。但其製法中之種種手續。都羅以迷信及玄妙之處甚多。令人莫明其究竟。備點金家輕易將此種秘密說破。勢必黃金等于糞土。半錢不值。可惜雖或有著書立說。亦僅傳授信徒。一傳再傳。終至失傳。所以對於此項殊難得其真確之考據。但傳述爲此。吾人自有相當研究之必要。惟余所述智者石製法。僅摘錄其近於化學之理者言之。刪其所謂戒與夫秘密之演義也。其所稱蓮火二字。確有可信之處。即現今冶金化學中詳求各金屬熔點之差。分別其種類。依分離而取得其目的物。點金家之能事。不過得冶金化學之原理。臆眩其學說。清欲稱奇。以感人耳。總此論列。則上古時代。炎黃以降。至中古時代漢晉之下。化學之已發達而失傳也明矣。豈不惜哉。近世以來。中國化學之科。首由日本輸入。中國之化學家前輩。大都是東洋留學生。與夫首先創辦北京譯學館造就出來之人才。現在西洋留學返國者。日見其多。對於化學之發明。仍無大起色。所有立論。均依外國化學家之定律。故化學中所用名詞。均西洋文字。即其譯音或譯意之中。各亦大半延用日本意造之文字。則中國目前之化學。當然是東洋傳播而來之學說也。誠以中國古時種種學術。非止化學無系統研究之價值。以至廢棄。而吾人在中國而研究化學。對於本國化學歷史上的考據。要亦不得不與以探討與發揮之工夫也。

臨症筆錄

中風治驗談

丁濟萬

中風一症。自劉河間朱丹溪以來。紛紛聚訟。主火主痰主虛。一是因逐有祧綰中爲真中者。吾謂此證當以金匱爲標準。但見半身不遂。舌蹇難言等證。不得謂之非中風。明矣。予昔嘗治沈姓婦。起病泛噁。不開口。右手足不用。牙關緊閉。舌不出齒。喉中痰聲漉漉。體肥脈象滑數。身有浮熱。蓋病屬中風。內有溫熱之邪。法當先治標病。因用藿香正氣散加入玉樞丹一劑。而熱退噁止。但仍不開口。遂延予大父診治。連進小續命湯八劑。以治其本。仍不能開口。後仍延予診治。因念丹溪主痰之說。不爲無因。蓋腎虛則生寒。寒水泛痰。挾風上行。痰阻舌泉。因不開口。乃用生附子生川烏生木香生南星合陳。溫膽加竹瀝。連服二劑。舌能伸縮。粘痰吐出無數。而言乃不出。後用瓜蒂散服皂角白礬。大吐之。吐後服吉林參二錢以培本。明日即能開口。蓋此證下寒上熱。固由風激而水湧也。

醫藥常識

談凍瘡　秦丙乙

[illegible]凍瘡一症。又將盛行。患者既感痛苦。又礙觀瞻。甚或經年不愈。[illegible]血調和者。[illegible]凍瘡之症。[illegible]則甚可虞也。考凍瘡之原因。全由血寒少動。蓋人身血液之流行。循環不已。獨此[illegible]寒血結不解。於此處成一塊。始而紅腫。繼而[illegible]。[illegible]以手[illegible]。此其大略也。故有凍瘡之人。[illegible]。以過於[illegible]。所以氣血之流行。亦多遲滯。而[illegible]耳。或曰。凍瘡多生於四肢。而[illegible]何也。此蓋氣血之流行。[illegible]人身本有之温度。所謂君火是也。君火寄於心。[illegible]及而[illegible]四肢。[illegible]也。預防凍瘡。其道[illegible]。[illegible]當天寒大[illegible]。[illegible]勤於工作。[illegible]世人[illegible]。[illegible]

脈理詳解（續四十七號）

[illegible]

簡明實用藥物學　余振[illegible]

白芍　味苦酸　入肝脾[illegible]

[illegible]

借鏡

新灑爾佛散（即德國新六〇六）之用法提要

新灑爾佛散係治梅毒之唯一專藥。[illegible]必須按照[illegible]。[illegible]注射一全劑後（約十餘針）再行驗血。[illegible]

[illegible]（〇・一五或〇・三格蘭姆）以後可漸加至〇・四五格蘭姆。[illegible]〇・〇〇七五格蘭姆。[illegible]可以此類推。

每注射一次。須休養若干時。注射分量愈大。休養時間[illegible]（約三日）。

凡在六個星期中。其新灑爾佛散之劑。除注射[illegible]大約為四至五格蘭姆。是為一全劑。[illegible]

一全劑注射完後再驗血清（瓦氏血清反應）如

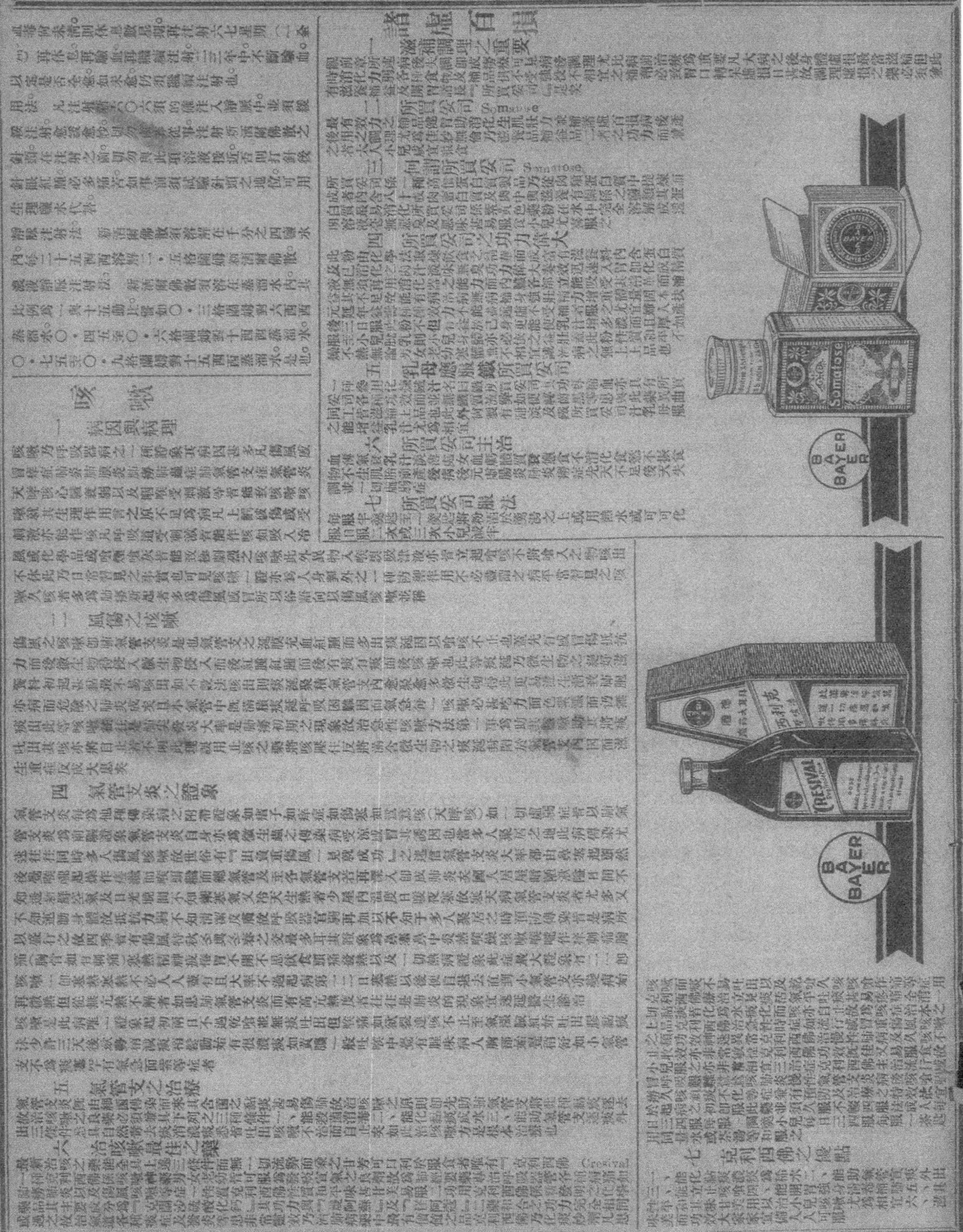

血毒尚未淸。則休息數星期。再注射六七星期（一）全（二）再休息。再驗血。再繼續注射二三年。中不斷驗血。以定是否全愈。如未愈。仍須繼續注射也。

用法。凡注射新六〇六須的確注入靜脈中。並須緩緩注射。愈緩愈妙。切勿急從事。注射新酒爾佛散之針頭。在注射之前。切勿與此項溶液接近。否則打針後針眼紅腫。必多痛苦。如事前須試驗針頭之地位。可用生理鹽水代替。

靜脈注射法。　新酒爾佛散須溶解在千分之四鹽水內。每二十五西西溶解二•五格蘭姆新酒爾佛散。

濃液靜脈注射法。　新酒爾佛散須溶在蒸溜水內。其比例為一與十五。譬如〇•三格蘭姆對六西西蒸溜水。〇•四五至〇•六格蘭姆對十西西蒸溜水。〇•七五至〇•九格蘭姆對十五西西蒸溜水。是也。

咳嗽

一　病因與病理

咳嗽乃呼吸器病之一種證象其病因甚多凡傷風感冒痒症肺癆炎肺膜炎肺癆肺蟲症肺氣管支症氣管炎天哮喉心臟衰弱以及咽喉受刺激等皆能致咳嗽咳嗽就其生理作用言之原不足為病凡上鰐破傷或受刺激亦能作咳凡呼吸道受刺激者皆能作咳如吸入冷風或化學品或喰煙喰灰皆能致極劇烈之咳嗽此外異物入喉與唾液亦普立起嗆咳不將嗆入之物咳出不休此乃日常習見之事實也可見咳嗽一證亦為人身對外之一種防禦作用不必盡謂之病平常習見之咳嗽久咳者多為肺癆新起者多為傷風感冒所以俗語向以傷風咳嗽並稱

二　風傷之咳嗽

傷風之咳嗽即肺氣管支炎是也氣管支之黏膜充血紅腫而多出痰涎因以嗆咳不止也蓋先有感冒傷抵抗力而後微生物得侵入微生物侵入而後紅腫紅腫而後有痰有痰而後咳嗽也此等痰涎乃微生物之絕好滋養料初起甚黏稠不易咳出如不設法咳出則痰涎聚積氣管支內愈聚愈多微生物得此更易滋生漸致肺胞亦病而危險之肺炎成矣且小氣管中既滿積痰涎呼吸困難因而氣急每一咳嗽必甚吃力而色呈紫而仍無痰出此等咳嗽往往是肺炎發炎大率是肺癆初期之現象故治急性咳嗽方法第一事為助其咳嗽助其將痰吐出其咳亦將自止若不明此理誤用止咳之藥將咳壓住反將滿含微生物之痰涎封閉於氣管支內因而滋生重症反成大患矣

四　氣管支炎之證象

氣管支炎每為他種傳染病之附帶證象如猩子如痒症如傷寒如百日咳（天哮咳）如一切虛弱症皆以肺氣管支炎為前驅證象氣管支炎自身亦為微生蟲之傳染病受涼感冒其誘因也當多人聚居之地此病傳染尤速往往同時多人傷風咳嗽故世俗有『出貨重傷風一見就成功』之迷信氣管支炎大率都由鼻塞起頭然後覺喉嚨起燥作癢繼而喉頭癢而總氣管及至各氣管支若再深入即成肺炎矣國人居屋暗窗戶隔不知透新鮮空氣及日光晚間不知禦寒氣又冷天生熱者少屋內溫度日暖不知運動身體故抵抗力弱不知清潔皮膚故呼吸器官弱再加以不知于多人聚居之時預防傳染皆是病所以盛行之故四季皆有傷風特秋冬與冬春之交最多耳其證象為鼻塞鼻中發熱喉燥咳嗽喉嚨作癢刺痛胸痛（胸骨如有刺痛）寒熱精神疲倦胃不開不思飲食頭痛發熱以及一切熱病證象此症最大證象有二一即咳嗽一即寒熱寒熱不必人人盡有且大率不過起病第一二日寒熱以後便自退去直到小氣管支亦變病始再微熱但從無亢熱不解者如患肺氣管支炎而有高亢熱度者往往是肺炎的現象宜速延醫生診治咳嗽是此病唯一證象起初兩日不過乾嗆並無痰吐出但喉痛如欲裂連咳不止至氣漲臉紅始吐出一些黏痰沫少許三天後咳勢稍減痰稍鬆動始有很濃痰如黃膿一般吐喉中覺有腥味病人胸部始覺稍舒如小氣管支不為痰塞罕有氣急面紫等症者

五　氣管支之治療

氣管支炎既由細菌傳染而來其含菌之黏痰甚易傷肺故治咳嗽之原則即先助肺氣管支將此種黏痰逐去故治咳嗽之良藥必須兼具下列之三種條件一、能殺菌消毒二、能化黏痰成水三、能助氣管支逐痰外出三條件悉具自然毒去痰消濃痰悉皆吐出咳嗽不治而自止矣如此治咳嗽方是根本治療也

六　治咳嗽最佳之藥

最新治咳之藥能全具上述三條件而無一切流弊而兼之甘芳可口利於服食者唯有『克利西佛』（Cresival）一種克利西佛係咳嗽神藥男女老幼皆可服為發散宣氣之良劑散為肺經要藥專治呼吸器管各種病痛如肺癆肺炎以及傷風咳嗽等症一性質克利西佛性質和平味甚甘美易服二功用克利西佛係著發明之化學藥品其主要成分為『克爾沙硫酸化鈣』其功力與『嘅阿齊』及『嘅阿蔻』二藥和合之功力完全相同或過之故治氣道各種痰症及發炎等患非常靈效乃治肺病藥中最有價值之品克利西佛乃化痰妙劑凡患咳嗽而痰不易吐出以及氣平久咳咳嗆作痛等症一用克利西佛[illegible]一切黏痰皆化為水[illegible]克利西佛[illegible]小兒服之亦非常相宜[illegible]用法日三四服或開水或茶湯和服之小兒每日三四服[illegible]

七　克利西佛之優點

一、能化黏痰為稀水二、能助氣管宣痰外出三、能止咳嗆四、能開胃強身尤為相宜五、其味甘美而和小兒咳嗽亦相宜六、功效甚大家家宜備人人可服

諸虛百損

一　滋補調理之重要

觀前章所述病後失調即成癆瘵可見病後調理尤比病前治療為重要凡大病之後身體虛損日甚時消化力弱各種食物及補品俱不受強致不相宜之補劑必致胃口轉呆虛損日甚故調理虛損之藥必須兼有滋養補益及開胃諸長『所買安司』是矣

二　所買安司（Somatose）

最有效力之補品健胃助消化生肌壯力兼補諸虛百損病後速後用之調理尤為佳妙無倫乃滋養品補益品二者之功力而兼之者大人小兒咸宜服食

三　何謂所買安司（Somatose）

所買安司係一種高價蛋白質製品乃從肉類蛋白質中提煉成者內含八十成肉蛋白質及肉中滋養有關係之鹽類其蛋白質最易消化所買安司係淡黃色藥粉在水中完全溶解成透明溶液毫無滋臭及惡味甚易服食小兒尤喜服之

四　所買安司之功力偉大

此粉由化學法提煉飲食之精華而成富有滋養料內含蛋白及已消化之肉汁故味美功力偉大奏效迅速入胃即化成精液無須再消化器之能力而內臟各部立能吸收其精華而補益其不足者雖病者無病之不能運輸之身體亦能受其補益也元氣延年益壽從能有效力不必病痊即可增加重量而扶弱扶後三日服此粉不但其營養於己身更能使乳汁增多濃厚且無乳婦服小兒服乳則小兒身體亦必健旺之此粉性質和平不如熱不宜無論男女老幼寒熱體質不相宜誠補品之上上品也

五　乳母應服鐵所買安司

一種參用化學法煉成汁名曰鐵所買安司功能補血亦具有所買安司各種滋補功效而並無鐵質流弊如便秘心悸等患與此藥同工之能增益乳汁上品也此外尚須治有洩瀉及鐵所買安司汁乳母服之尤為相宜

六　所買安司主治

血薄氣衰乳汁淡薄虛弱女子血虧體質衰頹食慾不振食物不化生肌肉虛弱產後病後元虛腸炎肺炎癆瘵先天不足後天失調並一切虛弱症

七　所買安司服法

每服半羹匙至一羹匙將粉調於羹湯之上或用熱水或可可化服日服二次或三次小兒減半

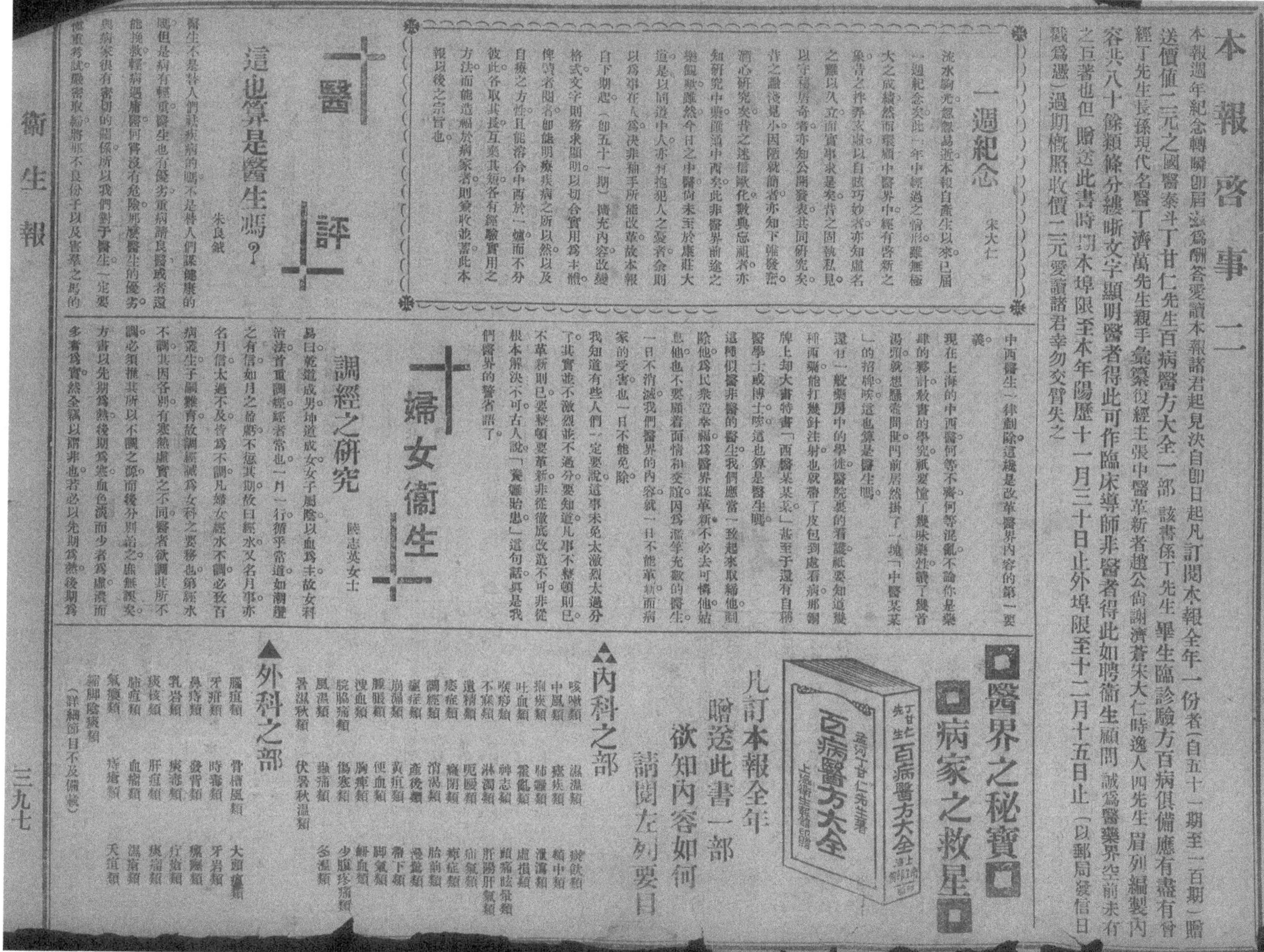

本報啓事二

本報週年紀念轉瞬即屆。茲爲酬答愛讀本報諸君起見。決自即日起。凡訂閱本報全年一份者（自五十一期至一百期）贈送價值一元之國醫泰斗丁甘仁先生百病醫方大全一部。該書係丁先生畢生臨診驗方。百病俱備。應有盡有。曾經丁先生長孫現代名醫丁濟萬先生親手彙纂。復經主張中醫革新者趙公尚謝濟蒼朱大仁時逸人四先生眉列編製。內容共八十餘類。條分縷晰。文字顯明。醫者得此可作臨床導師。非醫者得此如聘衛生顧問。誠爲醫藥界空前未有之巨著也。但贈送此書時間。本埠限至本年陽歷十一月三十日止。外埠限至十二月十五日止（以郵局發信日戳爲憑）過期概照收價一元。愛讀諸君幸勿交臂失之。

一週紀念

朱大仁

流水駒光。忽忽易逝。本報自產生以來。已屆一週紀念矣。此一年中經過之情形。雖無極大之成績。然而環顧中醫界中。經有啓新之象。昔之抨弄玄虛。以自詡巧妙者。亦知盧名之難以久立。而實事求是矣。昔之固執私見。以守秘方奇術者。亦知公開發表。共同研究矣。昔之識淺見小。因陋就簡者。亦知下帷發奮。潛心研究矣。昔之迷信歐化。數典忘祖者。亦知研究中醫。溝通中西矣。此非醫界前途之樂觀歟。雖然。今日之中醫。尚未至於康莊大道。是以同道中人。亦有抱犯人之憂者。余則以爲事在人爲。決非袖手所能改革。故本報自下期起。（即五十一期）擴充內容。改變格式。文字則務求顯明。以切合實用爲主體。俾讀者閱者。即能明瞭疾病之所以然。以及自療之方。性且能溶合中西於一爐。而不分彼此。各取其長。互藥其短。各有經驗實用之方法。而能造福於病家者。則兼收並蓄。此本報以後之宗旨也。

醫評

這也算是醫生嗎？

朱良鉞

中西醫生一律剷除。這纔是改革醫界內容的第一要義。

現在上海的中西醫。何等不齊。何等混亂。不論你是藥肆的夥計。教書的學究。祇要懂了幾味藥性。讀了幾首湯頭。就想懸壺問世。門前居然掛了一塊「中醫某某」的招牌。唉。這也算是醫生嗎。還有一般藥房中的學徒。醫院裏的看護。祇要知道幾種西藥。能打幾針注射。也就帶了皮包。到處看病。那個牌上卻大書特書「西醫某某」。甚至于還有自稱醫學士或博士。唉。這也算是醫生嗎。這種似醫非醫的醫生。我們應當一致起來取締他。剷除他。爲民衆造幸福。爲醫界謀革新。不必去可憐他。姑息他。他也不要顧着面情和交誼。因爲濫竽充數的醫生。一日不消滅。我們醫界的內容就一日不能革新。而病家的受害也一日不能免除。我知道有些人們。一定要說這事未免太激烈太過分了。其實並不激烈並不過分。要知道凡事不整頓則已。不革新則已。要整頓要革新。非從徹底改造不可。非從根本解決不可。古人說。「養癰貽患」這句話真是我們醫界的警省語了。

醫生不是替人們祛疾病的嗎。不是替人們謀健康的嗎。但是病有輕重。醫生也有優劣。重病請良醫或者還能挽救。輕病遇庸醫何嘗沒有危險。那麼醫生的優劣與病家很有密切的關係。所以我們對于醫生一定要嚴重考試。嚴密取締。將那不良份子以及害羣之馬的

婦女衛生

調經之研究

陳志英女士

易曰。乾道成男。坤道成女。女子屬陰。以血爲主。故女科治法。首重調經。經者常也。一月一行。循乎常道。如潮汛之有信。如月之盈虧。不愆其期。故曰經水。又名月事。亦名月信。太過不及。皆爲不調。凡婦女經水不調。必致百病叢生。子嗣難育。故調經誠爲女科之要務也。第經水不調。其因各別。有寒熱虛實之不同。醫者欲調其所不調。必須推其所以不調之源。而後分別治之。庶無誤矣。方書以先期爲熱。後期爲寒。血色淡而少者爲虛。濃而多者爲實。然全竊以謂非也。若必以先期爲熱。後期爲

衛生報

三九七

如或超前落後。遇無一定。將謂其寒乎。抑謂其熱乎。必以色淡而少者爲虛。色濃而少者爲實。然或先則少而纖則少。或先則淡而纖則濃。將謂其虛乎。抑謂其實乎。蓋必參合其兼症與形氣脈息例。如經水後期少腹冷痛。血色深黯而來多者。此爲血寒氣虛不克攝血所致。法當溫經補氣。引血歸經。宜溫經湯加減主之。後期少腹疼痛。經色淡暗而來少者。爲寒而血虛。法當補血溫經。宜四物湯佐以溫經之品。經水前期脈象虛緩。脣舌淡白。喜熱畏寒而來多者。甚則如崩如漏。此屬脾氣大虛。不能統血所致。宜補中益氣湯加減治之。又如前期來多。脈象實大。脣舌紅潤。腹不痛者。此爲水火俱旺。治法但宜少濟其熱。不必兼瀉其水。清經湯主之。前期來少。色紫亦無腹疼之症。此爲火旺水虧所致。或後期脈數。脣焦口燥。畏熱喜冷。經色紫黑而來少者。亦屬陰虛火旺。血液乾枯。不能先期而至也。治法均不宜瀉火。當補其水。蓋水足則火自緩。亦既濟之道也。兩地湯主之。再如經水少而色淡者。爲血虛。然必見虛脈色枯之症。則宜用四物湯補之。或來多而色淡者。爲氣虛。亦必見體虛氣弱之症。則宜歸脾湯補之。或來少色深。將行而腹疼拒按者爲實。此係氣滯血瘀而致。法當調氣通瘀。木香通氣散主之。大抵調經之法。最重調肝。因女子以肝爲先天。陰性凝結。易于怫鬱。鬱則氣滯。氣滯則血亦滯。木病必妨土。故次重脾胃。餘則血虛者養之。血熱者涼之。血寒者溫之。血瘀者通之。氣滯者疏之。氣弱者補之。此調經之大法也。

妊娠腹痛

汪錦珍女士

夫妊娠腹痛之原不惟一端。有因外感六淫者。有因內傷七情者。或因痰飲瘀血之內阻。或因飲食饑飽之內傷。成血虛氣弱。或跌仆損傷。皆能致其腹痛也。然病原既非一端。則治法亦當分别。若夫腹痛而惡寒發熱者。此由客邪襲于肌表。陽氣不得宣通而致也。宜用紫蘇飲以散之。或腹痛而噯噫腹鳴。痰多納少者。此因痰阻中焦。氣機流行不暢之所致也。宜二陳湯主之。或由憂思過度而痛者。必兼減食胸悶。因其脾肺之氣結而不行。健運失司而致也。宜逍遙散主之。若因忿怒而痛者。痛連脅肋。攻痛無定。胸悶泛噁。此因肝氣橫逆所致。宜抑氣散左金丸主之。如血虛氣虛而痛者。皆喜按畏寒。惟血虛而痛者。面色白而脈細。氣虛而痛者。氣息短而脈微。血虛者膠艾湯主之。氣虛者補中益氣湯主之。或因飲食不節而痛者。痛在繞臍。拒按而硬。宜用保和丸主之。或因停飲而痛者。必兼腸鳴腹脹。宜用治中湯主之。若跌仆損傷而痛者。必兼腰痛小腹重墜等症。通氣散主之。此皆妊娠腹痛之治法。不可不知分别也。

家庭衛生

家中不睦與生育

李健頤

婦人不能生育者。乃有種種之毛病。如月經不調。赤白帶。乾血癆瘵等症。皆能障碍生育。此種原因。世所共曉。惟其憂鬱悲怒之能障礙生育者。卽不知也。古語云。天地和。以後雨則降。夫婦和。以後家業興。余卽推以廣之曰。妯娌姑媳和。以後其孫子昌。甚瓜瓞綿綿蕃。婦人之能得胎者。必要心情愉悅。然金頓生其子宮之卵珠。方能成熟。而且能生健壯之兒女也。不然。當卵珠成熟之期。忽加憂鬱之激勵。悲怨之刺戟。卵珠因之沖破。卵珠既被沖破。則然余不生。當此之時。雖男女媾精。然欲冀其得胎。若實難矣。夫女子之心情。多憂鬱。又善悲怒。如妯娌姑媳不和。日日嘈鬧。則肝火熾甚。肝甚剋土。以是嘔逆噫氣。月經停止。白帶白淫諸證。遂起生育亦隨之斷絕矣。誠矣。家中不睦。與生育大有關係。世之婦女。豈可不審哉。吁。婦女卽爲將來國民之母。其強國弱國。全歸其責。豈可以區區之小事。計較毫厘。遂成終身之孤墊乎。願婦人爲創造人種之基礎。苟能姑慈媳孝。妯娌和睦。閨第團欒。則外無悲怒之刺戟。內無憂思之憤鬱。病安從來。然何慮子孫之不發達乎。

經驗良方

急救跌打損傷方

陳開椿

如遇跌仆或毆打受傷危殆時。可卽向藥肆購陳松香一兩。用頂好黃酒沖和乘熱速灌二次。卽可保生命於無虞矣。

急救吞服鴉片

梅

凡吞服鴉片者。可購中國傘店所用之柿漆服之。使盡吐毒汁。便可活命。（按現方柿子上市之時。如能預購青而未熟之柿子。搗爛後和以清水靜罨一月。濾汁去渣。則其效尤著。）

治喉風奇驗方

偉才

咽喉燥痛。在喉痧將發時用（大蒜）搗爛如泥。貼在大拇指與食指之間中上。用蠶藥蓋住。隔一夜卽起水泡。其時喉間腫痛。卽可全消矣。　又「鮮薄荷」亦能治喉痛喉痧各種險症。如在初起時。卽嚼（生薄荷）幾個吃時卽覺滿口唾涎滴滴流出（此流出的涎其毒。宜以灰盛置於之厠所或埋入土中尤妙）流後再用淡鹽水或清潔的冷開水漱口十數次。連吃幾次甚或三四天卽可全愈。

治喉症漱口方

偉才

食鹽三錢。硼砂五分。水一大杯調和。用以漱口最妙。

預防喉症簡便法

洪

凡遇到天氣不正的時候。若覺喉痛咽燥舌乾口苦等象。趕快多吃些（生白蘿蔔）越多越好。倘病後虛弱或年高怕吃生冷等。祗要分開多吃幾次。眞是預防藥著喉症的妙法

按倘屬至危極險的爛喉痧（一名白喉卽喉生假帶。或斑點式的白皮一層。質甚堅韌。間有柔軟如糜者）祇有趕請良醫注射專治喉痧的血清方可挽救。尤要嚴防傳染。小兒務速離開。至要至要。

拒毒

由生理學的眼光來譯禁烟

俞鳳賓

鴉片。毒物也。推其原。自白色罌粟花之嫩蒴中滲出之汁。凝結而成。其性質本有治療疾苦之能力。然用之不當。則反爲所害。不啻緩性自殺。吾國人自十九世紀中葉以來。蒙其荼毒。遭此自殺者。恆河沙數。近十年來。拒毒之聲。雖洋洋盈耳。而飲鴆止渴。吞雲吐霧。成爲癮人者。仍日有增加。可勝嘆哉。苟不將關於生理方面之種種禍害。使人共知。則全國人士。何能明瞭鴉片毒物之不可不禁乎。

（一）危害神經系統。鴉片能麻醉大腦。而刺激脊髓。阻礙大腦中之才智中樞與思致中樞。而使人入於半睡半迷之境。且可刺激『迷走神經』之中樞及末梢。若服大量。則延髓中毒而死。

（二）危害循環器。鴉片能使脈搏遲緩。增加血壓。刺激心肌。中毒之後。脈搏速而無力。引起窒息狀況。

（三）危害呼吸器。大量鴉片麻醉延髓之呼吸中樞。以致於死。

（四）擾亂體溫。服鴉片之中等分劑者。溫度略增。大量則減之。

（五）阻滯代謝機能。服鴉片者。尿素及氣組織之分解較常爲少。

（六）變性重收之害。服鴉片過度時。有一部分可變爲嗎啡。而入於胃。胃黏膜收吸。或入於腸與腎。再施其虐。

（七）瞳孔之變化。初服小量鴉片。能使瞳孔收小。中毒時亦然。迨臨終時。延髓受傷。往往放大。

（八）腸胃及分泌之受害。鴉片能阻滯腸胃之活動。而致大便秘結。且能阻滯各類分泌之物。間接阻礙消化。惟皮膚之分泌（如肝臟）不受節制。

由此觀之。鴉片能使人便閉。消化阻滯。營養日損。體力漸弱。面黃肌瘦。怠惰失職。想入非非。人格卑劣。生理心理。俱蒙危害。請進一步。述中毒之徵狀。中毒有急性與慢性。急性者。分三期。

第一期。若用過大之分劑。鴉片能使人疲倦。入於酣睡。呼吸充足。脈搏緩而有力。皮膚而乾。瞳孔縮小。

第二期。近耳喚之。仍有醒覺之可能。但喚聲一止。立即入睡。面部紅潤。漸漸變成紫色。呼吸時有鼾聲。

第三期。面部更呈紫色。繼而白內翻青。呼吸漸緩。初則每分鐘八次。或十次。或僅四五次。後則呼吸漸停。間歇之時。極長。此等慢性呼吸。其初雖深。不久則淺。窒息漸臨。冷汗亦止。瞳孔放大。心肌停止。呼吸衰竭。氣絕而死。

慢性中毒。卽染癖成癮之謂。日日須吸鴉片或用嗎啡。以度其生活。且須日增其分劑。至不可思議之量。偶一缺之。則呵欠隨之。噴嚏亦作。四肢乏力。精神不濟。有時冷汗頻來。脈息微細而無力。肌肉痙攣而作痛。故一旦成癮。卽有欲罷不能之勢。婦人染癮者。產生嬰兒於二三日內。顯精力虛脫之狀。

甚矣哉。鴉片之爲毒也。與之接近者。猶蛾之赴蜜。蠅類之附於黏蠅紙。往往一蹶而不振。其生理上處處受其束縛。終身桎梏。彷彿罪囚。故鴉片嗎啡等毒物。不可不禁。除正當醫師外。不可使用。如欲治病戒烟。救治急性中毒。猶非就教於學識兼備之醫師不可。希望閱者共同擔任喚醒羣衆之職。使此害人之毒物。於不遠之將來。有實地禁止之可能性。是吾人之所企望也。

詢問欄

南京黑廊街王嘉惠君來函

張姓婦二十六日不得大便。發熱汗出。心下痛拒按。渴水不入。入口卽吐。舌苔黃膩。脈象滑大。請問治法

答王嘉惠君問　仁

發熱汗出。二十六日不得大便。心下痛拒按。舌苔黃膩。脈滑大。此乃正陽陽明之證無疑。蓋脈大爲邪實之確證。乃正陽明之正脈也。且汗多則津液外泄。加以發熱。則津液盡隨熱勢蒸蒸騰達於外。非用釜底抽薪之法。安能救其將竭之陰。況此症三十日不得大便。心下痛。可見胃中邪熱。已漫延至不可收拾之候。故當急下存陰之法。宜大承氣湯攻之。然其湯水不入。入口卽吐。則上焦又有寒濕可知。設用寒涼之品。則有礙濕邪。用溫通之劑。則有礙熱邪。顧此失彼。殊爲棘手。先用淡吳萸一錢。川雅連五分。服一劑。藥卽能入。後用大承氣湯下之。生川軍四錢。江枳實錢半。芒硝一錢。製川朴一錢。

餘興

戒食鴉片烟文　如

開之酒能亂性。猶堪爲宴客之需。色最迷人。尚可致生男之慶。惟鴉片之爲害。較鴆毒而猶深。形不散而不丸。和泥作塊。膏或黃而或黑。借藥生香。盒貯無多。陳之榻上。簽挑甚便。燒向燈前。溫柔鄉裏。濕他爲癡騃之媒。賭博場中。藉此作留賓之品。鎗爲烟具之佳名。足見身由他殺。土係煙膏之本質。須知骨是伊埋。食之者有損而無益。好之者失業而廢時。乃有浮蕩兒郎。豪華子弟。挾少年之意氣。最喜趨時。見新尙之嬉遊。亟思從事。爰攜密友。共挹清芬。相逢皆徐稚之交。隨在學袁安之臥。煙篆裊層層之綠。香偷竹簟。絲燈光合點點之紅。光映錦衾。角枕始也。節隨身以相附。久之竟欲罷而不能。只說偶爾怡情。聊作逢場之戲。不意居然成癖。遂爲貼骨之疽。癮發刻而自來。情形似瘧。身難床而必倒。狀貌如屍。方且冷而汗流。不傷心而淚墮。爲卵殼者所必需。眞不負烟花兩字。較讀書人而尤苦。竟不止燈火三更。衣衫多油膩之痕。手指有泥煙之色。睡得神魂不醒。分明久病遇魔。鼽嚏來口鼻皆烟。好比死僧稱火化。掉邊無殊易簀。對鎗何異合杯。事不避夫嫌疑。男女從而混雜。品不分乎貴賤。主僕亦可盤桓。子繼孕而胎毒必深。焉能育子。年尙富而元神已散。怎得延年。曲背高肩。少者忽成老相。精枯血盡。生時預現死形。終朝居醉夢之鄉。自愧晨昏顛倒。永夜在飢寒之候。誰將衣食調停。無病而身不離牀。未死而因先稱鬼。于頂之田園吞盡。只須三寸之喉。萬金之基業燒完。卽此一星之火。忙如犬吠。腰纏且以無賬。慘若飛蛾。爲貪燈而喪命。其爲禍也。可勝言哉。與其醫之於後。方求良而斷斷根株。何如戒之於前。安本分而不投羅網。然而往不須追。悔尤未晚。果肯機消器具。旣不致於傷財。從玆培養脂膏。並又可以永壽。莫再受人之誘。若蟹之見索旋迷。務宜擇地而居。如鶴之烹茶必避。燈留與子孫照讀。省他爲鑿壁之匡衡。牀儘撥夫婦合歡。免君作無兒之處遁。

衛生小說　醫界鏡（名醫故事）（續）　醫隱

要屈老先生上樓一診。東生聞說。便帶怒道。我已二十年不到人家樓上看病。偏你家要我破例上樓。況你家已請人看過。何必還要請我。我不看了。卽作要走的模樣。黃翁不得已。只得教兩個女人攙扶病人。忍着痛苦下樓來。東生略一診視。卽撫髯大言道。喜。喜從何來。腹中的癥塊。要生腳了。若不打下。必有性命之憂。既鮮醫本係後輩。又素性儒弱。在旁屏息不敢做聲。東生一

三譚書畫

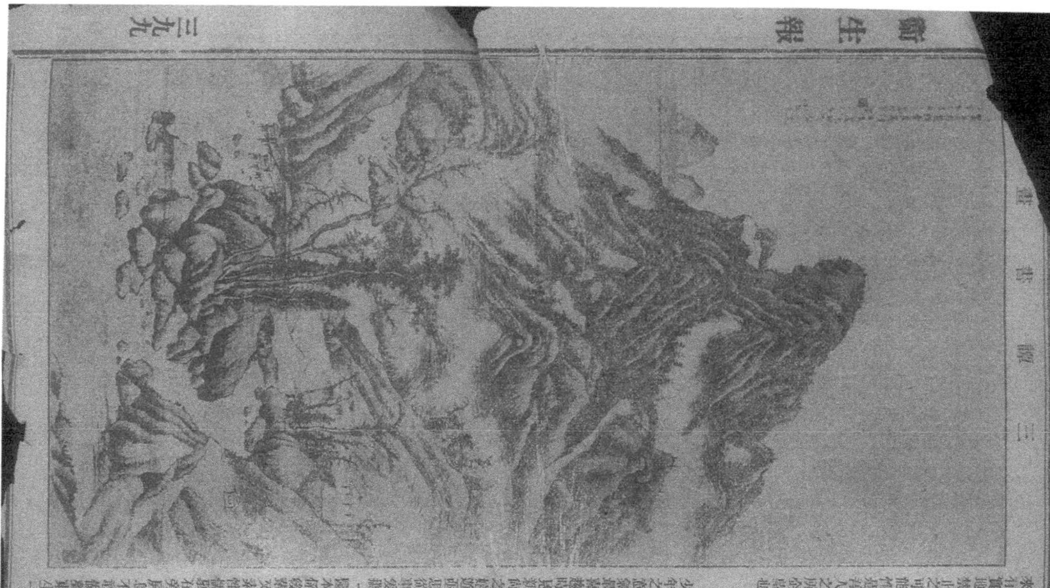

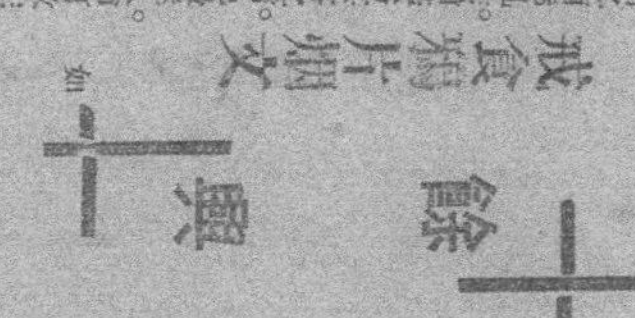

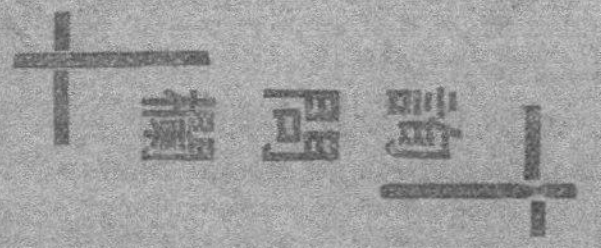

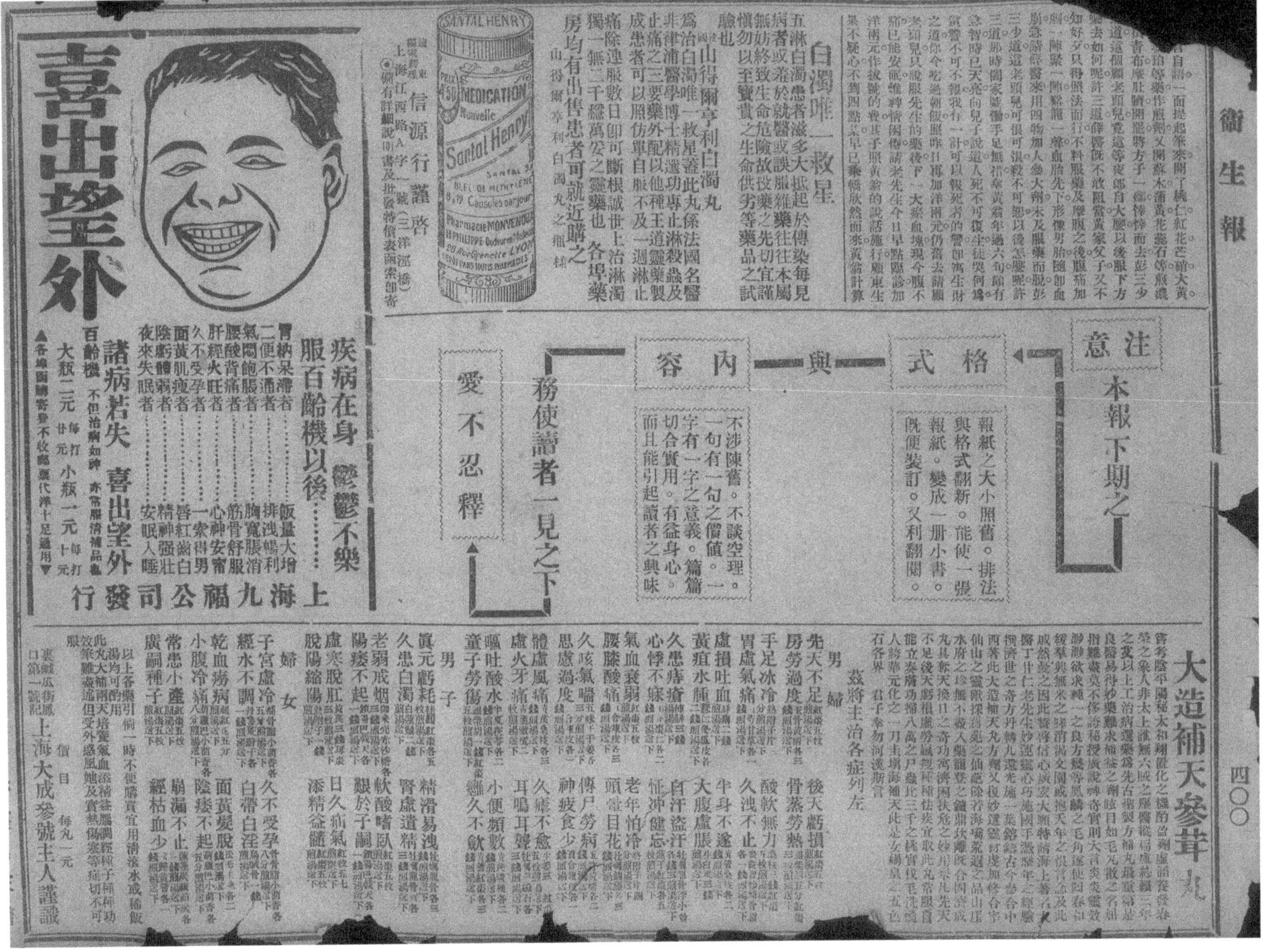

衛生報

四〇〇

大造補天參茸丸

茲將主治各症列左

男婦

先天不足　後天虧損
房勞過度　骨蒸勞熱
手足冰冷　酸軟無力
胃虛氣痛　久洩不止
虛損吐血　半身不遂
黃疸水腫　大腹虛脹
久患痔瘡　自汗盜汗
心悸不寐　怔沖健忘
氣血衰弱　老年怕冷
腰膝酸痛　頭暈目花
久咳氣喘　傳尸勞病
思慮過度　神疲食少
體虛風痛　久瘧不愈
虛火牙痛　耳鳴耳聾
嘔吐酸水　小便頻數
童子勞傷

男子

真元虧耗　精滑易洩
久患白濁　腎虛遺精
老弱戒烟　軟酸嗜臥
陽痿不起　艱於子嗣
虛寒脫肛
脫陽縮陽　添精益髓

婦女

子宮虛冷　久不受孕
經水不調　白帶白淫
乾血癆病
小腹冷痛
常患小產　崩漏不止
廣嗣種子　經枯血少

價目　每丸一元

上海大成參號主人謹識

注意

本報下期之

格式——與——內容

報紙之大小照舊。排法與格式翻新。能使一張報紙。變成一冊小書。既便裝訂。又利翻閱。

不涉陳舊。不談空理。一句有一句之價值。一字有一字之意義。篇篇切合實用。有益身心。而且能引起讀者之興味。

務使讀者一見之下

愛不忍釋

白濁唯一救星

五淋白濁患者滋多。大抵起於傳染。每見病者或羞於就醫。或誤服雜藥。往往不屬無妨。終致生命危險。故投藥之先。切宜謹慎。勿以至寶貴之生命。供劣等藥品之試驗也。

山得爾亭利白濁丸為治白濁唯一救星。此丸係法國名醫律浦二醫學博士精選功專止淋殺蟲及止痛之三要藥外配以他藥王道靈製成。患者可以照仿單自服。不一週淋止痛除。連服數日即可斷根。誠世上治淋濁獨一無二千穩萬妥之靈藥也。各埠藥房均有出售。患者可就近購之。

山得爾亭利白濁丸之商標

總發行 上海江西路A字一號（三洋涇橋）信源行謹啓

●備有詳細說明書及批發特價表函索即寄

喜出望外

疾病在身　鬱鬱不樂

服百齡機以後……

胃納呆滯者……飯量大增
二便不通者……排洩暢利
氣悶飽脹者……胸寬消脹
腰酸背痛者……筋骨舒服
肝經火旺者……心神安甯
久不受孕者……一索得男
面黃肌瘦者……唇紅齒白
陰虧體弱者……精神強壯
夜來失眠者……安眠入睡

諸病若失　喜出望外

百齡機 不但治病如神 亦常服清補品也

大瓶二元 每打廿元　小瓶一元 每打十元

▲各埠藥房均有寄售 不收郵費代洋十足通用▼

上海九福公司發行

臨產須知

振聲

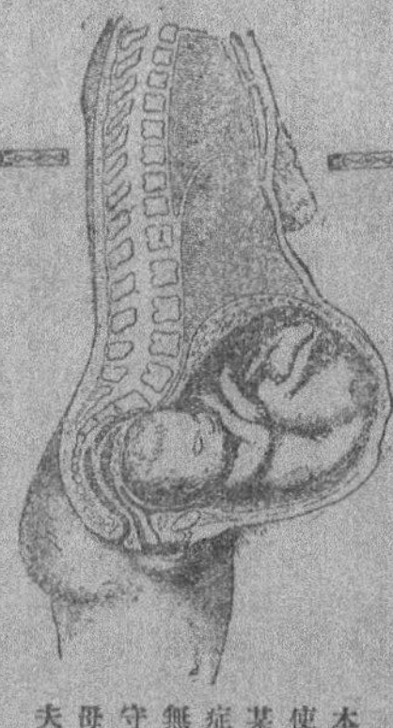

本篇以淺顯之筆墨寫胎產之常識務使家庭婦女一目了然某症因何而起某藥因何而用病之淺者可自謀挽救症之重者免庸醫之誤於病情則詳述無遺於用藥則審慎嚴密打破醫家秘守惡習普及民衆胎產智識既可免產母之危險又能得胎兒之健康世之為夫者其注意焉

■十一■橫生治法

橫生者。胎兒尚未轉正。先至手足。被產母用力逼出。或因產母氣血素虧。其子無力轉身。故必手先露出。即世俗所謂覓鹽生是也。產母胎兒。均極危險。若無急妙之法。何以轉危為安。治之之法。急令產母安心仰臥。取鹽一撮。塗兒手心。再以香油抹其所出之手。命穩婆輕輕以手送入。蓋兒手得鹽。肌肉離散。必因之而收縮。待兒身轉正。則產母用力一努。兒即出矣。惟產母氣血素虧者。宜煎獨參湯服之。以助其力。則兒自有力轉身矣。其最要者。凡遇此症。兒之手足。不可任其久出。若外露多時。則手足青硬。難以送入。而子必夭傷。

■十二■倒產治法

倒產較橫產更險。橫產者雖未轉正。尚轉至一半。而倒產則絲毫未轉。故此種生產。均兩脚先露。相傳為踏蓮花生者。即此症也。其急救治法。與橫生同。惟奏效者不多耳。且世俗遇此。必先驚慌無主。而村夫愚婦。每有誤聽兇惡穩婆。用刀斷兒手足者。為害甚大。蓋胎兒受痛。勢必在腹中亂擾。不特子傷。而母亦亡矣。傷心慘目。無過于斯。世之為父母者。其毋為若輩所惑。則產母胎兒。均蒙其惠矣。

傷科淺說（續前）

李雯人

且忌熱湯淋洗。恐冒襲炎之毒。若瘡口膿潰流膿。用甘葱煎洗。淨。再搽金瘡鐵扇散。收濕拔膿。外蓋紫草膏。止痛生肌。防護風邪。可無後患。如出血過多。面黃眼黑。不可攻瘀。宜服人參湯。凡服湯藥。必以和營養衛為主。若有傷風。身熱頭痛等象。視其脈浮無力。則病在太陽。宜羌活湯汗之。脈長有力。則病在陽明。宜承氣湯下之。脈緊而弦。則病在少陽。宜柴胡湯和解之。若傳入裏。則不治矣。夫金瘡變易。各有治法。或陷於邊隱。偶為刀箭所傷。非得勝之藥。安能治之乎。人為兵器所傷。出血者必口渴。然不可妄與熱湯及熱粥。亦不宜多飲。多則血必沸出而不止矣。至受傷亦有所忌。一忌嗔怒。二忌喜笑。三忌高聲。四忌勞力。五忌妄動。六忌熱羹。七忌過酒。八忌酸鹹。犯此八者。鮮能生。竊曰血出不止。前赤後黑。或肌肉腐爛。寒凝堅實。其瘡難癒。有此四者。亦不可療。更按其脈之虛細沉小。和緩者生。浮數洪大急疾者死。如失血過多而用人參補氣者。即經所謂陽生陰長之義耳。但併傷皮膚。醫治祇須合口膏可也。

■當代名家譚組庵之行書■

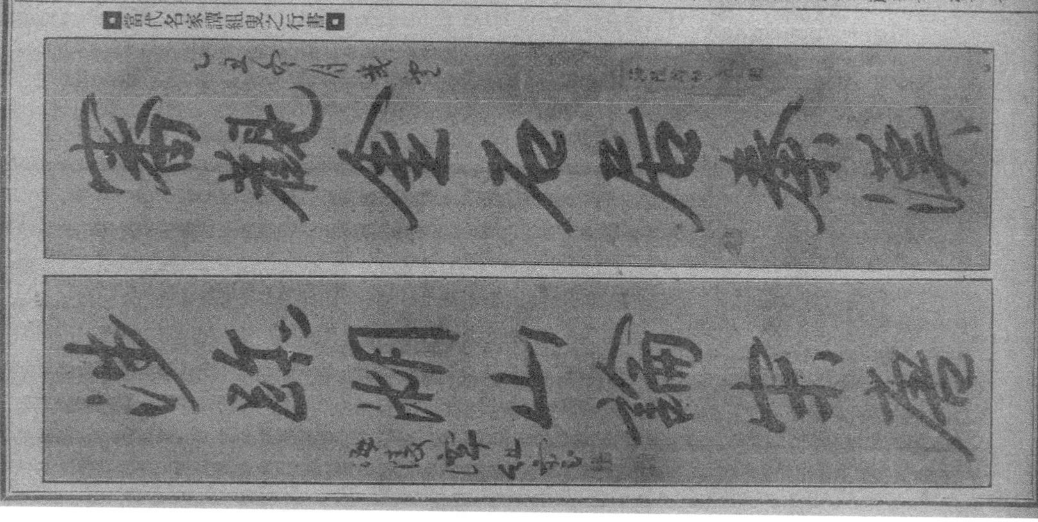